Tratado de Paralisia Facial

Fundamentos Teóricos - Aplicação Prática

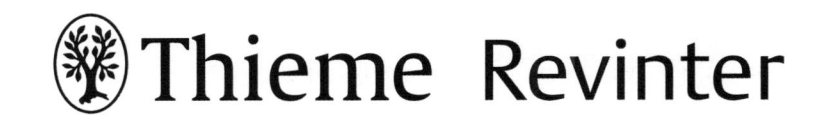

Thieme Revinter

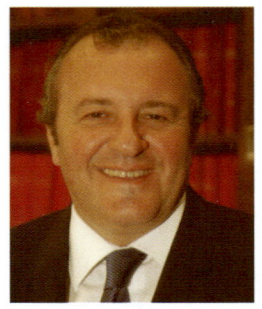

Ricardo Ferreira Bento
Professor Titular da Disciplina de Otorrinolaringologia da Faculdade de Medicina da Universidade de São Paulo (FMUSP)

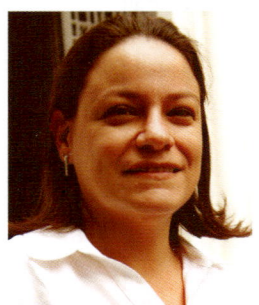

Raquel Salomone
Otorrinolaringologista, Doutorado e Pós-Doutorado pela Faculdade de Medicina da Universidade de São Paulo (FMUSP)
Preceptora da Residência Médica de Otorrinolaringologia do Hospital Beneficência Portuguesa e do Banco de Olhos de Sorocaba
Coordenadora do Ambulatório de Paralisia Facial do Hospital das Clínicas da Faculdade de Medicina da USP

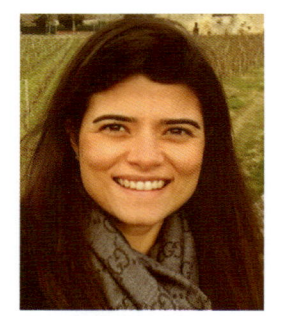

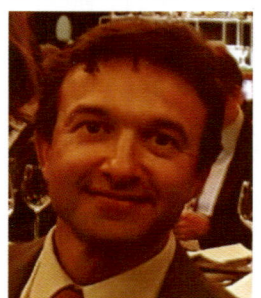

Anna Carolina de Oliveira Fonseca
Otorrinolaringologista, Assistente do Grupo de Otologia do Hospital das Clínicas da Faculdade de Medicina da Universidade de São Paulo (HCFMUSP)
Doutorado pela Faculdade de Medicina da Universidade de São Paulo (FMUSP)
Coordenadora do Ambulatório de Paralisia Facial do Hospital das Clínicas da Faculdade de Medicina da USP

José Carlos Marques de Faria
Professor-Associado e Livre-Docente do Departamento de Cirurgia da Faculdade de Medicina da Universidade de São Paulo – Disciplina de Cirurgia Plástica
Professor da Disciplina de Cirurgia Plástica da Faculdade de Medicina da Pontifícia Universidade Católica de Campinas (PUC-CAMPINAS)
Membro Titular da Sociedade Brasileira de Cirurgia Plástica e Membro Internacional da American Society of Plastic Surgeons

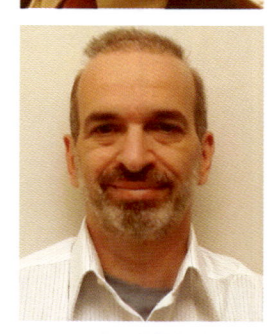

Roberto Sergio Martins
Livre-Docente da Disciplina de Neurocirurgia do Departamento de Neurologia da Faculdade de Medicina da Universidade de São Paulo (FMUSP)

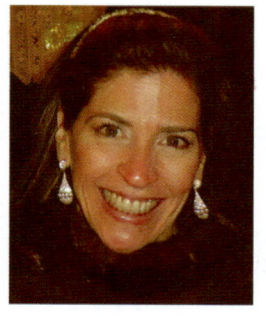

Maria Valéria Schmidt Goffi-Gomez
Fonoaudióloga da Divisão de Clínica Otorrinolaringológica do Hospital das Clínicas da Faculdade de Medicina da Universidade de São Paulo (HCFMUSP)
Doutorado em Ciências dos Distúrbios da Comunicação pela Universidade Federal de São Paulo (UNIFESP)

Tratado de Paralisia Facial

Fundamentos Teóricos - Aplicação Prática

Ricardo Ferreira Bento
Raquel Salomone
Anna Carolina de Oliveira Fonseca
José Carlos Marques de Faria
Roberto Sergio Martins
Maria Valéria Schmidt Goffi-Gomez

Thieme
Rio de Janeiro • Stuttgart • New York • Delhi

Dados Internacionais de Catalogação na Publicação (CIP)

B478t

Bento, Ricardo Ferreira

   Tratado de Paralisia Facial: Fundamentos Teóricos – Aplicação Prática / Ricardo Ferreira Bento, Raquel Salomone, Anna Carolina de Oliveira Fonseca, José Carlos Marques de Faria, Roberto Sergio Martins & Maria Valéria Schmidt Goffi-Gomez – 1. Ed. – Rio de Janeiro – RJ: Thieme Revinter Publicações, 2018.
   294 p.: il; 23 x 31,4 cm.

   Inclui Índice Remissivo & Referências.
   ISBN 978-85-5465-019-3

   1. Nervo Facial. 2. Paralisia Facial (Propedêutica, Etiologia, Tratamento Cirúrgico e Reabilitação). I. Salomone, Raquel. II. Fonseca, Anna Carolina de Oliveira. III. Faria, José Carlos Marques de. IV. Martins, Roberto Sergio. V. Goffi-Gomez, Maria Valéria Schmidt. VI. Título.

CDD: 616.833
CDU: 616.833.17

Contato com os autores:
Anna Carolina de Oliveira Fonseca
anna.fonseca@hc.fm.usp.br

Assistência Editorial:
Adilson Montefusco

Nota: O conhecimento médico está em constante evolução. À medida que a pesquisa e a experiência clínica ampliam o nosso saber, pode ser necessário alterar os métodos de tratamento e medicação. Os autores e editores deste material consultaram fontes tidas como confiáveis, a fim de fornecer informações completas e de acordo com os padrões aceitos no momento da publicação. No entanto, em vista da possibilidade de erro humano por parte dos autores, dos editores ou da casa editorial que traz à luz este trabalho, ou ainda de alterações no conhecimento médico, nem os autores, nem os editores, nem a casa editorial, nem qualquer outra parte que se tenha envolvido na elaboração deste material garantem que as informações aqui contidas sejam totalmente precisas ou completas; tampouco se responsabilizam por quaisquer erros ou omissões ou pelos resultados obtidos em consequência do uso de tais informações. É aconselhável que os leitores confirmem em outras fontes as informações aqui contidas. Sugere-se, por exemplo, que verifiquem a bula de cada medicamento que pretendam administrar, a fim de certificar-se de que as informações contidas nesta publicação são precisas e de que não houve mudanças na dose recomendada ou nas contraindicações. Esta recomendação é especialmente importante no caso de medicamentos novos ou pouco utilizados. Alguns dos nomes de produtos, patentes e *design* a que nos referimos neste livro são, na verdade, marcas registradas ou nomes protegidos pela legislação referente à propriedade intelectual, ainda que nem sempre o texto faça menção específica a esse fato. Portanto, a ocorrência de um nome sem a designação de sua propriedade não deve ser interpretada como uma indicação, por parte da editora, de que ele se encontra em domínio público.

© 2018 Thieme Revinter Publicações Ltda.
Rua do Matoso, 170, Tijuca
20270-135, Rio de Janeiro – RJ, Brasil
http://www.ThiemeRevinter.com.br

Thieme Medical Publishers
http://www.thieme.com
Capa: Thieme Revinter Publicações

Impresso no Brasil por Intergraf Indústria Gráfica Eireli.
5 4 3 2 1
ISBN 978-85-5465-019-3

Todos os direitos reservados. Nenhuma parte desta publicação poderá ser reproduzida ou transmitida por nenhum meio, impresso, eletrônico ou mecânico, incluindo fotocópia, gravação ou qualquer outro tipo de sistema de armazenamento e transmissão de informação, sem prévia autorização por escrito.

*Aos mais de 10.000 pacientes tratados
pelo Grupo de Paralisia Facial do
Hospital das Clínicas da Faculdade de Medicina da USP,
razão de todo este trabalho.*

Sumário

Agradecimentos ix
Prefácio xi
Colaboradores xiii
História da Paralisia Facial 1
Ricardo Ferreira Bento

Seção I
Ciência Básica

1 Embriologia do Nervo Facial 9
Humberto Afonso Guimarães ▪ Ricardo Guimarães
Fábio Leonel do Nascimento

2 Histologia e Histopatologia 17
Roberto Sergio Martins

3 Anatomia do Nervo Facial 21
Alfredo Luiz Jacomo ▪ Flávio Carneiro Hojaij

4 Fisiologia da Degeneração e Regeneração Neural 25
Roberto Sergio Martins

5 Modelos Experimentais para o Estudo do Nervo Facial .. 29
André Coelho Nepomuceno ▪ Silvia Bona do Nascimento

Seção II
Propedêutica na Paralisia Facial

6 Avaliação Clínica da Paralisia Facial Periférica 35
Anna Carolina de Oliveira Fonseca

7 Escalas de Classificação – Paralisia Facial Periférica ... 41
Larissa Vilela Pereira ▪ Raquel Salomone

8 Avaliação Eletroneurofisiológica da Paralisia Facial Periférica 47
Carlos Otto Heise

9 Diagnóstico por Imagem do Nervo Facial 53
Eloisa Maria Mello Santiago Gebrim ▪ Regina Lúcia Elia Gomes

Seção III
Etiologia da Paralisia Facial Periférica

10 Paralisia Facial de Bell 69
Paulo Roberto Lazarini ▪ Mônica Alcântara de Oliveira Santos
Melissa Ferreira Vianna

11 Paralisia Facial Congênita 77
Ricardo Ferreira Bento

12 Paralisia Facial Traumática 81
Ricardo Ferreira Bento

13 Paralisia Facial de Etiologia Infecciosa 87
Sulene Pirana

14 Paralisia Facial de Etiologia Neoplásica 95
Rubens Vuono de Brito Neto ▪ Aline Gomes Bittencourt

15 Paralisia Facial Periférica de Etiologia Metabólica 99
Aline Gomes Bittencourt

16 Doenças Musculares e da Placa Motora 101
Tarso Adoni ▪ Raul Raposo Pereira Feitosa

17 Doenças Ósseas 103
Juan Carlos Cisneros Lesser ▪ Paula Tardim Lopes

18 Paralisia de Bell Associada à Gestação 107
Aline Gomes Bittencourt

19 Síndrome de Melkersson Rosenthal 109
Paula Tardim Lopes

20 Paralisia Facial Periférica Iatrogênica 111
Robinson Koji Tsuji ▪ Ricardo Ferreira Bento

21 Paralisia Facial de Etiologia Vascular 117
Jeanne Oiticica Ramalho

Seção IV

Tratamento Cirúrgico da Paralisia Facial

22 Estratégias de Tratamento da Paralisia Facial 123
José Carlos Marques de Faria

23 Vias de Acesso ao Nervo Facial 127

23.1 Identificação do Nervo Facial no Segmento Extratemporal 127
Flávio Hojaij ▪ Alfredo Luiz Jacomo

23.2 Via Mastóidea 129
Ricardo Ferreira Bento

23.3 Via Fossa Média 133
Ricardo Ferreira Bento

23.4 Via Retrossigmóidea 139
Marcos de Queiroz Teles Gomes

24 Princípios da Coaptação Neural 143
Ricardo Ferreira Bento

25 Obtenção do Enxerto Neural 153
Roberto Sergio Martins

26 Transferências Nervosas 157
Roberto Sergio Martins ▪ José Carlos Marques de Faria

27 Reanimação Facial com Transplantes Musculares 161
José Carlos Marques de Faria

28 Enxertos Transfaciais de Nervo 167
José Carlos Marques de Faria

29 Reanimação Palpebral na Paralisia Facial 171
Pedro Soler Coltro ▪ Henri Friedhofer
José Carlos Marques de Faria

30 Toxina Botulínica em Paralisia Facial 177
Janaína De Rossi ▪ Leila Freire Rego Lima
Carolina Passamani Fagundes

31 Neurectomias e Miectomias na Paralisia Facial 183
José Carlos Marques de Faria ▪ Rachel Rossini Baptista

Seção V

Reabilitação Não Cirúrgica na Paralisia Facial

32 Avaliação Funcional: Clínica e Eletromiográfica de Superfície 189
Maria Valéria Schmidt Goffi-Gomez
Daniele Fontes Ferreira Bernardes

33 Bases da Reabilitação Não Cirúrgica 201
Maria Valéria Schmidt Goffi-Gomez

34 Estimulação Miofuncional na Fase Flácida 205
Maria Valéria Schmidt Goffi-Gomez

35 Estimulação Miofuncional na Fase de Sequelas 211
Maria Valéria Schmidt Goffi-Gomez

36 *Biofeedback* Eletromiográfico na Reabilitação da Paralisia Facial Periférica 217
Daniele Fontes Ferreira Bernardes

37 Reabilitação Fonoaudiológica na Paralisia Facial Congênita e na Sequência de Möebius 223
Elisa Bento de Carvalho Altmann ▪ Ana Cristina Nascimento Vaz
Rosana Maria Ferreirinho Marques

38 Apoio Psicológico ao Paciente com Paralisia Facial ... 231
Rosa Maria Rodrigues dos Santos

Seção VI

Tópicos Especiais

39 Tratamentos Alternativos e Complementares para Paralisia Facial 237
Janaína De Rossi

40 Pesquisas na Regeneração do Nervo Facial – Futuro do Tratamento das Paralisias Faciais Periféricas 241
Raquel Salomone ▪ Heloisa Juliana Zabeu Rossi Costa
Silvia Bona do Nascimento

41 Preservação do Nervo Facial em Cirurgia de Schwannoma Vestibular e Paraganglioma Jugulotimpânico 247
Ricardo Ferreira Bento ▪ Juan Carlos Cisneros Lesser

42 Radioterapia – Aspectos Relacionados com a Lesão do Nervo Facial 253
Flavia Gabrielli

43 Aspectos Médico-Legais na Paralisia Facial 257
Irimar de Paula Posso ▪ Carlos Eduardo Borges Rezende

44 Monitoração Intraoperatória do Nervo Facial 263
Raquel Salomone ▪ Adauri Bueno de Camargo

45 Espasmo Hemifacial 267
Mônica Santoro Haddad ▪ Rubens Gisbert Cury

Índice Remissivo 271

Agradecimentos

A todos aqueles colaboradores que ao longo destes 33 anos trabalharam no Grupo, colocando cada tijolo desta obra.

Aos Professores, Aroldo Miniti, Gilberto Guimarães Machado de Almeida e Marcos Castro Ferreira, por permitirem e incentivarem a criação deste Grupo.

Ao Professor, Manoel Jacobsen Teixeira, pelo constante apoio e estímulo.

Nossos profundos agradecimentos.

Prefácio

No grande edifício, seis divisões contêm 45 amplas salas; nelas, o nervo facial é estudado em extensão e profundidade. A metáfora de edifício ocorreu-me por ter participado das primeiras fases da criação do Grupo do Nervo Facial na Otorrinolaringologia, cuja evolução trouxe a este Tratado, do esboço ao grande edifício, contendo todas as implicações referentes ao VII nervo craniano. Nos parágrafos seguintes, um relato breve da sequência evolutiva.

A Microcirurgia Reconstrutiva na Faculdade de Medicina da Universidade de São Paulo (FMUSP) surgiu com a atividade do Prof. Marcus Castro Ferreira num laboratório do Departamento de Anatomia (Prof. Eros A. Erhart entusiasta e estimulador dos procedimentos reconstrutivos neurovasculares). Logo passamos a atuar nos casos do PSHC. Os casos de lesão do VII nervo passaram a ser operados com técnica reconstrutiva microcirúrgica, de início pelo Prof. Marcos, Prof. Manoel J. Teixeira e eu.

Em 1984, o Prof. Aroldo Miniti criou o Grupo do Nervo Facial na Otorrinolaringologia, colocando na chefia o Prof. Ricardo Ferreira Bento e pedindo-me que apoiasse as atividades e participasse do ambulatório. Assim foi feito, por alguns anos, até que a técnica fosse plenamente assimilada pelos integrantes do grupo, tornando desnecessária minha presença.

Os casos de neurinoma do nervo acústico, com lesão do VII nervo, passaram a ter atenção especial do Grupo com participação conjunta da Otorrinolaringologia e Neurocirurgia. O Grupo do VII nervo passou a crescer muito em qualidade, abrangendo todos os aspectos ligados ao VII nervo.

A Cirurgia Plástica (Prof. José Carlos Marques de Faria) e o Grupo de Cirurgia no Sistema Nervoso Periférico da Neurocirurgia (Prof. Roberto Sergio Martins) participam diretamente do Grupo do Nervo Facial, atualmente coordenado pelas Otorrinolaringologistas Doutoras Raquel Salomone e Anna Carolina de Oliveira Fonseca. O planejamento e a execução das cirurgias passaram a ter qualidade ímpar.

Este convite para escrever o Prefácio honrou-me imensamente. Sem a antevisão do Prof. Miniti e sem a competência do Prof. Ferreira Bento, nada teria sido realizado.

Prof. Dr. Antônio José Tedesco-Marchese
Professor-Assistente Doutor de Neurocirurgia no Departamento de Neurologia da
Faculdade de Medicina da Universidade de São Paulo (FMUSP)
(Obs. Aposentado aos 70 anos)

Colaboradores

ADAURI BUENO DE CAMARGO
Médico Fisiatra
Especialização em Neurofisiologia Intraoperatória pela Yeshiva University, Albert Einstein College of Medicine em Nova Iorque
Título de Especialista pela Sociedade Brasileira de Neurofisiologia Clínica (SBNC/AMB) e American Board of Neuromonitoring (ABNM)

ALFREDO LUIZ JACOMO
Professor Responsável pela Disciplina de Topografia Estrutural Humana do Departamento de Cirurgia da Faculdade de Medicina da Universidade de São Paulo (FMUSP)
Professor-Associado (Livre-Docente) do Departamento de Cirurgia da FMUSP

ALINE GOMES BITTENCOURT
Professora Adjunta de Otorrinolaringologia da Universidade Federal do Maranhão (UFMA)
Doutora em Ciências pela Universidade de São Paulo (USP)
Fellowship em Cirurgia Otológica e de Base do Crânio pela USP

ANA CRISTINA NASCIMENTO VAZ
Mestre em Distúrbios da Comunicação Humana pela Universidade Federal de São Paulo (Unifesp)
Especialista em Motricidade Orofacial pelo
Conselho Federal de Fonoaudiologia
Fonoaudióloga da Clínica de Fonoaudiologia Elisa Altmann, SP
Fonoaudióloga do Serviço de Fonoaudiologia do Hospital dos Defeitos da Face - Hospital da Cruz Vermelha Brasileira (Período de 1985 a 2013)

ANDRÉ COELHO NEPOMUCENO
Cirurgião Plástico
Doutor em Clínica Cirúrgica pela Universidade de São Paulo (USP)
Membro Titular da Sociedade Brasileira de Cirurgia Plástica (SBCP)
Membro da American Society of Plastic Surgeons (ASPS)

CARLOS EDUARDO BORGES REZENDE
Professor Auxiliar de Ensino da Disciplina de Otorrinolaringologia da Faculdade de Medicina do ABC (FMABC)
Mestre em Ciências da Saúde pela FMABC

CARLOS OTTO HEISE
Mestre e Doutor em Neurologia pela Universidade de São Paulo (USP)
Membro Titular da Sociedade Brasileira de Neurofisiologia Clínica (SBNC)
Coordenador do Setor de Eletroneuromiografia da Divisão de Clínica Neurológica do Hospital das Clínicas da Faculdade de Medicina da Universidade de São Paulo (HCFMUSP)
Líder do Setor de Eletroneuromiografia do Fleury Medicina e Saúde

CAROLINA PASSAMANI FAGUNDES
Médica Otorrinolaringologista
Fellow em Cirurgia Plástica Facial pela Pós-Graduação *Lato Sensu* pelo Departamento de Otorrinolaringologia da Faculdade de Medicina da Universidade de São Paulo (FMUSP)
Professora do Curso de Pós-Graduação em Medicina Estética do IBPG e Medicina Inteligente

DANIELE FONTES FERREIRA BERNARDES
Fonoaudióloga
Especialista em Motricidade Orofacial Pró-CFFa
Membro da Associação Brasileira de Motricidade Orofacial (ABRAMO)
Mestre em Ciências pela Faculdade de Medicina da Universidade de São Paulo (FMUSP)

ELISA BENTO DE CARVALHO ALTMANN
Mestre em Distúrbios da Comunicação Humana pela Universidade Federal de São Paulo (Unifesp)
Especialista em Miologia Oral pela International Association of Orofacial Myology
Fonoaudióloga-Chefe da Clínica de Fonoaudiologia Elisa Altmann, SP
Fonoaudióloga-Chefe do Serviço de Fonoaudiologia do Hospital dos Defeitos da Face – Hospital da Cruz Vermelha Brasileira (Período de 1983 a 2016)

ELOISA MARIA MELLO SANTIAGO GEBRIM
Doutora em Radiologia pela Faculdade de Medicina da Universidade de São Paulo (FMUSP)
Médica Coordenadora do Grupo de Diagnóstico por Imagem em Cabeça e Pescoço e do Setor de Tomografia Computadorizada do Instituto de Radiologia do Hospital das Clínicas da Faculdade de Medicina da Universidade de São Paulo (HCFMUSP)
Médica Coordenadora do Grupo de Diagnóstico por Imagem em Cabeça e Pescoço do Hospital Sírio-Libanês, SP

FÁBIO LEONEL DO NASCIMENTO
Fonoaudiólogo
Especialista em Audiologia pelo Conselho Federal de Fonoaudiologia
Ex-Presidente do Conselho Regional de Fonoaudiologia (CFFa) - 6ª Região
Professor de Cursos de Pós-Graduação em Audiologia em Belo Horizonte, MG

FLAVIA GABRIELLI
Médica Assistente do Setor de Radioterapia do Instituto do Câncer do Estado de São Paulo da Faculdade de Medicina da Universidade de São Paulo (ICESP-FMUSP)

FLÁVIO CARNEIRO HOJAIJ
Livre-Docente pelo Departamento de Cirurgia da Faculdade de Medicina da Universidade de São Paulo (FMUSP)
Médico do Lim 02 do Hospital das Clínicas da FMUSP
Colaborador da Disciplina de Topografia Estrutural Humana da FMUSP
Cirurgião de Cabeça e Pescoço

HELOISA JULIANA ZABEU ROSSI COSTA
Graduação em Medicina e Residência Médica em Otorrinolaringologia pela Faculdade de Ciências Médicas da Santa Casa de São Paulo (FCMSCSP)
Mestre e Doutora pela FCMSCSP
Pós-Doutorado pela Faculdade de Medicina da Universidade de São Paulo (FMUSP)
Professora Específica da Pós-Graduação em Otorrinolaringologia na FMUSP

HENRI FRIEDHOFER
Livre-Docente da Disciplina de Cirurgia Plástica da Faculdade de Medicina da Universidade de São Paulo (FMUSP)
Responsável pelo Grupo de Cirurgia Orbitopalpebral da Divisão de Cirurgia Plástica e Queimaduras do Hospital das Clínicas da Faculdade de Medicina da Universidade de São Paulo (HCFMUSP)
Membro Titular da Sociedade Brasileira de Cirurgia Plástica (SBCP)
Membro Emérito do Colégio Brasileiro de Cirurgiões (CBC)

HUMBERTO AFONSO GUIMARÃES
Médico Otorrinolaringologista
Ex-Presidente da Sociedade Brasileira de Otologia (SBO)
Coordenador da Clínica de Otorrinolaringologia do Hospital Mater Dei - Santo Agostinho, BH

IRIMAR DE PAULA POSSO
Professor-Associado Aposentado do Departamento de Cirurgia da Faculdade de Medicina da Universidade de São Paulo (FMUSP)
Advogado Inscrito na OAB/SP

JANAÍNA DE ROSSI
Doutora em Medicina pelo Departamento de Otorrinolaringologia da Universidade de São Paulo (USP)
Acupunturista pelo Departamento de Ortopedia da USP
Fellow em Cirurgia Plástica Facial pelo Departamento de Otorrinolaringologia da USP
Otorrinolaringologista pela Associação Médica do Brasil e pela Associação Brasileira de Otorrinolaringologia (ABORL)

JEANNE OITICICA RAMALHO
Professora Colaboradora da Disciplina de Otorrinolaringologia da Faculdade de Medicina da Universidade de São Paulo (FMUSP)
Chefe do Grupo de Pesquisa de Zumbido do Hospital das Clínicas da FMUSP (HCFMUSP)
Chefe do Laboratório de Investigação Médica do Departamento de Otorrinolaringologia do HCFMUSP
Médica Concursada do Departamento de Otorrinolaringologia do HCFMUSP
Doutora em Ciências pela Disciplina de Otorrinolaringologia da FMUSP

JUAN CARLOS CISNEROS LESSER
Otorrinolaringologista e Neuro-Otologista do Departamento de Otorrinolaringologia do Instituto Nacional de Rehabilitación - Cidade do México, México
Doutor em Ciências da Saúde pela Universidade de São Paulo (USP)

LARISSA VILELA PEREIRA
Graduada em Medicina pela Universidade de Brasília (UnB)
Otorrinolaringologista pelo Hospital das Clínicas da Faculdade de Medicina da Universidade de São Paulo (HCFMUSP)
Aluna da Pós-Graduação (Doutorado) no HCFMUSP
Otorrinolaringologista da Câmara dos Deputados

LEILA FREIRE REGO LIMA
Título de Especialista em Otorrinolaringologia pela Associação Brasileira de Otorrinolaringologia e Cirurgia Cérvico-Facial (ABORL-CCF)
Fellowship em Cirurgia Plástica da Face pela USP
Professora do Instituto Jurado de Ensino e Pesquisa – Vila Mariana, SP
Residência em Otorrinolaringologia pela Universidade de São Paulo (USP)

MARCOS DE QUEIROZ TELES GOMES
Título de Especialista pela Sociedade Brasileira de Neurocirurgia (SBN)
Residência em Neurocirurgia pelo Hospital das Clínicas da Faculdade de Medicina da Universidade de São Paulo (HCFMUSP)
Graduação pela Faculdade de Medicina da Universidade de São Paulo (FMUSP)

MELISSA FERREIRA VIANNA
Médica do Departamento de Otorrinolaringologia da Santa Casa de Misericórdia de São Paulo
Doutora em Otorrinolaringologia pela Faculdade de Ciências Médicas da Santa Casa de São Paulo (FCMSCSP)

MÔNICA ALCANTARA DE OLIVEIRA SANTOS
Professora Instrutora do Departamento de Otorrinolaringologia da Faculdade de Ciências Médicas da Santa Casa de São Paulo (FCMSCSP)
Doutora em Otorrinolaringologia pela FCMSCSP

MÔNICA SANTORO HADDAD
Membro Titular da Academia Brasileira de Neurologia (ABN)
Médica Assistente da Divisão de Clínica Neurológica do Hospital das Clínicas da Faculdade de Medicina da Universidade de São Paulo (HCFMUSP)

PAULA TARDIM LOPES
Otorrinolaringologista
Título de Especialização em Otologia e Neurotologia pela Faculdade de Medicina da Universidade de São Paulo (FMUSP)

PAULO ROBERTO LAZARINI
Médico Otorrinolaringologista pela Santa Casa de São Paulo
Doutorado pela Faculdade de Medicina da Universidade de São Paulo (FMUSP)
Professor Titular do Departamento de Otorrinolaringologia da Faculdade de Ciências Médicas da Santa Casa de São Paulo (FCMSCSP)
Diretor do Departamento de Otorrinolaringologia da Santa Casa de São Paulo

PEDRO SOLER COLTRO
Docente da Divisão de Cirurgia Plástica da Faculdade de Medicina de Ribeirão Preto da Universidade de São Paulo (FMRP-USP)
Doutor em Ciências pela Faculdade de Medicina da Universidade de São Paulo (FMUSP)
Membro Titular da Sociedade Brasileira de Cirurgia Plástica (SBCP)

RACHEL ROSSINI BAPTISTA
Membro Titular da Sociedade Brasileira de Cirurgia Plástica (SBCP)

RAUL RAPOSO PEREIRA FEITOSA
Médico pela Universidade Federal do Ceará (UFC)
Neurologista pelo Hospital das Clínicas da Faculdade de Medicina da Universidade de São Paulo (FMUSP)
Especialista em Neurologia Cognitiva e do Comportamento pelo Hospital das Clínicas da Faculdade de Medicina da Universidade de São Paulo (HCFMUSP)

REGINA LÚCIA ELIA GOMES
Graduada em Medicina
Residência Médica em Radiologia e Doutora pela Faculdade de Medicina da Universidade de São Paulo (FMUSP)
Médica Supervisora do Programa de Residência Médica do Departamento de Radiologia da FMUSP
Médica Assistente do Grupo de Cabeça e Pescoço do Instituto de Radiologia do Departamento de Radiologia da FMUSP
Médica Vice-Coordenadora do Programa de Residência Médica do Departamento de Imagem do Hospital Israelita Albert Einstein
Médica Assistente do Grupo de Cabeça e Pescoço do Departamento de Imagem do Hospital Israelita Albert Einstein

Colaboradores

RICARDO GUIMARÃES
Médico Otorrinolaringologista
Complementação Especializada em Cirurgia Endoscópica Endonasal pelo Hospital das Clínicas da Faculdade de Medicina da Universidade de São Paulo (HCFMUSP)

ROBINSON KOJI TSUJI
Médico Otorrinolaringologista do Grupo de Otologia do Hospital das Clínicas da Faculdade de Medicina da Universidade de São Paulo (HCFMUSP)
Doutor em Ciências Médicas e Docente Voluntário da FMUSP

ROSA MARIA RODRIGUES DOS SANTOS
Psicanalista
Mestre em Ciências pelo Departamento de Otorrinolaringologia da Faculdade de Medicina da Universidade de São Paulo (FMUSP)
Psicóloga pela Divisão de Psicologia no Instituto Central do Hospital das Clínicas da FMUSP, com Atuação na Clínica Otorrinolaringológica

ROSANA MARIA FERREIRINHO MARQUES
Fonoaudióloga da Clínica de Fonoaudiologia Elisa Altmann, SP
Fonoaudióloga do Serviço de Fonoaudiologia do Hospital dos Defeitos da Face - Hospital da Cruz Vermelha Brasileira (Período de 1985 a 2016)

RUBENS GISBERT CURY
Médico Neurologista Assistente do Grupo de Distúrbios do Movimento da Faculdade de Medicina da Universidade de São Paulo (FMUSP)
Doutor em Neurologia pela Universidade de São Paulo (USP)

RUBENS VUONO DE BRITO NETO
Professor-Associado da Disciplina de Otorrinolaringologia da Faculdade de Medicina da Universidade de São Paulo (FMUSP)

SILVIA BONA DO NASCIMENTO
Otorrinolaringologista pela Faculdade de Medicina da Universidade de São Paulo (FMUSP)
Membro da Associação Brasileira de Otorrinolaringologia e Cirurgia Cérvico-Facial (ABORL)
Mestre em Farmacologia pela Universidade Federal do Ceará (UFC)
Doutorado pela FMUSP

SULENE PIRANA
Otorrinolaringologista
Doutora em Medicina pela Universidade de São Paulo (USP)
Médica do Ambulatório de Foniatria do Hospital das Clínicas da Faculdade de Medicina da USP (HCFMUSP)
Professora das Faculdades de Medicina da Universidade Federal de Alfenas (UNIFAL) e da Universidade São Francisco (USF)
Coordenadora do Serviço de Otorrinolaringologia e Cirurgia Crânio-Maxilo-Facial do Hospital Universitário São Francisco (HUSF)

TARSO ADONI
Neurologista
Assistente-Doutor do Departamento de Neurologia da Faculdade de Medicina da Universidade de São Paulo (FMUSP)
Coordenador do Centro de Esclerose Múltipla do Hospital Sírio-Libanês - São Paulo, SP

História da Paralisia Facial

Ricardo Ferreira Bento

"A expressão facial do ser humano me fascina, porque serve ao prazer mais básico e bestial e participa da emoção mais forte e mais suave do espírito."

Sir Charles Bell

A paralisia facial periférica era conhecida pelos egípcios, gregos, romanos, incas e outras culturas nativas da América pré-colombiana.

Incas da América pré-colombiana forneceram várias representações artísticas de paralisia facial periférica (Fig. 1). A representação artística de paralisia facial periférica tornou-se mais extensa desde o Renascimento (Fig. 2). Pintores holandeses retrataram pessoas com paralisia facial periférica, e máscaras africanas podem ter sido feitas para a "educação moral" (Fig. 3), ou seja, para ensinar o jovem a não rir e deformar a face.

Os médicos gregos deram breves relatos desses distúrbios. No livro Prorrhetics II, Hipócrates (século V a.C.) afirmou: "Distorções do rosto, se não coincidirem com nenhum outro transtorno do corpo, rapidamente podem cessar, espontaneamente ou como resultado do tratamento. Caso contrário, há paralisia permanente."

A paralisia facial periférica da história egípcia apresentada na Fig. 4A é, provavelmente, um dos primeiros documentos que mostram um indivíduo com paralisia facial. Trabalhos recentes têm indi-

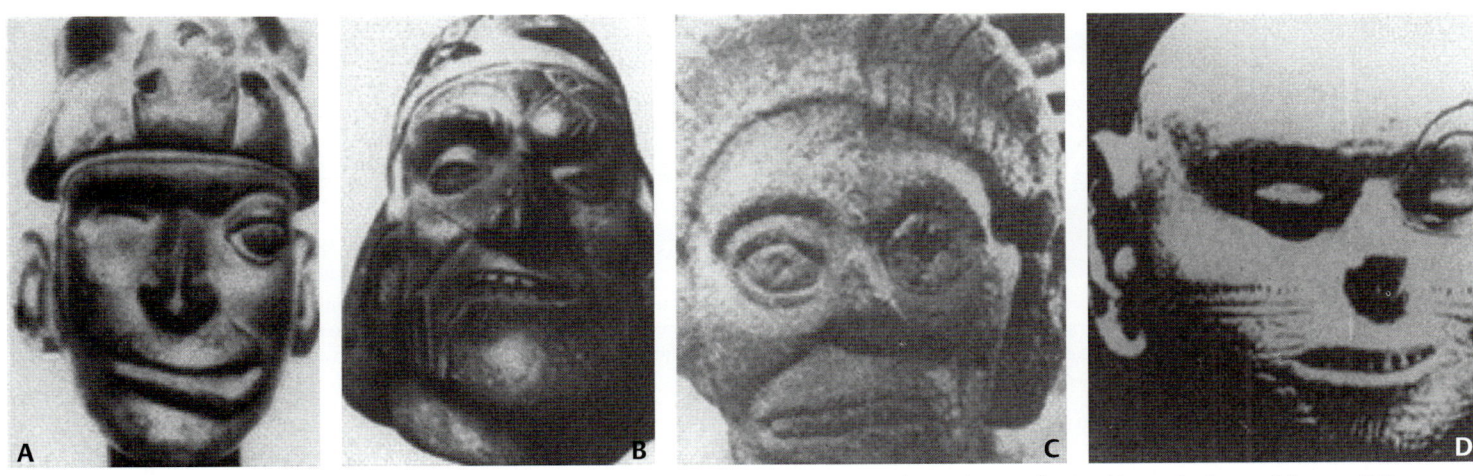

Fig. 1. (**A**) Máscara peruana do período Chimu. (**B**) Cabeça em pedra do período Mochica. (**C** e **D**) Esculturas da era pré-colombiana achadas em Arkansas, EUA. Fonte: Resende e Weber, 2008.

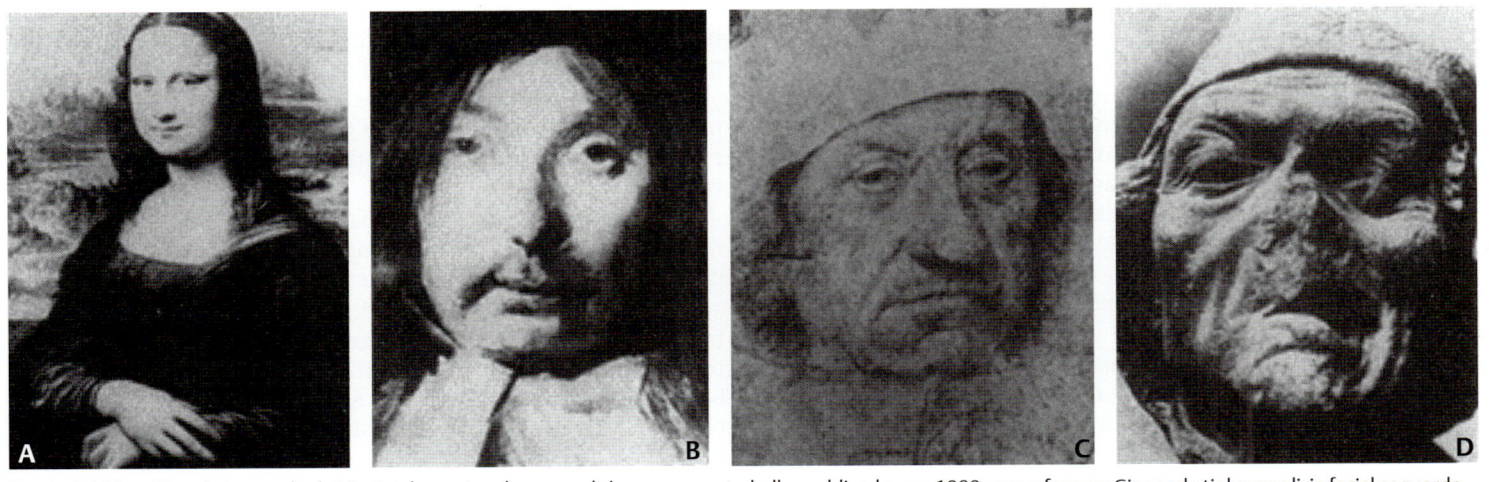

Fig. 2. (**A**) *Mona Lisa*, de Leonardo da Vinci. Adour e Jongkees concluíram, em um trabalho publicado, em 1989, que a famosa Gioconda tinha paralisia facial esquerda. (**B**) *The Laughing Knight,* sorriso de um personagem anônimo pintado por Frans Hals, com provável paralisia facial esquerda. (**C**) Quadro de Hans Holbein, o Jovem, com paralisia facial esquerda. (**D**) Escultura de Lucas van Leydem mostrando provável parotidite e paralisia facial direita. Fonte: Resende e Weber, 2008.

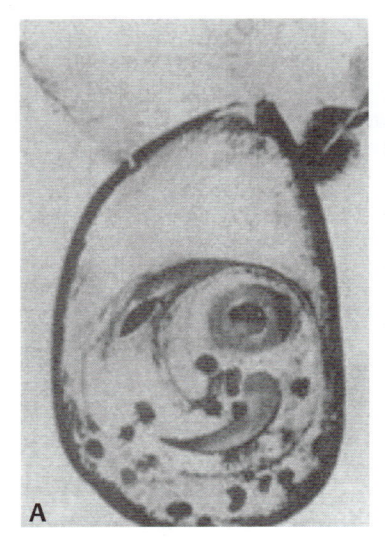

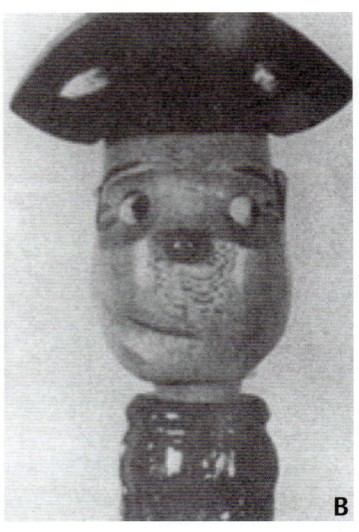

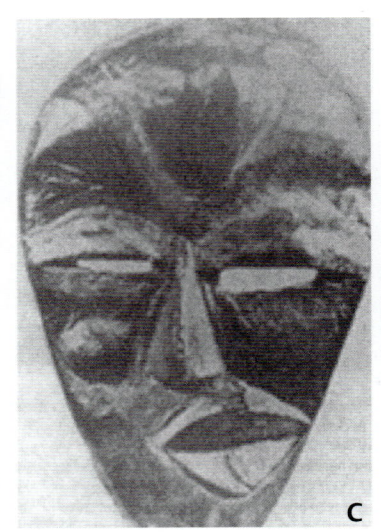

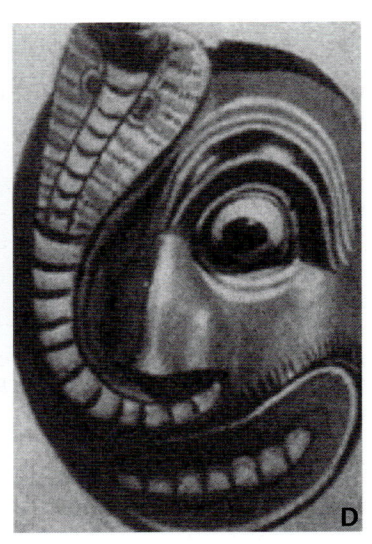

Fig. 3. (**A**) Máscara de dança esquimó do Alasca. (**B**) Tampa de garrafa do sul da França. (**C**) Máscara de madeira da Libéria. (**D**) Máscara do Ceilão representando o "Deus da Surdez" com uma cobra saindo de dentro do nariz. Fonte: Resende e Weber, 2008.

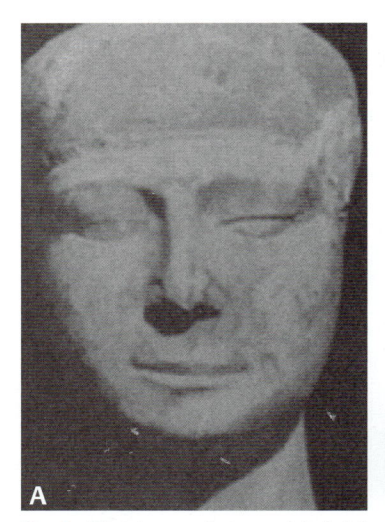

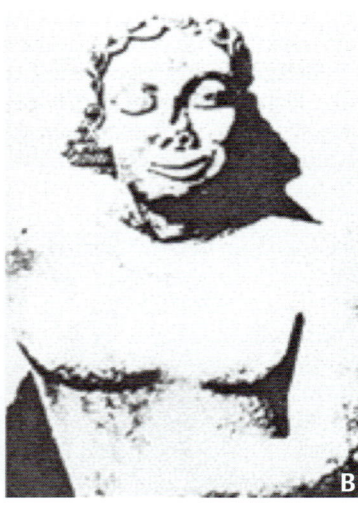

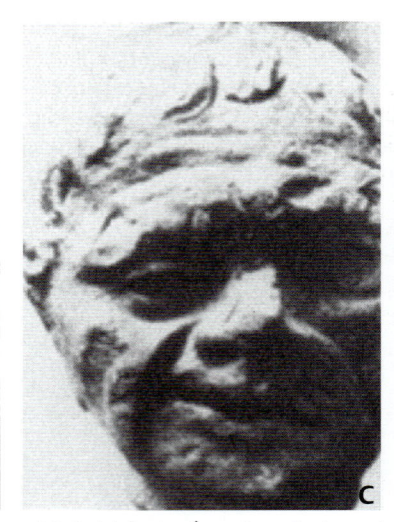

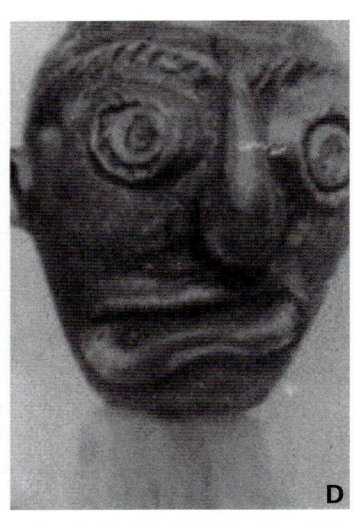

Fig. 4. (**A**) Cabeça egípcia modelada há aproximadamente 4.000 anos mostrando paralisia facial direita. É um dos achados mais antigos da história. (**B**) Chrysaor, o filho de Gorgo, com paralisia facial direita. Encontrado no templo de Artemis na ilha de Corfu, séculos VI-V a.C. (Foto tirada pelo médico do rei Wilhelm II, quando viajou a Corfu.) (**C**) Escultura de mármore encontrada em uma antiga tumba da Grécia, provavelmente da pessoa ali enterrada, mostrando a doença (paralisia facial esquerda). (**D**) Vaso romano encontrado em uma tumba da Grécia. Fonte: Resende e Weber, 2008.

cado que a "máscara de Agamenon", máscara de face feita em ouro de aproximadamente 1550-1500 a.C. e o rosto em máscara de cabeça de argila encontrada em Smyrne mostram evidências de paralisia facial periférica. As Figs. 4B e C ilustram que a paralisia facial periférica foi bem documentada no período helenístico (Fig. 4).

Areteu (médico grego, século I d.C.) descreveu a paralisia, incluindo partes do rosto: "Por isso, as partes são, por vezes, paralisadas isoladamente, como um olho aberto, ou uma boca torta." Areteu descreveu a paralisia facial envolvendo múltiplos nervos cranianos e espasmo, a condição de unilateral na maioria das vezes e espasmos musculares faciais: "Mas a distorção das sobrancelhas e das bochechas e dos músculos sobre os maxilares e queixo para o outro lado, se atendido com espasmo, tem a denominação de espasmo 'cínico'."

Como se por engano, para o espectador parece que as partes não afetadas são aquelas afetadas pela doença.

Aulo Cornélio Celso (século I d.C.), médico romano, também descreveu o espasmo "cínico": "Mais uma vez, sobre o rosto se origina uma afeição que os gregos chamam de 'espasmo cínico', e isto começa com febre aguda; a boca é desenhada para um lado por um movimento peculiar." Arquígenes (século I ou II d.C.) também fez um relato de paralisia facial em conjunto com espasmo "cínico".

As observações sobre dissecção e vivissecção de bois e macacos, realizadas por Galeno (século II d.C.), forneceram a base para os médicos do futuro. Galeno descreveu os espasmos dos "lábios, olhos, pele da testa, bochechas e raiz da língua" e a paralisia hemifacial associada a lesões cerebrais, paralisia total e isolada de áreas específicas descritas (língua, olhos, maxilares ou lábios). Os conhecimentos de Galeno sobre lesões específicas do sistema nervoso eram principalmente derivados de vivissecções; seccionando nervos individuais e observando os resultados, fez a importante observação que "se o músculo que move o lado direito do lábio está paralisado, então esta parte do lábio é mais puxada para o lado esquerdo."

Vivissecções de determinados nervos e sua secção podem explicar por que as observações de Galeno foram relacionadas com grupos musculares específicos e não correlacionadas com afecções vistas clinicamente.

Depois de Galeno, Célio Aureliano (século V d.C.) detalhou separadamente (provavelmente seguindo a técnica de Galeno) a inervação da sobrancelha, língua, lábio e músculos mastigadores.

Ele publicou que a paralisia do lábio superior, quando isolada, faz com que o lábio se volte para fora (mais ainda quando o paciente ri ou fala), dificultando a ingestão de líquidos, que escorrem da boca quando o paciente os bebe. Alguns identificaram essa condição com o espasmo cínico, mas estão errados. "Em espasmo cínico um tique ou contração vem de repente e não ocorre qualquer perturbação corporal. Às vezes o tique está na extremidade do lábio ou canto da boca e continuamente chama a bochecha para trás, de modo que o paciente parece rir; outras vezes as sobrancelhas, pálpebras e narinas são submetidas ao espasmo, e até mesmo o pescoço e os ombros."

Nenhum médico grego ou romano descreveu a paralisia facial clássica. Distorção de um lado pode ser causada por espasmo ipsolateral ou paralisia contralateral, e a descrição de Areteu parece confundir estas duas condições (em paralisia, e não espasmo, o lado "distorcido" é o saudável). Nosso diagnóstico moderno de espasmo hemifacial pode explicar espasmo facial unilateral, enquanto a contração cefálica, uma forma localizada de contração que pode resolver-se espontaneamente, poderia explicar tanto o espasmo quanto a fraqueza muscular com "espasmo cínico", como descrito por Arquígenes na Grécia Antiga.

Com o declínio e queda do Império Romano, a maior parte do patrimônio científico da antiga Grécia e Roma foi perdida. Entretanto, algumas traduções em siríaco feitas por cristãos nestorianos foram preservadas. O contato dos cristãos nestorianos com os sassânidas da Pérsia começou na fronteira oriental do Império Romano (a partir de cidades como Nísibis e Edessa) na era pré-islâmica e foi importante para a preservação desse legado. A cidade de Gundesapor foi sede de algumas dessas atividades; entre elas, uma importante conferência médica e filosófica, por volta de 610 d.C., sendo o primeiro encontro médico que se tem notícia.

Após a ascensão do islã e da conquista árabe da Pérsia (651 d.C.), e com o patrocínio da nova classe dirigente árabe, renovaram-se os esforços para os textos antigos gregos e romanos serem traduzidos para o idioma árabe. Essas traduções e novos tratados médicos foram em grande parte realizados por muçulmanos não árabes (persas) e não muçulmanos (judeus e cristãos).

O primeiro estudo clínico da paralisia facial é atribuído ao grande Avicena (Abū Alī al-Husayn ibn ou Abd Allāh ibn Sīnā, 979-1037 d.C.), considerado por alguns o pai do início da medicina moderna. Ele foi o primeiro a registrar as diferenças entre a paralisia facial central e a periférica: "Se a doença que produz paralisia vem a partir do meio do cérebro, a metade do corpo fica também paralisada. Se a doença não for no cérebro, mas no nervo, somente esse nervo é paralisado"(Fig. 5).

Avicena escreveu que entre as causas de paralisia facial periférica estão a compressão decorrente da lesão, o tumor, ou a secção do nervo. Para o tratamento ele prescrevia plantas medicinais de aplicação tópica, todas elas com efeito vasodilatador. Em alguns casos, ele recomendava a cauterização por trás do ouvido, na região do forame estilomastóideo, um processo que apresenta o mesmo efeito vasodilatador. Avicena também prescreveu massagem no rosto e pescoço. Enfatizou que "se ocorrer secção do nervo, a única alternativa é sutura do coto a coto." Em relação ao prognóstico, ele afirmou que "nenhuma recuperação deve ser esperada a partir de qualquer paralisia facial que durar mais de 6 meses." Podemos considerar que Avicena tinha um conhecimento muito avançado da paralisia facial periférica para o seu tempo.

Abu al-Hasan Ali ibn Sahl Rabban al-Tabari (838-870 d.C.) foi um médico persa conhecido como Tabari. Há poucas informações sobre sua vida pessoal, mas com base em seu nome "ibn Rabban" e em uma referência de seus escritos, parece que seu pai era judeu, médico, e de Tabaristan na Pérsia.

Tabari afirmou em seus escritos que ele veio de uma família com tradição de médicos e que aprendeu a profissão com seu pai. Mais tarde, estudou textos siríacos e reuniu o conhecimento de Galeno, Hipócrates, Aristóteles e Avicena, bem como da medicina indiana.

Em seu trabalho *Firdous al-Hikmah*, o primeiro livro de medicina enciclopédico abrangente, publicado após a conquista árabe da Pérsia, há uma seção de paralisia e tremores em que Tabari mencionou e complementou a descrição de Galeno: "Se a metade do rosto fica paralisada, ele será atraído para o lado saudável, porque os músculos que são saudáveis são fortes, e vão puxar os músculos paralisados em direção a si mesmo." Tabari descreveu a síndrome clínica da paralisia facial de acordo com achados anatômicos de Galeno, embora a ênfase não tenha sido em fraqueza focal, mas sim em toda a metade da face. A paralisia facial foi tratada como um transtorno completamente separado, nem descrito com espasmo nem com envolvimento de outras partes do corpo. Assim, Tabari dá a primeira descrição precisa da hoje conhecida paralisia facial periférica.

Abū Bakr Muhammad ibn Zakarīya al-Rāzi (médico persa conhecido como Razi, 865-925 d.C.) foi ativo durante a era samânida na Pérsia. Ele nasceu na cidade de Rey (perto da atual Teerã) e praticou a medicina em Rey e Bagdá. Razi dava uma alta importância ao comportamento ético tanto na prática da medicina, quanto em suas atividades acadêmicas. Fez questão de fornecer referências detalhadas e ser imparcial. Era conhecido por ser meticuloso em citar trabalhos que não era seus.

No sexto livro de Razi, há um capítulo intitulado "Distorção facial, espasmos e paralisia." Em suas observações citou mais de 20 autores, incluindo Arquimedes, Galeno, Celsius, Jurjis, Bukhtishu II, al-Yahudi (Masargawaih), Yahya ibn Sarafyun (Serapião, o Velho) e Ibn Masawaih. Razi forneceu descrições precisas de distúrbios musculares faciais, começando com a descrição de Galeno de espasmo facial e paralisia. Razi (como Tabari) tratou a distorção facial como um problema primário, mesmo omitindo a descrição de Galeno de paralisia de extremidade que foi amarrada à descrição inicial de Galeno de paralisia facial.

Razi escreveu: "É importante, com base em seus sinais e sintomas especiais, para separar a paralisia facial dos espasmos faciais, mesmo se não há muita importância prática na diferenciação entre eles e ambos os seus tratamentos são semelhantes."

Razi afirmou que, nos espasmos, a úvula é envolvida e que os músculos das têmporas, bochechas e testa ficavam endurecidos com

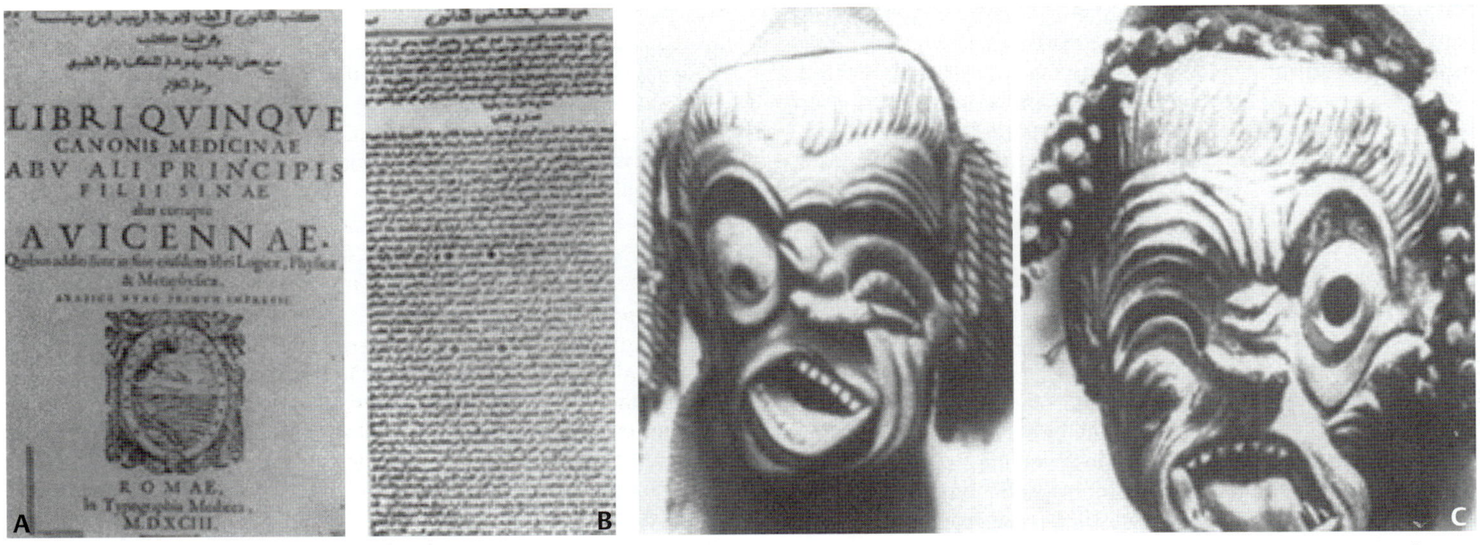

Fig. 5. (A) Capa da edição romana de 1593 do livro de Avicena (Abū Alī al-Husayn ibn ou Abd Allāh ibn Sīnā, 979-1037 d.C.), que estudava o tratamento e prognóstico da paralisia facial periférica distinguindo entre central e periférica. **(B)** Escrita em árabe de diagnóstico diferencial entre paralisias faciais central e periférica. **(C)** Máscaras de pessoas da região que hoje é a Suíça com paralisia facial. Fonte: Resende e Weber, 2008.

tremores. Em uma seção diferente, ele escreveu: "De acordo com minhas observações, eu descobri que as rugas na testa do lado afetado desaparecem, e a pele nessa área é puxada com força." A fonte de distorção facial é ou espasmo ou paralisia. "Eles podem ser diferenciados em casos com dor ou a do tipo paralítico que é sem dor." Assim, Razi descreve um método clínico para distinguir espasmo e paralisia. Além disso, esta parece ser a primeira descrição da perda de rugas que é atualmente utilizada para distinguir de paralisia do sétimo nervo craniano da de origem central.

Tabari foi surpreendentemente omitido das referências de Razi. Tabari já havia mencionado que o lado que parecia distorcido era o lado normal. Razi, no entanto, cita Bolus (médico do califa abássida Al-Mutasim, do século IX d.C.): "Paralisia não é vista no lado distorcido do rosto; ao contrário, é no lado oposto." Razi também citou Ibn Batriq (médico árabe conhecido como Eutíquio de Alexandria, 877-940 d.C.), que descreveu as características de uma paralisia facial periférica: "Se o rosto do paciente ao sorrir é torto, e o olho do lado afetado é afundado, pequeno, e sempre tem lágrimas escorrendo, o paciente mastiga comida no lado afetado, fala suavemente, e tem um humor deprimido."

Razi também deu a primeira descrição da paralisia facial bilateral: "Eu vi um homem que foi afetado por um tipo de distorção facial em que seu rosto não era torto, mas um de seus olhos, ele mal podia fechar, e seu outro não, e quando bebesse, água fluiria de sua boca. A falha de sua aparência era torta porque ambos os lados foram afetados pela doença."

Razi dedicou uma seção de fatores prognósticos relacionados com a diferenciação central de lesões periféricas. Ele separou lesões centrais e periféricas com base na presença ou ausência de envolvimento de outros sintomas e áreas (envolvimento cerebral, nível de consciência, cegueira e surdez). "Alguns pacientes, após a distorção facial, sofrem de um acidente vascular encefálico, alguns morrem, e alguns desenvolvem paralisia em outros locais do corpo. Assim, atenção: se a distorção facial aparece junto com confusão e dificuldade em mover o corpo ou membros, é necessário tratamento imediato."

Em outra seção, ele se estende sobre isto: "Um paciente com distorção facial não perde o seu sentido de visão ou audição, e a sensação em seu rosto não aumenta nem diminui, assim, ele não tem uma lesão cerebral." Em outra parte, Razi afirmou que, se o cérebro está envolvido, o paciente está em perigo de morte e tem sintomas como perda de visão e audição.

TRATAMENTO

Os tratamentos recomendados para paralisia facial e espasmos foram semelhantes. Razi formulou seus próprios tratamentos e referenciou muitos outros. Esses tratamentos incluíam massagem até a "pele ficar vermelha", esquentando óleos e pomadas, compressas quentes, inaladas e medicamentos intranasais (ênfase em induzir espirros), medicamentos orais (ênfase em gargarejos), laxantes, dietas especiais, flebotomia e aplicação de uma bandagem sobre a área distorcida para contrariar a força desenfreada dos músculos. Era indicado repouso, e o paciente deveria ficar em um ambiente aconchegante e escuro. Razi percebeu que a condição pode ser autolimitada: "Eu já vi mais de um caso de distorção facial em que o paciente não fez repouso, não ficou no escuro, continuou fazendo sua rotina diária e ficou ainda melhor."

COMPLICAÇÕES EM LONGO PRAZO E ACOMPANHAMENTO

Razi acreditava que o tratamento pode durar até um mês, mas "se após 6 meses do início da distorção facial, esta mantém-se inalterada, é improvável que seja resolvida." Ele continuou: "Embora eu tenha visto alguns idosos que alegam ter essa doença por mais ou menos 30 anos, e não foram prejudicados com isso de forma alguma. Vi outros cinco que não tiveram qualquer problema desde o início da doença." É interessante comentar que 6 meses é o tempo em que a recuperação completa ou parcial pode ocorrer na paralisia de Bell.

As observações de Razi rapidamente se tornaram de conhecimento padrão para os médicos posteriores.

Os textos de al-Razi Hawi foram os primeiros traduzidos para o latim, em 1279, sendo impressos na Europa, em 1468. Talvez por causa de seu tamanho, ou pelo fato de nunca ter sido terminado, foi montado um livro póstumo que se tornou amplamente disponível na Europa.

Independentemente disso, os textos de Ibn Sina Canon, que eram mais sistemáticos e compreensíveis do que os de al-Hawi e foi o principal livro didático em muitas escolas médicas entre os séculos XIV e XVI, e, assim, os médicos foram expostos às ideias de Razi. No entanto, não se sabe se as ideias dos médicos europeus foram diretamente construídas sobre essas descrições iniciais da paralisia facial. Três quartos de um milênio se passariam antes que outros descrevessem totalmente a síndrome clínica, que culminou com a observação de Bell e da base anatômica para a doença.

Em 1798, Nicolaus A. Friedreich de Würzburg, avô de Nicolaus Friedreich de Heidelberg (que descreveu a ataxia nomeada em sua homenagem), publicou um estudo detalhado sobre o início, o quadro clínico, evolução e tratamento da paralisia facial periférica em três pacientes. A exposição a correntes de ar frio havia ocorrido nos três casos, antes do início da paralisia. Assim, Friedreich postulou que a paralisia pode ocorrer quando causas locais agirem sobre o nervo facial. Ele publicou o estudo *De paralisia musculorum faciei reumática* na Alemanha, em 1798. Uma versão em inglês de seu trabalho foi publicada na revista *Annals of Medicine*, em 1800, em Edimburgo, onde Charles Bell era estudante de medicina na época. De acordo com Bird (1979), é possível que Charles Bell tenha lido esse trabalho (Fig. 6). Seu primeiro caso de paralisia facial periférica foi publicado, em 1821, e seu trabalho mais importante foi publicado, em 1828. No entanto, Charles Bell fez outras contribuições para a história da medicina e da anatomia. Ele reconheceu as diferenças entre as divisões anterior e posterior dos nervos espinhais; identificou o nervo torácico longo; destacou o nervo craniano VII, separando-o dos nervos V e VIII; descreveu o sinal de Bell e foi o primeiro a descrever a hiperacusia e a disgeusia como sintomas de paralisia facial periférica, após auto-observações e observações do Professor Roux de Paris.

No século XX, grandes nomes estudaram o nervo facial. Willian House efetuou a retomada dos acessos via fossa média e translabiríntico para abordagem a tumores do osso temporal e a descrição do acesso da mastoide à cavidade timpânica pela timpanotomia posterior abrindo o recesso do facial. House quebrou o paradigma e mostrou que as abordagens transmastóideas apresentavam grandes vantagens na preservação do nervo facial na cirurgia do schwannoma vestibular. Ele criou toda uma escola e influenciou nomes, como Jack Pulec, do House Ear Institute, em Los Angeles; Mark May, também dos Estados Unidos; bem como Kadar Adour, de São Francisco; e Robert Jackler, da Universidade de Stanford, Estados Unidos. Na área de facial extratemporal e cirurgia plástica, Julia Terzis, do Cana-

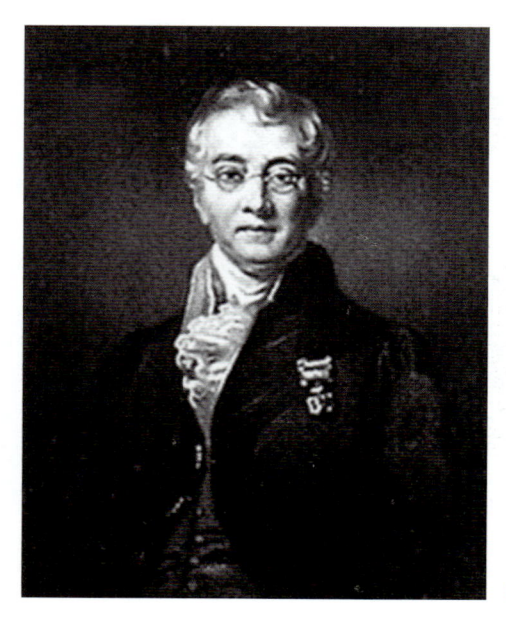

Fig. 6. *Sir* Charles Bell.

dá, com sua técnica de transposição muscular livre com pedículo vasculonervoso, revolucionou o tratamento das sequelas tardias.

Na Europa, o grande nome das pesquisas e técnicas cirúrgicas do nervo facial foi Ugo Fisch, da Universidade de Zurique, Suíça.

Por ter sido seu aluno e *fellow*, em 1984, pude acompanhar seus entendimentos sobre a fisiopatologia da paralisia de Bell e a estandardização do exame prognóstico elétrico para as paralisias faciais e a técnica cirúrgica para o primeiro segmento do nervo facial. Fish sempre acreditou que todo edema causado pelo processo inflamatório da ação do herpes (que até aquele momento ainda não era estabelecido como a etiologia da paralisia de Bell) se dava no primeiro segmento do nervo, ou segmento labiríntico no canal de Falópio (Fig. 7). Com isso ele advogava a descompressão daquele segmento antes de 15 dias de evolução, tomando como base os resultados eletrofisiológicos da eletroneurografia.

Criou-se, assim, a vertente daqueles que realizavam descompressões e a daqueles que acreditavam somente no tratamento clínico com corticosteroides, como Adour, de São Francisco.

No Japão, vários pesquisadores, como Inamura e Kunimoto, começaram a encontrar sinais sorológicos de doença viral nos casos de Bell, até que, em 1998, Furuta comprova a presença de HSV-1 em músculo auricular posterior e em saliva no início das paralisas de Bell. Isto mudou o tratamento, e com os novos antivirais o prognóstico melhorou muito.

No Brasil, tivemos algumas pessoas que se dedicaram ao nervo facial, publicando importantes trabalhos na área. No Rio de Janeiro, Marcial Salaverry descreveu um acesso transmastóideo para o primeiro segmento do nervo facial. Há outros nomes relevantes, como Décio Castro, em Porto Alegre; Vinícius Cotta Barbosa, em Belo Horizonte; o neurocirurgião Antônio José Tedesco-Marchese e o Professor Marcos Castro Ferreira, cirurgião plástico que montou o laboratório de microcirurgia na Faculdade de Medicina da Universidade de São Paulo (FMUSP).

Após meu curso de especialização com o Prof. Ugo Fish, junto com Tedesco e Marcos Castro Ferreira montamos um grupo multidisciplinar para o tratamento das doenças do nervo facial no Hospital das Clínicas da FMUSP que se tornou ao longo dos anos o mais importante centro de tratamento do Brasil e do mundo, com milhares de casos tratados e centenas de publicações. Foi descrito o uso de cola de fibrina humana para anastomoses de nervo facial pela primeira vez por Bento *et al.*, em 1988, e também o acesso via fossa média utilizando o parâmetro do tégmen timpânico para localização do nervo facial, que facilitou sobremaneira a cirurgia do nervo facial naquela região.

Esse grupo criado, em 1985, continua atuando no HCFMUSP com importantes trabalhos na área de anastomoses e uso de células-tronco, ganhando importantes prêmios nacionais e internacionais, com Raquel Salomone, Heloísa Costa e Anna Carolina Fonseca na otorrinolaringologia, José Carlos Marques de Faria na cirurgia plástica, e Roberto Sérgio Martins na neurocirurgia.

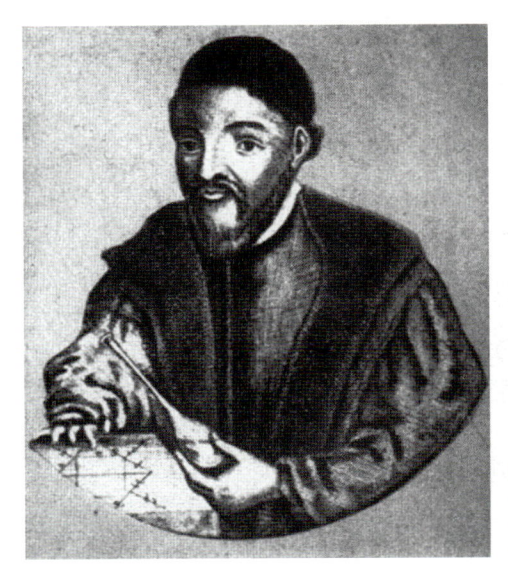

Fig. 7. Gabriel Fallopius. Anatomista que descreveu o canal de Falópio.

BIBLIOGRAFIA

Adour K, Ruboyianes JM, Von Doersten PG et al. Bell's palsy treatment with acyclovir and prednisone compared with prednisone alone: a double blind, randomized, controlled trial. *Ann Otol Rhinol Laryngol* 1996;105:371-378.

Adour kk. Mona Lisa syndrome: solving the enigma of the Gioconda smile. *Ann Otol Rhinol Laryngol* 1989;98:196-199.

Appenzeller O, Amm M, Jones H. A brief exploration of neurological art history. *J Hist Neurosci* 2004;13:345-350.

Aretaeus. *The Extant Works of Aretaeus*. Adams F (tradução). London: The Classics of Medicine Library, Gryphon Editions; 1990.

Aurelianus C. *On Acute Diseases and on Chronic Diseases*. Drbakin IE (tradução). Chicago: University of Chicago Press; 1950.

Bell C. Essays on the anatomy of expression in painting, 1806. In: Jongkees LBW. *Bemerkungen zur Geschichte der Fazialischirurgie*. HNO 1979;27:326.

Bento RF, Almeida ER, Miniti A. Anastomosis of the Intratemporal Facial Nerve with Fibrin Tissue Adhesive. *Eur Arch Otolaryngol* 1994; (Suppl):S387-S388.

Bento RF, Miniti A. Comparison between fibrin tissue adhesive and epineural suture and natural union in intratemporal facial nerves. *Acta Otolaryngol* 1989;(Suppl 465):1-36.

Bird TD. Nicolaus A. Friedreich´s description of peripheral facial nerve paralysis in 1798. *J Neurol Neurosurg Psychiatry* 1979;42:56-58.

Brown AJ. Cephalic tetanus: with report of a case. *Ann Surg* 1912;55: 473-484.

Celsus AC. *De Medicina*, with an English translation by WG Spencer. Cambridge, MA: Harvard University Press; 1971

Charlier P. Un nouveau cas de parlysie faciale sur une terre cuite smyrniote hellénistique. *Hist Sci Med* 2007;41:49-60.

Costa HJ, Bento RF, Salomone R et al. Mesenchymal bone marrow stem cells within polyglycolic acid tube observed in vivo after six weeks enhance facial nerve regeneration. *Brain Res* 2013;1510:10-21.

Costa HJ, Salomone R, Silva CF et al. Quantitative histological analysis of the mandibular branch of the facial nerve in rats. *Acta Cirur Bras* 2012;27(11):747-750.

Darrouzet V, Gharbi F, Patuano E et al. Le zona du ganglion géniculé, traitement par lácyclovir. *Rev Laryngol Otol Rhinol* 1994;115:73-75.

Elgood C. *A Medical History of Persia and the Eastern Caliphate*. Cambridge, UK: University Press; 1951.

Fleury HJA, Chilotti P, Bonnici JF et al. IGM against herpes virus in Bell's Palsy. In: Castro D (editor). *Procceding of the Sixth International Symposium On the Facial Nerve*. Rio de Janeiro: Kluger Publi. (Amsterdan). 1988:221-223.

Frieboes W. *Aulus Cornelius celsus über die Arzneiwissenschaft*, 2nd Ed. Brunschweig: Friedrich Vieweg und Soh, 1906:170.

Furuta Y, Fukuda S, Chida E et al. Reactivation of herpes simples virus type 1 in patients of Bell's palsy. *J Med Virol* 1998;54:162-166.

Galen. *Galen on the Affected Parts: Translation from the Greek Text with Explanatory Notes*. Siegel RE (tradução). New York: S Karger; 1976.

Galen. *On Anatomical Procedures: The Later Books*. Duckworth WLH (tradução). Cambridge, UK: Cambridge University Press; 1962

Goldman L, Schechter CG. Art in medicine. *New York J Med* 1967;67: 1331-1334.

Hippocrates, Potter P, Jones WHS. *Heraclitus Hippocrates*. Cambridge, MA: Harvard University Press; 1923

Hyden D, Rogerg M, Forsberg P et al. Acute "idiopathic" peripheral facial palsy: clinical, serologiacal, and cerebrospinal fluid fidings and effects of corticosteroids. *Am J Otolaryngology* 1993;14:179-186.

Ibn Rabban Tabari. *Minavi Kheradya Ferdos Hekmat Dar Teb [The Paradise of Wisdom]*. Madani SA, Boroujerdi A (tradução). Tehran: Mehr Amin Press; 2008.

Ibn Sina. *Ghanoon Dar Teb [The Canon of Medicine], Bulaq Edition*. Sharafkandi A (tradução). Tehran: University of Tehran Press; 1978.

Inamura H, Aoyagi M, Kumura Y et al. Viral infection in facial palsy. In: Castro D (editor). *Procceding of the Sixth International Symposium On the Facial Nerve*. Rio de Janeiro: Kluger Publi. (Amsterdan). 1988:333-336.

Jongkees LBW. Bemerkungen zur Geschichte der Fazialischirurgie. *HNO* 1979;27:325-333.

Jonsson L,; Sudqvist VA, Thomander L. Anti-herpes IGG and IGG subclasses antibodies in Bell's Palsy. *Acta Otolaryngol* 1988;106:1-9.

Jorjani Zakhireye Khawrazmshahi [The Treasure of Khwarazm Shah], Sirjani Edition. (1203 ce). Tehran: Bonyad-e Farhag-e Iran; 1976.

Kataye S. La paralysie faciale selon Avicenna. *Ann Otolaryngol* (Paris) 1975;92:79-82.

Kindler W. Die Fazialislähmungen in der darstellenden Kunst vor mehr als zwei Jahrtausenden. *Z Laryngol Rhinol Otol.* 1969;48:135-139.

Kindler W. Die Fazialislähmungen in der darstellenden Kunst vor mehr als zwei Jahrtausenden. *Z Laryngol Rhinol Otol.* 1961;40:413-425.

Kindler W. Die Fazialislähmungen in der darstellenden Kunst vor mehr als zwei Jahrtausenden. *Z Laryngol Rhinol Otol* 1970;49:1-5.

Kukimoto N, Ikeda M, Yamada K *et al.* Viral infections in acute peripheral facial paralisis. Nationwide analisis centering of C.F. *Acta Otolaringol* 1988;446:17-21.

Mayo J, Berciano J. Cephalic tetanus presenting with Bell's palsy. *J Neurol Neurosurg Psychiatry* 1985;48:290.

McCormick, DP Herpes-simplex virus as a cause of Bell's palsy. *Lancet* 1972;1(757):937-939.

Mettler CC. *History of Medicine*. Philadelphia: Blakiston; 1947.

Mulkens PSJZ, Bell's palsy and possible herpes simples ethiology. In: Castro D (editor). *Procceding of the Sixth International Symposium On the Facial Nerve*. Rio de Janeiro: Kluger Publi. (Amsterdan). 1988:337-338.

Murakami S, Mizobuchi M, Nakashiro Y *et al.* Bell's palsy and herpes simples virus identification of viral DNA in endoneural fluid and muscle. *Ann Int Med* 1996;124:27-30.

Park DM. Cranial nerve palsies in tetanus: cephalic tetanus. *J Neurol Neurosurg Psychiatry* 1970;33:212–215.

Peitersen E. Bell's palsy: the spontaneous course of 2,500 peripheral facial nerve palsies of different etiologies. *Acta Otolaryngol Suppl* 2002;549:4-30.

Petersen E. The natural history of Bell's palsy. *Am J Otol* 1982;4:107-11.

Razi Al-Hawi al-Kabirfi al-Tib [Continens Liber]: Hyderabad version (1955). Tabatabaie SM (tradução). Tehran: al-Hawi Pharmaceutical Company; 1990.

Resende LAL, Weber S. Peripheral facial palsy in the past: contributions from Avicenna, Nicolaus Friedreich and Charles Bell. *Arq NeuroPsiquiatr* 2008;66(3).

Richter-Bernburg L. *al-Hawi*. In: Yarshater E (editor). *Encyclopedia Iranica* [online]. Disponível em: http://iranica.com/articles/hawi-medical-book.

Rocca J. *Galen on the Brain: Anatomical Knowledge and Physiological Speculation in the Second Century ad*. Boston: Brill; 2003.

Salomone R, Costa HJ, Rodrigues JR *et al.* Assessment of a neurophysiological model of the mandibular branch of the facial nerve in rats by electromyography. *Ann Otol Rhinol Laryngol* 2012; 121(3):179-184.

Shahbazi AS, Richter-Bernburg L. *Gondēšāpur*. In: Yarshater E (editor). Encyclopedia Iranica [online]. Disponível em: http://iranica.com/articles/gondesapur.

Shoja MM, Tubbs RS, Ardalan MR *et al.* Anatomy of the cranial nerves in medieval Persian literature: Esmail Jorjani (ad 1042–1137) and the treasure of the Khwarazm shah. *Neurosurgery* 2007;61: 1325-1330.

Shoja MM, Tubbs RS, Khalili M *et al.* Esmail Jorjani (1042-1137) and his descriptions of trigeminal neuralgia, hemifacial spasm, and Bell's palsy. *Neurosurgery* 2010;67:431-434.

Shoja MM, Tubbs RS, Loukas M *et al.* Facial palsy and its management in the Kitab al-Hawi of Rhazes. *Neurosurgery* 2009;64:1188-1190.

Steiner CB, El-Mallakh RS. Depiction of facial paralysis on an African mask. *Neurology* 1988;38:822-823.

Sugita T, Murakami S, Yanagihara N *et al.* Facial nerve paralisis induced by herpes simples virus in mice: an animal modelo f acute and transient facial paralysis. *Ann Otol Rhinol Laryngol* 1995;104:574-581.

van de Graaf RC, Ijpma FF, Nicolai JP *et al.* Bell's palsy before Bell: Evert Jan Thomassen a Thuessink and idiopathic peripheral facial paralysis. *J Laryngol Otol* 2009;123:1193-1198.

van de Graaf RC, Nicolai JP. Bell's palsy before Bell: Cornelis Stalpart van der Wiel's observation of Bell's palsy in 1683. *Otol Neurotol* 2005;26:1235-1244.

Walker M. Sir Charles Bell, his Palsy and Mona Lisa. *Nepal J Neurosci* 2004;1:123-125.

Seção I

Ciência Básica

1 Embriologia do Nervo Facial

Humberto Afonso Guimarães ▪ Ricardo Guimarães ▪ Fábio Leonel do Nascimento

INTRODUÇÃO

O VII par craniano, expressando sua função principal, que é motora, é o nervo da mímica facial. Associado a ele, em grande parte de seu trajeto, o nervo intermédio, ou nervo de Wrisberg, é responsável por funções sensitivas e secretoras (motoras). Sua multiplicidade funcional, sua anatomia dentro do osso temporal e da glândula parótida fazem dele um nervo complexo.

O nervo facial é também conhecido como o nervo do segundo arco branquial, ou arco hióideo.

Conhecer sua embriogênese é saber avaliar seus erros de desenvolvimento, cujas origens podem estar dentro do sistema nervoso central ou em seu caminho até a musculatura periférica facial.

A descrição será feita chamando a atenção para eventos importantes relacionados com a formação do nervo e obedecendo, tanto quanto possível, a uma ordem cronológica.

EVENTOS IMPORTANTES NA EMBRIOLOGIA DO NERVO FACIAL: ESTRUTURAS CORRELATAS

Gastrulação – 3ª Semana de Gestação

■ **Evento Importante: Formação das Camadas Germinativas**

Caracteriza-se pela formação das três camadas germinativas: ectoderma, mesoderma e endoderma. O ectoderma forma, entre outras estruturas, o sistema nervoso central (SNC) e o sistema nervoso periférico (SNP). O mesoderma forma os músculos estriados e outras estruturas. O endoderma não tem participação na embriologia do nervo. Outros eventos importantes neste período seriam:

- Formação da linha primitiva.
- Formação da placa precordal.
- Formação da placa notocordal.
- Precursores do SNC.

Neurulação – 3ª Semana de Gestação (Figs. 1-1 e 1-2)

■ **Eventos Importantes: Formação da Crista e do Tubo Neurais**

Formação da placa, do sulco, das pregas (que se fundem de cada lado), do tubo e da crista neurais. Ela se divide em direita e esquerda; está situada entre o ectoderma e o tubo neural, dando origem aos gânglios espinhais, aos gânglios e neurônios sensoriais do sistema nervoso autônomo, nervos periféricos e células de Schwann.

Formação dos Arcos Branquiais ou Faríngeos – 4ª Semana de Gestação (Figs. 1-3 a 1-5)

■ **Evento Importante: Aparecimento de Nervos Cranianos**

Os arcos branquiais são formados pela migração de células da crista neural para a parede lateral da porção cefálica do embrião, na região da faringe primitiva e nas proximidades da vesícula ótica.

Os arcos, em número de seis, são formados por ectoderma externo, endoderma interno e entre eles o mesoderma, preenchido pelo mesênquima.

Cada arco tem no seu mesênquima uma cartilagem estrutural, uma artéria derivada da aorta dorsal, um nervo craniano e um componente muscular.

O componente nervoso do segundo arco é o nervo facial.

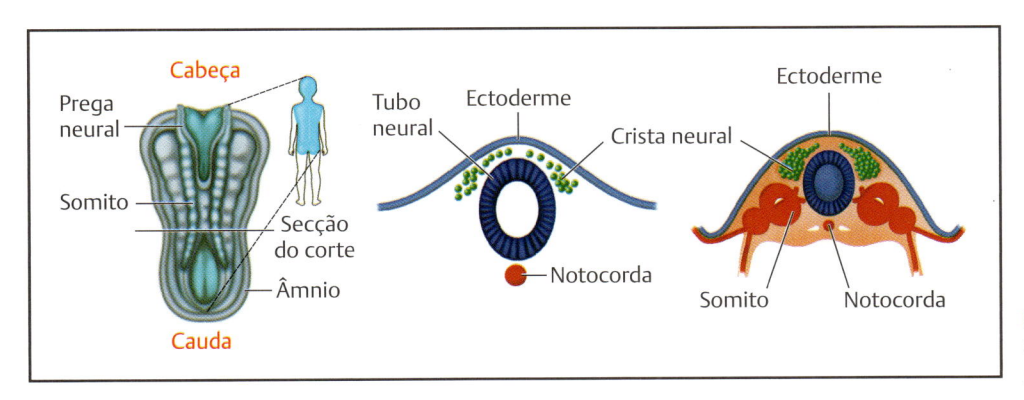

Fig. 1-1. Formação das cristas neurais. Adaptada de: Pereira LAV, Justin ML, Moraes SG.

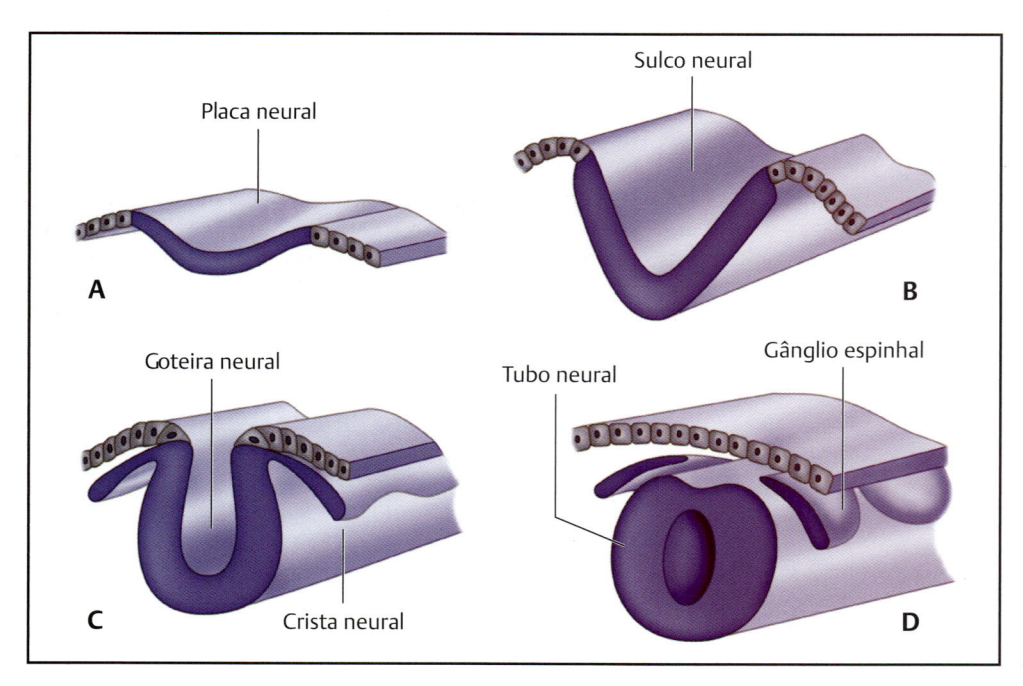

Fig. 1-2. Formação da crista neural e do tubo neural. Adaptada de: Pereira LAV, Justin ML, Moraes SG.

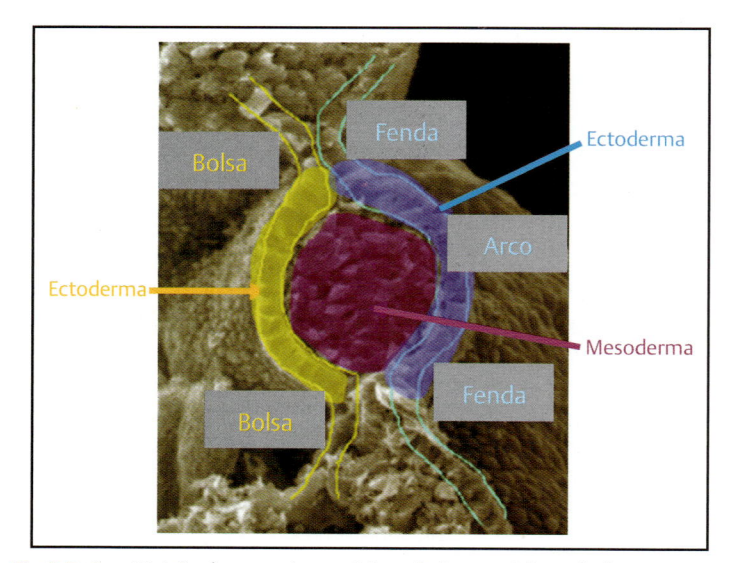

Fig.1-3. Constituição dos arcos branquiais ou faríngeos. Adaptada de: Pereira LAV, Justin ML, Moraes SG.

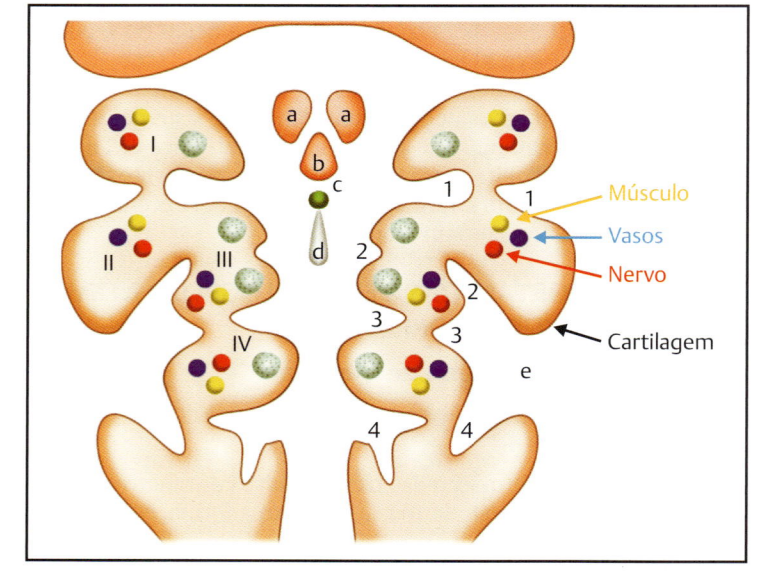

Fig. 1-4. Componentes dos arcos branquiais. Adaptada de: Pereira LAV, Justin ML, Moraes SG.

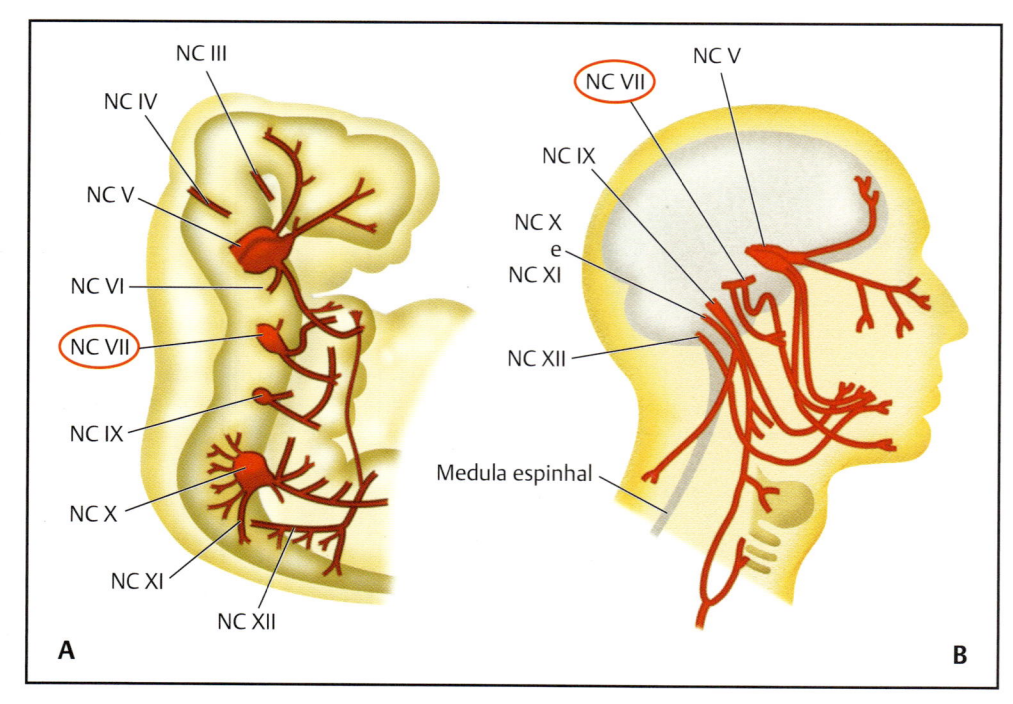

Fig. 1-5. (A e B) Nervos dos arcos branquiais. NC: nervo craniano. Adaptada de: Pereira LAV, Justin ML, Moraes SG.

Formação dos Somitos – 4ª Semana de Gestação (Fig. 1-6)

■ Evento Importante: Somitos Precursores da Musculatura da Face e do Pescoço

O mesoderma intraembrionário, entre a notocorda e o tubo neural, divide-se em mesoderma paraxial, mesoderma intermediário e mesoderma lateral.

No início da 4ª semana gestacional, o mesoderma paraxial se diferencia e forma os somitos, que, na 5ª semana gestacional, constituem 42 a 44 pares, dando origem à maior parte do esqueleto axial.

Formação da Musculatura da Face – 4ª Semana de Gestação (Fig. 1-7)

■ Evento importante: Evolução dos Somitos para a Formação da Musculatura Facial

A musculatura da face e do pescoço tem sua origem nos somitos de 1 a 7 pares cefálicos, derivados do mesoderma paraxial não segmentado.

A porção muscular do mesênquima do segundo arco branquial dá origem aos músculos da mímica facial, ventre posterior do digástrico, músculo estilo-hióideo e músculo estapédio.

A partir do 3º mês de gestação, a musculatura da face já é identificável e funcionante.

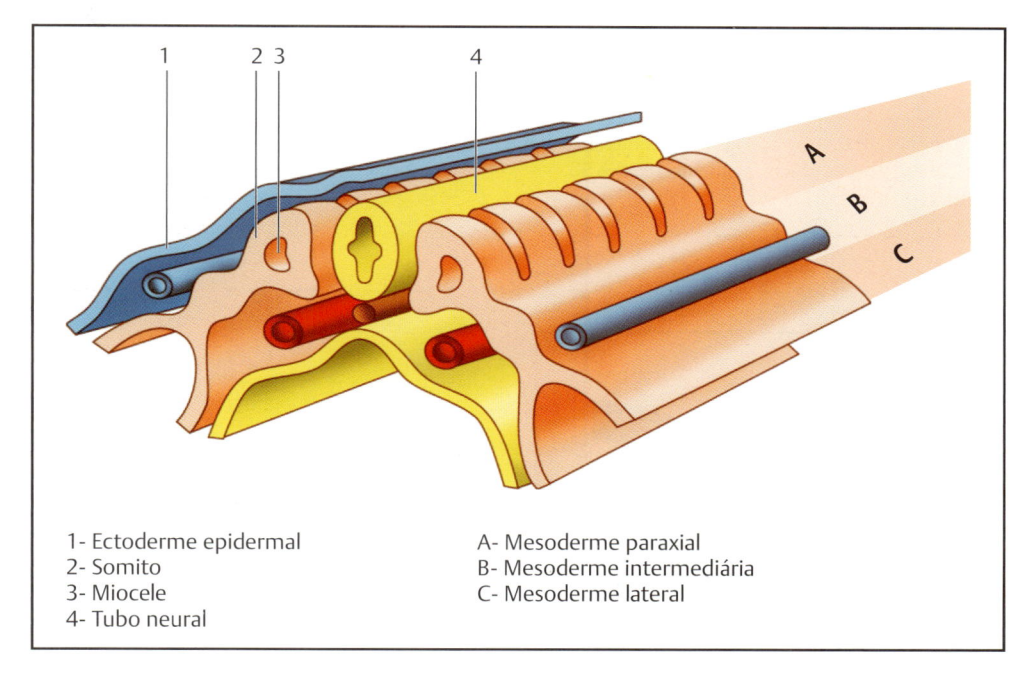

1- Ectoderme epidermal
2- Somito
3- Miocele
4- Tubo neural

A- Mesoderme paraxial
B- Mesoderme intermediária
C- Mesoderme lateral

Fig. 1-6. Formação dos somitos. Adaptada de: Pereira LAV, Justin ML, Moraes SG.

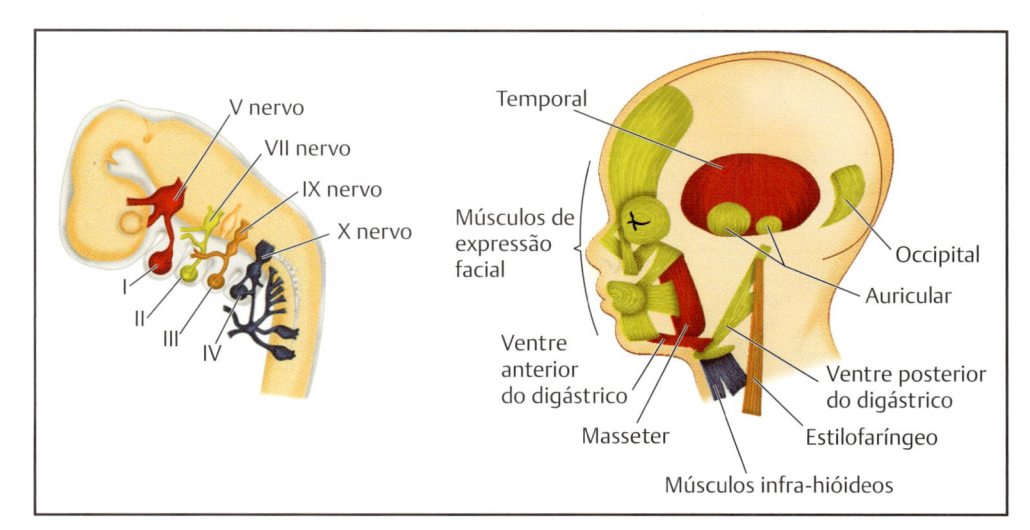

Fig. 1-7. Componentes musculares dos arcos branquiais. Adaptada de: Pereira LAV, Justin ML, Moraes SG.

Formação do Encéfalo Primitivo – 4ª Semana de Gestação (Fig. 1-8)

▪ Evento Importante: Formação do Rombencéfalo

Na 4ª semana, a porção anterior do tubo neural se expande em três vesículas encefálicas: prosencéfalo, mesencéfalo e rombencéfalo.

Na 5ª semana eles se dividem: prosencéfalo – em telencéfalo e diencéfalo; o mesencéfalo não se divide; rombencéfalo – em metencéfalo e mielencéfalo.

Formação do Otocisto ou Vesícula Ótica – 4ª Semana de Gestação (Figs. 1-9 e 1-10)

▪ Evento Importante: Formação do Placoide Ótico

Placoide é uma área de espessamento do ectoderma cefálico do embrião, independente da crista neural, cuja formação é induzida pelo endoderma da faringe primitiva.

O placoide ótico aparece na região paraoccipital, ao lado do tubo neural (rombencéfalo), invaginado para dentro do mesoderma, formando a fosseta ótica. Esta estrutura, quando se fecha, forma a vesícula ótica ou otocisto, cujo interior contém líquido (endolinfa) e otólitos.

Durante a evolução, o otocisto vai formar a cóclea, o saco endolinfático e os canais semicirculares.

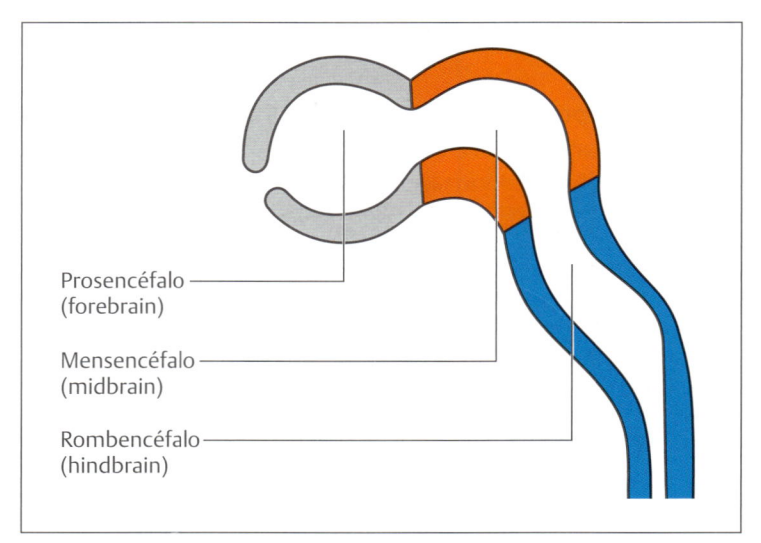

Fig. 1-8. Segmentação do tubo neural (rombencéfalo). Adaptada de: Pereira LAV, Justin ML, Moraes SG.

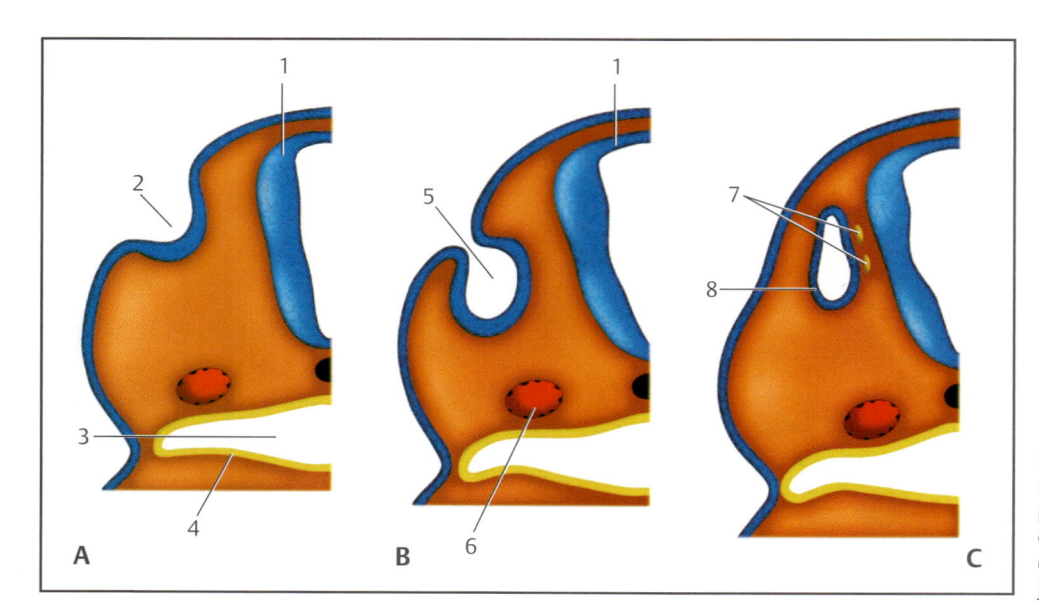

Fig. 1-9. Formação do otocisto. 1, parede do rombencéfalo; 2, placoide ótico invaginado; 3, faringe primitiva; 4, recesso do tubo timpânico; 5, formação da vesícula ótica; 6, aorta dorsal; 7, gânglio estatoacústico; 8, otocisto. Adaptada de: Pereira LAV, Justin ML, Moraes SG.

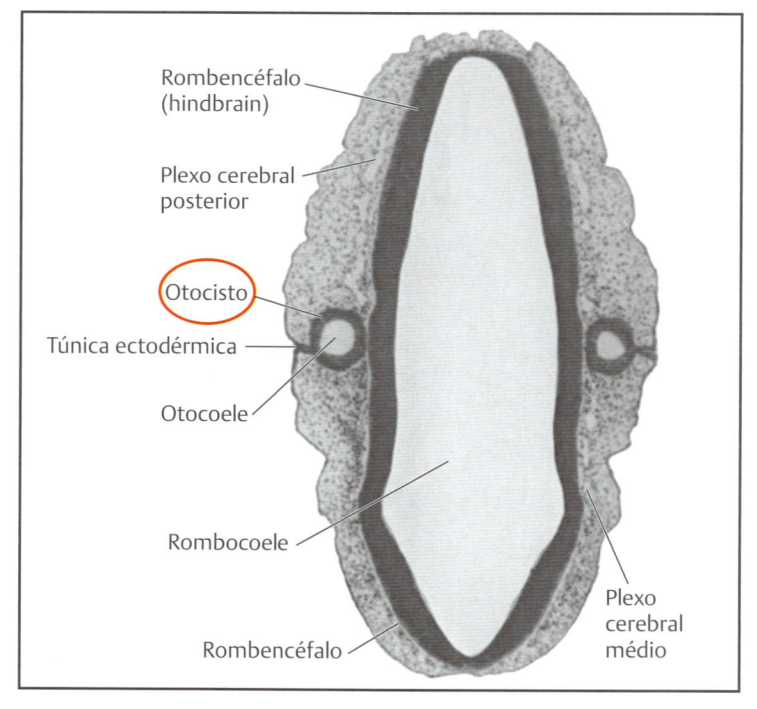

Fig. 1-10. Otocisto. Fonte: Gasser RF. 1975.

Formação do Gânglio Geniculado – 4ª Semana de Gestação (Figs. 1-11 e 1-12)

■ **Eventos Importantes: Estação de Passagem; Estação de Chegada/Saída**

O gânglio geniculado é formado por células que têm sua origem no placoide epibranquial, situado entre os arcos branquiais, e que se dirigem ao segundo arco branquial ou faríngeo. Ele é constituído, quase exclusivamente, por fibras de células nervosas pseudounipolares.

No início da 5ª semana ele já é visível. O gânglio geniculado é ossificado através de duas placas ósseas: a primeira, medial, é derivada do crescimento periostal do osso petroso; e a segunda placa, lateral, é derivada de uma extensão do osso membranoso da escama temporal. O gânglio geniculado recebe fibras motoras e sensoriais que, por sua vez, enviam fibras parassimpáticas que inervam as glândulas lacrimais, submandibulares e sublinguais, todas elas derivadas da crista neural.

FORMAÇÃO DO NERVO FACIAL E ANEXOS

Placoide Acústico Facial – 3ª Semana de Gestação (Figs. 1-13 e 1-14)

■ **Eventos Importantes: Formação do VII par Craniano e da Corda do Tímpano**

Na 3ª semana, o placoide acústico facial é formado na região do rombencéfalo, em íntima relação com a vesícula ótica.

A divisão do gânglio dará origem aos VII e VIII pares cranianos.

Na 4ª semana gestacional, o nervo acústico está diferenciado e o nervo facial separa-se em duas partes: o tronco principal motor, que vai para o mesênquima do segundo arco branquial ou hióideo; e a corda do tímpano, que se dirige ao primeiro arco branquial.

O nervo corda do tímpano une-se ao nervo facial motor por um curto trajeto e, na 5ª semana, separa-se deste, juntando-se ao terceiro ramo do trigêmeo.

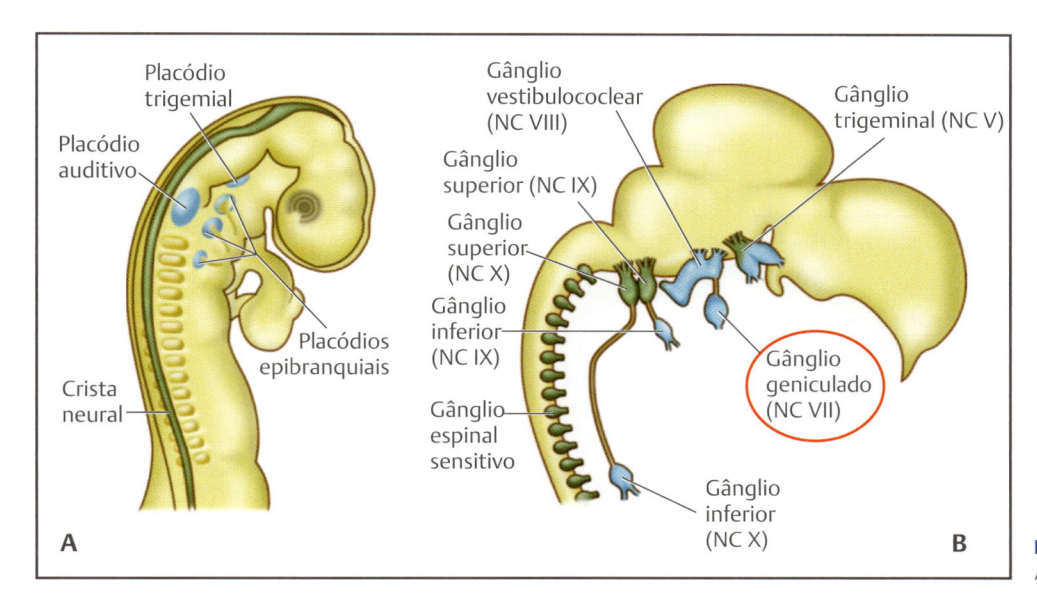

Fig. 1-11. Formação do gânglio geniculado. Adaptada de: Pereira LAV, Justin ML, Moraes SG.

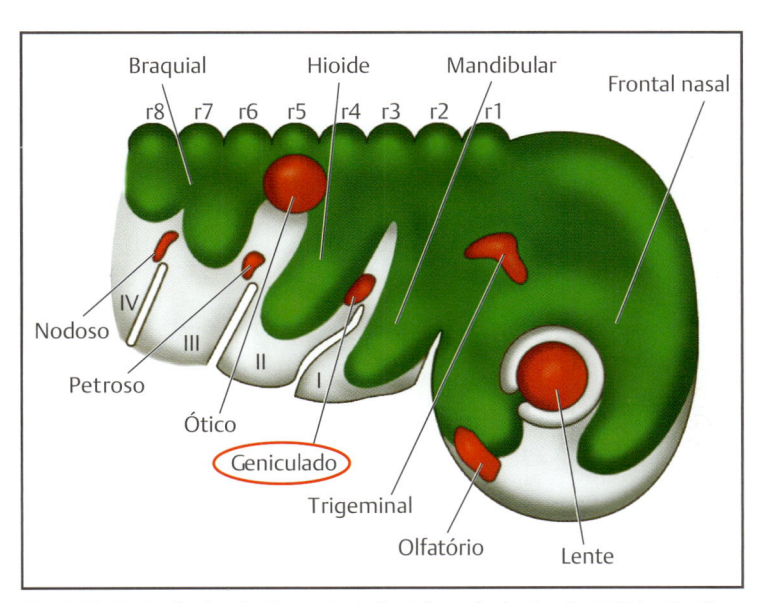

Fig. 1-12. Evolução do gânglio geniculado. Adaptada de: Pereira LAV, Justin ML, Moraes SG.

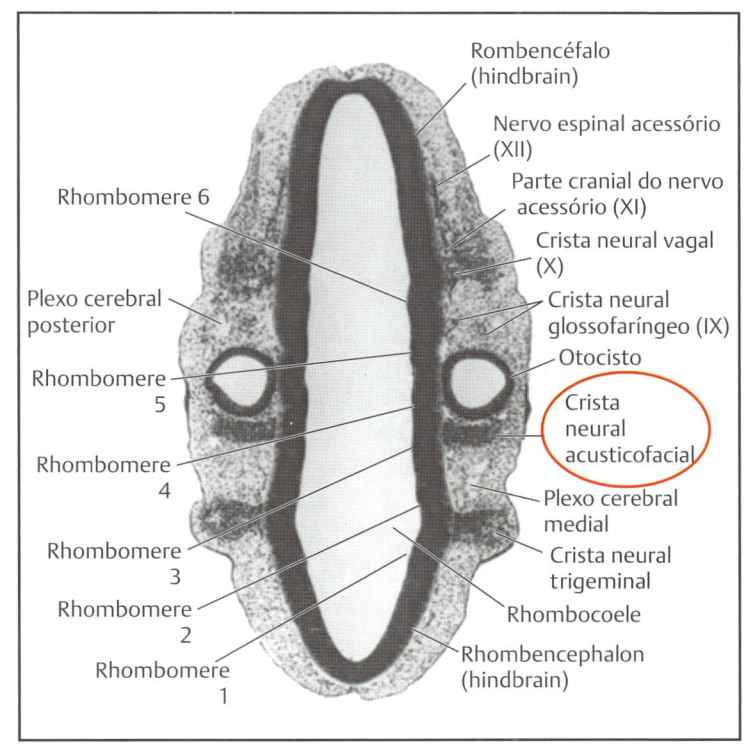

Fig. 1-13. Placoide acústico facial. Fonte: Gasser RF. 1975.

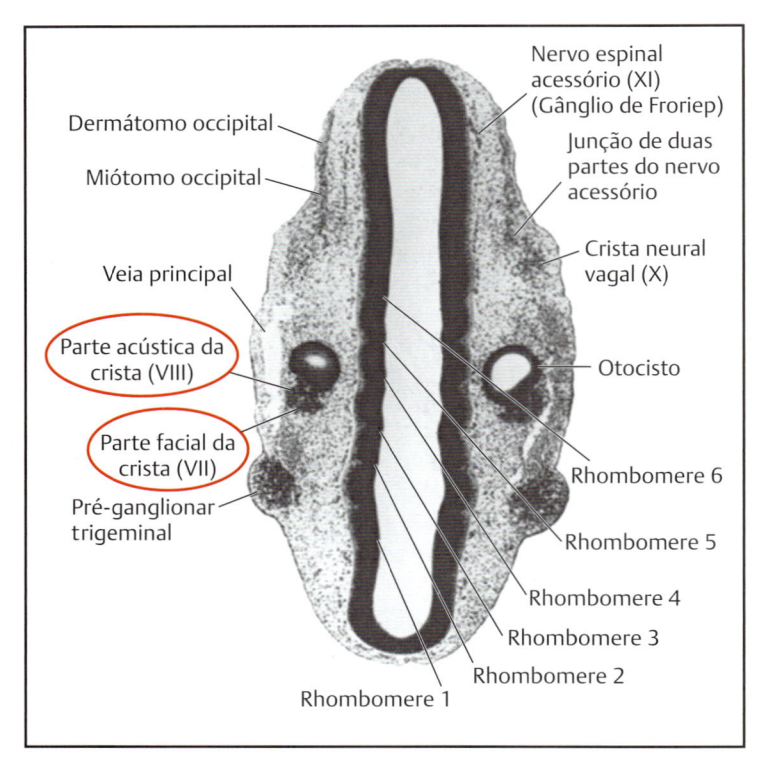

Fig. 1-14. Início da divisão do placoide acústico facial. Fonte: Gasser RF. 1975.

Formação do Nervo Intermédio ou de Wrisberg – 5ª Semana de Gestação (Fig. 1-15)

▪ Evento Importante: Outro Nervo?

Os fascículos do nervo intermédio são formados a partir do placoide epibranquial e se dirigem ao segundo arco branquial, assumindo uma posição vizinha ao sétimo par motor.

Constituição do nervo intermédio: a partir da divisão do placoide acústico facial durante a 4ª semana, o primitivo nervo facial se diferencia em tronco caudal, que progride para o interior do segundo arco branquial; e tronco rostral, que, associado ao primeiro arco branquial, vai formar o nervo corda do tímpano na 5ª semana. Os corpos das células dos neurônios sensitivos especiais, aferentes, estão localizados no gânglio geniculado, de onde se dirigem ao núcleo solitário (ou núcleo gustatório).

O nervo petroso superficial maior é esboçado dentro do primeiro arco branquial, onde se comunica com o nervo corda do tímpano. Sua origem também é uma divisão parassimpática das células da crista neural. É um sistema eferente motor, e suas células ganglionares estão no núcleo salivatório superior, ou núcleo lacrimal. Suas fibras passam pelo gânglio geniculado, mas não fazem sinapse. Ele é visível na 5ª semana do embrião.

O componente sensitivo do nervo intermédio possui corpos celulares, localizados no gânglio geniculado, vindos da pele da concha e da pele retroauricular.

Formação do Canal de Falópio Intratemporal (Canal Ósseo do Nervo Facial) – 10ª Semana de Gestação (Figs. 1-16 a 1-18)

▪ Evento Importante: Trajeto do Nervo

Na 6ª semana, a divisão motora do nervo facial estabelece sua posição no ouvido médio, entre o labirinto membranoso, originado do placoide ótico, e o estribo em desenvolvimento, originado do segundo arco branquial.

Na 10ª semana, o primórdio do canal do nervo facial começa como um sulco raso, na superfície lateral (timpânica) da divisão canalicular da cápsula ótica. Neste estágio, a parede externa de origem cartilaginosa relaciona-se com o segundo arco branquial e assimila seus componentes: nervo, vasos e músculo estapédio.

Na 21ª semana, a cápsula ótica começa a ossificar e os componentes do canal (nervo, vasos e músculo estapédio) já estão bem formados.

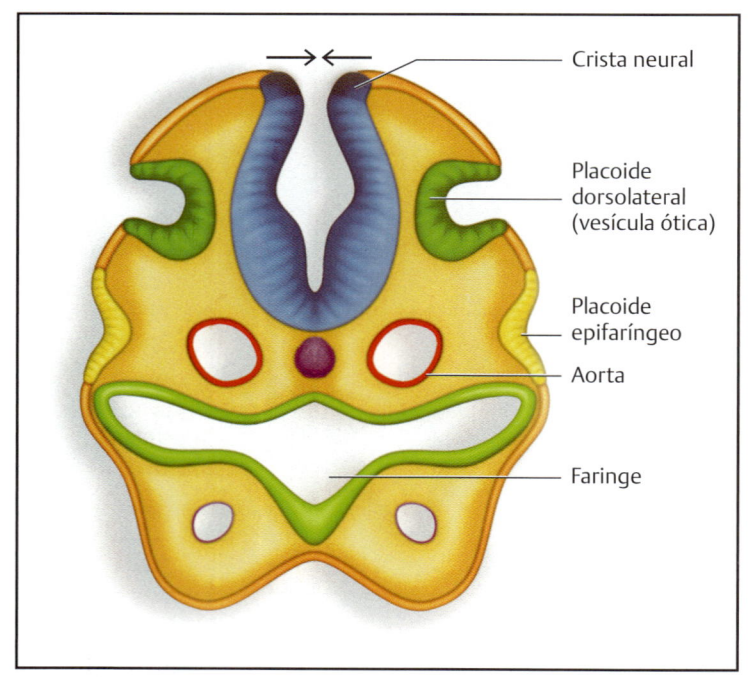

Fig. 1-15. Placoide epifaríngeo ou epibranquial. Adaptada de: Pereira LAV, Justin ML, Moraes SG.

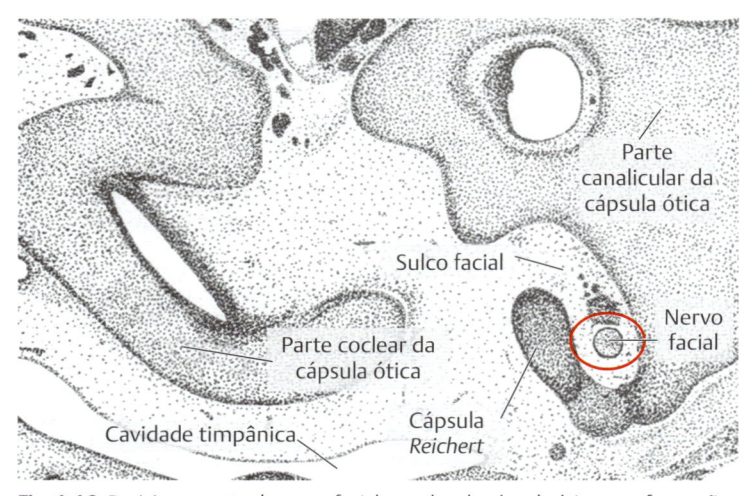

Fig. 1-16. Posicionamento do nervo facial no sulco da cápsula ótica para formação do canal; embrião com 10 semanas de gestação. Fonte: Graham MD. 1974.

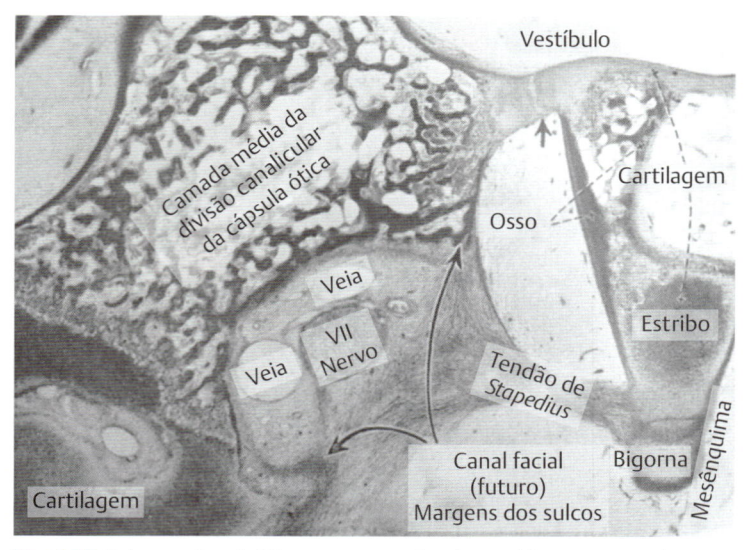

Fig. 1-17. Sulco na cápsula ótica e componentes do canal (nervos e vasos); embrião com 21 semanas de gestação. Adaptada de: Graham MD. 1974.

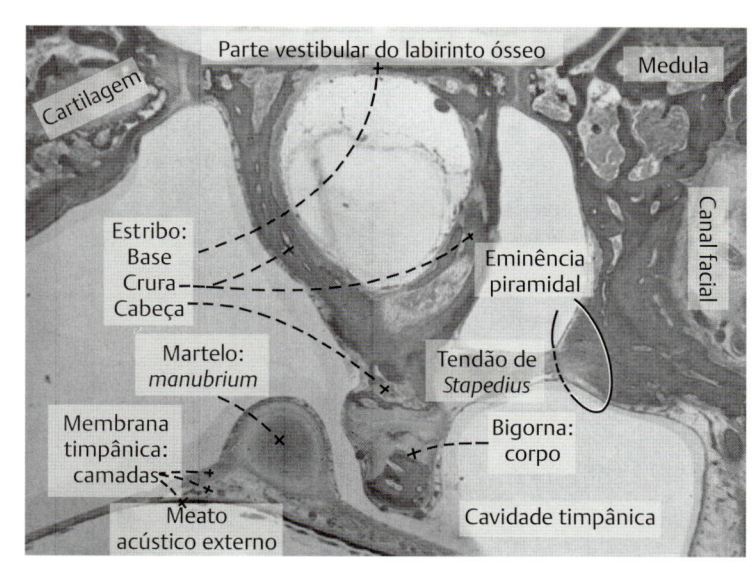

Fig. 1-18. Osso periostal começa a crescer durante a formação do canal ósseo; embrião com 27 semanas de gestação. Adaptada de: Graham MD. 1974.

No 6º mês fetal inicia-se o fechamento do sulco para formar o canal, que se completa no 7º mês fetal. Já no oitavo mês fetal, o osso da cápsula ótica adquire uma estrutura petrosa que contorna o nervo. As maiores mudanças ocorrem na ossificação perineural. O canal facial labiríntico ossifica, inicialmente, via osso petroso e cápsula periótica. A camada fibrosa em volta do nervo parece ser responsável pela arquitetura final do canal.

O canal do nervo facial completa-se após o nascimento.

Formação do Nervo Facial Extratemporal – 8ª Semana de Gestação

▪ Evento Importante: Trajeto Intratemporal do Nervo

O desenvolvimento extratemporal segue o desenvolvimento intratemporal. No início da 8ª semana, são formados os cinco principais ramos do nervo facial extratemporal.

Extensas comunicações entre os ramos periféricos do 7º par continuam a se desenvolver à medida que a parte lateral da face se expande e se completa por volta da 10ª semana.

Ao nascimento, a anatomia do nervo se aproxima da anatomia do adulto, com exceção de sua localização superficial, quando sai do osso. Essa situação modifica-se entre o 2º e 3º anos de vida extrauterina.

Os axônios do nervo facial sofrem mielinização até o 4º ano de vida.

BIBLIOGRAFIA

Anson BJ, Donaldson JA. *Surgical anatomy of the temporal bone and ear.* 2nd ed. Toronto: WB Saunders Company, 1973.

Gasser RF. *Atlas of human embryo.* Hagerstown: Harper & Row; 1975. cap. 5. p. 47-102.

Graham MD. Symposium on disease and injury of the facial nerve. *The Otolaryngol Clinics N Am* 1974;7(2):289-565.

Lazarini PR, Fouquet ML. *Paralisia facial: avaliação, tratamento, reabilitação.* São Paulo: Lovise, 2006.

Lee KJ. *Princípios de otorrinolaringologia: cirurgia de cabeça e pescoço.* 9.ed. São Paulo: McGraw-Hill; 2010.

Miehlke A. *Surgery of the facial nerve.* 2nd ed. Toronto: WB Saunders Company, 1973.

Moore KL, Persaud TVN. *Embriologia básica.* 7.ed. Rio de Janeiro: Elsevier; 2008.

Pereira LAV, Justin ML, Moraes SG. *Embriologia humana integrada: animações e casos clínicos.* (Acesso em 2015 ago). Disponível em: http//www.embriologiahumana.com.br.

Shoenwolf GC, Bleyl SB, Brauer PR, Francis-West PH. *Larsen: embriologia humana.* 4.ed. Rio de Janeiro: Elsevier; 2009.

Vercken S, Andrieu-Guitrancourt J et al. *Encyclopédie médico-chirurgicale*: Otorrinolaringología. París: Editions Scientifiques et Médicales Elsevier; 1999.

Wilson-Pauewls L, Akesson EJ, Stewart PA. *Cranial nerves: anatomy and clinical comments.* Toronto: BC Decker inc., 1988.

2 Histologia e Histopatologia

Roberto Sergio Martins

INTRODUÇÃO

Nervos são estruturas complexas e altamente especializadas que estão presentes em praticamente todos os tecidos do corpo humano.

Embora a avaliação e o tratamento da paralisia facial sejam habitualmente direcionados ao estudo de aspectos anatômicos e morfológicos, o conhecimento da histologia do nervo de forma geral e a histopatologia específica são importantes para a compreensão dos mecanismos fisiopatológicos e tratamento adequado das lesões relacionadas. Neste capítulo, serão discutidos aspectos relacionados com a organização histológica e microestrutura do nervo e as modificações histológicas presentes na maior parte das lesões do nervo facial.

HISTOLOGIA

A palavra nervo é derivada do latim *nervus* que, na verdade, significa tendão. A distinção entre nervo e tendão foi estabelecida por Herophilus no século III a.C. Qualquer nervo, incluindo o facial, tem dois constituintes principais: tecidos conjuntivo de suporte e nervoso resultante da união de várias fibras nervosas.

A unidade condutora do nervo é a fibra nervosa, o prolongamento periférico do neurônio, constituído pelo axônio envolvido por células de Schwann, as células de suporte que se dispõem de forma sequencial e interligadas ao longo do axônio (Fig. 2-1). A extensão do axônio varia de poucos milímetros a mais de um metro, como ocorre no nervo ciático. Externamente à célula de Schwann, há um estrato composto por colágeno, laminina e fibronectina; esta camada de suporte tubular contínua é denominada membrana basal.

Na fibra nervosa o axônio é constituído pelo citoplasma neuronal, denominado axoplasma, limitado por uma membrana celular nomeada axolema. A maioria das organelas axoplasmáticas é formada por constituintes do citoesqueleto, definido como a trama constituída por três tipos de fibras: microfilamentos, filamentos intermediários e microtúbulos. Os microfilamentos são formados por polímeros de actina conectados por ligações com diferentes proteínas e estão relacionados com a motilidade celular. Os microtúbulos estão envolvidos no processo de transporte de organelas e vesículas no axoplasma e são responsáveis por vários movimentos celulares, incluindo a expansão dos cones de crescimento dos axônios em regeneração. No axônio os filamentos intermediários são representados pelos neurofilamentos, organizados de forma radial em relação ao maior eixo do axônio. Em contraste com as funções de movimento dos microtúbulos, a função dos neurofilamentos é rigorosamente estrutural. Estes elementos do citoesqueleto distribuem as forças de tensão exercidas pelos tecidos vizinhos sobre o axônio.

As fibras nervosas podem ser mielinizadas ou não. Nas mielinizadas, entre as células de Schwann ocorre uma constrição livre de mielina que mede cerca de 1 μm de largura denominada nódulo de Ranvier, cuja ocorrência permite que a condução do impulso elétrico ocorra mais rapidamente, caracterizando a condução saltatória.

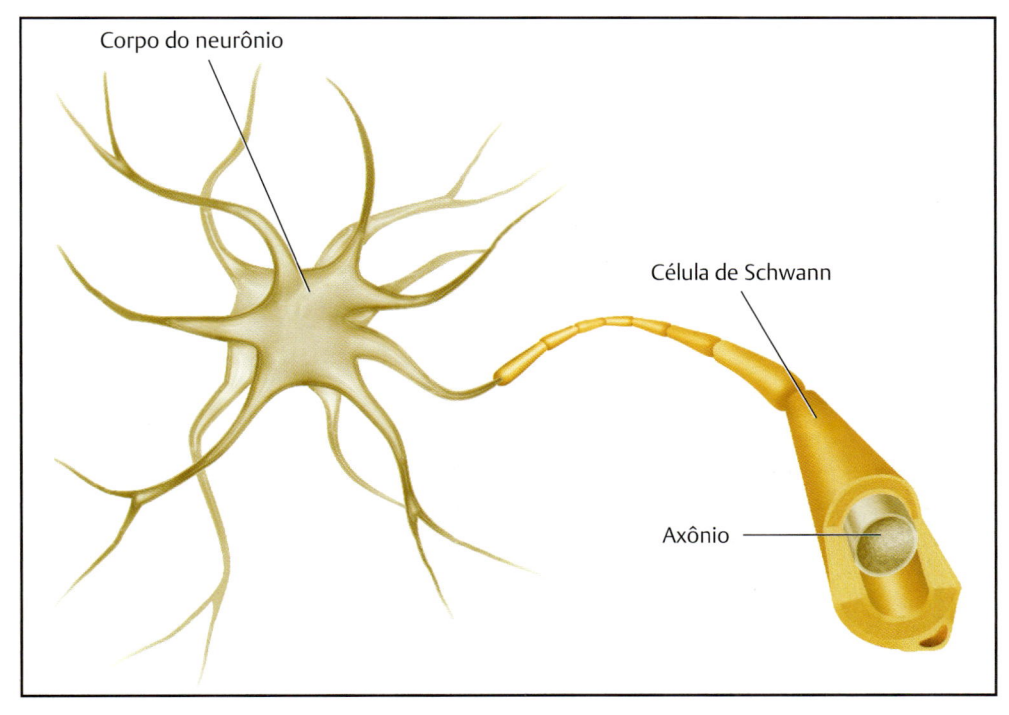

Fig. 2-1. Desenho esquemático ilustrando a unidade funcional do nervo formada pelo axônio e suas células de suporte denominadas células de Schwann.

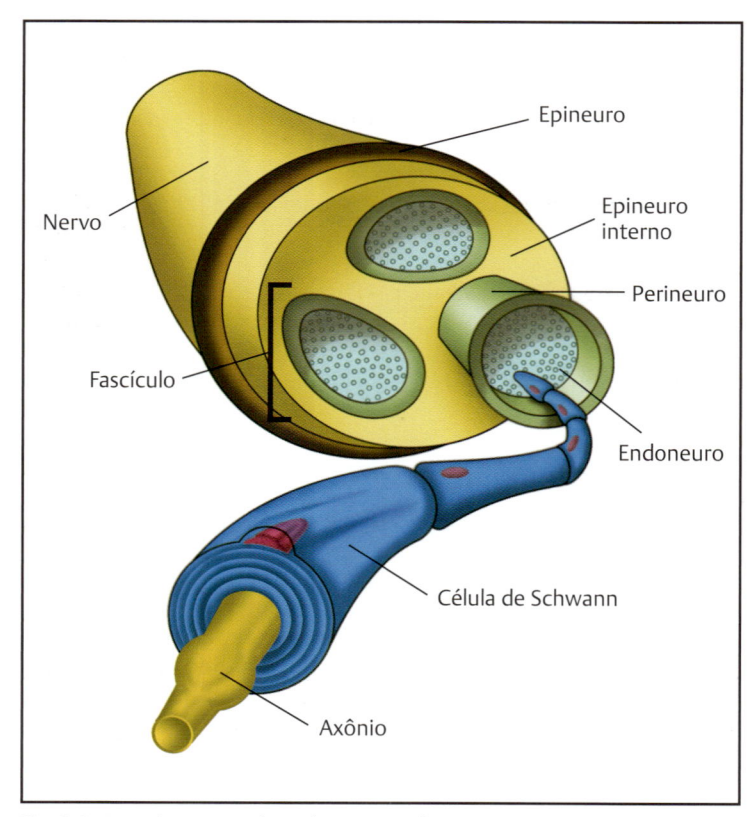

Fig. 2-2. Desenho esquemático demonstrando a organização do tecido conjuntivo que constitui os principais envoltórios do nervo.

O maior componente do nervo é constituído pelo tecido conjuntivo cujo componente principal é formado por duas proteínas, colágeno e elastina, e pelas proteoglicanas, uma família de moléculas híbridas constituídas por proteínas ligadas de forma covalente a polissacarídeos. O tecido conjuntivo, dependendo de sua localização, pode ser subdividido em epineuro externo, epineuro interno, perineuro e endoneuro (Fig. 2-2).

O epineuro externo consiste no tecido conjuntivo que envolve e limita o nervo. O epineuro interno, que corresponde a 30 a 75% da área do nervo, é uma extensão centrípeta do epineuro externo e delimita os fascículos do nervo. O termo fascículo é utilizado para descrever o grupo de fibras neurais em associação a elementos não neurais, limitados pela camada externa de tecido conjuntivo e células perineurais que é denominada perineuro. Em decorrência das propriedades estruturais do perineuro, os fascículos apresentam aspecto ondulado ao longo de seu maior eixo, disposição que protege essas estruturas de possíveis estiramentos. Além dos fibroblastos, o epineuro pode conter mastócitos e quantidade variável de tecido gorduroso que amortece eventual compressão dos fascículos. O tecido conjuntivo que forma a estrutura de suporte para as fibras neurais e capilares dentro do fascículo é denominado endoneuro.

O endoneuro, em contato com a superfície externa da membrana basal das células de Schwann, forma uma bainha endoneural que delimita a fibra neural. Essa bainha circunscreve um espaço cilíndrico – ocupado pelo axônio, célula de Schwann e mielina – denominado tubo endoneural. Durante as alterações presentes na degeneração walleriana, que incluem a desintegração do axônio e da mielina e a remoção de fragmentos celulares, esta coluna de tecidos é representada exclusivamente pelas células de Schwann e macrófagos.

Denomina-se monofascicular o nervo constituído por fascículo único. Quando é formado por dois ou mais fascículos, recebe a denominação de polifascicular (Fig. 2-3). No homem, os fascículos dentro do nervo geralmente não têm trajeto retilíneo, mas compõem uma trama constituída pela divisão repetida desses fascículos em vários ramos que são formados e cursam em direção a fascículos distintos. Essa rede fascicular é variável para cada nervo e para regiões diferentes do mesmo nervo.

As fibras que constituem os fascículos podem ser mielinizadas ou não. Nas fibras mielinizadas a bainha de mielina é produzida pela célula de Schwann que, por um prolongamento de seu citoplasma, envolve o axônio, formando uma série de lâminas concêntricas de citoplasma ao redor do mesmo. Essas lâminas são imediatamente comprimidas, formando camadas alternadas de proteínas e lipídios que, sob magnificação, constituem a estrutura laminar característica da bainha de mielina. Nas fibras não mielinizadas o citoplasma de uma célula de Schwann circunda um ou, mais comumente, vários axônios, e frequentemente toda a superfície do axônio não mielinizado é envolvida por esta célula.

O suprimento sanguíneo do nervo é abundante e mantido por vasos que apresentam trajeto de sentido longitudinal em relação a seu maior eixo (Fig. 2-4). Nestes vasos, têm origem as artérias nutrientes que atingem os fascículos após trajeto transversal no epineuro interno e formam uma efetiva rede colateral. O endotélio dos capilares intrafasciculares impede a passagem de várias substâncias pela presença de junções estreitas entre as células endoteliais. A associação dessas conexões intercelulares à barreira de difusão de proteínas, presente na membrana perineural, representa uma barreira hematoneural semelhante à barreira hematoencefálica e é essencial para a manutenção de um ambiente endoneural especializado na condução de impulsos nervosos.

Fibras nervosas motoras, sensitivas e simpáticas contribuem para a formação do nervo. O diâmetro das fibras motoras varia de 2 a 20 μm. As mais calibrosas inervam fibras musculares extrafusais, e as mais finas, as fibras musculares intrafusais dos músculos estriados. As fibras sensitivas podem ser mielinizadas ou não. As mielinizadas possuem diâmetro que varia de 1,5 a 20 μm. As fibras sensitivas podem terminar livremente na periferia cutânea ou em uma variedade de órgãos terminais especializados. As fibras simpáticas se originam a partir de processos pós-ganglionares de neurônios do tronco simpático. Essas fibras não são mielinizadas e inervam vasos, folículos pilosos, músculos e glândulas da pele. Três tipos fundamentais de fibras nervosas podem ser identificados: tipo A, subdivi-

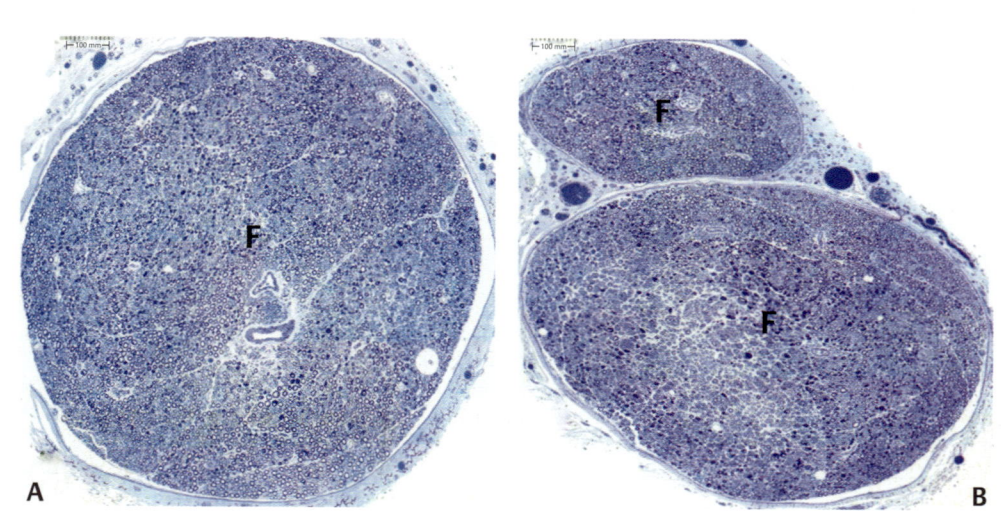

Fig. 2-3. (**A**) Fotomicrografia obtida de corte axial do nervo ciático do rato realizada onde o nervo era constituído por apenas um fascículo (F) (nervo monofascicular). (**B**) Fotomicrografia obtida de corte axial do nervo ciático do rato que mostra organização bifascicular. Coloração: azul de toluidina a 1%.

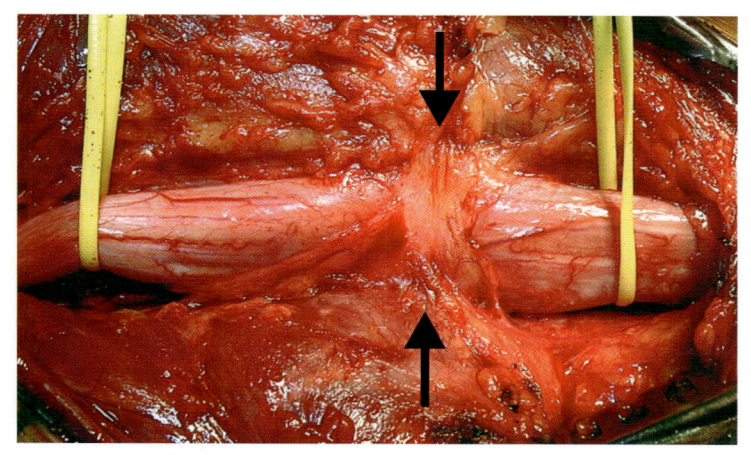

Fig. 2-4. Fotografia obtida após exposição cirúrgica do nervo ciático (envolvido por fitas de silicone amarelas) na região da coxa de paciente vítima de projétil de arma de fogo. Neste caso, havia intensa aderência do nervo ao tecido cicatricial presente no local da lesão (setas). Note a quantidade de vasos no epineuro proximal e distal à lesão, e a progressiva rarefação de vascularização na proximidade da mesma.

dida em alfa, beta, gama ou delta; tipo B e tipo C. O Quadro 2-1 sumariza estes três tipos de fibras neurais, classificando-as de acordo com o diâmetro, a velocidade de condução e a função.

HISTOLOGIA DO NERVO FACIAL

O tecido conjuntivo representa 22% da área de secção transversa do nervo facial no segmento intracanalicular e 42% no segmento extratemporal. Desde a origem do nervo facial na cisterna do ângulo pontocerebelar até o segmento intracanalicular, cujo limite distal é o gânglio geniculado, as fibras nervosas estão dispersas e limitadas por uma bainha formada por aracnoide, sem epineuro e perineuro organizados. Por esse motivo, a sutura do nervo facial nessa topografia é um desafio, pois não há tecido conjuntivo organizado como epineuro envolvendo o nervo. A ausência de tecido conectivo organizado na parte intratemporal do nervo facial é justificada pela proteção proporcionada pelo canal ósseo próprio e ausência de pressão mecânica nessa localização. O tecido conectivo nessa topografia tem apenas função de nutrição e manutenção da pressão intraneural, e este fato pode também explicar a possibilidade de lesão do nervo no acesso translabiríntico. Na parte extratemporal do nervo facial a porcentagem de tecido conjuntivo é maior, pois o mesmo contribui para a proteção e o suporte mecânico do nervo facial, além de contribuir para a nutrição do mesmo.

O padrão fascicular passa a ser identificado no trajeto intracanalicular apenas após o gânglio geniculado e, nesta situação, o nervo facial é constituído por fascículo único. À medida que o nervo cursa distalmente dentro do canal, o número de fascículos aumenta enquanto o diâmetro dos mesmos diminui. O número de fascículos no segmento do nervo facial após o joelho varia de 4 a 11, e isto ocorre por causa da emergência de vários colaterais nessa topografia, como os ramos para os músculos estapédio e corda do tímpano. No trajeto intracanalicular distal ao joelho e no segmento extratemporal do nervo facial, o número de fascículos é extremamente variável, sendo relatados 2 a 15 fascículos. A secção histológica do tronco do nervo facial desde o forame estiloide até as divisões distais evidencia grande variação na disposição dos fascículos, mesmo após duas secções sequenciais com intervalo de 2 mm. Por este motivo, o alinhamento fascicular após o reparo do nervo facial é de difícil execução, inclusive quando a extensão da lesão é reduzida. O número de fibras nervosas é proporcionalmente menor no segmento extratemporal em relação ao segmento intracanalicular do nervo facial, fato explicado pela origem sequencial de seus vários ramos durante o trajeto do nervo. Na altura do processo estiloide as fibras nervosas, direcionadas às divisões temporofacial e cervicofacial, estão situadas nas regiões ventrolateral e dorsomedial, respectivamente. O Quadro 2-2 resume as principais características morfométricas das fibras nos diferentes segmentos do nervo facial.

CONSTITUIÇÃO DO NERVO FACIAL

O facial é um nervo misto constituído por fibras aferentes e eferentes somáticas e viscerais. As fibras aferentes somáticas gerais relacionam-se com a sensibilidade de parte do pavilhão auditivo e do meato acústico externo; as fibras aferentes viscerais gerais estão relacionadas com a parte posterior das fossas nasais e parte superior do palato mole, enquanto as fibras aferentes viscerais especiais recebem informação sobre a gustação dos dois terços anteriores da língua. As fibras eferentes viscerais são divididas em dois componentes: as gerais, relacionadas com as glândulas submandibular, sublingual e lacrimal, e as especiais, envolvidas na inervação dos músculos da mímica, do estilo-hióideo e ventre posterior do digástrico.

HISTOPATOLOGIA

A quase totalidade dos estudos que avaliam as condições histopatológicas do nervo facial é direcionada às alterações presentes na paralisia idiopática ou paralisia de Bell. Nesta condição, são frequentes os relatos de alterações inflamatórias na porção intratemporal do nervo compatíveis com as modificações presentes em infecções virais, incluindo infiltração leucocitária significativa e desmielinização. Embora estes achados tenham sido descritos como frequentes, a sua identificação não é uniforme, e as alterações em alguns casos são limitadas à congestão vascular intraneural e hemorragia. A justificativa para essa disparidade de achados histopatológicos é a etiologia heterogênea da paralisia facial. É importante ressaltar que as alterações histológicas presentes na paralisia de Bell são incaracterísticas e não excluem possível etiologia autoimune na gênese da doença.

Alterações histopatológicas evidenciando importante demarcação da degeneração do nervo facial entre o segmento proximal e o distal ao forame meatal sugerem que o principal comprometimento do nervo na infecção por herpes simples ocorra nesse nível. Isto é explicado, pois a região do forame meatal é a parte mais estreita do canal do facial, com 0,68 mm, onde o nervo edemaciado sofre compressão mais importante.

Os eventos fisiopatológicos presentes na paralisia de Bell são descritos de acordo com a evolução do processo, sendo os eventos

Quadro 2-1 Principais Características Morfométricas das Fibras Nervosas nos Diferentes Segmentos do Nervo Facial

	ITC	ITP	ET	DTF	DCF
NF	1	11	14	13	16
N	7.730	7.864	6.490	4.264	1.774

DCF = divisão cervicofacial; DTF = divisão temporofacial do nervo facial; ET = nervo facial extratemporal; ITC = nervo facial intracraniano; ITP = nervo facial intratemporal; N = média do número de fibras; NF = média do número de fascículos.
Fonte: Captier *et al.* 2005.

Quadro 2-2 Classificação das Fibras Neurais de Acordo com o Diâmetro, Velocidade de Condução e Função

Tipo	Diâmetro	VC (m/s)	Função
A alfa	12-20 μm	70-120 m/s	Motora. Fibras musculares extrafusais. Proprioceptivas
A beta	5-12 μm	30-70 m/s	Tato. Pressão
A gama	3-6 μm	15-30 m/s	Motora. Fibras musculares intrafusais
A delta	2-5 μm	10-30 m/s	Nociceptiva. Tato. Temperatura
B	1,5-3 μm	3-15 m/s	Simpáticas pré-ganglionares
C	< 2 μm	0,5-2 m/s	Nociceptiva. Simpáticas pós-ganglionares

m/s, metros por segundo; mm = micrômetro; VC = velocidade de condução.
Fonte: Martins, 2004.

inflamatórios e a isquemia predominantes na fase aguda, e a resposta fibroblástica, associada à degeneração e regeneração das fibras nervosas mais evidentes na fase posterior da doença.

BIBLIOGRAFIA

Baker MD. Electrophysiology of mammalian Schwann cells. *Prog Biophys Mol Biol* 2002;78:83-103.

Captier G, Canovas F, Bonnel F, Seignarbieux F. Organization and microscopic anatomy of the adult human facial nerve: anatomical and histological basis for surgery. *Plast Reconstr Surg* 2005;115:1457-65.

Furukawa R, Fechhecmer M. The structure, function and assemblet of actin filaments bundles. *Int Rev Cytol* 1997;175:29-90.

Lundborg G. Structure and function of the intraneural microvessels as related to trauma, edema formation and nerve function. *J Bone Joint Surg (Am)* 1975;57:938-48.

Martins RS. Estudo experimental da efetividade de um adesivo tecidual à base de fibrina no reparo de lesões de nervos [Tese]. São Paulo: Faculdade de Medicina, Universidade de São Paulo; 2004.

Myers RR. Anatomy and microanatomy of peripheral nerve. *Neurosurg Clin N Am* 1991;2:1-20.

Sunderland S. Terms relating to the structure of nerve fibers and nerve trunks. In: *Nerve injuries and their repair*. 2nd ed. New York: Churchill Livingstone Inc; 1991. p. 13-16.

Zandian A, Osiro S, Hudson R *et al*. The neurologist's dilemma: a comprehensive clinical review of Bell's palsy, with emphasis on current management trends. *Med Sci Monit* 2014;20:83-90.

Anatomia do Nervo Facial

Alfredo Luiz Jacomo ▪ Flávio Carneiro Hojaij

INTRODUÇÃO

Ao conhecer a anatomia e o funcionamento do nervo facial podemos compreender uma das principais diferenças entre os seres humanos e os outros animais: a movimentação dos músculos que permitem a expressão facial – a mímica humana. Para o médico, em sua prática assistencial, o conhecimento anatômico torna-se crucial por causa das alterações do seu funcionamento desse nervo em várias afecções (doenças cerebrovasculares, tumores, doenças inflamatórias etc.) e, ainda, pela sua complexidade de formação (núcleos superior e inferior) e de seu trajeto e sintopia (intracraniano, intraósseo e extracraniano).

Formado a partir do tronco encefálico, o nervo facial transita pelo labirinto ósseo do osso temporal e emerge da base média do crânio. No trajeto extracraniano relaciona-se com a glândula parótida e se divide em ramos que inervam os músculos da face (mímica). Antes de sua emergência do crânio, emite fibras para a corda do tímpano que estimulam glândulas gustativas, salivares e secretoras das mucosas nasais e dos palatos duro e mole.

Além das fibras motoras, o nervo facial (VII) leva às fibras somáticas gerais, sensitivas especiais e parassimpáticas. As fibras motoras inervam os músculos da face (músculos da expressão facial) e do couro cabeludo, derivados do segundo arco faríngeo, e os músculos estapédio, o ventre posterior do digástrico e o estilo-hióideo.

As fibras somáticas gerais levam a estímulos sensitivos de parte do meato acústico externo e das partes mais profundas da orelha.

As fibras sensitivas especiais são para o paladar dos dois terços anteriores da língua.

As fibras parassimpáticas fazem parte da divisão parassimpática da parte autônoma do sistema nervoso periférico (SNP) e estimulam a atividade secretora na glândula lacrimal, nas glândulas salivares submandibular e sublingual, e de glândulas nas membranas mucosas da cavidade nasal e dos palatos duro e mole.

Assim, a compreensão de sua anatomia, aliada a uma boa perícia clínica (semiotécnica), pode determinar o sucesso de sua localização com grande exatidão, suas possíveis lesões e, para abordagens operatórias, definir a melhor estratégia para a sua preservação, bem com a de seus ramos.

NERVO FACIAL INTRACRANIANO

O nervo facial (VII nervo craniano) emerge da superfície lateral do tronco encefálico, no sulco bulbopontino (Fig. 3-1), medialmente ao nervo vestibulococlear, constituído por uma grande raiz motora e uma raiz sensitiva e visceral menor, o nervo intermédio. A sua formação provém do núcleo motor do facial, situado no segmento inferior da ponte, onde suas fibras se dirigem posteriormente contornando o núcleo do nervo abducente em íntima relação com o assoalho do quarto ventrículo, produzindo uma elevação denominada colículo facial.

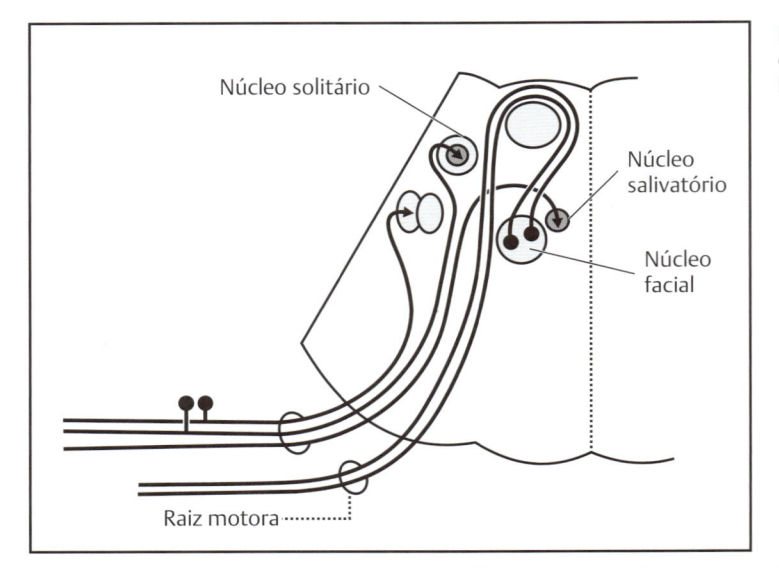

Fig. 3-1. Nervo facial (VII nervo craniano) emergindo da superfície lateral do tronco encefálico.

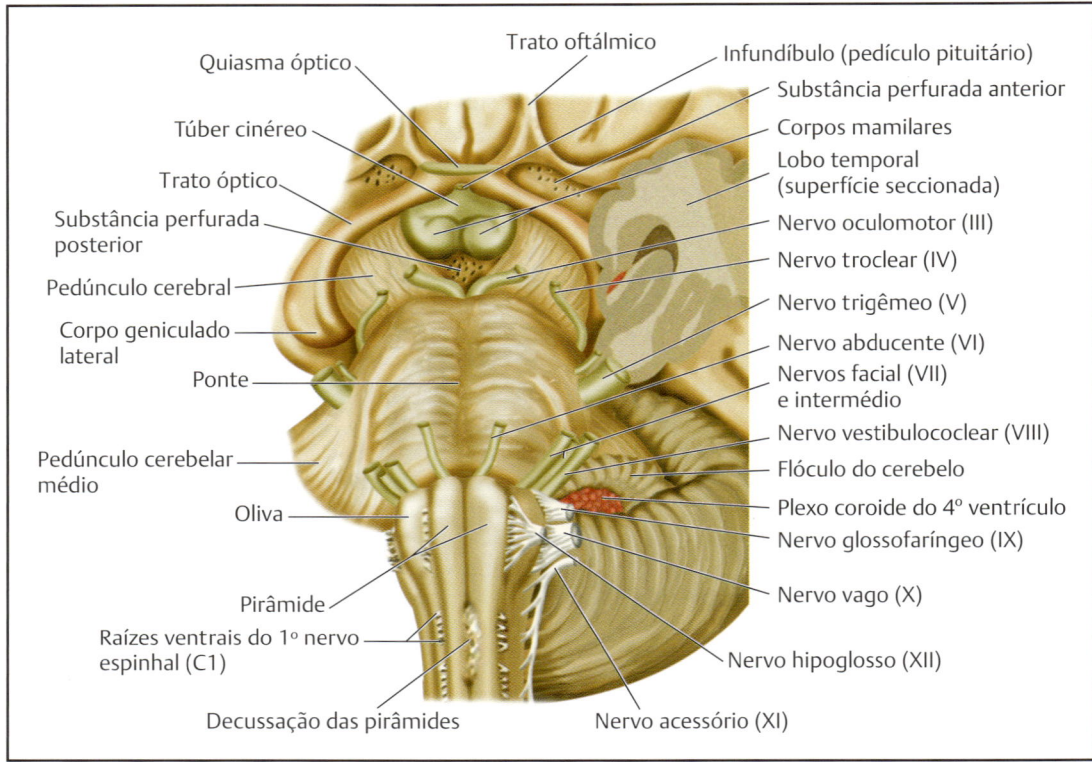

NERVO FACIAL INTRACRANIANO INTRAÓSSEO

As raízes motoras e sensitivas atravessam a fossa posterior do crânio, entram pelo meato acústico interno, na parte petrosa do osso temporal, alcançando o corpo geniculado (Fig. 3-2). O nervo vestibulococlear e a artéria do labirinto o acompanham e saem da sua cavidade pelo meato acústico externo. Enquanto atravessa o osso temporal, seu trajeto e vários de seus ramos estão diretamente relacionados com as orelhas interna e média.

Na orelha média, o nervo facial (VII) se dilata e se inclina posterior e lateralmente, formando o joelho externo e, a seguir, expande-se no gânglio geniculado (gânglio sensitivo), que é semelhante a um gânglio espinal, contendo corpos celulares de neurônios sensitivos (Fig. 3-3).

No gânglio geniculado o nervo facial (VII) emite o nervo petroso maior, que conduz, principalmente, fibras parassimpáticas pré-ganglionares.

Nervo Petroso Maior

No gânglio geniculado, o nervo facial emite o nervo petroso maior, primeiro ramo do nervo facial. Este sai do gânglio geniculado e, após curto trajeto pelo osso temporal, emerge pelo hiato do canal facial, na superfície anterior da parte petrosa do osso temporal cruzando a face lateral da artéria carótida interna. Forma o nervo do canal pterigóideo (nervo vidiano), após se unir ao nervo petroso profundo. O nervo petroso maior leva fibras pré-ganglionares parassimpáticas ao gânglio pterigopalatino.

Nervo para o Músculo Estapédio e a Corda do Tímpano

Próximo ao início de sua descida vertical o nervo facial (VII) emite um pequeno ramo, o nervo para o músculo estapédio que inerva o músculo estapédio e, imediatamente, antes de sair do crânio, o nervo facial (VII) emite o nervo corda do tímpano.

Nervo Corda do Tímpano

O nervo facial tem trajeto ascendente entrando na orelha média por sua parede posterior, passando próximo à parte superior da membrana timpânica, entre o martelo e a bigorna. Ele emerge da orelha média por um canal que leva à fissura petrotimpânica, saindo do crânio por esse trajeto e unindo-se ao nervo lingual (ramo do n. trigêmeo) na fossa infratemporal. Nesta região, posiciona-se medialmente ao músculo pterigóideo lateral e une-se ao nervo lingual, assim, algumas de suas fibras se distribuem para os 2/3 anteriores da língua, levando sensibilidade gustativa, e outras fibras alcançam o gânglio submandibular, sendo estas parassimpáticas secretomotoras.

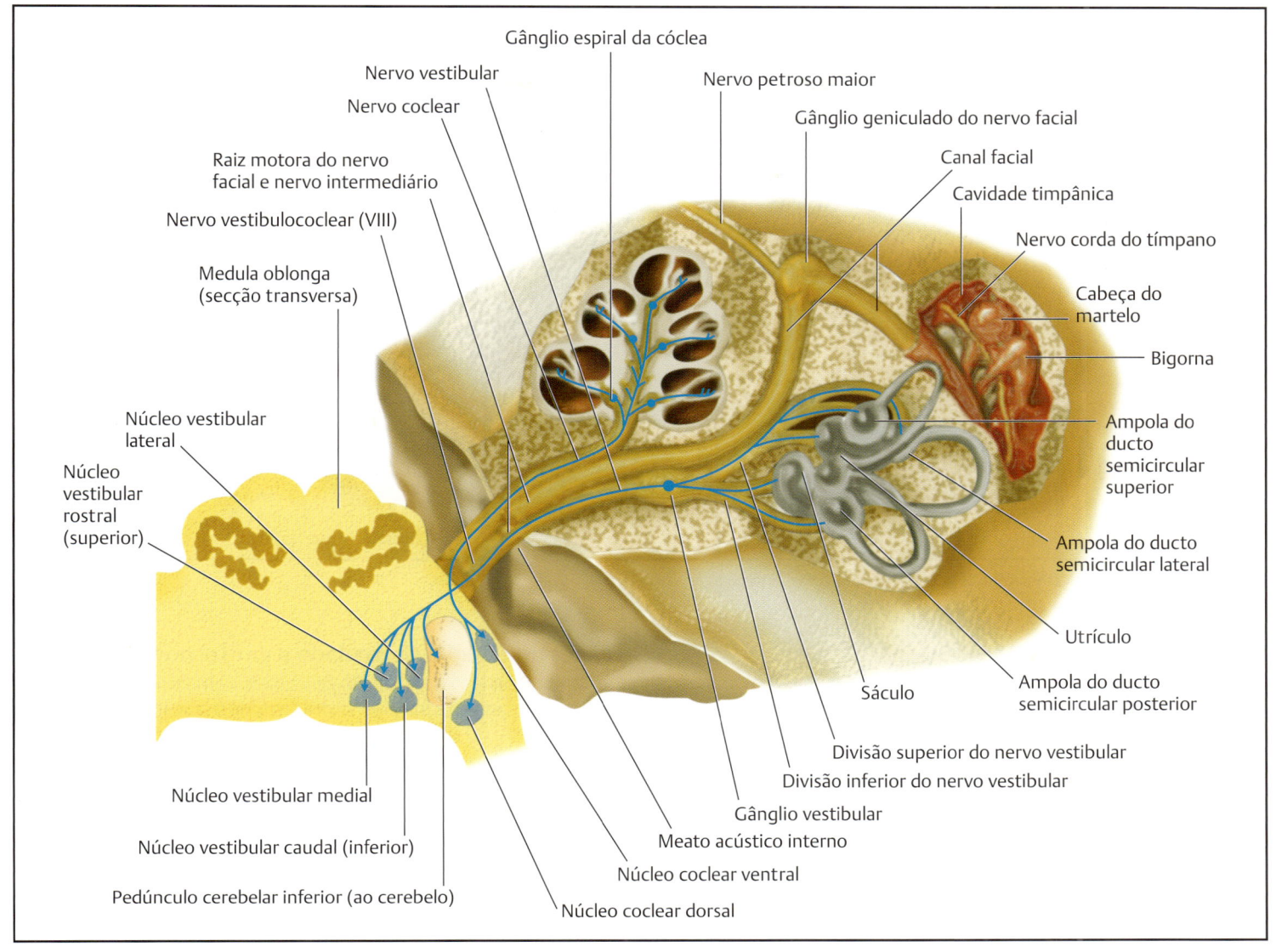

Fig. 3-2. Nervo facial intracraniano intraósseo. As raízes entram pelo meato acústico interno, na parte petrosa do osso temporal.

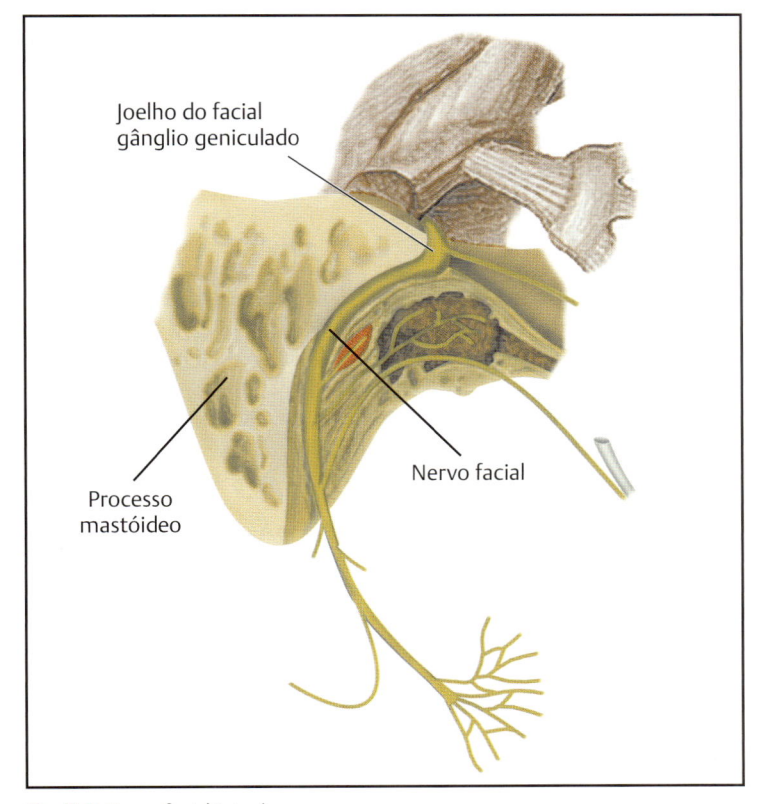

Fig. 3-3. Nervo facial intraósseo.

NERVO FACIAL EXTRACRANIANO

Com a continuação do canal facial, o nervo facial se vira agudamente para baixo e, seguindo em uma direção praticamente vertical, sai do crânio pelo forame estilomastóideo.

Ao sair do crânio pelo forame estilomastóideo, passa então pela glândula parótida, dividindo-se em uma parte superficial (80% da glândula) e outra profunda (20% da glândula). Essas porções da parótida são chamadas inapropriadamente na prática clínica de lobos (Fig. 3-4).

Assim, nesta região o nervo facial forma duas divisões: superior (temporofacial) e inferior (cervicofacial) e dessas divisões saem os cinco ramos para os músculos da expressão facial, incluindo-se os músculos auriculares anterior e superior (temporal, zigomático, bucal, marginal da mandíbula e cervical). Entretanto, antes de sua divisão produz dois ramos: o nervo auricular posterior, que se dirige para o músculo auricular posterior e para o ventre occipital do músculo occipitofrontal. Produz, ainda, ramos musculares que se dirigem para o ventre posterior do músculo digástrico e estilo-hióideo. O tronco do nervo facial tem relações sintópicas diretas com a artéria estilomastóidea, ramo da auricular posterior, e com o nervo auriculotemporal (ramo do trigêmeo) que estão paralelos e superficiais a ele. As estruturas profundas ao nervo facial são os processos estiloide, o tendão do ventre posterior do músculo digástrico e a sutura timpanomastóidea (Fig. 3-4).

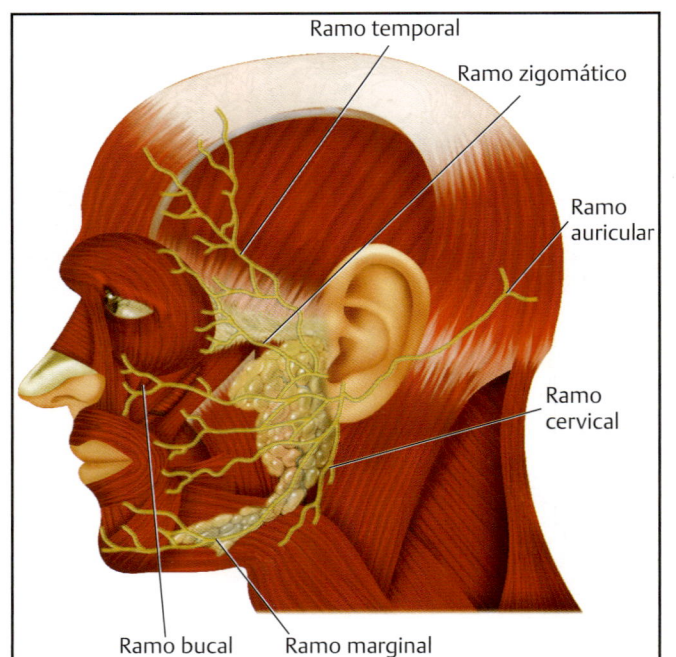

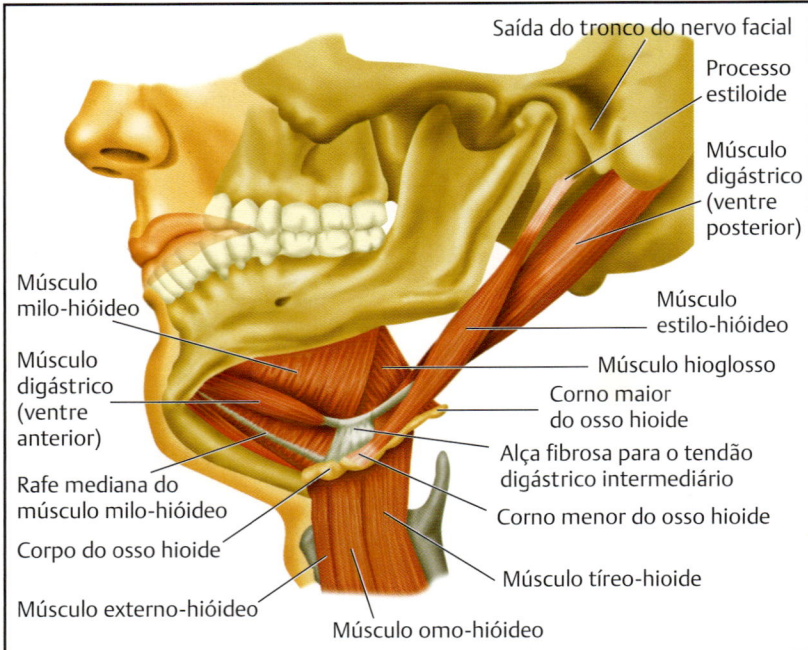

Fig. 3-4. Nervo facial extracraniano/ramos do n. facial e relações sintópicas com estruturas ósseas e musculares.

NERVO FACIAL E SEUS RAMOS

Os ramos terminais do nervo facial emergem das margens superior, anterior e inferior da glândula parótida e produzem os ramos terminais temporal, zigomático, bucal, marginal da mandíbula e cervical (Fig. 3-4).

Os ramos temporais dirigem-se superiormente cruzando lateralmente o arco zigomático e suprem os auriculares anterior e superior. Apresentam anastomoses, comunicando-se com os ramos zigomaticotemporal (nervo maxilar) e auriculotemporal (nervo mandibular), ambos do nervo trigêmeo. E, finalmente, suprem os músculos frontal, orbicular do olho (porção superior) e o corrugador do supercílio.

Os ramos zigomáticos correm paralelos ao arco zigomático em direção à porção lateral da órbita, onde suprem o músculo orbicular do olho (porção inferior).

Os ramos bucais correm anteriormente, em direção ao ângulo da boca e inervam os músculos que se relacionam com o lábio superior.

O ramo marginal da mandíbula dirige-se anteriormente acompanhando a margem inferior do corpo da mandíbula na profundidade do músculo platisma e depressor do ângulo da boca, suprindo os músculos que se relacionam com o lábio inferior.

O ramo cervical dirige-se inferiormente e alcança a região cervical na profundidade do músculo platisma, inclusive, inervando-o.

As relações íntimas entre o nervo facial (VII) e a glândula parótida, bem como as estruturas que topograficamente se relacionam com ambas, trazem tal complexidade, que a remoção cirúrgica desta glândula necessita de estratégia especial para preservação deste nervo e de seus ramos. (Veja Capítulo 23.1 – Identificação do Nervo Facial no Segmento Extratemporal).

AFECÇÕES SOBRE O NERVO FACIAL E INTERPRETAÇÕES

Lesões Centrais

Uma lesão primária no tronco encefálico afeta as funções motoras e sensitivas do nervo facial (VII), incluindo seus componentes especiais. Quando a lesão ocorre antes de as fibras do nervo cruzarem a linha mediana (decussarem), a alteração principal no paciente é uma fraqueza facial inferior contralateral (no lado oposto). Neste exemplo, a inervação motora da parte superior da face não foi comprometida, pois a parte superior recebe entrada de ambos os hemisférios. A preservação e a perda de funções especiais são determinadas pela extensão da lesão.

Lesões no Gânglio Geniculado e em Torno Dele

Tipicamente, as lesões no gânglio geniculado e em torno dele são acompanhadas de perda da função motora em todo o lado ipsolateral da face (o mesmo lado). O paladar nos dois terços anteriores da língua, a lacrimação e alguma salivação também podem ser afetadas por ser a lesão proximal aos ramos petroso maior e à corda do tímpano do nervo.

Lesões no Forame Estilomastóideo e em Torno Dele

As lesões no forame estilomastóideo e em torno dele são a anormalidade mais comum do nervo facial (VII) e decorrem, habitualmente, de inflamação viral do nervo no canal ósseo, antes de sair pelo forame estilomastóideo. Tipicamente, o paciente apresenta perda ipsolateral da função motora de todo o lado da face. Isto não apenas produz uma aparência alterada, como também influencia a contenção de alimento na cavidade oral (músculo bucinador).

A lacrimação e o paladar podem não ser afetados, se a lesão permanecer distal aos ramos petroso maior e da corda do tímpano, que se originam profundamente do osso temporal. Estes neurônios parassimpáticos pré-ganglionares deixam o SNC no nervo facial (VII), entram no nervo petroso maior (um ramo do nervo facial [VII]) e continuam com esse nervo até o ponto onde ele se torna o nervo do canal pterigóideo.

BIBLIOGRAFIA

Aird DW, Puttasiddaiah P, Berry S et al. Spatial orientation of the facial nerve in relation to parotid tumor's. *J Laryngol Otol* 2006;120(5):371-4.

Cannon CR, Replogle WH, Schenk MP. Facial nerve in parotidectomy: a topographical analysis. *Laryngoscope* 2004;114(11):2034-7.

Harris TJ. Localization of the facial nerve in parotid surgery. *ANZ J Surg* 2001;71(12):701-2.

Hollinshead WH. *Anatomy for surgeons.* New York: Harper & Row Publishers Inc., 1982.

Kwak HH, Park HD, Youn KH et al. Branching patterns of the facial nerve and its communication with the auriculotemporal nerve. *Surg Radiol Anat* 2004;26(6):494-500.

Machado A, Haertel LM. *Neuroanatomia funcional.* Rio de Janeiro: Atheneu, 2004.

Moore KL, Dalley AF, Anne M, Agur R. *Clinically oriented anatomy.* Baltimore: Lippincott Williams & Wilkins. Inc.; 2010.

Sataloff RT, Selber JC. Phylogeny and embryology of the facial nerve and related structures. Part II: Embryology. *Ear Nose Throat J* 2003;82(10):764-6, 769-72, 774 passim.

4 Fisiologia da Degeneração e Regeneração Neural

Roberto Sergio Martins

INTRODUÇÃO

Embora não tenham sido observados avanços significativos nas técnicas utilizadas na cirurgia de nervos periféricos nas últimas décadas, progressos expressivos são obtidos no estudo dos processos envolvidos na degeneração e regeneração durante e após a lesão. A regeneração no sistema nervoso periférico é efetiva, mas depende da integração de diversas etapas que estão relacionadas a numerosas vias celulares. Por este motivo, a falha de qualquer uma dessas etapas resulta em deficiência de todo o processo, levando a resultados clínicos insatisfatórios.

Neste capítulo, serão revistos os principais mecanismos envolvidos na fisiologia da degeneração e regeneração, utilizando-se como modelo a lesão por transecção completa do nervo. É importante ressaltar que a maior parte desses processos também está presente nas compressões nervosas, considerando que modificações específicas participam da etiopatogenia deste último mecanismo.

Após a lesão, imediatamente ocorrem modificações, em geral de forma concomitante, em cinco regiões principais: corpo celular, local da lesão, axônio proximal e distal à lesão, e órgãos inervados. Os processos específicos que ocorrem nessas diferentes regiões são apresentados a seguir.

MODIFICAÇÕES PRESENTES NO CORPO CELULAR

Imediatamente após a lesão, o corpo celular passa a apresentar uma série de alterações denominada cromatólise, que se caracteriza histologicamente pelo ingurgitamento celular, degeneração dos corpúsculos de Nissl e migração do núcleo do centro para a periferia do citoplasma. Essas alterações refletem modificações no perfil de produção proteica do neurônio que é direcionada ao restabelecimento da estrutura celular e reconstituição do citoesqueleto em detrimento da geração de neurotransmissores. Assim, o citoplasma aumenta de volume em razão do incremento na formação de ácido ribonucleico e enzimas relacionadas, o que desloca o núcleo para a periferia. Os ribossomos desprendem-se das lamelas que constituem o retículo endoplasmático rugoso, formam os corpúsculos de Nissl e situam-se de forma dispersa no citoplasma, resultando na dissipação desses grânulos. As proteínas formadas nesse processo são representadas principalmente pela actina e tubulina que estão relacionadas ao transporte intracelular e à movimentação dos axônios em crescimento (Fig. 4-1).

As alterações descritas no corpo celular ocorrem pela atuação de fatores neurotróficos produzidos pela própria célula e pelas células de Schwann que alteram a expressão fenotípica da célula para um padrão semelhante ao presente na fase de desenvolvimento embrionário dos nervos. Essa mudança de perfil da expressão celular depende da ativação de vários genes induzíveis, muito deles inativos no nervo íntegro. Como exemplo da complexidade desse processo, sabe-se que, no nervo ciático do camundongo, cerca de quinhentos genes são ativados durante a regeneração axonal.

Os elementos constituintes do citoesqueleto e da membrana axonal em expansão produzidos no corpo celular são transportados para a região da lesão pelos componentes centrífugos rápido e lento do transporte axonal. Cinquenta por cento da fosfatidilcolina, o principal fosfolipídio da membrana axonal, são produzidos localmente, e o restante é conduzido via transporte axonal, em vesículas, até a região do cone de crescimento. A síntese de colesterol, outro importante fosfolipídio constituinte da membrana axonal, só ocorre no corpo celular, e sua incorporação à membrana plasmática depende exclusivamente do transporte axoplasmático.

MODIFICAÇÕES PRESENTES NO LOCAL DA LESÃO

A interrupção da continuidade do axônio impede o transporte axonal, determinando a perda da transmissão sináptica, que cessa horas

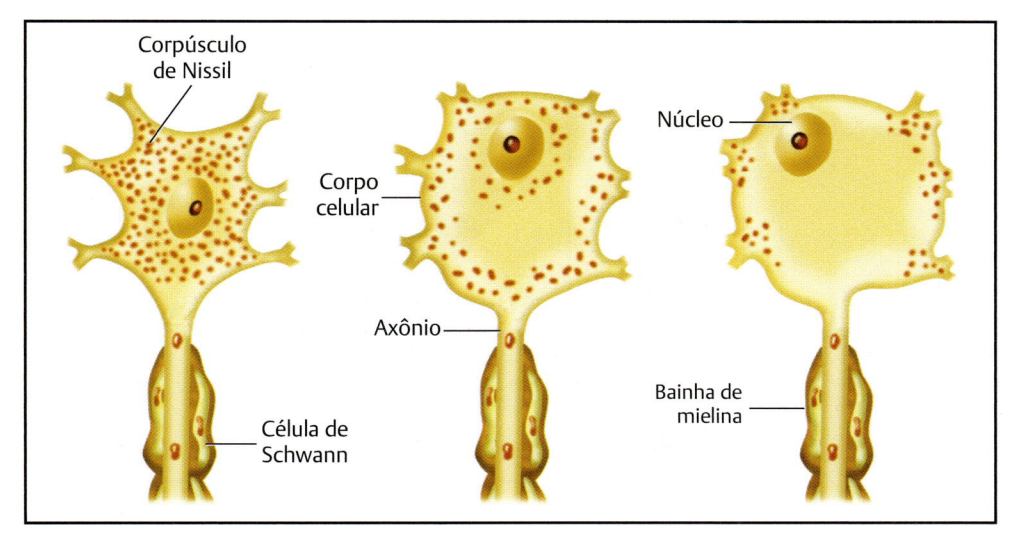

Fig. 4-1. Principais alterações que ocorrem no corpo celular após a lesão do nervo. (**A**) Neurônio normal. (**B** e **C**) Modificações após a lesão: ingurgitamento celular progressivo, dissolução dos corpúsculos de Nissl e migração do núcleo para a periferia da célula.

após a lesão. Quanto mais próxima a lesão estiver da sinapse, mais rápida é a interrupção da transmissão sináptica. Este fato explica porque essa transmissão e, consequentemente parte da função do nervo, pode manter-se preservada por dias após a lesão proximal de axônios longos.

No local da lesão, restos celulares e da bainha de mielina são fagocitados em um processo semelhante ao que ocorre em ambas as extremidades do axônio. Os macrófagos que atuam nesse processo se originam de células preexistentes no perineuro e endoneuro e de mastócitos recrutados da circulação sanguínea. Essas células secretam proteinases, cuja ação possibilita que as mesmas penetrem e ultrapassem a membrana basal. A atividade dos macrófagos se inicia 24 horas após a lesão e atinge o pico entre o 14º e o 21º dia. A partir deste período, essas células passam a deixar o local da lesão.

A regeneração do sistema nervoso periférico só é possível pela possibilidade da preservação das células de Schwann de forma independente da degeneração dos axônios. A sobrevida dessas células no coto distal do nervo pode atingir meses e é possível pela ocorrência de sinais celulares produzidos por essas mesmas células. Após a lesão, com a perda de contato entre a célula de Schwann e o axônio, sinais celulares são produzidos, essas células alteram o metabolismo, e seu fenótipo é revertido para condição semelhante a das células de Schwann precursoras, presentes durante a formação embrionária do nervo.

As células de Schwann exercem seu papel na regeneração atuando como condutores físicos que possibilitam o direcionamento dos axônios durante o crescimento em direção ao órgão inervado. Essas células também produzem elementos da matriz extracelular, como proteinoglicanos e colágeno, e fatores neurotróficos que atuam no corpo celular do neurônio em regeneração. As células de Schwann migram a partir das regiões proximal e distal em direção à área da lesão e organizam-se em colunas – identificadas na microscopia óptica como linhas longitudinais no interior dos tubos endoneurais – denominadas bandas de Büngner. Essa proliferação atinge o pico entre o segundo e o quarto dia após a lesão do nervo.

O processo de regeneração propriamente dito começa precocemente após a lesão, podendo ser identificado 3 horas após a mesma, com a formação dos brotos de crescimento (Fig. 4-2). Estas estruturas são constituídas por protrusões axoplasmáticas dos axônios na extremidade do coto proximal do nervo seccionado. Por meio desse processo, cada axônio pode originar vários axônios delimitados ao perineuro. Logo após a formação dos brotos axonais, mitocôndrias e vesículas se concentram em seu interior, e essas estruturas passam a ser denominadas de cones de crescimento.

O cone de crescimento possui uma região central denominada lamelipódio que está em constante remodelamento pela formação e retração de expansões citoplasmáticas em forma de espículas denominadas filopódios. Na periferia dos lamelipódios, estão localizados filamentos de actina dispostos em forma de rede; associados à presença de microtúbulos, esses filamentos são responsáveis pela motilidade dessas estruturas em direção ao coto distal e aos órgãos inervados (Fig. 4-3). A membrana celular dos filopódios apresenta grande quantidade de receptores para moléculas de adesão celular que direcionam a retração e expansão dessas estruturas. Em uma fase inicial, a regeneração axonal é possível pela interação entre receptores da membrana axonal e da membrana basal constituídos principalmente pelas integrinas e pela fibronectina e laminina, respectivamente. O complexo laminina-integrina promove a adesão e a motilidade do cone de crescimento pela transdução de sinal intracelular específico – mediado em parte pela proteína quinase C – que altera a arquitetura do citoesqueleto. À medida que os axônios em regeneração progridem em direção ao coto distal do nervo, essas fibras são envolvidas por células de Schwann, e a interação entre essas estruturas é modulada por moléculas de adesão celular neural (N-CAM), caderinas e laminina.

Para que haja a expansão do cone de crescimento e a formação de uma membrana pré-sináptica, é necessária a incorporação de proteínas na extremidade do cone por meio da fusão de vesículas com o conteúdo proteico que são transportadas do corpo celular à extremidade dos axônios em crescimento.

Os cones de crescimento dos axônios em regeneração expressam diversos receptores relacionados às moléculas de adesão presentes na superfície interna da membrana basal e nas membranas das células de Schwann, como a fibronectina e a laminina, permitindo a conexão entre essas duas estruturas durante a regeneração. A integridade dessas células no coto distal é fundamental no desenvolvimento do cone de crescimento.

MODIFICAÇÕES PRESENTES NO AXÔNIO PROXIMAL E DISTAL À LESÃO

Alterações significativas ocorrem em ambas as extremidades do axônio após a lesão. Proximal à lesão, os axônios sofrem processo de degeneração semelhante ao presente no coto distal, mas geralmente

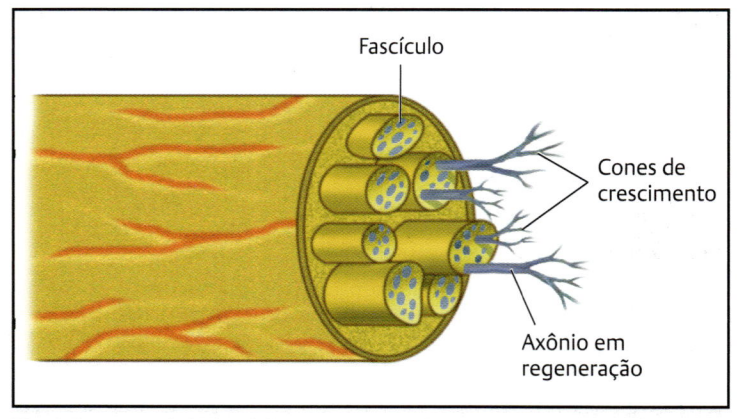

Fig. 4-2. Extremidade distal de nervo seccionado, com o desenvolvimento dos axônios em regeneração a partir dos cones de crescimento.

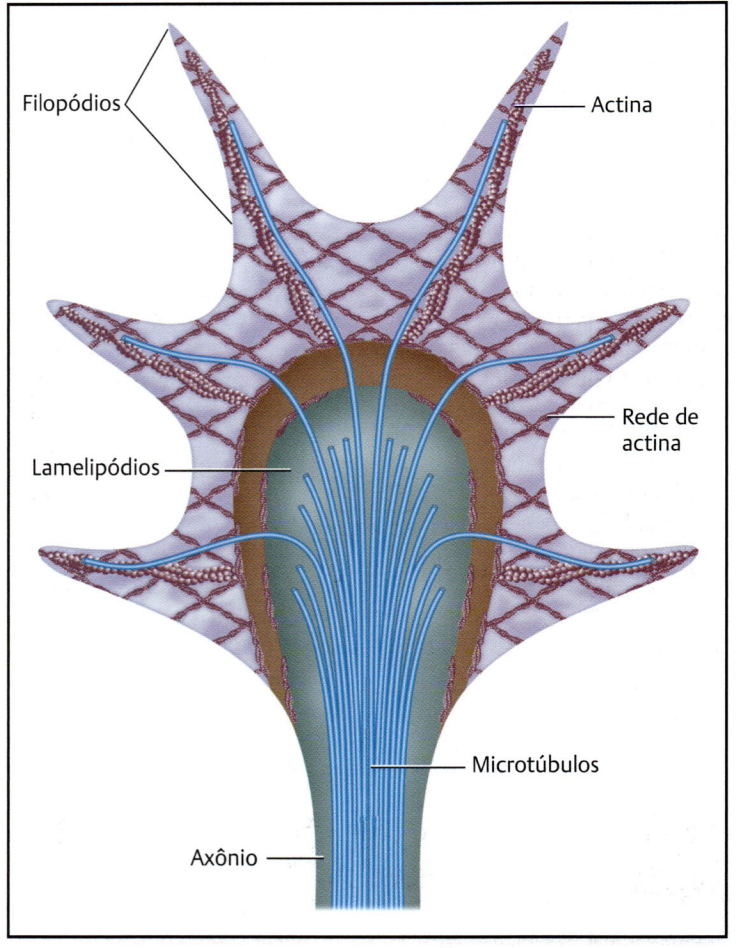

Fig. 4-3. Arquitetura da extremidade de um cone de crescimento. Observe a disposição reticular dos filamentos de actina e a distribuição dos microtúbulos que possibilitam a movimentação do axônio em regeneração. Adaptada de Lowery et al., 2009.

limitado ao nódulo de Ranvier mais proximal. Em situações extremas, no entanto, essa degeneração pode atingir o corpo celular provocando a apoptose celular. Em roedores, a lesão de nervo leva à perda de 20 a 40 % dos neurônios no gânglio da raiz dorsal.

Na extremidade distal as alterações que ocorrem no axônio caracterizam a degeneração walleriana. Durante esse processo o citoesqueleto e o axoplasma se degeneram, deixando o correspondente tubo endoneural (espaço ocupado pelo axônio e limitado com a membrana basal das células de Schwann) vazio, processo que finda cerca de 1 mês após a lesão. A destruição da mielina estimula a atividade dos macrófagos, resultando na remoção da maioria de seus fragmentos por essas células e pelas células de Schwann, processo que se completa 25 dias após a lesão no nervo ciático do rato. Os macrófagos atuam não só na fagocitose de fragmentos de mielina e do axoplasma, mas também na produção de substâncias que estimulam a proliferação das células de Schwann e na produção de fatores neurotróficos. Por este motivo, a investigação eletrofisiológica de qualquer nervo, incluindo o facial, só deve ser realizada após o término da degeneração walleriana, cerca de 2 a 3 semanas após a lesão.

A degradação da mielina faz parte de um ciclo bioquímico onde parte de seus constituintes é reutilizada durante a regeneração. A hidrólise dos fosfolipídios originados da mielina ocorre principalmente nos macrófagos e produz ácidos graxos livres. Cerca de 50% desses ácidos graxos são reincorporados pelas células de Schwann como fosfolipídios, e todo o colesterol originado da degradação da mielina une-se à apolipoproteína E, formando partículas lipoproteicas. Essas partículas são posteriormente utilizadas pelas células de Schwann para a formação de mielina.

A sobrevida dos axônios no coto distal e o sucesso dos mesmos em atingir os órgãos-alvo dependem da atuação de fatores neurotróficos e neurotrópicos. O fator neurotrófico é a substância que regula e mantém a função do neurônio e promove o crescimento do axônio em regeneração. No processo de regeneração, receptores específicos são expressos em maior quantidade na região do cone de crescimento aos quais se unem fatores neurotróficos específicos. Esses fatores são transportados retrogradamente ao corpo celular onde atuam modulando a interação entre as caspases e as proteínas pró-apoptóticas, relacionadas às reações sequenciais intracelulares que culminam com a morte celular. Os fatores neurotróficos exercem seus efeitos não só de forma direta, mas também através do metabolismo das células de suporte do axônio, cujo representante principal é a célula de Schwann. Várias substâncias produzidas no local da lesão atuam como fatores neurotróficos, como o fator de crescimento do nervo (*NGF – neural growth factor*), o fator neurotrófico derivado do cérebro (*BDNF – brain-derived neurotrophic factor*), o fator neurotrófico ciliar (*CNTF – ciliary neurotrophic factor*), o fator de crescimento fibroblástico (*FGF – fibroblast growth factor*), as neurotrofinas entre outros. O padrão de produção de cada fator neurotrófico varia de acordo com a etapa da regeneração e depende de sinais celulares produzidos pela ligação de substâncias específicas a receptores de membrana que modulam a síntese proteica específica.

O fator neurotrópico é o que exerce atração à distância sobre axônios em crescimento que pode ser específica para determinado tecido como músculo ou glândula, ou para o tipo de fibra nervosa, sensitiva ou motora.

MODIFICAÇÕES PRESENTES NOS ÓRGÃOS INERVADOS

Na ausência de regeneração axonal os órgãos inervados passam a apresentar modificações, parte delas presentes já poucas semanas após a lesão. As fibras musculares tornam-se atróficas, apresentando-se mais arredondadas e com o núcleo deslocado de sua posição original periférica para o centro da célula. O número e o tamanho das fibras musculares mostram redução progressiva. As placas motoras também se tornam atróficas e desaparecem, processo que se inicia 3 meses após a lesão axonal. O tecido muscular é substituído progressivamente por tecido fibrótico ou gordura; por este motivo, um dos principais fatores relacionados aos resultados após lesões de nervos é o tempo decorrido entre a lesão e o reparo. Outro fator que influencia o resultado é a impossibilidade do axônio restabelecer a sinapse, mesmo que atinja a placa motora. O período exato em que é possível o restabelecimento da conexão entre axônio e fibra motora varia para cada espécie. No camundongo, o período de 35 dias é considerado crítico; no homem, este período ainda não está claramente definido. De forma geral, se aceita que, após 1 ano de lesão, o restabelecimento de conexões efetivas é pouco provável.

No músculo normal cada placa motora está relacionada a um axônio. Após a lesão e regeneração, no entanto, cada placa motora pode receber mais de um axônio, o que contribui para a ineficácia da contração muscular e para resultados cirúrgicos insatisfatórios. Este mecanismo de polinervação foi observado em modelos experimentais de lesão do nervo facial.

BIBLIOGRAFIA

Engh CA, Schofield BH. A review of the central response to peripheral nerve injury and its significance in nerve regeneration. *J Neurosurg*. 1972;37:198-203.

Griffin JW, Hogan MV, Chhabra AB, Deal DN. Peripheral nerve repair and reconstruction. *J Bone Joint Surg (Am)*. 2013;95:2144-51.

Guntinas-Lichius O, Irintchev A, Streppel M et al. Factors limiting motor recovery after facial nerve transection in the rat: combined structural and functional analyses. *Eur J Neurosci*. 2005;21:391-402.

Li M, Zhang P, Guo W, Li H, Gu X, Yao D. Protein expression profiling during wallerian degeneration after rat sciatic nerve injury. *Muscle Nerve*. 2014;50:73-8.

Liuzzi FJ, Tedeschi B. Peripheral nerve regeneration. *Neurosurg Clin N Am*. 1991;2:31-42.

Lowery LA, Van Vactor D. The trip of the tip: understanding the growth cone machinery. *Nat Rev Mol Cell Biol*. 2009;10:332-43.

Scheib J, Höke A. Advances in peripheral nerve regeneration. *Nat Rev Neurol*. 2013;9:668-76.

Tashiro T, Komiya Y. Changes in organization and axonal transport of cytoskeletal proteins during regeneration. *J Neurochem*. 1991;56:1557-63.

Wong BJ, Crumley RL. Nerve wound healing: an overview. *Otolaryngol Clin North Am*. 1995;28:881-95.

Zochodne DW. The challenges and beauty of peripheral nerve regrowth. *J Peripher Nerv Syst*. 2012;17:1-18.

5 Modelos Experimentais para o Estudo do Nervo Facial

André Coelho Nepomuceno ▪ Silvia Bona do Nascimento

INTRODUÇÃO

Nas últimas décadas, a pesquisa clínica e experimental tem alcançado um notável progresso na compreensão da neurobiologia envolvida na lesão neural e no desenvolvimento de estratégias para promover a recuperação funcional. No entanto, até o momento, este progresso não foi acompanhado por melhores resultados na prática clínica. Esta incompatibilidade pode ser explicada pelas diferentes hipóteses a seguir, todas elas provavelmente contribuindo para a realidade:

- A extrapolação de resultados obtidos em modelos animais para seres humanos pode gerar conclusões erradas.
- Efeitos benéficos sobre o processo de recuperação após lesões neurais demonstrados em estudos experimentais são muito sutis para causar impacto de relevância clínica em humanos.
- Provar potenciais efeitos benéficos em estudos de resultados clínicos randomizados após a lesão do nervo é raramente exequível; os pacientes e as lesões são muito heterogêneos, acarretando problemas estatísticos.

Esta última justificativa evidencia a importância de pesquisas experimentais bem planejadas no campo da fisiologia e fisiopatologia dos nervos periféricos. Potenciais estratégias benéficas para a recuperação de nervos periféricos, incluindo o facial, são mais bem avaliadas por métodos experimentais validados que forneçam dados quantificáveis. Ademais, como em qualquer experimento científico, os métodos utilizados precisam ser pensados especificamente para provar ou refutar a hipótese investigada.

Sendo assim, o objetivo geral deste capítulo é discutir técnicas experimentais quantificáveis para avaliar os processos fisiológicos e fisiopatológicos envolvidos na lesão e posterior regeneração de nervos periféricos, com ênfase no facial.

ESCOLHA DOS ANIMAIS E NERVOS UTILIZADOS

Existem vários modelos animais para estudos experimentais do nervo facial, envolvendo cobaias, camundongos, primatas não humanos, cães e ratos entre outros. De todos esses, têm-se destacado os modelos envolvendo ratos, por apresentarem fácil manuseio e manutenção, resistência a infecções e intervenções e baixo custo, além de parâmetros anatômicos, metabólicos e de desenvolvimento bem descritos.

É comum encontrar na literatura estudos com os nervos ciático, tibial e fibular do rato, por causa de seu fácil acesso cirúrgico, reduzida morbidade para o animal quando se estuda mais de um tronco nervoso ao mesmo tempo e mecanismos de análise funcional, histológica, anatômica e eletroneuromiográfica amplamente estudados. Obviamente, resultados experimentais mais fidedignos podem ser obtidos com a investigação do próprio facial. Especificamente no rato, a principal diferença em relação ao facial de humanos consiste na intensa anastomose entre os ramos terminais do nervo, o que faz com que seja necessário cortá-los para permitir a experimentação com ramos isolados, conforme já descrito por Salomone *et al.* Uma vantagem dos ratos, comum a todos os roedores, reside na passagem do facial abaixo e não no interior da glândula parótida, facilitando a dissecção.

Os parâmetros anatômicos, histológicos e funcionais da regeneração do nervo facial, tanto a curto quanto a longo prazo (até 8 meses após uma lesão aguda), apenas recentemente foram descritos, de forma que, em um futuro próximo, deverá haver um grande aumento de experimentos publicados envolvendo o próprio facial.

Em relação ao sexo dos animais utilizados, a esmagadora maioria de experimentos publicados utiliza animais do sexo masculino. Apesar de não haver estudos conclusivos sobre a influência de hormônios gonadais na regeneração do facial, é fato conhecido que eles têm ação trófica sobre o tecido neural. Sabe-se também que o ciclo estral de ratos Wistar é de 4 dias e caracteriza-se por variações marcantes dos níveis de estradiol sérico. Dessa forma, ratas estariam sujeitas a variações no crescimento e regeneração do facial difíceis de serem quantificados na prática.

ANÁLISE HISTOLÓGICA EM MODELOS ANIMAIS

A análise histológica em modelos animais pode ser realizada visando dois objetivos principais:

- Análise quantitativa (morfológica) de fibras nervosas.
- Rastreamento retrógrado de axônios em regeneração.

Análise Morfológica Quantitativa de Fibras Nervosas

A importância das análises morfológicas quantitativas reside na avaliação de parâmetros objetivos relacionados com a regeneração neural. Dessa forma, amostras histoquímicas de áreas nervosas transversais podem ser quantificadas com relação ao número de axônios, diâmetro dos axônios e diâmetro da fibra, espessura da mielina, ou relação g (diâmetro do axônio/diâmetro da fibra de mielina). Verificou-se que, quando g = 0,6 (ou seja, próximo da média dos valores observados na maioria dos nervos), a relação é teoricamente ideal para a propagação de corrente a partir de um nó de Ranvier para o outro.

Apesar de ainda serem trabalhosos, os *softwares* (semi) automatizados disponíveis atualmente têm facilitado a análise morfológica. A técnica digital atual permite a contagem e medição das fibras mielinizadas a partir de *softwares* de análise de imagem.

A imunocitoquímica vai além de facilitar a análise morfológica. Por exemplo, a combinação de anticorpos para o S-100 (células de Schwann) e neurofilamentos (axônios) é amplamente usada para quantificar o número de células de Schwann no segmento distal que está preenchido com um axônio em regeneração. Imunocitoquímica pode, portanto, ser utilizada para avaliar regeneração axonal na fase inicial após a lesão.

Em comparação à microscopia óptica, as fotos de microscopia eletrônica fornecem uma visão mais detalhada de organelas celulares e estruturas laminares da mielina, e também mostram pequenas fibras desmielinizadas. A principal vantagem da análise morfológica é que ela permite avaliação inicial de regeneração, ou seja, medida quantitativa dos brotos axonais. Por outro lado, a histologia não fornece informações sobre a função fundamental do nervo, ou seja, a condução de um sinal. Outras desvantagens conhecidas são: 1. viés relacionado com a medição, ou seja, susceptibilidade dos *softwares* (semi) automatizados e *hardwares* a erros; 2. viés relacionado com a amostragem, ou seja, obliquidade do plano da seção e retração das margens da fibra e 3. tempo discutível entre a lesão e a coleta do material, e o nível da coleta da amostra nervosa, que estão ambas relacionadas com o fenômeno de morte retrógrada e o número de brotos axonais contabilizados. Os resultados das medidas de análise (morfológica) das fibras nervosas podem ser influenciados pelas desvantagens mencionadas anteriormente e resultar em conclusões erradas.

Rastreamento Retrógrado de Axônios em Regeneração

A capacidade dos axônios de transportar várias moléculas de maneira retrógrada permite a marcação dos corpos de células nervosas específicas no corno anterior da medula espinal (motor) e no gânglio da raiz dorsal (sensorial). Em teoria, as técnicas de dupla marcação são adequadas para análise quantitativa dos axônios em regeneração em uma região lesada. Na técnica de marcação dupla todos os axônios existentes (motores e/ou sensoriais) são rotulados. Após o tempo de regeneração experimental, somente os corpos celulares que têm um axônio regenerado (com um ou mais brotos) são rotulados. A medida do resultado é a relação entre os neurônios com marcação dupla e aqueles com marcação única. Diferentes marcadores neuronais, como *Horseradish Peroxidase* (HRP), *Fast Blue* (FB), *True Blue* (TB), *Diamidino Yellow* (DY), *Biotinylated Dextran Amines* (BDA), *Fluoro-Gold* (FG) e *Cholera Toxin B Subunid* (CTB), tiveram suas propriedades estudadas em vários trabalhos. Cada tipo de marcador tem uma eficiência de marcação relativa, de acordo com diversos fatores: 1. tipo de fibra nervosa (sensorial ou motora); 2. combinação de marcadores usados; 3. tipo de captação do traçador; e 4. duração do experimento. A administração de marcadores neurais influencia na confiabilidade e na praticidade da técnica de avaliação. A absorção pode ocorrer por (micro) injeção no nervo ou músculo (apenas axônios motores), e pela aplicação de um final de nervos cortado. Para experimentos em longo prazo, usando marcação dupla, é necessário que pelo menos um dos dois marcadores tenha capacidade de sobrevivência mínima equivalente à duração do experimento.

Porém, vários estudos usando marcadores retrógrados como medida de resultado quantitativo falharam por causa da existência de: 1. lesão do nervo causada por microinjeção; 2. número baixo de neurônios com marcação dupla nos grupos de controle.

ANÁLISE FUNCIONAL EM MODELOS ANIMAIS

Eletroneuromiografia (ENMG)

Na ENMG, a atividade elétrica é registrada no músculo como uma resposta evocada à estimulação do seu nervo. Portanto, constitui um teste que afere ao mesmo tempo a capacidade de um neurônio de conduzir o estímulo elétrico e a capacidade contrátil do músculo por ele inervado.

Por este método, a velocidade de condução e a amplitude do potencial de ação muscular composto (PAMC) são utilizadas como indicadores da regeneração neural. Por causa da influência do tamanho da unidade motora após a reinervação, a PAMC reflete indiretamente o número de axônios regenerados. Além disso, o número de unidades motoras pode ser estimado dividindo a amplitude da resposta da ENMG da estimulação máxima do nervo do músculo pela amplitude média dos primeiros (5-15) potenciais da unidade motora. Estimulação percutânea do nervo e leitura intramuscular permitem medições longitudinais.

No entanto, as PAMCs variam de acordo com o nível de estimulação e com o posicionamento dos leitores no interior do músculo, e, subsequentemente, com a distância entre o eletrodo de estímulo e o eletrodo leitor. Por esse motivo, para a uniformização das respostas, é essencial que esses parâmetros sejam fixos dentro de um mesmo experimento.

Adicionalmente, para a uniformização da resposta, é necessário que seja utilizada a mínima intensidade de estímulo capaz de despolarizar todas as fibras musculares (estimulação supramáxima), que deve ser calculada para cada nervo facial de forma independente antes de qualquer intervenção sobre a integridade do nervo.

Função do Órgão-Alvo

▪ Pegadas e Análise do *Walking Track*

O método mais comumente usado na avaliação da função de órgãos-alvo após a lesão de um nervo periférico no rato é a análise do *Walking Track* (caminhada na pista). O índice de função do ciático (IFC) é calculado utilizando-se três medidas da pegada da pata traseira do rato, adquirida pela análise do *Walking Track* (Fig. 5-1): a distância entre o primeiro e o quinto dedo (*Toe Spread*), a distância entre o segundo e o quarto dedo (*Intermediate Toe Spread*) e o comprimento da pegada (*Print Lenght*). São utilizadas diferentes técnicas a fim de se obterem pegadas para a análise do *Walking Track*, que vão desde pegadas visíveis em uma passarela até o registro digital das pegadas. Análise da pegada estática por vídeo (para cálculo dos índices estático do ciático e estático do tibial) foi relatada como alternativa confiável, aumentando a velocidade de avaliação. Uma desvantagem de qualquer tipo de análise da pegada é a exclusão de animais por causa da autofagia e das contraturas das patas traseiras após a lesão do nervo ciático. Estratégias para reduzir a autofagia incluem o uso de loção antimordida de unha e uso de raças menos propensas à autofagia, como a de ratos Lewis. No entanto, não há nenhuma técnica sólida para evitar contratura das patas traseiras após lesão do nervo ciático.

Como a análise das pegadas, ou *Walking Track,* é constituída por técnicas não invasivas, ela pode ser usada como método complementar de avaliação do padrão de recuperação após a lesão do nervo.

▪ Peso do Músculo

Denervação dos músculos causa atrofia e diminuição da massa muscular (MM), seguidas por aumento da MM quando ocorre reinervação (Fig. 5-2). A massa muscular deve ser expressa como uma porcentagem do controle da pata contralateral e está sujeita a variações em função: 1. da precisão ao dissecar o músculo; 2. da infiltração de tecido conjuntivo e gordura, e 3. do grau de hidratação.

Obviamente, a massa muscular é uma medida objetiva, muitas vezes usada em conjunto com outros métodos de avaliação.

AVALIAÇÃO DO MOVIMENTO DE VIBRISSAS

Em todos os roedores, as vibrissas são complexos órgãos sensoriais, constituindo um dos principais mecanismos pelos quais esses animais adquirem informações sobre o ambiente, principalmente à noite. No rato, o movimento das vibrissas é determinado pelos ramos bucal e, em menor grau, mandibular do nervo facial. Portanto, a avaliação da movimentação das vibrissas é um método indireto de aferir a regeneração do nervo facial. Muitas escalas e técnicas foram adotadas ao longo dos anos, com a desvantagem de permitirem apenas a avaliação subjetiva dessa movimentação, comparando-se o lado lesionado ao lado são.

Nos últimos anos, há uma tendência de pesquisar métodos objetivos para a quantificação dos movimentos de vibrissas usando técnicas diversas. Nesse campo, dois modelos tradicionalmente destacaram-se: 1. a utilização de equipamentos optoeletrônicos para a gravação em alta definição dos movimentos de vibrissas com fixação de cabeça e 2. a gravação videográfica dos movimentos de vibrissas em animais com livre movimentação. Em seguida, o movimento das vibrissas é analisado por *softwares* automatizados. Recentemente, foi publicado um novo modelo para análise do movimento de vibrissas com a imobilização do corpo inteiro do animal, o que aboliria a necessidade trabalhosa de implementação de parafusos no crânio dos animais para os experimentos que usam a fixação de cabeça.

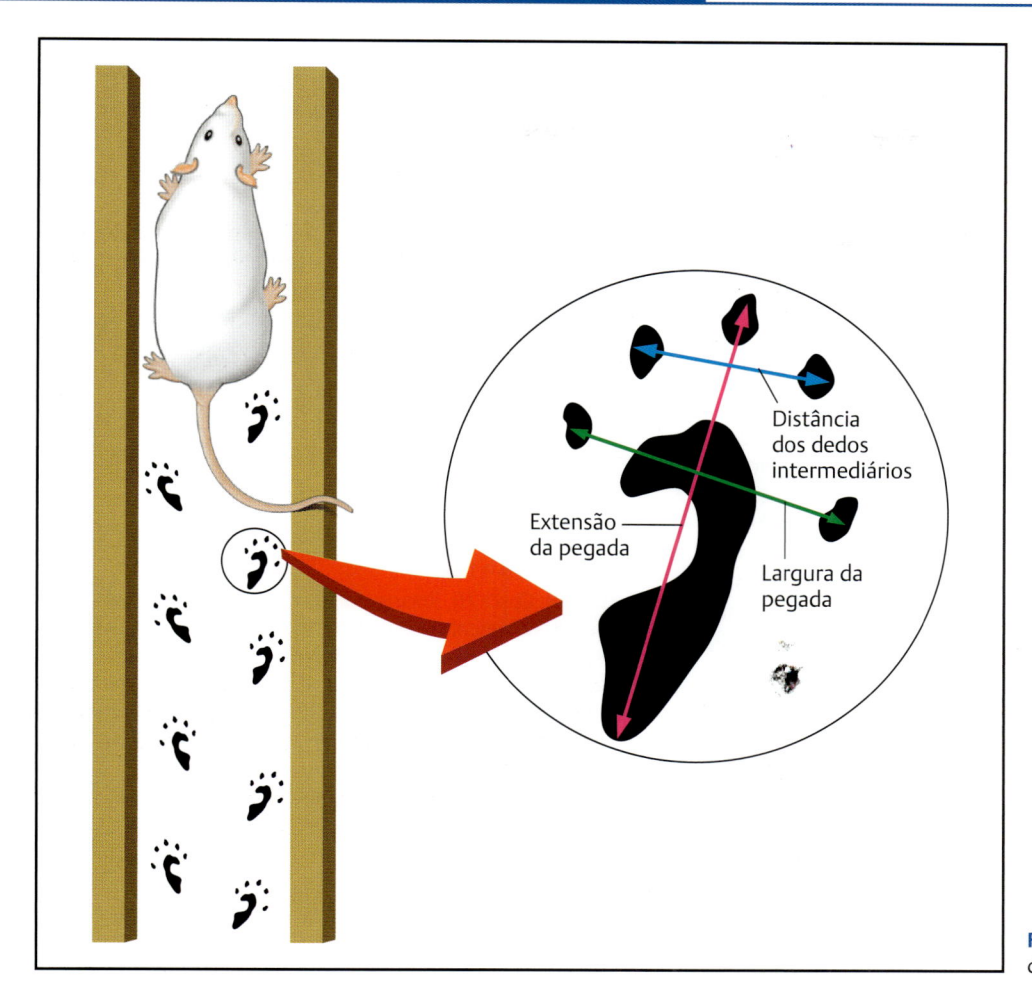

Fig. 5-1. *Walking Track* e medidas da pata traseira do rato.

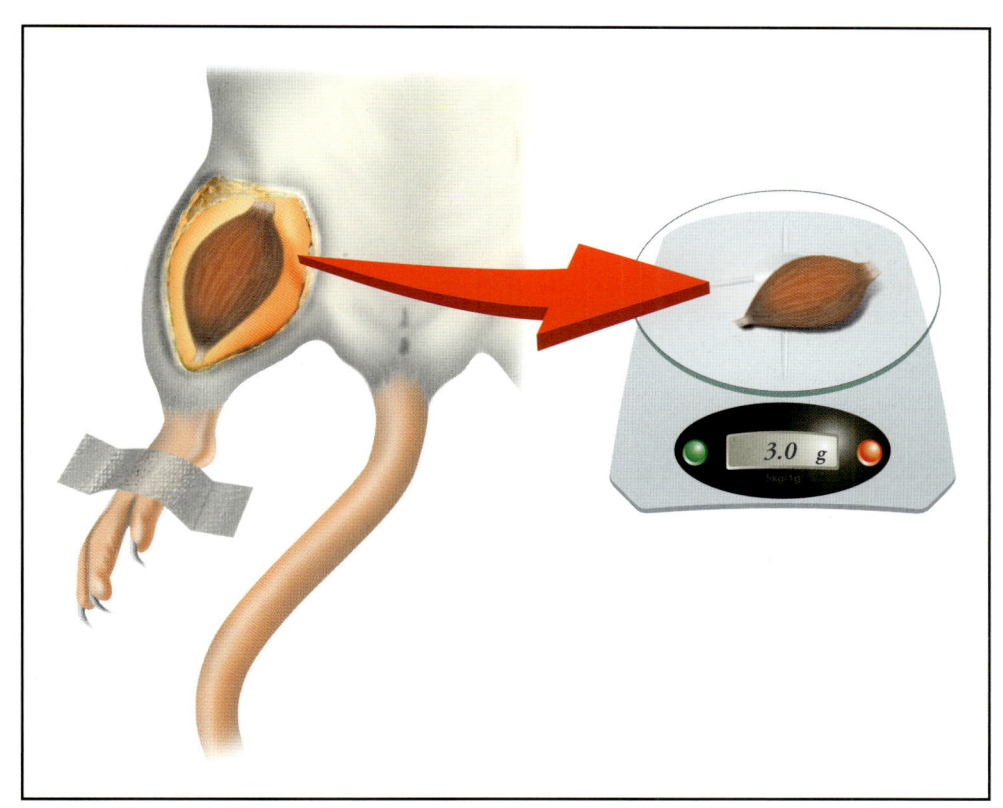

Fig. 5-2. Peso muscular. Na ilustração, o músculo tríceps sural é usado como exemplo.

As desvantagens de tais modelos compreendem basicamente:

- A redução natural da movimentação de vibrissas que ocorre sempre que o rato é testado múltiplas vezes.
- O grau de subjetividade presente na maioria dos experimentos, em que é comum que animais sejam excluídos da estatística final por terem apresentado movimento de vibrissas julgado de baixa amplitude.
- A morbidade associada à implementação dos métodos de fixação de cabeça, como descrito anteriormente.

AVALIAÇÃO DO MOVIMENTO DE PÁLPEBRAS

As pálpebras, nos roedores, são inervadas pelos ramos zigomático e temporal do nervo facial. Esses ramos exibem uma variação anatômica intensa, podendo derivar do tronco principal do nervo ou do ramo bucal. Por esse motivo, o movimento de pálpebras é parâmetro para avaliação de regeneração do facial em lesões que afetam o tronco principal, mas não seus ramos.

A forma mais eficaz de avaliar o movimento de pálpebras consiste em um sistema que emite luz infravermelha acoplada a sensores que medem a luz refletida pelo globo ocular ou pálpebras. Como o globo ocular reflete bem menos luz que a pele das pálpebras, o sistema é capaz de detectar piscadas com acurácia.

As desvantagens desse sistema giram em torno dos métodos necessários para a fixação da cabeça dos animais, à semelhança dos métodos para avaliar movimento de vibrissas.

OBSERVAÇÕES GERAIS

Ao avaliar a função de órgãos-alvo é de importância fundamental entender o significado do resultado das medidas. A função do órgão-alvo após lesão do nervo periférico é dependente de vários fatores: 1. número de axônios regenerados no coto distal; 2. reinervação adequada do órgão-alvo original; 3. relação entre o número de axônios regenerados e a medida da função do órgão-alvo; 4. compensação ou correção do escape de axônios regenerados pela plasticidade cortical/central; e 5. influência da denervação no órgão-alvo (atrofia e formação de cicatrizes).

Portanto, quanto ao estudo de questões fundamentais no local da lesão nervosa, a função do órgão-alvo tem apenas um valor relativo.

CONSIDERAÇÕES FINAIS

Nenhum método isolado de avaliação de regeneração neural é infalível ou completo. Por isso, a grande maioria dos experimentos alia um método histológico a um método funcional. Dessa forma, é fundamental, no delineamento experimental, escolher métodos que possam comprovar ou refutar a hipótese testada com o máximo de segurança.

BIBLIOGRAFIA

Costa HJZR, Salomone R, Silva CF et al. Quantitative histological analysis of the mandibular branch of the facial nerve in rats. *Acta Cirúrgica Brasileira* (On-line) 2012;27:747-750.

Dorfman LJ. Quantitative clinical electrophysiology in the evaluation of nerve injury and regeneration. *Muscle Nerve* 1990;13:822-828.

Jaquet JB. *Median and Ulnar Nerve Injuries*: Prognosis and Predictors for Clinical Outcome. Roterdã: Erasmus MC Rotterdam; 2004.

Lundborg G. A 25-year perspective of peripheral nerve surgery: evolving neuroscientific concepts and clinical significance. *J Hand Surg Am* 2000;25:391-414.

Mackinnon SE, Dellon AL, O'Brien JP. Changes in nerve fiber numbers distal to a nerve repair in the rat sciatic nerve model. *Muscle Nerve* 1991;14:1116-1122.

Salomone R, Costa HJ, Rodrigues JR et al. Assessment of a neurophysiological model of the mandibular branch of the facial nerve in rats by electromyography. *Otol Rhinol & Laryngol Annals* 2012;121:179-184.

Varejão AS, Meek MF, Ferreira Methods J AJ, et al. Functional evaluation of peripheral nerve regeneration in the rat: walking track analysis. *Neurosci* 2001;108:1-9.

Walbeehm ET, Dudok van Heel EB, Kuypers PD, et al. Nerve compound action current (NCAC) measurements and morphometric analysis in the proximal segment after nerve transection and repair in a rabbit model. *J Peripher Nerv Syst* 2003;8:108-115.

Seção II

Propedêutica na Paralisia Facial

6 Avaliação Clínica da Paralisia Facial Periférica

Anna Carolina de Oliveira Fonseca

HISTÓRIA

A história clínica minuciosa e bem elaborada contribui para direcionar as hipóteses diagnósticas e deve ser, juntamente com um exame físico completo, o objetivo primário no atendimento inicial do indivíduo com paralisia facial (PF).

Na história clínica do indivíduo com paralisia facial, devem ser documentadas as seguintes questões:

- Duração da paralisia (dias, meses, anos).
- Início da paralisia (agudo ou progressivo).
- Fatores desencadeantes.
- Sintomas otológicos como hipoacusia, vertigem, zumbido, otalgia, otorreia, plenitude auricular.
- História pessoal ou familiar de paralisia facial.
- Presença de doenças sistêmicas como diabetes, hipertensão arterial, doenças autoimunes, assim como história oncológica completa e sintomas neurológicos.
- Histórico de cirurgias, incluindo cirurgias otológicas e neurocirurgias.
- Histórico de viagens para áreas endêmicas de doença de Lyme, contato e/ou picada por carrapato.
- Alterações na pele da cabeça e do pescoço, lesões próximas ao pavilhão auricular.
- História de herpes perioral.
- Presença de sintomas prodrômicos como febre, odinofagia, congestão nasal, artralgia.
- Edema ou alterações da parótida.

Tanto na paralisia facial aguda quanto na crônica é imprescindível descartar etiologia tumoral. Paralisia facial lentamente progressiva, história de neoplasia ou lesão de pele suspeita, recorrência ipsilateral da paralisia facial, comprometimento de outros pares cranianos, concomitância de sintomas vestibulares e/ou auditivos, presença de tumoração na parótida, presença de espasmos faciais e ausência de recuperação 3 meses após o início da paralisia levam à suspeita de neoplasia e, portanto, deve-se realizar exame de imagem (ressonância magnética, tomografia computadorizada) para auxiliar no diagnóstico.

EXAME FÍSICO

Paralisia Central ou Periférica

A identificação da paralisia facial como de origem central ou periférica é fundamental para o diagnóstico etiológico e também no planejamento terapêutico.

Paralisia facial central (supranuclear) é a consequência da lesão do neurônio motor superior do nervo facial, e a paralisia facial periférica (infranuclear) ocorre em decorrência de lesão no neurônio motor inferior.

■ Paralisia Central

As fibras que controlam os neurônios motores para a metade inferior da face são todas heterolaterais. Assim, quando há lesão do trato corticobulbar de um lado, há completa paralisia da musculatura mímica da metade inferior da face do lado oposto, mas na metade superior os movimentos são mantidos pelas fibras homolaterais intactas.

Portanto, uma lesão do neurônio motor superior do facial, como ocorre nas lesões do trato corticobulbar, causa paralisia facial contralateral à lesão, poupando os músculos frontal e orbicular do olho, conforme demonstra a Figura 6-1B. Pode haver contração involuntária da musculatura mímica como manifestação emocional, pois os impulsos que chegam ao núcleo do facial para iniciar movimentos decorrentes de manifestações emocionais não seguem pelo trato corticobulbar.

■ Paralisia Periférica

As fibras corticobulbares que vão para os neurônios motores do núcleo do facial que inervam os músculos da metade superior da face são homo e heterolaterais, ou seja, terminam no núcleo do seu próprio lado e no do lado oposto.

Nos casos de lesões nucleares (bulbo), o acometimento do nervo facial ocorre após o cruzamento das fibras, causando uma paralisia facial central com sintomatologia de periférica. Em razão da proximidade do núcleo do nervo facial com o núcleo do nervo abducente, esse tipo de PF geralmente é acompanhado por estrabismo convergente.

Paralisia facial causada por lesão do neurônio motor inferior do facial é caracterizada por paralisia facial unilateral de todos os músculos da expressão facial, sendo denominada paralisia facial periférica (Fig. 6-1A). A testa fica desprovida de sulcos e o fechamento ocular também é comprometido. Lacrimejamento involuntário e contínuo pode ocorrer, o ângulo da boca apresenta queda com desvio da comissura labial para o lado normal e a rima nasolabial fica apagada. Vazamento de saliva pelo ângulo da boca do lado lesionado pode causar queilite angular.

Cabeça e Pescoço

Deve ser realizada uma avaliação completa da cabeça e do pescoço. Inspeção do pavilhão auricular e otoscopia, palpação da parótida e do pescoço à procura de tumorações ou linfonodos. A otomicroscopia deve ser realizada em pacientes com suspeita de doença na orelha média ou mastoide. Avaliação completa dos pares cranianos deve ser realizada.

Nervo Facial

O indivíduo com PFP apresenta sinais relacionados com o comprometimento das funções motora e reflexa do nervo facial.

- Diminuição ou apagamento das rugas ou das linhas de expressão da face.
- Desvio da rima para o lado não paralisado.

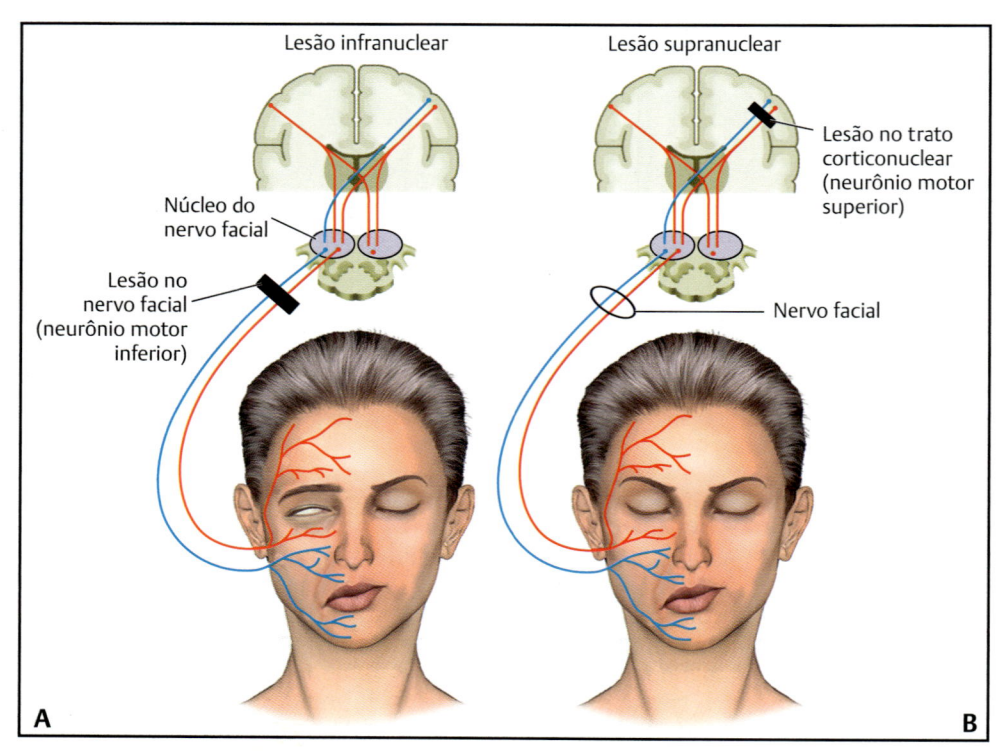

Fig. 6-1. (A) Paralisia facial periférica. É homolateral, ou seja, ocorre do mesmo lado da lesão.
(B) Paralisia facial central. Ocorre do lado oposto ao da lesão central, poupando o quadrante superior da face. Modificada de Tiemstra *et al.*, 2007.

- Dificuldade em elevar a sobrancelha.
- Dificuldade ou impossibilidade de fechar o olho (lagoftalmo).
- Contração diminuída do músculo orbicular do olho no lado paralisado (sinal de Legendre).
- Rotação do globo ocular para cima ao se fechar o olho (sinal de Bell).
- Ausência de contração do platisma ao se abaixar o lábio inferior (sinal de Babinski), facilidade em levantar a pálpebra superior do lado paralisado quando com os olhos fechados (sinal de Mingazzini).
- Não elevação da asa do nariz na inspiração no lado paralisado.
- Assimetria da comissura labial.
- Ausência do reflexo trigêmeo-facial (não se observa o fechamento do olho do lado paralisado ao se percutir entre as sobrancelhas).
- Ausência do reflexo trigêmeo-palpebral (não há fechamento ocular do lado paralisado após estímulo doloroso no globo ocular).
- Ausência do reflexo corneopalpebral (não há fechamento ocular do lado paralisado após estímulo da córnea).
- Ausência do reflexo visuopalpebral (não há fechamento ocular do lado paralisado após estímulo luminoso).
- Ausência do reflexo cocleopalpebral (não há fechamento ocular do lado paralisado após estímulo sonoro).
- Podem ocorrer: xeroftalmia, alteração do paladar, hipo ou hipersalivação, hiperacusia, dificuldade de controle do bolo alimentar na boca e alteração na fonação.
- No exame físico do nervo facial deve-se observar o tônus da face e a presença de sincinesias e hipertonias (veja na Seção V o tópico: Avaliação Clínica Miofuncional) e, eventualmente, de espasmos faciais.

É essencial a documentação fotográfica e em vídeo do paciente com PF. Um estudo recente de revisão de literatura estabeleceu um padrão de fotografias (Quadro 6-1) a ser obtido em pacientes com paralisia facial recomendado pelos membros da *Sir Charles Bell Society*.

Este padrão sugere a tomada de 10 imagens estáticas (Fig. 6-2): em repouso, pequeno sorriso com os lábios fechados, grande sorriso mostrando os dentes, elevação das sobrancelhas, fechamento suave dos olhos, fechamento dos olhos com o máximo esforço, franzir os lábios, depressão do lábio inferior (mostrando os dentes de baixo),

Quadro 6-1. Padrão Mínimo de Imagens Fotográficas para Pacientes com Paralisia Facial

Imagem	Ramo do nervo facial avaliado	Músculos ativados
Repouso	Todos	Não aplicável
Pequeno sorriso com os lábios fechados	Zigomático, bucal	Levantador do lábio superior
Grande sorriso mostrando os dentes	Zigomático, bucal, marginal mandibular	Elevadores do lábio superior, elevadores do ângulo da boca, depressores do lábio inferior (inervado pelo marginal mandibular)
Elevação das sobrancelhas	Frontal	Frontal
Fechamento suave dos olhos	Frontal	Orbicular do olho
Fechamento dos olhos com o máximo esforço	Frontal	Orbicular do olho, corrugador do supercílio
Franzir os lábios	Bucal	Orbicular da boca, bucinador
Depressão do lábio inferior	Marginal mandibular, cervical	Depressores do lábio inferior (inervado pelo marginal mandibular), platisma
Enrugando o nariz	Frontal, bucal	Corrugador do supercílio, nasal, depressor do septo nasal, levantador do lábio superior e da asa do nariz
Visão da base nasal	Bucal	Nasal, depressor do septo nasal, levantador do lábio superior e da asa do nariz

Adaptado de: Santosa *et al.* 2017

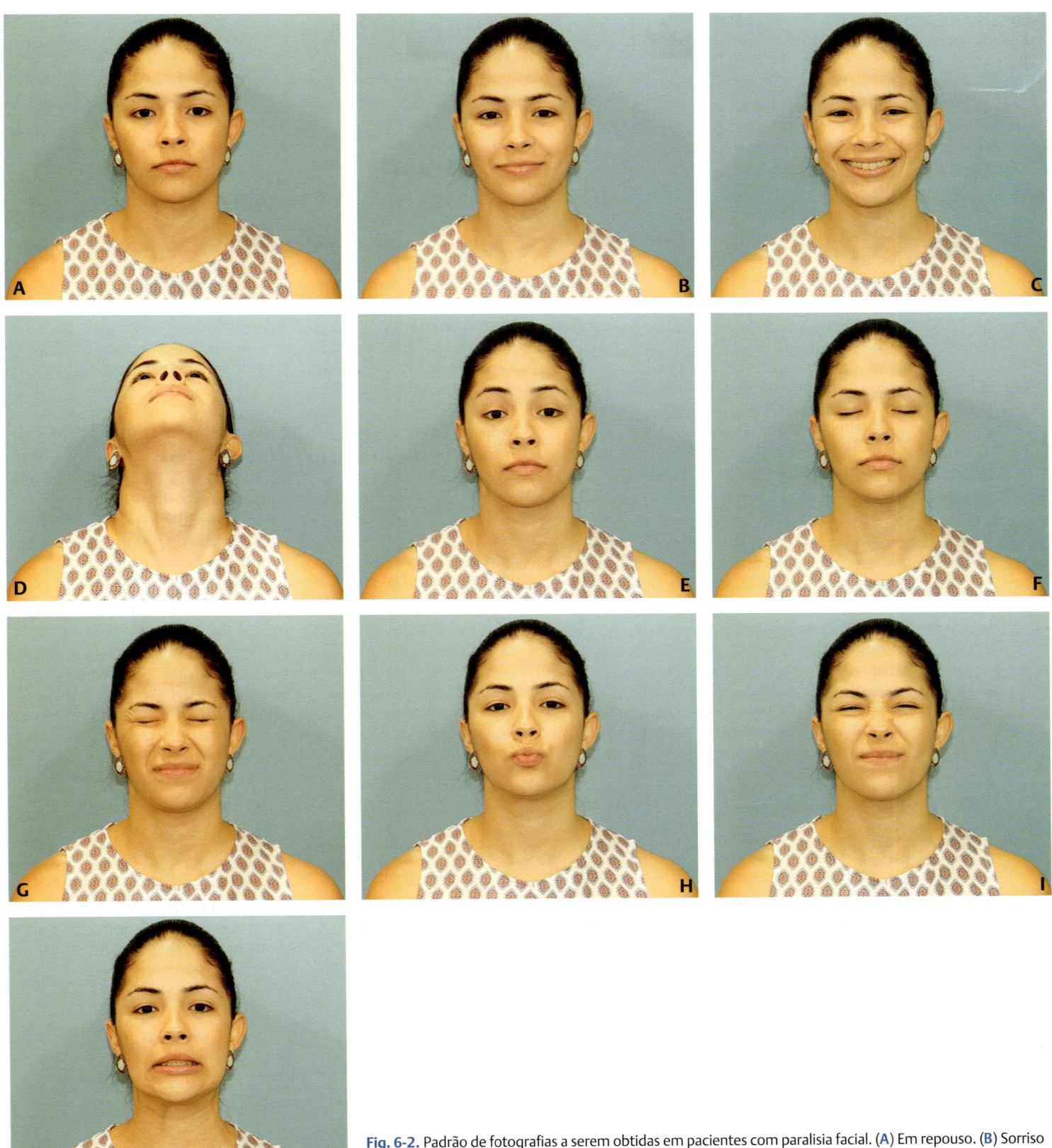

Fig. 6-2. Padrão de fotografias a serem obtidas em pacientes com paralisia facial. (**A**) Em repouso. (**B**) Sorriso com os lábios fechados. (**C**) Sorriso mostrando os dentes. (**D**) Base nasal. (**E**) Elevação das sobrancelhas. (**F**) Fechamento suave dos olhos. (**G**) Fechamento dos olhos com o máximo esforço. (**H**) Franzir os lábios. (**I**) Enrugar o nariz. (**J**) Depressão do lábio inferior.

enrugando o nariz e visão da base nasal. Um vídeo com os movimentos dinâmicos destas imagens também deve ser gravado.

As fotos e os vídeos devem ser repetidos após a recuperação espontânea ou após cada intervenção realizada para acompanhar e medir o progresso.

A avaliação do grau da PF é habitualmente realizada com o uso das escalas de graduação para PF. (Veja detalhes na Seção II – Capítulo 7 – Escalas de Classificação.) Os sistemas mais usados para esta classificação são a escala de House-Brackmann e a escala de Sunnybrook. Apesar de ambas as escalas descreverem a severidade da PF, nenhuma delas avalia como a doença afeta a qualidade de vida do paciente.

Resultados reportados por doentes (*patient-reported outcomes*, PROs) são qualquer resultado de uma doença ou tratamento que seja reportado diretamente pelo doente, sem a interpretação por parte de um clínico ou outro profissional de saúde. Existe, atualmente, um conjunto vasto de questionários médicos validados – *Patient-reported outcome measures* (PROMs) – que têm como objetivo identificar, de forma padronizada, a opinião do doente sobre o seu estado de saúde e os benefícios vivenciados com determinada intervenção terapêutica.

No caso da paralisia facial periférica, os questionários mais utilizados são o *Facial Disability Index (FDI)* e o *Facial Clinimetric Evaluation scale* (FaCE) que são frequentemente aplicados em diversos estudos clínicos.

Na prática atual, recomenda-se realizar uma avaliação global do paciente pré e pós-intervenção que inclua as escalas de graduação clínica da PF, com documentação fotográfica e em vídeo, coleta de resultados reportados por pacientes, avaliação da qualidade de vida, além de medidas funcionais.

Paralisia Facial Bilateral

A paralisia facial bilateral é rara, com incidência de aproximadamente 1 por 5 milhões e ocorre em 0,3 a 2% dos casos de paralisia facial. A etiologia da PF bilateral muitas vezes está relacionada com alguma condição sistêmica como doença de Lyme, síndrome de Guillain-Barré, trauma, leucemia, mononucleose infecciosa, doenças autoimunes, porfiria, síndrome paraneoplásica e metástases.

ETIOLOGIAS MAIS FREQUENTES DE PARALISIA FACIAL

Existem diversos diagnósticos diferenciais para a paralisia facial. As etiologias mais comuns estão descritas no Quadro 6-2. As causas da paralisia facial podem ser divididas em congênitas e adquiridas. As congênitas incluem síndromes genéticas e desordens do desenvolvimento. Causas adquiridas incluem as infecciosas, traumáticas, inflamatórias, neoplásicas, neurológicas, sistêmicas e metabólicas.

O diagnóstico mais frequente é a paralisia de Bell, que corresponde a 70% dos casos de paralisia facial unilateral. Apesar de extensivos estudos, a patogênese exata da paralisia de Bell ainda é controversa. Antes de realizar este diagnóstico, todas as outras potenciais etiologias devem ser descartadas, já que a PF de Bell é um diagnóstico de exclusão. Trauma é a segunda causa mais frequente de paralisia facial, seguida pela síndrome de Ramsay Hunt e causas neoplásicas.

EXAMES

Audiometria

O exame de audiometria tonal e vocal deve ser realizado nos pacientes com paralisia facial com o objetivo de identificar envolvimento simultâneo do nervo coclear, além de documentar a audição.

Topodiagnóstico

▪ Teste de Schirmer (Nervo Petroso Superficial Maior)

Avalia a função do nervo petroso superficial maior, que envia fibras secretórias para a glândula lacrimal. Este é um ramo do nervo facial no gânglio geniculado. O teste de Schirmer consiste em posicionar uma tira de papel estéril no saco conjuntival para estimular a produção de lágrima. A medida desta tira de papel deve ser 10 cm × 5 mm. A produção de lágrima após 5 minutos é medida e comparada entre os dois olhos. Um decréscimo de 30% na produção de lágrima no lado afetado é considerado anormal, o que sugere uma lesão proximal ao gânglio geniculado (lesão suprageniculada).

▪ Reflexo do Estapédio (Nervo para o Músculo Estapédio)

Testa a integridade do nervo estapédico, um ramo do segmento mastóideo do nervo facial que inerva o músculo do estapédio. Este reflexo bilateral é gerado pela estimulação sonora ipsolateral ou contralateral. As respostas são medidas no teste de imitanciometria. A ausência do reflexo estapediano é comum nas duas primeiras semanas após uma paralisia facial. Por outro lado, o aparecimento deste reflexo após paralisia facial pode significar uma evolução favorável.

▪ Teste do Paladar

O nervo corda do tímpano conduz fibras gustativas para os 2/3 anteriores da língua e fibras secretórias das glândulas submandibular e sublingual. Ele passa pela orelha média e fissura petrotimpânica e une-se ao nervo lingual. O teste do paladar não tem grande valor prognóstico, pois não é capaz de identificar pacientes com pior prognóstico. O teste envolve a aplicação de estímulo em diferentes regiões da língua e compara as respostas de cada lado de forma qualitativa.

Quadro 6-2. Etiologias da Paralisia Facial

Congênita	Infecciosa	Neoplásica	Neurológica	Traumática	Sistêmica	Metabólica	Idiopática
Sd. Möbius	Vírus herpes simples	Schwannoma do nervo facial	Síndrome de Guillan-Barré	Trauma durante o parto	Sarcoidose	Diabetes melito	Paralisia de Bell
Sd. Goldenhar	Vírus varicela-zóster	Hemangioma do nervo facial	Acidente vascular cerebral	Fraturas de osso temporal	Granulomatose de Wegener	Osteopetrose	
Sd. Melkersson Rosenthal	Doença de Lyme	Tumores do osso temporal	Distrofia miotônica	Trauma penetrante			
Paralisia do lábio inferior unilateral congênita (CULLP)	Citomegalovírus	Meningioma	Esclerose múltipla	Iatrogênica			
Microssomia hemifacial	Epstein-Barr	Neurinoma do acústico	Sd. Millard-Gubler				
Sd. Polland	Hepatites B e C	Tumores da parótida					
Sd. velocardiofacial	Rubéola	Tumores cutâneos malignos					
Sd. DiGeorge	Caxumba	Doença metastática					
Doença de Albers-Schönberg	Tuberculose	Colesteatoma					
Sd. CHARGE	Otite média aguda/crônica	Tumores de orelha média					
Medicamentos teratogênicos	Mastoidite HIV Sífilis Otite externa necrosante						

Teste do Fluxo Salivar

Este teste raramente é utilizado e tem pequeno valor prognóstico. Consiste na medida da taxa de secreção das glândulas submandibular e sublingual. É necessária canulação dos ductos de Wharton e a saliva coletada é comparada entre os lados. A presença de um fluxo reduzido indica lesão proximal à saída do nervo corda do tímpano.

Testes Laboratoriais

A história clínica e o exame físico detalhado restringem as hipóteses diagnósticas assim como a quantidade de exames indicados para cada caso de PF. Exames laboratoriais podem ser considerados de acordo com a suspeita clínica (HSV 1 e 2, Varicela-zóster IgG e IgM, FTA-ABS, dosagem de ECA, fator reumatoide, anticorpo antifosfolipídeo, glicemia, hemograma, EBV, VHS, TSH, ANCA, anticorpo antinúcleo, PCR, HIV, CMV, sorologia para doença de Lyme).

CONCLUSÃO

Alguns padrões específicos de paralisia facial merecem especial atenção e investigação detalhada, como: paralisia facial flutuante ou lentamente progressiva; paralisia facial bilateral; paralisia facial recorrente; paralisia facial completa prolongada (> 3 meses); paralisia facial completa e súbita.

Deve-se realizar uma avaliação global do paciente pré e pós-intervenção, conforme as recomendações descritas, com documentação para acompanhar e medir os resultados do tratamento.

BIBLIOGRAFIA

Bento RF, Martins GSQ, Pinna MH. *Tratado de otologia*. 2.ed. São Paulo: Atheneu; 2013.

Bhama P, Gliklich RE, Weinberg JS *et al*. Optimizing total facial nerve patient management for effective clinical outcomes research. *JAMA Facial Plast Surg* 2014 Jan-Feb;16(1):9-14.

Eviston TJ, Croxson GR, Kennedy PGE *et al*. Bell's palsy: aetiology, clinical features and multidisciplinary care. *J Neurol Neurosurg Psychiatry* 2015;86:1356-61.

Gaudin RA, Jowett N, Banks CA *et al*. Bilateral facial paralysis: a 13-year experience. *Plast Reconstr Surg* 2016 Oct;138(4):879-87.

Hadlock T. Standard outcome measures in facial paralysis: getting on the same page. *JAMA Facial Plast Surg* 2016 Mar-Apr;18(2):85-6.

Jowett N, Hadlock TA. Contemporary management of bell palsy. *Facial Plast Surg* 2015;31:93-102.

Kahn JB1, Gliklich RE, Boyev KP *et al*. Validation of a patient-graded instrument for facial nerve paralysis: the FaCE scale. *Laryngoscope* 2001 Mar;111(3):387-98.

Lazarini PR, Fouquet ML. *Paralisia facial – avaliação, tratamento e reabilitação*. São Paulo: Lovise; 2006. 190p.

Marsk E, Hammarstedt-Nordenvall L, Engström M *et al*. Validation of a Swedish version of the Facial Disability Index (FDI) and the Facial Clinimetric Evaluation (FaCE) scale. *Acta Otolaryngol* 2013 June;133(6):662-9.

Santosa KB, Fattah A, Gavilán J *et al*. Photographic standards for patients with facial palsy and recommendations by members of the sir charles bell society. *JAMA Facial Plast Surg* 2017 Jan 26.

Slattery WH, Azizzadeh B. *The facial nerve*. New York: Thieme; 2014.

Tiemstra JD, Khatkhate M. Bell's Palsy: diagnosis and management. *Am Fam Physician* 2007;76:997-1002, 1004.

7 Escalas de Classificação – Paralisia Facial Periférica

Larissa Vilela Pereira ▪ Raquel Salomone

INTRODUÇÃO

Compreender o tipo de lesão neural e sua evolução é fundamental para definir o melhor tratamento da paralisia facial periférica (PFP), seja ele cirúrgico, clínico ou combinado. Neste sentido, um sistema de classificação da PFP torna-se imperativo. A utilização de um bom método de avaliação da motricidade da face e sua universalização são reconhecidas e exaustivamente estudadas.

Desde 1955, quando Botman e Jonkees utilizaram uma escala simples de cinco pontos para avaliar o grau de PFP de uma série de 70 pacientes, inúmeras escalas de avaliação da simetria facial (EPFP) foram criadas. No entanto, nenhuma conseguiu satisfazer todos os requisitos de uma escala considerada "ideal": (1) simplicidade; (2) rápida execução; (3) objetividade; (4) reprodutibilidade; (5) sensibilidade na detecção de mudanças; (6) alta confiabilidade e (7) baixo custo. Com isso, todas as EPFP descritas até hoje, sem exceção, apresentam vantagens e desvantagens a serem consideradas.

Uma das principais deficiências das EPFP é a subjetividade, particularmente nos casos de paresias. Variações anatômicas sutis como assimetrias faciais, rugas, comprimento e largura da cabeça podem confundir o examinador e interferir na avaliação, tornando o trabalho de criar uma EPFP ainda mais árduo. Tentando eliminar essa subjetividade, numerosas escalas computadorizadas são descritas na literatura, mas apresentam como desvantagens: alto custo, lentidão na aplicação e necessidade de treinamento específico dos examinadores.

Em razão do grande número de EPFP publicadas e utilizadas até hoje, enfatizaremos as mais importantes e promissoras.

ESCALAS SUBJETIVAS

House-Brackmann

Proposta em 1983, por House, e modificada por House e Brackmann em 1985, a conhecida escala de House-Brackmann (HB) foi originalmente projetada para quantificar, de modo sistemático, a recuperação funcional do nervo facial após cirurgias. Embora essa escala seja de fácil utilização, rápida e de baixo custo, apresenta deficiências importantes, assim como todas as outras escalas criadas. Em específico, a HB é criticada por apresentar grande variabilidade entre observadores, baixa sensibilidade, e por não considerar diferenças de motricidade entre as porções superior e inferior da face, sendo pouco acurada para análise de paralisias faciais segmentares. Além dessas críticas, a ambiguidade na análise de sequelas da PFP, como sincinesias, contraturas e espasmos hemifaciais, é outro ponto importante. Na sua classificação inicial, a simples presença dessas sequelas já inseria o paciente nos graus III ou IV, a despeito da análise da motricidade facial. Na escala atual, essas sequelas perderam peso na análise global, mas continuam descritas de maneira pouco precisa.

Mesmo com essas críticas, em 1985, o Comitê de Distúrbios do Nervo Facial efetivou a escala de HB como padrão-ouro para avaliação de PFP, tornando-a a mais aceita na literatura.[1]

A escala HB classifica o grau de PFP em 6 níveis (Quadro 7-1).

Sunnybrook (Toronto)

A escala de Sunnybrook surgiu como uma tentativa de quantificar de maneira mais precisa os graus de paralisia facial. Foi introduzida

Quadro 7-1. Grau de Paralisia Facial Periférica em 6 Níveis, Escala de House-Brackmann

Graduação da escala	Disfunção	Descrição
Grau I	Ausente (normal)	Mobilidade normal da face em todas as áreas
Grau II	Leve	▪ Leve fraqueza notada à inspeção cuidadosa; pode haver leve sincinesia ▪ Ao repouso, simetria e tônus muscular presentes ▪ Ao movimento, a fronte tem função moderada a boa e a pálpebra tem fechamento completo com o mínimo esforço. Na boca, ligeira assimetria ao sorrir com esforço máximo
Grau III	Moderada	▪ Diferença óbvia, mas não desfigurante entre os dois lados; sincinesia notável, mas não grave; contratura e/ou espasmo hemifacial ▪ Simetria e tônus normais ao repouso ▪ Movimento discreto a moderado da fronte. As pálpebras fecham completamente com esforço máximo. Na boca, fraqueza discreta com máximo esforço
Grau IV	Moderadamente grave	Fraqueza evidente e/ou assimetria com desfiguração. Em repouso, há preservação da simetria e do tônus. Não há movimento na fronte nem capacidade de fechar os olhos completamente, mesmo ao esforço máximo. Assimetria da boca ao esforço máximo; sincinesia, espasmo facial e contratura são mais graves
Grau V	Grave	Percepção de movimento muito tênue, com assimetria ao repouso. Não há movimento da fronte, há incapacidade de fechar os olhos completamente. A boca tem pequena capacidade de movimento. Geralmente não se observam espasmo facial, contratura e sincinesia
Grau VI	Completa	Perda total do tônus e da simetria em repouso e paralisia total ao esforço de qualquer movimento. Ausência de sincinesia, espasmo facial ou contratura

Quadro 7-2. Escala de Sunnybrook Facial

Simetria em repouso (comparada com o lado normal)		Simetria do movimento voluntário (grau de excursão da musculatura comparada ao lado normal)		Sincinesia (contração involuntária da musculatura em cada expressão facial)	
Olhos (fenda palpebral)		Elevação das sobrancelhas	1-5	Elevação das sobrancelhas	0-3
Normal	0	Fechamento suave dos olhos	1-5	Fechamento suave dos olhos	0-3
Estreita	1	Sorriso mostrando os dentes	1-5	Sorriso mostrando os dentes	0-3
Larga	1	Franzir o nariz	1-5	Franzir o nariz	0-3
Cirurgia palpebral	1	Franzir os lábios	1-5	Franzir os lábios	0-3
Prega nasolabial		1 – Ausência de movimento (assimetria grosseira)		0 – Sem sincinesia	
Normal	0	2 – Movimento discreto (assimetria grave)		1 – Sincinesia leve de 1 ou mais músculos	
Ausente	2	3 – Movimento leve (assimetria moderada)		2 – Sincinesia evidente de 1 ou mais músculos	
Menos pronunciada	1	4 – Movimento quase completo (assimetria leve)		3 – Sincinesia grave (movimentação grosseira de vários músculos)	
Mais pronunciada	1	5 – Movimento completo (sem assimetria)			
Boca					
Normal	0				
Comissura caída	1				
Comissura elevada	1				
Escore da simetria em repouso: Total x 5		Escore do movimento voluntário: Total x 4		Escore da sincinesia: Total	
Escore final composto = Escore do movimento voluntário – Escore de simetria em repouso – Escore da sincinesia					

em 1992, por meio da análise de 19 pacientes submetidos à reabilitação fisioterápica, mostrando maior sensibilidade na detecção de melhora dos parâmetros funcionais comparativamente à escala de HB. Essa maior sensibilidade é um ponto importante na avaliação destes pacientes, o que não era adequadamente abrangido pela escala HB. Além disso, apresenta melhor correlação entre observadores e intraobservador, maior capacidade de replicar, facilidade de uso e compreensão.[2,3]

Baseia-se na avaliação da simetria ao repouso, no grau de motricidade máxima da musculatura facial e na presença de sincinesia associada à movimentação voluntária através de um escore final único. As diferentes regiões da face são analisadas de forma isolada através de cinco expressões faciais padronizadas, sendo cada uma graduada através de uma pontuação, conforme especificado no Quadro 7-2. O escore final pode variar de 0 a 100, sendo 0 correspondente à paralisia completa da face, e 100 equivalente à motricidade facial normal.[2,3]

Os pontos negativos caracterizam-se por serem constituídos de análise subjetiva sujeita a variações entre observadores e por não incluírem outras sequelas da PFP na sua análise como contraturas e espasmos hemifaciais, mas somente a sincinesia.[2,3]

Sydney

A escala de Sydney foi proposta em 1988 como uma tentativa de proporcionar análise mais minuciosa e regional da face, em relação à escala de HB. É baseada em uma graduação da movimentação dos cinco ramos do nervo facial (temporal, zigomático, bucal, marginal da mandíbula e cervical) associada a uma pontuação única do grau geral de sincinesia (Quadro 7-3).

Suas críticas incluem a não avaliação do tônus muscular ao repouso e a análise das sincinesias através de um escore global para toda a face e não por movimentos específicos como a de Sunnybrook.[4]

Quadro 7-3. Escala de Sydney

Movimento voluntário (5 ramos do nervo facial)	
▪ Temporal (T): elevação das sobrancelhas ▪ Zigomático (Z): fechamento dos olhos ▪ Bucal (B): enrugamento nasal, assobio e sorriso ▪ Marginal da mandíbula (M): abaixar lábio inferior ▪ Cervical (C): contração do platisma	
Graduação	
Normal	3/3
Movimento moderado	2/3
Movimento leve	1/3
Ausência de movimento	0/3
Sincinesia geral da face	
Grave	3/3
Moderada	2/3
Leve	1/3
Ausente	0/3

Yanagihara

Proposta por Yanagihara em 1976, é a escala mais utilizada em estudos japoneses de avaliação de PFP. Essa escala determina uma pontuação de 0 a 4 para 10 expressões faciais analisadas isoladamente (Fig. 7-1), proporcionando um escore máximo de 40 pontos (Quadro 7-4). Uma pontuação total inferior a 10 é considerada como grau de comprometimento grave; 12 a 20, moderado; e acima de 22, leve. Como desvantagens, temos os fatos de consistir em método subjetivo e não avaliar a presença de sequelas.[1,5]

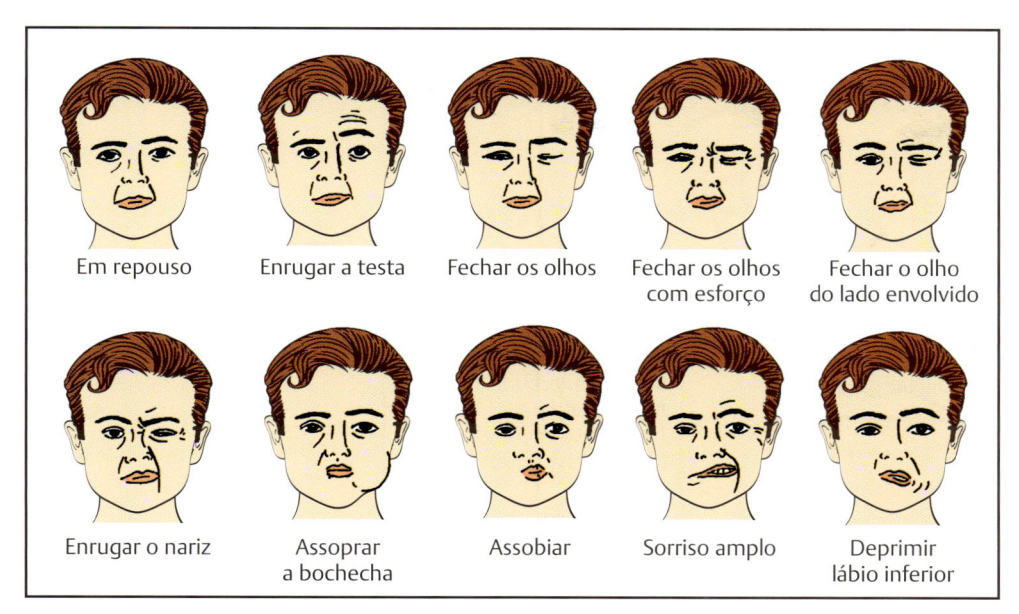

Fig. 7-1. Expressões faciais utilizadas na escala de Yanagihara. Fonte: Hato et al.[5]

Quadro 7-4. Escala de Yanagihara

Repouso	0-4
Elevação das sobrancelhas	0-4
Fechamento dos olhos	0-4
Fechamento dos olhos com força	0-4
Fechamento do olho somente no lado acometido	0-4
Enrugamento do nariz	0-4
Enchimento da bochecha	0-4
Assobio	0-4
Sorriso	0-4
Abaixamento do lábio inferior	0-4

4 – Normal
3 – Paralisia leve
2 – Paralisia moderada
1 – Paralisia grave
0 – Paralisia total

ESCALAS OBJETIVAS

Burres-Fisch

Foi desenvolvida em 1986, através do estudo biomecânico de 7 expressões faciais em pessoas com motricidade facial normal. Sua análise adota apenas parâmetros objetivos e quantifica a função do nervo facial através de um índice de medida linear das variações de padrões anatômicos. Este índice é calculado através de uma série de equações, utilizando-se a porcentagem de deslocamento da musculatura comparado ao repouso.[6]

Sua principal vantagem consiste em ser uma escala de avaliação contínua, permitindo análise minuciosa da função facial. Como críticas, temos o fato de não avaliar as sequelas da PFP, dificultando seu uso na prática da clínica diária.[6]

Nottingham

A escala de Nottingham (1994) surgiu com o propósito de preservar o conceito de análise objetiva da escala de Burres-Fisch, mas permitindo mais facilidade de uso e rapidez assim como acrescentando a avaliação de efeitos secundários da PFP (Fig. 7-2).[6]

É realizada em três etapas, sendo a primeira através de medida de duas distâncias (ponto supraorbitário ao infraorbitário e canto lateral do olho ao ângulo da boca) durante o repouso e o esforço máximo, bilateralmente, em três expressões faciais (elevação das sobrancelhas, fechamento dos olhos e sorriso). As diferenças obtidas entre o repouso e o esforço máximo são somadas para cada hemiface e um valor, na forma de porcentagem, é obtido entre o lado com a PFP e o normal. A segunda etapa corresponde à análise de presença/ausência de espasmo hemifacial, contraturas ou sincinesia. A última etapa analisa a presença/ausência de disgeusia, ressecamento ocular ou presença de lacrimejamento durante alimentação.

Seus autores defendem que sua realização é rápida, utilizando apenas 3 minutos para análise completa, e que apresenta boa correlação com a escala de House-Brackmann. As críticas incluem a não possibilidade de utilização em casos de PFP bilateral, já que não haveria parâmetro para a comparação e pelo fato de os efeitos secundários não integrarem o escore total, sendo utilizada apenas como observação.[6]

MÉTODO FOTOGRÁFICO

El-Naggar

Foi descrito por El-Naggar et al.[7] em 1995, com a proposta de estabelecer um método objetivo e prático para análise evolutiva de pacientes com PFP. É um método fotográfico para avaliação da motricidade facial em que múltiplas fotografias são tiradas durante máximo esforço, e as fotos são impressas de forma transparente, em tamanho natural (Fig. 7-3). A cada avaliação, nova foto em transparência é realizada, permitindo comparar, através da sobreposição de fotos, a diferença evolutiva.

Como vantagens, temos um sistema relativamente simples, se comparado com outros métodos objetivos, e fotografias que representariam, de forma mais clara, a evolução do paciente do que vídeos. Além disso, o método permite a documentação clínica dos pacientes, que pode ser utilizada em processos médico-legais.[7]

Por outro lado, é considerado um método caro, demorado, que depende de fotógrafo treinado e experiente, de materiais específicos para sua realização, e de difícil realização à beira do leito.

MÉTODO COMPUTADORIZADO

A análise da motricidade facial com uso de métodos computadorizados vem sendo desenvolvida e sua utilização proporcionaria resultados quantificáveis, com maior reprodutibilidade e possibilidade de detectar diferenças pequenas nas diversas expressões faciais.

Glasgow – Facograma

A escala de Glasgow é um método de avaliação objetivo e quantitativo com base em análise computadorizada de variações em *pixel* de gravações em vídeo de cinco movimentos faciais (elevação das sobrance-

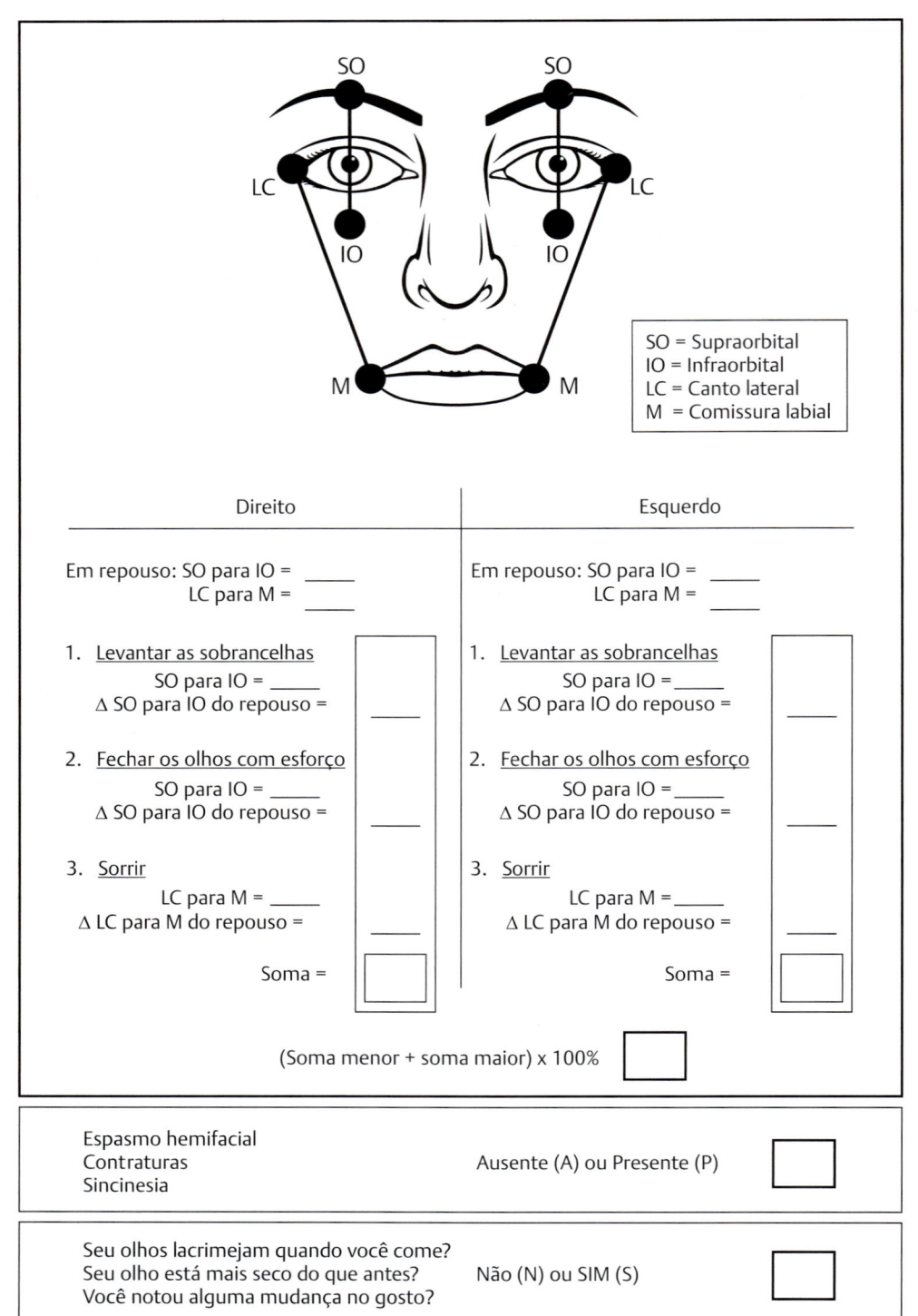

SO = Supraorbital
IO = Infraorbital
LC = Canto lateral
M = Comissura labial

Direito

Em repouso: SO para IO = _____
LC para M = _____

1. Levantar as sobrancelhas
   SO para IO = _____
   Δ SO para IO do repouso = _____

2. Fechar os olhos com esforço
   SO para IO = _____
   Δ SO para IO do repouso = _____

3. Sorrir
   LC para M = _____
   Δ LC para M do repouso = _____

Soma =

Esquerdo

Em repouso: SO para IO = _____
LC para M = _____

1. Levantar as sobrancelhas
   SO para IO = _____
   Δ SO para IO do repouso = _____

2. Fechar os olhos com esforço
   SO para IO = _____
   Δ SO para IO do repouso = _____

3. Sorrir
   LC para M = _____
   Δ LC para M do repouso = _____

Soma =

(Soma menor + soma maior) x 100%

Espasmo hemifacial
Contraturas   Ausente (A) ou Presente (P)
Sincinesia

Seu olhos lacrimejam quando você come?
Seu olho está mais seco do que antes?   Não (N) ou SIM (S)
Você notou alguma mudança no gosto?

Fig. 7-2. Escala de Nottingham.

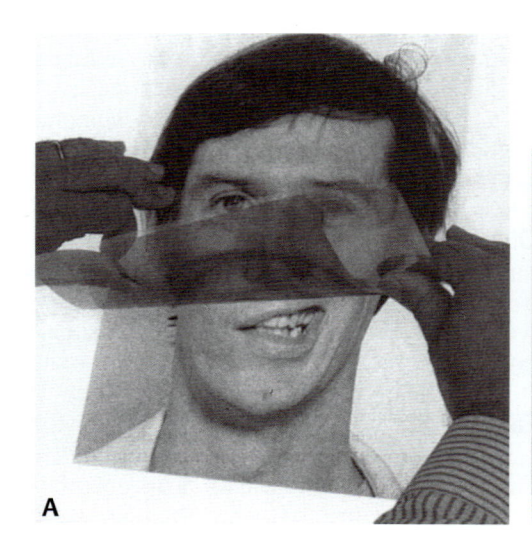

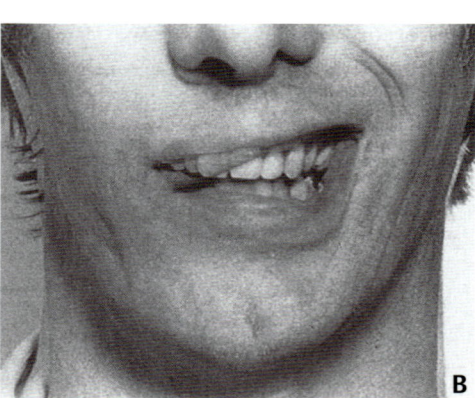

Fig. 7-3. Demonstração do método fotográfico de El-Naggar em paciente com PFP de Bell à direita.[7]

lhas, fechamento dos olhos, fechamento dos olhos com força, enrugamento do nariz e sorriso). Esse método elimina a variabilidade do interobservador. O processo é rápido, utiliza relativamente pouca tecnologia, sendo realizado com um computador e uma câmera digital.[8]

O facograma é um gráfico produzido automaticamente pelo *software* (*Glasgow Facial Palsy Scale Program, Southern General Hospital, Glasgow, UK*), tendo aspecto semelhante ao audiograma, onde o eixo *x* corresponde aos movimentos faciais, e o *y*, ao grau de paralisia. Ele demonstra a função do nervo facial de forma regional e individual, podendo ser gravado eletronicamente ou impresso.[8]

As críticas incluem a não avaliação das sequelas da PFP e a impossibilidade de realização em PFP bilaterais, pois o lado acometido é comparado ao normal. Além disso, como a identificação das diversas regiões da face depende da posição normal das pupilas, o método não pode ser utilizado em pacientes com estrabismo, paralisia oculomotora ou olho artificial.[8]

E-face

O E-face consiste em uma escala subjetiva e computadorizada de graduação da função do nervo facial desenvolvida para ser utilizada em diversos meios eletrônicos como computador, *tablet* ou *smartphone*. Consiste na avaliação da função do nervo facial, por meio da escala analógica visual de 16 itens, envolvendo análise de parâmetros estáticos, dinâmicos e da presença de sincinesia. Para cada parâmetro avaliado, atribui-se uma pontuação de 0-100, onde 100 indicaria ausência de assimetria ao repouso (estático), movimentação normal (dinâmica) ou ausência de sincinesia. Posteriormente, por meio de um *software*, obtém-se um escore final com a média de cada um dos três parâmetros avaliados e um gráfico com os resultados obtidos, permitindo agrupar informações seriadas de um paciente, documentando a evolução do quadro clínico de forma simplificada, facilitando, assim, a comunicação da equipe médica, a avaliação dos resultados de intervenções e o entendimento do paciente.[9]

O estudo de validação do E-face evidenciou boa confiabilidade intra e interobservador, mostrando-se como um sistema com boa reprodutibilidade e moderno para análise da função do nervo facial em pacientes com paralisia facial unilateral e que permite, também, avaliações segmentares da face, permitindo quantificar abordagens específicas no tratamento da paralisia facial.[9]

REFERÊNCIAS BIBLIOGRÁFICAS

1. Berg T, Jonsson L, Engstrom M. Agreement between the Sunnybrook, House-Brackmann and Yanagihara facial nerve grading systems in Bell's palsy. *Otol Neurotol* 2004;25:1020-6.
2. Kanerva M, Poussa T, Pitikaranta A. Sunnybrook and House-Brackmann facial grading system: intrarater repeatability and interrater agreement. *Otolaryngol Head Neck Surg* 2006;135:865-71.
3. Ross BG, Fradet G, Nedzelski JM. Development of a sensitive clinical facial grading system. *Otolaryngol Head Neck Surg* 1996;114:380-6.
4. Coulson SE, Croxson GR, Adams RD et al. Reliability of the "Sydney", "Sunnybrook" and "House-Brackmann" facial grading systems to assess voluntary movement and synkinesis after facial nerve paralysis. *Otolaryngol Head Neck Surg* 2005;132:543-9.
5. Hato N, Fujiwara T, Gyo K et al. Yanagihara facial nerve grading system as a prognostic tool in Bell's palsy. *Otol Neurotol* 2014;35:1669-72.
6. Kang T, Vrabec J, Giddings N et al. Facial nerve grading systems (1985-2002): beyond the House-Brackmann scale. *Otol Neurotol* 2002;23:767-71.
7. El-Naggar M, Rice B, Oswal V. Life-size photograph transparencies: a method for photographic detection and documentation of recovery of facial paralysis. *J Laryngol Otol* 1995;109(8):748-50.
8. Kecskes G, O'Reilly BF, Viharos L et al. Clinical assessment of a new computerized objective method of measuring facial palsy. *Clin Otolaryngol* 2011;36(4):313-9.
9. Banks CA, Bhama PK, Park J, Hadlock TA. Clinician-Graded Electronic Facial Paralysis Assessment: The eFACE. *Plast Reconstr Surg*. 2015 Aug;136(2):223e-230e

8 Avaliação Eletroneurofisiológica da Paralisia Facial Periférica

Carlos Otto Heise

A avaliação eletrofisiológica é ferramenta muito útil na avaliação diagnóstica e prognóstica das lesões do nervo facial. Mesmo após quatro décadas de uso clínico, persiste como técnica de destaque entre os exames complementares. O termo "eletroneuromiografia" (ENMG) habitualmente é utilizado nas solicitações e inclui o estudo de condução nervosa, o reflexo do piscamento e a eletromiografia com agulha. Outros termos são utilizados, como "eletroneuronografia" (ENoG), "eletroneurografia" (ENG) ou "eletromiografia evocada" (EEMG), embora estes geralmente não incluam o exame com agulha.

Nos pacientes com paralisias faciais agudas, o exame permite a diferenciação entre paralisias centrais e periféricas. Embora isto geralmente seja óbvio do ponto de vista clínico, pode haver situações particulares de lesões periféricas parciais preservando a motricidade do andar superior da face. Além de ser indicado a paralisias faciais agudas, o exame é útil no diagnóstico de síndromes hipercinéticas, como sincinesias, contraturas, mioquimias e espasmos hemifaciais.

A principal indicação da avaliação neurofisiológica das paralisias faciais, contudo, é a estimativa prognóstica. As lesões nervosas agudas são classificadas, segundo Seddon, em neuropraxia, axonotmese e neurotmese. Na neuropraxia, ocorre bloqueio da condução nervosa sem degeneração do segmento distal do nervo. Revertido o bloqueio, o nervo volta a funcionar, e a paralisia é revertida. O tempo para reversão é variável, desde poucas horas até cerca de 3 meses. Na axonotmese, ocorre perda de continuidade do axônio com degeneração do segmento distal, mas preservando o suporte conjuntivo endoneural. A recuperação neste caso depende da reinervação, que ocorre por dois processos: a reinervação colateral distal e o crescimento longitudinal dos brotos axonais. A reinervação colateral distal ocorre em lesões incompletas: axônios íntegros passam a reinervar fibras musculares denervadas vizinhas, aumentando funcionalmente o tamanho das unidades motoras. No crescimento longitudinal, o broto axonal do segmento nervoso proximal atravessa o segmento lesionado e cresce pelo tubo endoneural em direção ao músculo-alvo a uma velocidade de 1 a 5 mm por dia. O processo de reinervação inicia-se alguns dias após a lesão, mas o efeito demora alguns meses para ser percebido. O músculo mantém-se viável para reinervação durante 18 a 24 meses. A atrofia muscular e a substituição por tecido conjuntivo tornam o músculo refratário após este período. Na neurotmese, ocorre perda de continuidade do nervo com ruptura do suporte conjuntivo. A recuperação espontânea deste tipo de lesão não é possível.

A musculatura da face apresenta um arranjo muito complexo. Músculos relativamente próximos podem apresentar funções completamente diversas, e o funcionamento adequado da mímica facial depende de controle neural preciso. Este fato repercute diretamente na reinervação, principalmente no mecanismo de crescimento longitudinal dos brotos axonais. Podem ocorrer erros de direcionamento dos brotos axonais que terminam por reinervar músculos-alvo distintos daqueles originalmente programados. Isto determina a chamada reinervação aberrante que tem como consequência clínica a ocorrência de sincinesias faciais. Assim, o mecanismo mais eficiente de reinervação é o brotamento colateral distal, que depende essencialmente de uma massa crítica de axônios viáveis. A avaliação prognóstica por meio de estudos eletrofisiológicos visa fundamentalmente determinar a proporção de axônios viáveis após a lesão.

Para o uso correto do exame, é fundamental entender a cronologia das alterações fisiopatológicas do nervo na lesão aguda. Mesmo em um nervo seccionado, o segmento distal persiste funcionando por alguns dias, até que termine o processo de degeneração walleriana. Nas fibras motoras, as alterações histológicas iniciam-se no segundo dia e se completam no oitavo dia após a lesão. Para complicar, o mecanismo de lesão na paralisia de Bell é dinâmico e depende da isquemia determinada pelo edema neural. A lesão não é instantânea, mas ocorre ao longo de alguns dias. Assim, avaliações precoces podem subestimar o grau da lesão. Embora avaliações tardias sejam mais fidedignas, o cirurgião tem interesse na determinação precoce do prognóstico, justamente para preservar a viabilidade nervosa. Cada técnica neurofisiológica tem uma janela temporal diferente e que deve ser considerada de acordo com a cronologia da lesão. Alguns autores recomendam avaliações seriadas como forma de prever a porcentagem final de degeneração antes de a mesma ser, de fato, atingida. A seguir, vamos discorrer sobre cada técnica neurofisiológica, agrupadas por categorias.

TESTES DE EXCITABILIDADE

Incluem o teste de excitabilidade nervosa (NET) e o teste de estimulação máxima (MST). São testes simples, que dependem apenas de um estimulador elétrico bipolar com intensidade ajustável e da avaliação clínica da resposta. No teste de excitabilidade nervosa, aplica-se estímulo de intensidade crescente sobre o forame estilomastóideo e observa-se a intensidade mínima que produz contração da hemiface correspondente. Diferença superior a 2-4 miliampères é considerada significativa. Apenas um pequeno contingente de fibras nervosas é avaliado, o que pode não ser representativo para todo o nervo. No teste de estimulação máxima, o estímulo é aumentado até que toda a face se contraia. Estímulos acima de determinada intensidade (denominada supramáxima) não provocam modificações na resposta motora. A intensidade do estímulo supramáximo é comparada lado a lado. Este teste é menos utilizado que o NET por ser mais desconfortável e mais subjetivo. Mais recentemente, foi demonstrado que os testes de excitabilidade de músculos faciais estimulados seletivamente com agulhas também se correlacionam com o prognóstico e têm desempenho superior à avaliação clínica.

Estes testes são subjetivos e dependem da estimulação do nervo em posição correta e de forma simétrica. Pequenos deslocamentos laterais ou diferenças na pressão aplicada no estimulador, interposição de fios de cabelo, oleosidade da pele ou maquiagem também podem gerar assimetrias na intensidade do choque. Como avaliam somente o segmento distal do nervo, um período mínimo de 3 dias do início da paralisia é necessário para que os testes sejam úteis. Embora estes testes sejam facilmente realizados por qualquer serviço de eletroneuromiografia, eles raramente são utilizados de fato. Caso o médico solicitante tenha interesse na obtenção destes dados, há necessidade de detalhar a solicitação no pedido.

ESTUDO DE CONDUÇÃO NERVOSA

Também conhecido como eletroneurografia, eletroneuronografia ou neurocondução. O nervo facial é estimulado no forame estilomastóideo, e a resposta muscular é registrada com um par de eletrodos, geralmente colado sobre a pele. Utiliza-se estímulo supramáximo, ou seja, mede-se a resposta muscular máxima. Contudo, deve-se tomar cuidado com a estimulação excessiva, pois pode haver ativação inadvertida do músculo masseter. Caso isto ocorra, o potencial motor do facial será contaminado, aumentando o tamanho da resposta e subestimando o comprometimento do nervo facial. Para monitorar esse risco, o masseter pode ser palpado pelo examinador durante a estimulação, ou o paciente ser orientado a ficar com a boca levemente aberta.

A resposta pode ser medida no sulco nasolabial, sendo a soma do potencial de vários músculos. Atualmente, o músculo nasal é o mais utilizado para o registro, em razão da boa amplitude e facilidade para identificação do ponto motor (região onde se concentram as placas neuromusculares). Outros músculos podem ser utilizados, como o frontal, orbicular do olho, orbicular do lábio, triangular e mentual. Por causa do arranjo anatômico complexo destes músculos e das dificuldades de obtenção de potencial motor bem definido, este autor recomenda a utilização de múltiplas montagens no intuito de garantir maior confiabilidade nos achados, principalmente nos casos de lesão acentuada do nervo.

A resposta registrada é a soma temporoespacial do potencial de ação de todas as fibras musculares inervadas pelo nervo em questão, sendo conhecida como potencial de ação muscular composto (CMAP). Os principais parâmetros avaliados são o tempo e o tamanho das respostas. A latência (tempo da resposta) é medida entre o choque e o início do potencial motor. Os valores normais variam entre 4,0 e 4,5 ms (milissegundos). Latências aumentadas estão relacionadas com mau prognóstico, porém este é um indicador de baixa sensibilidade. A amplitude reflete o tamanho das respostas e é medida em milivolts, sendo bastante variável de laboratório para laboratório. A amplitude pode ser medida entre a linha de base e o pico negativo (amplitude negativa) ou entre os picos negativo e positivo (amplitude pico a pico). De forma geral, dá-se preferência à primeira, embora no caso específico dos músculos da face seja comum a ocorrência de um pico positivo antecedendo o pico negativo, o que torna a amplitude pico a pico mais atraente. Outro parâmetro de tamanho usado em alguns serviços é a área do potencial. Novamente, pode ser usada a área negativa ou a área total. As amplitudes (e áreas) dos potenciais variam muito entre indivíduos sadios, o que torna a utilização de bases normativas populacionais pouco sensíveis. Normalmente, utiliza-se o lado sadio contralateral como referência, mas mesmo assim diferenças de até 50% podem não ter significado clínico. No caso de lesões bilaterais, a utilização de bases normativas populacionais para a amplitude do CMAP é a única alternativa.

A relação entre a amplitude do CMAP do lado lesado sobre o lado sadio fornece uma estimativa da porcentagem de axônios sobreviventes, desde que o estudo seja feito dentro da janela de tempo ideal (Fig. 8-1). Se o estudo for realizado antes do término da degeneração walleriana, a porcentagem de axônios viáveis será superestimada, pois uma parte deles ainda deve degenerar. Por outro lado, estudos muito tardios também tendem a superestimar a porcentagem de axônios viáveis. A comparação lado a lado pressupõe que o tamanho das unidades motoras seja o mesmo nos dois lados da face. Em decorrência do processo de reinervação colateral, as unidades motoras do lado lesado tornam-se progressivamente maiores. Conforme já comentado, no caso específico da paralisia de Bell há um fator complicador para definir a janela de tempo ideal, pois a lesão nervosa é dinâmica e não instantânea. Infelizmente, não há consenso sobre o momento ideal do exame, variando, de acordo com o autor, entre 5 e 14 dias. Os estudos pioneiros de Esslen e Fich recomendavam a análise seriada (Quadro 8-1). Um estudo nacional não observou deterioração da resposta motora após o sexto dia de lesão.

A avaliação prognóstica depende da estimativa da porcentagem de axônios viáveis, ou de seu inverso, referida como a porcentagem de degeneração axonal, sendo esta última forma a mais utilizada. Também não há consenso do ponto de corte ideal para definição prognóstica, variando, entre os autores, de 75 a 95% de degeneração axonal. A maior parte dos autores considera que degenerações acima de 90% estão associadas a prognóstico desfavorável (Quadro 8-2).

O estudo de condução motora é criticado por alguns autores pela baixa especificidade. De maneira geral, o exame apresenta maior valor preditivo para uma boa recuperação do que para um resultado insatisfatório. Cerca de 40% dos pacientes com degeneração motora acima de 90% ainda podem apresentar recuperação clínica adequada. Avaliações tardias da condução nervosa têm pouca utili-

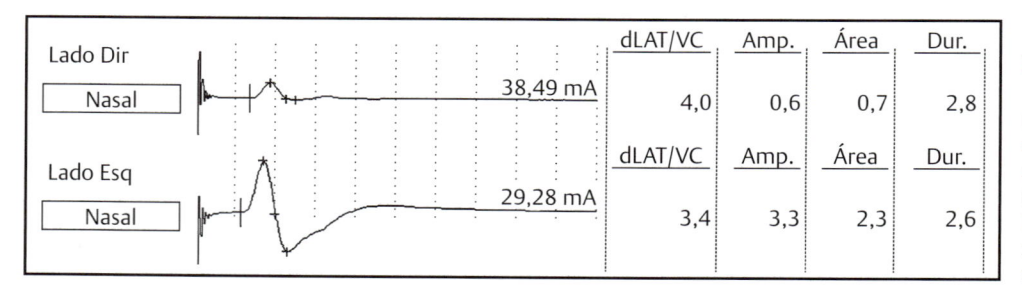

Lado Dir		dLAT/VC	Amp.	Área	Dur.
Nasal	38,49 mA	4,0	0,6	0,7	2,8
Lado Esq		dLAT/VC	Amp.	Área	Dur.
Nasal	29,28 mA	3,4	3,3	2,3	2,6

Fig. 8-1. Estudo de condução nervosa comparativo do nervo facial, com captação no músculo nasal, em paciente com paralisia facial à direita. A porcentagem estimada de degeneração axonal é igual à diferença de amplitude lado a lado dividida pela amplitude do lado sadio, ou seja, 82% (eletromiógrafo Dantec-Keypoint™). amp. = amplitude; mA = miliampère; dLAT/VC = latência distal/velocidade da condução; dur. = duração.

Quadro 8-1. Evolução do Ponto de Corte da Degeneração Axonal Estimada pelo Estudo de Condução Nervosa (Eletroneurografia) para Definição Prognóstica de Acordo com o Tempo de Evolução da Paralisia Facial

Dias de evolução após a instalação da paralisia facial	Degeneração axonal mínima sugestiva de prognóstico desfavorável
4 dias	> 50%
6 dias	> 60%
8 dias	> 80%
10 dias	> 90%
> 12 dias	> 95%

Fonte: Esslen E,. 1973.

Quadro 8-2. Estimativa Prognóstica e Tempo para Recuperação Clínica com Base no Estudo de Condução Nervosa (Eletroneurografia)

Degeneração estimada	Prognóstico	Tempo de recuperação
< 50%	Excelente	< 50 dias
50-90%	Bom	50-160 dias
90-98%	Incerto	160-300 dias
> 98%	Ruim	> 300 dias

Fonte: Dumitru D, Walsh NE, Porter LD,. 1988.

dade clínica. É comum observarmos recuperação clínica a despeito de acentuada degeneração axonal estimada.

AVALIAÇÃO DO SEGMENTO INTRAÓSSEO

Os testes de excitabilidade e o estudo de condução nervosa avaliam somente o segmento distal do nervo, sendo que a lesão normalmente ocorre no segmento intraósseo. Isto gera o inconveniente de aguardar pelo menos alguns dias para que ocorra a degeneração walleriana. Outra situação estranha é que a condução nervosa pode ser normal mesmo em paciente com paralisia completa da face, desde que seja dependente de neuropraxia. Os testes neurofisiológicos capazes de avaliar a integridade do segmento intraósseo do nervo facial são: a onda F, o reflexo do piscamento e a estimulação magnética do nervo. Destes, o mais utilizado é o reflexo do piscamento. Todos têm a vantagem de detectar alterações imediatamente após a lesão, porém não conseguem diferenciar entre neuropraxia e axonotmese, o que permite questionar sua eficiência como testes prognósticos.

A onda F é utilizada com frequência na avaliação do segmento proximal dos nervos apendiculares. A estimulação do nervo gera dois potenciais de ação em sentidos opostos. O potencial ortodrômico (no sentido fisiológico) segue em direção ao músculo e provoca resposta direta, conhecida como onda M, que é o mesmo potencial de ação muscular composto (CMAP) discutido no estudo de condução nervosa. O potencial antidrômico (na via inversa à do impulso normal) trafega até o núcleo do facial situado na ponte. Cerca de 1% dos motoneurônios consegue reexcitar-se e dispara novo potencial ortodrômico na direção dos músculos. Observa-se um potencial motor variável com latência em torno de 10 ms. A menor latência de uma série de dez estímulos é normalmente usada. A alteração mais reportada é o aumento de latência mínima, embora a diminuição da persistência (número de respostas dividido pelo número de estímulos) seja mais típica nos casos de neuropraxia. Por causa da baixa amplitude dos potenciais e da sobreposição da onda F com as porções finais da resposta direta, esta técnica é pouco utilizada na prática clínica.

O reflexo do piscamento é a técnica eletrofisiológica mais utilizada na avaliação do segmento proximal do nervo facial. Trata-se do equivalente neurofisiológico do reflexo córneo-palpebral. Estimula-se eletricamente o nervo supraorbital (ramo da divisão oftálmica do nervo trigêmeo) e registra-se a resposta no músculo orbicular do olho bilateralmente. Embora a resposta clínica seja o fechamento bilateral das pálpebras, podem-se discernir no traçado duas respostas distintas sucessivas (Fig. 8-2). A chamada resposta R1 ocorre após cerca de 10 ms e é registrada apenas do lado estimulado, sendo integrada na ponte, nas imediações do núcleo principal do trigêmeo. A resposta R2 ocorre após cerca de 35 ms e é registrada em ambos os lados, sendo mais duradoura e variável. Esta resposta é integrada no bulbo, no núcleo do trato espinal do trigêmeo. Nas paralisias faciais, observa-se aumento das latências ou abolição das respostas registradas do lado afetado, mesmo com o estímulo contralateral. A resposta R1 é mais fidedigna, porém a resposta R2 ajuda a topografar o problema na via aferente ou eferente. O reflexo do piscamento permite também a avaliação de distúrbios do nervo trigêmeo.

O reflexo do piscamento altera-se imediatamente após a instalação do déficit motor e pode persistir alterado mesmo após a recuperação clínica completa. A presença do reflexo em paralisia aguda correlaciona-se com prognóstico favorável, embora sua ausência não implique necessariamente em recuperação incompleta. O reflexo também pode ser utilizado para demonstração de sincinesia em pacientes com reinervação aberrante. O estímulo nervoso é realizado no nervo supraorbital, porém o registro é feito no músculo orbicular dos lábios.

A porção labiríntica do nervo facial pode ser ativada pela estimulação magnética transcraniana (TMS). Utiliza-se uma bobina na região temporoparietal, posicionando o sentido da corrente proveniente do vértex. O estímulo é aumentado gradualmente até que seja obtida resposta supramáxima. Estímulos muito altos devem ser evitados, pois podem ativar o nervo na porção extracraniana. O potencial motor é registrado nos músculos da face, particularmente o orbicular dos olhos ou orbicular dos lábios. É possível estimar a porcentagem de bloqueio das fibras nervosas comparando as amplitudes da estimulação magnética ao estudo de condução nervosa. A ausência de resposta nos primeiros 5 dias de paralisia correlaciona-se com prognóstico desfavorável.

ELETROMIOGRAFIA

A eletromiografia é o registro da atividade elétrica muscular com eletrodo de agulha. Há dois tipos de agulhas disponíveis: concêntricas e monopolares. As agulhas monopolares necessitam de um eletrodo de referência aderido à pele do paciente. Como os músculos faciais são pequenos, superficiais e com arranjo complexo, o eletrodo de referência pode captar atividade muscular a distância contaminando o registro do músculo que se deseja avaliar. Dessa forma, recomendamos o uso de agulhas concêntricas finas (25 x 0,3 mm) para o registro.

Durante o repouso muscular, não há atividade elétrica, exceto nas imediações das placas mioneurais. Cerca de duas semanas após a lesão axonal do nervo facial, as fibras musculares passam a despolarizar espontaneamente gerando fibrilações e ondas positivas no traçado. Embora indique degeneração axonal, este achado não quantifica a lesão. A ausência de fibrilações no músculo orbicular do olho se correlaciona com prognóstico favorável. Contudo, estas alterações são muito tardias para serem clinicamente úteis na decisão sobre eventual descompressão do nervo.

Durante a ativação voluntária, é possível avaliar os potenciais de unidade motora disparando de forma recorrente com frequências variáveis. Em indivíduo sadio, estes potenciais ocupam todo o traçado, dando origem ao que se denomina padrão cheio ou completo. Na paralisia total não se observam potenciais de unidade motora. Por vezes é possível registrar um ou dois potenciais disparando com alta frequência, mesmo na ausência de contração clinicamente observável. Este achado indica comprometimento parcial do nervo e, quando presente em vários músculos, pode ser indicador de prognóstico favorável (Fig. 8-3).

O processo de reinervação leva a aumento da amplitude e duração dos potenciais de unidade motora, além de proporção aumentada de potenciais polifásicos que cruzam várias vezes a linha de base e indicam assincronia de ativação por causa de terminações nervosas imaturas. A eletromiografia é mais fidedigna que a avaliação clínica na detecção de contração durante o processo de reinervação. Na reinervação aberrante, podem-se observar a presença de atividade

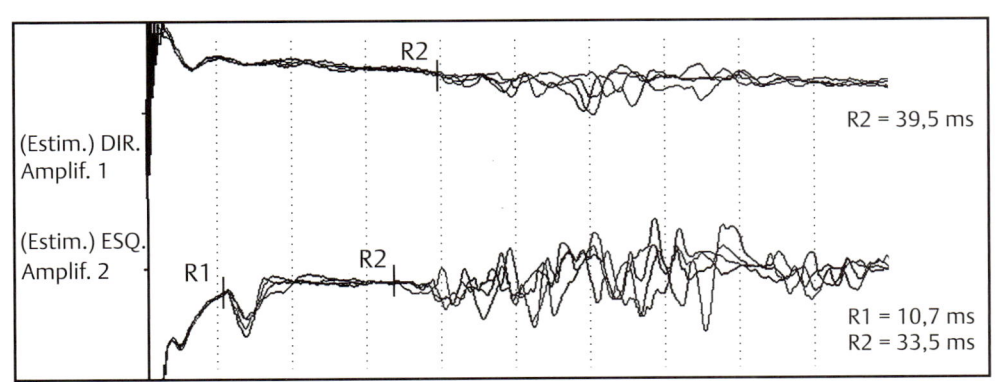

Fig. 8-2. Reflexo do piscamento em paciente com paralisia facial à direita. O estímulo elétrico foi realizado no nervo supraorbital esquerdo, e quatro respostas foram sobrepostas para melhor definição das latências. Observe as respostas precoce (R1) ipsolateral e as tardias (R2) em ambos os lados. Observam-se aumento da latência e diminuição da amplitude da resposta R2 à direita (eletromiógrafo Dantec-Keypoint™). estim = estímulo; ms = milissegundos; R = resposta.

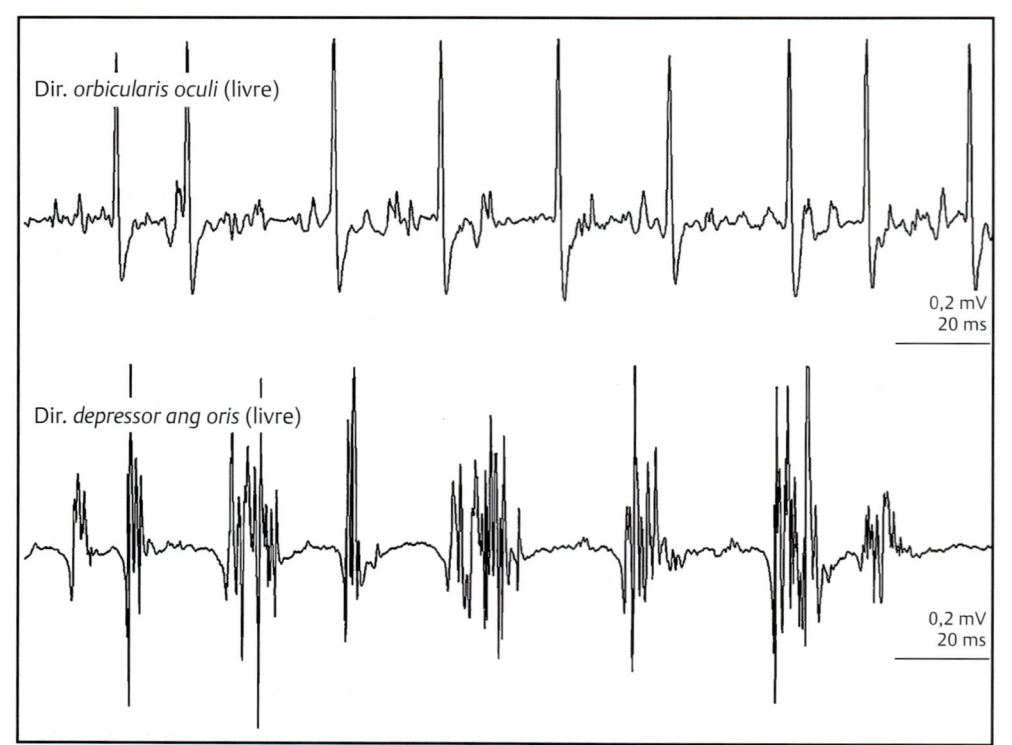

Fig. 8-3. Eletromiografia com agulha em paciente com paralisia facial à direita (traçados com 0,2 segundo de duração). No músculo orbicular do olho (acima), observa-se potencial de unidade motora sobrevivente disparando com alta frequência (45 Hz). No músculo triangular (abaixo), observam-se potenciais polifásicos com duração aumentada, indicativos de reinervação (eletromiógrafo Dantec-Keypoint™). ms, milissegundos; mV, milivolts.

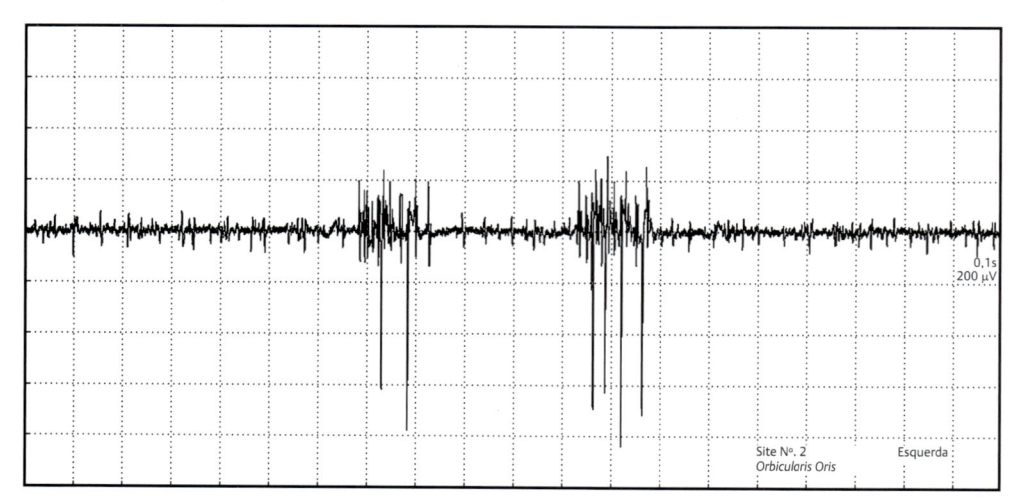

Fig. 8-4. Eletromiografia com agulha do músculo orbicular do lábio esquerdo realizada em fase tardia de paciente com paralisia facial (traçado com 2 segundos de duração). Observam-se atividade tônica aumentada e presença de sincinesia de piscamento, caracterizada pelos dois surtos de ativação (eletromiógrafo Nihon-Kohden™). s = segundos; µV = microvolts.

tônica no repouso (que se correlaciona com a presença de contraturas) e a demonstração de sincinesia de piscamento em vários músculos faciais (Fig. 8-4).

A utilização da eletromiografia com agulha é controversa na paralisia facial aguda. Alguns estudos não demonstraram correlação entre os achados eletromiográficos e o prognóstico clínico. A eletromiografia também não diferencia neuropraxia de axonotmese/neurotmese. Contudo, em situações particulares, o exame pode ser útil. No caso de um estudo de condução nervosa com grande degeneração axonal, a eletromiografia pode evidenciar a presença de potenciais de unidade motora residuais na face, o que indica uma lesão axonal incompleta, mesmo que o potencial motor na eletroneurografia seja ausente.

CONSIDERAÇÕES FINAIS

A avaliação neurofisiológica é instrumento valioso na avaliação prognóstica do nervo facial. No entanto, os estudos habitualmente realizados não conseguem avaliar os pacientes de forma adequada antes do quinto dia de lesão. Nos pacientes com paralisia de Bell, a porcentagem de degeneração axonal estimada pode ainda aumentar até o fim da segunda semana. Os estudos prognósticos baseiam-se principalmente na estimativa da degeneração axonal pela eletroneurografia, tipicamente com o ponto de corte de 90% de degeneração axonal. O ideal, contudo, seria desenvolver testes que identifiquem a alta probabilidade de degeneração axonal antes de a mesma ocorrer. Uma vez degenerados, os axônios podem não se recuperar de forma adequada ou expor o paciente a risco de reinervação aberrante com ocorrência de sincinesias e contraturas. O desenvolvimento de novas técnicas neurofisiológicas pode ajudar a detectar neuropatias graves de forma mais precoce e com maior especificidade, no intuito de modificar a história natural das paralisias faciais sem expor o paciente a riscos desnecessários.

BIBLIOGRAFIA

Ahiron A, Sarova-Pinhas S. The value of F wave in Bell's palsy: a study of F wave in the facial nerve. *Electromyogr Clin Neurophysiol* 1984;24:99-106.

Arslan HH, Satar B, Yldizoglu U, Edizer DT et al. Validity of late-term electroneurography in Bell's palsy. *Otol Neurotol* 2014;35:656-661.

Campbell ED, Hickey RP, Nixon KH. Value of nerve-excitability measurments in prognosis of facial palsy. *BMJ* 1962;2:7-10.

Danielides V, Skevas A, van Cauwenberge P. A comparison of electroneurography with facial nerve latency testing for prognostic accuracy in patients with Bell's palsy. *Eur Arch Otorhinolaryngol* 1996;253:35-38.

Dumitru D, Walsh NE, Porter LD. Electrophysiologic evaluation of the facial nerve in Bell's palsy: a review. *Am J Phys Med Rehabil* 1988;67:137-144.

Dumitru D, Zwartz MJ, Amato AA. Peripheral nervous system's reaction to injury. In: Dumitru D, Amato AA, Zwarts MJ (ed). *Electrodiagnostic Medicine*. 2nd ed. Philadelphia: Hanley & Belfus Inc; 2012:115-156.

Dumitru D, Zwartz MJ. Focal cranial neuropathies. In: Dumitru D, Amato AA, Zwarts MJ (ed). *Electrodiagnostic Medicine*. 2nd ed. Philadelphia: Hanley & Belfus Inc; 2012:653-712.

Esslen E. Electrodiagnosis of facial palsy. In: Miehlke A (ed). *Facial nerve surgery*. Munchen: WB Saunders; 1973:45-51.

Fisch U. Prognostic value of electrical tests in acute facial paralysis. *Am J Otology* 1984;5:494-498.

Granger C. Prognosis in Bell's palsy. *Arch Phys Med Rehabil* 1976;57:33-35.

Happe S, Bunten S. Electrical and transcranial magnetic stimulation of the facial nerve: diagnostic relevance in acute isolated facial nerve palsy. *Eur Neurol* 2012;68:304-309.

Huang B, Zhou ZL, Wang LL et al. Electrical response grading *versus* House-Brackmann scale for evaluation of facial nerve injury after Bell's palsy: a comparative study. *J Integr Med* 2014;12:367-371.

Kanaya K, Ushio M, Kondo K et al. Recovery of facial movement and facial synkinesis in Bell's palsy patients. *Otol Neurotol* 2009;30:640-644.

Kennelly KD. Electrodiagnostic approach to cranial neuropathies. *Neurol Clin* 2012; 30: 661-684.

Kokotis P, Piperos P, Zambelis T et al. Denervation pattern of three mimic muscles in Bell's palsy. *Neurophysiol Clin* 2006;36:255-259.

Mancini P, De Seta D, Prosperini L . Prognostic factors of F Bell's palsy: multivariate analysis of electrophysiological findings. *Laringoscope* 2014.

May M, Blumenthal F, Taylor FH. Prognostic value of evoked electromyography, maximal stimulation, and other electrical tests. *Am J Otol* 1983;5:1-7.

Medeiros JL, Nóbrega JA, Andrade LA et al. Facial electroneurography in Bell's palsy: variability in early stage and comparison between interpretation methods. *Arq Neuropsiquatr* 1996;54:397-401.

Nowak DA, Linder S, Topka H. Diagnostic relevance of transcranial magnetic and electric stimulation of the facial nerve in the management of facial palsy. *Clin Neurophysiol* 2005;116:2051-2057.

On AY, Yaltirik HP, Kirazil Y. Agreement between clinical and electromyographic assessment during the course of peripheric facial paralysis. *Clin Rehabil* 2007;21:344-350.

Oslen PZ. Prediction of recovery in Bell's palsy. *Acta Neurol Scand* 1975; 52 (suppl 61):1-121.

Robinson LR. Traumatic injury to peripheral nerves. *Muscle Nerve* 2000; 23:863-873.

Rossi G, Solerno P. Electroneuronography in the diagnosis and prognosis of the disease of the facial nerve. *Acta Otolaryngol* 1980; 89:271-276.

Seddon HJ. *Surgical disorders of peripheral nerves*. 2nd ed. New York: Churchill Livingstone;1975:21-23.

Smith IM, Maynard C, Montain RE et al. The prognostic value of electroneurography in Bell's palsy. *Clin Otolaryngol* 1994;19:201-203.

Thomander L, Stalberg E. Electroneurography in the prognostication of Bell's palsy. *Acta Otolaryngol* 1981;92:221-237.

Tojima H, Aoyagi M, Inamura H et al. Clinical advantages of electroneurography in patients with Bell's palsy within two weeks after onset. *Acta Otolaryngol* 1994; 511(Suppl):147-194.

9 Diagnóstico por Imagem do Nervo Facial

Eloisa Maria Mello Santiago Gebrim ▪ Regina Lúcia Elia Gomes

O nervo facial é um nervo misto com ramos motor, sensitivo e parassimpático. Os métodos de imagem, principalmente a tomografia computadorizada (TC) e a ressonância magnética (RM), têm papel importante na avaliação das disfunções deste nervo, que podem ter etiologia congênita, inflamatória, infecciosa, traumática ou neoplásica. A combinação de TC e RM permite a avaliação por imagem do nervo facial em todos os seus segmentos.

As lesões supranucleares devem ser avaliadas pela RM do encéfalo, enquanto na avaliação das lesões nucleares deve ser realizada uma sequência com alta resolução ponderada em T2 no tronco cerebral, além das sequências habituais para avaliação do encéfalo.

Os segmentos cisternal e intracanalicular do nervo facial devem ser avaliados pela RM, sendo fundamentais a sequência volumétrica densamente ponderada em T2 e a sequência ponderada em T1 pós-contraste.

Os segmentos intratemporais do nervo facial podem ser avaliados pela TC e pela RM. Recomenda-se a TC na avaliação de alterações congênitas, colesteatoma e trauma. Nas osteodistrofias, como osteopetrose, displasia fibrosa e doença de Paget, também está indicada a TC. A RM permite a avaliação do próprio nervo, sendo superior à TC na avaliação de prováveis processos inflamatórios e tumorais.

O nervo facial no segmento extracraniano deve ser avaliado pela RM. Recentes trabalhos mostram que o nervo facial intraparotídeo pode ser avaliado por sequências de RM com alta resolução, volumétricas, associadas à utilização de bobinas de superfície, permitindo a definição da exata localização do nervo facial em relação às estruturas adjacentes.

RESSONÂNCIA MAGNÉTICA

A RM é realizada com sequências ponderadas em T1 pré e pós-contraste e em T2 com supressão de gordura nos planos axial e coronal (Fig. 9-1). Podem também ser realizadas sequências de difusão e sequências volumétricas ecogradiente pós-contraste e densamente ponderadas em T2. Esta última sequência tem diferentes nomes, dependendo do fabricante do aparelho, como FIESTA, CISS e Balance, e permite avaliação detalhada dos segmentos cisternal e intracanalicular do nervo facial e também do nervo vestibulococlear, bem como das estruturas vasculares adjacentes (Figs. 9-2).

As sequências *spin-eco* ponderadas em T1 após administração intravenosa do meio de contraste paramagnético são fundamentais na avaliação do nervo facial, principalmente nos segmentos intracanalicular, intratemporal e intraparotídeo.

Recentes estudos mostraram que é possível, utilizando-se bobinas de superfície e sequências de RM de alta resolução, a visualização do nervo facial em toda a extensão de seu segmento intraparotídeo.

A sequência de difusão, que se baseia no movimento das moléculas de água, é utilizada para o diagnóstico diferencial das lesões que comprometem o nervo facial, principalmente na suspeita de colesteatoma adquirido ou congênito. O colesteatoma apresenta restrição à movimentação das moléculas de água, com consequente hipersinal nessa sequência. Os tumores malignos apresentam hipercelularidade, que também restringe a difusão das moléculas de água.

Outra técnica, com base na difusão e que pode ser utilizada na avaliação do nervo facial, é a tratografia (*Diffusion Tensor MR*). Esta técnica é fundamentada no movimento direcional da água ao longo dos tratos de substância branca, gerando representações tridimensionais das fibras nervosas. Recentemente, a tratografia tem sido utilizada para demonstrar a posição do nervo facial nos schwannomas volumosos que ocupam o ângulo pontocerebelar e comprimem e deslocam o nervo facial.

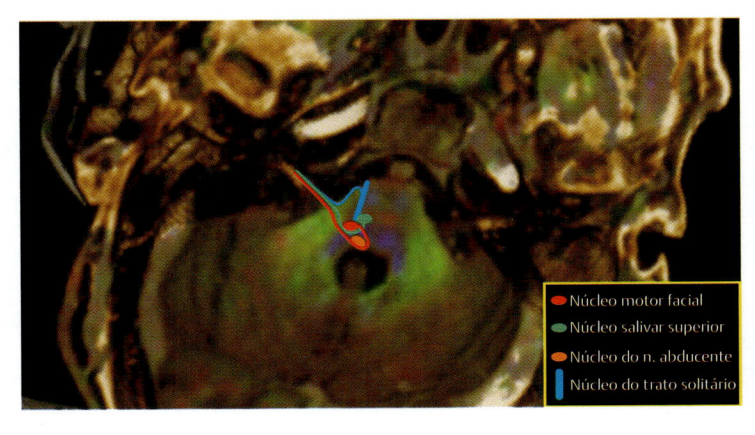

Fig. 9-1. Reconstrução esquemática dos núcleos do nervo facial.

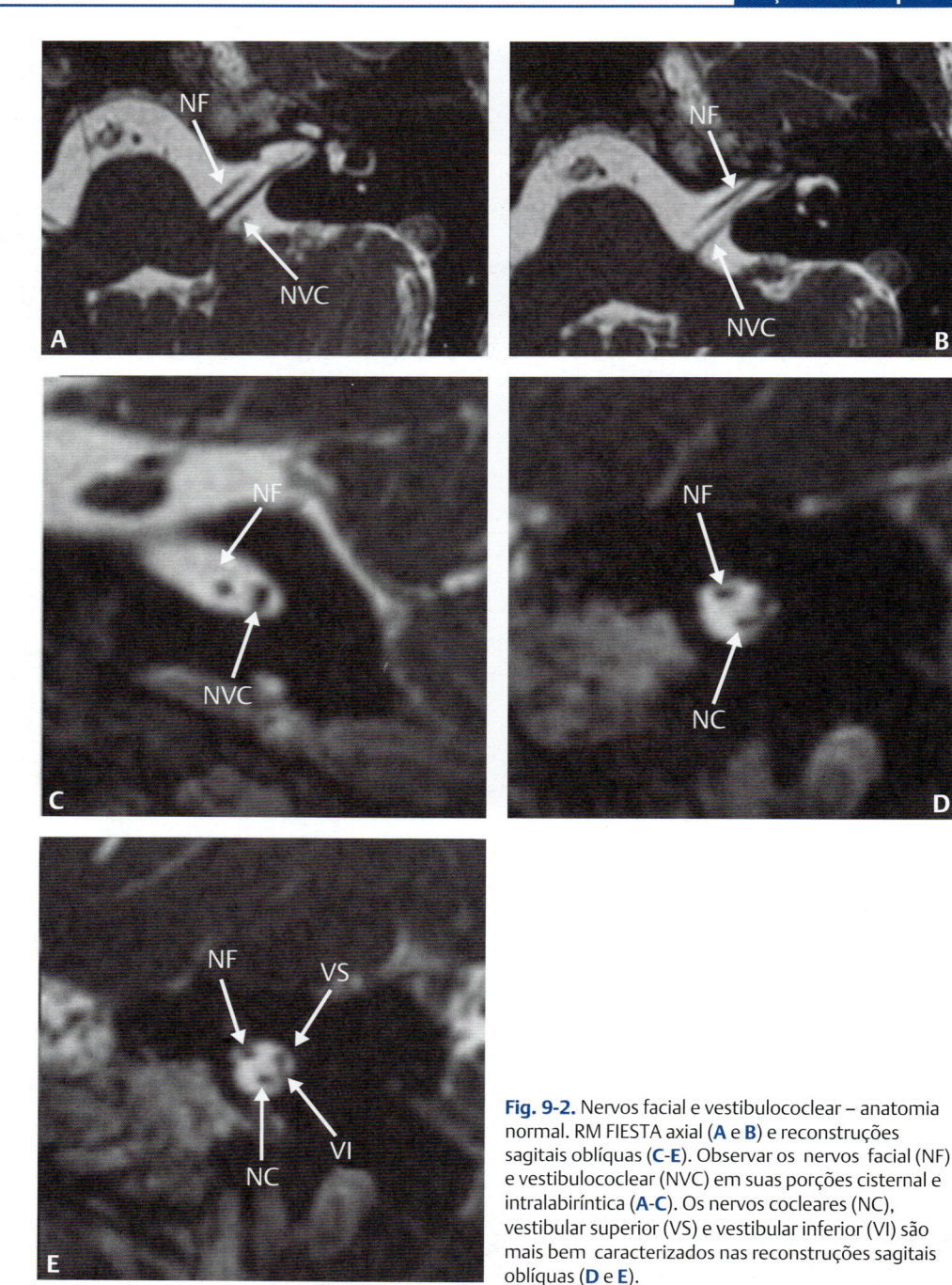

Fig. 9-2. Nervos facial e vestibulococlear – anatomia normal. RM FIESTA axial (**A** e **B**) e reconstruções sagitais oblíquas (**C-E**). Observar os nervos facial (NF) e vestibulococlear (NVC) em suas porções cisternal e intralabiríntica (**A-C**). Os nervos cocleares (NC), vestibular superior (VS) e vestibular inferior (VI) são mais bem caracterizados nas reconstruções sagitais oblíquas (**D** e **E**).

TOMOGRAFIA COMPUTADORIZADA

O estudo de TC dos ossos temporais deve ser realizado em tomógrafo *multislice* com aquisição volumétrica e espessura de 0,625 mm, reconstruídas a cada 0,3 mm, com filtro ósseo. A reconstrução no plano axial paralela ao canal semicircular lateral permite a boa caracterização do canal do nervo facial em sua porção timpânica. A reconstrução no plano coronal permite excelente caracterização da fossa do gânglio geniculado, assim como das porções timpânica, labiríntica e mastóidea. Reconstruções oblíquas demonstram muito bem as porções timpânica e mastóidea do nervo facial (Fig. 9-3).

ANATOMIA DO NERVO FACIAL

O nervo facial é um nervo craniano misto com ramos motor, parassimpático e sensitivo. O segmento intra-axial do nervo facial localiza-se no tronco cerebral, sendo formado pelos núcleos motor, salivar superior (parassimpático) e do trato sensitivo (sensitivo).

As fibras motoras do nervo facial se originam no núcleo motor situado na ponte. Este grupo de fibras circunda o núcleo abducente, provocando uma endentação no assoalho do quarto ventrículo, o colículo facial. Depois, dirigem-se anteriormente, saindo na porção anterolateral da ponte, na junção pontomedular (Fig. 9-1).

Na cisterna do ângulo pontocerebelar, o nervo facial está situado anterior e superiormente ao nervo vestibulococlear. O nervo intermédio está situado entre o componente motor do nervo facial e o nervo vestibulococlear.

O nervo facial entra no conduto auditivo interno (CAI) através do poro acústico, apresentando localização anterossuperior em relação ao nervo vestibulococlear no interior do mesmo (Figs. 9-1 e 9-2). Na porção fúndica do CAI, o nervo facial se estende para o canal facial, também chamado de canal de Falópio, e apresenta as seguintes porções: labiríntica, timpânica e mastóidea. Na porção labiríntica, o nervo facial tem uma orientação anterolateral, em direção à fossa do gânglio geniculado, onde, então, o nervo facial se dirige posteriormente em um ângulo agudo, formando o joelho anterior, para a porção timpânica deste nervo.

A porção timpânica do nervo facial estende-se inferiormente ao canal semicircular lateral, formando uma proeminência na parede medial da orelha média, sendo este o local mais comum de deiscência óssea deste canal.

A porção mastóidea do nervo origina-se quando este se direciona inferiormente em ângulo agudo, formando o joelho posterior, passando lateralmente à eminência piramidal, em direção ao forame estilomastóideo (Figs. 9-3 a 9-5).

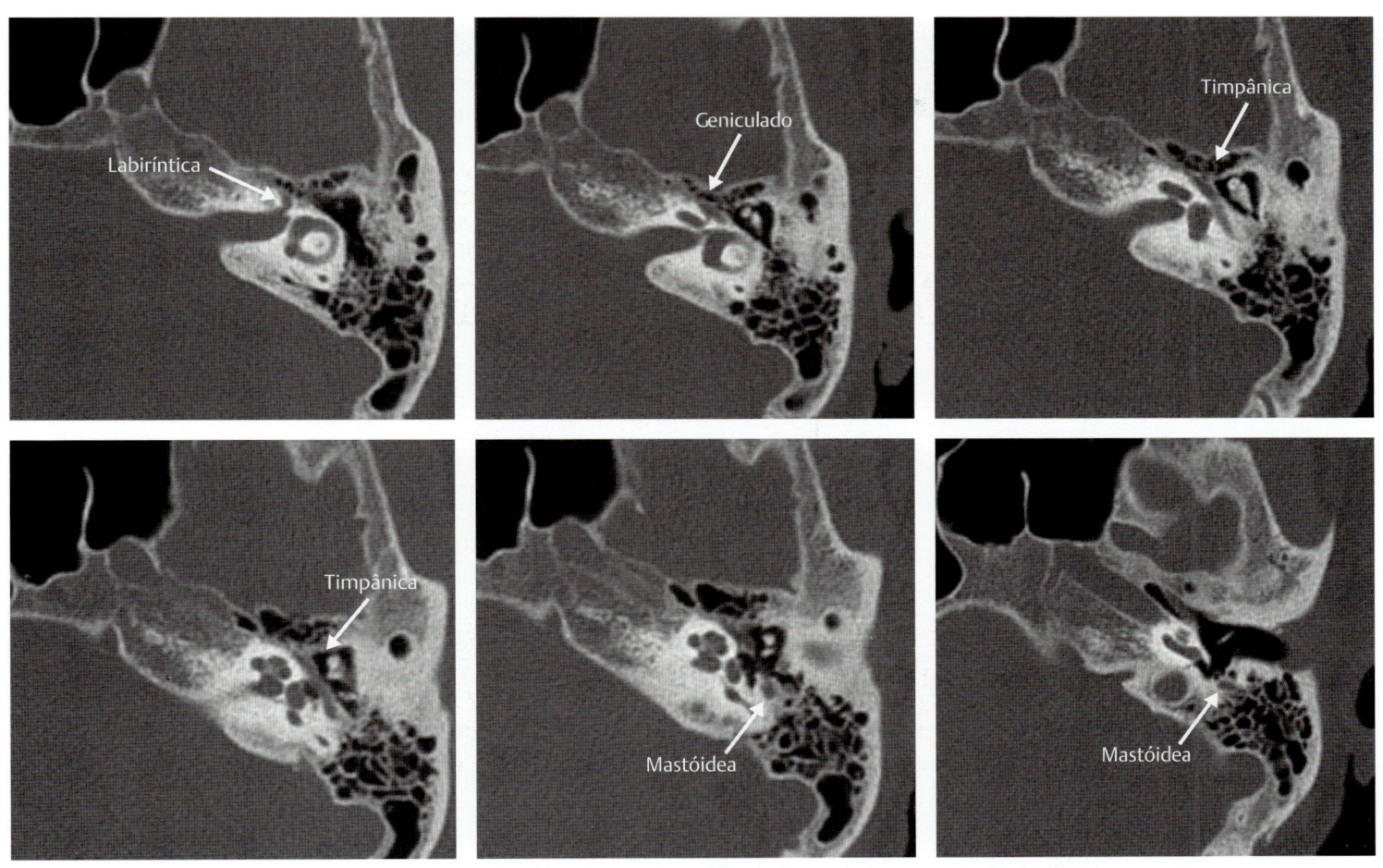

Capítulo 9 ▪ Diagnóstico por Imagem do Nervo Facial

Fig. 9-3. Nervo facial – anatomia normal. TC axial. Observar os canais do nervo facial em suas diferentes porções: labiríntica, timpânica e mastóidea.

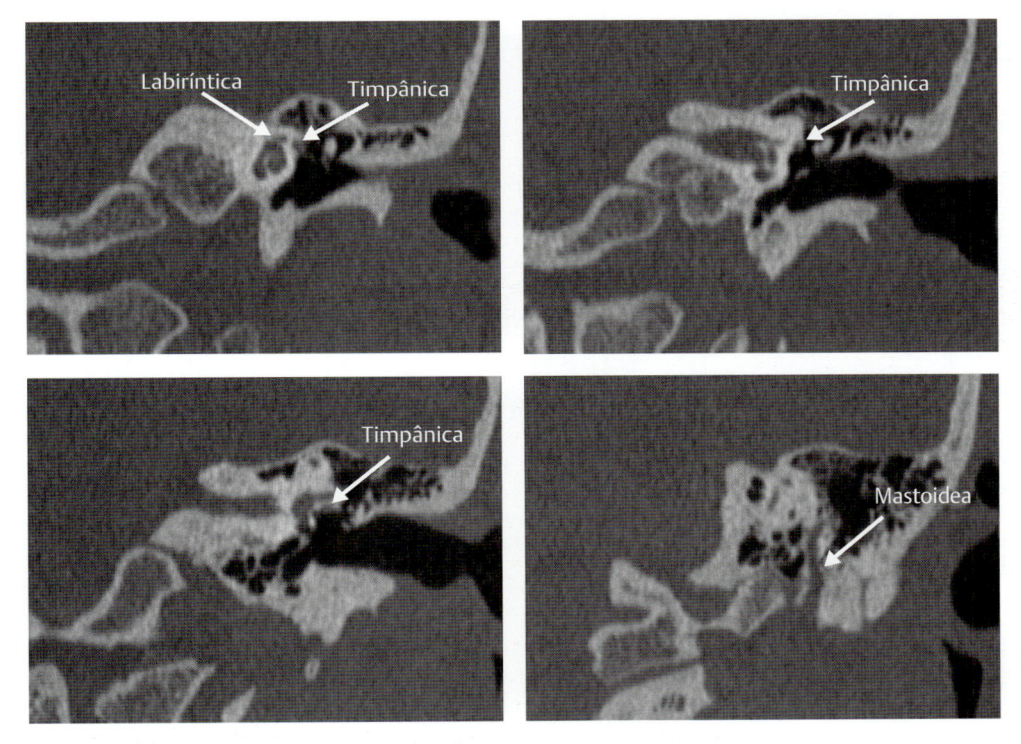

Fig. 9-4. Nervo facial – anatomia normal. TC coronal. Observar o canal do nervo facial em suas diferentes porções: labiríntica, timpânica e mastóidea.

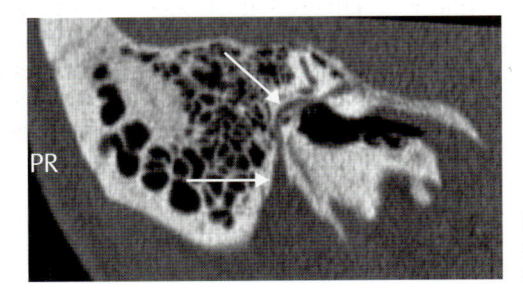

Fig. 9-5. Canal do nervo facial. TC com reconstrução sagital oblíqua evidencia o canal do nervo facial em suas porções timpânica e mastóidea (setas).

ALTERAÇÕES CONGÊNITAS DO NERVO FACIAL

As alterações do trajeto do nervo facial podem ocorrer como alterações isoladas ou estarem associadas a malformações do conduto auditivo externo (CAE).

Na agenesia do CAE, a porção mastóidea do nervo facial pode estar deslocada anterior (Fig. 9-6) e medialmente, o ângulo do joelho anterior pode ser mais obtuso do que o normalmente observado, e a porção timpânica do nervo facial pode estar deslocada inferiormente, obliterando a janela oval. Tais alterações do trajeto do nervo facial devem ser descritas no relatório da TC dos ossos temporais, evitando-se, assim, lesões durante os procedimentos cirúrgicos.

Anomalia do nervo facial pode também ser observada em síndromes, como de Möebius (Fig. 9-7), Goldenhar, CHARGE (Fig. 9-8) e trissomias dos cromossomos 13 e 18.

A agenesia ou hipoplasia do nervo facial também pode ser observada como alteração isolada (Fig. 9-9).

A deiscência óssea do canal do nervo facial é observada em 30 a 50% da população, sendo mais comum na porção timpânica e podendo estar associada à protrusão do nervo na janela oval (Fig. 9-10). A deiscência do canal sem a protrusão do mesmo é de difícil caracterização na TC, pois normalmente a cobertura óssea do nervo é extremamente delgada. Nos processos infecciosos, a deiscência do canal torna o nervo mais susceptível à lesão.

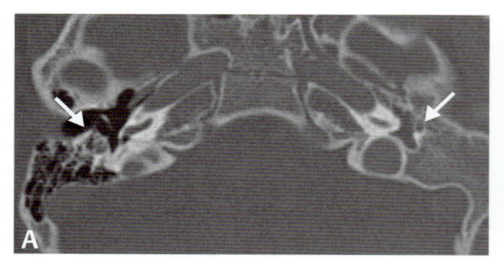

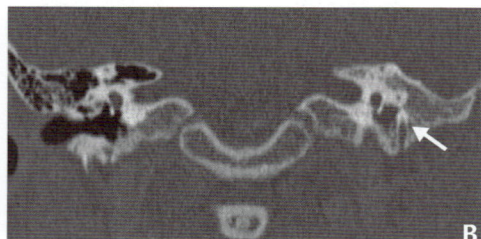

Fig. 9-6. Agenesia do conduto auditivo externo esquerdo. TCs axial (**A**) e coronal (**B**). Ausência do conduto auditivo externo esquerdo com anteriorização da porção mastóidea do nervo facial (setas brancas). Comparar à posição normal do nervo facial direito.

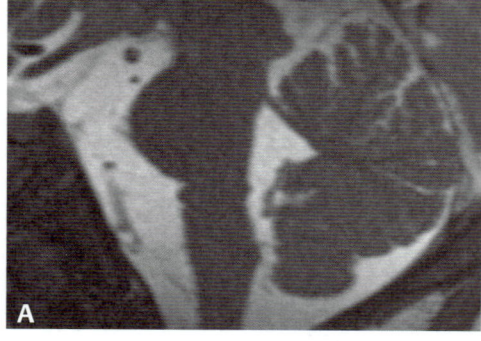

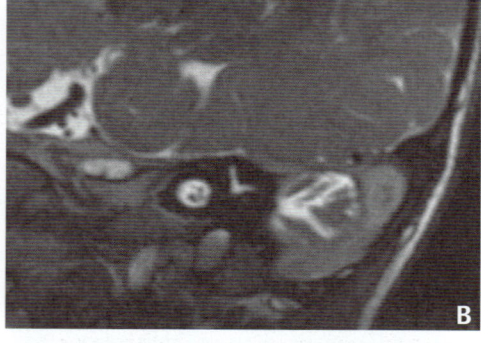

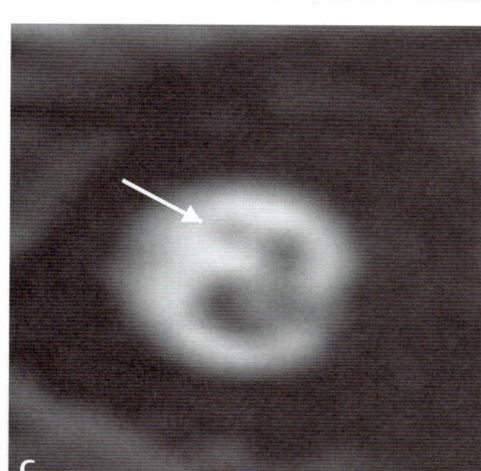

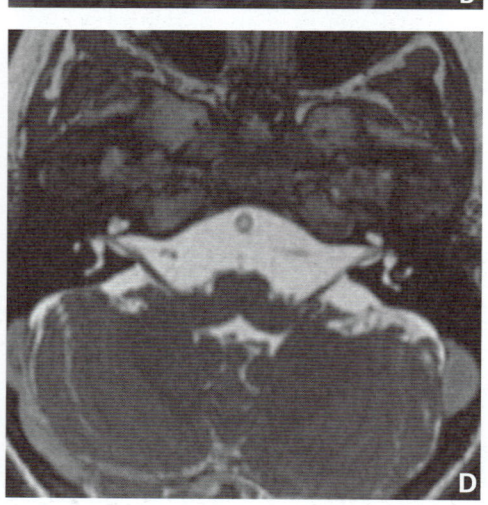

Fig. 9-7. Síndrome de Möebius. RM FIESTA sagital oblíquo (**A-C**) e axial (**D**). Hipoplasia da ponte, mais bem vista em (**A**). Reconstrução sagital do conduto auditivo interno direito, evidenciando hipoplasia do nervo facial (seta).

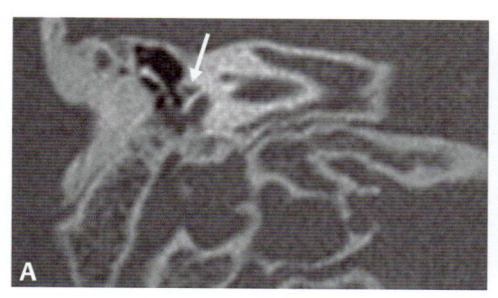

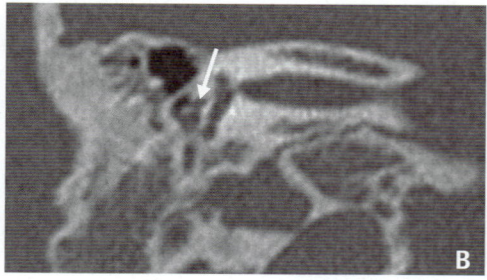

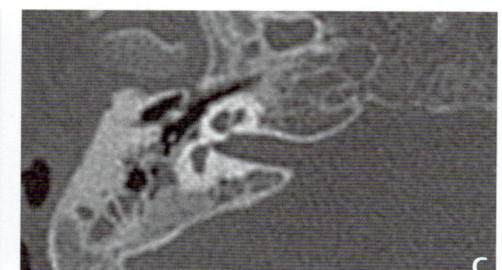

Fig. 9-8. Síndrome CHARGE. TC coronal. Nervo facial (setas em **A** e **B**). Ausência do canal semicircular lateral (**C**) e da janela oval (**B**) com posição mais medial da porção timpânica do nervo facial direito.

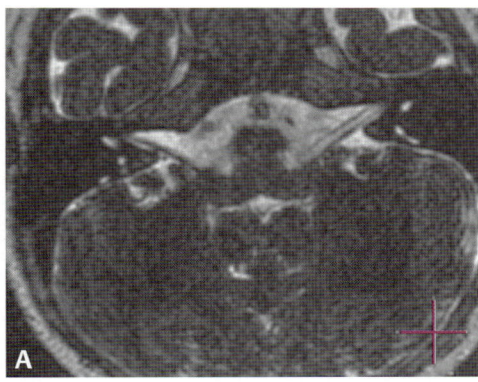

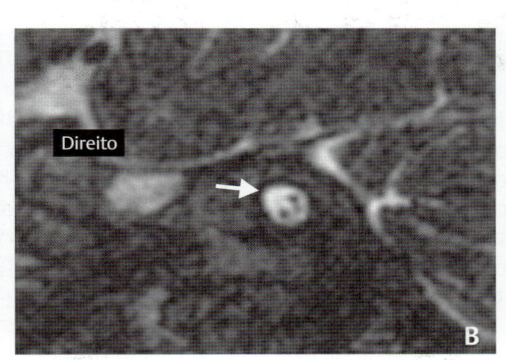

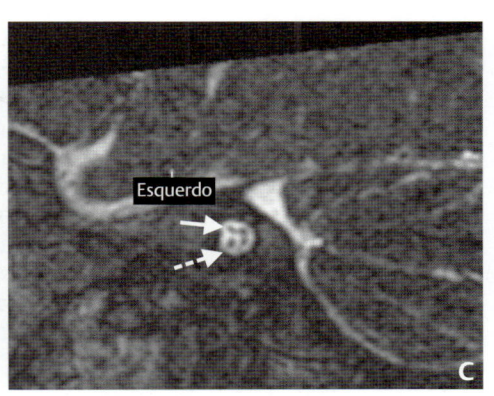

Fig. 9-9. Agenesia do nervo facial direito. RM FIESTA plano axial (**A**) e reconstrução sagital (**B** e **C**). Ausência do nervo facial à direita (**A** e seta em **B**). Comparar ao lado esquerdo, que é normal (seta em **C**).

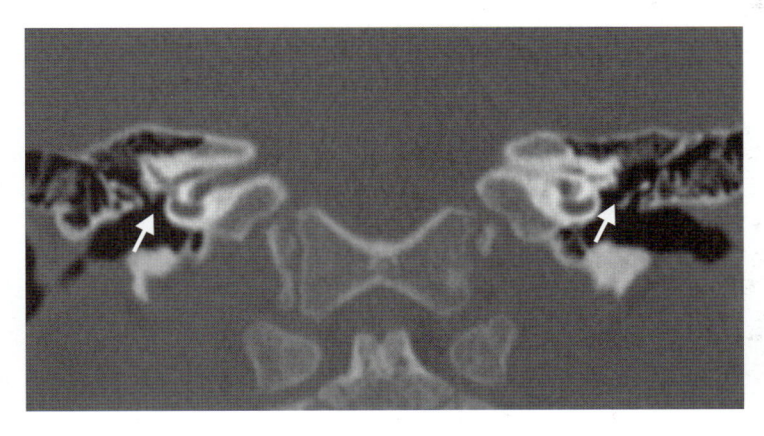

Fig. 9-10. Deiscência do nervo facial direito. TC coronal. Observa-se a deiscência do canal do nervo facial direito na porção timpânica. Comparar ao lado esquerdo, onde o canal está preservado.

TRAUMA DO OSSO TEMPORAL

As fraturas do osso temporal são classificadas, em relação ao maior eixo da porção petrosa do osso, como transversa e longitudinal. A fratura longitudinal é mais frequente do que a transversa. Os tomógrafos *multislice* permitiram maior detalhamento das fraturas do osso temporal, sendo observado que, em número significativo de casos, as fraturas são mistas. Lesão do nervo facial pode ocorrer em qualquer tipo de fratura, porém é mais comum nas fraturas transversas. A lesão do nervo facial ocorre em 35 a 50% dos casos de fratura transversa, enquanto na longitudinal, ocorre em 20% dos casos.

As fraturas são muito bem caracterizadas pela TC, devendo-se observar se a linha de fratura estende-se ao canal do nervo facial nos diferentes segmentos (Fig. 9-11). Um sinal indireto de fratura é a obliteração de células da mastoide adjacentes ao traço de fratura. Outras alterações decorrentes do trauma podem comprimir o nervo facial, como fragmentos ósseos, cadeia ossicular ou hematoma. As lesões do nervo facial decorrentes do trauma são mais frequentes no segmento labiríntico do nervo facial e na fossa do gânglio geniculado.

A RM pode demonstrar contusões hemorrágicas e também lesão do nervo, evidenciando acentuado realce do mesmo.

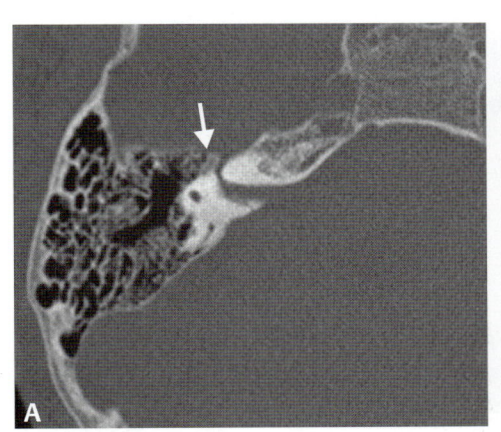

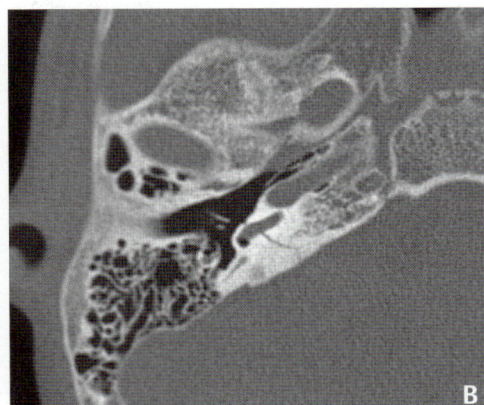

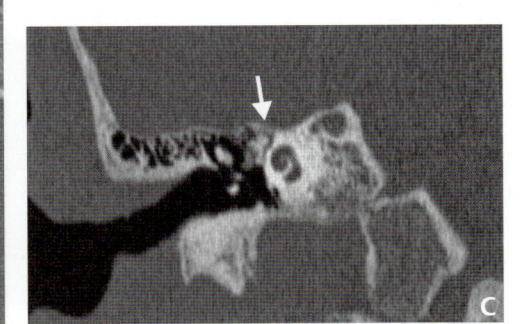

Fig. 9-11. Fratura transversa no osso temporal direito. TC axial (**A** e **B**) e reconstrução coronal (**C**). Observa-se traço de fratura transversa, que compromete o conduto auditivo interno, cóclea e se estende ao canal do nervo facial em sua porção labiríntica (setas).

PROCESSOS INFLAMATÓRIOS DO NERVO FACIAL

Nos casos de paralisia facial periférica com evolução atípica, deve ser realizada a avaliação por imagem do nervo facial, sendo importante a diferenciação entre processo inflamatório e lesão tumoral.

O método de imagem de escolha para avaliação de processos inflamatórios do nervo facial é a RM com administração endovenosa de contraste paramagnético, o gadolínio, que evidencia realce do nervo facial sem aumento significativo do diâmetro do nervo. O aumento do nervo favorece a hipótese de processo expansivo do nervo. A porção labiríntica do nervo facial e a intracanalicular junto ao fundo do conduto são os segmentos mais frequentemente comprometidos na paralisia de Bell.

Deve-se, porém, estar atento, pois a região do gânglio geniculado e as porções timpânica e mastóidea do nervo facial podem ter normalmente discreto realce pós-contraste (Fig. 9-12). Este realce ocorre decorrente da congestão do plexo arteriovenoso adjacente ao nervo. As porções cisternal, labiríntica e extracraniana normalmente não apresentam realce pós-contraste.

A RM evidencia hipersinal do nervo facial nas sequências ponderadas em T2 e realce pós-contraste (Fig. 9-13). O realce pode persistir por meses, mesmo após a melhora dos sintomas.

Não há correlação do grau e extensão do realce do nervo facial com a evolução do paciente.

Deve-se observar se existe massa ou efeito de massa no nervo facial. Isto pode ser adequadamente avaliado pelas sequências volumétricas ponderadas em T2. Nestas sequências, o liquor que preenche as cisternas e o CAI apresenta hipersinal, circundando e delimitando o nervo facial, que está situado na porção anterossuperior do conduto.

Diferentes processos inflamatórios podem comprometer o nervo facial, entre eles: síndrome de Ramsay Hunt (Fig. 9-14), doença de Lyme (Fig. 9-15) e sarcoidose. Tais processos apresentam-se na RM como espessamento e realce do nervo facial.

Na síndrome de Ramsay Hunt, pode haver realce dos nervos facial, vestibulococlear e trigêmeo, assim como do labirinto e das lesões vesiculares do CAE e pavilhão auricular.

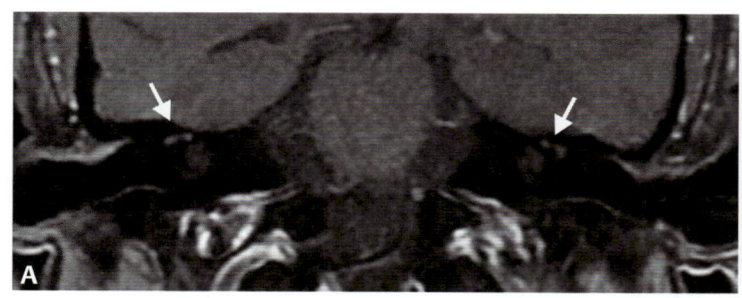

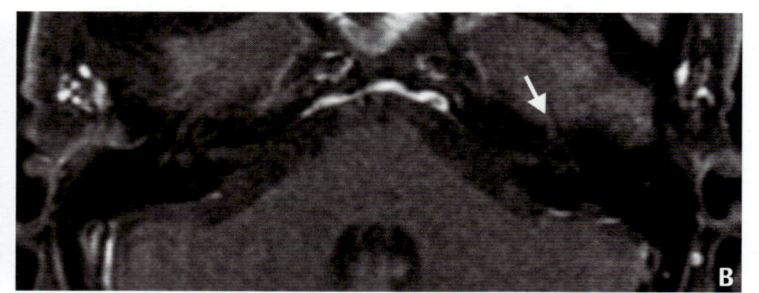

Fig. 9-12. Realce fisiológico do nervo facial. RM, sequência ponderada em T1 pós-contraste, coronal (A) e axial (B). Observar o realce fisiológico do nervo facial, bilateralmente.

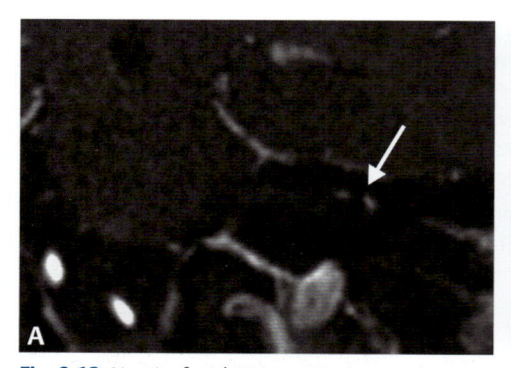

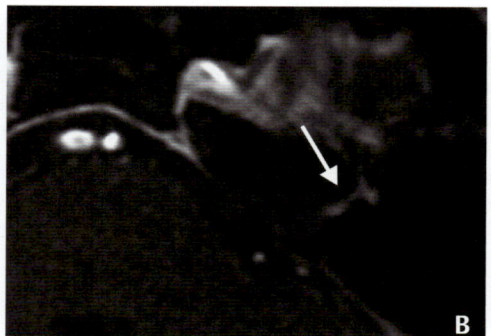

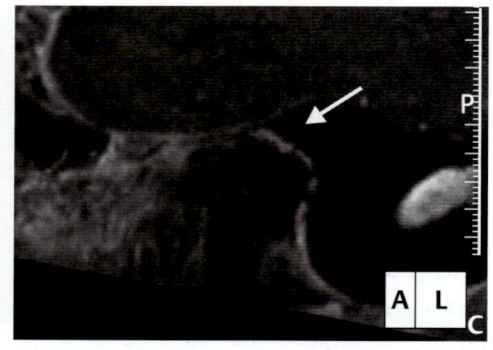

Fig. 9-13. Neurite facial. RM em T1 pós-contraste, coronal (A), axial (B) e reconstrução sagital (C) evidenciam o espessamento e realce do nervo facial esquerdo em suas porções labiríntica, timpânica e mastóidea. Nota-se também realce no fundo do conduto auditivo interno (B).

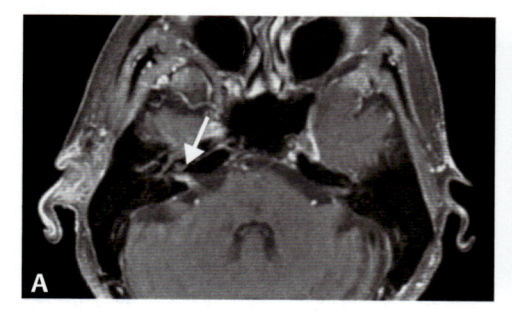

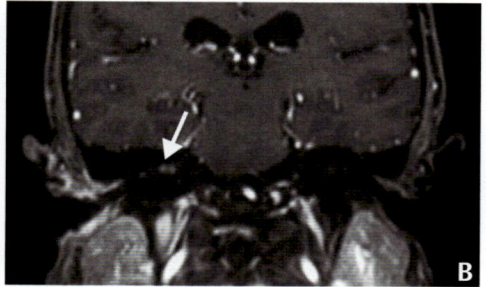

Fig. 9-14. Síndrome de Ramsay Hunt. RM em T1 pós-contraste, axial (A) e coronal (B). Observar o realce na porção labiríntica do nervo facial e também no fundo do conduto auditivo interno à direita. Espessamento com realce do pavilhão auricular direito.

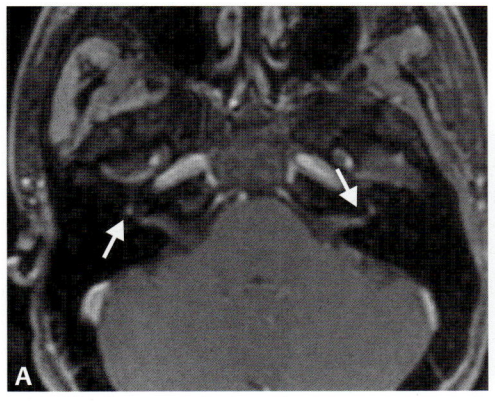

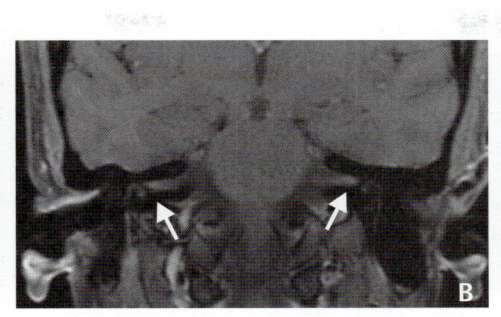

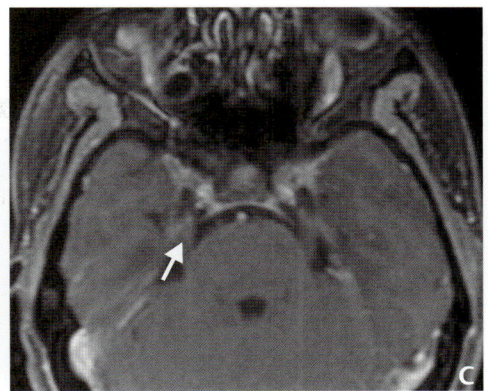

Fig. 9-15. Doença de Lyme, símile brasileira. RM em T1 pós-contraste, axial (**A** e **B**) e coronal (**C**). Observar realce no nervo facial em suas porções labiríntica e intracanalicular (**A** e **C**). Há também realce no nervo trigêmeo junto ao seio cavernoso, bilateralmente.

CONFLITO NEUROVASCULAR

A tortuosidade de algumas estruturas vasculares, como a artéria cerebelar anteroinferior, artéria cerebelar posteroinferior, artéria basilar e artéria vertebral, podem comprimir o nervo facial, levando a conflito neurovascular, que se manifesta clinicamente por espasmos faciais.

São descritos critérios para o diagnóstico de conflito neurovascular: a estrutura vascular deve ser uma artéria e precisa deslocar o nervo de seu trajeto habitual. A região mais susceptível ao conflito é a raiz do nervo no tronco (*root entry zone – REZ*). Essa região está situada de 1 a 3 mm após a saída do nervo no tronco, apresentando fina cobertura de mielina, sem epineuro ou perineuro, o que torna o nervo mais susceptível ao conflito, que é tanto mecânico como bioelétrico.

Pelas sequências volumétricas densamente ponderadas em T2 e ecogradiente pós-contraste, a RM demostra a compressão do nervo facial pela artéria. O nervo tem seu trajeto deslocado pelo vaso (Fig. 9-16). Sequência de angio-RM também é útil para identificação da artéria envolvida no conflito.

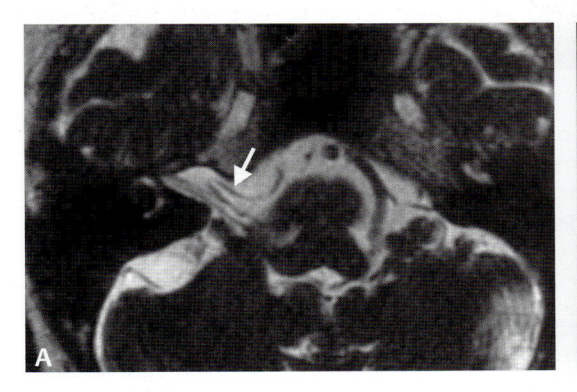

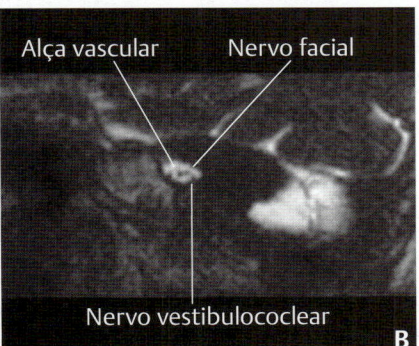

Fig. 9-16. Conflito neurovascular em paciente com espasmo facial. RM FIESTA axial (**A**) e reconstrução sagital (**B**). Artéria cerebelar anteroinferior se insinua no conduto auditivo interno direito, provocando discreta compressão no nervo facial.

PROCESSOS NEOPLÁSICOS

Schwannoma do Nervo Facial

Pode comprometer qualquer segmento do nervo facial. O schwannoma do nervo facial apresenta-se na TC como uma lesão que alarga e erode o canal do nervo facial. Quando acomete a fossa do gânglio geniculado, provoca aumento nodular da mesma, podendo ter extensão para as porções labiríntica, timpânica e também para o canal do nervo petroso superficial maior.

O acometimento da porção timpânica do nervo provoca deslocamento da cadeia ossicular, e na porção mastóidea pode haver extensão para células mastóideas (Fig. 9-17). As margens da erosão óssea são sempre regulares e bem definidas.

Na RM, apresenta-se como massa com hipersinal em T2 com realce após gadolínio (Figs. 9-17 e 9-18). A forma da lesão depende do segmento acometido: no gânglio geniculado assume forma arredondada, enquanto na porção mastóidea tem formato mais alongado. Quando o tumor acomete apenas a porção intracanalicular do nervo, é difícil diferenciá-lo do schwannoma vestibular.

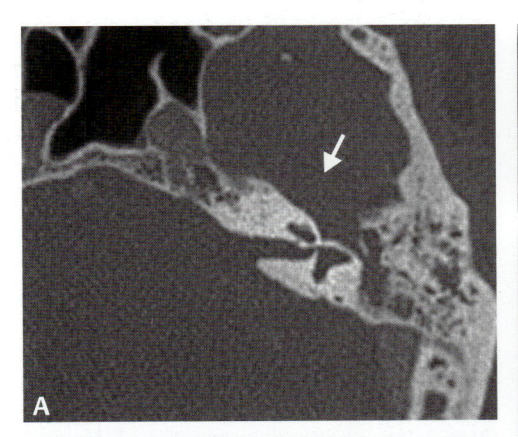

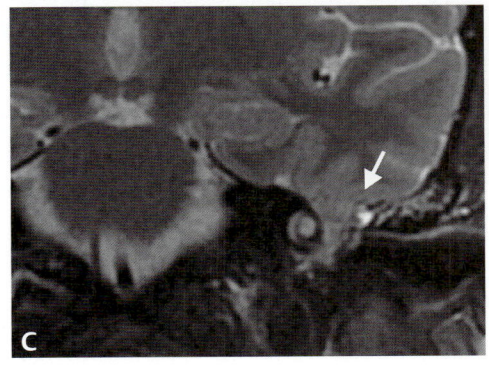

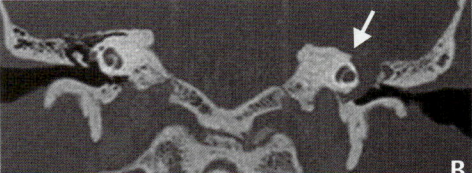

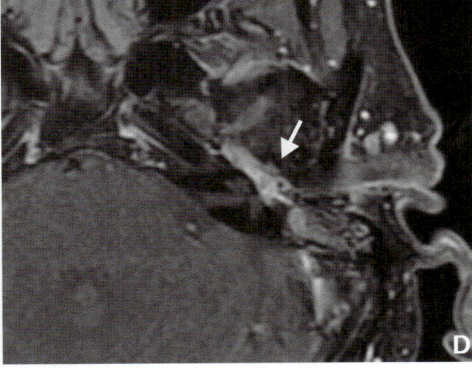

Fig. 9-17. Schwannoma do nervo facial esquerdo. TC axial (**A**) e coronal (**B**), RM coronal em T2 (**C**) e axial pós-contraste (**D**). Lesão expansiva sólida no nervo facial esquerdo erodindo o canal do nervo facial e a fossa do gânglio geniculado (**A** e **B**). A lesão apresenta hipersinal em T2 (**C**) e realce pós-contraste (**D**).

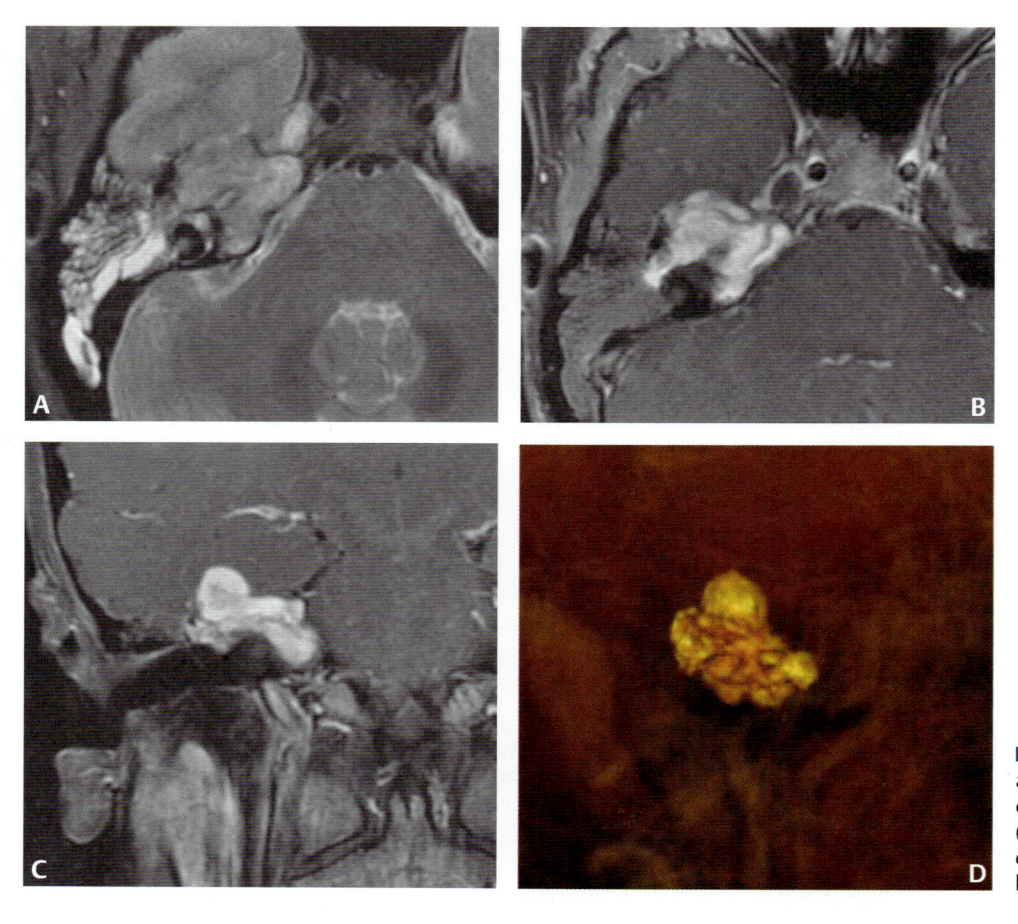

Fig. 9-18. Schwannoma do nervo facial direito. RM axial em T2 (**A**), em T1 pós-contraste, axial (**B**) e coronal (**C**) e reconstrução tridimensional do tumor (**D**). Massa sólida no gânglio geniculado estendendo-se à pirâmide petrosa, apresentando hipersinal em T2 e realce pós-contraste.

Hemangioma do Nervo Facial/Malformação Venosa do Nervo Facial

Na TC, a lesão apresenta aspecto em favo de mel, sendo sua localização mais frequente a fossa do gânglio geniculado, e em seguida o conduto auditivo interno. Podem ser caracterizados focos puntiformes ósseos em meio à lesão. O aspecto tomográfico da lesão é muito útil para diferenciá-la do schwannoma.

Na RM, apresenta-se como lesão com hipersinal em T2 e realce pós-contraste (Fig. 9-19).

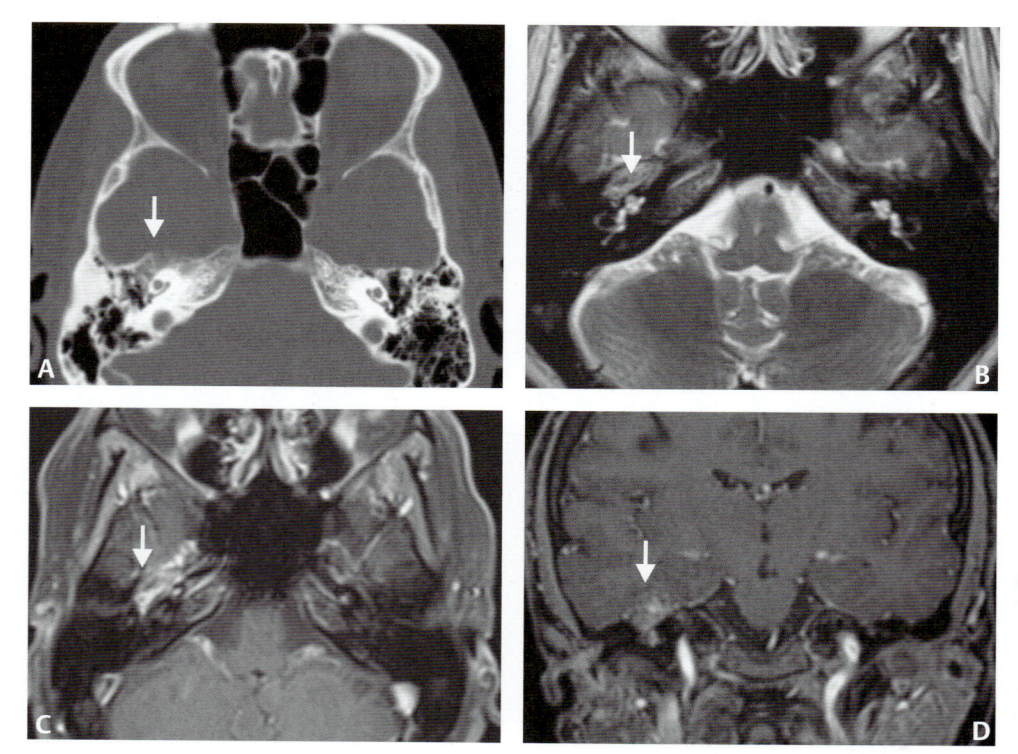

Fig. 9-19. Hemangioma do nervo facial direito. TC axial (**A**), RM em T2 axial (**B**); RM em T1 pós-contraste axial (**C**) e coronal (**D**). Lesão lítica com algumas espículas ósseas de permeio na topografia do canal do nervo facial em sua porção labiríntica e gânglio geniculado. Observar que a lesão apresenta hipersinal em T2 (**B**) e realce pós-contraste (**C** e **D**).

Cisto Epidermoide/Colesteatoma Congênito

Ocorre na região supralabiríntica do osso temporal e na pirâmide petrosa. Pode, secundariamente, acometer o canal do nervo facial. A RM tem papel fundamental neste diagnóstico ao evidenciar lesão que apresenta hipossinal em T1, hipersinal em T2, sem realce pós-contraste e com restrição na sequência de difusão (Fig. 9-20).

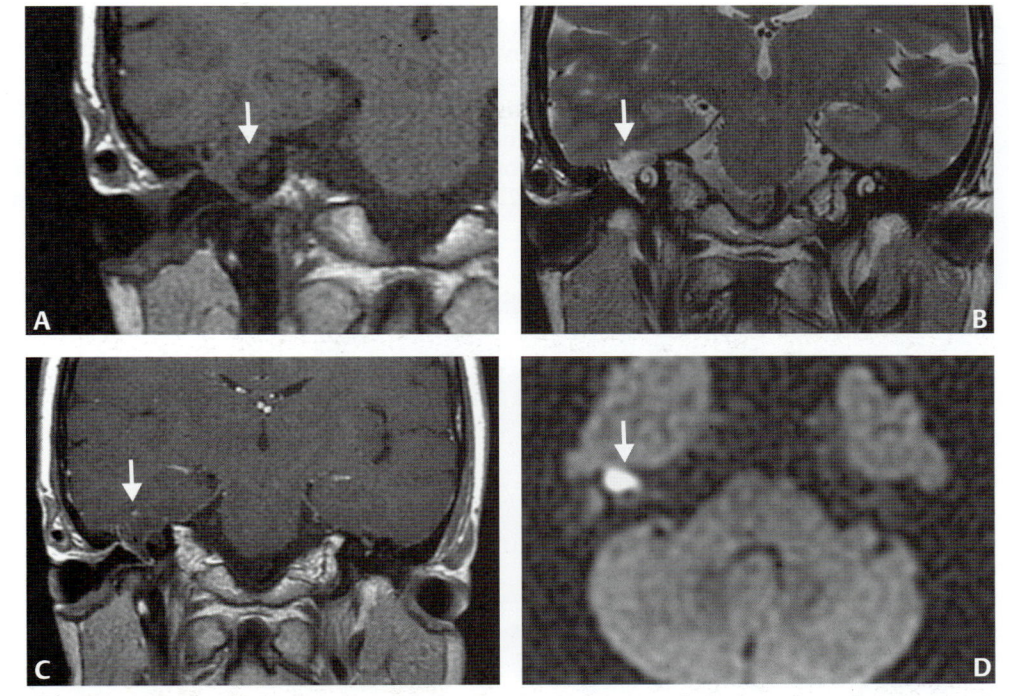

Fig. 9-20. Colesteatoma congênito acometendo a fossa do gânglio geniculado. Paciente com espasmos faciais à direita há 3 anos e paralisia facial progressiva há 2 meses. RM em T1 coronal (**A**), T2 coronal (**B**), T1 coronal pós-contraste (**C**) e difusão propeller axial (**D**). Lesão com isossinal em T1, hipersinal em T2, sem realce pós-contraste e apresentando restrição à difusão (**D**).

Extensão Perineural

Alguns tumores, como o carcinoma adenomatoide cístico, carcinoma espinocelular, linfoma e melanoma, podem apresentar extensão ao longo do nervo. A extensão perineural pelo nervo facial pode ser observada em tumores da glândula parótida e também em tumores que comprometem a fossa pterigopalatina ou o espaço mastigatório, pois existem comunicações entre os ramos maxilar e mandibular dos nervos trigêmeo e facial. Tais comunicações ocorrem pelo nervo auriculotemporal, que é ramo do nervo mandibular, e através dos nervos petroso superficial maior e vidiano. Na extensão perineural, caracterizam-se na TC alargamento e erosão do canal do nervo facial e alargamento com realce do nervo, que é mais bem caracterizado na RM (Fig. 9-21).

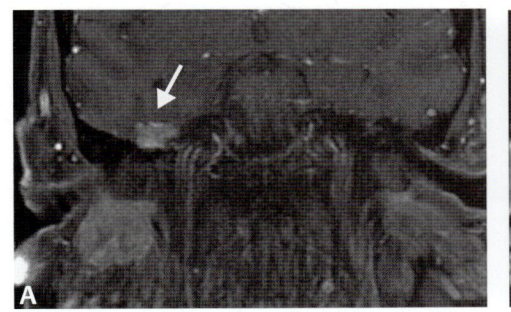

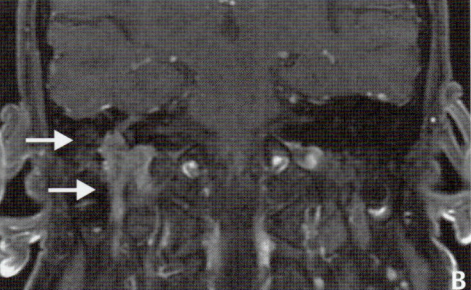

Fig. 9-21. (**A** e **B**) Adenocarcinoma na glândula parótida direita com extensão perineural através do nervo facial direito. RM em T1 pós-contraste coronal evidencia massa sólida na glândula parótida direita com extensão através do nervo facial, acometendo as porções mastóidea e timpânica e o gânglio geniculado.

Glomo Jugulotimpânico

Nos paragangliomas a TC e a RM permitem a avaliação do tamanho e da extensão das lesões.

A TC evidencia o aspecto lítico e permeativo da lesão nas estruturas ósseas acometidas, principalmente no forame jugular, podendo estender-se até o canal do nervo facial, com erosão do mesmo, principalmente da porção mastóidea (Fig. 9-22).

A RM evidencia melhor o componente tumoral extraósseo, caracterizando sua extensão intracraniana e também a extensão pelo espaço carotídeo.

Em ambos os métodos observa-se intenso realce após a injeção venosa do meio de contraste. A RM caracteristicamente demonstra o aspecto em "sal e pimenta", dado pela presença de vasos e de áreas de hemorragias em seu interior (Fig. 9-23).

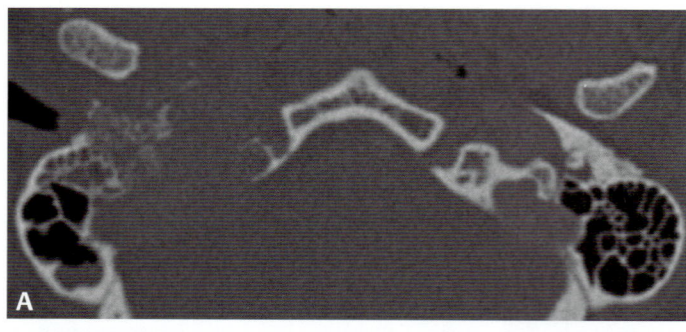

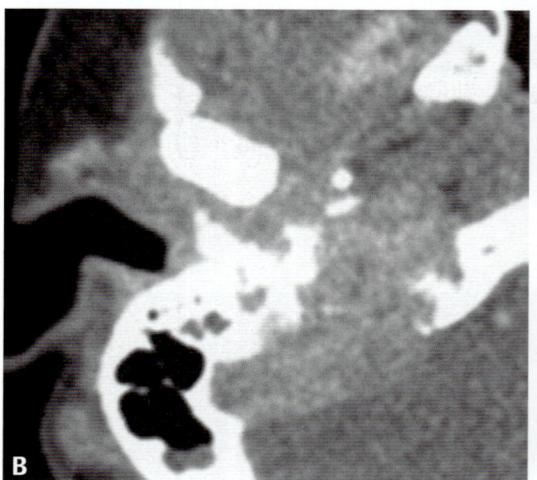

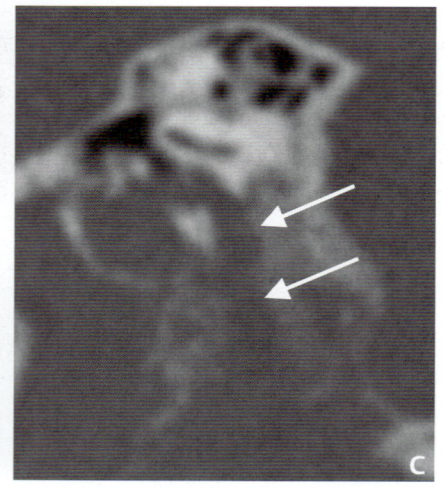

Fig. 9-22. Paraganglioma jugular. TC axial (**A** e **B**) e reconstrução oblíqua (**C**). Lesão expansiva sólida hipervascularizada, provocando lise óssea, de aspecto permeativo. Há acometimento do canal do nervo facial na porção mastóidea (setas).

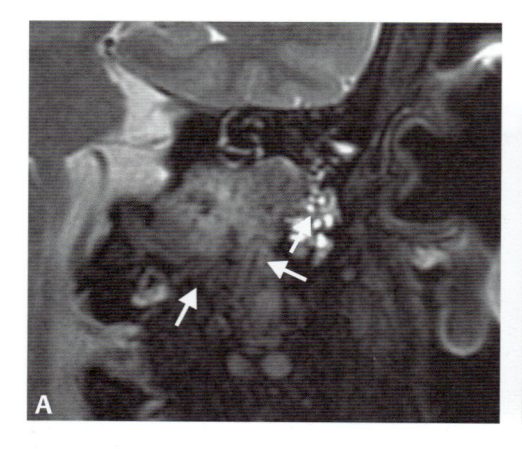

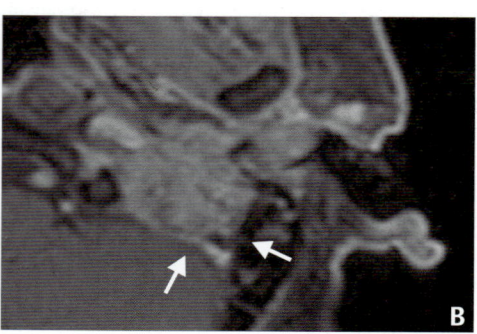

Fig. 9-23. Paraganglioma jugulotimpânico. RM em T2 coronal (**A**) e T1 axial pós-contraste (**B**). Lesão hipervascularizada comprometendo o forame jugular esquerdo, estendendo-se para a caixa timpânica e exteriorizando-se pelo conduto auditivo externo. Observar o aspecto de "sal e pimenta" (**A**).

Tumores do Ângulo Pontocerebelar

O schwannoma vestibular é o tumor mais frequente do ângulo pontocerebelar, podendo apresentar-se como lesão pequena puramente intracanalicular, assumindo uma morfologia cilíndrica, ou lesão maior, estendendo-se ao ângulo pontocerebelar (APC), quando assume um aspecto mais globoso, nodular, alargando o poro acústico. Raramente, o schwannoma intracanalicular ou na cisterna pontocerebelar pode ter origem no nervo facial.

A RM é o método de imagem de escolha na suspeita desses tumores. Na TC, apresentam-se como lesões isoatenuantes em relação ao parênquima, com realce pós-contraste associado à erosão com alargamento do CAI.

Na RM, o schwannoma é isointenso em T1, apresenta hipersinal em T2, mas aparece como "falha de enchimento" nas sequências volumétricas densamente ponderadas em T2, em que os nervos ficam delineados pelo alto sinal do líquido cefalorraquidiano (LCR). Apresenta acentuado realce pós-contraste que costuma ser homogêneo, porém podendo ser heterogêneo em decorrência de áreas císticas e sangramento (Fig. 9-24).

Na presença de uma lesão intracanalicular com as características descritas anteriormente, e que apresente extensão para a porção labiríntica do nervo facial, deve-se considerar a hipótese de o schwannoma ter origem no nervo facial e não no vestibular.

Lesões malignas, como linfomas e metástases de tumores, como de mama e pulmão, podem ter disseminação meníngea e se apresentar como massas intracanaliculares que podem simular schwannoma vestibular. Neste caso, o quadro clínico é muito importante no diagnóstico diferencial, pois os sintomas relacionados com a disfunção dos nervos facial e vestibulococlear são de rápida instalação e progressão nas metástases (Fig. 9-25).

Lesões do Tronco Cerebral

Lesões do tronco cerebral – incluindo hemangiomas, malformações arteriovenosas, esclerose múltipla (Fig. 9-26), abscessos, lesões isquêmicas (Figs. 9-23 a 9-27), neoplasias, como glioma, linfoma e metástases – podem comprometer os núcleos do nervo facial. Na maioria dos casos, associam-se à disfunção de outros nervos, principalmente do nervo abducente, por causa da proximidade de seus respectivos núcleos.

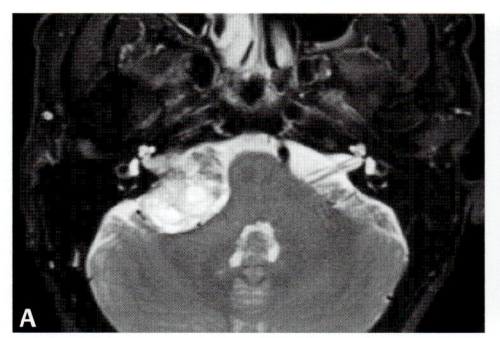

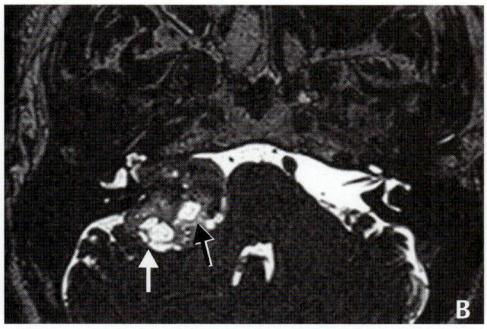

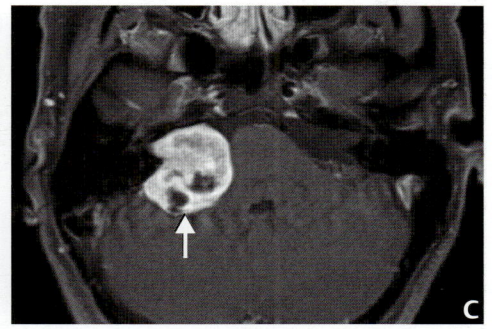

Fig. 9-24. Schwannoma vestibular. RM em T2 axial (**A**), FIESTA (**B**) e em T1 pós-contraste. Lesão sólida no ângulo pontocerebelar direito, alargando o conduto auditivo interno. A lesão é heterogênea, com áreas císticas em seu interior (setas em **B** e **C**) e realce pós-contraste.

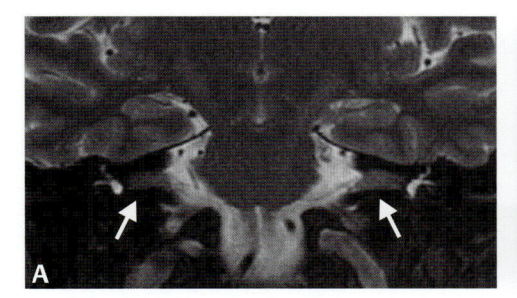

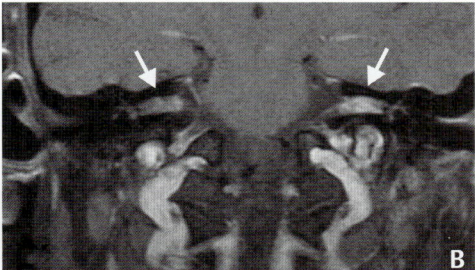

Fig. 9-25. Linfoma. RM coronal em T2 (**A**) e em T1 pós-contraste (**B**). Lesão sólida preenchendo ambos os condutos auditivos internos. Não se observa alargamento dos mesmos.

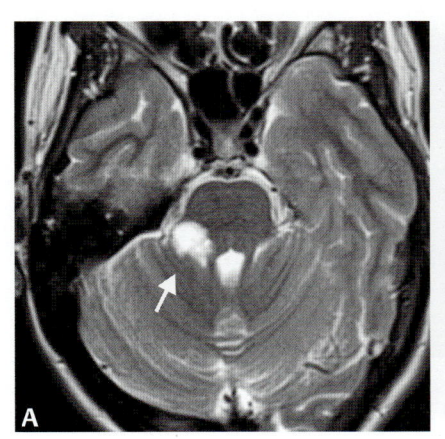

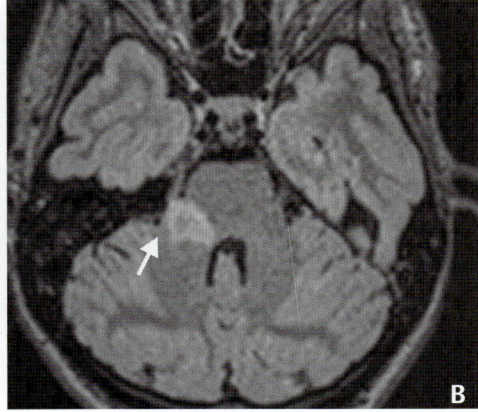

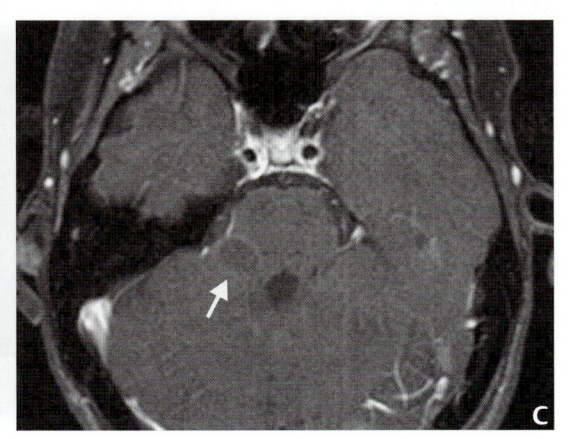

Fig. 9-26. Esclerose múltipla com acometimento do núcleo facial em paciente com paralisia facial à direita. RM axial em T2 (**A**), FLAIR (**B**) e em T1 pós-contraste. Lesão com hipersinal em T2, isossinal em FLAIR e realce periférico (**C**) na ponte à direita.

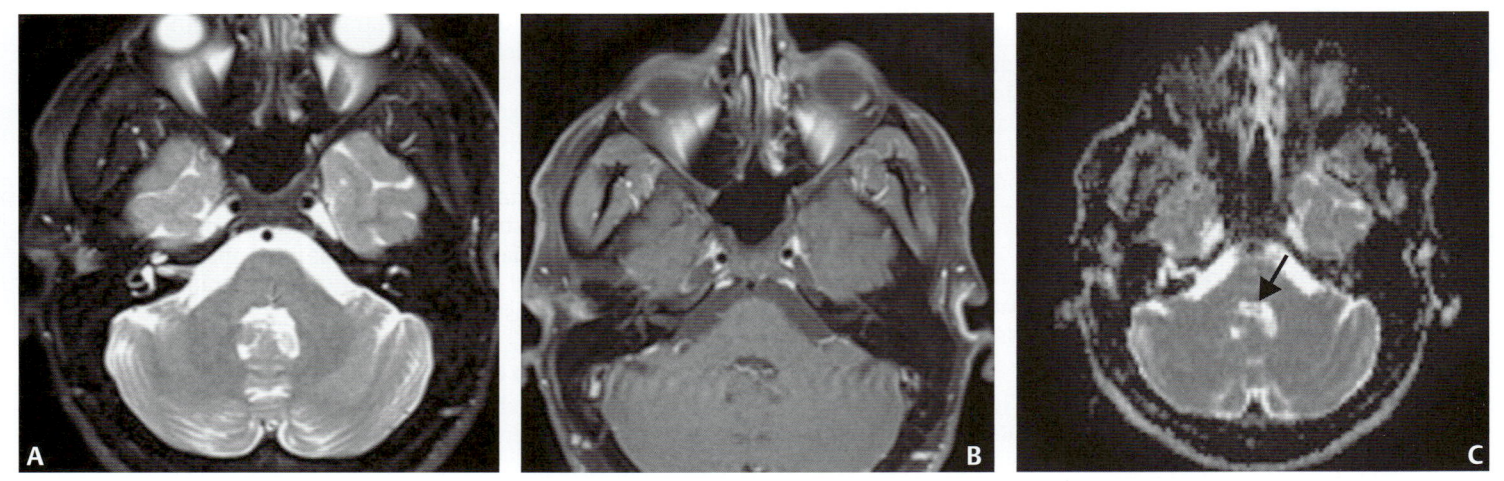

Fig. 9-27. Lesão isquêmica aguda no tronco. Paciente com quadro agudo de disfunção dos nervos abducente e facial à esquerda. RM axial em T2 (**A**), T1 pós-contraste (**B**) e mapa ADC (**C**). Diminuta lesão (seta) na ponte junto ao colículo facial apresentando hipersinal em T2, sem realce pós-contraste e baixo sinal no mapa ADC. ADC = coeficiente de difusão aparente.

Lesões Parotídeas

As lesões parotídeas associadas à paralisia facial são geralmente tumores malignos, principalmente carcinomas. O acometimento pode ser pela extensão perineural ou por acometimento do nervo em sua porção intraparotídea.

A RM é o método de imagem de escolha para avaliação de lesões parotídeas e de eventual extensão perineural. Na avaliação de lesões parotídeas, a utilização de sequências de RM de difusão e de perfusão, observando-se o padrão de realce da lesão, associadas às características de sinal na sequência T2, permite a diferenciação dos tumores intraparotídeos (Fig. 9-28) em 80% dos casos, segundo Espinoza e Halimi.

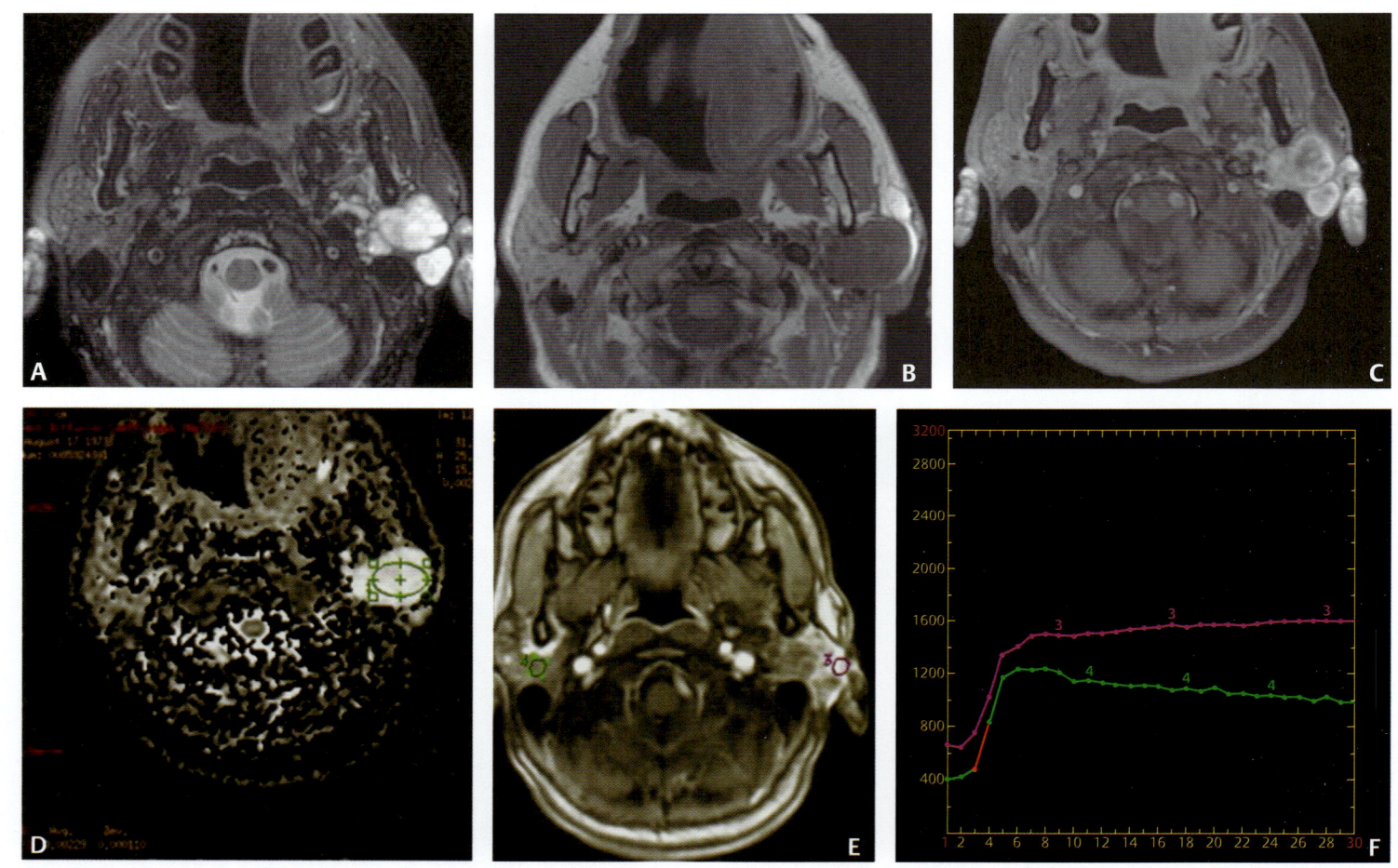

Fig. 9-28. Adenoma pleomórfico da parótida esquerda. RM axial em T2 (**A**) e em T1 pré (**B**) e pós-contraste (**C**) paramagnético, mapa de ADC (**D**) e perfusão (**E** e **F**). Lesão com hipersinal em T2, hipossinal em T1 e realce pós-contraste. Apresenta ADC alto (**D**). Presença de curva de perfusão com platô ascendente (curva rosa), associada a valor de ADC alto, é um achado compatível com adenoma pleomórfico, com confirmação histológica.

BIBLIOGRAFIA

Espinoza S, Halimi P. Interpretation pearls for MR Imaging of parotid gland tumor. *Eur Annals Otorhinolaryngol Head Neck Dis* 2013; 130:30-35.

Gebrim, EMS. Osso Temporal. IN: Gebrim EMS, Chammas MC, Gomes RLE, (eds.). *Radiologia e diagnóstico por imagem em cabeça e pescoço.* Rio de Janeiro: Guanabara Koogan, 2010.

Gupta S, Mends F, Hagiwara M *et al.* Imaging the facial nerve: a contemporary review. *Rad Res Prac* 2013;2013:1-14.

Jager L, Reiser M. CT and MR imaging of the normal and pathologic conditions of the facial nerve. *Eur J Radiol* 2001; 40(2):133-46.

Raghavan P, Mukherjee S, Phillips CD. Imaging of the facial nerve. *Neuroimaging Clin N Am* 2009;19:407-425.

Toulgoat F, Sarrazin JL, Benoudiba F *et al.* Facial nerve: from anatomy to pathology. *Diagn Interv Imaging* 2013; 94:1033-1042.

Veillona F, Ramos-Taboada L, Abu-Eid M *et al.* Imaging of the facial nerve. *Eur J Radiol* 2010;74:341-348.

Seção III

Etiologia da Paralisia Facial Periférica

10 Paralisia Facial de Bell

Paulo Roberto Lazarini ▪ Mônica Alcântara de Oliveira Santos ▪ Melissa Ferreira Vianna

A primeira descrição da Paralisia facial periférica (PFP) em língua inglesa teve autoria de *Sir* Charles Bell, em 1821. Em homenagem ao autor, todos os episódios de paralisia facial periférica passaram a ser chamados de Paralisia de Bell (PB), entretanto, com a descoberta de diversas causas para esta manifestação clínica, apenas a PFP sem etiologia clínica definida manteve esta denominação.

Até recentemente, um grande número de pacientes com PFP de instalação súbita era diagnosticado como portadores de uma forma de paralisia, chamada de idiopática ou de paralisia de Bell. Estes termos foram utilizados na literatura para identificar aqueles pacientes com paralisia facial aguda com características periféricas e sem um diagnóstico etiológico definido mesmo com investigação convencional clínica, laboratorial e de imagem.

Uma nova situação, com o advento de modernas técnicas laboratoriais para investigação viral e para o estudo de imagem do nervo facial, tem possibilitado que este conceito, vigente até meados da década de 1990, fosse amplamente modificado e o acometimento do nervo facial mais bem avaliado na PFP dita idiopática ou de Bell.

Em pesquisas sobre a PFP, a PB é a forma clínica mais comum em adultos, com incidência estimada em 20 a 30 casos em cada 100.000 pessoas, mais frequente em adultos entre 20 a 60 anos de idade e acomete igualmente homens e mulheres.

A PB é responsável por 55 a 80% dos casos de PFP; em seguida aparece a causa traumática e, depois, tumores ou outras causas infecciosas.

Estima-se que a maioria dos casos de PB apresente evolução clínica favorável. Infelizmente, cerca de 20% dos casos podem apresentar algum grau de sequela, e 5% de todos os casos terão sequelas acentuadas na movimentação da musculatura da mímica facial.

Diante da incidência da doença, do impacto que a PB causa ao paciente e a possibilidade de sequelas diversas, o médico deve atuar rapidamente, ainda na fase aguda e não deve, de forma alguma, apresentar uma atitude apenas expectante, aguardando uma solução espontânea, pois esta postura pode comprometer de modo irreversível a recuperação clínica do paciente.

FISIOPATOLOGIA

A PB apresenta aspectos fisiopatológicos inerentes a um processo de infecção viral como teoria mais aceita na atualidade. O vírus, ao afetar o nervo, gera um processo inflamatório, e a degeneração neural se estabelece. Como infecções virais são comuns e a PB, relativamente incomum, é razoável imaginar que existam outros fatores que possam se associar a esta situação e criar condições ideais para a paralisia facial.

Vianna *et al.* (2014) sugerem que a existência de alguma variação anatômica, relativa ao diâmetro do nervo facial em alguns indivíduos na população em geral, possa explicar o porquê de certas pessoas desenvolverem paralisia e outros não diante de uma afecção viral. Em estudo nos ossos temporais de pacientes que em vida tiveram PB, observaram-se diâmetros do canal do nervo facial mais reduzidos que no grupo-controle (Fig. 10-1).

Questões sobre a etiologia e a fisiopatologia da doença fazem parte das grandes incógnitas sobre a paralisia de Bell ainda nos dias de hoje.

ETIOLOGIA

De acordo com May (1986) existem mais de 1.000 causas de PFP descritas na literatura, mas a PB corresponde a mais da metade dos casos atendidos na prática clínica.

Por muito tempo, a PB foi considerada idiopática em função da dificuldade de se estabelecer a sua causa diante dos recursos tecnológicos até a década de 1990. Com o surgimento das técnicas para pesquisa viral, a etiologia da PB vem sendo desvendada.

Tryde foi o primeiro a descrever a associação do vírus varicela-zóster (VVZ) com a PFP. A partir deste primeiro relato, vários estudos sorológicos, imunológicos e morfológicos, ao longo do tempo, começaram a indicar que outros vírus estariam envolvidos na fisiopatogênese da PFP e principalmente da PB. Entre eles o vírus herpes simples tipo I (VHS), o vírus Epstein-Barr (EBV), o Citomegalovírus (CMV), o vírus da caxumba e o vírus da imunodeficiência humana (HIV).

Com o advento da técnica de estudo do DNA viral pelo método da reação em cadeia da polimerase (PCR), muitos trabalhos vieram a confirmar a presença de vírus da família herpes em casos de PFP e a indicar o VHS tipo I como o principal agente etiológico da PB considerado por muitos anos como de origem idiopática.

Os vírus da família herpes apresentam uma dinâmica de manifestação segundo o conceito da reativação viral. Após um contágio inicial, o vírus seguiria por via sanguínea ou axonal retrógrada até os gânglios sensitivos (entre eles o gânglio geniculado do nervo facial) e, nestes, permaneceria latente. A reativação viral ocorreria por uma diminuição da atividade imune que poderia ser desencadeada por alterações metabólicas, procedimentos cirúrgicos ou odontológicos ou mesmo situações de estresse ou imunossupressão. A reativação ocasionaria um processo inflamatório no nervo facial e, consequentemente, a PFP (Fig. 10-2).

Diversos autores publicaram alterações neurológicas que acompanham os sinais e sintomas da PB e relataram evidências de que a doença seria apenas uma das manifestações de uma neuropatia difusa e generalizada, uma polineuropatia. Acometimentos de outros nervos cranianos, como o III (oculomotor), V (trigêmeo), VI (abducente), VIII (vestibulococlear), IX (glossofaríngeo), X (vago) e XII (hipoglosso), são encontrados na literatura.

Atualmente estudos, como o de Santos *et al.* (2010), confirmam a presença de alterações vestibulares relacionadas com a PB em cerca de 25% dos casos, o que contribui para o entendimento da fisiopatologia da doença ao reforçar a ideia do vírus como fator etiológico e levantar a possibilidade de que a doença viral nem sempre é restrita ao nervo facial, podendo ser difusa e envolver outros nervos cranianos.

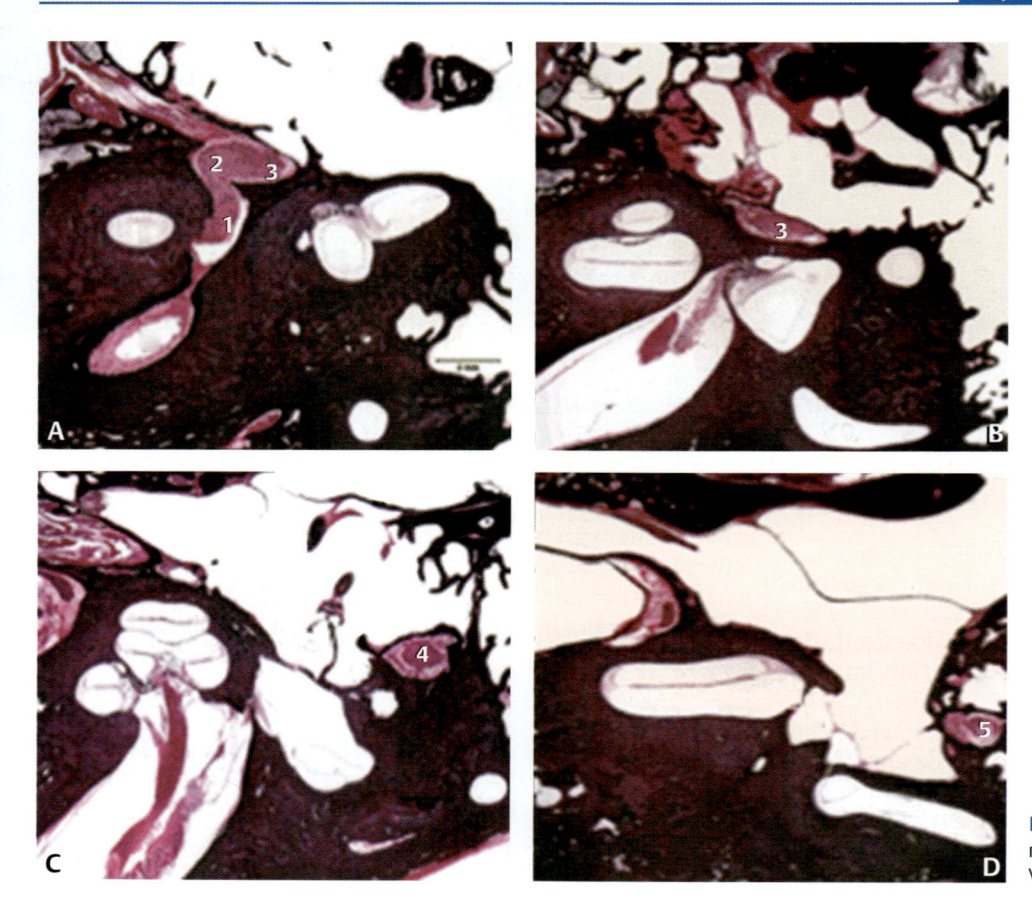

Fig. 10-1. (A-D) Imagem histológica do nervo facial no interior do osso temporal humano (1 a 5). Fonte: Vianna *et al.* 2014.

AVALIAÇÃO CLÍNICA

A anamnese, os exames clínico e complementar de um paciente com PB devem ser direcionados para a caracterização clínica da paralisia facial; para o diagnóstico etiológico diferencial e topográfico e para o grau de paralisia, visando, sempre que possível, à determinação precisa do comprometimento do nervo facial, o que possibilitará um tratamento mais adequado a cada paciente.

Uma anamnese bem detalhada diminui as hipóteses diagnósticas formuladas e a quantidade de exames necessários para cada caso de PFP.

A PB apresenta-se como diagnóstico de exclusão na prática clínica, ou seja, o médico deve afastar outras possíveis causas de paralisia para que a hipótese diagnóstica de PB seja definida uma vez que a identificação laboratorial do vírus não seja rotineira. Para tanto, o paciente necessita de uma investigação clínica pormenorizada, pois a simples presunção de que toda PFP aguda é paralisia de Bell pode trazer consequências desastrosas ao paciente. Como exemplo, alguns tumores de ângulo pontocerebelar podem desencadear paralisia facial aguda por compressão vascular e mimetizar uma PB.

História Clínica

A PB caracteriza-se por ser uma forma de paralisia da hemiface, aguda, não contagiosa, isolada ou acompanhada, eventualmente, de dor retroauricular, disgeusia, cefaleia, alteração da sensibilidade da faringe, redução ou aumento do lacrimejamento e hiperacusia. Além da paralisia, queixas de irritação ocular, lacrimejamento, algiacusia, dificuldade para ingerir alimentos, principalmente os líquidos podem estar presentes. É comum que a paralisia se estabeleça em algumas horas, e ao longo de alguns dias o grau de acometimento se acentue (Fig. 10-3).

O paciente pode-se queixar que a paralisia tem leve intensidade ou que há perda completa da atividade motora dos músculos da mímica facial. As alterações de lacrimejamento podem ir desde a sensação de olho seco pela falta de estímulo da glândula lacrimal pelo nervo facial (via n. petroso maior) ou, então, por incontrolável lacrimejamento decorrente da falta da abertura dos óstios dos canalículos lacrimais (músculo de Horner) e a permanente exposição ocular pela falta do fechamento palpebral.

Na história clínica do paciente com PFP o médico deve fazer uma série de questionamentos e ter como objetivos:

▪ Identificar se a Paralisia é Central ou Periférica

Ao atender um paciente com paralisia facial o médico deve inicialmente questionar: qual lado está paralisado; se há perda de atividade motora de membro superior e/ou inferior; se a paralisia é de todo o seu rosto ou apenas em parte dele; se há dificuldade para fechar o olho e mover a fronte do lado paralisado.

A PB é uma paralisia periférica com acometimento exclusivamente de uma hemiface, em menor ou maior intensidade, há dificuldade para movimentar toda a hemiface notadamente ao tentar fechar o olho do lado paralisado. A presença de dificuldade motora de membros e/ou apenas da porção inferior da face sugere lesão central e descarta a possibilidade de PB.

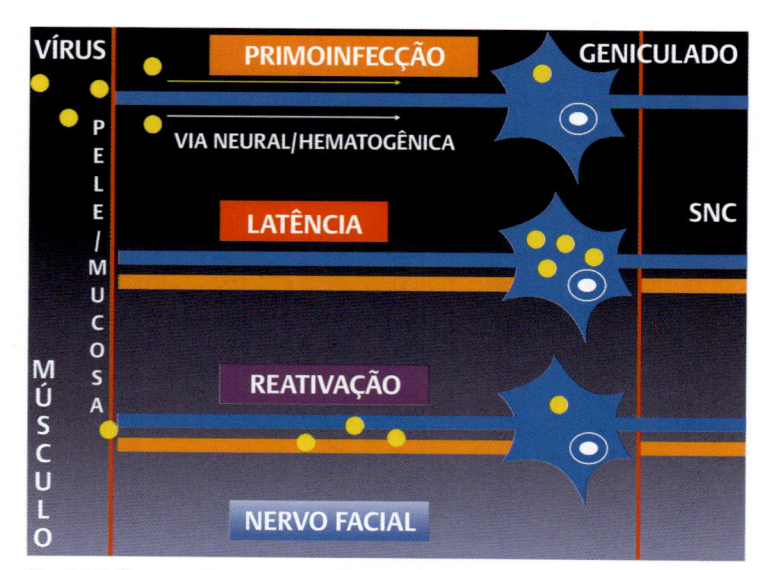

Fig. 10-2. Esquema do mecanismo fisiopatológico da afecção viral na paralisia de Bell.

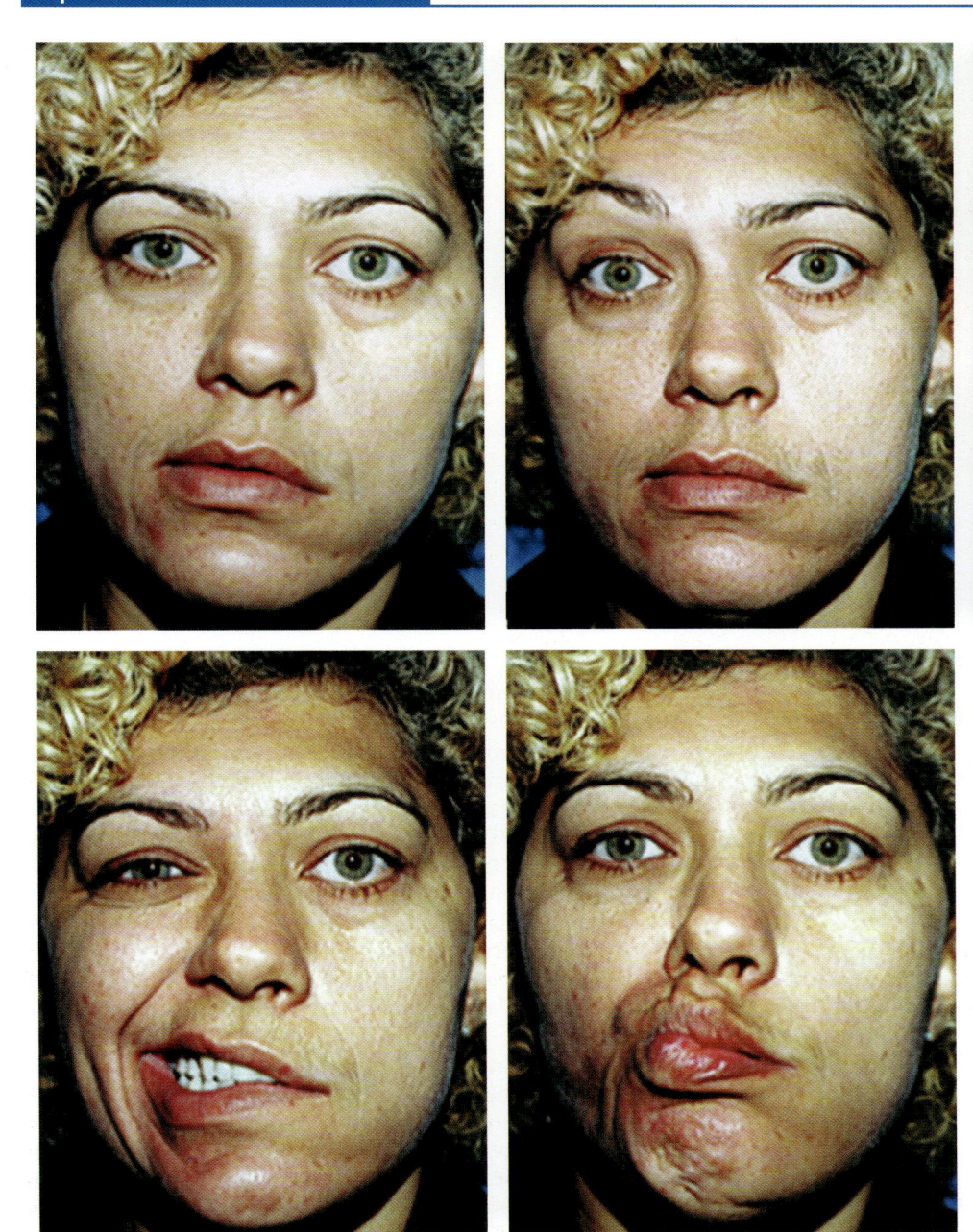

Fig. 10-3. Paciente com paralisia facial de Bell em situação de repouso e de movimentação da musculatura da mímica facial.

A PB acometendo ambas as hemifaces (diplegia facial) é uma forma infrequente de manifestação clínica. Nestes casos questionamentos sobre possíveis doenças sistêmicas devem ser realizados.

▪ Indicar a Etiologia da Paralisia

A PB não apresenta características sintomáticas específicas. Do ponto de vista clínico, trata-se de diagnóstico de exclusão. Portanto, na anamnese o médico deve investigar sobre sintomas que possam indicar ou descartar outras causas de PFP.

Relato de traumatismos (como traumas cranianos, ferimentos por arma de fogo ou branca entre outros) deve ser pesquisado.

Sintomas auditivos, como a perda da audição, tonturas e zumbidos, podem ser indicadores de paralisias causadas por otites, ou acometimento pelo vírus Herpes-zóster, ou mesmo, casos de tumores de orelhas interna e média. Sinais e sintomas gerais, como perda de peso e fraqueza, são comuns na leucemia.

O histórico de aparecimento de lesões cutâneas em pavilhão antecedendo em dias ou durante ou logo depois do início da paralisia pode ser compatível com síndrome de Ramsay Hunt.

O relato de aumento de região parotídea ou de uma lesão cutânea, às vezes, sangrante e dolorida no pavilhão auricular ou próxima a ele, sugere uma etiologia neoplásica nestas regiões.

O antecedente de PFP prévia é um dado importante para se estabelecer o diagnóstico de algumas doenças e pode indicar como pode ser o comportamento evolutivo da paralisia naquele paciente.

Em pacientes diabéticos ou imunossuprimidos, o relato de otalgia intensa e otorreia antecedendo em alguns dias a paralisia pode ser indicativo de otite externa necrosante.

▪ Avaliar a Evolução Clínica

A PB se manifesta de forma súbita ou rapidamente progressiva, e os casos com paralisia facial de instalação insidiosa estão mais relacionados com lesões tumorais benignas ou doenças degenerativas.

Estudos indicam que, na maioria dos pacientes com PB, a função motora facial começa a se restabelecer entre 30 a 60 dias, podendo este período de recuperação se estender por até 120 dias.

O relato de tratamento prévio e/ou sem melhora clínica ao longo dos primeiros 60 dias aponta para um pior prognóstico da doença.

O tempo de evolução da doença tem importância para o tratamento da paralisia. Na fase aguda da doença as medidas terapêuticas a serem instituídas são totalmente diferentes da PB que permanece há meses.

▪ Antecedentes Pessoais e Familiares

O histórico de paralisia facial recidivante e em familiares sugere outras etiologias, entre elas a síndrome de Melkersson-Rosenthal (Fig. 10-4).

Antecedentes pessoais, como otites crônicas, diabetes e hipertensão arterial sem controle, edema facial, gravidez e doenças autoimunes entre outros, podem indicar que a paralisia facial pode não ser a PB como causa.

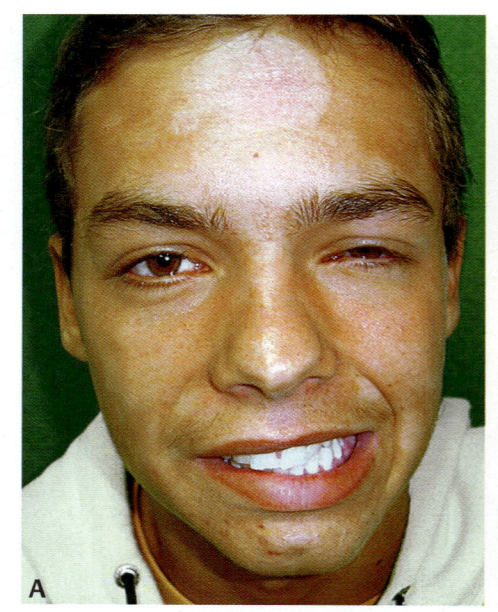

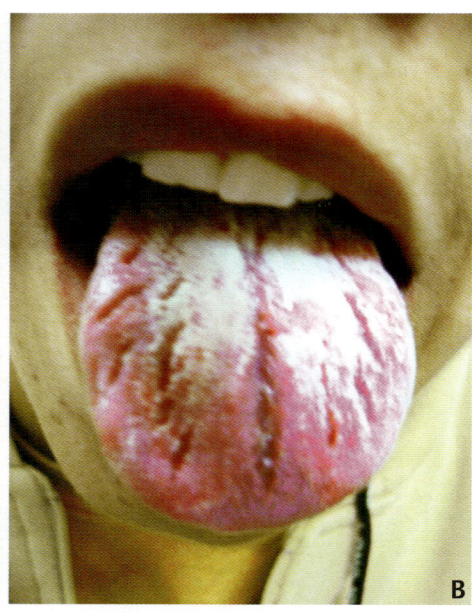

Fig. 10-4. Paciente com síndrome de Melkersson-Rosenthal: (**A**) com paralisias recidivantes, e (**B**) língua plicada.

DIAGNÓSTICO

Clínico

Diante de um caso de PFP, o diagnóstico clínico de paralisia de Bell é feito por exclusão de outras possíveis causas. Uma cuidadosa anamnese e exame clínico são a base para o adequado diagnóstico etiológico da PFP.

Diagnóstico Etiológico

Identificar o agente etiológico envolvido na gênese da PB tem sido realizado em estudos científicos. As afecções virais são o foco destas pesquisas. Testes sorológicos apresentam baixa sensibilidade para o diagnóstico, pois na reativação viral não há aumento da quantidade de imunoglobulinas tipo IgM. Já os testes com PCR são aplicados nas secreções lacrimais, salivares e fluidos do nervo facial com positividade maior para o VHS tipo I.

EXAMES SUBSIDIÁRIOS

Os exames subsidiários devem ser aplicados com o objetivo de se afastarem outras etiologias, identificar o local de acometimento do nervo facial e de outras estruturas anatômicas. A investigação laboratorial do agente etiológico viral na PB não faz parte da rotina laboratorial destes pacientes na prática clínica.

- *Exames otorrinolaringológicos complementares:* solicitam-se audiometrias tonal e vocal para avaliar a função auditiva que pode estar afetada quando a orelha interna ou o nervo vestibulococlear são acometidos. O exame vestibular também contribui na avaliação deste nervo, visto que estudos recentes demonstram que pode haver acometimento do nervo vestibular associado à PB. A imitanciometria será útil na investigação do reflexo estapediano.
- *Exames laboratoriais:* alguns exames laboratoriais podem auxiliar no diagnóstico etiológico da paralisia e podem ser solicitados de acordo com a suspeita clínica (HSV 1 e 2, Varicela-Zóster, IgG e IgM, FTA-ABS, dosagem de ECA, Fator reumatoide, anticorpo anti-fosfolípide, Glicemia, hemograma, EBV, VHS, TSH, ANCA, anticorpo antinúcleo, PCR, HIV, CMV, sorologia para doença de Lyme). Quando indicado, realiza-se estudo do líquido cefalorraquidiano.
- *Exames de imagem:* veja Capítulo 9 – Diagnóstico por Imagem do Nervo Facial.

PROGNÓSTICO

Num estudo prospectivo, Peitersen (2002) acompanhou 1.701 casos de PB ao longo de 25 anos e observou que: 71% dos pacientes voltaram ao normal (85% deles nas três primeiras semanas, e 15% após 3 a 5 meses); 12% tiveram sequelas leves, 13% foram moderadas e 4% severas. Estes dados demonstram que uma parte dos pacientes com PB terá sequelas e que estas podem ser graves.

Diante destas circunstâncias, ao atender um paciente com PB na fase aguda da doença, o médico deve estar atento a uma possível evolução clínica desfavorável da paralisia como apontado neste estudo. A possibilidade de sequelas em maior ou menor grau desta paralisia facial deve ser o ponto principal para se instituir o tratamento mais adequado ao longo da evolução da doença.

O prognóstico da PB, principalmente nas formas agudas, está intimamente relacionado com os fenômenos fisiopatológicos que ocorrem com o nervo facial em seu longo trajeto pelo interior do osso temporal. Este fato torna a avaliação desses fenômenos ainda mais difícil.

A observação clínica é o dado mais importante na avaliação do paciente. À medida que se nota a melhora da função motora facial, pode-se dizer que está ocorrendo uma recuperação da transmissão elétrica pelos axônios, indicando um melhor prognóstico. Mas, infelizmente, esta recuperação clínica geralmente se faz após algumas semanas de evolução da doença, mesmo nos casos com menor agressão ao nervo facial.

Assim, uma lesão neural do nervo facial onde haja apenas um bloqueio funcional na transmissão elétrica axonal (neuropraxia) ou uma grave degeneração axonal (neurotmese) pode-se manifestar clinicamente de forma igual, não havendo por vezes diferenças evidentes que possam distingui-las, muito embora tenham prognósticos muito diferentes.

Cabe ao otorrinolaringologista tentar diferenciar estas situações. Desta forma, alguns estudos tentaram definir características, sinais e sintomas dos pacientes que pudessem estar relacionados com a boa ou má evolução clínica dos indivíduos.

Encontrar, na fase aguda da doença, aqueles pacientes que possam apresentar uma degeneração mais grave e com maior chance de apresentar sequelas é o maior desafio.

Vários são os fatores que podem interferir no prognóstico da PB, entre eles:

A) **Possível agente etiológico:** alguns pacientes com PB apresentam como possível agente etiológico o VHS enquanto que, um menor número, pode ter o VVZ como agente causal como estudado por Santos *et al.* (2010). Observa-se que em casos clássicos de paralisia causada pela reativação do VVZ (síndrome de Ramsay Hunt), um percentual maior de pacientes apresenta sequelas quando comparados aos de PB. Assim, projeta-se que casos de PB, onde o VVZ esteja envolvido, possam ter pior prognóstico. Estudos mais elaborados devem ser realizados para fundamentar esta questão.

B) **Grau da paralisia:** a observação clínica do paciente é o dado mais fidedigno na definição de melhora. Pacientes com PB que apresentam uma paralisia em grau menor costumam melhorar sua função motora mais cedo (entre duas e quatro semanas do início da paralisia e espera-se que melhorem completamente com dois meses de história. O que não costuma ocorrer com pacientes com paralisia total, ou seja, uma PB de grau VI, segundo a classificação de House e Brackmann (1985), quando a recuperação pode se dar em até 120 dias a partir do início da doença ou mesmo ocorrer sequelas em graus variados.

C) **Condições clínicas do paciente:** nem sempre o paciente apresenta-se com condições clínicas favoráveis para receber o tratamento ideal para seu problema. Assim, por exemplo, se houver indicação de tratamento cirúrgico e o paciente apresente a concomitância de condições neurológicas, cardiológicas ou respiratórias graves e que impeçam a cirurgia do nervo facial acometido, com iminente risco de morte para o paciente, o tratamento deverá ser evitado com a finalidade de se preservar a vida. Nesta situação, o prognóstico da PB será desfavorável.

D) **Outros fatores prognósticos:** alguns dados clínicos têm sido relacionados com mau prognóstico, ou seja, melhoras mais lenta e incompleta da paralisia:
- Idade maior que 40 anos.
- Intensidade da paralisia, como já citado anteriormente, sendo que maiores graus de paralisia cursam com pior evolução.
- Perda auditiva acompanhando a paralisia facial.
- Presença de vertigem concomitante.
- História de recorrência da paralisia.
- Sinais e sintomas causados pelo vírus varicela-zóster.
- Início tardio do tratamento medicamentoso com corticoide oral.

E) **Ressonância magnética:** tentou-se relacionar os achados de ressonância magnética em pacientes com PB e o prognóstico da lesão neural. Comparou-se o grau de impregnação do gadolínio no nervo facial do lado acometido e a evolução da paralisia. Porém, a maioria dos estudos, mesmo aqueles com exames seriados, demonstra que esta impregnação pode ser maior ou menor independente do grau de lesão e que a impregnação permanece por um longo período, o que torna este exame sem valor no prognóstico da doença. O uso da ressonância tem sua melhor indicação na investigação de afecções tumorais que possam afetar o nervo facial e causar PFP.

TRATAMENTO

A escolha do tratamento para um paciente com PB depende de uma série de fatores: do grau de paralisia; do tempo de aparecimento e da evolução clínica (Fig. 10-5). Deve-se lembrar ainda que as condições clínicas do paciente e a localização da afecção irão interferir também na terapêutica.

Pode-se dividir o tratamento da PB em clínico, cirúrgico, terapias motora e psicológica. A associação de diversas técnicas de tratamento cirúrgico, das diferentes drogas para tratamento clínico e do apoio da terapêutica motora e psicológica é fundamental para o sucesso na recuperação da função motora facial e do bem-estar biopsicossocial do paciente. Deste modo, a atuação de diversos especialistas (otorrinolaringologista, neurologista, cirurgião de cabeça e pescoço, fonoaudiólogo, fisiatra, fisioterapeuta, oftalmologista e cirurgião plástico entre outros) permite que todos os aspectos terapêuticos sejam efetivamente abordados.

Tratamento Clínico

Diversos estudos buscam o melhor tratamento medicamentoso para a fase aguda da PB. Entre as drogas estudadas encontram-se:

■ Anti-inflamatórios

Os corticoides são medicamentos amplamente utilizados, principalmente na fase aguda da PB. Ensaios clínicos randomizados com qualidade de evidência moderada à alta mostraram benefícios significativos do tratamento da paralisia de Bell com corticosteroides. O uso deste potente anti-inflamatório visa a reduzir o edema neural, presente nestes casos, e que determina um bloqueio na sua circulação sanguínea e consequente degeneração neural. Sua ação impediria que este processo ocorresse. Portanto, a administração do corticoide deve ser feita durante a fase aguda, nos dez primeiros dias de evolução. Existe forte evidência científica de que a administração de alta dose de corticosteroide em até 72 horas do aparecimento dos sintomas diminui o tempo de recuperação completa em adultos. A prednisolona, forma mais comumente utilizada, tem seu uso recomendado na dose de 1 mg/kg/dia em adultos, até uma dose máxima de 60 mg/dia. Deve ser administrada via oral, 60 mg pela manhã em dose única durante 5 dias, seguido de uma regressão da dose em 10 mg/dia durante mais 5 dias pela manhã em dose única. Comorbidades, como hipertensão, diabetes, úlcera péptica, catarata, glaucoma, osteoporose, dislipidemia, infecção, e o uso concomitante de anti-inflamatórios não esteroides devem ser avaliados ao se prescrever a terapia com corticosteroides. Em pacientes diabéticos, pode-se considerar o uso de deflazacorte.

■ Drogas Antivirais

O tratamento da PB é objeto de inúmeras discussões. Não existe um consenso na literatura, principalmente no que se refere ao uso de drogas antivirais. Estudos com revisão da literatura mostram resultados imprecisos.

O Aciclovir vem sendo considerado como droga padrão e foi a primeira droga antiviral aprovada para o tratamento das infecções por VHS e VVZ. Segundo Adour (1996) pacientes com paralisia de Bell tratados com aciclovir e prednisona têm evolução mais favorável e menor degeneração neural que pacientes tratados com placebo e prednisona. Isto favorece a teoria de que essa neurite seja resultado de uma reativação viral. O uso do Aciclovir é recomendado na dose de 400 mg de 4 em 4 horas (2 g/dia), (com supressão da administração da dose durante a madrugada), durante 10 dias. Todavia, o Aciclovir tem uma biodisponibilidade baixa (15-30%), necessitando de administrações frequentes e de altas doses para obtenção de concentrações séricas adequadas. Isto levou à procura por novas drogas anti-herpéticas, e entre elas estão o valaciclovir e o fanciclovir.

Estas drogas possuem uma biodisponibilidade oral de 77% e meias-vidas mais longas que o aciclovir. São rapidamente metabolizadas no fígado, parede intestinal e plasma em seu metabólito ativo, o penciclovir. Apesar de serem metabolizadas no fígado, não envolvem o sistema do citocromo P_{450}, evitando, assim, potenciais interações medicamentosas. A maior parte do penciclovir tem eliminação renal e, portanto, pacientes com insuficiência renal necessitam reajuste das dosagens. O Fanciclovir é indicado em três doses diárias de 250 mg por sete dias, mas seu custo final do tratamento é muito

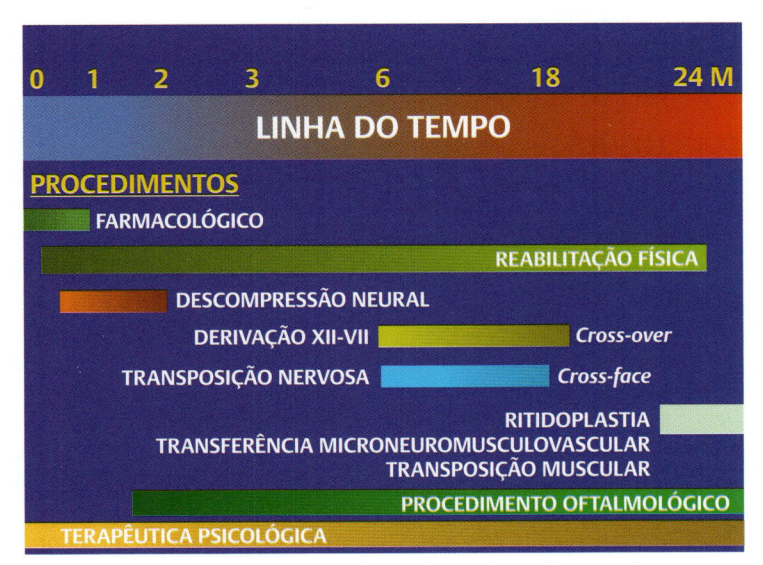

Fig. 10-5. Linha do tempo (em meses) de evolução da paralisia de Bell e os possíveis tratamentos em cada período.

maior do que com o uso do aciclovir. Nenhum efeito colateral grave do fanciclovir foi descrito, sendo as queixas mais frequentes, por causa de seu uso, a cefaleia, a náusea, a diarreia e a fadiga. O valaciclovir pode ser utilizado na PB na dose de 500 mg cada 12 horas por 10 dias.

Muito embora tenham sua indicação respaldada em estudos sobre a etiologia da PB, estudos com base em evidências não demonstram que o uso de drogas antivirais possa efetivamente contribuir na recuperação do paciente com PB. Novas pesquisas se fazem necessárias para se definir a efetividade destas drogas nestes casos. Em estudos mais recentes, não existem evidências para suportar ou rejeitar o uso de terapia combinada com antiviral.

Medicamentos Oculares

Entre eles estão os colírios à base de metilcelulose e as pomadas protetoras do olho. No paciente com PFP, a paralisia do músculo orbicular do olho e consequente dificuldade de fechamento palpebral comprometem a fisiologia ocular. A perda do tônus da pálpebra inferior leva ao lagoftalmo, ectrópio paralítico e epífora, dificultando a drenagem da lágrima. A paralisia da pálpebra superior, com perda do movimento de piscar, dificulta a troca do filme lacrimal, diminuindo a lubrificação da córnea. O ressecamento da córnea aumenta o risco de úlcera de córnea, conjuntivites e comprometimento da acuidade visual. Além disso, nas lesões do nervo facial acima da emergência do nervo petroso superficial maior, há uma perda do estímulo para a glândula lacrimal e, portanto, uma redução da secreção lacrimal. Assim, o olho do lado da face paralisada fica mais exposto e sujeito às diversas complicações. O uso do colírio durante o dia e à noite, a aplicação de pomada e a oclusão ocular com fita médica adesiva impedem essas complicações.

Tratamento Cirúrgico

O tratamento cirúrgico da PB envolve procedimentos em que o cirurgião atua no próprio nervo facial ou na musculatura da hemiface paralisada.

Descompressão do Nervo Facial

Descrita por Balance e Duel, em 1932, este procedimento é indicado quando o paciente, na vigência de uma paralisia aguda inflamatória ou traumática, apresenta sinais importantes de degeneração neural. Cirurgia controversa desde seu princípio tem uma série de questões a serem pesquisadas e respondidas. O procedimento cirúrgico se baseia no princípio que o nervo facial, na vigência de um processo inflamatório, está comprimido no interior do canal ósseo facial por causa do edema da inflamação. Esta compressão determina uma redução da circulação sanguínea local e favorece a degeneração neural. Uma vez aliviado desta compressão, por meio desta cirurgia, a circulação sanguínea do nervo melhoraria, e os axônios teriam condições para se regenerar (por melhorar o fluxo de substâncias do corpo celular até a terminação neural) e, com isto, haveria recuperação dos movimentos faciais. Assim, esta cirurgia visa a expor a superfície do canal ósseo do nervo facial (em pelo menos 2/3 de seu diâmetro), em seu trajeto no interior do osso temporal, e abrir sua bainha epineural com uma faca de Beaver.

Alguns aspectos sobre a indicação e a técnica da cirurgia são bastante polêmicos e geram uma série de questionamentos, principalmente quanto ao tratamento da paralisia de Bell:

1. **Indicação de cirurgia:** alguns autores, como Adour (2002), postulam que a cirurgia não melhoraria o prognóstico da doença, enquanto que diversos outros acreditam no seu efetivo auxílio na recuperação da função motora facial em alguns selecionados pacientes. Mas há também aqueles que advogaram a cirurgia para todos os casos de PB na sua fase aguda e ainda aqueles que, adeptos da cirurgia, mudaram sua opinião ao longo do tempo (May).
2. **Época para cirurgia:** período de evolução da doença em que a cirurgia poderia ser realizada (chamado de período crítico). Diversos autores, como Fowler, entre os anos 40 e 60, a utilizaram para casos com evolução de até 2 a 3 meses, relatando resultados favoráveis com a técnica transmastóidea. Fisch, a partir de 1981, utilizando-se de testes eletrofisiológicos, considera que a cirurgia deva ser realizada dentro das duas primeiras semanas de evolução, assim que a eletroneurografia (ENOG) demonstre sinais de comprometimento de 90% ou mais dos axônios. Passado este período, segundo este autor, haveria degeneração neural irreversível, e a fibrose se estabeleceria no nervo. Portanto, a cirurgia deveria ser feita tão logo se note a degeneração nos níveis citados. A demora em se operar poderia significar um mau resultado funcional mesmo após a cirurgia.
3. **Local de descompressão do nervo:** basicamente, a descompressão do nervo facial pode ser realizada por: via fossa média craniana, onde os segmentos meatal, labiríntico, timpânico e gânglio geniculado do nervo facial seriam acessados; via transmastóidea, com acesso ao segmento timpânico, mastóideo e gânglio geniculado; via combinada (fossa média e transmastóidea), abordando todos os segmentos citados do nervo e, ainda, a via translabiríntica que permite o acesso a todo nervo facial intracraniano, nos casos em que a função auditiva e a vestibular estão totalmente afetadas previamente.

No passado, acreditou-se que o ponto de compressão do nervo em seu canal ósseo estaria no seu segmento mastóideo e timpânico. Posteriormente, a cirurgia passou a ser feita com base no teste de lacrimejamento por estabelecer se a lesão neural estaria acima do gânglio geniculado ou abaixo deste. Nesta ocasião, se o paciente tivesse o lacrimejamento normal (lesão infrageniculada), a cirurgia seria realizada apenas no segmento timpânico-mastóideo ou, se diminuído (lesão suprageniculada), complementada por via fossa média craniana. Estudos de Fisch (1980 e 1981) propuseram pela primeira vez que o nervo facial apresentaria um ponto de estrangulamento em sua porção meatal, junto ao fundo do meato acústico interno, local onde o nervo teria seu menor diâmetro ao longo de seu trajeto intracraniano. Neste local, segundo os autores, o processo inflamatório da paralisia de Bell e o edema decorrente dele determinariam maior compressão neural do que em outros segmentos do nervo facial. Esta mudança de conceito influenciou decisivamente a via de acesso ao nervo facial, e a técnica via fossa média craniana, por possibilitar a descompressão deste ponto, ganhou projeção no meio médico. A recuperação pós-operatória por esta técnica, em geral, é boa (em 80% dos casos) e, quando há alguma sequela, esta é discreta e não compromete a funcionalidade da musculatura da face.

O uso da eletroneurografia, associado aos dados clínicos, orienta a indicação cirúrgica, assim como exames de imagem (principalmente da RM com gadolínio) e o teste do lacrimejamento auxiliam a programação do acesso cirúrgico nos casos de PFP.

Apesar de ser um tema estudado por muitos investigadores, a verdade sobre a contribuição desta cirurgia na PB ainda está por ser definida e cabe a nós procurarmos neste grupo de pacientes identificar aqueles que terão uma evolução desfavorável e atuar da melhor maneira para que ele se restabeleça plenamente.

CONCLUSÕES

A paralisia de Bell provoca um dano estético-funcional importante na face, o que leva à ansiedade por parte do paciente e do próprio médico em relação às chances de cura.

A eletroneurografia é considerada atualmente o melhor teste eletrodiagnóstico para definir o prognóstico da PB, sendo que indivíduos com resultados menores que 10% de fibras funcionantes incorrem em mau prognóstico.

Cada vez menos o diagnóstico de PFP idiopática deve ser feito. Deve ser exceção no atendimento ao paciente com esta afecção. À medida que os meios diagnósticos se aprimoram, o tratamento pode ser instituído de forma mais adequada e direcionado para a etiologia, com melhor recuperação da função motora facial.

Da mesma forma, um diagnóstico precoce é também um ponto primordial no atendimento ao paciente com PB e pode ser o fator determinante na melhor recuperação da paralisia.

BIBLIOGRAFIA

Adour KK. Current concepts in neurology: diagnosis and management of facial paralysis. *N Engl J Med* 1982 Aug 5;307(6):348-51.

Adour KK, Ruboyianes JM, Von Doersten PG et al. Bell's palsy treatment with acyclovir and prednisone compared with prednisone alone: a double-blind, randomized, controlled trial. *Ann Otol Rhinol Laryngol* 1996 May;105(5):371-8.

Adour KK. Decompression for Bell's palsy: why I don't do it. *Eur Arch Otorhinolaryngol* 2002 Jan;259(1):40-7.

Balance C, Duel AB. The operative treatment of facial palsy by the introduction of nerve grafts into the fallopian canal and by other intratemporal methods. *Arch Otolaryngol* 1932;15:1-70.

Baugh RF, Basura GJ, Ishii LE et al. Clinical practice guideline: Bell's Palsy executive summary. *Otolaryngol Head Neck Surg* 2013 Nov;149(5):656-63.

Bell C. On the nerves: giving an account of some experiments on their structure and functions which leads to a new arrangement of the systems. *Philos Trans R Soc London* 1821;111:398-424.

Bento RF, Bogar P, Lorenzi MC. Treatment comparison between dexamethasone and placebo for idiopathic facialpalsy. *Eur Arch Otorhinolaryngol* 1994 Dec:S535-6.

Bento RF, de Brito RV, Sanchez TG. A rapid and safe middle fossa approach to the geniculate ganglion and labyrinthine segment of the facial nerve. *Ear Nose Throat J* 2002 May;81(5):320-6.

Bento RF, Pirana S, Sweet R et al. The role of the middle fossa approach in the management of traumatic facial paralysis. *Ear Nose Throat J* 2004 Dec;83(12):817-23.

Cruz OLM, Leonhardt FD, Testa JRG et al. The value of prognostic clinical data in Bell´s palsy. *Braz J Otorhinolaryngol* 2005;71:454-8.

de Maio M, Bento RF. Botulinum toxin in facial palsy: an effective treatment for contralateral hyperkinesis. *Plast Reconstr Surg* 2007 Sep 15;120(4):917-27.

Fisch U. Surgery for Bell's palsy. *Arch Otolaryngol* 1981 Jan;107(1):1-11.

Furuta Y, Fukuda S, Suzuki S et al. Detection of varicella-zoster virus DNA in patients with acute peripheral facial palsy by the polymerase chain reaction, and its use for early diagnosis of zoster sine herpete. *J Med Virol* 1997;52:316-9.

Furuta Y, Ohtani F, Chida E et al. Herpes simplex virus type 1 reactivation and antiviral therapy in patients with acute peripheral facial palsy. *Auris Nasus Larynx* 2001;28 Suppl:S13-7.

Gantz BJ, Rubinstein JT, Gidley P et al. Surgical management of Bell's palsy. *Laryngoscope* 1999 Aug;109(8):1177-88.

Jun BC, Chang KH, Lee SJ, Park YS. Clinical feasibility of temporal bone magnetic resonance imaging as a prognostic tool in idiopathic acute facial palsy. *J Laryngol Otol* 2012;126(9):893-6.

Lazarini PR. Valor prognóstico da eletroneurografia do nervo facial na paralisia facial periférica da Síndrome de Ramsay Hunt. Tese. São Paulo: Universidade de São Paulo; 1999.

Lazarini P, Mitre EI, Szajubok A. *Paralisia facial periférica. Tratado de Otorrinolaringologia*. Sociedade Brasileira de Otorrinolaringologia. São Paulo: Editora Roca: 2003. p.395-415.

Lazarini PR, Vianna MF, Alcantara MP et al. Herpes simplex virus in the saliva of peripheral Bell's palsy patients. *Braz J Otorhinolaryngol* 2006;72:7-11.

Lazarini PR, Fouquet ML. *Paralisia Facial - Avaliação, Tratamento e Reabilitação*. São Paulo: Lovise: 2006. p.190.

Lazarini P, Mitre E, Takatu E, Tidei R. Graphic-visual adaptation of House-Brackmann facial nerve grading for peripheral facial palsy. *Clin Otolaryngol* 2006;31:192-7.

Lazarini PR. Paralisia facial periférica. In: Golin V, Sprovieri SRS (Org.). *Conduta em urgências e emergências para o clínico*. São Paulo: Editora Atheneu;2008. p.927-34.

Linder T, Bossart W, Bodmer D. Bell's palsy and Herpes simplex virus: fact or mystery? *Otol Neurotol* 2005;26:109-13.

Linder TE, Abdelkafy W, Cavero-Vanek S. The management of peripheral facial nerve palsy: "paresis" *versus* "paralysis" and sources of ambiguity in study designs. *Otol Neurotol* 2010;31(2):319-27.

Madhok VB, Gagyor I, Daly F et al. Corticosteroids for Bell's palsy (idiopathic facial paralysis). *Cochrane Database of Systematic Reviews* 2016, Issue 7. Art. No.: CD001942.

Maia RA, Tsuchiya UA. Avaliação do Teste de Excitabilidade Mínima ("Teste de Hilger") na paralisia facial periférica. *Braz J Otolaryngol* 1997;63(1):24-8.

McCormick DP. Herpes-simplex virus as a cause of Bell's palsy. *Lancet* 1972;1:937-9.

May M, Harvey JE, Marovitz WF, Stroud M. The prognostic accuracy of the maximal stimulation test compared with that of the nerve excitability test in Bell's palsy. *Laryngoscope* 1971;81(6):931–8.

May, M. Microanatomy and pathophysiology of the facial nerve. *The facial nerve*: thiemi inc 1996; p.63-73.

Murakami S, Mizobuchi M, Nakashiro Y et al. Bell palsy and herpes simplex virus: identification of viral DNA in endoneurial fluid and muscle. *Ann Intern Med* 1996;124:27-30.

Peitersen, E. Bell's palsy: the spontaneous course of 2.500 peripheral facial nerve. *Acta Otolaryngology* 2002;(549):4-30.

Pulec JL. Early decompression of the facial nerve in Bell's palsy. *Ann Otol Rhinol Laryngol* 1981 Nov-Dec;90(6 Pt 1):570-7.

Riancho J, Delgdo-Alvarado M, Valero C et al. Clinical spectrum of peripheral facial paralysis in HIV-infected patientes according to HIV status. *Int J STD AIDS* 2013.

Sánchez-Chapul L, Reyes-Cadena S, Andrade-Cabrera JL et al. Bell's palsy. A prospective, longitudinal, descriptive, and observational analysis of prognosis factors for recovery in Mexican patients. *Rev Invest Clin* 2011;63(4):361-9.

Santos MA, Caiaffa Filho HH, Vianna MF et al Varicella zoster virus in Bell's palsy: a prospective study. *Braz J Otorhinolaryngol* 2010;76(3):370-3.

Sathirapanya P, Sathirapanya C. Clinical prognostic factors for treatment outcome in Bell's palsy: a prospective study. *J Med Assoc Thai* 2008;91(8):1182-8.

Sullivan FM, Swan IR, Donnan PT et al. Early treatment with prednisolone or acyclovir in Bell's palsy. *N Engl J Med* 2007 Oct 18;357(16):1598-607.

Silva MFF, Cunha MC, Lazarini PR, Fouquet ML. Conteúdos psíquicos e efeitos sociais associados à paralisia facial periférica: abordagem fonoaudiológica. *Arquivos Int Otorrinolaringol* 2011;15(4):450-60.

Takemoto N, Horii A, Sakata Y, Inohara H. Prognostic factors of peripheral facial palsy: multivariate analysis followed by receiver operating characteristic and Kaplan-Meier analyses. *Otol Neurotol* 2011;32(6):1031-6.

Tryde C. (1872) apud Tschiassny K. The site of the nerve lesion in cases of Ramsay Hunt´s Syndrome. *Ann Otol* 1946; 55:152-74.

Vianna M, Adams M, Schachern P et al. Differences in the diameter of facial nerve and facial canal in bell's palsy—a 3-dimensional temporal bone study. *Otol Neurotol* 2014 Mar;35(3):514-8.

Watanabe T, Suzuki M. Equilibrium test findings in patients with Bell's palsy. *Auris Nasus Larynx* 2006;33(2):143-7.

11 Paralisia Facial Congênita

Ricardo Ferreira Bento

A paralisia facial congênita é rara. Sua incidência é baixa entre neonatos vivos: 0,2%, de acordo com os trabalhos de Falco *et al.* e Gallegos *et al.*, encontraram 18 casos de paralisia facial congênita em um grupo de 2.860 casos de paralisia facial, o que corresponde a 0,67%.

Harris *et al.* dividiram a paralisia facial congênita em dois grupos:

- Adquiridas no nascimento (traumatismo).
- Resultantes de malformações.

A maioria é causada por trauma no nervo durante o trabalho de parto. As paralisias decorrentes de malformações são raras e geralmente estão associadas a síndromes.

O diagnóstico da paralisia facial congênita deve sempre incluir, além de anamnese e exame físico, testes elétricos, diagnóstico por imagem e testes audiológicos – tratados em outros capítulos deste livro.

ADQUIRIDAS NO NASCIMENTO (TRAUMÁTICAS)

O nervo facial na paralisia congênita pode ser lesionado por causa de trabalho de parto prolongado, neonatos com alto peso e uso de fórceps. É importante saber se a paralisia facial é de origem traumática ou decorre de malformações. Nas traumáticas, além de dados sobre o parto, podemos encontrar sinais de traumatismo na face e região temporal, como hematomas e edemas. A paralisia traumática pode ser incompleta ou progressiva, ou acontecer poucos dias após o nascimento, e geralmente tem melhor prognóstico que as associadas às malformações. A indicação cirúrgica deve ser realizada nas seguintes condições: evidência de fratura no osso temporal, identificada na tomografia computadorizada, paralisias completa e unilateral, testes elétricos mostrando 90% ou mais de degeneração axonal ou ausência de respostas na estimulação máxima.

MALFORMAÇÕES DO NERVO FACIAL

Segundo Falco *et al.*, a incidência das paralisias faciais congênitas é de aproximadamente 0,02%; nos trabalhos de Gallegos *et al.*, 0,67%. Esses casos têm prognóstico pior que o de traumáticas, pois raramente apresentam melhora. Suas características estão descritas a seguir.

Paralisia completa uni ou bilateral, imediatamente reconhecida ao nascimento, presença de outras malformações craniofaciais, antecedentes familiares de paralisia facial e ausência de sinais de traumatismos na face. Deve-se investigar a ocorrência de doença materna na gravidez.

As alterações do desenvolvimento do nervo facial ocorrem no período embrionário, entre a 4ª e 8ª semana gestacional, decorrentes de malformações ao nível do segundo arco branquial, e podem ser classificadas em quatro tipos básicos: aplasia, displasia, anomalias do trajeto, ramificações e bifurcações.

- *Aplasia:* definida como a ausência total ou parcial, uni ou bilateral do nervo facial, geralmente associada à síndrome de Möebius. Resulta na total paralisia dos movimentos da face (Fig. 11-1).
- *Displasia:* malformação associada a alterações do primeiro e segundo arcos branquiais, com diminuição do número de fibras nervosas, resultando em paralisias de vários músculos da face, podendo estar relacionada com microssomia hemifacial, microtia e paralisia do músculo depressor do ângulo da boca (Fig. 11-2).
- *Anomalias do trajeto:* desde sua origem no tronco cerebral até sua distribuição na face, o nervo facial pode sofrer alterações em seu

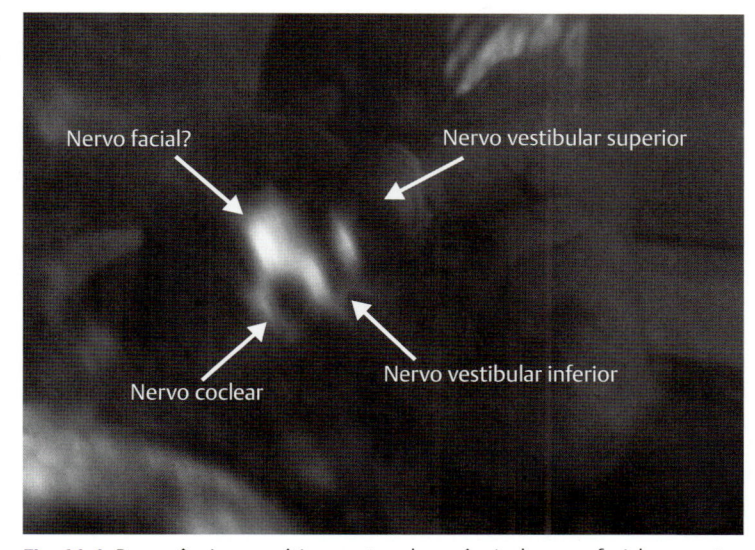

Fig. 11-1. Ressonância magnética mostrando ausência do nervo facial no meato acústico interno.

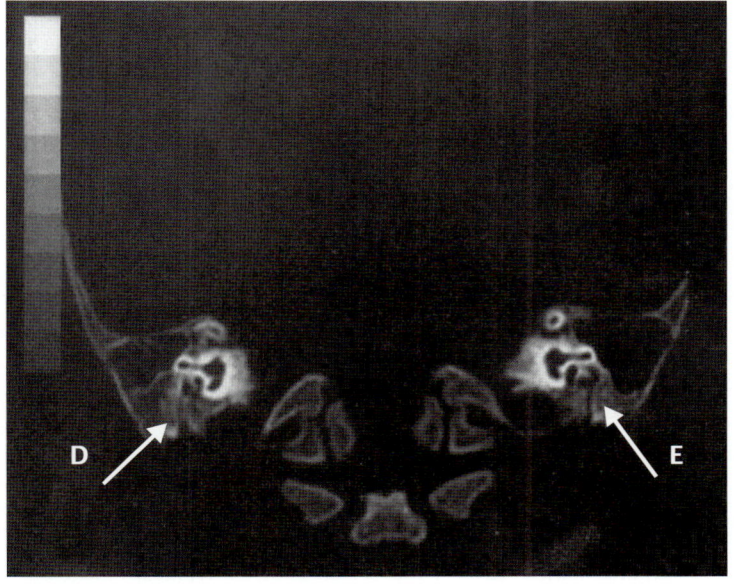

Fig. 11-2. Displasia da terceira porção do canal do nervo facial do lado direito.

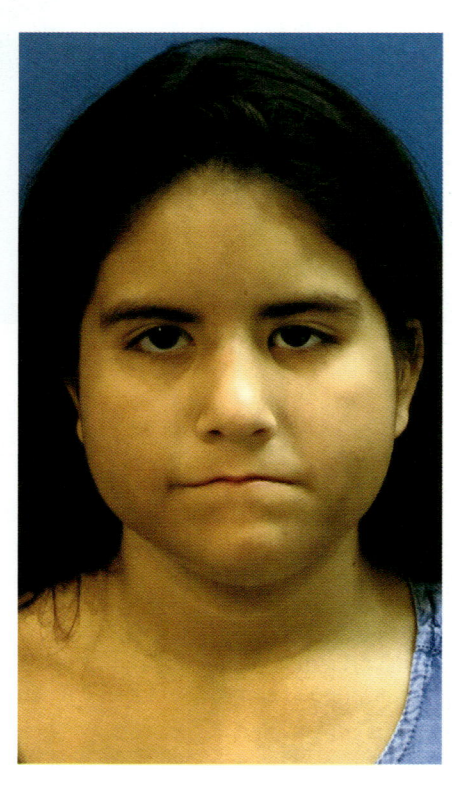

Fig. 11-3. Síndrome de Möebius de paralisia facial bilateral.

trajeto. O local mais comum é a segunda porção do segmento intratemporal, ficando o nervo mais vulnerável a lesões no decurso de cirurgias do ouvido médio. Segundo Durcan *et al.* e Barajas *et al.*, as anomalias de trajeto são mais frequentes em casos de otosclerose.

- *Ramificações e bifurcações:* geralmente estão associadas a síndromes congênitas do primeiro e segundo arcos branquiais, como a síndrome de Treacher Collins e Pierre Robin. O estribo pode estar envolvido por esses ramos, ou o nervo pode estar dividido antes de sua emergência no forame estilomastóideo.

As malformações podem ser intrínsecas ao nervo facial, sem outras alterações, de forma isolada. Seus tipos são os seguintes: 1. deiscência óssea do canal facial; 2. variação anatômica no curso do canal facial e 3. anomalia anatômica do trajeto do canal facial.

Deiscência Óssea Congênita do Canal Facial

O aqueduto de Falópio constitui uma goteira que posteriormente se transforma em canal, e sua ossificação se completa no 1º ano de vida. Em algumas situações este fechamento não ocorre em toda a extensão do canal, e pode haver algumas áreas do canal com o nervo deiscente. A porção mais comum desta deiscência é o segmento timpânico acima da janela oval; porém, pode ocorrer no gânglio geniculado ou na porção mastóidea. A incidência varia entre 25 e 60%. Nos trabalhos de Jenkins *et al.*, a incidência foi de 57%; Olaizola, de 68% e Baxter, de 55%. A deiscência do nervo facial na segunda porção está associada à malformação congênita da bigorna e supraestrutura do estribo.

Variação Anatômica no Curso do Canal Facial

- O canal pode fazer uma curva anterior, posterior ou medial em relação ao segmento timpânico.
- O segmento mastóideo faz um curso oblíquo externo em vez de vertical.
- O forame estilomastóideo pode estar localizado mais lateralmente quando visto por trás.

Anomalia Anatômica do Trajeto do Canal Facial

Geralmente estão associadas à malformação do osso temporal.

- Segmento canalicular do canal facial: o nervo facial pode entrar na pirâmide petrosa (em vez de no meato acústico interno) e seguir o canal semicircular, dirigindo-se para o forame estilomastóideo.
- Segmento labiríntico do canal facial: pode ocorrer bifurcação neste segmento.
- Segmento timpânico do canal facial:
  - Nervo facial situado por cima do canal semicircular lateral.
  - Bifurcação do nervo anterior ou proximal à janela oval.
  - Nervo situado superior e horizontalmente à janela oval.
  - Nervo situado entre as cruras do estribo.
  - Nervo situado entre a janela oval e a redonda.
  - Nervo facial situado inferior e posteriormente à janela redonda.
  - Nervo sai do gânglio geniculado e inclina-se novamente em direção ao promontório.
  - Hipoplasia do nervo facial.
- Segmento mastóideo do canal do facial: Savic e Djeric examinando 150 secções de osso temporal demonstraram que as anormalidades da porção mastóidea do canal facial podem ser de três tipos: 1. desvio anormal da porção vertical (anterior, posterior, ou lateral ao seu trajeto normal); 2. curvatura anormal e 3. bifurcação do nervo.

Neste estudo, o nervo foi encontrado após o segundo joelho, dirigindo-se à cavidade timpânica, em nove casos; o nervo curvando-se anteriormente e passando através do hipotímpano, em um caso; o nervo dirigindo-se para o seio sigmoide, em 15 casos.

MALFORMAÇÕES DO NERVO FACIAL NAS SÍNDROMES

1. Anencefalia: nesta malformação, o trajeto do nervo facial é frequentemente anormal e pode cruzar a pirâmide petrosa ou o ouvido médio.
2. Síndrome da lágrima de crocodilo (de Bogorad): ocorre quando há lesão da parte proximal do gânglio geniculado. Durante a regeneração, algumas fibras destinadas às glândulas submandibular e sublingual se dirigem à glândula lacrimal. Consequentemente, quando a gustação é estimulada, ocorre lacrimejamento ocular.
3. Anomalia cardíaca congênita: foram descritos alguns casos de anomalia do osso temporal em pacientes com anomalia cardíaca congênita.
4. Síndrome do cromossomo desaparecido: foi verificada a falta de um cromossomo do grupo D. Nesta síndrome, ocorre paralisia facial. Hipoplasia do VII.
5. Síndrome de DiGeorge: esta síndrome se caracteriza por múltiplas anomalias craniofaciais, cardiovasculares e de estruturas viscerais. O nervo facial se encontra hipoplásico ou com trajeto anormal.
6. Síndrome de Goldenhar: é uma malformação que ocorre decorrente de defeitos na morfogênese do primeiro e do segundo arcos branquiais, podendo levar a uma hipoplasia bilateral do nervo facial. Caracteriza-se por uma displasia óculo-aurículo-vertebral.
7. Síndrome de Möebius: mesmo sendo uma síndrome classificada como um defeito no desenvolvimento nuclear, também foi descrita agenesia em alguns segmentos do nervo. A síndrome se caracteriza por paralisia facial bilateral, paralisia do sexto par e alteração da pigmentação ocular. A síndrome de Möebius (diplegia facial) é a mais comum malformação relacionada com a paralisia facial congênita. Além da paralisia bilateral dos nervos cranianos VI e VII, é associada a outras alterações, como sindactilia, microtia, fissura palatina e distúrbio do lacrimejamento (Fig. 11-3).
8. Síndrome de Von Recklinghausen (neurofibromatose) com schwannomas no nervo facial: caracteriza-se por múltiplos neurinomas, inclusive do nervo facial.
9. Síndrome de Poland: caracteriza-se por hipoplasia unilateral do músculo peitoral e, às vezes, por paralisia facial.
10. Embriopatia causada pela talidomida.
11. Síndrome de McCune-Albright (displasia fibrótica).
12. Síndrome de Pierre Robin: caracteriza-se por micrognatia e glossoptose secundária à hipoplasia de mandíbula. Pode haver fenda palatina associada.
13. Síndrome de Treacher Collins: autossômica dominante, com manifestações otorrinolaringológicas que incluem fissura palpebral, hipoplasia malar, deformidade de pavilhão auricular, aumento de ramificações do VII queixo recuado, boca tipo "peixe" e projeção de cabelo que se estende em direção à parte lateral da bo-

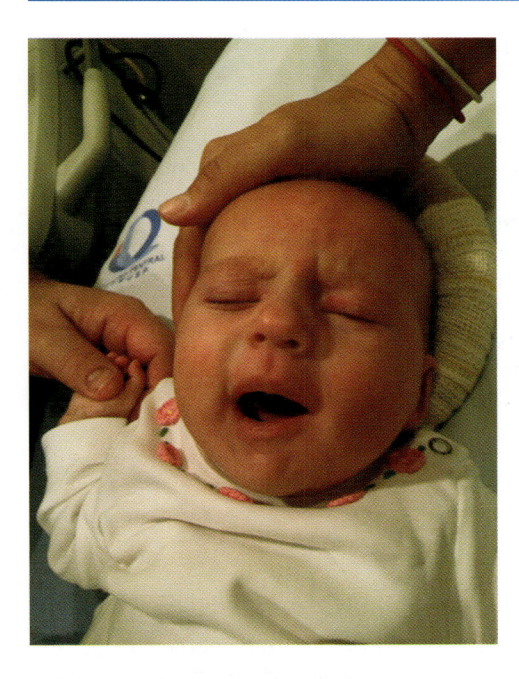

Fig. 11-4. Paralisia do lábio inferior (CULLP).

checha. Nesta síndrome, as alterações mais comuns do nervo facial são as de trajeto e de aumento de suas ramificações.

14. Síndrome de Down: encontra-se mais comumente a hipoplasia do gânglio geniculado ou de trajeto do nervo.
15. Paralisia congênita tipo Heller: extremamente rara, caracteriza-se por hipogenesia do rochedo. Acompanha hipotrofia facial e hipoacusia do tipo condutiva.
16. Paresia congênita unilateral do lábio inferior (Congenital Unilateral Lower Lip Palsy – CULLP): conhecida como face chorosa assimétrica, ocorre em 1:1.600 nascimentos. Quando o bebê chora, a face é puxada para baixo em um dos lados, e o outro lado não se move. A fraqueza da inervação muscular só afeta o lábio inferior (Fig. 11-4). Ocorre mais comumente do lado esquerdo (80% dos casos). Pode estar associada a outras anomalias congênitas em 10% dos casos. Essas anomalias são mais comuns no sistema cardiovascular (44%) e são conhecidas como síndrome de Cayler. Outras anomalias afetando o pescoço, a face e o sistema geniturinário podem ser encontradas. Portanto, se for observada uma CULLP ao nascimento de um bebê, ampla investigação deve ser realizada.

■ Causas

- *Traumática:* ocorre por compressão de um dos ramos do facial durante o parto. É uma condição até certo ponto comum e pode acontecer quando a face do feto fica pressionada contra um osso do quadril da mãe, ou um dos membros pressiona a face em determinada posição. Essas condições são chamadas de face assimétrica adquirida ao chorar.

- *Problema de desenvolvimento durante a gravidez:* a face assimétrica no choro aparece no nascimento, mas não é adquirida. Esta condição pode refletir uma hipoplasia do músculo depressor do ângulo oral de um lado da boca. Este músculo se insere na mandíbula e no canto da boca, controlando a descida do lábio inferior.

Nem sempre é possível distinguir as duas condições citadas anteriormente.

A CULLP congênita parece ser uma condição genética, provavelmente causada pela mutação de algum gene.

Pacientes com síndrome de Cayler (CULLP com defeito cardíaco) apresentam deleção de uma pequena parte do cromossomo 22 (conhecida como síndrome da deleção do 22q11.2).

■ Diagnóstico

Feito clinicamente na maternidade busca diferenciar o trauma do problema de desenvolvimento.

Sinais e sintomas da CULLP:
- A criança chora ou boceja, o lábio inferior de um dos lados da boca não se movimenta, e a boca é puxada para o lado normal.
- Discreto afinamento do lábio inferior do lado lesado.
- Face simétrica no repouso.
- Franzir da testa não é afetado.
- Fechamento dos olhos é normal, bilateralmente.
- Ato de sugar é normal, sem drenagem de líquidos pelo canto da boca.
- Dobras nasolabiais permanecem simétricas.
- Ambas as narinas dilatam-se normalmente ao respirar.

No exame físico, além dos sinais de CULLP descritos anteriormente, encontram-se, muitas vezes associados, pequenos apêndices perto do pavilhão auricular ou mesmo pavilhões malformados, até em outros lugares da face.

Deve-se realizar uma eletromiografia do músculo depressor do lábio e uma ultrassonografia dessa região. Ambos os exames podem comprovar a ausência do músculo.

Nos casos de CULLP congênita, devem ser realizadas investigações posteriores para afastar a possibilidade de outras malformações congênitas.

Em alguns casos, pode ser realizado *FISH test* (*fluorescense in situ hybridization*) que mapeia material genético na célula e procura por anormalidades cromossômicas como deleções.

■ Tratamento

Nos casos de CULLP traumática, normalmente há uma melhora gradual nas semanas seguintes ao nascimento, e a face retorna ao normal. Raramente produz sequelas.

Os casos congênitos tendem a ficar menos aparentes, à medida que a criança cresce. Se a paralisia se tornar muito evidente, podem-se realizar cirurgia e outras opções, que devem ser adotadas caso a caso. São elas:

- Neurectomia do ramo marginal do mandibular do lado contralateral para dar simetria à face.
- Miotomia ou miectomia parcial do músculo depressor do lábio do lado não afetado.
- Reanimação do depressor do lábio do lado lesionado por transferência muscular (ver capítulo específico neste livro).
- Injeções de toxina botulínica do lado normal para deixar a face mais simétrica.

BIBLIOGRAFIA

Barajas JJ, Olaizola F, Tapia MC et al. Audiometric study of the neonate: impedance audiometry. Behavioral responses and brain stem audiometry. *Audiology* 1981;20(1):41-52.

Baxter A. Dehiscence of the Fallopian canal. An anatomical study. *J Laryngol Otol* 1971;85(6):587-94.

Borro DL, Alonso VE, Bustamante BA. Síndrome de Möbius Analisis Clinico y Genetico. *Soc Mex Otolaringol* 1989; 34(4):313-317.

Culy G. Developpement Embryonnayre De La Face. *Rev Prat (Paris)* 1991;41(1):7-15.

Durcan DJ, Shea JJ, Sleeckx JP. Bifurcation of the facial nerve. *Arch Otolaryngol* 1967;86(6):619-31.

Elliott CA, Zalzal GH, Gottlieb WR. Acute Otitis media and Facial paralysis in Children. *Ann Otol Rhinol Laryngol* 1996;105:58-61.

Falco NA, Eriksson E. Facial nerve palsy in the newborn: incidence and outcome. *Plast Reconstr Surg* 1990;85(1):1-4.

Gallegos X, Medina R, Espinoza E, Bustamante A. Electromyographic feedback in the treatment of bilateral facial paralysis: a case study. *J Behav Med* 1992 Oct;15(5):533-9.

Harrison DH. Treatment of infants with Facial Palsy. *Arch Dis Childhood* 1994;71:277-280.

Imamura H, Aoyagi M, Tojima H et al. Facial Nerve in Children: Clinical Aspect of Diagnosis and Treatment. *Acta Ololaryngol (Stockh)* 1994; suppl. 511:150-152.

Jenkins HA, Herzog JA, Coker NJ. Bell's palsy in children. Cases of progressive facial nerve degeneration. *Ann Otol Rhinol Laryngol* 1985;94(4Pt1):331-6.

Moore KL. *Embriologia Clínica*. 2ª ed. Rio de Janeiro: Interamericana; 1978:154-164.

Olaizola F. *Anatomical Variations of the Intratemporal Facial Nerve*. Facial Nerve. 1988:7-8.

Paparella-Shumrick. *Otorrinolaringologia*. 2 ed. Buenos Aires: Panamericana; 1982.

Sairo H, Takeda T, Kishimoto D. Neonatal Facial Nerve Defect. *Acta Otolaryngol (Stockh)* 1994; suppl. 510:77-88.

Sataloff RT. *Embryology and Anomalies of the Facial Nerve and their Surgical Implications*. New York: Raven Press; 1990:3-143.

Savic D, Djeric D. Anomalies of the mastoid portion of the facial canal and their surgical importance. *Ann Otolaryngol Chir Cervicofac* 1986; 103(1):27-30.

Welling B, Glasscock ME, Gantz BJ. Avulsion of the Anomalous. Facial Nerve at Stapedectomy. *Laryngoscope* 1992;102(7):729-733.

Ysunza A, Iñigno F, Ortiz-Monasterio F. Drucker-Colin. Recovery of Congenital Facial Palsy in Pacients with Hemifacial Microsomia Subject to Sural to facial Nerve Grafts is Enhanced by Elertric Field Stimulation. *Arch Med Res* 1996;27(1):7-13.

12 Paralisia Facial Traumática

Ricardo Ferreira Bento

Os traumas têm aumentado nos últimos anos por causa do ritmo crescente das atividades humanas – que aumentam o número de acidentes de trânsito, acidentes de trabalho, de esporte e lazer – e, particularmente, da violência. Muitos desses acidentes podem ser prevenidos com campanhas educativas e legislação adequada, como o uso obrigatório de capacete em motocicletas, cinto de segurança em carros, proteção nos esportes e a adequada engenharia de segurança do trabalho.

O nervo facial, decorrente de sua complexidade anatômica e funcional e seu percurso intra (no osso temporal) e extratemporal (intracraniano e na face), é o nervo mais atingido por traumas de crânio. Isto se deve a seu longo trecho intracanal (canal de Falópio, no osso temporal), que favorece a lesão traumática compressiva.

CLASSIFICAÇÃO

Classificação etiológica das paralisias faciais traumáticas de acordo com o fator causal:

- Fraturas – (a) do osso temporal, (b) dos ossos da face.
- Projéteis de arma de fogo.
- Ferimentos corto-contusos nas partes moles da face e do pescoço.
- Traumas de parto.
- Iatrogênicas.

Existem dois tipos de lesões no osso temporal: não penetrantes (traumas na cabeça) e penetrantes (projéteis de arma de fogo e corpos estranhos).

Concussões na cabeça causando fratura do osso temporal são comuns. Em cerca de 75% dos acidentes automobilísticos há traumas na cabeça, e em 5% deles há fratura do osso temporal; destas, 12% podem ser bilaterais.

As lesões penetrantes são mais comuns em traumas por projéteis de arma de fogo (casos de violência, acidentes domésticos e tentativas de suicídio). Em 40% dos casos, os tiros na cabeça atravessam o osso temporal. O ouvido direito é o segundo local mais escolhido para as tentativas de suicídio (o primeiro é o tórax direito).

O trauma de crânio pode ser múltiplo, com o comprometimento de várias regiões funcionais, sensoriais e vitais da cabeça, o que justifica a variedade de sinais e sintomas encontrados. Os sinais podem ser:

- Encefálicos (coma).
- Otológicos (surdez, otorragia, fístula cefalorraquidiana, vertigem).
- Neurológicos (principalmente lesões dos nervos cranianos V, VI e VII).

Para proceder corretamente, devem-se classificar os estágios de intervenção e tratamento nas emergências com trauma de crânio e osso temporal:

- *Estágio primário ou emergencial:* salvamento do paciente e redução dos fatores que podem levar a sequelas; desobstrução de vias aéreas, reanimação, sangramentos, descompressões de lesões neurológicas e recuperação do coma.
- *Estágio secundário ou funcional:* resolução de casos urgentes de outras fraturas, problemas de nervo facial, otorragia, vertigem (se forem negligenciadas nesse momento, podem deixar sequelas irreparáveis).
- *Estágio terciário:* reparação de sequelas.

EPIDEMIOLOGIA

Os acidentes de trânsito são responsáveis pela maior parte das lesões faciais (60%); os de motocicletas são os mais comuns. Acidentes automobilísticos afetam geralmente pessoas do sexo masculino entre 18 e 40 anos; atropelamentos atingem mais crianças e idosos. Acidentes de trabalho são mais prevalentes em locais de trabalho informal e em obras civis onde não são tomadas as precauções recomendadas pela engenharia de segurança do trabalho. Projéteis de arma de fogo são mais comuns em grandes centros urbanos; atingem principalmente adultos do sexo masculino. Acidentes com arma de fogo não são raros, inclusive com crianças.

As lesões iatrogênicas, mesmo sendo um evento traumático, serão tratadas em capítulo à parte.

FISIOPATOLOGIA DAS FRATURAS DO OSSO TEMPORAL

Para melhor entender sua fisiopatologia, as fraturas do osso temporal serão divididas em cinco tipos de lesão.

1. Lesões ósseas:
   - Fraturas longitudinais ou extralabirínticas.
   - Fraturas transversas ou translabirínticas.
   - Fraturas mistas ou timpanolabirínticas.
   - Fraturas parciais.
2. Lesões labirínticas:
   - Causadas por fraturas transversas.
   - Causadas por fraturas parciais.
   - Sem fratura.
3. Lesões ossiculares:
   - Luxação (incudoestapediana, incudomaleolar e estapediovestibular).
   - Fratura.
4. Lesões do nervo facial:
   - Neurotmese.
   - Axonotmese.
   - Neuropraxia.
5. Outras lesões:
   - Vasculares.
   - Meníngeas.
   - Encefálicas.

Fisiopatologia das Lesões Ósseas

O osso temporal é rico em estruturas vitais internas e em sua vizinhança. É um osso compacto que apresenta estruturas de diferentes densidades; por exemplo, o bloco labiríntico é o osso mais duro do organismo, mas a cortical da mastoide é composta por osso poroso. Isto contribui para que linhas de fratura e percurso de projéteis tenham orientação comum.

Mecanismo de Fratura no Osso Petroso

Fraturas Longitudinais ou Extralabirínticas

São as mais incidentes (entre 70 a 80% de todas as fraturas). São causadas por impacto lateral ou temporoparietal (Fig. 12-1), e a onda de choque que se espalha normalmente circunda o bloco labiríntico (decorrente de sua rigidez), quebra a porção escamosa do osso, e a curva de fratura segue a parte anterior da parede da cavidade timpânica. A linha de fratura corre ao longo da pirâmide petrosa (Fig. 12-2). Pode haver três tipos de linha de fratura longitudinal.

- *Tipo I:* a linha de fratura rompe a porção vertical da escama temporal, segue para a região apical pré-meática e superiormente para a parte posterior da cavidade timpânica, alcançando o ápice petroso (cruzando um plano frontal). Este tipo de fratura pode atravessar o gânglio geniculado e se estender anteriormente até a articulação temporomandibular (Fig. 12-3).

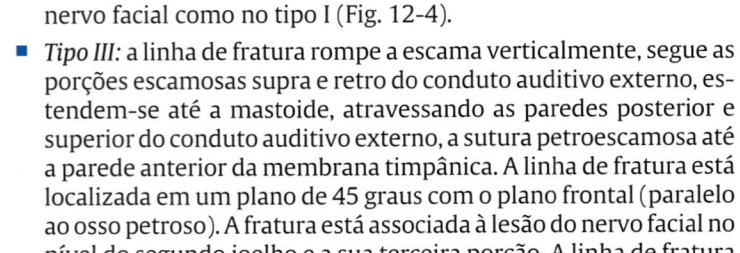

- *Tipo II:* a linha de fratura rompe a escama verticalmente, segue até a parte superior do conduto auditivo externo e, da parede anterior da cavidade timpânica, vai até o ápice petroso, podendo afetar o nervo facial como no tipo I (Fig. 12-4).

- *Tipo III:* a linha de fratura rompe a escama verticalmente, segue as porções escamosas supra e retro do conduto auditivo externo, estendem-se até a mastoide, atravessando as paredes posterior e superior do conduto auditivo externo, a sutura petroescamosa até a parede anterior da membrana timpânica. A linha de fratura está localizada em um plano de 45 graus com o plano frontal (paralelo ao osso petroso). A fratura está associada à lesão do nervo facial no nível do segundo joelho e a sua terceira porção. A linha de fratura pode estender-se até o forame lácero e canal carotídeo, levando a risco de acidente vascular cerebral por dissecção da carótida e hemorragia (Fig. 12-5).

Em fraturas longitudinais normalmente temos otorragia, perda auditiva condutiva, decorrente da presença de sangue na cavidade timpânica, perfuração timpânica, fratura ou luxação ossicular, lesão do nervo facial (20% dos casos) e fístulas perilinfática ou cefalorraquidiana imediatas ou tardias, mesmo após anos do trauma (Fig. 12-6).

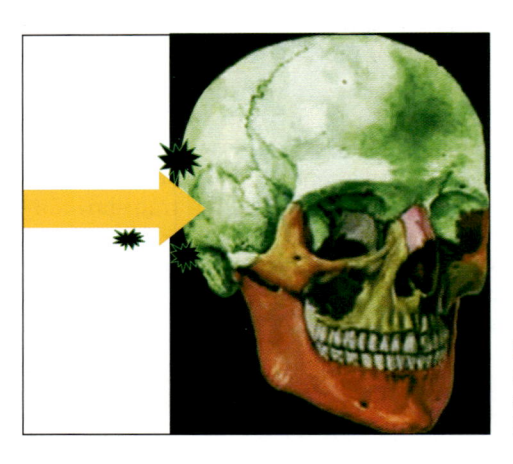

Fig. 12-1. Impacto lateral ou temporoparietal causador da fratura longitudinal.

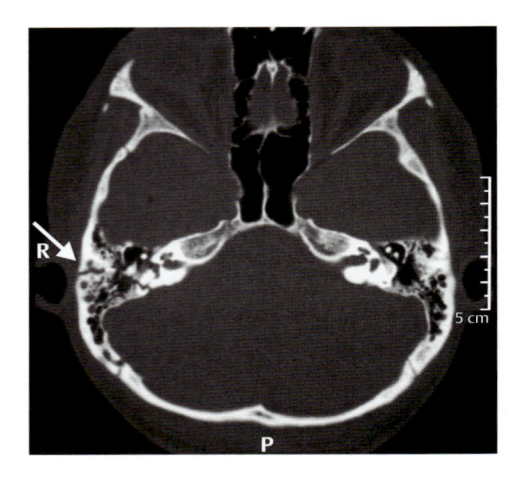

Fig. 12-2. Tomografia computadorizada do osso temporal mostrando uma linha de fratura longitudinal do lado direito.

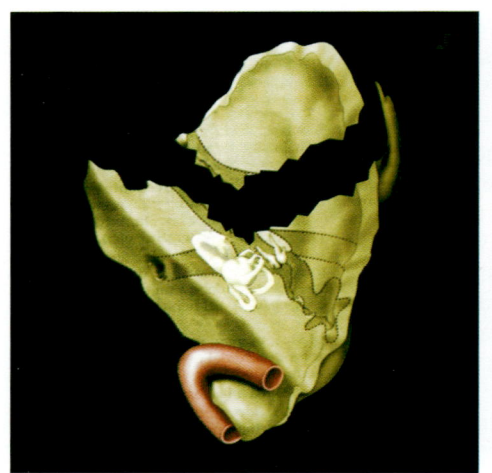

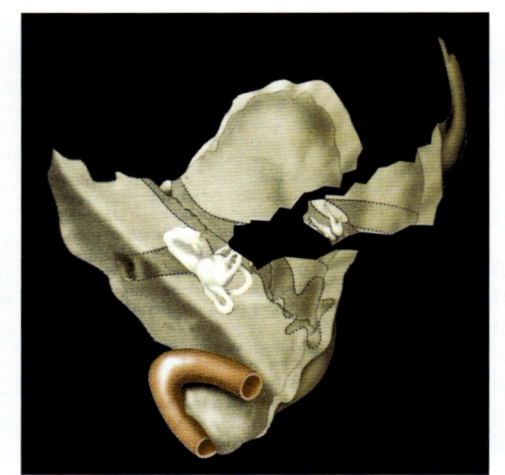

Fig. 12-3. Fratura longitudinal do tipo I.

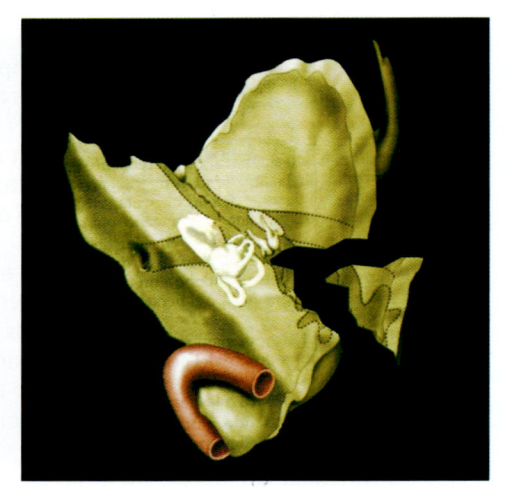

Fig. 12-4. Fratura longitudinal do tipo II.

Fig. 12-5. Fratura longitudinal do tipo III.

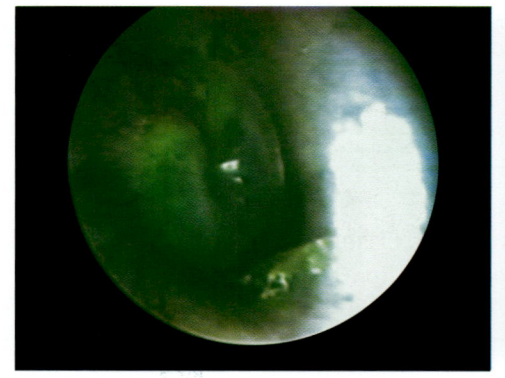

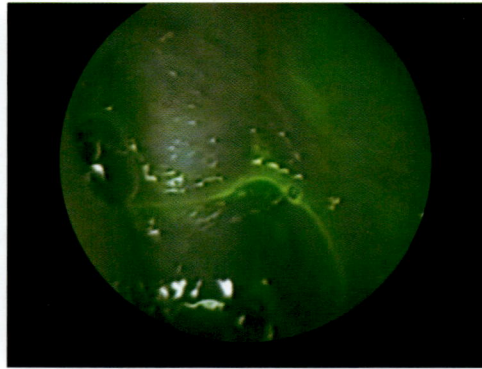

Fig. 12-6. Fístulas cefalorraquidianas com o liquor saindo pelo conduto auditivo externo.

Fraturas Transversas ou Translabirínticas

Representam de 10 a 20% das fraturas. São causadas por impacto occipital ou vertical (Fig. 12-7), provocando uma onda de choque que começa na base occipital, atravessa o forame jugular, estendendo-se anterior e exteriormente, e afeta as partes posterior e interna do osso petroso, geralmente rompendo o labirinto ósseo ao nível do canal semicircular posterior e do aqueduto vestibular. O conduto auditivo interno e a cóclea também podem ser danificados, se a linha de fratura for mais anterior. Existem dois tipos: o tipo I (Fig. 12-8), cuja linha de fratura é anterior ao bloco labiríntico; e o tipo II (Fig. 12-9), em que a linha é posterior.

A linha de fratura transversa atravessa a pirâmide petrosa (Fig. 12-10).

O nervo facial é mais afetado (60% dos casos) em dois níveis:

- Em seu primeiro segmento, a linha de fratura pode passar através do canal do ouvido interno e danificar o segmento labiríntico e, excepcionalmente, o gânglio geniculado.
- Em sua segunda porção, a linha de fratura da parede interna da cavidade timpânica segue a segunda porção do canal de Falópio ou segmento timpânico.

Essas fraturas normalmente causam destruição cocleovestibular e fístula cefalorraquidiana (FCR), que podem ser da fossa posterior, dificultando sua detecção na presença de hemorragia. A FCR também pode fluir pela tuba auditiva para a rinofaringe, por isso o paciente deve ser submetido a uma exploração da rinofaringe (nasofaringolaringoscopia) e indagado sobre sensação de líquido descendo pela garganta.

Fraturas Mistas ou Timpanolabirínticas (Cominutivas)

São traumas graves que levam a múltiplas consequências, normalmente causados por grandes impactos ou tiros (Fig. 12-11).

Fraturas Parciais

São fraturas da base do osso temporal ou perto da janela coclear ou dura-máter, causando fístula perilinfática ou FCR (imediata ou tardia).

Fisiopatologia das Lesões Labirínticas

▪ Lesões do Labirinto Causadas por Fraturas Transversas

Podemos encontrar lesões labirínticas em 90% das fraturas transversas.

Se a linha de fratura estiver localizada mais anteriormente, pode atravessar o canal auditivo interno e a cóclea e danificar a primeira porção do nervo facial. Se a lesão for posterior, a fratura passa através do vestíbulo e canais semicirculares, e pode atingir a segunda porção do nervo facial. Como consequência, podem-se detectar pneumolabirinto, associado à fístula perilinfática, e lesão meníngea (Fig. 12-12). A fratura progride e lesiona o labirinto membranoso, fundindo os fluidos endo e perilinfáticos. Os sinais detectados são surdez total e vertigens frequentes.

▪ Lesões do Labirinto Causadas por Fraturas Parciais

Em caso de fratura parcial perto das janelas da cóclea com laceração timpânica ou luxação estapediovestibular, observam-se fístula perilinfática com hidrolabirinto, surdez flutuante e vertigem.

▪ Lesões do Labirinto sem Fraturas Labirínticas

Quando acontece somente uma comoção labiríntica.

Fisiopatologia das Lesões por Arma de Fogo

Tiros no osso temporal são lesões graves, por vezes mortais, dependendo do calibre, da distância da arma e do ponto de entrada. Projéteis no osso temporal, de curta e de longa distância, ou entrando pelo

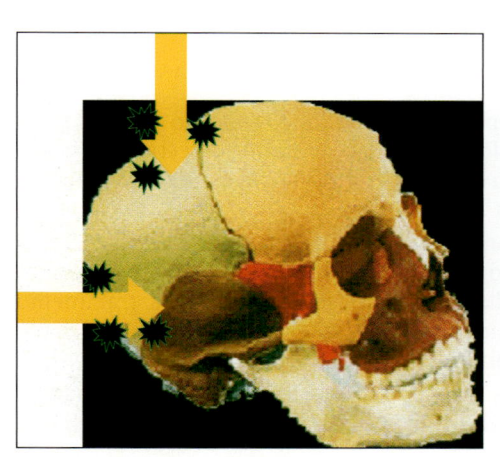

Fig. 12-7. Impacto occipital ou vertical causador da fratura transversa.

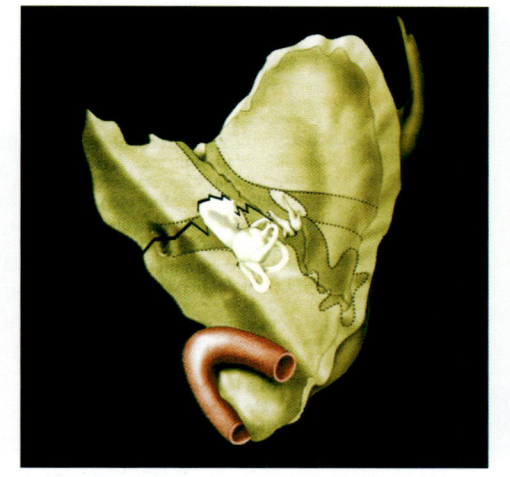

Fig. 12-8. Fratura transversa do tipo I anterior ao bloco labiríntico.

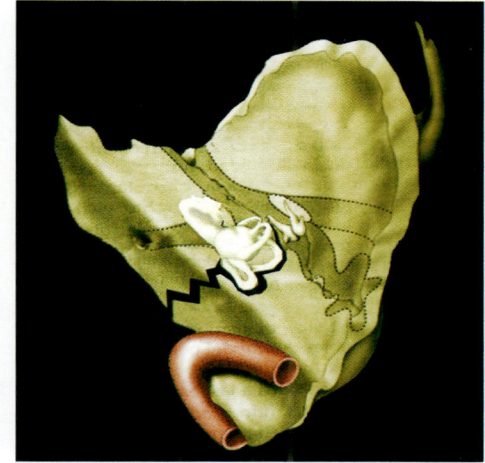

Fig. 12-9. Fratura transversa do tipo II posterior ao bloco labiríntico.

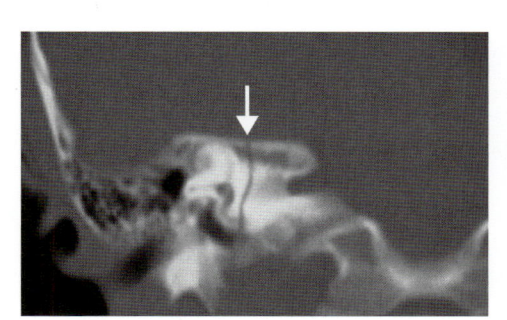

Fig. 12-10. Tomografia computadorizada do osso temporal com fratura que corta transversalmente a pirâmide petrosa.

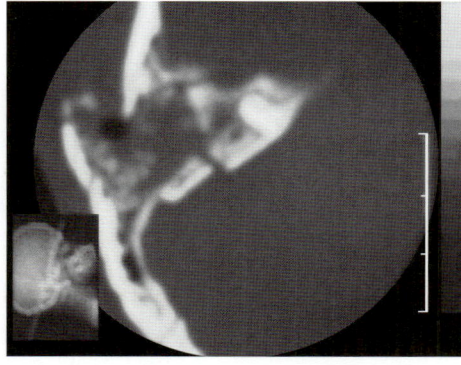

Fig. 12-11. Tomografia computadorizada com fratura cominutiva. Observe as várias linhas de fratura e a luxação total do osso temporal.

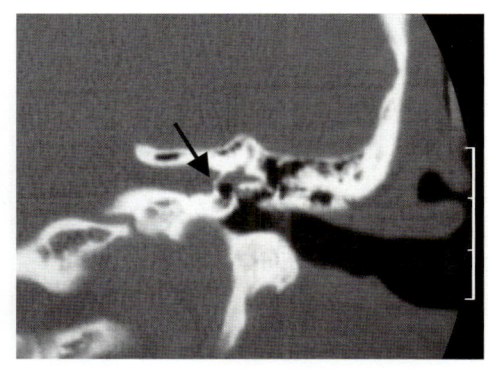

Fig. 12-12. Fratura labiríntica. Pode-se ver um pneumolabirinto dentro do vestíbulo.

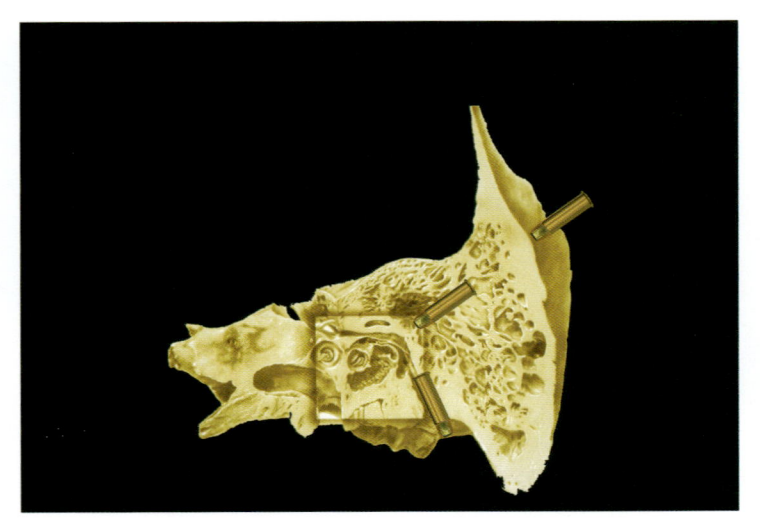

Fig. 12-13. Projétil entra no osso temporal, encontrando o bloco labiríntico e tomando direção inferior, para o forame estilomastóideo e pescoço.

canal auditivo externo e mastoide, são menos mortais. Disparos de curta ou média distância, com armas de calibre 38 mm ou superior, normalmente são fatais.

Além de lesões diretas do nervo facial, há lesões nas estruturas do bloco labiríntico e de estruturas vasculares. Os locais mais comuns onde se alojam projéteis fragmentados são a ponta da mastoide e do forame estilomastóideo. Em geral, se o projétil penetrar o osso temporal e atingir o bloco labiríntico, ele tende a descer em direção ao forame estilomastóideo ou ao pescoço, onde normalmente se encontra o volume principal do projétil (Fig. 12-13). A presença do labirinto no centro e topo do osso temporal impede ou diminui a progressão do projétil na direção original, fazendo com que ele se desvie para uma região mais complacente.

O impacto do projétil causa destruição óssea grave e lesão por queimadura, provocando grande perda de tecido nervoso que muitas vezes se espalha pelo nervo.

DIAGNÓSTICO

Em cada fase, tratamento e prognóstico mudam substancialmente. Existem três estágios:

- Primário ou inicial.
- Secundário ou intermediário.
- Terciário ou sequela.

Em um exame inicial de um paciente com trauma do osso temporal, os seguintes itens são essenciais:

- Otoscopia ou exame microscópico com limpeza do canal auditivo externo, observando-se lacerações de pele, fraturas ósseas ou perfurações timpânicas com otorragia, liquorragia ou otorreia.
- Exame e palpação da face.
- Exame vestibular clínico (nistagmo), manobras de Dix-Hallpike, Gait (índice de marcha dinâmica) e Romberg.
- Exame de outros nervos cranianos.
- Ausculta vascular (fístula arteriovenosa).

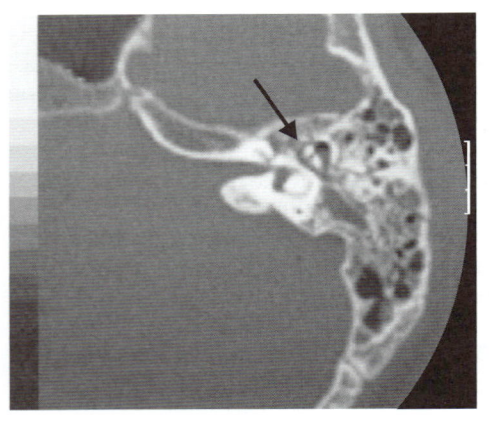

Fig. 12-14. Sinal da "casquinha de sorvete" onde o corpo do martelo representa a bola do sorvete, e o corpo da bigorna, a casquinha.

- Estudo funcional da audição: audiometria subjetiva, impedanciometria (reflexo comprometido) e potencial evocado auditivo (BERA) nos casos em que o paciente não consegue fazer audiometria.
- Testes vestibulares (mais úteis na fase de sequela).
- Testes elétricos: eletroneurografia e eletromiografia.
- Imagens.

Tomografia computadorizada (TC) do osso temporal é o exame preferido. A ressonância magnética pode complementar a TC. As imagens permitem a definição do tipo de fratura, o bloco labiríntico e danos ossiculares. Quando se encontram luxações ossiculares, é possível visualizá-las na tomografia (Fig. 12-14).

Casos de paralisia imediata é normalmente consequência de danos diretos sobre o nervo (axonotmese ou neurotmese) e precisam de intervenção rápida para melhor prognóstico; este está relacionado com o não desenvolvimento de um neuroma de amputação e cavidade fibrosa, o que vai dificultar o tratamento e a reparação cirúrgica. Os casos de paralisia facial tardia, que aparecem dias após o trauma, são mais relacionados com a neuropraxia e normalmente apresentam bom prognóstico.

A sequência para o diagnóstico e tratamento é a seguinte.

1. A tomografia computadorizada de alta resolução deve ser focada no canal de Falópio; se lesão direta for detectada (espícula ou desorganização do canal) (Fig. 12-15), a exploração cirúrgica deve ser imediata.
2. Se a tomografia computadorizada não mostrar dano direto, realiza-se eletroneurografia – se encontrarmos mais de 90% de degeneração, há indicação cirúrgica; abaixo de 90%, tratamento clínico com dexametasona 8 mg em dose única durante 5 dias e 4 mg durante 5 dias.
3. Topodiagnóstico – teste de lacrimejamento; se suprageniculada, exploração total; se infrageniculada, exploração de primeiro e segundo segmentos.
4. Se estiver associada a danos ossiculares, correção no mesmo ato cirúrgico.
5. Se estiver associada à perda de líquido cefalorraquidiano (LCR), fechamento no mesmo ato cirúrgico.

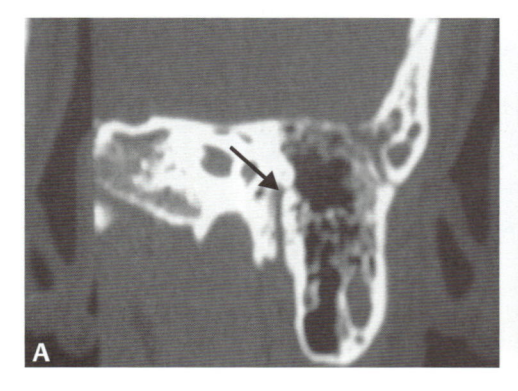

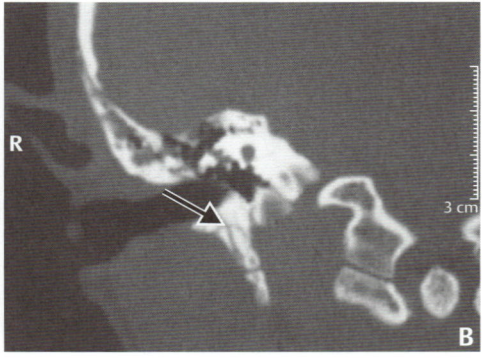

Fig. 12-15. Canal de Falópio em sua terceira porção: (**A**) mostrando estrangulamento; (**B**) mostrando compressão de fraturas múltiplas.

Lesões por Projétil de Arma de Fogo

Nestes casos, a exploração cirúrgica deve ser realizada. A infecção está sempre presente pelo efeito do corpo estranho do projétil e das queimaduras de tecido provocando necrose (Fig. 12-16).

Tomografia computadorizada deve avaliar posição do projétil e outras lesões temporais (Fig. 12-17). Estudo vascular é importante, pois às vezes o projétil está obliterando um grande vaso, e sua retirada cirúrgica pode provocar grandes sangramentos (Fig. 12-18).

Normalmente se encontram grandes segmentos do facial lesado, e enxertos devem ser realizados (Fig. 12-19).

Ferimentos Corto-Contusos da Face

Ocorrem por lesões de objetos cortantes nas partes moles da face, principalmente por vidros ou armas brancas. A lesão normalmente é segmentar, e o tratamento reparador deve ser efetuado o mais brevemente possível (Fig. 12-20).

Traumas de Parto

A paralisia facial no recém-nascido pode ser traumática ou congênita. É necessário um diagnóstico diferencial entre trauma de parto por fórceps ou por compressão do rosto do feto no canal de parto, ou ainda por uma posição fetal durante parte da gestação em que os membros venham a comprimir a face. Nesses casos, alterações na face ou no crânio da criança são visíveis (Fig. 12-21). Como o fórceps alto vem sendo cada vez menos utilizado, e as compressões transitórias regridem espontaneamente alguns dias após o parto, não sendo relatada nenhuma causa aparente durante o parto, deve-se suspeitar de malformação congênita.

Técnica Cirúrgica

Depende da audição do paciente e do topodiagnóstico. Paciente com audição, fossa craniana média (Fig. 12-23); paciente sem audição, translabiríntica (Fig. 12-22). A abertura da bainha (epineuro) do nervo sempre deve ser realizada, se não houver infecção. Nas lesões diretas, realiza-se a coaptação neural (ver Seção IV – Capítulo 24: Princípios da Coaptação Neural).

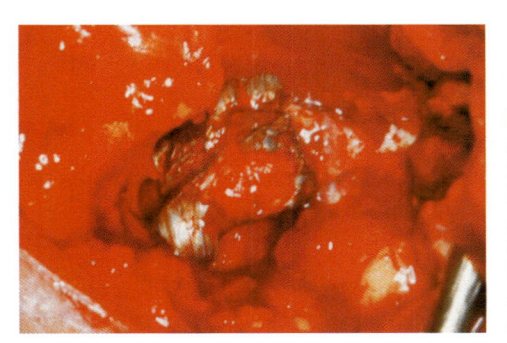

Fig. 12-16. Projétil de arma de fogo calibre 38 mm na mastoide. Note que apesar do grosso calibre o projétil não progrediu e parou no bloco labiríntico, causando sangramento, queimadura e infecção.

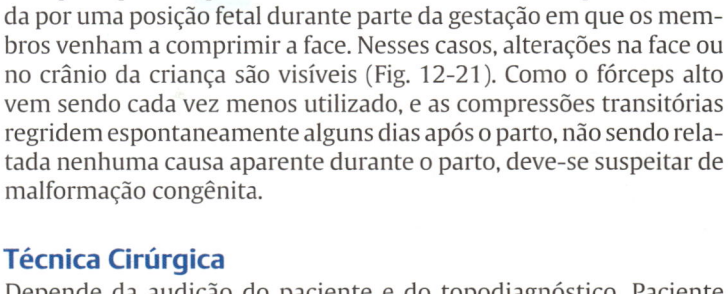

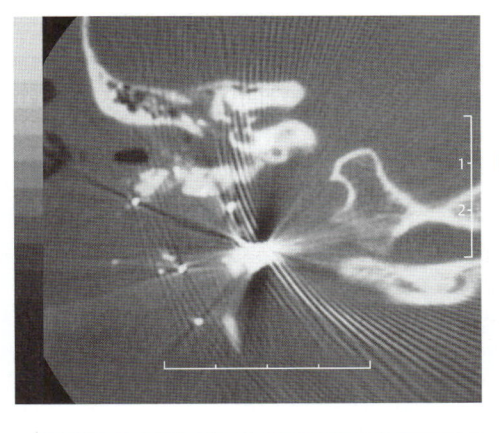

Fig. 12-17. Projétil de arma de fogo calibre 38 mm na mastoide. Note que apesar do grosso calibre o projétil não progrediu e parou no bloco labiríntico, causando grandes fraturas no osso temporal.

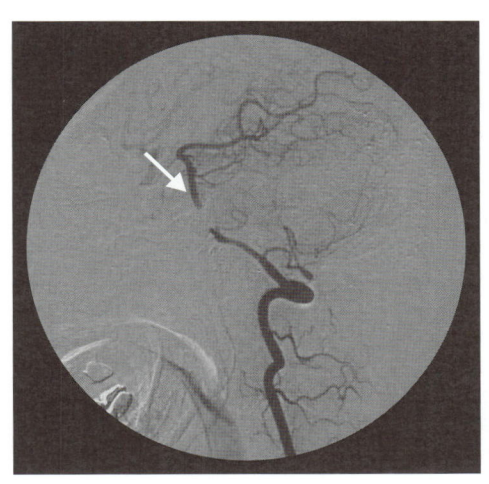

Fig. 12-18. Angiografia mostrando projétil sobre a artéria carótida.

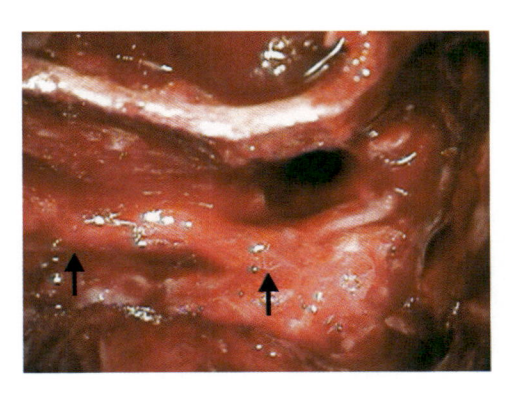

Fig. 12-19. Facial intramastóideo com enxerto de nervo sural realizado com cola de fibrina.

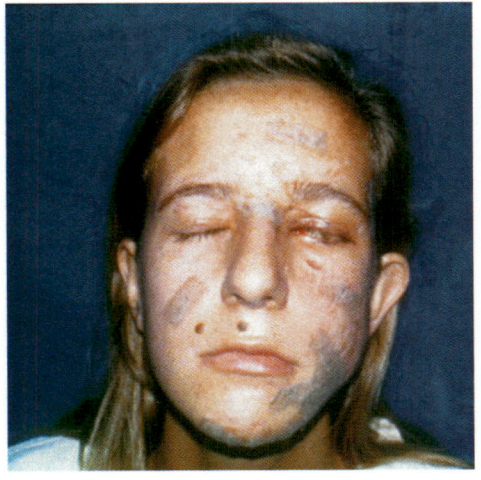

Fig. 12-20. Múltiplas lesões na face após acidente automobilístico e cortes com vidros do para-brisa, com lesão segmentar do facial (consentimento esclarecido dado ao autor).

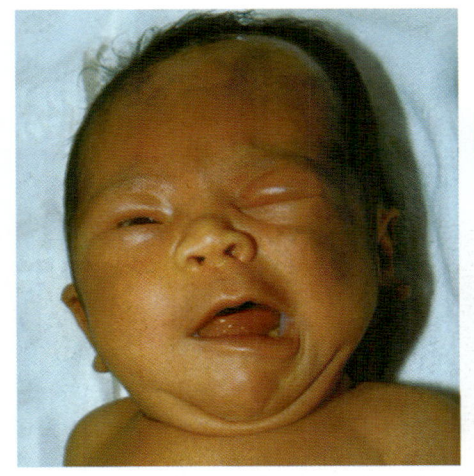

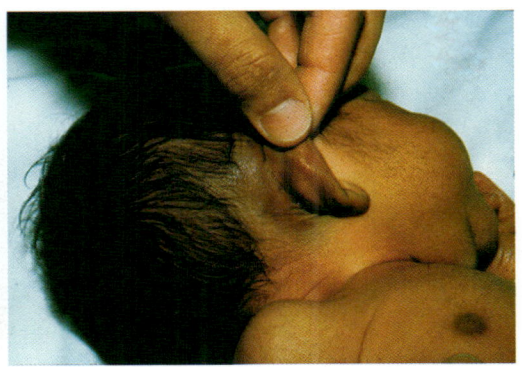

Fig. 12-21. Visível trauma de parto onde se observam paralisia facial direita e hematoma retroauricular pelo fórceps (consentimento esclarecido dado ao autor).

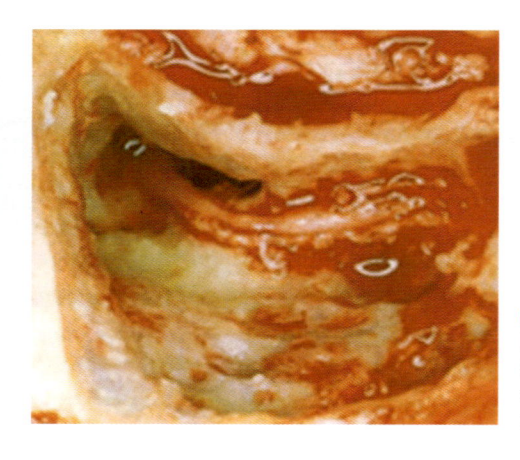

Fig. 12-22. Descompressão facial via transmastóidea, com abertura da bainha. Note o nervo edemaciado.

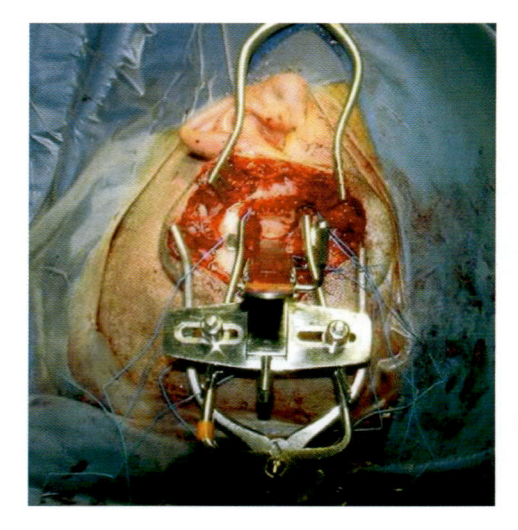

Fig. 12-23. Abordagem via fossa média para o primeiro segmento do nervo facial.

Resultados
- A necessidade de reparo do nervo ou enxerto nos leva a uma situação em que a função facial a longo prazo nunca vai chegar a um grau I ou II na classificação de House-Brackmann.
- Um trauma de projétil no osso temporal leva à lesão grave do nervo facial, normalmente exigindo enxerto nervoso.
- O nervo deve ser explorado em toda a sua extensão durante a cirurgia para a avaliação correta ser feita.

Tipo de Mastoidectomia a ser Realizada
- A técnica aberta pode minimizar os riscos de a limpeza da mastoide ser ineficaz. A questão controversa é manter a cavidade aberta ou não. O fechamento do canal auditivo, após a obliteração da cavidade mastóidea, é a melhor opção para proteger o enxerto de nervo, se o cirurgião removeu todos os corpos estranhos, e a mastoide ficou totalmente sem células.
- A cirurgia de revisão após a cirurgia de enxerto é um processo difícil, em que o nervo do enxerto não é facilmente isolado. Atualmente, a cirurgia de cavidade aberta é a primeira escolha, pois é a mais segura e previne o desenvolvimento de infecção, minimizando a necessidade de segunda cirurgia.

BIBLIOGRAFIA

Barrs DM. Facial nerve trauma: Optimal timing for repair. *Laryngoscope* 1991;101:835-847.

Bento RF, Almeida ER, Miniti A. Anastomosis of the intratemporal facial nerve with fibrin tissue adesive. *Eur Arch Otolaryngology* 1994; Suppl.: S387-S388.

Bento RF, Bittencourt AG, Voegels RL. Seminários em Otorrinolaringologia. 1. ed. São Paulo: Fundação Otorrinolaringologia; 2013:563.

Bento RF, Fonseca ACO, Pinna MH et al. *Condutas Práticas em Otologia*. 2. ed. São Paulo: Fundação Otorrinolaringologia;2012:240.

Bento RF, Miniti A, Ruocco JR. Traumatic peripheral facial palsy: diagnosis, etiology and treatment. In: Proceedings: 5th Facial Nerve Symposium, Bordeaux, 1984. Masson: Paris; 1985:299-303.

Bento RF, Miniti A. comparison between fibrin tissue adhesive and epineural suture and natural union in intratemporal facial nerves (In Portuguese). *Acta Oto-Laringologica* 1989; 465(Suppl.): 1-36.

Bento RF. *Tratado de Otologia*. 2. ed. São Paulo: Atheneu; 2013.

Chang CYJ, Cass SP. Management of facial nerve injury due to temporal bone trauma. *Am J Otol* 1999;20:96-114.

Coker NJ. Management of traumatic injuries to the facial nerve. *Otolaryngol Clin North Am* 1991;24:215-227.

Darrouzet V, Duclos J, Liguoro D et al. Management of facial paralysis resulting from temporal bone fractures: Our experience of 115 cases. *Otolaryngol Head Neck Surg* 2001;125:77-84.

Duncan NO, Coker NJ, Jenkins HA et al. Gunshot injuries of the temporal bone. *Otolaryngol Head Neck Surg* 1986;94:47-55.

Haberkamp TJ, McFadden E, Khafagy Y et al. Gunshot injuries of the temporal bone. *Laryngoscope* 1995;105:1053-1057.

Hagan WE, Tabb HG, Cox RH et al. Gunshot injury to the temporal bone: an analysis of thirty-five cases. *Laryngoscope* 1979;89:1258-1272.

House JW, Brackmann DE. Facial nerve grading system. *Otolaryngol Head Neck Surg* 1985;93:146-147.

Kamerer DB. Intratemporal facial nerve injuries. *Otolaryngol Head Neck Surg* 1982;90:612-615.

McKennan KX, Chole RA. Facial paralysis in temporal bone trauma. *Am J Otol* 1992;13:167-172.

Shindo ML, Fettermann BL, Macery DR et al Gunshot wounds of the temporal bone: a rational approach to evaluation and management. *Otolaryngol Head Neck Surg* 1995;112:533-539.

13 Paralisia Facial de Etiologia Infecciosa

Sulene Pirana

A paralisia facial periférica (PFP) pode ser causada por várias doenças locais e sistêmicas e não se deve supor de antemão que se trata de paralisia idiopática, pois em muitos casos pode haver complicações sistêmicas graves durante sua evolução. As causas infecciosas de PFP devem ser pesquisadas, pois são potencialmente preveníveis e tratáveis. Sua incidência diz muito sobre a fase de evolução da sociedade.

O diagnóstico de etiologias específicas nos casos de PFP depende de alto grau de suspeição, história clinica cuidadosa e exames laboratoriais e de imagem que devem ser solicitados em casos selecionados, pois o tratamento adequado e precoce influi no prognóstico.[1,2]

O desenvolvimento de novos antimicrobianos e vacinas foi significativo nas últimas décadas, mas doenças infecciosas ainda representam importante causa de morbimortalidade, e em indivíduos imunocomprometidos as infecções podem evoluir de modo muito mais grave e desfavorável, apresentando muitas vezes quadros clínicos atípicos que devem ser tratados de forma mais agressiva.

As doenças infecciosas são causa de PFP, identificadas em diversos estudos. Em um trabalho sobre 975 pacientes com PFP a etiologia principal foi idiopática (54,9%), seguida pelas infecções (26,8%): herpes-zóster ótico, otite média aguda (OMA), otite média crônica (OMC), otite média crônica colesteatomatosa (OMCC) e tuberculose.[3] Outro estudo reavaliou 161 pacientes com PFP, e as causas em ordem de frequência foram: Bell, trauma e OMC.[4] Estudo retrospectivo sobre 54 pacientes com PFP encontrou como causas a síndrome de Ramsay Hunt em 9,2% dos casos, colesteatoma em 5,5%, otite externa maligna (OEM) em 3,7% e OMA em 3,7%.[5]

Nos casos de PFP bilateral e de PFP recidivantes, é maior a incidência de causas infecciosas do que nos de PFP unilateral. As PFPs bilaterais representam apenas 0,2-3% dos casos.[6] As causas infecciosas incluem sífilis, borreliose, mononucleose, síndrome de Guillain-Barré e HIV.[7,8] Já foram descritos casos em sarampo, tifo, leptospirose, malária e hanseníase.[9-13]

PFP CAUSADA POR INFECÇÕES OTOLÓGICAS BACTERIANAS INESPECÍFICAS (OEM, OMA E OMC)

Otite Externa Maligna (OEM)

Infecção necrosante e invasiva do meato acústico externo ocorre em pacientes imunocomprometidos por alterações metabólicas (como diabetes melito), uso de corticosteroides e imunossupressores.

O agente infeccioso implicado na maioria dos casos é a *Pseudomonas aeruginosa*, que se dissemina pelos tecidos, causando necrose, podendo alcançar a porção extrapetrosa do nervo.

O tratamento inicial visa ao controle da infecção, já que se trata de quadro grave, com risco de óbito. O paciente deve ser internado, ter controlado o quadro clínico que o levou ao imunocomprometimento, e ser examinado por tomografia computadorizada de ossos temporais, ressonância magnética e cintilografia (tecnécio 99 e gálio 67) para avaliação do acometimento ósseo. Institui-se antibioticoterapia endovenosa com quinolonas (ciprofloxacina) inicialmente e cefalosporina de terceira geração (ceftazidima) se não houver boa resposta, por 6 semanas. Em casos mais graves a terapia hiperbárica está indicada.

Quando indicado, trata-se a paralisia com cirurgia de limpeza do nervo e retirada de tecido fibrótico, necrótico e de granulação.

Otites Médias Aguda e Crônica (OMA e OMC)

■ Incidência

O advento dos antibióticos no decorrer do século passado, mais precisamente a partir da quarta década, propiciou um declínio dramático na incidência de complicações das otites médias aguda (OMA) e crônica (OMC). A incidência estimada antes dos antimicrobianos era de 0,5 a 7%; atualmente, a incidência da OMA é de 0,005%, e a da OMC, de 0,16 a 5,1%, sendo maior nos países em desenvolvimento.[14,15]

Estudo nacional calculou a incidência anual de complicação intratemporal de infecções otológicas em 0,8%,[16] valor semelhante ao de outros estudos provenientes de países em desenvolvimento, como Tailândia, Turquia e Taiwan, com incidências de 0,45, 1,35 e 3%, respectivamente.[17-19] Embora aparentemente possam parecer valores pouco expressivos, ao serem comparados a valores de países desenvolvidos adquirem maior relevância. A incidência encontrada em um estudo na Finlândia foi de 0,004% de complicações.[20]

Esta publicação nacional[16] avaliou 1.816 casos de otite média, sendo 592 (33%) de OMC e 1.224 (67%) de OMA. Foram identificados 15 casos de complicações intratemporais, com 19 diagnósticos. Fístula labiríntica foi diagnosticada em 7 (36,8%) indivíduos; mastoidite, em 5 (26,3%); PFP, em 4 (21,1%); e labirintite, em 3 (15,8%). A OMC foi a causa mais frequente das complicações intratemporais.[16]

Testa *et al.*, em um estudo retrospectivo, envolvendo 206 cirurgias de descompressão do nervo facial, encontraram 4,85% dos pacientes com colesteatoma originando a paralisia facial.[21]

Em crianças a causa detectável mais frequente de PFP é a mastoidite, com dois picos de incidência: 1 a 3 anos e 8 a 12 anos.[22] Makeham *et al.*, analisando as causas de PFP, encontraram taxa de 1% decorrente da OMA. Cerca de 28 pacientes (70%) tinham idade inferior a 12 anos, mostrando maior incidência nesta faixa etária, a mais acometida pela OMA.[23]

■ Anatomia

Algumas considerações anatômicas são importantes para entender o mecanismo da disseminação dos processos inflamatórios e infecciosos para o nervo facial, pois características de contiguidade e continuidade entre a cavidade timpânica (CT), o processo mastóideo e a caixa craniana, além de eventuais anomalias do osso temporal (fissuras embrionárias e deiscências ósseas), podem favorecer o desenvolvimento de complicações otológicas e intracranianas, entre elas a PFP, que pode ocorrer precocemente no curso de uma única OMA em crianças pelas alterações anatômicas que favorecem a disseminação da infecção.

Os microrganismos tendem a se disseminar rapidamente por vias pré-formadas, congênita ou traumaticamente, ou pela destruição óssea por infecção prévia ou persistente.

O segmento timpânico do nervo facial é vulnerável aos processos infecciosos e inflamatórios do ouvido médio, pois nesta região sua parede óssea é delgada e frequentemente apresenta deiscências, que são pequenos espaços patológicos na espessura da parede do canal. A frequência estimada das deiscências varia de acordo com os pacientes incluídos nas séries e a metodologia utilizada. Avaliação durante cirurgias mostra prevalência de 6 a 35%,[24,25] e estudos anatômicos, de 19 a 57%.[26,27] Localizam-se na maioria das vezes perto da janela oval e ocorrem por alterações na cartilagem de Reichert (embriologicamente), cirurgias otológicas prévias, inflamação crônica com osteíte e colesteatomas.[28-31]

A CT é uma fenda dentro do osso temporal, entre a membrana timpânica e o labirinto ósseo. O seu teto ou tégmen é uma placa de osso de espessura variável que forma parte do assoalho da fossa média da caixa craniana e apresenta pequenos pertuitos vasculares e deiscências que deixam a mucosa da CT em contato direto com a dura-máter.

A parede anterior da CT e a carótida interna estão separadas por osso muito fino, com raras deiscências e perfurado por pequenas passagens para vasos e nervos caroticotimpânicos.

A parede interna ou labiríntica tem estreita relação com o segmento timpânico do nervo facial e é marcada por três depressões: fosseta da janela vestibular (nicho do estribo), seio timpânico e fosseta da janela coclear. O nicho do estribo é limitado superiormente pela proeminência do canal do facial, onde está situada a terceira porção do nervo craniano VII (segmento timpânico), com aproximadamente 12 mm de extensão, e apresenta deiscências em 50-60% dos indivíduos que deixam o nervo em contato direto com a mucosa da CT.

O assoalho do seio timpânico pode- se estender sob o segundo joelho do canal do facial (transição entre os segmentos timpânico e mastóideo) e é frequentemente área de infecções, com formação de tecido de granulação.

Na transição entre as paredes lateral e posterior da CT, encontra-se a eminência cordal na qual se localiza a abertura do canalículo posterior para o nervo corda do tímpano, ramo do nervo facial, que entra na CT pela eminência piramidal através de seu forame – abertura timpânica do canal para o nervo corda do tímpano. O seio posterior, ou recesso do facial, fica entre a eminência piramidal e o nervo corda do tímpano.

O recesso epitimpânico anterior é limitado medialmente pelo gânglio geniculado e nervo facial e separado do epitímpano por parede óssea laminar perfurada. Na parte anterior do anel ósseo, encontra-se a fissura petrotimpânica, de 2 mm, onde estão situados a artéria timpânica anterior e o ligamento anterior do martelo. Há estreita relação entre o segmento vertical do nervo VII, o músculo do estapédio e seu nervo, e o plexo vascular timpânico.

A infecção pode propagar-se pelo canal ósseo do facial por deiscências e canalículos fisiológicos. Os canalículos fisiológicos são as saídas para os nervos do estapédio e corda do tímpano e para os vasos.

Fisiopatologia

Cinco fatores principais determinam o aparecimento ou não de complicações nas infecções otológicas: 1. bacteriologia; 2. terapia antimicrobiana; 3. resistência do hospedeiro; 4. rotas e barreiras anatômicas que favorecem ou facilitam a disseminação da infecção e 5. supuração.

Os mecanismos de defesa do hospedeiro agem de forma mais ou menos eficiente para debelar a infecção: barreira anatômica, anticorpos, fagocitose e microambiente químico adjacente ao microrganismo. Alguns fatores alteram a resistência do hospedeiro: hormônios, doenças sistêmicas, estado nutricional e presença ou ausência de flora microbiana normal. A resposta local primária é a reação inflamatória, que por si só também pode levar a complicações pela reabsorção óssea e obstrução da drenagem.

Em alguns casos, apesar do tratamento adequado da infecção inicial, pode não haver erradicação total do microrganismo, persistindo uma infecção latente, que pode provocar uma complicação, se a barreira óssea for quebrada.

Os microrganismos causam doença por sua agressividade, toxicidade e hipersensibilidade. Agressividade é a capacidade de aderir, multiplicar-se e invadir os tecidos. Toxicidade é a lesão dos tecidos pela produção de toxinas. Hipersensibilidade é a resposta imune humoral ou celular que também pode causar dano tecidual.

Os microrganismos tendem a se disseminar rapidamente por vias pré-formadas, congênita ou traumaticamente, ou pela destruição óssea por infecção prévia ou persistente. O osso íntegro é a melhor barreira anatômica, porém os vasos sanguíneos da adventícia comprometem essa barreira em algum grau. Essa barreira também pode ser reduzida por infecção persistente ou crônica: a exacerbação aguda de uma OMC mais frequentemente evolui com complicação do que a de uma OMA. As três vias de disseminação de infecção são: extensão direta, tromboflebite e disseminação hematogênica; e os dois fatores mais importantes no desenvolvimento de complicações são: infecção aguda em uma orelha anatomicamente susceptível e persistência da infecção com tecido de granulação, que é o resultado natural de ulceração epitelial, diretamente proporcional à persistência da infecção. O tecido bloqueia a drenagem, e sua produção enzimática erode o osso e cria novas vias anatômicas.

A PFP secundária à otite média é uma complicação conhecida, com infecções agudas e crônicas; porém, sua fisiopatologia não é totalmente esclarecida, estando envolvidos o aumento da pressão dentro da orelha média, osteíte, invasão bacteriana direta e neurotoxicidade, podendo haver mais de um mecanismo no mesmo caso.

Aumento da Pressão na Orelha Média

O nervo facial ocupa 35 a 65% do canal ósseo, o restante é preenchido por tecidos conjuntivo e vascular.[32] Portanto, edema inflamatório pode causar compressão e trombose dos *vasa nervorum*, com isquemia neural secundária, podendo a paralisia causada por esse mecanismo ocorrer de forma súbita ou progressiva.[33,34]

Inflamação

A exposição do nervo facial a processos inflamatórios leva a fenômenos degenerativos, levando à desmielinização segmentar e hipertrofia das células de Schwann. Isto ocorre nos pacientes com OMC, mesmo sem PFP.[35]

Toxicidade

A fisiopatologia da PFP precoce na OMA é desconhecida. Estudos bacteriológicos ainda são inconclusivos sobre a possibilidade de toxinas bacterianas serem as responsáveis; porém, a relação temporal entre OMA e PFP sugere a presença de mediadores que poderiam atuar diretamente como neurotoxinas.[36]

Invasão Bacteriana

Na OMC os pólipos, o tecido de granulação e o colesteatoma podem erodir o canal do facial, permitindo a disseminação da infecção. Porém, pela alta incidência de deiscências e baixa incidência de PFP, infere-se que o nervo facial apresenta uma alta resistência a infecções.

Osteíte

Na OMC, pode ocorrer PFP pelo crescimento lento e progressivo do colesteatoma e osteíte do canal do facial. Uma infecção otológica persistente pode levar à infecção óssea com reabsorção e formação de mastoidite coalescente, que pode evoluir para osteíte e erosão óssea, culminando com destruição neural. A matriz do colesteatoma infiltra o epi e perineuro, causando neurite e degeneração dos neurônios. O tecido de granulação pode dissociar as fibras nervosas.

A destruição provocada pelo colesteatoma depende de efeitos físico (de massa) e químico (enzimático). O efeito de massa à reabsorção óssea pela pressão nos capilares ósseos, leva à necrose e reabsorção. A camada de tecido de granulação em contato com o osso produz várias enzimas, sendo a mais importante a colagenase, além de fosfatase ácida e outras enzimas proteolíticas que reabsorvem tecido ósseo.

Lesão Neural

Compressão neural extrínseca secundária a edema, tecido granulomatoso intracanal ou colesteatoma são difíceis de diferenciar de infiltração intraneural. Inicialmente, a compressão ou toxicidade levam ao bloqueio da condução axonal sem destruição neural, já a invasão inflamatória intraneural causa destruição das fibras nervosas. Pode ocorrer desmielinização segmentar na área comprimida, levando à redução da resistência da membrana axonal e à degeneração do nervo.

O epineuro oferece pouca resistência à disseminação da infecção; já o perineuro é muito efetivo em bloquear o processo inflamatório local e atua como barreira efetiva, evitando a penetração de macromoléculas, como toxinas, antígenos e vírus. Trauma local pode aumentar a permeabilidade do perineuro.

Quando ocorre lesão do perineuro a infecção se espalha rapidamente para dentro do fascículo nervoso. Tecido de granulação dentro do fascículo (abaixo do perineuro) aumenta a compressão e isquemia e, neste caso, a abertura e remoção do tecido de granulação são necessárias, porém a abertura de um perineuro intacto favorecerá a piora no quadro de infecção neural.

Aumento da permeabilidade dos *vasa nervorum* ocorre na presença de doenças inflamatórias de causa infecciosa ou alérgica, levando ao aumento do fluxo de plasma no tecido com edema neural, exsudato de proteínas e extravasamento de células mononucleares. Este aumento de permeabilidade ocorre precocemente no local da lesão, e há uma fase tardia com pico em 2 semanas após a lesão, levando ao envolvimento da porção do nervo distal à lesão.

O efeito da isquemia aguda e transiente no aumento da permeabilidade dos *vasa nervorum* depende da duração da isquemia: inicia-se em 8 horas e é muito acentuada após 10 horas. Os vasos epineurais sofrem mais com esses efeitos que os endoneurais.

Diagnóstico

Para se estabelecer a relação causal entre a infecção otológica e a PFP, deve haver um quadro otológico bem definido no momento do diagnóstico, ipsolateral à paresia. A PFP, além de ser uma complicação, é um sinal de alerta que pode indicar complicações intracranianas.

O diagnóstico visa determinar a extensão da infecção e a severidade do envolvimento neural, distinguindo entre edema com bloqueio da condução neural e lesão óssea destrutiva com invasão do canal do facial por tecido de granulação, inferidos pela latência entre o início da infecção e o início da paralisia e dos exames de imagem.

Na grande maioria dos casos (90%), a lesão do nervo localiza-se abaixo do gânglio geniculado, que é a região em contato direto com a infecção; portanto, o teste do lacrimejamento (Schirmer) estará alterado.

Em crianças, a PFP por infecção ocorre com mais frequência por OMA do que por OMC; em adultos, a PFP por infecções otológicas é mais rara e, quando acontece, geralmente é a exacerbação aguda de OMC colesteatomatosa.

Nos pacientes com OMA, a PFP pode ocorrer súbita ou gradualmente, geralmente dentro das 2 semanas iniciais de infecção. A maioria dos pacientes tem paralisia parcial ou paresia e geralmente tem recuperação completa. Quando aparece após 2 semanas do início da infecção, a PFP pode estar associada à destruição óssea na mastoide e mastoidite aguda coalescente.

A mastoidite aguda coalescente ocorre por reabsorção enzimática dos delgados septos ósseos das células aéreas de uma mastoide bem desenvolvida por uma infecção aguda persistente, apesar de antibioticoterapia adequada, causando uma reação inflamatória que obstrui o *aditus ad antrum* e epitímpano.

O microrganismo envolvido no sítio primário da complicação depende da presença ou ausência de perfuração da membrana timpânica. Sem perfuração o agente envolvido tende a ser o mesmo da infecção inicial. Na presença de perfuração, há contaminação e colonização de microrganismos do meato acústico externo (MAE).

Na OMA os mais frequentes são *Streptococcus pneumoniae* e *Haemophilus influenzae*; em terceiro lugar, mas bem menos frequente, *Streptococcus* do grupo A.

Estudo sobre 23 crianças com PFP decorrente de OMA encontrou 20 pacientes com a membrana timpânica intacta. A maioria das culturas de secreção da orelha média é estéril, pois geralmente a terapia antimicrobiana já estava instituída antes do aparecimento da complicação. Nos casos com culturas positivas, a flora encontrada foi a mesma de uma OMA sem complicação, com o predomínio de *Haemophilus influenza*.[37-39]

Pode ocorrer PFP por mastoidite silente, uma forma atípica de mastoidite que ocorre quando há um controle transitório da infecção na orelha média e persiste a infecção na mastoide. É um caso de difícil diagnóstico, pois não apresenta os sinais clássicos da mastoidite (febre, otalgia, dor, abaulamento retroauricular com sinais flogísticos, protrusão do pavilhão auricular e flutuação). Muitas vezes, só é diagnosticado com o aparecimento de complicações.[40]

A PFP durante a OMCC geralmente ocorre por reagudização do processo infeccioso, sendo súbita ou progressiva, e com frequente presença concomitante de fístula labiríntica. A paralisia em geral é de início lento e progressivo em 75% dos casos; em 50% deles, não há sintomas associados, sendo a única complicação. A maioria dos pacientes tem história de OMC há mais de 10 anos. O segmento timpânico do nervo facial é o mais frequentemente afetado (77%), e o colesteatoma está presente em 75% das OMCs que se complicam.[41]

A lesão do facial geralmente se inicia na segunda porção, seguida do joelho e terceira porção. Pode também começar por lesão do canal do nervo corda do tímpano ou do músculo do estribo. O segundo joelho fica mais propenso a ser afetado quando o espaço epitimpânico posterior é invadido pelo colesteatoma.

Em alguns casos o primeiro sinal de acometimento do nervo facial pelo colesteatoma é a hiperfunção nervosa, com fasciculações e espasmos faciais.

A presença de otorreia purulenta persistente indica presença de tecido de granulação na CT; o aumento da secreção em quantidade ou duração magnifica a probabilidade de infecção irreversível do tecido de granulação.

Persistência de otorreia purulenta, principalmente fétida, apesar de tratamento adequado, é um sinal importante da presença de bactérias anaeróbias, indicando aeração deficiente e destruição óssea. Um paciente com otorreia persistente pode desenvolver PFP ou meningite. Quanto maior a duração de supuração irreversível, maior a probabilidade de complicações.

Culturas intraoperatórias de 30 orelhas com OMC colesteatomatosa evidenciaram presença de aeróbios em 70% e de anaeróbios em 67%; 50% continham aeróbios e anaeróbios. A bactéria aeróbia mais comum foi *Pseudomonas aeruginosa*, e as anaeróbias, *Bacteroides* e *Peptococcus*. Em 13%, nenhum agente foi cultivado; em 30%, apenas um; e em 57%, mais de um.

Avaliação audiológica pré-operatória deve ser realizada sempre que as condições clínicas do paciente permitirem, a fim de avaliar o eventual comprometimento do nervo VIII: acufenometria (testes de diapasão), audiometrias tonal e vocal e, no caso de crianças pequenas ou pacientes sem condições de colaborar, o PEATE (potencial evocado auditivo de tronco encefálico).

Testes eletrofisiológicos não são indicados na fase aguda; porém, podem ser utilizados para acompanhar a evolução da lesão, ou seja, têm valor prognóstico e não diagnóstico.

Deve-se investigar a presença de complicações intracranianas, em especial trombose do seio sigmoide, pois a concomitância de complicações vem sendo corriqueiramente relatada na literatura.[17,18,42,43]

Tomografia computadorizada de alta resolução deve ser solicitada para avaliar comprometimento ósseo, extensão da lesão e possíveis alterações anatômicas, envolvimento da cadeia ossicular, fístula labiríntica e defeitos do canal do facial, além de eventuais complicações intracranianas. A avaliação também deve descartar a presença de tumor oculto ou mastoidite coalescente.[44,45] Em infecções crônicas de ouvido, pode não haver áreas líticas, pois a irritação periosteal e a hiperostose que ocorrem aumentam a densidade óssea.

A ressonância magnética complementa a avaliação tomográfica, em especial na suspeita de complicações intracranianas. As imagens ponderadas em T1 com contraste paramagnético (gadolínio) evidenciam o envolvimento do nervo facial.

Tratamento

A PFP na vigência de infecção otológica é uma emergência. As condutas terapêuticas adequadas devem ser adotadas precocemente para se obter a melhor recuperação com o melhor resultado funcional. O tratamento visa erradicar a infecção na orelha média e na mastoide o mais rápido possível; deve ser feito com o paciente internado para haver melhor controle clínico e administração de antibioticoterapia endovenosa.

Como as complicações de doenças supurativas da orelha média decorrem de dois problemas no local da infecção (infecção e drenagem deficiente), o tratamento da infecção primária e da complicação envolve uso adequado de antimicrobianos, reestabelecimento de drenagem adequada e remoção dos tecidos infectados.

A escolha do melhor antimicrobiano deve considerar a sensibilidade in vitro e in vivo, a concentração inibitória mínima e a dose adequada. O tempo de tratamento também é determinante para o sucesso da terapia.

Em relação ao tratamento da PFP como complicação da OMA, é consenso entre a maioria dos autores que a atitude conservadora é a mais indicada. O uso de antibioticoterapia via endovenosa contra os germes mais comuns da OMA é sempre indicado juntamente com o uso de corticosteroides, embora não exista evidência científica para o uso destes últimos. A miringotomia, com ou sem a colocação do tubo de ventilação, tem também indicação nos casos em que a membrana timpânica esteja íntegra.[38,46]

Estudo mostrou que o tratamento clínico foi suficiente para 80% dos pacientes, e todos evoluíram para a recuperação da paralisia. O tratamento cirúrgico (mastoidectomia com ou sem descompressão do nervo facial) tem indicação reservada aos pacientes que têm piora nos sintomas da OMA ou da paralisia, mesmo com o tratamento clínico, e aos que mantêm paralisia grau VI após 3 semanas de tratamento.[37,38,46] Os pacientes que apresentarem mau prognóstico nos testes eletrofisiológicos também têm indicação cirúrgica.[47]

Quando ocorre PFP em vigência de mastoidite aguda ou coalescente, o tratamento indicado é antibioticoterapia endovenosa, timpanocentese com ou sem colocação de tubo de ventilação, e mastoidectomia, em geral com técnicas conservadoras.[48]

Na PFP que ocorre na OMC o tratamento consiste em remover a infecção e descomprimir o nervo em caráter de urgência, sendo a técnica cirúrgica definida de acordo com a gravidade e extensão das lesões.

Quando se trata de colesteatomas extensos, deve-se realizar mastoidectomia radical com abertura do canal do facial do gânglio geniculado ao forame estilomastóideo, sem abertura do epineuro, a não ser que haja invasão por tecido de granulação.[49,50] Nos casos de lesões circunscritas, pode-se preservar a orelha média, inclusive realizando a reconstrução da cadeia ossicular quando necessária, no mesmo tempo cirúrgico.

Complicações de OMC com mastoidite devem ser tratadas com antibióticos parenterais, controle das condições clínicas e cirurgia (mastoidectomia).

Mastoidite coalescente: mastoidectomia com acesso ao recesso do facial na orelha média. Não se deve abrir o canal do facial a menos que haja tecido de granulação penetrando, pois deve ser removido da porção externa da bainha do facial (epineuro); não se deve lesionar o perineuro. O nervo deve ser descomprimido nas direções proximal e distal à lesão, em 5 a 10 mm, sem abertura da bainha. Após exérese do tecido de granulação e fibrose, deve-se fazer anastomose dos cotos proximal e distal após rerouting ou enxerto de nervo.

Quando o tecido de granulação envolve extensamente o nervo, pode ocorrer fibrose subsequente, tornando necessários, em um segundo momento, ressecção do segmento com fibrose e enxerto. Todo o tecido removido deve ser encaminhado para exame anatomopatológico, pois se pode tratar de tuberculose, sífilis ou neoplasias malignas.

Prognóstico

Quanto maior o tempo de paralisia, pior o prognóstico. Alguns autores sugerem que o prognóstico é melhor quando a cirurgia é realizada nas primeiras 24-72 horas do início da paresia.

Em geral o prognóstico de recuperação da paralisia nos casos de OMA é favorável.[44] A maioria dos pacientes tem função muscular completa dentro de 3 a 6 semanas.

Nos casos de OMC o prognóstico de recuperação completa é de 60 a 70%, sem diferença em relação à técnica cirúrgica e a presença ou não de colesteatoma. O impacto da idade e a demora na indicação cirúrgica parecem ser mais importantes.[51]

As complicações mais frequentes incluem regeneração anômala: sincinesias (movimentos involuntários associados a movimentos voluntários), lágrimas de crocodilo e espasmos hemifaciais.

De 2.758 pacientes atendidos com PFP, 40 foram decorrentes de complicação de OMA, ou seja, 1,45%, nestes o início da paralisia foi súbito em 95% dos casos, e a recuperação foi de 85% para o grau I (House-Brackman) e 15% para o grau II (House-Brackman).[52]

Herpes-Zóster Ótico

Em 1907, James Ramsay Hunt descreveu a síndrome clínica que leva seu nome, à qual associava PFP e otalgia ipsolateral acompanhada de lesões vesiculares em pavilhão auricular, causadas pelo acometimento do gânglio geniculado pelo vírus da varicela- zóster que, após a primoinfecção, fica latente nos gânglios nervosos, afetando os nervos cranianos VII e VIII.

É uma infecção viral das orelhas externa, média e interna, caracterizada por vesículas herpéticas no pavilhão auricular e meato acústico externo e/ou mucosa oral e severa otalgia. Estes sintomas podem ser acompanhados por um ou mais dos seguintes: disfunção vestibulococlear (vertigem, disacusia, hiperacusia, zumbido), alteração da gustação, e boca e olhos secos. Quando apresenta PFP, é denominada síndrome de Ramsay Hunt tipo 2.[53]

O aparecimento das vesículas pode preceder, ser simultâneo ou posterior à PFP.

A imunidade celular desempenha um importante papel, prevenindo a reativação; porém, em determinadas situações, o vírus latente recorre ao nervo, produzindo uma erupção cutânea no dermátomo afetado, sendo estas manifestações muito mais importantes nos pacientes imunocomprometidos.[54,55] A reativação pode ser precipitada por alterações no sistema imunológico, sendo mais frequente após os 60 anos de idade, após radioterapia, uso de corticosteroides e em diabéticos. A PFP é a sequela mais comum e mais importante da síndrome de Ramsay Hunt.

A vacinação contra varicela, na infância e na vida adulta, pode prevenir ou reduzir a ocorrência desta síndrome.[56]

Incidência

A incidência da síndrome de Ramsay Hunt nos Estados Unidos é aproximadamente de cinco casos por 100 mil habitantes, com um aumento significativo da incidência após os 60 anos de idade. Estima-se que seja responsável por 7-16% das paralisias faciais periféricas unilaterais não traumáticas, sendo menos frequente e menos severa em crianças.[57]

Diagnóstico

O diagnóstico é basicamente clínico, sendo que, nos casos duvidosos, pode-se recorrer às provas sorológicas.

A síndrome pode alcançar sua máxima intensidade dentro da primeira semana de início da sintomatologia e apresenta como fatores de mau prognóstico a idade superior a 50 anos e paralisia completa.[58] Tem também como fatores agravantes o diabetes e a hipertensão.

Caracteriza-se por dor local, que pode ser de forte intensidade, e vesículas que podem surgir na região do pavilhão auricular, meato acústico externo, retroauricular, face ou boca. Em 25% dos casos as lesões vesiculosas precedem o aparecimento da paralisia, sendo estes casos de melhor prognóstico do que aqueles em que o surgimento das lesões é simultâneo ao início do quadro parético. Pode haver acometimento do nervo VIII, com sintomas vestibulares e cocleares.[59]

Por meio da sorologia, pode-se comprovar a elevação dos títulos de anticorpos específicos comparando seus valores no início do quadro aos obtidos após 30 dias. Técnicas de *polymerase chain reaction* (*PCR*) permitem comprovar a presença do vírus pela amplificação de sequência específica de DNA, mas não são utilizadas na prática clínica, pois o quadro clínico é bastante elucidativo.

Tratamento

A primeira linha de tratamento é o uso de antivirais que inibem a replicação e disseminação viral, mas não erradicam o vírus. O uso de antivirais foi avaliado em casos de herpes-zóster em outras partes do corpo, sendo demonstrado por duas metanálises que os antivirais diminuem a severidade da doença em adultos imunocompetentes.[60]

Na síndrome de Ramsay Hunt, o uso de antivirais diminui o tempo de dor e de persistência das vesículas, mas não interfere no prognóstico da paralisia. Também reduziria a incidência de lesão? do nervo craniano VIII, diminuiria o tempo de zumbido, vertigem e otalgia. Seria mais efetivo se iniciado dentro das 72 horas após o início dos sintomas.[61-64]

Revisão sistemática (*Cochrane Database of Systematic Reviews*) sobre o uso de antivirais encontrou apenas um estudo randomizado, controlado, com apenas 15 participantes.[65] Os pacientes foram tratados com aciclovir e corticosteroides endovenosos e corticosteroides apenas. A análise não mostrou diferença entre os grupos, concluindo que não há evidências para o uso de antivirais; porém, a falta de evidência de benefícios pode-se dever ao tamanho pequeno da amostra e não necessariamente indica falta de efetividade.[66]

Podem ser utilizados: aciclovir 800 mg VO, 5 vezes ao dia; famciclovir 500 mg, 3 vezes ao dia; valaciclovir 1.000 mg, 3 vezes ao dia, todos por 7 a 10 dias. Os efeitos colaterais mais frequentes são náusea, vômito e cefaleia (10-20%).

Inflamação e edema do nervo facial são parte importante das alterações que levam à PFP na síndrome de Ramsay Hunt. Os corticosteroides, pelo seu efeito anti-inflamatório poderoso, teriam potencial de reduzir ou minimizar o dano neural. Revisão sistemática (Cochrane) não encontrou qualquer estudo que preenchesse os critérios para avaliar a evidência da ação dos corticosteroides nessa afecção.[67]

Porém, uma revisão do uso de corticosteroides em todos os tipos de herpes-zóster demonstrou sua eficácia na redução de dor aguda e incidência de dor pós-herpética.

Metilprednisolona, prednisona ou prednisolona podem ser utilizadas por 10 dias.

Abordagem cirúrgica não é indicada, pois o vírus está dentro das células nervosas e não há apenas compressão por edema externo.

Prognóstico

A evolução é mais severa que a da paralisia de Bell, e a recuperação completa somente ocorre em 16 a 22% dos casos, pois há maior incidência de degeneração completa do nervo. Sinais de neurite, com presença de células inflamatórias e hemorragia, podem fazer a degeneração walleriana alcançar mais de 90% do nervo. Quando a paralisia é de instalação progressiva, o prognóstico é mais favorável.

Petersen *et al.*,[68] em uma casuística de 2.570 pacientes acompanhados durante 25 anos, mostraram que estes pacientes apresentaram uma paralisia facial mais severa, e que apenas 21% atingiram uma recuperação completa.[69]

O prognóstico para recuperação da disacusia é excelente; apenas cerca de 5% permanecem com perda auditiva residual. Outras possíveis sequelas são neuralgia pós-herpética, zumbido e disfunção vestibular.

Tuberculose

Tuberculose é uma doença granulomatosa necrosante, e sua principal porta de entrada é pulmonar. Seu agente etiológico é o bacilo de Koch, *Mycobacterium tuberculosis*, que pode propagar-se para outros órgãos, como a orelha, por disseminação local ou sistêmica por via hematogênica ou linfática.

A tuberculose de osso temporal foi descrita pela primeira vez por Jean Louis Petit, no início do século XVIII. Em 1883, 1 ano depois de identificado por Koch, o bacilo foi localizado no ouvido. Neste mesmo ano, foram demonstradas lesões tuberculosas na membrana timpânica.

Em otorrinolaringologia (ORL), a orelha é o segundo local mais acometido, sendo o primeiro, a laringe. Alguns autores atribuem a infecção otológica à disseminação por via ascendente pela tuba auditiva, nos casos bacilíferos, por causa da tosse e regurgitação.

A otite média tuberculosa é uma causa rara de infecção da orelha média e mastoide, com incidência de 0,04% de todos os casos de OMC supurativa. Seu diagnóstico é difícil, pois é facilmente confundida com outras infecções agudas ou crônicas do ouvido médio e exige alto grau de suspeição, sendo fundamental o exame anatomopatológico. Nos casos bacilíferos o diagnóstico fica mais evidente pela presença dos sintomas clínicos de febrícula, sudorese noturna e emagrecimento, que na criança aparecem como retardo ponderoestatural, apatia, baixo rendimento escolar e anorexia.

O quadro clássico surge com tecido de granulação abundante na orelha média e mastoide, hipoacusia acentuada, linfadenite regional, com antecedentes pessoal e/ou familiar de tuberculose. A otite tuberculosa apresenta alto grau de incidência de PFP e disacusia precoce.

Pode manifestar-se de forma aguda, rara e crônica, insidiosa. Apresenta perda condutiva importante e precoce, desproporcional aos achados otológicos, e otorreia indolor, com linfadenomegalia periauricular.

A otoscopia mostra, inicialmente, hiperemia da membrana timpânica (MT) e aumento da vascularização do cabo do martelo. Com a evolução, surgem múltiplas perfurações na MT que coalescem formando perfuração única, podendo aparecer múltiplos pólipos sangrantes no meato acústico externo. Apresenta edema e granulações da mucosa da CT, com destruição da cadeia ossicular.

Biópsia da orelha média e raios X do tórax devem ser solicitados.

O tratamento é feito com antibioticoterapia específica em serviços de referência, e em muitos casos é indicada a cirurgia para controle da osteomielite.

Critérios para diagnóstico da otite média tuberculosa (a presença de três sinais configura suspeita da doença, e a presença de cinco ou mais indica o diagnóstico):[70]

- OMC resistente a vários antibióticos.
- Tecido granulomatoso exuberante na orelha média e no MAE.
- Disacusia de condução importante.
- História de tuberculose pulmonar ativa ou curada.
- Presença de linfadenite regional.
- Teste de Mantoux positivo.
- Presença de PFP.

Borreliose – Síndrome de Baggio-Yoshinari

A borreliose é uma zoonose transmitida pela picada de carrapatos infectados, principalmente do gênero *Ixodes* (*Ixodes dammini*, no Brasil), causada por espiroquetas, descrita desde 1972.[71] Na América do Norte, é denominada doença de Lyme, sendo o agente infeccioso a *Borrelia burgdorferi;* na Europa, síndrome de Bannwarth, sendo os agentes as *Borrelias Afzelii e Garinii*; e no Japão, a *Borrelia japônica*.

Clinicamente, apresenta três fases. Na fase primária, após dias da infecção, há acometimento cutâneo (eritema *migrans*), sinais de infecção de vias aéreas superiores e linfadenite regional. O eritema *migrans* é uma lesão cutânea grande, anular, eritematosa, que pode ser múltipla e não se limitar ao local da picada do carrapato.

Na fase secundária, após semanas ou meses, podem ocorrer alterações neurológicas, como meningite ou neuropatias de nervos cranianos e artrites. Cerca de 10% dos pacientes têm PFP e disacusia. Há maior incidência de PFP bilateral, simultânea ou subsequente, além de recidivas da paralisia. Pode regredir totalmente mesmo sem tratamento. O tratamento preconizado é feito com amoxicilina durante 30 dias ou ceftriaxona 2 g ao dia durante 14 dias. A PFP pode ser a única alteração neurológica.

Na fase terciária, meses ou anos após, podem ocorrer meningites de repetição, artrite crônica, alterações neurológicas e distúrbios mentais.

Em 1992, os primeiros casos diagnosticados como borreliose do espectro da doença de Lyme foram publicados no Brasil. Em um destes casos, após picadas de carrapato, gêmeos desenvolveram sintomas como eritema *migrans*, semelhantes à virose e artrite.

Atualmente, no Brasil, é descrita a síndrome de Baggio-Yoshinari (SBY). Apesar de o agente infeccioso ainda não ter sido isolado, há vários casos descritos e áreas endêmicas já identificadas. A SBY causa complicações sistêmicas recidivantes, incluindo afecções imunológicas, e tem evolução clínica arrastada.[72]

O diagnóstico é feito pela história, epidemiologia positiva e dosagem de anticorpos das classes IgM e IgG, por ELISA e WB (*Western blott*). No nosso país, não há o antígeno específico e, em geral, utiliza-se o da *Borrelia burgdorferi*, havendo, portanto, maior chance de falsos-negativos. A interpretação do resultado não pode seguir os padrões americanos, pois não haverá positividade para os mesmos antígenos, pois a espiroqueta é diferente. Podem ocorrer falsos-positivos nos casos de sífilis, sarcoidose, leishmaniose visceral, lúpus eritematoso sistêmico, artrite reumatoide e rickettsioses.

Nos pacientes com SBY (ELISA ou WB), a positividade para *Borrelia burgdorferi* é de 65% dos casos, enquanto na população saudável é de 16%.[73]

A PFP causada por borreliose foi descrita pela primeira vez no Brasil, em 1996, sobre o caso de um paciente com PFP e surdez bilateral.[74] Em serviço terciário de referência para atendimento de PFP (ambulatório de PFP do serviço de ORL do HC-FM-USP), a incidência de sorologia positiva, em 200 pacientes com PFP, foi de 19,5% para *Borrelia burgdorferi*, 8% para *Borrelia garinii* e 10% para *Borrelia afzelii*.[75]

Na presença de complicações neurológicas, como meningite, encefalite e neurite (incluindo a PFP), o tratamento recomendado é feito com ceftriaxona 2 g ao dia durante 30 dias, seguida de doxiciclina 100 mg 2 vezes ao dia durante 60 dias.[76]

Sífilis

Sífilis é uma doença sistêmica e infectocontagiosa, causada pela espiroqueta *Treponema pallidum*. Sua incidência e prevalência decresceram em vários países após a introdução da penicilina, em 1943. Após a década de 1960, observa-se incremento de ambas, seguindo a trajetória de outras doenças sexualmente transmissíveis.

É transmitida pelo contato sexual, beijo, transfusão de hemoderivados e transplacentária. Pode acometer vários órgãos e sistemas, causando uma variedade de síndromes e mimetizando inúmeras doenças.

O período de incubação varia de 9 a 90 dias, com tempo médio de 20 dias. É classificada em recente e tardia, de acordo com o tempo de evolução.

- *Recente:* apresenta-se em menos de 1 ano da contaminação, sendo subdividida em primária, secundária e latente.
  - Primária: manifesta-se em 2 a 6 semanas após o contágio e caracteriza-se pela presença de lesão ulcerada – dolorosa, bem circunscrita ao local da infecção (cancro) –, geralmente acompanhada de linfadenopatia regional.
  - Secundária ou sistêmica: manifesta-se em 1 a 3 meses após a lesão primária.
- *Latente:* Não aparecem sinais ou sintomas. Dividida em latente recente (menos de um ano de infecção) e latente tardia (mais de um ano de infecção). A duração é variável, podendo ser interrompida pelo surgimento de sinais e sintomas da forma secundária ou terciária.
- *Tardia:* surge após um ano de evolução e apresenta comprometimento multissistêmico. Suas manifestações clínicas se iniciam após um período de latência que varia de 10 a 30 anos. Pode haver comprometimento ósseo, cutâneo, cardiovascular e neurológico.

PFP é rara. Quando ocorre, geralmente é bilateral e concomitante ao acometimento de outros nervos e regiões do sistema nervoso central (SNC).[77]

O diagnóstico é feito na presença de alterações clínicas associadas a testes sorológicos positivos (FTA-ABS e VDRL). Neurossífilis é diagnosticada pela presença de testes sorológicos positivos no liquor e achados inespecíficos, como linfocitose e hiperproteinorraquia.

Mononucleose

É a infecção cujo agente etiológico é o vírus **Epstein-Barr (EBV)**. O envolvimento de pares cranianos na monocucleose é muito raro, porém ela deve ser considerada no diagnóstico diferencial.[78,79]

As manifestações neurológicas incluem: meningite, encefalite, lesões de nervos cranianos e mono e polineurites.[80,81] Sua incidência é estimada em 0,37-26,5% dos casos de mononucleose. Podem preceder ou ocorrer após febre, faringite, linfadenopatia e esplenomegalia.[82]

O uso de corticosteroides é controverso, sendo recomendado por alguns autores.[83]

HIV

Mais de 70% dos pacientes com AIDS (síndrome da imunodeficiência humana adquirida) desenvolvem complicações neurológicas, sendo 14-27% neuropatias periféricas. Em 1 a 4%, os nervos cranianos são acometidos.[84]

O vírus da imunodeficiência humana (HIV) é neurotrópico e pode ser encontrado no liquor e tecido nervoso, invadindo o nervo ou o gânglio facial. O surgimento da PFP pode ser o primeiro sinal clínico da soroconversão e pode fazer parte de polineuropatia desmielinizante inflamatória aguda que pode acometer vários nervos nos estágios iniciais da infecção.[85]

PFP pode ocorrer em qualquer estágio da infecção pelo HIV. Pode ser causada pelo HIV ou secundária a infecções secundárias, resultantes da imunodeficiência, como herpes-zóster. Há maior risco de os pacientes apresentarem a forma craniocervical da síndrome de Guillain-Barré.[86]

Dois estudos franceses relataram incidência de soropositividade de 15,4% para HIV em pacientes com PFP, com média de idade de 34 anos.[87,88]

Nas fases iniciais, muitos casos da doença são semelhantes à paralisia idiopática (Bell), com início abrupto, sem fator etiológico identificável, e recuperação completa na maioria dos casos.

Síndrome de Guillain-Barré

Esta síndrome é uma polineuropatia desmielinizante inflamatória aguda que se manifesta por paralisia motora simétrica, progressiva e ascendente, causada por infecção viral. Dos nervos cranianos o facial é o terceiro mais afetado, atrás do glossofaríngeo e do vago. Sintomas virais geralmente precedem o quadro de PFP bilateral, e anticorpos anticitomegalovírus são positivos; anticorpos anti-EBV também são identificados com frequência.[89]

Uma variante da síndrome de Guillain-Barré (SGB) é descrita com PFP bilateral, parestesias dos membros, diminuição dos reflexos tendinosos profundos, dissociação albuminocitológica no liquor e desmielinização nos exames que avaliam a condução neural.[90]

Muitos pacientes com esta variante rara da SGB apresentam como primeiro sintoma a parestesia dos membros e em seguida a PFP bilateral. Alterações da gustação são comuns, mas a audição, a salivação e o lacrimejamento geralmente estão preservados.[89]

REFERÊNCIAS BIBLIOGRÁFICAS

1. James DG. All that palsies is not Bell's. *J R Soc Med* 1996; 89:184-187.
2. Fahimi J, Navi BB, Kamel, H. Potential Misdiagnoses of Bell's Palsy in the Emergency Department. *Ann Emerg Med* 2014; 63(4):428-34.
3. Cha CCI, Hong CK, Park MS *et al*. Comparison of Facial Nerve Paralysis in Adults and Children. *Yonsei Med J* 2008; 49(5):725-734.

4. Kim JS, Kim LS. *Diagnosis and treatment of peripheral facial nerve paralysis.* Seoul symposium. 1985;1:153-206.
5. Atolini Jr N, Jorge Jr JJ, Gignon VF et al. Facial Nerve Palsy: Incidence of Different Ethiologies in a Tertiary Ambulatory. *Intl Arch Otorhinolaryngol* 2009;13(2):167-171.
6. Sherwen PJ, Thong NC. Bilateral facial nerve palsy: a case study and literature review. *J Otolaryngol* 1987;16:28-33.
7. Pothiawala S, Lateef F. Bilateral facial nerve palsy: a diagnostic dilemma. *Case Rep Emerg Med* 2012;2012:458-71.
8. Teller DC, Murphy TP. Bilateral facial paralysis: a case presentation and literature review. *J Otolaryngol* 1992;21:44-7.
9. Wairagkar NS, Gandhi BV, Katrak SM et al. Acute renal failure with neurological involvement in adults associated with measles virus isolation. *Lancet* 1999;18:992-95.
10. Lin W, Chen T, Lin C, Lu P, Chen Y. Bilateral simultaneous facial palsy following scrub typhus meningitis: a case report and literature review. *Kaohsiung J Med Sci* 2011;27:573-6.
11. Silva AA, Ducroquet M, Pedrozo Jr JC. Bilateral facial palsy associated with leptospirosis. *Braz J Infect Dis* 2009;13:319-21.
12. Kochar DK, Sirohi P, Kochar SK, et al. Post-malaria neurological syndrome – a Case of Bilateral Facial Palsy After Plasmodium Vivax Malaria. *J Vector Borne Dis* 2007;44(3):227-9.
13. Malhotra HS, Garg RK, Goel MM et al. Bilateral Facial Synkinesis in Leprosy. *Yonsei Med J* 2012;53(3):642-8.
14. Ellefsen B, Bonding P. Facial palsy in acute otitis media. *Clin Otolaryngol Allied Sci* 1996;21:393-5.
15. Pollock RA, Brown LA. Facial paralysis in otitis media. In: Graham MD, House WF, (eds.) *Disorders of the facial nerve.* New York: Raven; 1982:221-4.
16. Maranhão ASA, Andrade JSC, Godofredo VR et al. Intratemporal complications of otitis media. *Braz J Otorhinolaryngol* 2013;79(2):141-9.
17. Kangsanarak J, Fooanant S, Ruckphaopunt K et al. Extracranial and intracranial complications of suppurative otitis media. Report of 102 cases. *J Laryngol Otol* 1993;107(11):999-1004.
18. Osma U, Cureoglu S, Hosoglu S. The complications of chronic otitis media: report of 93 cases. *J Laryngol Otol* 2000;114(2):97-100.
19. Lin YS, Lin LC, Lee FP et al. The prevalence of chronic otitis media and its complication rates in teenagers and adult patients. *Otolaryngol Head Neck Surg* 2009;140(2):165-70.
20. Leskinen K, Jero J. Acute complication of otitis media in adults. *Clin Otolaryngol* 2005;30(6):511-6.
21. Testa JRG, Vicente AO, Abreu ECC et al. Colesteatoma causando paralisia facial. *Rev Bras Otorrinolaringol* 2003;69(5).
22. Makeham TP, Croxson GR, Coulson S. Infective causes of facial nerve palsy. *J Emerg Med* 2003;25:45-9.
23. Makeham TP, Croxson GR, Coulson S. Infective causes of facial nerve paralysis. *Otol Neurotol* 2006;28:100-3.
24. Harvey S, Fox M. Relevant issues in revision and canal-wall-down mastoidectomy. *Otolaryngol Head Neck Surg* 1999;121(1):18-22.
25. Welling DB, Glasscock ME, Gantz BJ. Avulsion of the anomalous facial nerve at stapedectomy. *Laryngoscope* 1992;102(3):729-33.
26. Selesnick SH, Lynn-Macrae AG. The incidence of facial nerve dehiscence at surgery for cholesteatoma. *Otol Neurotol* 2001;22:129-32.
27. Moreano EH, Paparella MM, Zelterman D et al. Prevalence of facial canal dehiscence and of persistent stapedial artery in the human middle ear: a report of 1,000 temporal bones. *Laryngoscope* 1994;104(3 Pt 1):309-20.
28. Baxter A. Dehiscences of the fallopian canal. *J Laryngol Otol* 1971;85:587-594.
29. Di Martino E, Sellhaus B, Haensel J et al. Fallopian canal dehiscences: a survey of clinical and anatomical findings. *Eur Arch Otorhinolaryngol* 2005;262(2):120-6.
30. Barnes G, Liang JN, Michaels L et al. Development of the fallopian canal in humans: a morphologic and radiologic study. *Otol Neurotol* 2001;22(6):931-7.
31. Djeric D, Savic D. Otogenic facial paralysis. A histopathological study. *Eur Arch Otorhinolaryngol* 1990;247(3):143-6.
32. Saito H, Takeda T, Kishimoto S. Facial nerve to facial canal cros-sectional area ratio in children. *Laryngoscope* 1992;102(10):117-26.
33. Devriese PP. Compression and ischaemia of the facial nerve. *Acta Otolaryngol (Stockh)* 1974;77(1):108-18.
34. Tzadik A, Babin RW, Ryu JH. Hypotension induced neuropraxia in the cat facial nerve. *Otolaryngol Head Neck Surg* 1982;90(2):16-37.
35. Djeric D. Neuropathy of the facial nerve in chronic otitis media without associated facial paralysis. *Eur Arch Otorhinolaryngol* 1990;247(4):232-6.
36. Elliott CA, Zalzal GH, Gottlieb WR. Acute otitis media and facial paralysis in children. *Ann Otol Rhinol Laryngol* 1996;105(1):58-62.
37. Ellefsen B, Bonding P. Facial palsy in acute otitis media. *Clin Otolaryngol* 1996;21:393-5.
38. Popovtzer A, Raveh E, Bahar G et al. Facial palsy associated with acute otitis media. *Otolaryngol Head Neck Surg* 2005;132(2):327-9.
39. May M, Schaitkin BM, Shapiro AM. Facial nerve disorders in newborns and children. *The Facial Nerve* 2000;18:339-65.
40. Tsai T, Yu P, Tang R et al. Otorrhea as a sign of medical treatment failure in acute otitis media: two cases of a silent mastoiditis complicated with facial palsy. *Pediatr Neonatol* 2013;54:335-8.
41. Savic DL, Djeric DR. Facial paralysis in chronic suppurative otitis media. *Clin Otolaryngol Allied Sci* 1989;14(6):515-7.
42. Dubey SP, Larawin V. Complications of chronic suppurative otitis media and their management. *Laryngoscope* 2007;117(2):264-7.
43. Penido NO, Borin A, Iha LC et al. Intracranial complications of otitis media: 15 years of experience in 33 patients. *Otolaryngol Head Neck Surg* 2005;132(1):37-42.
44. Joseph E, Sperling N. Facial nerve paralysis in acute otitis media: cause and management revisited. *Otolaryngol Head Neck Surg* 1998;118(5):694-6.
45. Goldstein NA, Casselbrant ML, Bluestone CD. Intratemporal complications of acute otitis media in infants and children. *Otolaryngol Head Neck Surg* 1998;119(5):444-54.
46. Zinis LOR, Gamba P, Balzanelli C. Acute otitis media and facial nerve paralysis in adults. *Otol Neurotol* 2003;24:113-7.
47. Orobello P. Congenital and acquired facial nerve paralysis in children. *Otolaryngol Clin N America* 1991;24:647-52.
48. Evans AK, Licameli G, Brietzke S et al. Pediatric facial nerve paralysis: patients, management and outcomes. *Int J Pediatr Otorhinolaryngol* 2005;69:1521-8.
49. Harker LA, Pignatari SS. Facial nerve paralysis secondary to chronic otitis. *Am J Otology* 1992;13(4):372-4.
50. Ikeda M, Nazakoto H, Omoda K et al. Facial nerve paralysis caused by middle ear cholesteatoma and effects of surgical intervention. *Acta Otolaryngol* 2006;126(1):95-100.
51. Yetiser S, Tosun F, Kazkayasi M. Facial nerve paralysis due to chronic otitis media. *Otol Neurotol* 2002;23(4):580-8.
52. Yonamine FK, Tuma J, Silva RFN et al. Facial paralysis associated with acute otitis media. *Braz J Otorhinolaryngol* 2009;75(2):228-30.
53. Ramsay Hunt J. On herpetic inflammations of the geniculate ganglion. A new syndrome and its complications. *J Nerv Mental Dis* 1907;34:73-96.
54. Hiroshige K, Ikeda M, Hondo R. Detection of varicella zoster virus DNA in tear fluid and saliva of patients with Ramsay Hunt syndrome. *Otol Neurotol* 2002;23(4):602-7.
55. Sweeney CJ, Gilden DH. Ramsay Hunt syndrome. *J Neurol Neurosurg Psychiatry* 2001;71:149-54.
56. Oxman MN. Immunization to reduce the frequency and severity of herpes-zóster and its complications. *Neurology* 1995;45(12 Suppl 8):S41-6.
57. Hato N, Kisaki H, Honda N et al. Ramsay Hunt syndrome in children. *Ann Neurol* 2000;48(2):254-6.
58. Uri N, Greenberg E, Kitzes-Cohen R et al. Acyclovir in the treatment of Ramsay Hunt syndrome. *Otolaryngol Head Neck Surg* 2003;129:379-81.
59. Kaberos A, Balatsouras DG, Korres SG et al. Audiological assessment in Ramsay Hunt syndrome. *Ann Otol Rhinol Laryngol* 2002;111(1):68-76.
60. Wood MJ, Kay R, Dworkin RH et al. Oral acyclovir therapy accelerates pain resolution in patients with herpeszoster:

a meta-analysis of placebo controlled trials. *Clin Infect Dis* 1996; 22(2):341-7.
61. Darrouzet, V. Herpeszoster of Geniculate Ganglion: Therapeutic Concepts. *Eur Arch Otorhinolaryngol* 1994; (Suppl):S493-S494.
62. Jackson JL, Gibbons R, Meyer G et al. The effect of treating herpeszoster with oral acyclovir in preventing postherpetic neuralgia. A meta-analysis. *Arch Int Med* 1997;157(8):909-12.
63. Kinishi M, Amatsu M, Mohri M et al. Acyclovir improves recovery rate of facial nerve palsy in Ramsay Hunt syndrome. *Auris Nasus Larynx* 2001;28(3):223-6.
64. Murakami S, Hato N, Horiuchi J et al. Treatment of Ramsay Hunt syndrome with acyclovir-prednisone: significance of early diagnosis and treatment. *Ann Neurol* 1997;41(3):353-7.
65. Ramos Macias A, De Miguel Martinez I, Martin Sanchez AM et al. Adding acyclovir to the treatment of facial palsy. A study of 45 cases. *Acta Otorrinolaringol Esp* 1992;43(2):117-120.
66. Uscategui T, Doree C, Chamberlain IJ et al. Antiviral therapy for Ramsay Hunt syndrome (herpeszoster oticus with facial palsy) in adults. *Cochrane Database Syst Rev* 2008.
67. Uscategui T, Dorée C, Chamberlain IJ et al. Corticosteroids as adjuvant to antiviral treatment in Ramsay Hunt syndrome (herpeszoster oticus with facial palsy) in adults. *Cochrane Database Syst Rev* 2008.
68. Peitersen P. Natural history of Bell's palsy. *Acta Otolaryngol* 1992; 492:122-4.
69. Yeo SW, Lee DH et al. Analysis of prognostic factors in Bell's palsy and Ramsay Hunt syndrome. *Auris Nasus Larynx* 2007; 34:159-164.
70. Bento RF, Miniti A, Marone SAM. *Tratado de Otologia*. São Paulo: Edusp; 1998:446-8.
71. Steere AC. Lyme disease. *N Engl J Med* 2001;345:115-25.
72. Yoshinari NH, Mantovani E, Bonoldi VLN et al. Brazilian Lyme-like Disease or Baggio-Yoshinari Syndrome: Exotic and Emerging Brazilian Tick-Borne Zoonosis. *Rev Assoc Med Bras* 2010; 56(3):363-9.
73. Mantovani E, Gauditano G, Bonoldi VLN et al. Análise clínica e sorológica de pacientes com Síndrome Infecto-Reacional Lyme-Símile. *Rev Paul Reumatol* 2007;6:29.
74. Pirana S, Bento RF, Bogar P et al. Simultaneous Bilateral Facial Palsy in Lyme Disease. *Rev Bras Otorrinolaringol* 1996; 62(6):500-2.
75. Pirana S, Yoshinari NH, Bonoldi V et al. Serum reactivity for Borrelia burgdorferi, Borrelia afzelii and Borrelia garinii in patients with peripheral facial paralysis in Brazil. *Rev Bras Reumatol* 2000;40(2):55-60.
76. Cadavid D, Auwaerter P, Aucott J et al. Treatment for the neurological complications of Lyme disease (Protocol). *Cochrane Library* 2008.
77. Dhaene T, Dernaubeuge J, Roseeuw D et al. Facial Nerve Palsy in Syphilitic Meningitis. Treatment of Syphilitic Meningitis. *Acta Neurol Belg* 1979;79(5):384-7.
78. Flanagan P, Hawkins SA, Bryars JH. Case report Infectious mononucleosis with cranial nerve palsies. *Ulster Med J* 1987; 56(1):69-71.
79. Erro ME, Urriza J, Gila I et al Bilateral Facial Palsy Due to Epstein-Barr Virus Infection. *An Sist Sanit Navar* 2010; 33(1):107-12.
80. Gautier-Smith PC. Neurological complications of glandular fever. *Brain* 1965;88:323-34.
81. Schnell RG, Dyck PJ, Bowie EJW et al. Infectious mononucleosis: neurologic and EEG findings. *Medicine* 1966;45:51-63.
82. Silverstein A, Steinberg G, Nathanson M. Nervous system involvement in infectious mononucleosis. *Arch Neurol* 1972; 26:353-8.
83. DeSimone PA, Snyder D. Hypoglossal nerve palsy in infectious mononucleosis. *Neurology* 1978;28:844-7.
84. Schot LJ. Facial Palsy and Human Immunodeficiency Virus Infection. *Eur Arch Otorhinolaryngol* 1994;(Suppl):S498-S500.
85. Murr, AH. Association of Facial Paralysis with HIV positivity. *Am J Otol* 1991;12:450-1.
86. Sathirapanya P. Isolated and bilateral simultaneous facial palsy disclosing early human immunodeficiency virus. *Singapore Med J* 2015;56(6):105-6.
87. Ondzotto G, Ibara JR, Mowondabeka P et al. Cervico-facial and ENT symptoms due to HIV infection in tropical area-About 253 Congolese cases. *Bull Soc Pathol Exot* 2004;97:59-63.
88. Millogo A, Sawadogo AB, Sawadogo AP et al. Peripheral neuropathies revealing HIV infection at the Hospital Center of Bobo-Dioulasso (Burkina Faso). *Bull Soc Pathol Exot* 2002; 95:27-30.
89. Susuki K, Koga M, Hirata K et al. A Guillain-Barré syndrome variant with prominent facial diplegia. *J Neurol* 2009; 256:1899-905.
90. Ropper AH. Further regional variants of acute immune polyneuropathy. Bifacial weakness or sixth nerve paresis with paresthesias, lumbar polyradiculopathy, and ataxia with pharyngeal-cervicalbrachial weakness. *Arch Neurol* 1994; 51:671-5.

14 Paralisia Facial de Etiologia Neoplásica

Rubens Vuono de Brito Neto ▪ Aline Gomes Bittencourt

Os tumores primários do nervo facial são lesões raras. A maioria destes tumores (91%) está localizada no osso temporal, e apenas alguns, na glândula parótida. Eles podem surgir a partir de células de Schwann, fibroblastos (a partir de células endoneurais) e células do epitélio do perineuro. Schwannomas são os tipos mais comuns de tumor, embora outras lesões, como hemangiomas, neurofibromas, meningiomas, cistos dermoides, tumores glômicos e adenocarcinomas possam ocorrer.

Os tumores do nervo facial (TNF) podem ser localizados em qualquer porção do nervo, e o envolvimento de mais de um segmento é o mais comum. Os TNFs podem apresentar-se com ampla variedade de sintomas. Cerca de 97% dos pacientes apresentam algum grau de paralisia facial periférica. Mais frequentemente tem curso gradual, e muitas vezes incompleto. Entretanto, o início rápido, como ocorre na paralisia de Bell, é também reconhecido.

Perda auditiva é um sintoma comum entre os diferentes tipos histológicos. O efeito de massa sobre os nervos adjacentes pode causar perda auditiva neurossensorial ou mesmo perda auditiva condutiva, se o crescimento para o ouvido médio prejudicar a função normal da cadeia ossicular. Na minoria dos casos, o TNF é extracraniano e se apresenta como uma massa assintomática na região da parótida.

DIAGNÓSTICO

O diagnóstico definitivo de TNF é geralmente feito muito tempo depois dos primeiros sintomas; e só pode ser confirmado no intraoperatório, por exame histopatológico do tecido. No entanto, a ressonância magnética (RM) e a tomografia computadorizada (TC) são úteis para avaliar a localização do tumor, suas características e, ainda, no planejamento da terapêutica.

Eletromiografia, embora não identifique o tumor, é uma ferramenta útil para avaliar o grau de disfunção do nervo.

TIPOS HISTOLÓGICOS

Schwannomas

Schwannomas são os tumores mais comuns do nervo facial. Eles são geralmente pouco frequentes, representando menos de 1% dos tumores do osso temporal. Na grande maioria, são tumores benignos, embora schwannomas malignos ocasionalmente tenham sido relatados.

Podem ocorrer em qualquer porção do nervo facial e têm tendência a envolver múltiplos segmentos. Existe predileção pela região do gânglio geniculado. São geralmente encapsulados e podem ser múltiplos, embora muitas vezes se apresentem individualmente (Figs. 14-1 a 14-3).

Sinais característicos da RM:

- *T1:* tipicamente iso ou hipointensos em relação à substância cinzenta.
- *T2:* tipicamente hiperintensos; lesões grandes podem mostrar-se heterogêneas.
- *T1 com gadolínio:* geralmente demonstra realce homogêneo; lesões maiores podem apresentar degeneração cística, vista como sinal de baixa intensidade intratumoral focal.

Hemangiomas

Segundo Ross *et al.*, os hemangiomas são os tumores que mais comumente ocorrem em pessoas entre a terceira e a sexta décadas de vida, com a mesma distribuição por sexo, mas com predileção pelo gânglio geniculado. Na revisão sistemática de Monsanto *et al.*, o gânglio geniculado foi afetado em 48,1% dos pacientes descritos na literatura, e a média de idade no momento do diagnóstico foi de 44 anos.

Hemangiomas no osso temporal podem aparecer na TC como uma massa de tecido mole com erosão óssea. Osteófitos intratumo-

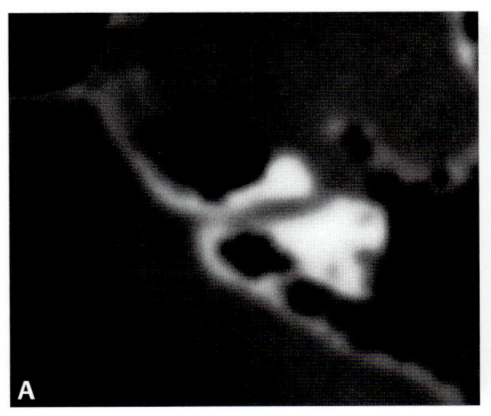

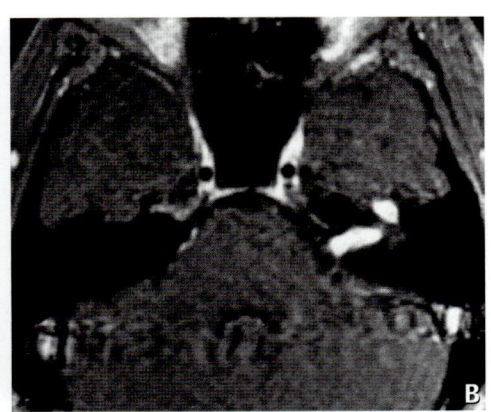

Fig. 14-1. (A e B) Schwannoma na região do gânglio geniculado e segmentos meatal e labiríntico do nervo facial.

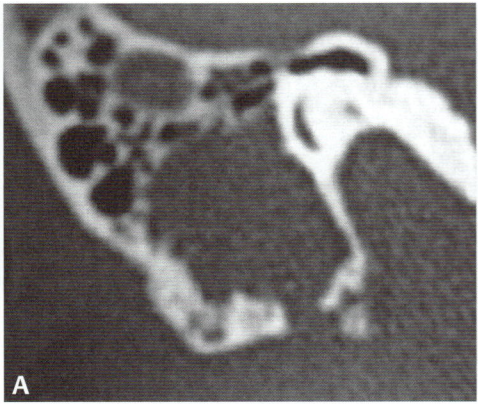

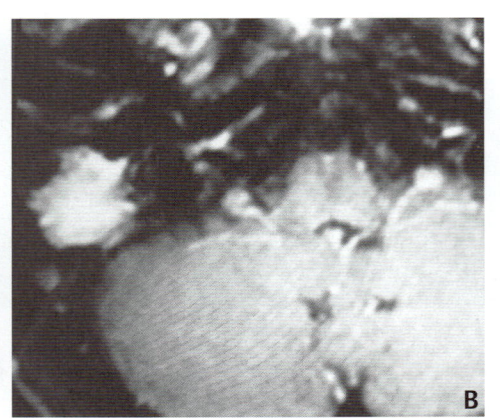

Fig. 14-2. (A e B) Schwannoma na porção mastóidea do nervo facial.

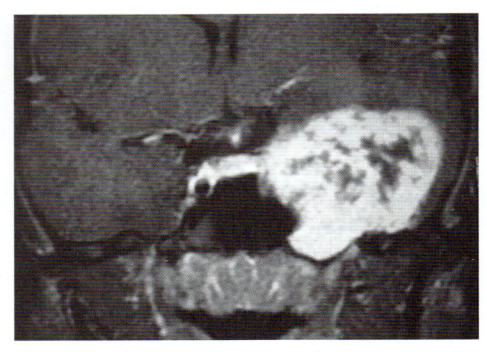

Fig. 14-3. Schwannoma do nervo facial com invasão intracraniana.

rais são responsáveis por sua aparência característica de "favo de mel". Na RM, eles são tipicamente brilhantes em T2 e impregnam com gadolínio. Sua intensidade em T1 pode ser variável.

Meningiomas

É o segundo tumor mais comum na região do ângulo pontocerebelar; no entanto, não acometem o nervo facial com frequência. Embora a etiologia não seja clara, associações à progesterona, câncer de mama e terapia de radiação são descritas.

Sugere-se que estes tumores se originem nas vilosidades aracnoides ao longo do poro acústico. A idade média de apresentação varia de 5 a 56 anos; são mais predominantes em mulheres.

Paragangliomas

Os paragangliomas representam 0,6% dos tumores da cabeça e do pescoço. Em sua maioria, originam-se a partir do tecido paragangliônico na região da bifurcação da artéria carótida, e menos frequentemente no forame jugular, nervo vago e plexo timpânico. Paragangliomas de nervo facial são raros, mas devem ser considerados como diagnóstico diferencial da paralisia facial periférica de etiologia tumoral.

Na RM os paragangliomas geralmente aparecem como um hipersinal em T2 e captação em T1 sem contraste. A aparência de "sal e pimenta" em imagens ponderadas em T1 é um sinal típico que favorece o diagnóstico. A angiografia digital é considerada o padrão ouro para o diagnóstico de paraganglioma e também permite a embolização pré-operatória.

Cistos Dermoides

Os cistos dermoides de nervo facial são tumores raros, derivados de uma variedade de tipos do parênquima celular (representante das três camadas de células germinativas). São tumores císticos que podem conter pele, cabelo, estruturas dentais e glândulas sebáceas.

Fibroma Condromixoide

São tumores benignos raros, de origem cartilaginosa. Thompson *et al.* descreveram quatro casos localizados na porção mastóidea do osso temporal. As queixas mais comuns associadas à paralisia facial são cefaleia e hipoacusia. É relatada discreta predileção pelo sexo masculino e pico de incidência na segunda e terceira décadas de vida.

Tumores Metastáticos

As lesões raras e os sítios primários, em ordem decrescente de frequência, são: mama, pulmão, rim, próstata, estômago e tireoide. Estes tumores podem causar erosão do osso temporal, e sua apresentação clínica depende da extensão da destruição. Perda auditiva, zumbido, tontura e paralisia facial progressiva podem ocorrer como sintomas únicos ou combinados. As lesões metastáticas podem ser diagnosticadas anos após o tratamento e cura do tumor primário.

Neuromas Traumáticos

Os neuromas traumáticos não são verdadeiras neoplasias, mas uma resposta à lesão neural, como um trauma direto ou indireto, ou até mesmo à inflamação crônica. Apresentam consistência firme, coloração branco-acinzentada, não são encapsulados e costumam estar presentes como uma lesão única.

TRATAMENTO

A abordagem terapêutica depende da porção do nervo acometida, do estado da audição e do tamanho do tumor. Também devem ser consideradas a idade do paciente, as comorbidades e a gravidade dos sintomas, já que a cirurgia pode piorar o grau de paralisia facial.

Pacientes com sintomas leves podem ser monitorados regularmente por meio de RM. Se a paralisia facial do paciente for mais evidente (HB IV), pode ser indicada a exérese cirúrgica do tumor, já que a remoção com enxertia não costuma levar à funcionalidade facial melhor do House-Brackmann de grau III. A preservação do nervo costuma ser mais factível em pacientes com tumores menores. Quando há lesão do nervo no intraoperatório, pode-se tentar repará-lo no mesmo tempo cirúrgico, e diferentes técnicas cirúrgicas podem ser utilizadas. Para lesões pequenas, a radioterapia estereotáxica pode ser considerada.

BIBLIOGRAFIA

Benoit MM, North PE, McKenna MJ *et al.* Facial nerve hemangiomas: vascular tumors or malformations? *Otolaryngol Head Neck Surg* 2010;142:108-14.

Clark JH, Burger PC, Boahene DK *et al.* Traumatic facial nerve neuroma with facial palsy presenting in infancy. *Otol Neurotol* 2010;31:813-6.

Collin M, Bernardeschi D, Cazals-Hatem D *et al.* Meningioma of geniculate ganglion: case report and review of the literature. *Acta Otolaryngol* 2013;133:228-32.

Dai C, Li J, Guo L *et al.* Surgical experience of intratemporal facial nerve neurofibromas. *Acta Otolaryngol* 2013;133(8):893-6.

De Stefano A, Dispenza F, Kulamarva G. Facial nerve schwannoma involving middle cranial fossa: when the unilateral sensorineural hearing loss guide to the correct diagnosis. *Indian J Otolaryngol Head Neck Surg* 2011;63:49-51.

Falcioni M, Russo A, Taibah A *et al.* Facial nerve tumors. *Otol Neurotol* 2003;24:942-7.

Hopkins B, Aygun N, Eisen MD. Hemangioma of the vertical segment of the facial nerve. *Otol Neurotol* 2007;28:570-1.

Isaacson B, Telian SA, McKeever PE *et al.* Hemangiomas of the geniculate ganglion. *Otol Neurotol* 2005;26:796-802.

Künzel J, Zenk J, Koch M *et al.* Paraganglioma of the facial nerve, a rare differential diagnosis for facial nerve paralysis: case report and review of the literature. *Eur Arch Otorhinolaryngol* 2012;269:693-8.

Lipkin AF, Coker NJ, Jenkins HA *et al.* Intracranial and intratemporal facial neuroma. *Otolaryngol Head Neck Surg* 1987;96:71-79

Liu L, Yang S, Han D *et al.* Primary tumours of the facial nerve: diagnostic and surgical treatment experience in Chinese PLA General Hospital. *Acta Otolaryngol* 2007;127:993-9.

Marcos-Salazar S, Prim-Espada MP, de Diego-Sastre JI - *et al.* Facial nerve tumours. *Rev Neurol* 2004;39:1120-2.

McMonagle B, Turner J, Fagan P. Intratemporal facial neurofibroma. *Otol Neurotol* 2006;27:1045-6.

Miyashita T, Hoshikawa H, Kagawa M *et al.* A case report of facial nerve hemangioma. *Auris Nasus Larynx* 2007;34:519-22.

Moberly AC, Fritsch MH. Chorda tympani and facial nerve neurofibroma presenting as chronic otomastoiditis. *Otolaryngol Head Neck Surg* 2009;140:429-30.

Nwojo R, Roy S, Chang CY. Dermoid cyst in the facial nerve - a unique diagnosis. *Int J Pediatr Otorhinolaryngol* 2011;75:874-6.

Rainsbury JW, Whiteside OJ, Bottrill ID. Traumatic facial nerve neuroma following mastoid surgery: a case report and literature review. *J Laryngol Otol* 2007;121:601-5.

Ross L, Drazin D, Eboli P *et al.* Atypical tumors of the facial nerve: case series and review of the literature. *Neurosurg Focus* 2013;3:34.

Saliba I, Fayad JN. Facial nerve hemangioma of the middle ear. *Ear Nose Throat J* 2009;88:822-3.

Sandes SCA, Bittencourt AG, Monsanto RC *et al.* Atypical Tumours of The Intratemporal Facial Nerve: A Review. *Journal of Rhinolaryngo-Otologies* 2014;234-43.

Suryanarayanan R, Dezso A, Ramsden RT *et al.* Metastatic carcinoma mimicking a facial nerve schwannoma: the role of computerized tomography in diagnosis. *J Laryngol Otol* 2005;119:1010-2.

Takahashi K, Yamamoto Y, Ohshima S *et al.* Primary paraganglioma in the facial nerve canal. *Auris Nasus Larynx* 2014;41(1):93-96.

Thompson AL, Bharatha A, Aviv RI *et al.* Chondromyxoid fibroma of the mastoid facial nerve canal mimicking a facial nerve schwannoma. *Laryngoscope* 2009;119:1380-3.

Towfighi J, Sheehan J, Isaacson J. Facial nerve neuroma associated with hemangioma of the geniculate ganglion: case report and review of the literature. *J Otolaryngol Head Neck Surg* 2008;37:148-50.

Wippold FJ, Neely JG, Haughey BH. Primary paraganglioma of the facial nerve canal. *Otol Neurotol* 2004;25:79-80.

15 Paralisia Facial Periférica de Etiologia Metabólica

Aline Gomes Bittencourt

O diabetes melito é uma doença metabólica caracterizada por elevação generalizada dos níveis de glicemia. A doença causa danos ao sistema vascular com consequência nos sistemas nervosos central e periférico. Os nervos relacionados com motricidade ocular são os mais frequentemente afetados e, a seguir, o nervo facial. A paralisia geralmente é unilateral e a recorrência é comum; no entanto, a apresentação bilateral também foi descrita.

Korczyn AD, em 1971, relatou a alta frequência de diabetes melito (66%) em 130 pacientes com paralisia de Bell, e desde então o rastreamento para a doença foi recomendado para todos os indivíduos que apresentassem este déficit neurológico.

A maioria dos estudos disponíveis sobre paralisia facial e diabetes melito na literatura é antiga e utilizam, comumente, a glicemia de jejum e o teste de tolerância oral à glicose para identificar os indivíduos em risco. Nos estudos mais recentes, utiliza-se a dosagem da hemoglobina glicada. Os níveis de hemoglobina glicada demonstram breve histórico do controle glicêmico dos pacientes nos últimos 2 a 3 meses, pois a média de tempo de vida de um eritrócito varia em torno de 120 dias. Os níveis de hemoglobina glicada não variam de um dia para o outro e não são afetados pela dieta, insulina, uso de fármacos hipoglicemiantes ou realização de exercício no dia da investigação, o que pode ocorrer nas estimativas da glicemia de jejum.

Pelas diferenças na identificação dos indivíduos diabéticos e pré-diabéticos, nas diferentes pesquisas, a frequência de paralisia de Bell em pacientes diabéticos é uma questão controversa. Segundo a maioria dos autores, a porcentagem de diabéticos entre os pacientes com paralisia de Bell não é maior do que na população em geral, embora existam alguns relatos que se referem à paralisia de Bell como ocorrendo, mais comumente, em pacientes com diabetes, ou mesmo em pré-diabéticos.

A paralisia de Bell pode ser considerada uma neuropatia por aprisionamento, resultante de inflamação, edema e estrangulamento do nervo facial dentro do canal ósseo de Falópio. Parte da disfunção é, portanto, atribuída à congestão vascular, que pode levar à isquemia ou à diminuição do fluxo axoplasmático.

Os nervos periféricos são vascularizados por uma rede longitudinal de vasos ligados por muitas anastomoses entre si, permitindo que o fluxo de sangue seja mantido quando artérias segmentares individuais são ocluídas. Em pacientes diabéticos, há isquemia crônica do nervo em decorrência da redução de oxigênio do endoneuro, redução do fluxo sanguíneo e derivações arteriovenosas no epineuro. As anormalidades nos vasos do epineuro, como o espessamento da membrana basal e a proliferação de células endoteliais, contribuem para a isquemia e foram descritos de modo extensivo.

A microangiopatia também pode ser uma resposta compensatória para isquemia/hipóxia do endoneuro, induzida por hiperinsulinemia crônica. Além disso, a hiperglicemia pode provocar a lesão direta do nervo por meio de vários mecanismos, incluindo aumento do estresse oxidativo e prejuízo do transporte e fluxo axonais.

Ao contrário do diabetes, há menos evidências, na literatura, de que a hipertensão arterial causa ou predispõe à paralisia de Bell na população em geral. Há mais relatos sobre a hipertensão na paralisia de Bell entre crianças e mulheres grávidas. A ligação entre a hipertensão arterial sistêmica e a paralisia do nervo facial foi sugerida pela primeira vez em 1869, por Moxon, que descreveu um paciente com paralisia facial associada à doença renal.

Embora os mecanismos patogênicos subjacentes à paralisia facial induzida por hipertensão arterial permaneçam obscuros, foi levantada a hipótese de a lesão arteriolar generalizada ser uma característica da hipertensão maligna. O nervo facial é considerado particularmente vulnerável à lesão induzida por hipertensão (em decorrência de hemorragia, edema ou isquemia focal) por se encontrar no espaço fechado do canal de Falópio. Essa hipótese é suportada por resultados da autópsia de dois indivíduos em que foi encontrado hematoma no interior do canal do nervo facial, sugerindo compressão do nervo, em decorrência de hemorragia e formação de trombos.

No estudo dinamarquês com 1.701 pacientes com paralisia facial, de Peitersen E (2002), 8% sofriam de hipertensão. Um total de 264 dos pacientes tinha idade superior a 60 anos e, nessa população, 14% tinham diagnóstico de hipertensão. O autor descreveu que a paralisia de Bell não ocorreu com uma frequência superior à esperada em pacientes com hipertensão e que a frequência de sequelas não diferiu entre os grupos com pressão arterial normal e elevada.

Estudos como o de Smith et al. (1988) e Hsieh et al. (2009) não conseguiram estabelecer qualquer correlação entre diabetes melito ou a hipertensão arterial e a gravidade da paralisia de Bell. Kudoh et al. (1988) relataram que o diabetes melito não insulinodependente e a hipertensão arterial sistêmica não parecem ter qualquer efeito significativo nos escores de paralisia e nos resultados de eletroneuronografia, embora descrevam que seus pacientes demonstraram recuperação mais lenta. Riga et al. (2012) não conseguiram demonstrar correlação entre o diabetes, a hipertensão e a hipercolesterolemia, com a severidade da paralisia de Bell ou com o grau de recuperação após 6 meses de acompanhamento.

BIBLIOGRAFIA

Adour K, Bell D. Incidence of diabetes mellitus in Bell's palsy. *Lancet*. 1971 Jul 17;2 (7716):168.

Adour K, Wingerd J, Doty HE. Prevalence of concurrent diabetes melito and idiopathic facial paralysis (Bell's palsy). *Diabetes* 1975;24:449-51.

Adour KK, Ruboyianes JM, Von Doersten PG et al. Bell's palsy treatment with acyclovir and prednisone alone: a double-blind, randomized, controlled trial. *Ann Otol Rhinol Laryngol* 1996;105:371-8.

Aminoff M J. Bell's palsy and its treatment. *Postgraduate Medical Journal* 1973 Jan;49:46-5.

Aminoff M, Miller A. The prevalence of diabetes mellitus in patients with Bell's palsy. *Acta Neurol Scand* 1972;48:381-8.

Axelsson S, Berg T, Jonsson L et al. Prednisolone in Bell's palsy related to treatment start and age. *Otol Neurotol* 2011;32(1):141-6.

Bibas T, Jiang D, Gleeson J. Disorders of the facial nerve. In: Gleeson M(ed). *Scott-Brown's otorhinolaryngology head and neck surgery.* 7th ed. London: Edward Arnold Ltd; 2008. p. 3883-6.

Bosco D, Plastino M, Bosco F *et al.* Bells palsy: a manifestation of prediabetes? *Acta Neurol Scand* 2011;123: 68-72.

Clarke E, Murphy EA. Neurological manifestations of malignant hypertension. *Brit Med J* 1956;2:1319-26.

Daryoush SO, Ali A, Homayoun SB. Independent role of hypertension in bell's palsy: a case-control study. *Eur Neurol* 2008;60:253-7.

de Almeida JR, Al Khabori M, Guyatt GH *et al.* Combined corticosteroid and antiviral treatment for Bell palsy: a systematic review and meta-analysis. *JAMA* 2009;302(9):985-93.

Thömke F, Urban PP, Marx JJ *et al.* Seventh nerve palsies may be the only clinical sign of small pontine infarctions in diabetic and hypertensive patients. *J Neurol* 2002;249:1556-62.

Hato N, Yamada H, Kohno H *et al.* Valacyclovir and prednisolone treatment for Bell's palsy: a multicenter, randomized, placebo-controlled study. *Otol Neurotol* 2007;28:408-13.

House JW, Backmann DE. Facial nerve grading system. *Otolaryngol Head Neck Surg* 1985;93:146-7.

Hsieh RL, Wu CW, Wang LY, Lee WC. Correlates of degree of nerve involvement in early Bell's palsy. *BMC Neurol* 2009;9:22.

Watanabe K, Hagura R, Akanuma Y *et al.* Characteristics of cranial nerve palsies in diabetic patients. *Diabetes Res Clin Pract* 1990;10:19-27.

Adour KK, Bell DN, Wingerd J. Bell palsy. Dilemma of diabetes mellitus. *Arch Otolaryngol* 1974;99:114-7.

Katusic SK, Beard CM, Wiederholt WC *et al.* Incidence, clinical features, and prognosis in Bell's palsy, Rochester, Minnesota 1968–1982. *Ann Neurol* 1986;20:622-7.

Korczyn AD. Bell's palsy and diabetes melito. *Lancet* 1971;16:108-9.

Abraham-Inpijn L, Devriese PP, Hart AA. Predisposing factors in Bell's palsy. A clinical study with reference to diabetes melito, hypertension, clotting mechanism and lipid diturbance. *Clin Otolaryngol* 1982;7:99-105.

Louis S. Medical causes of facial paresis including Bell´s palsy. In: Rubin LR (ed). *Reanimation of the paralyzed face.* Saint Louis: Mosby, 1977:53-56.

Moxon M. Apoplexy into canal of Fallopius in a case of Bright's disease causing facial paralysis. *Trans Path Soc London* 1869;20:420-2.

PecketP, Schattner A. Concurrent Bell's palsy and diabetes melito: a diabetic mononeuropathy? *J Neurol Neurosurg Psychiatry* 1982;45:652-5.

Peitersen E. Bell's palsy: the spontaneous course of 2,500 peripheral facial nerve palsies of different etiologies. *Acta Otolaryngol Suppl* 2002;(549):4-30.

Riga M, Kefalidis G, Danielides V. The role of diabetes mellitus in the clinical presentation and prognosis of Bell palsy. *J Am Board Fam Med* 2012;25(6):819-26.

Smith IM, Heath JP, Murray JA, Cull RE. Idiopathic facial (Bell's) palsy: a clinical survey of prognostic factors. *Clin Otolaryngol Allied Sci* 1988;13:17-23.

Takahashi A, Sobue I. Concurrence of facial paralysis and diabetes melito: prevalence, clinical features and prednisolone treatment. In: Goto Y, Horiuchi A, Kogure K (eds). *Diabetic Neuropathy.* Amsterdam: Experta Medica; 1982. p. 173.

Turgman J, Sarova-Pinhas I, Goldhammer J, Braham J. Prevalence of glucose intolerance in patients with Bell's palsy. *Isr J Med Sci* 1973;9:1054-6.

16 Doenças Musculares e da Placa Motora

Tarso Adoni ▪ Raul Raposo Pereira Feitosa

INTRODUÇÃO

As doenças musculares e da placa motora estão entre as várias condições clínicas que podem manifestar-se com paralisia facial. Em princípio, do ponto de vista topográfico, não há acometimento do nervo facial em si, mas sim do músculo ou da junção neuromuscular, cuja manifestação clínica é a de paralisia facial, que pode ser unilateral ou bilateral, simétrica ou assimétrica. Tais doenças são importantes no diagnóstico diferencial da paralisia facial, particularmente quando bilateral.

DISTÚRBIOS DA JUNÇÃO NEUROMUSCULAR

Para que a contração muscular ocorra de forma eficiente, a transmissão do impulso elétrico vindo do neurônio motor precisa atingir as fibras musculares. Essa transmissão ocorre na junção neuromuscular, onde há a conversão do estímulo elétrico do axônio em estímulo químico via liberação de acetilcolina. Assim, os axônios motores estabelecem sinapses com as fibras musculares por meio da liberação de neurotransmissores que desencadeiam a contração muscular. A junção neuromuscular é particularmente vulnerável a doenças autoimunes, pois não é protegida por barreira hematoneural. Entre esse grupo de doenças estão a miastenia grave e a síndrome miastênica de Eaton-Lambert. A junção neuromuscular também pode ser acometida por alterações genéticas e certas toxinas.

Miastenia Grave

A miastenia grave (MG) é o distúrbio mais comum da junção neuromuscular. Há anticorpos circulantes que se ligam a proteínas, mais comumente ao receptor de acetilcolina, na membrana pós-sináptica, prejudicando a ação da acetilcolina sobre seu receptor e, consequentemente, comprometendo a contração muscular.

Pacientes com MG procuram atendimento médico por fraqueza muscular que tipicamente piora com atividade e melhora com repouso. A fraqueza tipicamente flutua ao longo do dia, sendo menos evidente pela manhã e pior ao final do dia. Ptose palpebral e diplopia são os sintomas iniciais em até dois terços dos pacientes (forma ocular). Dificuldade para mastigar, engolir e falar também são bastante comuns. A MG pode causar fraqueza facial acentuada, bilateral, com dificuldade tanto para fechar, como para abrir os olhos. Há envolvimento da musculatura perioral, comprometendo a maneira de sorrir, que parece enfraquecida quando ordenada, e adquire o aspecto de um sorriso mais vertical que horizontal (sorriso miastênico). O curso da doença é variável, mas geralmente progressivo. Fraqueza em membros ou na musculatura axial pode aparecer no quadro clínico inicial ou mais tardiamente (forma generalizada).

Os sintomas miastênicos podem piorar bastante com estresse emocional, doenças sistêmicas e com o uso de inúmeras medicações que interferem na condução na junção neuromuscular. Esta última informação é de extrema importância, pois a lista de medicações que podem piorar a MG é ampla. Dessa forma, o médico deve estar atento ao prescrever novas medicações ao paciente, orientando-o a sempre consultá-lo antes do uso de qualquer medicação.

Além da história clínica e dos achados de exame físico, a eletroneuromiografia com estimulação repetitiva do nervo é um exame complementar de grande importância no diagnóstico da MG. O achado característico é o padrão decremental após estimulação repetitiva.

O tratamento da MG envolve o manejo sintomático com inibidores da enzima acetilcolinesterase (I-ChE) e as imunoterapias. A piridostigmina é a I-ChE mais comumente usada. A imunoterapia de urgência, por sua resposta mais rápida, pode ser usada nos quadros de crise miastênica ou MG generalizada. Nesses casos, plasmaférese ou imunoglobulina intravenosa são opções a serem consideradas. A imunoterapia de manutenção baseia-se no uso de corticosteroides e imunossupressores, como, por exemplo, azatioprina, micofenolato de mofetila, rituximabe e ciclofosfamida.

Síndrome Miastênica de Eaton-Lambert

A síndrome miastênica de Eaton-Lambert caracteriza-se por fraqueza decorrente do comprometimento na transmissão neuromuscular. Aqui, diferentemente da MG, a disfunção é pré-sináptica. O ataque autoimune é dirigido contra os canais de cálcio dependentes de voltagem pré-sináptica, prejudicando a liberação de acetilcolina na junção neuromuscular. Apesar de ter sido primeiramente descrita e ser mais comum em pacientes com câncer de pequenas células do pulmão, esta síndrome também pode ocorrer em pacientes sem câncer.

Os sintomas são mais comumente de fraqueza gradual em membros inferiores, particularmente proximais (cintura pélvica), e boca seca. Sintomas oculares, faciais e bulbares em geral não são proeminentes e tendem a ocorrer após o acometimento dos membros inferiores.

No exame de eletroneuromiografia, diferentemente da MG, identifica-se um padrão incremental após estimulação repetitiva do nervo.

Após o diagnóstico da síndrome miastênica de Eaton-Lambert, uma extensa pesquisa por neoplasia subjacente é mandatória. Em especial por carcinoma de pequenas células de pulmão. O foco inicial do tratamento é a neoplasia subjacente. Muitas vezes, o tratamento do câncer subjacente é suficiente para a resolução dos sintomas do paciente. O tratamento sintomático é feito com 3,4-diaminopiridina. O uso de inibidores da enzima acetilcolinesterase (I-ChE) pode trazer alívio dos sintomas em alguns pacientes. Os princípios da terapia imunossupressora da MG são também aplicáveis aqui.

Doenças Genéticas

Síndromes miastênicas congênitas são doenças genéticas que ocorrem na infância por causa do comprometimento da junção neuromuscular por diferentes mecanismos não autoimunes. O defeito pode ser pré-sináptico, sináptico ou pós-sináptico. O padrão de herança mais comum é autossômico recessivo, embora haja o conhecido padrão autossômico dominante da síndrome miastênica do canal lento, caracterizada por mutações das subunidades do receptor de acetilcolina na membrana pós-sináptica que acarretam um tempo anormalmente prolongado de abertura do canal iônico de acetilcolina. Há predileção para o acometimento das musculaturas ocular extrínseca, facial e bulbar; os membros raramente são afetados. O tratamento é apenas sintomático e se baseia no uso de inibidores da acetilcolinesterase (piridostigmina), 3,4-diaminopiridina e, nos casos de síndrome do canal lento, sulfato de quinidina ou fluoxetina. Não há indicação nem benefício no uso de imunossupressores.

Botulismo

O botulismo é causado por uma toxina produzida pelos esporos da bactéria anaeróbia *Clostridium botulinum*. Essa toxina bloqueia a liberação de acetilcolina do nervo motor para a junção neuromuscular, resultando em fraqueza muscular. A forma mais comum de botulismo é a alimentar, e ocorre após ingestão de alimentos inadequadamente esterilizados e contaminados.

Os sintomas aparecem geralmente após 12-36 horas da ingestão do alimento contaminado e são precedidos por náuseas e vômitos. Há rápido acometimento descendente, craniocaudal, caracterizado por diplopia, ptose palpebral, midríase, paralisia facial bilateral, disfagia e disartria. Insuficiência respiratória pode ocorrer rapidamente.

O tratamento do botulismo consiste na administração precoce da antitoxina. A antibioticoterapia não é eficiente, pois a causa dos sintomas é a ingestão da toxina em si. Cuidados intensivos e necessidade de intubação orotraqueal são a regra.

Outras Causas

Outras toxinas também podem afetar a junção neuromuscular e, de alguma forma, se expressar com fraqueza facial. Venenos de artrópodes e ofídios, toxinas marinhas, metais pesados e organofosforados são alguns exemplos, embora raramente produzam comprometimento clínico isolado da mímica facial.

DOENÇAS DO MÚSCULO

As miopatias são doenças que perturbam a função muscular, também podendo manifestar-se com fraqueza facial.

A apresentação clínica das doenças musculares consiste em sinais e sintomas habitualmente simétricos de fraqueza da musculatura esquelética das cinturas escapular e pélvica, envolvendo os membros proximais e a musculatura paravertebral. Contudo, também podem apresentar-se com fraqueza assimétrica, distal ou generalizada, ou ainda fraqueza de distribuição regional. Mais raramente, há envolvimento das musculaturas lisa e cardíaca.

Algumas miopatias têm particular propensão a envolver os músculos faciais. Fácies miopática é particularmente típica de distrofia muscular facioescapuloumeral (síndrome de Landouzy-Dejerine). A distrofia facioescapuloumeral é uma doença genética autossômica dominante, de penetrância variável. Apresenta-se com fraqueza facial importante, como dificuldade para fechar os olhos, assobiar, sorrir e assoprar. Além disso, sintomas bulbares como disartria e disfagia também são proeminentes. Os movimentos extraoculares são geralmente preservados, e a fraqueza não é flutuante como na miastenia grave, mas sim fixa. Uma característica da doença é o "fenômeno do Popeye", que se caracteriza por fraqueza proximal dos membros superiores com preservação dos deltoides e protrusão das escápulas (escápula alada). Há alta incidência de perda auditiva associada.

A creatina quinase (CK) ou creatinofosfoquinase (CPK) é um exame laboratorial que auxilia no diagnóstico de miopatia como causa de fraqueza muscular. Apesar de não específico, seus níveis estão elevados em boa parte das miopatias. A eletromiografia também é um importante exame complementar na investigação das miopatias, porém necessita de uma interpretação cuidadosa. A biópsia muscular é ainda o exame diagnóstico definitivo na maior parte dos casos de miopatia, embora o diagnóstico genético-molecular esteja em constante crescimento e, por exemplo, já possibilite a confirmação da síndrome facioescapuloumeral.

BIBLIOGRAFIA

Brasil-Neto JP, Takayanagui OM. *Tratado de Neurologia da Academia Brasileira de Neurologia*. 1. ed. Rio de Janeiro: Elsevier, 2013.

Campbell WW. *DeJong's the neurologic examination*. 6th ed. Philadelphia: Lippincott Williams & Wilkins; 2005.

Daroff RB, Fenichel GM, Jankovic J et al. *Bradley's Neurology in Clinical Practice*. 6th ed. Philadelphia: Saunders; 2012.

Gilbreath HR, Castro D, Iannaccone ST. Congenital myopathies and muscular dystrophies. *Neurol Clin* 2014;32(3):689-703.

Rowland LP, Pedley TA. *Merritt's Neurology*. 2th ed. Philadelphia: Lippincott Williams & Wilkins; 2010.

Sanders DB, Guptill JT. Myasthenia gravis and Lambert-Eaton myasthenic syndrome. *Continuum (Minneap Minn)* 2014;20(5):1413-25.

Shieh PB. Muscular dystrophies and other genetic myopathies. *Neurol Clin* 2013;31(4):1009-29.

Sussman J, Farrugia ME, Maddison P et al. Myasthenia gravis: Association of British Neurologists management guidelines. *Pract Neurol* 2015;15:199-206.

17 Doenças Ósseas

Juan Carlos Cisneros Lesser ▪ Paula Tardim Lopes

INTRODUÇÃO

Existem algumas doenças ósseas raras que, quando envolvem o osso temporal, podem gerar paralisia facial periférica secundária. Na maioria dos casos, a paralisia é gerada por compressão óssea extrínseca sobre o nervo facial, lenta e progressiva, podendo ocasionar paralisia súbita, recorrente ou de piora progressiva. Na classificação etiológica das paralisias faciais periféricas por doenças ósseas compressivas, as doenças que serão discutidas neste capítulo poderiam ser classificadas como de origem tumoral, embora a maioria delas não seja realmente uma neoplasia. Quanto ao topodiagnóstico da paralisia nestes casos, o nervo pode estar comprometido em qualquer parte do seu trajeto, desde o conduto auditivo interno até o forame estilomastóideo. Este capítulo tem por objetivo descrever as patologias ósseas que mais frequentemente podem evoluir com paralisia facial periférica.

DISPLASIA FIBROSA

A displasia fibrosa é uma doença óssea benigna, caracterizada pelo desenvolvimento exagerado de tecido fibro-ósseo que pode acometer um ou vários ossos no corpo. A origem da mesma é ainda desconhecida, porém existem trabalhos que sugerem seu envolvimento genético.[1] O termo displasia fibrosa foi descrito primeiro por Liechtenstein, em 1938. Uma classificação a subdivide em displasia fibrosa monostótica, quando só um osso do corpo se encontra acometido; displasia poliostótica, quando acomete mais de um osso; e síndrome de McCune Albright, que é a displasia fibrosa poliostótica associada a endocrinopatias, puberdade precoce e aumento da pigmentação cutânea.[2,3] Outros autores referem também uma variante chamada craniofacial, que implica uma displasia fibrosa poliostótica que só acomete ossos do crânio. A doença tem uma incidência de 1:4.000 a 1:10.000 e, portanto, é considerada rara. Representa aproximadamente 2,5% das lesões ósseas e 7% dos tumores ósseos benignos.[4] As lesões aparecem durante as primeiras 3 décadas de vida e geralmente se estabilizam, quando o paciente atinge a maturidade esquelética.

Quando a displasia fibrosa acomete os ossos do crânio, geralmente apresenta predileção pelo maxilar e pela mandíbula, e seu envolvimento é unilateral. Nestes sítios, geralmente se apresenta com aumento de volume gradual e indolor que gera assimetria facial. Pode produzir constrição dos forames cranianos ou obliteração de cavidades ósseas, com consequentes sintomas, como anosmia, distopia orbitária, diplopia, estrabismo, proptoses, lacrimejamento e perdas dentárias.[3,4] O acometimento do osso temporal tem uma frequência menor, porém pode gerar complicações importantes. As porções do osso temporal geralmente afetadas são a mastoide e o ápex petroso.[1] Os exames de imagem auxiliam de forma importante no diagnóstico da doença, e sua apresentação como lesão em vidro fosca é característica.[3]

Um dos primeiros dados na displasia fibrosa do osso temporal é a perda condutiva da audição, que geralmente acontece por estenose do conduto auditivo externo. Posteriormente, a perda pode ser mista ou sensorial, sobretudo se existir comprometimento do conduto auditivo interno e compressão do nervo craniano VIII. O acometimento da cápsula ótica é pouco frequente, provavelmente por causa da diferente origem embriológica do resto do osso temporal, e, comumente, é possível observar a preservação do labirinto nos exames de imagem, embora exista um acometimento generalizado do osso temporal (Fig. 17-1).[1,5,6]

A paralisia facial se apresenta em até 10% dos casos de displasia fibrosa do osso temporal. Geralmente, o início é insidioso e progressivo, porém pode também aparecer como paralisia facial recorrente.[5,7] A paralisia pode acontecer principalmente por duas circunstâncias:[8-10]

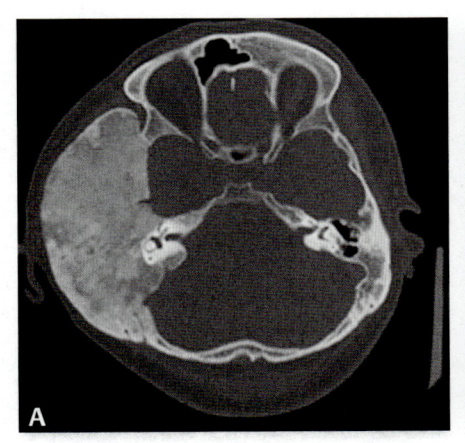

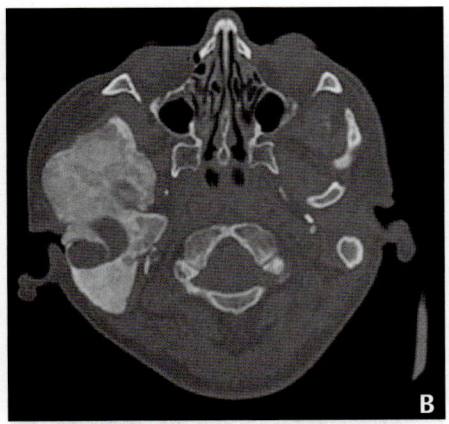

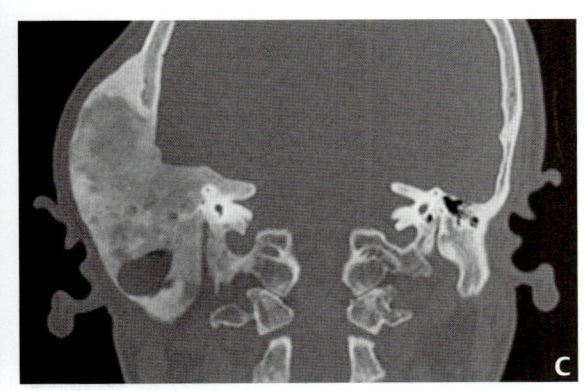

Fig. 17-1. Tomografia computadorizada que mostra displasia fibrosa do osso temporal à direita, com imagem sugestiva de colesteatoma na ponta da mastoide e obliteração total dos espaços aéreos do ouvido médio com compressão do nervo facial na sua porção timpânica. O labirinto e o canal de Falópio na porção mastóidea encontram-se preservados. (**A** e **B**) Cortes axiais; (**C**) corte coronal.

- *Compressão direta:* pode ser secundária à estenose do conduto auditivo interno, estreitamento do canal de Falópio nas porções timpânica ou mastóidea, ou por compressão do forame estilomastóideo.
- *Colesteatoma:* tanto o colesteatoma do conduto auditivo externo quanto o do ouvido médio podem levar a uma paralisia facial secundária. O risco de haver colesteatoma na displasia fibrosa do osso temporal é maior. A doença pode gerar estenose do conduto auditivo externo com transtornos na migração da pele do conduto, formando um colesteatoma secundário, e também pode gerar obliteração da tuba auditiva e otite média crônica secundária.

O tratamento da paralisia facial nesta doença depende da sua causa. Nos casos de otite média crônica com colesteatoma e nos casos de colesteatoma de conduto, geralmente é recomendada uma mastoidectomia ampla com cavidade aberta. Quando o colesteatoma encontra-se em contato com o nervo facial, este deve ser removido cuidadosamente, e não é recomendada a abertura da bainha do nervo. Se a paralisia for gerada por compressão óssea no canal de Falópio ou no conduto auditivo interno, é recomendada a descompressão total do nervo facial. A descompressão profilática do nervo facial não é recomendada (Fig. 17-2).[8]

De acordo com Frisch *et al.*[8] que, em 2014, reportaram os achados em 66 casos de displasia fibrosa do osso temporal, a maior casuística reportada até hoje, o tratamento na maioria dos pacientes deve ser conservador, com avaliações por imagem, geralmente repetidas cada 2 anos, dependendo do comportamento da doença. Além da fácil descompressão do nervo, outras indicações cirúrgicas incluem a presença de colesteatoma, estenose do conduto auditivo externo com infecções de repetição, perda condutiva da audição, deformidade cosmética importante, neuropatia dos nervos cranianos nos casos em que a imagem seja sugestiva de compressão óssea, e também quando é preciso obter material para diagnóstico histopatológico de certeza e exclusão de malignidade.

ESCLEROSTEOSE

A esclerosteose é uma displasia esquelética rara de herança autossômica recessiva, que é encontrada quase exclusivamente nos *afrikaners* (população europeia que emigrou para a África do Sul), porém existem casos já reportados em outros países do mundo, como Espanha, Brasil, Alemanha, Japão e Senegal.[11-15] Caracteriza-se pelo excesso de crescimento ósseo que progressivamente leva ao gigantismo com estatura alta, distorção da face com aumento do tamanho dos ossos faciais e mandíbula, aumento da pressão intracraniana, e aprisionamento dos nervos cranianos que pode gerar paralisia facial, perda da audição e do olfato. Ainda, a presença de sindactilia, geralmente dos dedos indicador e médio, acontece em mais de 70% dos pacientes (Fig. 17-3).[16]

A esclerosteose ocorre por mutações e perda de função no gene da esclerostina ou *SOST*, que está localizado no cromossomo 17q12-21 e codifica esclerostina, proteína produzida pelos osteócitos que tem a função de inibir a formação óssea.[17,18] Em pacientes com esclerosteose e deficiência de esclerostina, o fenótipo é responsável pela formação óssea aumentada e irrestrita, que não está associada ao aumento da sua reabsorção, levando a um balanço ósseo positivo e massa óssea aumentada. Repetidos episódios de paralisia facial periférica são geralmente os primeiros sintomas. Os episódios de paralisia começam cedo na infância, são recorrentes, e frequentemente se alternam entre os lados da face. Em 2003, Hamersma *et al.* realizaram um estudo sobre a história natural da esclerosteose, que analisou 63 indivíduos afetados; destes, 82,5% apresentaram paralisia facial periférica.[19] Nesta doença, a morte pode acontecer a adultos jovens por aumento da pressão intracraniana e herniação cerebral súbita.[20]

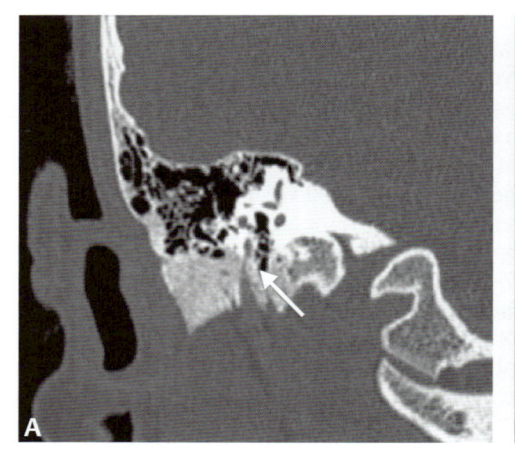

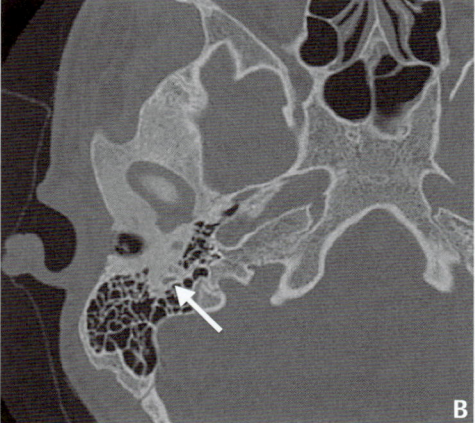

Fig. 17-2. Tomografia computadorizada de ossos temporais com presença de displasia fibrosa do osso temporal à direita e comprometimento, principalmente, da ponta da mastoide e do processo zigomático. Pode-se observar a compressão do nervo facial na porção mastóidea (setas). (**A**) Corte coronal; (**B**) corte axial.

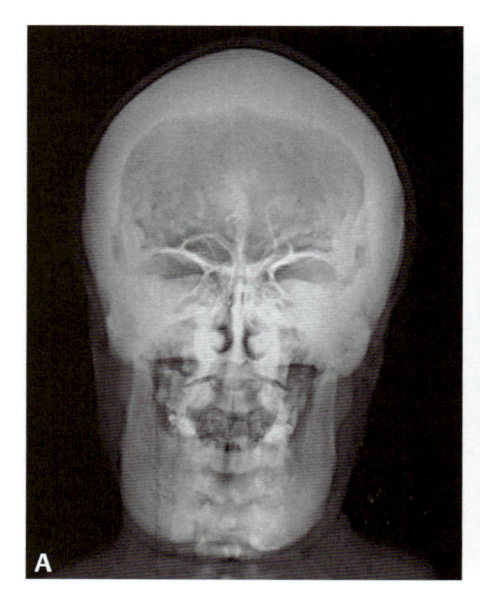

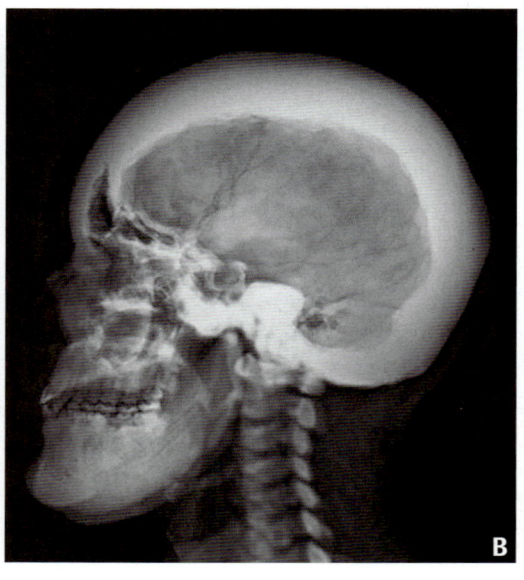

Fig. 17-3. (**A** e **B**) Imagens radiográficas de paciente com esclerosteose com espessamento da cortical craniana.

O tratamento desta doença é cirúrgico, encaminhado para melhorar sintomas, como perda da audição e paralisia facial, e para prevenir a hipertensão intracraniana. Na ausência de tratamento médico efetivo e presença de progressiva deterioração da função facial, o único tratamento racional para a paralisia facial na esclerosteose é a descompressão total do nervo, que pode cessar os episódios de paralisa facial. A primeira descompressão total do nervo facial reportada para o tratamento da paralisia facial periférica secundária a uma displasia óssea foi feita por William House, em 1969.[21] Hugo Fisch posteriormente reportou bons resultados pós-operatórios em três pacientes da África do Sul com a mesma doença.[22] Hamersma também descomprimiu o nervo facial totalmente em 30 ouvidos com esclerosteose, o seu paciente mais jovem a apresentar paralisia facial periférica tinha apenas 2 anos de idade.[23] Este autor considerou que a descompressão total do nervo facial na esclerosteose é uma cirurgia de alto nível técnico. A mastoide geralmente é esclerosa, e o antro pode encontrar-se ausente. A cortical mastóidea e a escama do temporal podem ser de até 25 mm de espessura, e o diâmetro do nervo facial nas porções timpânica e labiríntica pode reduzir-se para até 0,3 mm.

De acordo com a literatura, a melhor idade para descomprimir o nervo facial é antes dos 6 anos de idade, e é recomendada uma mastoidectomia ampla com cavidade aberta, considerando-se que com o passar dos anos o crescimento ósseo diminuirá o tamanho da cavidade (Fig. 17-4). O estudo anatomopatológico do nervo facial revela atrofia e redução do seu volume. Não existem fibrose nem infiltração do nervo facial, e essas características são mais pronunciadas no seu segmento labiríntico.[24]

Uma das sequelas a ser tratada é a perda auditiva, que geralmente ocorre antes dos 21 anos, junto à neoformação óssea. Ainda que a perda auditiva inicie de forma condutiva, em pouco tempo, progride para uma perda neurossensorial, geralmente por compressão do nervo VIII no conduto auditivo interno. Durante a etapa condutiva da perda auditiva, a proposta cirúrgica para melhorar a transmissão do som até a cóclea pode ser benéfica, desde a técnica de canaloplastias, para ampliar o tamanho do conduto auditivo externo e conseguir adaptar uma prótese auditiva, até as ossiculoplastias propostas em casos de fixação da cadeia ossicular. O implante ósseo integrado pode ser uma alternativa para melhorar a audição quando a via óssea encontra-se preservada.

Uma complicação importante da esclerosteose é a cegueira por compressão dos nervos ópticos e proptose. Nestes casos, a descompressão orbitária deve ser praticada desde que seja detectado um aumento na pressão intraocular.

Como foi mencionado previamente, é importante corrigir o aumento da pressão intracraniana. Este procedimento baseia-se na drenagem ventriculoperitoneal ainda nas etapas iniciais da doença.[25] Em casos avançados de hipertensão intracraniana, a descompressão do cérebro por meio de uma craniectomia da fossa posterior pode salvar a vida do paciente. O procedimento geralmente é seguido de craniectomias frontal e parietal e ampliação do forame magno.[26]

DOENÇA DE VAN BUCHEM

A doença de Van Buchem foi inicialmente descrita por Van Buchem et al.,[27] em 1955, como uma "hiperosteose cortical familiar generalizada". É uma doença hereditária rara, com menos de 35 casos reportados na literatura mundial. A maioria destes casos é proveniente dos Países Baixos, outros são da Alemanha, e todos parecem originar-se de um mesmo ancestral.[11,17,25] Esta doença encontra-se estritamente relacionada com a esclerosteose e tem a sua origem também em mutações no gene da esclerostina. Enquanto a esclerosteose é gerada por mutações homozigóticas no gene *SOST*, que codifica diretamente a formação da esclerostina, na doença de Van Buchem, a síntese alterada de esclerostina é gerada por uma deleção na banda 52 kb do gene *SOST* presente no cromossomo 17q, responsável por evitar a formação de um elemento regulatório específico para este gene.[28]

As principais características dos pacientes com doença de Van Buchem são hiperosteose dos ossos do crânio, mandíbula, clavículas, costelas e diáfises dos ossos longos. As complicações neurológicas relacionadas com a displasia esquelética podem ser severas. O espessamento do crânio pode gerar estreitamento dos forames ósseos com neuropatias secundárias. A compressão dos nervos cranianos VII e VIII é a mais comum, gerando paralisia facial periférica que pode ser uni ou bilateral e perda auditiva, que pode ser condutiva, sensorial ou mista, geralmente acontecendo na segunda década de vida. O acometimento dos nervos cranianos I, II, V e XII também pode acontecer. As complicações neurológicas tardias, e mais perigosas, incluem a estenose do canal medular com comprometimento da medula espinal e o aumento da pressão intracraniana secundária à hiperosteose da calota.

A doença de Van Buchem e a esclerosteose podem ser distinguidas clinicamente pelas malformações nas mãos e estatura alta, que só estão presentes na esclerosteose. Por outro lado, as alterações fenotípicas na esclerosteose são maiores, e a morte prematura gerada pelo aumento da pressão intracraniana apresenta frequência muito maior nesta doença.[16,29]

De forma semelhante ao que ocorre no tratamento da esclerosteose, a cirurgia é considerada o único tratamento atualmente efetivo para os sintomas e complicações geradas pela formação óssea aumentada na doença de Van Buchem. Nos casos de paralisia facial, a descompressão é recomendada e pode ter melhores resultados que

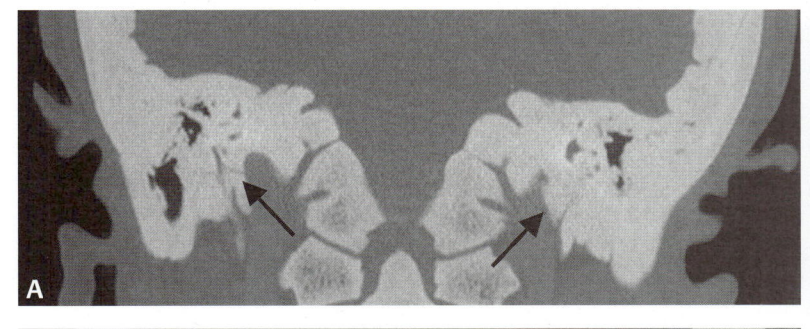

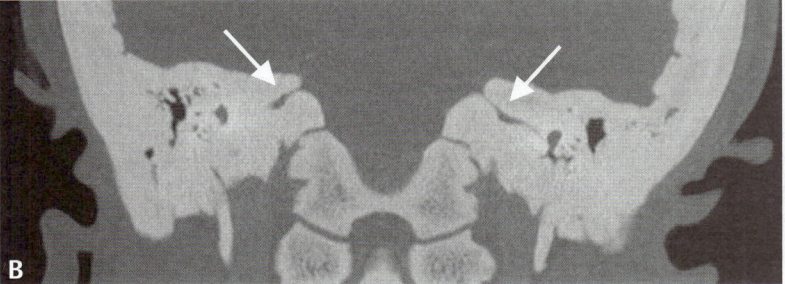

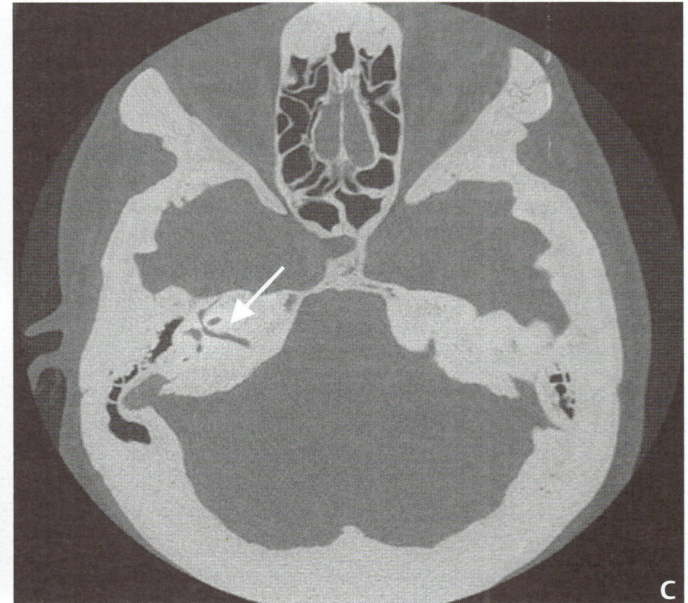

Fig. 17-4. Tomografia computadorizada de paciente com esclerosteose. Pode-se observar a compressão do nervo facial nas porções mastóidea (setas pretas) e labiríntica (setas brancas). (**A** e **B**) Cortes coronais; (**C**) corte axial.

nos casos de esclerosteose. O tratamento da perda de audição é o mesmo dos pacientes com esclerosteose. Já foi reportado um caso de sucesso com o uso do implante ósseo integrado BAHA em um paciente com doença de Van Buchem.[23]

REFERÊNCIAS BIBLIOGRÁFICAS

1. Lustig LR, Holliday MJ, McCarthy EF et al. Fibrous dysplasia involving the skull base and temporal bone. *Archives of otolaryngology head & neck surgery* 2001;127(10):1239-1247.
2. Hernández MS, Pérez MI. Displasia fibrosa craniofacial: nuestra experiencia y revisión de la bibliografía. *An Orl Mex* 2010;55(2):59-65.
3. Cai M, Ma L, Xu G et al. Clinical and radiological observation in a surgical series of 36 cases of fibrous dysplasia of the skull. *Clin Neurol Neurosurg* 2012;114(3): 254-9.
4. Menon S, Venkatswamy S, Ramu V et al. Craniofacial fibrous dysplasia: Surgery and literature review. *Annals of Maxillofacial Surgery* 2013;3(1):66-71.
5. Megerian CA, Sofferman RA, McKenna MJ et al. Fibrous dysplasia of the temporal bone: ten new cases demonstrating the spectrum of otologic sequelae. *Am J Otol* 1995;16(4):408-419.
6. Chee G, Chen JM. Fibrous dysplasia of the temporal bone. *Otol Neurotol* 2002;23(3):405-406.
7. Zaytoun GM, Dagher WI, Rameh CE. Recurrent facial nerve paralysis: an unusual presentation of fibrous dysplasia of the temporal bone. *Eur Arch Otorhinolaryngol* 2008;265(2):255-259.
8. Frisch CD, Carlson ML, Kahue CN et al. Fibrous dysplasia of the temporal bone: a review of 66 cases. *Laryngoscope* 2015;125(6):1438-43.
9. Bickle IC. Facial Palsy and Mastoiditis from Fibrous Dysplasia. *Philipp J Otolaryngol Head Neck Surg* 2015;30(2):65-66.
10. Younus M, Haleem A. Monostotic fibrous dysplasia of the temporal bone. *J Laryngol and Otolog* 1987;101:1070-107.
11. Wengenroth M, Vasvari G, Federspil PA et al. Case 150: Van Buchem disease (hyperostosis corticalis generalisata). *Radiology* 2009;253:272-6.
12. Bueno M, Oliván G, Jiménez A et al. Sclerosteosis in a Spanish male: first report in a person of Mediterranean origin. *J Med Genet* 1994;31(12):976-7.
13. Freire-de-Paes-Alves A, Rubin JLC, Cardoso L et al. Sclerosteosis: a marker of Dutch ancestry? *Rev Brasil Genet* 1982;4:825-34.
14. Stein SA, Witkop C, Hill S et al. Sclerosteosis: neurogenetic and pathophysiologic analysis of an American kinship. *Neurology* 1983;33:267-77.
15. Sugiura Y, Yasahura T. Sclerosteosis: a case report. *J Bone Joint Surg* 1975;57A:273-76.
16. Brighton P, Barnard A, Hamersma H et al. The syndromic status of sclerosteosis and van Buchem disease. *Clin Genet* 1984;25:175-81.
17. Van Hull W, Balemans W, Van Hul E et al. Van Buchem disease (hyperostosis corticalis generalisata) maps to chromosome 17q12-q21. *Am J Hum Genet* 1998;62:391-399.
18. Balemans W, Patel N, Ebeling M et al. Identification of a 52 kb deletion downstream of the SOST gene in patients with van Buchem disease. *J Med Genet* 2002;39:91-93.
19. Hamersma H, Gardner J, Brighton P. The natural history of sclerosteosis. *Clin Genet*. 2003;63(3):192-7.
20. Vanhoenacker FM, Balemans W, Tan GJ et al. Van Buchem disease: lifetime evolution of radioclinical features. *Skeletal Radiol* 2003;32(12):708-18.
21. Miyamoto RT, House WF, Brackmann DE. Neurotologic manifestations of the osteopetrosis. *Arch Otolaryngol* 1980;106: 210-214.
22. Fisch U. Operations on the facial nerve in its labyrinthine and meatal course. In: Miehlke A, ed. *Surgery of the Facial Nerve.* Filadélfia: WB Saunders;1973:21-32 e 196-198.
23. Hofmeyr LM, Hamersma H. Sclerosing bone dysplasias: neurologic assessment and management. *Curr Opin Otolaryngol Head Neck Surg* 2004;12(5):393-7.
24. Dort JC, Pollack A, Fisch U. The fallopian canal and facial nerve in sclerosteosis of the temporal bone: a histopathologic study. *Am J Otol* 1990;11(5):320-5.
25. Van Egmond ME, Dikkers FG, Boot AM et al. A rare cause of facial nerve palsy in children: hyperostosis corticalis generalisata (Van Buchem disease). Three new pediatric cases and a literature review. *Eur J Paediatr Neurol* 2012;16(6):740-3.
26. Du Plessis JJ. Sclerosteosis: neurosurgical experience with 14 cases. *J Neurosurg* 1993;78:388-392.
27. Van Buchem FS, Hadders HN, Ubbens R. An uncommon familial systemic disease of the skeleton: hyperostosis corticalis generalisata familiaris. *Acta Radiol* 1955;44:109-20.
28. Van Lierop AH, Hamdy NA, Van Egmond ME et al. Van Buchem disease: clinical, biochemical, and densitometric features of patients and disease carriers. *J Bone Miner Res* 2013;28(4):848-54.
29. Staehling-Hampton K, Proll S, Paeper BW et al. A 52-kb deletion in the SOST-MEOX1 intergenic region on 17q12-q21 is associated with van Buchem disease in the Dutch population. *Am J Med Genet* 2002;110:144-52.

18 Paralisia de Bell Associada à Gestação

Aline Gomes Bittencourt

Sir Charles Bell foi o primeiro a utilizar o termo paralisia facial idiopática e a descrever sua associação à gestação, em 1830. Diversos autores reportam uma incidência aumentada de paralisia de Bell (PB) durante a gestação, enquanto outros demonstram evidências contra a susceptibilidade aumentada de PB em gestantes. Até o momento, não há na literatura estudos que tenham realizado acompanhamento prospectivo de mulheres grávidas desde o pré-natal inicial até o parto. Este seria o método ideal para definir a incidência de PB na gestação.

A paralisia de Bell é a complicação dos nervos cranianos mais frequente da gravidez. Quase todos os relatos de PB na gestação descrevem concentração de casos no terceiro trimestre de gestação (70,5%), na proximidade do parto, ou no puerpério imediato (17,9%).

Vários mecanismos foram propostos para explicar a patogênese da paralisia de Bell em gestantes. Um aumento dos níveis de fatores da coagulação na gravidez favoreceria um estado de hipercoagulabilidade e possibilidade de trombose dos *vasa nervorum* do nervo facial, que poderia reduzir a vascularização e causar lesão isquêmica do nervo. Mudanças nos níveis de estrogênio e progesterona também têm sido propostas como agentes deflagadores.

Foi observada associação entre a paralisia facial periférica e as doenças hipertensivas específicas da gestação. Shmorgun *et al.* (2002) observaram que pacientes com paralisia facial apresentaram mais chance de desenvolver pré-eclâmpsia, com risco cinco vezes maior se comparado à população obstétrica em geral. Além disso, a maioria das mulheres com paralisia de Bell desenvolveu pré-eclâmpsia (22%) e não somente hipertensão gestacional (7,3%), sugerindo que a paralisia de Bell e a pré-eclâmpsia podem compartilhar um caminho comum em sua manifestação e patogênese. Acredita-se que a hipertensão arterial observada nestas pacientes leva ao aumento dos fluidos extravasculares, resultando em edema perineural e compressão do nervo facial no canal de falópio.

Entretanto, a suposição mais aceita em relação à etiopatogenia da paralisia facial durante a gestação é a reativação de infecção pelo *Herpes simplex* latente dentro do gânglio geniculado. A gravidez está maximamente associada à imunossupressão durante o seu último trimestre, por causa dos títulos crescentes de cortisol. Assim, alguns vírus, como o *Herpes simplex*, o *Herpes-zóster*, o vírus da rubéola e o da caxumba, poderiam ser adquiridos ou mesmo reativados durante esta fase de imunossupressão. Seria desencadeada uma reação inflamatória com potencial de danificar diretamente os nervos por desmielinização. Como a maioria dos casos de paralisia de Bell é observada durante o terceiro trimestre, a infecção viral pode ser uma causa plausível. Vale lembrar que por vezes, as vesículas podem não aparecer na infecção por *Herpes-zóster* (*zoster sine herpete*).

Diversas hipóteses foram aventadas como mecanismos etiológicos desta complicação no período puerperal, incluindo trauma cirúrgico, acidentes vasculares, causas infecciosas, características hereditárias e mecanismos autoimunes.

Entre 14 e 21% das pacientes grávidas com paralisia facial aguda são identificadas etiologias como infecção por *Herpes-zóster*, neoplasia, otite média aguda, colesteatoma, malformações arteriovenosas, trauma, miastenia grave e parotidite epidêmica. Dessa forma, outras patologias devem sempre ser pesquisadas.

A maioria das gestantes apresenta paresia facial unilateral de início agudo (24 a 48 horas), que pode progredir para paralisia facial completa ou quase completa dentro de 1 semana. Dor, febre, sensação de olho seco, alterações do paladar e salivação e hiperacusia são queixas frequentemente associadas.

Durante a gestação, a opção por qualquer modalidade terapêutica deve levar em consideração potenciais riscos para a mãe e para o feto. O tratamento da paralisia de Bell inclui corticosteroides orais, antivirais e cuidados oculares. A descompressão cirúrgica do nervo pode ser realizada em casos selecionados, após o término da gestação. Os riscos maternos do uso de corticosteroides incluem: exacerbação de úlceras pépticas, psicose, retenção de fluidos e exacerbação do diabetes e da osteoporose. Já entre os riscos fetais estão a supressão da suprarrenal, o baixo peso ao nascer e malformações, como a fissura palatina, especialmente quando o tratamento acontece no primeiro trimestre. Os possíveis efeitos adversos sobre o feto geralmente impedem o uso de corticosteroides no primeiro trimestre. Entretanto, corticosteroides e antivirais são frequentemente administrados em estágios tardios da gestação para tratar tanto distúrbios maternos quanto fetais, e o uso nos casos de PB é justificado após o primeiro trimestre.

Não há consenso sobre a dose de corticoide a ser utilizada para paralisia facial periférica na gestação. O tratamento inicial proposto por Vrabec *et al.* (2007) consiste em prednisona a uma dose de 1 mg/kg durante 5 dias (60 mg/dia), seguido de uma diminuição gradual da dose em 10 mg por mais 5 dias. Os medicamentos antivirais, como o aciclovir, valaciclovir e fanciclovir, são classificados na categoria B. Preconiza-se que sejam indicados até três dias do início da paralisia facial. Adour *et al.* (1996) e Hato *et al.* (2007) demonstraram melhores resultados em gestantes tratadas com corticosteroides e medicamentos antivirais em comparação a corticosteroides isolados.

Em mulheres grávidas com comorbidades como diabetes melito não controlado, hipertensão e outras condições que podem sofrer piora com o uso de corticosteroides, o uso desta medicação deve ser ponderado e discutido com a paciente e o obstetra. Poderá ser considerado o uso de doses menores e por um período de tempo mais curto.

Cuidados oculares, como profilaxia de úlcera de córnea, estão indicados em todos os pacientes, sem contraindicação durante a gestação. Devem ser usadas gotas oculares tipo lágrima artificial regularmente, durante o dia, e pomadas lubrificantes à noite, associadas à oclusão palpebral.

De acordo com estudo realizado por Gillman *et al.* (2012), o prognóstico para mulheres grávidas com paralisia facial incompleta é excelente, com recuperação total ou mínima sequela em quase 100% dos casos. Entretanto, apenas 52% das gestantes com paralisia facial completa tiveram recuperação satisfatória. Este estudo sugere ainda que um episódio de paralisia de Bell na gravidez não aumenta o risco total de recorrência quando comparado à população em geral.

Em estudo recente de Phillips *et al.*, a comparação de casos de PB não relacionada com a gestação à PB relacionada com a gestação identificou que a última está associada a piores resultados a longo prazo, sugerindo que fatores intrínsecos da gestação pioram o prognóstico.

BIBLIOGRAFIA

Adour KK, Ruboyianes JM, Von Doersten PG et al. Bell's palsy treatment with acyclovir and prednisone alone: a double-blind, randomized, controlled trial. *Ann Otol Rhinol Laryngol* 1996;105:371–8.

Aminoff M J. Bell's palsy and its treatment. *Postgraduate Medical Journal (January 1973)* 49, 46-5.

Axelsson S, Berg T, Jonsson L et al. Prednisolone in Bell's palsy related to treatment start and age. *Otol Neurotol* 2011;32(1):141-6.

Cohen Y, Lavie O, Granovsky-Grisaru S et al. Bell palsy complicating pregnancy: a review. *Obstet Gynecol Surv* 2000;55(3):184-8.

Danielides V, Skevas A, Van Cauwenberge P et al. Facial nerve palsy during pregnancy. *Acta oto-rhino-laryngologica belg* 1996, 50, 131-135.

de Almeida JR, Al Khabori M, Guyatt GH et al. Combined corticosteroid and antiviral treatment for Bell palsy: a systematic review and meta-analysis. *JAMA* 2009;302(9):985-93.

Fawale MB, Owolabi MO, Ogunbode O. Bell's palsy in pregnancy and the puerperium: a report of ve cases. *Afr J Med Med Sci* 2010;39(2):147-51.

Gillman GS, Schaitkin BM, May M et al. Bell's palsy in pregnancy: a study of recovery outcomes. *Otolaryngol Head Neck Surg* 2002;126(1):26-30.

Hato N, Yamada H, Kohno H et al. Valacyclovir and prednisolone treatment for Bell's palsy: a multicenter, randomized, placebo-controlled study. *Otol Neurotol* 2007;28:408-13.

Hilsinger RL Jr, Adour KK, Doty HE. Idiopathic facial paralysis, pregnancy, and the menstrual cycle. *Ann Otol Rhinol Laryngol* 1975;84(4 Pt 1):433-42.

Hollier LM, Wendel GD. Third trimester antiviral prophylaxis for preventing maternal genital herpes simplex virus (HSV) recurrences and neonatal infection. *Cochrane Database Syst Rev* 2008;(1):CD004946.

House JW, Brackmann DE. Facial nerve grading system. *Otolaryngol Head Neck Surg* 1985;93(2):146-7.

Hussain A, Nduka C, Moth P et al. Bell's facial nerve palsy in pregnancy: a clinical review. *J Obstet Gynaecol* 2017 Jan 31:1-7

Klein A. Peripheral nerve disease in pregnancy. *Clin Obstet Gynecol* 2013;56(2):382-8.

Kovo M, Sagi Y, Lampl Y et al. Simultaneous bilateral Bell's palsy during pregnancy. *The Journal of Maternal-Fetal and Neonatal Medicine* December 2009; 22(12):1211–1213.

Mathieu N, Ledigabel JF. Preclampsia and facial paralysis. *Gynecol Obstet Fertil* 2011;39(2):e31-3.

Murakami S, Mizobuchi M, Nakashiro Y et al. Bell palsy and herpes simplex virus: identification of viral DNA in endoneural fluid and muscle. *Ann Intern Med* 1996;124:27-30.

Mylonas I, Kästner R, Sattler C et al. Idiopathic facial paralysis (Bell's palsy) in the immediate puerperium in a patient with mild preeclampsia: a case report. *Arch Gynecol Obstet* 2005;272(3):241-3.

Peitersen E. Bell's palsy: the spontaneous course of 2,500 peripheral facial nerve palsies of different etiologies. *Acta Otolaryngol Suppl* 2002;(549):4-30.

Phillips KM, Heiser A, Gaudin R et al. Onset of Bell's palsy in late pregnancy and early puerperium is associated with worse long-term outcomes. *Laryngoscope* 2017 Mar 27.

Ragupathy K, Emovon E. Bell's palsy in pregnancy. *Arch Gynecol Obstet* 2013;287(1):177-8.

Shapiro JL, Yudin MH, Ray JG. Bell's palsy and tinnitus during pregnancy: predictors of pre-eclampsia? Three cases and a detailed review of the literature. *Acta Otolaryngol* 1999;119(6):647-51.

Shmorgun D, Chan WS, Ray JG. Association between Bell's palsy in pregnancy and pre-eclampsia. *QJM* 2002;95(6):359-62.

Vrabec JT, Isaacson B, Van Hook JW. Bell's palsy and pregnancy. *Otolaryngol Head Neck Surg* 2007;137(6):858-61.

Walling A D. Bell's Palsy in Pregnancy and the Puerperium. *The Journal of Family Practice* 1993.36;5.

Síndrome de Melkersson Rosenthal

Paula Tardim Lopes

DEFINIÇÃO

A síndrome de Melkersson Rosenthal (SMR) é uma rara afecção de etiologia ainda desconhecida, com suposta predisposição hereditária e baseada em um distúrbio autossômico dominante com expressão variável. Ela consiste nos seguintes sinais: edema orofacial recorrente, (principalmente em lábio superior), paralisia facial periférica também recorrente e língua fissurada, também conhecida como plicata. Melkersson, em 1928, pela primeira vez descreveu a síndrome em mulheres com edema e paralisa facial, e sugeriu uma relação entre estes dois achados. Em 1931, Rosenthal mencionou outro achado conhecido como língua fissurada ou plicata.

A forma oligossintomática caracteriza-se pela presença de dois destes 3 sintomas. A paralisia facial periférica é encontrada em um terço dos pacientes com SMR, e a paralisia facial recorrente é responsável por 70% das PFPs em pacientes com SMR.

DIAGNÓSTICO

Não há teste diagnóstico específico. Alguns autores sugerem que o diagnóstico de certeza somente pode ser obtido quando há pelo menos 1 sintoma maior (edema orofacial recorrente ou paralisia facial) juntamente com o padrão histológico de granuloma não caseoso. Por outro lado, outros autores sugerem que a biópsia não é necessária para o diagnóstico dado que a SMR é uma síndrome clínica.

QUADRO CLÍNICO

A paralisia do nervo facial pode ser uni ou bilateral e causar sequelas, como paresias residuais. Progressivamente, pode evoluir para uma paralisia facial completa (Classificação House-Brackmann V-VI), quando houver acometimentos recorrentes.

A incidência da SMR com paralisia facial é de 0,36 em 100.000 pessoas ao ano. A recorrência da doença é de 70% nos pacientes acometidos. Geralmente acomete mais as mulheres, a partir da segunda década de vida e com paralisias faciais periféricas alternadas nas hemifaces. Existem evidências de que a incidência e a frequência declinam com o aumento da idade.

ESTUDOS RECENTES

Zulian Tan *et al.*, em estudo prospectivo de uma série de 15 casos com paralisia facial periférica recorrentes relacionados com a SMR, em que 9 pacientes foram submetidos à descompressão total do nervo facial, e 6 realizaram tratamento clínico com a administração de corticosteroides via oral, concluíram que a descompressão total do nervo facial foi efetiva para prevenir novos episódios de paralisia facial em pacientes com SMR.

Chanfu Dai *et al.* realizaram descompressão subtotal via transmastóidea do nervo facial em 8 pacientes com paralisia facial recorrente na SMR. O tempo de acompanhamento médio foi de 3,3 anos, e, como resultado, nenhum outro ataque de paralisia ocorreu. Em 87,5% dos casos houve recuperação da função facial de House-Brackmann V para I ou II. Em todos os casos foi evidenciado edema do nervo facial em sua porção mastóidea, enquanto no segmento timpânico e no gânglio geniculado em 5 casos (62,5%) e no segmento labiríntico em apenas 1 dos casos (12,5%).

Feng *et al.*, em estudo retrospectivo com 44 pacientes com SMR, identificaram que em 38,6% dos casos havia alargamento do canal de Falópio evidenciado na tomografia computadorizada de ossos temporais. Em 23 pacientes foi realizada pesquisa de anticorpo IgG alérgeno específico para 23 tipos de alimento. Em 87% dos pacientes houve resultado positivo para detecção de alérgenos alimentares (intolerância a ovo e leite). Neste estudo, 31 pacientes, em que a eletroneurografia demonstrava mais de 90% de degeneração do nervo facial, foram submetidos à descompressão subtotal do nervo facial. Apenas um paciente apresentou recorrência da paralisia facial no mesmo lado da cirurgia. A porção com maior edema do nervo facial foi o segmento mastóideo (83,9%) e o segmento labiríntico em 9,7% dos casos.

TRATAMENTO

De acordo com revisão recente da literatura, a descompressão total do nervo facial pela via combinada de acesso cirúrgico transmastóideo e fossa média parece ser a melhor opção na redução da recorrência de paralisia facial em pacientes com SMR. Entretanto, os estudos ainda são limitados em evidências para indicar com significância estatística o procedimento cirúrgico como terapêutica para reduzir a severidade ou frequência de paralisias faciais.

As manifestações da SMR podem ser tratadas com a administração de corticosteroide sistêmico, tópico ou intralesional, principalmente na redução do edema orofacial. Outros medicamentos que também já foram utilizados são dapsona, clofazimine, sulfassalazina e anti-histamínicos, adalimumab. Sucesso limitado tem sido reportado com tais medicamentos, assim como com o tratamento radioterápico.

Aproximadamente um terço dos pacientes apresenta recorrência da paralisia facial e sequela com perda progressiva da função do nervo após cada episódio de paralisia. A descompressão cirúrgica não previne edema orofacial, e os pacientes devem ser alertados que a cirurgia não cura a doença.

Em decorrência do curso progressivo da doença, a avaliação da paralisia facial periférica deve buscar o diagnóstico precoce desta síndrome para analisar o grau de recorrência e de sequelas presentes, a fim de propor um tratamento e prevenir recorrências futuras, analisando cada caso.

BIBLIOGRAFIA

Carr RD. Is Melkersson-Rosenthal syndrome hereditary. *Arch Dermat* 1966;93:426–7.

Chuanfu Dai, Jiandong Li, Shiming Yang *et al.* Subtotal facial nerve decompression for recurrent facial palsy in Melkersson Rosenthal syndrome., *Acta Oto-Laryngologica* 2014;134:4,425-428.

Crego F, Galindo J, Quesada P *et al*. Recurrent peripheral facial paralysis. Our case load from 1995. *Acta Otorrinolaringol Esp* 1998;49:280–2.

Doshi J, Irving R *et al*. Recurrent facial nerve palsy: the role of surgery. *J Laryngol Otol* 2010;124(11):1202–1204.

Elias MK, Mateen FJ, Weiler CR. The Melkersson- Rosenthal syndrome: a retrospective study of biopsied cases. *J Neurol* 2013;260:138–143.

Feng S, Yin J, Li J *et al*. Melkersson-Rosenthal syndrome: a retrospective study of 44 patients. *Acta Otolaryngol* 2014 Sep;134(9):977-81.

J. Stein, A. Paulke, B. Schacher *et al*. An extraordinary form of the Melkersson-Rosenthal syndrome successfully treated with the tumour necrosis factor-alpha blocker adalimumab. *BMJ Case Rep* 2014, p. 2014.

Kanerva M, Moilanen K, Virolainen S *et al*. Melkersson– Rosenthal syndrome. *Otolaryngol Head Neck Surg* 2008;138:246–251.

Nyberg P, Fisch U *et al*. Surgical treatment and results of idiopathic recurrent facial palsy. In: Portmann M. ed. *Facial nerve*. New York, Masson;, 1985; 259-68.

Wu, S, Chen, X, Wang, J *et al*. Subtotal facial nerve decompression in preventing further recurrence and promoting facial nerve recovery of severe idiopathic recurrent facial palsy. *Eur Arch Otorhinolaryngol* 2015;(272):3295-3298.

Yetiser S, Satar B, Kazkayasi, M. Immunologic abnormalities and surgical experiences in recurrent facial nerve paralysis. *Otol Neurotol* 2002;23(5):772-778.

Z. Tan, Y. Zhang, W. Chen *et al*. "Recurrent facial palsy in Melkersson Rosenthal syndrome: total facial nerve decompression is effective to prevent further recurrence.," *American Journal of Otolaryngology—Head and Neck Medicine and Surgery* 2015;334–337.

Zimmer WM, Rogers III RS, Reeve CM *et al*. Orofacial manifestations of Melkersson–Rosenthal syndrome. A study of 42 patients and review of 220 cases from the literature. *Oral Surg Oral Med Oral Pathol* 1992;74:610–9.

20 Paralisia Facial Periférica Iatrogênica

Robinson Koji Tsuji ▪ Ricardo Ferreira Bento

INTRODUÇÃO

A lesão iatrogênica do nervo facial continua sendo o maior temor do cirurgião nas cirurgias otológicas e de glândula parótida. Embora não seja tão comum, a paralisia facial iatrogênica pode gerar sequelas funcionais importantes e tem um efeito devastador na autoestima do paciente. Toda cirurgia otológica tem potencial de lesão iatrogênica do nervo facial, devendo esta complicação jamais ser menosprezada e o paciente sempre alertado sobre este risco.

Embora existam hoje aparelhos de monitoração intraoperatória do nervo facial, esta complicação pode ocorrer mesmo com cirurgiões experientes. A incidência de lesão iatrogênica do nervo facial em mastoidectomias varia de 0,6 a 4,0% na literatura, não podendo ser considerada uma complicação rara. Pode ocorrer nas cirurgias de mastoidectomia tanto com cavidade aberta quanto fechada, e este risco aumenta consideravelmente nos casos de cirurgias revisionais.

A etiologia da doença contribui para a ocorrência de lesão. Nos casos de tumores glômicos, tumores de nervo facial e tumores malignos, muitas vezes a ocorrência de lesão do facial é até esperada. Porém, nos casos de otite média crônica, que constituem a maior parte das mastoidectomias, a paralisia facial pode ser evitada, ou sua incidência significativamente diminuída, se todos os cuidados forem tomados.

Fatores predisponentes:

- Alteração anatômica do osso temporal pela doença.
- Erosão do canal de Falópio pelo colesteatoma.
- Nervo facial com trajeto aberrante ou deiscente.
- Presença de tecido de granulação sobre o nervo exposto.
- Cirurgia revisional.
- Tumores envolvendo o nervo facial.

A paralisia facial iatrogênica pode ser dividida em deliberada e inadvertida. A deliberada é a que ocorre durante uma cirurgia em que o cirurgião deliberadamente secciona o nervo facial por causa da presença de uma patologia mais importante que a futura disfunção facial do paciente, como a presença de um tumor maligno que pode gerar metástase pelo nervo facial. Nervos são excelentes condutores de metástases, e, nessas condições de tumores envolvendo o nervo, é prudente que se retire o segmento afetado e se proceda, se possível, a uma anastomose ou enxerto no local.

Existem cirurgias em que o risco de lesão é alto, e o paciente deve ser advertido previamente desta possibilidade.

RISCO DE LESÃO DO NERVO FACIAL DE ACORDO COM O TIPO DE CIRURGIA

Embora praticamente todas as cirurgias otológicas tenham algum grau de risco de lesão do nervo facial, algumas apresentam maiores riscos decorrentes da patologia envolvida.

Schwannoma Vestibular

Nas cirurgias de remoção do schwannoma vestibular e outros tumores do feixe acústico-facial, embora o objetivo seja remoção completa do tumor, a íntima proximidade do tumor com o nervo, que, na maioria das vezes está deslocado ou mesmo envolvido pelo tumor, faz com que a lesão do nervo facial seja uma complicação frequente neste tipo de cirurgia.

A preservação anatômica do nervo facial é possível em mãos de cirurgiões experientes em 95% dos casos de tumores pequenos e médios, porém a preservação anatômica não significa preservação funcional do nervo. Nos tumores maiores (grau 3 ou 4 na classificação de Bento), a possibilidade chega a mais de 30% e é proporcional ao tamanho do tumor e envolvimento do nervo. Como em todas as cirurgias, a experiência e a habilidade do cirurgião têm relação com o sucesso do procedimento; porém, nos casos de schwannoma vestibular, a grande variabilidade de resultados entre diversos centros mostra o quanto este fator é importante.

Quando se estuda a preservação funcional do nervo, vê-se que o tamanho do tumor tem relação direta com a incidência de lesão do nervo facial. Após 6 meses da cirurgia, tumores menores que 2,5 cm apresentam função normal ou quase normal (escores de House-Brackmann I ou II) em mais de 90% dos casos, ao passo que, em pacientes com tumores maiores que 4 cm, este índice de preservação cai para 75%.

O uso da monitoração eletrofisiológica intraoperatória do nervo facial tem-se provado um método que melhora consideravelmente o prognóstico funcional, devendo ser sempre utilizado.

Mastoidectomia

O risco de lesão do nervo facial em mastoidectomias é de cerca de 1% nas cirurgias em ouvidos nunca operados, mas pode subir para 4% nos casos de cirurgias revisionais. O bom conhecimento da anatomia cirúrgica do osso temporal é essencial para uma cirurgia segura. O cirurgião utiliza-se de parâmetros anatômicos – por exemplo, o canal semicircular lateral, a ranhura do músculo digástrico e o processo cocleariforme – como guias durante a cirurgia. O local mais comum de lesão do nervo facial é a porção timpânica (55%), seguida da porção mastóidea (32%).

Em pacientes com ouvido crônico, a inflamação da mucosa dificulta a correta identificação dos parâmetros anatômicos, que também podem estar modificados ou até mesmo ausentes pela ação erosiva do colesteatoma. Em pacientes com histórico desde a infância, pode ocorrer hipopneumatização da mastoide, tornando os espaços mais estreitos e criando maior dificuldade de identificação das estruturas anatômicas e de limpeza da doença.

Nos casos de colesteatoma, pode haver erosão do canal do nervo facial e até envolvimento deste. Por isso é importante que o cirurgião seja cauteloso e promova uma dissecção cuidadosa e suave da mucosa e do colesteatoma. O uso de brocas adequadas de diferentes tamanhos, a disponibilidade de brocas diamantadas e a inversão da rotação da broca na proximidade do nervo são cuidados importantes que devem ser sempre tomados.

Por isso uma boa avaliação pré-operatória é essencial. Recomenda-se a realização de tomografia computadorizada em todos os pacientes. Um bom exame mostrará o trajeto do nervo facial, suas relações com os parâmetros anatômicos cirúrgicos, presença ou não de nervo deiscente, bem como erosão do canal do nervo facial pelo colesteatoma.

A monitoração neurofisiológica intra-operatória do nervo facial ajuda a diminuir o risco de lesão do nervo nas mastoidectomias, embora não substitua de forma alguma o conhecimento anatômico e a experiência do cirurgião.

Estapedotomia

A lesão do nervo facial pode ocorrer em cirurgias de estapedotomia por causa da íntima relação entre a janela oval e a porção timpânica do nervo facial. A deiscência da porção timpânica do nervo facial ocorre, de acordo com a literatura, em 3,3 a 11,4% dos casos.

A paralisia facial na estapedotomia pode ser imediata ou tardia. Nos casos de paralisia imediata, é sinal de que houve lesão direta do nervo facial, sendo um sinal de gravidade e indicando a necessidade de revisão cirúrgica. Na maioria dos relatos na literatura, o cirurgião não notou qualquer anormalidade do nervo facial, podendo ser um sinal de que a lesão do nervo facial em estapedotomias pode ser um risco negligenciado por muitos cirurgiões otológicos.

Nos casos de paralisia facial tardia, existem algumas hipóteses sobre a fisiopatologia da lesão que ocorre em 0,2% dos casos de estapedotomia. O edema do nervo causado por pequenos traumatismos, a tração do nervo corda do tímpano gerando inflamação retrógrada no nervo e até a reativação do herpes-vírus *simplex* são algumas hipóteses levantadas. Nos casos de paralisia facial tardia, o prognóstico costuma ser bom e com resolução em algumas semanas.

Tem sido relatada na literatura a ocorrência de paralisa facial tardia após cirurgia de estapedotomia com *laser*. Esta paralisia ocorre entre 7 e 14 dias após a cirurgia e costuma apresentar evolução benigna. A principal hipótese seria o aquecimento da região timpânica do nervo facial pelo *laser*, o que poderia tanto gerar um edema local, como reativar uma infecção do herpes-vírus latente. Nestes casos, o tratamento clínico com uso de corticoides sistêmicos e antivirais (aciclovir, ganciclovir) costuma levar à remissão completa do quadro. Portanto, é importante tomar o cuidado de proteger o nervo facial com uso de Gelfoam® umedecido com soro frio.

Timpanoplastia

Embora sejam menos comuns, existem relatos de lesão do nervo facial em cirurgias de timpanoplastia sem mastoidectomia. Um estudo realizado no House Ear Institute, entre 1963 e 1990, detectou 22 casos de paralisia facial iatrogênica completa e permanente, tendo três deles (14%) ocorrido em timpanoplastias.

Membrana timpânica atelectásica e deiscência do canal do facial são fatores que aumentam o risco de lesão nesta cirurgia.

Implante Coclear

A paralisia facial é uma complicação que pode ocorrer nas cirurgias de implante coclear. Terry *et al.*, em uma revisão sistemática que incluiu 88 artigos publicados e 22.842 pacientes, encontraram uma frequência de paralisia facial permanente em 0,6% dos casos. A lesão do nervo pode ocorrer durante a timpanotomia posterior ou durante a cocleostomia por lesão térmica do nervo causado inadvertidamente pelo cabo da broca.

Pacientes com cócleas malformadas, otoesclerose avançada e meningite com ossificação têm risco de estimulação elétrica do nervo facial pelo implante coclear. A lesão no nervo pela estimulação do implante coclear pode resultar em paralisia facial. Deve-se tomar o cuidado de manter o monitor do nervo facial funcionando durante os testes de telemetria intraoperatória. Desse modo, a monitoração do nervo facial pode fornecer informações importantes – como a presença ou não de estimulação do nervo e o limiar de estimulação – que auxiliarão em uma posterior ativação e programação do processador de fala.

Cirurgia do Ouvido Congênito

As cirurgias de ouvido congênito são os casos de malformação de ouvido externo e/ou médio, nos quais é realizada a formação de um neocanal auditivo externo com reparo funcional do ouvido médio. São pacientes com atresia de meato acústico externo, malformação de ouvido médio e cadeia ossicular nas mais diferentes formas e graus. Representam um desafio para o cirurgião otológico decorrente do alto índice de infecção, reestenoses e falha na recuperação funcional da audição.

Existe também um risco grande de lesão do nervo facial que pode chegar a até 5% em razão da alteração anatômica do nervo facial e do osso temporal, além dos principais pontos de reparo cirúrgicos. Li *et al.*, em 2015, fizeram um estudo de metanálise que incluiu 19 estudos publicados na literatura, com um total de 964 pacientes, e encontraram uma incidência de paralisia facial média em 0,5% dos casos.

Cirurgias de Ouvido Externo

As cirurgias de ouvido externo também apresentam potencial de lesão do nervo facial mesmo na ressecção de lesões benignas, como colesteatoma de conduto e osteomas, por causa da proximidade entre a porção medial do meato acústico externo e do canal do nervo facial. Nas cirurgias de tumores malignos, a ressecção temporal lateral exige uma ampla timpanotomia posterior e ressecção do meato acústico externo em bloco.

PREVENÇÃO DA PARALISIA FACIAL

Existem fatores que aumentam o risco de lesão do nervo facial, e saber identificá-los pode ajudar o cirurgião na preservação do nervo. Outro fator a ser considerado é a habilidade cirúrgica do médico, que tem relação com treinamento e experiência cirúrgica.

Treinamento

O cirurgião otológico deve sempre ter muitas horas de treinamento em dissecção em osso temporal antes de começar a operar pacientes. A presença de um orientador durante as primeiras cirurgias é essencial, sendo necessária a realização de um bom número de cirurgias durante a residência médica. Complementar a formação – com cursos teórico-práticos ou mesmo fazendo uma especialização em cirurgia otológica – é uma forma de desenvolver uma boa prática cirúrgica. O cirurgião otológico deve estudar continuamente e, se possível, manter o hábito de dissecar ossos temporais durante toda a sua carreira.

O otorrinolaringologista, como todo médico, deve ter senso de responsabilidade e encaminhar o paciente para um cirurgião otológico mais experiente quando o caso for complexo e ele não se sentir seguro para realizar a cirurgia. Conhecer as suas próprias limitações mostra prudência e também é uma forma de evitar iatrogenia.

Preparo Pré-operatório

Um adequado preparo pré-operatório é importante para a prevenção de lesões no nervo facial. Um bom estudo anatômico do trajeto do nervo facial com exame de imagem (tomografia computadorizada) de qualidade hoje é essencial nas mastoidectomias. O exame pode mostrar trajetos anômalos do nervo, deiscência do canal do nervo facial, erosão e envolvimento do nervo pela doença.

Sempre se deve lembrar que a anamnese e o exame físico bem feitos são fundamentais. Dados sobre cirurgias otológicas prévias, histórico de paralisia facial prévia e sinais de fístula perilinfática (vertigem, surdez neurossensorial severa ou profunda) são importantes.

Antecedente de paralisia facial temporária é um sinal de que pode haver deiscência do nervo facial ou envolvimento deste pela doença. Sinais de fístula perilinfática podem indicar a presença de erosão de parâmetros anatômicos, como o canal semicircular lateral e a extensão da lesão.

Técnica Operatória

O cirurgião otológico deve sempre se preocupar em manipular com bastante cuidado e suavidade as regiões próximas ao nervo facial. A porção timpânica do nervo facial é uma região particularmente perigosa, pois além de ser uma região comum de deiscência congênita do nervo, é frequentemente envolvida pelo colesteatoma. É importante evitar manipulações grosseiras e aspirações sobre o nervo exposto. Irrigação constante, sobretudo quando se está brocando próximo ao nervo com broca diamantada, é importante para evitar lesão direta ou térmica do nervo, que são causas frequentes de paralisia facial iatrogênica.

O não conhecimento dos parâmetros anatômicos de localização no nervo facial (canal semicircular lateral, ranhura do músculo digástrico e processo cocleariforme) e uma exposição inadequada com abertura estreita da mastoide são erros comuns que costumam levar à lesão do nervo.

O uso de material cirúrgico adequado também é importante. Um microscópio de qualidade, bem calibrado, e um sistema de dissecção com motor, canetas e brocas cirúrgicas de qualidade são essenciais. A utilização de sistema de microdissecção inadequado – com excesso de vibração da broca, demora para a broca parar de rodar, ou impossibilidade de reversão da rotação – é um erro que pode resultar em acidentes cirúrgicos.

O uso de brocas de má qualidade ou de brocas usadas que já tenham o seu corte comprometido geralmente faz com que o cirurgião tenha que aplicar uma força excessiva durante a dissecção do osso, o que aumenta sobremaneira o risco de lesão pelo menor controle do cirurgião e pelo aquecimento excessivo da área ao redor do nervo. Atualmente, as melhores brocas cortantes são fabricadas por carbono, pois possuem melhor corte e maior durabilidade. É importante também utilizar brocas de tamanhos adequados, tanto cortantes como diamantadas. Cada etapa da cirurgia necessitará uma broca de tamanho diferente. O uso de brocas de tamanho inadequado próximo ao nervo é outro fator que aumenta o risco de iatrogenia. Recomenda-se que, em cada cirurgia de mastoidectomia, o cirurgião tenha disponível pelo menos cinco tamanhos diferentes de brocas cortantes e cinco tamanhos diferentes de brocas diamantadas.

Para monitoração neurofisiológica intraoperatória, ver a Seção VI, Capítulo 44.

TRATAMENTO

A decisão quanto ao tratamento da paralisia facial iatrogênica depende de três fatores:

- Tipo da lesão – lesão direta com perda de substância (secção parcial ou total) ou edema do nervo por calor e manipulação.
- Gravidade da lesão – neuropraxia ou degeneração walleriana.
- Tempo da paralisia.

A decisão quanto ao tipo de tratamento que será realizado, depois de constatada a presença da paralisia facial, muitas vezes é difícil. Nos casos de lesão direta, o tratamento geralmente é cirúrgico, enquanto no caso de edema do nervo o tratamento geralmente é clínico.

A questão é: como ter certeza se houve ou não lesão direta no nervo quando o cirurgião nem mesmo viu o nervo facial durante a cirurgia?

Para auxiliar na decisão sobre a melhor conduta a ser adotada, o cirurgião deve levar em consideração os fatores relacionados adiante.

- *Descrição dos achados intraoperatórios:* cirurgiões experientes geralmente "procuram" o nervo facial em cirurgias difíceis, principalmente nos colesteatomas extensos e reoperações. Se ao término da cirurgia o cirurgião identificar todo o trajeto do nervo e tiver certeza de que não houve lesão anatômica do nervo, a conduta inicial é clínica. O hábito de gravar as cirurgias pode ser muito útil nas paralisias faciais, pois permite que o cirurgião revise a cirurgia à procura de ocorrência de lesão ou manipulação acidental do nervo.
- *Gravidade clínica da paralisia facial:* o grau da paralisia é determinado por meio da escala de House-Brackmann (HB), que varia de I a VI, sendo o grau I a função normal do nervo, e o grau VI a paralisia completa. Paralisia facial incompleta sugere fortemente que não houve secção do nervo. Na fase aguda, pacientes com secção completa do nervo podem apresentar paralisia grau V, em razão da preservação do tônus muscular, evoluindo posteriormente para grau VI. Desse modo, na fase aguda, paralisias graus V e VI têm o mesmo prognóstico, devendo ser tratadas da mesma forma.
- *Tempo de início da paralisia facial:* lesões diretas do nervo com perda de substância são lesões graves e levam à paralisia facial identificada no pós-operatório imediato. Paralisia tardia do nervo indica que não houve lesão anatômica do nervo. Porém, uma lesão térmica acentuada, mesmo sem lesão anatômica, também pode gerar uma paralisia imediata.
- *Exames de imagem:* a tomografia computadorizada pode ser útil nos extremos, ou seja, quando há integridade total do canal do nervo facial ou quando existe lesão extensa. Um exame de tomografia computadorizada é capaz de mostrar se o canal do nervo facial está integro e com osso em toda a sua extensão. Nesta situação, é possível afirmar que existe integridade anatômica do nervo. No outro extremo, quando existe sinal de extensa erosão do canal do facial, inclusive com lesão de estruturas adjacentes, como o canal semicircular lateral, é alto o grau de suspeição de que haja lesão anatômica. O problema é quando existem sinais de solução de continuidade do canal do nervo facial de pequena extensão. Na maioria das vezes, não é possível afirmar se há uma deiscência congênita do canal, se houve apenas exposição cirúrgica do nervo, ou mesmo se existe lesão com perda de substância.
- *Eletroneuromiografia:* o exame eletrofisiológico é útil para determinar o grau de lesão do nervo e o prognóstico. Indica o risco de degeneração walleriana nos casos de edema do nervo e a necessidade de intervenção cirúrgica. Degeneração acima de 90% indica necessidade de abordagem cirúrgica do nervo.

TRATAMENTO DA PARALISIA FACIAL IATROGÊNICA

O tratamento da paralisia facial iatrogênica depende de uma série de fatores já abordados anteriormente. O manejo pode ser clínico (expectante ou medicamentoso) ou cirúrgico (Fig. 20-1).

Tratamento Clínico

O tratamento clínico é reservado para os casos de paralisia facial incompleta ou paralisia completa com degeneração menor que 90% à eletroneurografia. Recomenda-se a introdução de corticoterapia imediatamente após a constatação da paralisia facial. Pode-se utilizar prednisona ou dexametasona. A dose de prednisona é de 1 mg/kg ao dia, durante um período máximo de 10 dias.

Alguns autores têm relatado a hipótese de reativação de uma infecção por herpes-vírus latente nos casos de paralisia facial de início tardio, sugerindo o uso de antivirais, como aciclovir e ganciclovir.

Tratamento Cirúrgico

Pacientes com suspeita de secção do nervo, ou com sinais de degeneração acima de 90% ao exame de eletroneuromiografia, devem ser explorados cirurgicamente. Nos casos de edema no nervo, deve-se realizar uma descompressão do nervo com abertura extensa do canal do nervo facial. Nos casos com presença de infecção, como colesteatoma ou otite crônica, não se deve abrir a bainha sob o risco de piora no prognóstico.

Nos casos de lesão com perda de substância, a conduta depende da extensão da lesão. Nos casos de lesão do nervo inferior a 30% do seu diâmetro, recomenda-se a descompressão cirúrgica proximal e distal do local da lesão, e a proteção da área lesionada com fáscia temporal.

Nos casos de lesão superior a 30%, recomenda-se a descompressão dos nervos proximal e distal ao ponto da lesão e a reanastomose do nervo. A reanastomose deve ser preferencialmente terminoterminal, porém, em lesões extensas que não permitem a reanastomose terminoterminal, devem ser utilizados enxertos. Os enxertos mais utilizados são o nervo sural e o nervo auricular magno. Inicialmente, deve-se terminar de seccionar o nervo lesionado com uma lâmina bem afiada, garantindo que os cotos proximal e distal

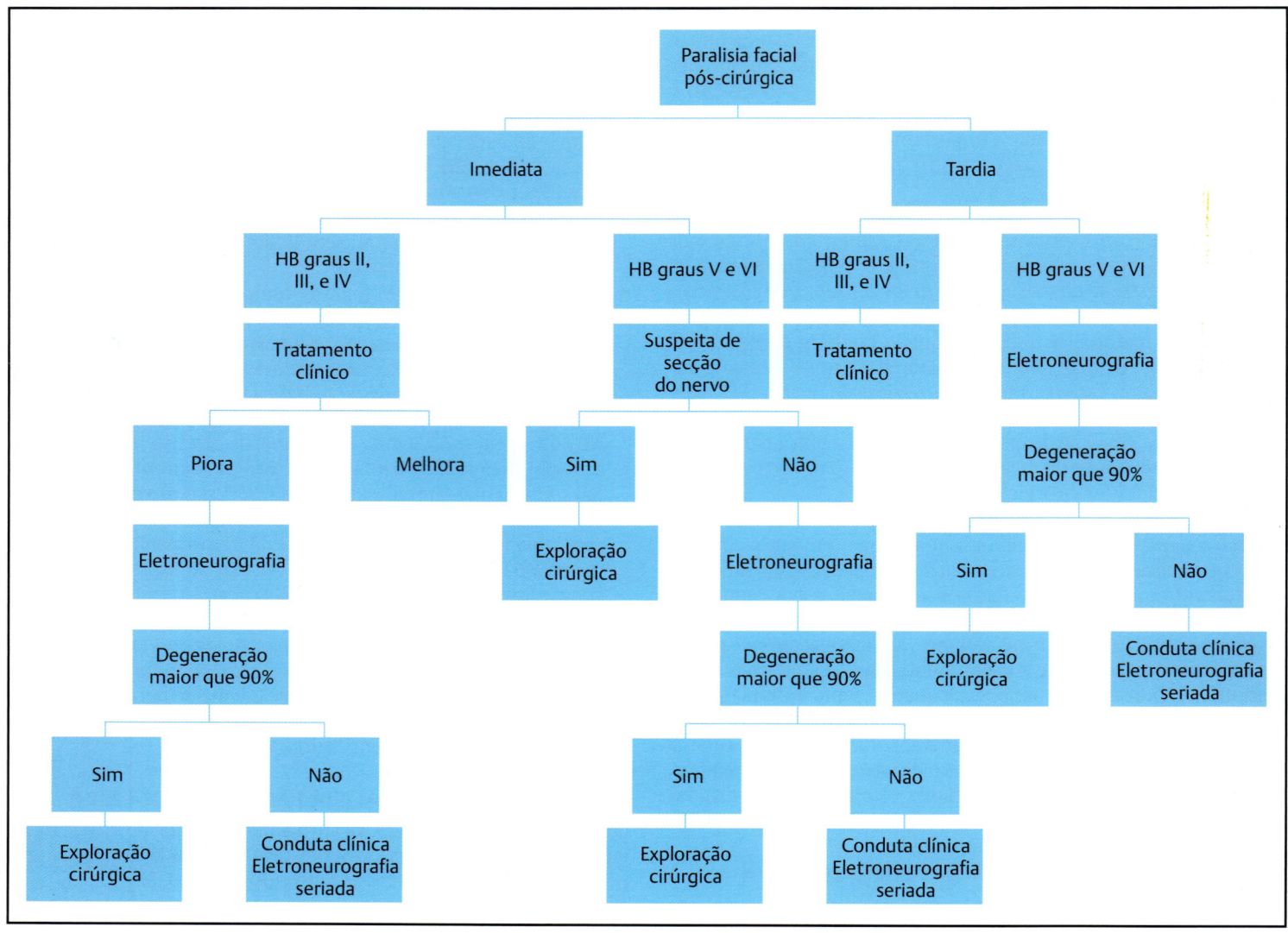

Fig. 20-1. Conduta na paralisia facial iatrogênica.

estejam em bom estado e com superfície plana. A anastomose pode ser feita por meio de sutura com *mononylon* 10-0 ou uso de cola de fibrina com resultados semelhantes; porém, o uso da cola é menos traumático para o nervo e mais fácil para o cirurgião. Muitas vezes, não é uma tarefa fácil determinar a extensão da lesão. Nos casos de dúvida quanto a real extensão da lesão, recomenda-se a secção do nervo com preparo dos cotos e a reanastomose. Bento *et al.*, em 2007, publicaram estudo de tratamento de lesões parciais do nervo facial chegando à conclusão que nos casos em que a lesão iatrogênica ultrapassa a bainha epineural e atinge o tecido nervoso do nervo, os resultados são melhores quando se secciona e se realiza uma anastomose terminoterminal, mesmo quando se necessita de um *rerouting* ou de uma nova rota no nervo para encurtar a distância entre os cotos e permitir uma anastomose direta.

O tempo de realização do reparo do nervo facial não é bem estabelecido na literatura. Enquanto McCabe sugere que o tempo ideal seria em torno de 21 dias após a lesão, alguns autores sugerem que uma intervenção mais precoce seria preferível. Green Jr. não encontrou diferença entre abordar antes ou depois de 7 dias, sugerindo que o reparo não necessita ser imediato e que, na dúvida, uma conduta expectante pode ser tomada. O ideal é a abordagem precoce para que não se forme um neuroma de amputação ou crescimento de tecido fibroso no interior do nervo piorando o prognóstico.

PROGNÓSTICO

O prognóstico de uma paralisia facial iatrogênica está diretamente ligado ao grau da lesão. Paralisia facial por lesão anatômica do nervo tem prognóstico pior que a lesão térmica ou o edema do nervo.

Em pacientes com lesão térmica ou edema do nervo, o prognóstico pode ser determinado pelo grau da paralisia e, nos casos de paralisia facial severa (graus V e VI de HB), por exame de eletroneurografia. Paralisia facial graus II, III e IV tem bom prognóstico, com evolução para normalidade ou paralisia grau II na grande maioria dos casos. Paralisia facial completa com degeneração inferior a 90% ao exame de eletroneurografia também evolui favoravelmente.

Pacientes com paralisia facial graus V e VI com degeneração acima de 90% à eletroneurografia devem ser abordados imediatamente para descompressão do nervo. Quando realizada a descompressão cirúrgica, cerca de 40% evoluem para função facial normal ou quase normal (graus I e II de HB), e cerca de 60% apresentam sequelas (graus III e IV de HB).

Pacientes com paralisia facial graus V e VI de HB com lesão anatômica do nervo evoluem com sequelas. O melhor resultado que pode ser atingido nas reanastomoses é um grau III de HB. Pacientes com anastomose "coto a coto" apresentam melhor prognóstico e evoluem geralmente para paralisias de grau III de HB. Em pacientes com lesões mais extensas, em que é utilizado um enxerto de nervo, a maioria dos casos evolui para paralisia grau IV de HB, em cerca de dois terços dos casos. Resultados melhores (grau III de HB) podem ser atingidos em cerca de um terço dos pacientes. Quando um adequado reparo cirúrgico no nervo é realizado, a evolução para paralisia completa permanente é uma exceção.

Paralisias faciais pós-operatórias tardias com mais de 5 dias após a lesão são benignas e geralmente têm um prognóstico bom. Nestes casos, o tratamento com corticoterapia é indicado, pois a fisiopatologia reside em um edema inflamatório ou térmico resultante do trauma cirúrgico.

CONSIDERAÇÕES FINAIS

A lesão do nervo facial não necessariamente ocorre por causa da negligência, imperícia ou imprudência do cirurgião, uma vez que existam condições próprias da doença e características individuais de cada paciente que tornam a cirurgia muito difícil e, às vezes, a preservação completa do nervo facial é quase impossível. Mesmo o mais experiente dos cirurgiões pode provocar uma lesão do nervo facial, principalmente em cirurgias revisionais, tumores, deiscências e anomalias congênitas do nervo facial. Por isso, o risco de lesão iatrogênica do nervo facial deve ser sempre discutido à luz do risco de paralisia que pode ser gerada pela própria evolução da doença. Informar o paciente deste risco, esclarecendo-o sobre os riscos e benefícios da cirurgia e as formas de tratamento, caso ocorra lesão do nervo, é obrigação de todo cirurgião otológico. Encarar o problema de frente, dando todo o suporte e informação ao paciente, é extremamente importante nessa hora.

BIBLIOGRAFIA

Althaus SR, House HP. Delayed post-stapedectomy facial paralysis: a report of five cases. *Laryngoscope* 1973;83(8):1234-40.

Barrs DM. Facial nerve trauma: optimal timing for repair. *Laryngoscope* 1991;101(8):835-48.

Bento RF, De Almeida ER, Miniti A. Anastomosis of intratemporal facial nerve with fibrin tissue adhesive. *Eur Arch Otorhinolaryngol* Dezembro de 1994:S387-8.

Bento RF, Pinna MH. Brito Neto RV. Vestibular schwannoma: 825 cases from a 25-year experience. *Int Arch Otorhinolaryngol* 2012; 16(4):466-475.

Bento RF, Salomone R, Brito Neto RV et al. Lesões parciais no seguimento intratemporal do nervo facial. Enxerto total ou reconstrução parcial? *Int Arch Otorhinolaryngol* 2007;11(4):459-464.

Berrettini S, De Vito A, Bruschini L et al. Facial nerve stimulation after cochlear implantation: our experience. *Acta Otorhinolaryngol Ital* 2011;31(1):11-6.

Brito R, Monteiro TA, Leal AF et al. Surgical complications in 550 consecutive cochlear implantation. *Braz J Otorhinolaryngol* 2012; 78(3):80-5.

Delgado TE, Bucheit WA, Rosenholtz HR et al. Intraoperative monitoring of facial muscle evoked responses obtained by intracranial stimulation of the facial nerve: a more accurate technique for facial nerve dissection. *Neurosurgery* 1979; 4(5):418-21.

Dew LA, Shelton C. Iatrogenic facial nerve injury: prevalence and predisposing factors. *Ear Nose Throat J* 1996;75(11):724-9.

Dickins JR, Graham SS. A comparison of facial nerve monitoring systems in cerebellopontine angle surgery. *Am J Otol* 1991; 12(1):1-6.

Ellis JC, McCaffrey TV. Nerve grafting. Functional results after primary vs. delayed repair. *Arch Otolaryngol* 1985;111(12):781-5.

Fisch U. Prognostic value of electrical tests in acute facial paralysis. *Am J Otol* 1984;5(6):494-8.

Green JD Jr, Shelton C, Brackmann DE. Iatrogenic facial nerve injury during otologic surgery. *Laryngoscope* 1994;104(8 Pt 1):922-6.

Green JD Jr, Shelton C, Brackmann DE. Surgical management of iatrogenic facial nerve injuries. *Otolaryngol Head Neck Surg* 1994; 111(5):606-10.

Harner SG, Leonetti JP. Iatrogenic facial paralysis prevention. *Ear Nose Throat J* 1996;75(11):715, 718-9.

House JW. Iatrogenic facial paralysis. *Ear Nose Throat J* 1996; 75(11):720,723.

Isaacson B, Kileny PR, El-Kashlan H et al. Intraoperative monitoring and facial nerve outcomes after vestibular schwannoma resection. *Otol Neurotol* 2003;24(5):812-7.

Li CL, Dai PD, Yang L et al. A meta-analysis of the long-term hearing outcomes and complications associated with atresiaplasty. *Int J Pediatr Otorhinolaryngol* 2015;79(6):793-7.

Lydiatt DD. Medical malpractice and facial nerve paralysis. *Arch Otolaryngol Head Neck Surg* 2003; 129(1):50-3.

Mancini F, Taibah AK, Falcioni M. Complications and their management in tympanomastoid surgery. *Otolaryngol Clin North Am* 1999;32(3):567-83.

McCabe BF. Injuries to the facial nerve. *Laryngoscope* 1972; 82(10):1891-6.

Pensak ML, Willging JP, Keith RW. Intraoperative facial nerve monitoring in chronic ear surgery: a resident training experience. *Am J Otol* 1994;15(1):108-10.

Révész P, Piski Z, Burián A et al. Delayed Facial Paralysis following Uneventful KTP Laser Stapedotomy: Two Case Reports and a Review of the Literature. *Case Rep Med* 2014: ID971362.

Rinaldo A, Mondin V, Ferlito A. Immediate facial nerve palsy following stapedectomy. *ORL J Otorhinolaryngol Relat Spec* 2002; 64(5):355-7.

Silverstein H, Rosenberg S. Intraoperative facial nerve monitoring. *Otolaryngol Clin North Am* 1991;24(3):709-25.

Sugita K, Kobayashi S. Technical and instrumental improvements in the surgical treatment of acoustic neurinomas. *J Neurosurg* 1982; 57(6):747-52.

Terry B, Kelt RE, Jeyakumar A. Delayed Complications after Cochlear Implantation. *JAMA Otolaryngol Head Neck Surg* 2015;15:1-7.

Weber PC. Iatrogenic complications from chronic ear surgery. *Otolaryngol Clin North Am* 2005; 38(4):711-22.

21 Paralisia Facial de Etiologia Vascular

Jeanne Oiticica Ramalho

INTRODUÇÃO

A paralisia do nervo facial é uma condição frequente que implica paralisia de qualquer estrutura inervada pelo nervo facial. Este nervo possui vias longa e complexa, o que resulta em grande variedade de causas de sua paralisia. A mais comum é a paralisia de Bell, condição idiopática, cujo diagnóstico só pode ser confirmado após exclusão de outras causas. Neste contexto de busca do diagnóstico de outras etiologias, vamos abordar a paralisia facial (PF) de origem vascular.

COMORBIDADES VASCULARES E CENTRAIS QUE PODEM AFETAR O NERVO FACIAL

Uma variedade de comorbidades centrais pode acometer a porção intracraniana do nervo facial, incluindo o **acidente vascular cerebral** (AVC); e sua apresentação depende diretamente da topografia da lesão intracraniana. A PF cortical é mais frequentemente causada por trauma ou infarto. Nestes casos a paralisia ocorre no núcleo do nervo facial no tronco cerebral e pode ser decorrente de infarto, malformação vascular ou tumor. Como o núcleo motor do nervo craniano VII encontra-se aglomerado em proximidade com o núcleo do nervo craniano VI e os tratos motores corticais, a grande maioria das lesões de tronco resulta em PF associada a inúmeros outros déficits. As principais causas de isquemia de tronco cerebral incluem hemorragia na região do núcleo facial secundária a malformações arteriovenosas, infarto lacunar central secundário à microangiopatia de pequenos vasos (oclusão de arteríolas) e lesão da região pontina lateral por tumor cavernoso pontino ou petroclival.

As principais causas vasculares de PF são infarto de artéria cerebral média (ACM), infarto de artéria pontina e infarto lacunar. Os infartos pontinos compreendem cerca de 7% dos AVCs isquêmicos. Esses infartos são frequentemente infartos lacunares que acometem perfurantes circunferenciais longas, curtas e paramedianas da artéria basilar. Existem três principais subtipos de infarto pontino: ventral, tegmental e bilateral. Os infartos ventrais são os mais comuns e ocorrem por isquemia das artérias pontinas anteromediais e anterolaterais, responsáveis pela irrigação do trato corticospinal, lemnisco medial e núcleos dos nervos cranianos. A apresentação clínica se caracteriza por PF severa ipsolateral, paralisia de membros superiores e inferiores ipsolateral, disartria e ataxia de extremidades superior e inferior ipsolateral. O infarto pontino tegmental resulta da isquemia de artérias circunferenciais curtas que suprem a área tegmental superior média da ponte. Clinicamente, os pacientes apresentam distúrbios de movimento dos olhos, déficits sensoriais lemniscal e espinotalâmico, paralisia ipsolateral dos nervos cranianos V, VI e VII. Infartos pontinos bilaterais são os mais raros e estão associados a infartos múltiplos de tronco. Apresentam-se clinicamente com paralisia pseudobulbar e déficit motor bilateral de membros superior e inferior, associado a sinais de infarto pontino tegmental.

A PF também pode ser decorrente de AVC no território da artéria cerebral média (ACM) ou artéria cerebral anterior (ACA). No infarto da ACM, pacientes apresentam hemiparesia de membros superior e inferior contralateral, hemianestesia contralateral e desvio do olhar para o lado do infarto. Quando a isquemia atinge a ínsula e o opérculo, também ocorre hipotonia na testa. No infarto da ACA que envolve hemisfério dominante, os pacientes podem apresentar hemiparesia contralateral, hemianestesia contralateral, disartria, afasia, apraxia e paralisia facial da fronte contralateral.

DISTONIAS FACIAIS

Distonias faciais e estados hipercinéticos (espasmo hemifacial, blefarospasmo essencial e síndrome de Meige) também podem ocorrer.

Pacientes com **espasmo hemifacial** apresentam espasmos dos músculos faciais ipsolaterais. Uma tortuosidade da artéria cerebelar anterior inferior (ACAI), da artéria cerebelar posterior inferior (ACPI), artéria basilar (AB), ou da artéria vertebral (AV) pode comprimir o nervo facial na saída de sua raiz do tronco cerebral e resultar em espasmos ipsolaterais. A ressonância magnética (RM) é capaz de detectar a compressão da artéria sobre o nervo facial (conflito neurovascular).

No blefarospasmo **essencial**, o piscar involuntário das pálpebras é o mais frequente, em especial como resposta a estímulo, como vento, sol, ruído ou estresse. A etiologia é desconhecida. A hipótese é que resulte da perda do mecanismo de inibição do piscamento em decorrência do comprometimento dos gânglios da base. Nos casos clinicamente duvidosos, a RM pode auxiliar no diagnóstico por exclusão de compressão vascular do nervo facial na fossa posterior do crânio.

Existe ainda a **síndrome de Meige**, distúrbio raro e idiopático, caracterizada por blefarospasmo e contrações involuntárias de músculos da mandíbula e língua. Trata-se de uma distonia, também conhecida como distonia orofacial ou síndrome de Brueghel. É na verdade a associação de tipos de distonia: blefarospasmo e distonia oromandibular (DOM). A síndrome foi descrita pela primeira vez, em 1910, por um neurologista francês, chamado Henri Meige. Acomete indivíduos entre 30 e 70 anos de idade, é duas vezes mais comum em mulheres do que em homens, com incidência na população de 1 em 20.000. Os sintomas de DOM incluem: dificuldade de abertura da boca ou trismo, apertar ou ranger de dentes (bruxismo), espasmos na abertura da mandíbula, desvios laterais ou protrusão da mandíbula, aperto de lábios, retração dos cantos da boca, desvio ou protrusão da língua, dor mandibular, dificuldade para comer e beber, disartria. Os sintomas de blefarospasmo incluem: aumento na frequência de piscamento, sensibilidade à luz (fotofobia), fechamento involuntário dos olhos e estrabismo aleatoriamente ou durante a fala. O diagnóstico é dado pela história clínica; os exames complementares não contribuem. A síndrome pode ser confundida com disfunção da articulação temporomandibular. A falta de resposta imediata aos anticolinérgicos é importante no diagnóstico diferencial de distonia aguda (que responde imediatamente aos anticolinérgicos). Alguns casos da síndrome podem ser revertidos, quando a causa é medicamentosa. Algumas teorias relacionam a síndrome com desalinhamentos craniomandibulares; teorias fundamentadas no fato de o nervo trigêmeo ser sensorial para o reflexo de piscamento e se tornar hipertônico nas disfunções craniomandibulares. Tratamentos paliativos incluem, por exemplo, injeções de toxina botulínica.

DOLICOECTASIA VERTEBROBASILAR

Dolicoectasias arteriais são aneurismas tortuosos de artérias intracranianas, mais comumente do circuito vertebrobasilar, que clinicamente se apresentam com isquemia, hemorragia, lesões tromboembólicas ou compressão de nervo craniano. Os sintomas incluem tique doloroso, neuralgia, zumbido, vertigem, déficits motor e sensorial, ataxia, demência, parkinsonismo, cefaleia, enxaqueca, aneurisma, infarto/ataque isquêmico transitório (AIT), leucoencefalopatia, apneia do sono central, disfunções cerebelares. O critério diagnóstico de **dolicoectasia vertebrobasilar** (DVB) é uma artéria basilar ou vertebral com diâmetro maior que 4,5 mm, ou desvio do curso esperado de trajeto, em qualquer porção do vaso, maior que 10 mm, ou comprimento maior que 29,5 mm para a artéria basilar, e maior que 23,5 mm para a artéria vertebral. As alterações descritas nestes vasos variam de aneurisma vascular, estenose, oclusão, tromboembolismo, fluxo sanguíneo turbulento, até paralisia dos nervos cranianos III, IV, V, VI, VII ou VIII por conflito neurovascular. As dolicoectasias arteriais são condições raras, cuja apresentação clínica pode ser facilmente confundida com outras anormalidades neurológicas. A incidência descrita na literatura varia de 0,06 a 5,8%. A compressão de nervos cranianos é comum, e, no caso do nervo facial, os relatos são de hemiespasmos faciais. O paciente pode apresentar PF recorrente, com inúmeros episódios ao longo dos anos, acometendo alternadamente hemiface direita ou esquerda. A PF costuma ser incompleta, dura alguns meses (1,5 a 8 meses), pode ser precedida de cefaleia inespecífica ou enxaqueca vascular ou não ter aura, pode haver fraqueza ou paresia ou paralisia residual. A fisiopatologia não está totalmente elucidada. É provável que a dilatação e/ou a tortuosidade destes vasos determine um comprometimento específico da estrutura vascular com ruptura da camada elástica interna que pode levar à ativação de metaloproteinases e a fluxo sanguíneo turbulento. Um estudo recente descreve a infiltração de células plasmáticas contendo IgG4 nas camadas adventícia e média do sistema vertebrobasilar, com múltiplos focos de nódulos fibrosos formando pseudotumores nas paredes dos vasos. Tradicionalmente, o diagnóstico de DVB pode ser feito pela angiografia ou de modo não invasivo por tomografia computadorizada e ressonância magnética. A RM pode detectar trombos intravasculares, dissecções arteriais e a compressão de estruturas neurais. As três principais complicações fisiopatológicas são isquemia, compressão de nervo craniano e sinais de efeito em massa. Os fatores de risco são sexo masculino, idade avançada, tabagismo, doença cardiovascular, doença endovascular, diabetes melito e hipertensão arterial. Dentre as complicações da DVB, podem-se citar: dissecção arterial, formação de aneurisma com consequente ruptura, compressão do tronco cerebral pelo alargamento ou tortuosidade do vaso, trombose recorrente decorrente de fluxo sanguíneo turbulento, oclusão ou estenose de vasos. Também tem sido aventada a possibilidade de trombose com microembolização local ou distal, hipotensão transiente. A DVB também pode promover isquemia cerebral pela oclusão de vasos perfurantes, redução do fluxo anterógrado em artéria dilatada, distorção e alongamento de ramos da artéria basilar (hemorragia de Duret). A hemorragia do tronco cerebral é comum quando a DVB acomete pacientes de meia-idade; enquanto a demência progressiva por infartos cerebrais múltiplos, por leucoencefalopatia hipertensiva ou pela artéria cerebral anterior é mais comum em adolescentes.

EMBOLIZAÇÃO PRÉ-OPERATÓRIA

A PF também pode ser decorrente de **embolização pré-operatória** (EPO), um procedimento muitas vezes necessário para reduzir o risco de sangramento intraoperatório, particularmente de tumores de natureza vascular. O risco de neuropatia craniana depende, em especial, do composto usado para a oclusão do vaso. Alguns agentes combinados, incluindo cianoacrilato e álcool polivinílico, têm sido implicados em uma maior frequência de neuropatia craniana, incluindo PF ipsolateral permanente. Ao que parece, os produtos não se limitam ao vaso e são capazes de se difundir ao longo da anastomose vasoneural e daí para o nervo. As porções mastóidea e timpânica do nervo facial são irrigadas por dois ramos principais: ramo petroso da artéria meníngea média e artéria estilomastóidea. A literatura relata que em 10% dos casos o gânglio geniculado do nervo facial possui suprimento sanguíneo proveniente de vaso único, que frequentemente acaba sendo embolizado, favorecendo a PF como possível complicação deste procedimento.

ENXAQUECA E PARALISIA FACIAIS RECORRENTES

Cerca de 15% dos pacientes com paralisia de Bell terão recorrência da paralisia em algum outro momento, e cerca de 1,5% terão mais do que quatro episódios ao longo da vida. Zachariah descreveu, em 2003, o caso clínico de uma mulher de 32 anos em seu quinto episódio de PF unilateral (o primeiro aos 5 anos, depois aos 11, 15, 30 e 32 anos), com sintomas associados distintos, não necessariamente explicados pela paralisia do sétimo nervo craniano em si. Na descrição do caso clínico a queixa era de cefaleia temporal, dores infra-auricular e mandibular, alterações visuais e hiperacusia há pelo menos 4 semanas, referidas pela paciente como pródromos de paralisia de Bell. A cefaleia era descrita com características de enxaqueca, acompanhada de fono e fotofobia, porém sem aura. A paciente já estava em uso de gabapentina profilática há 3 semanas (600 mg, 3x ao dia), sem alívio da cefaleia e das alterações visuais, e ainda assim evoluiu para seu quinto episódio de paralisia de Bell (hemifaces esquerda, superior e inferior). A avaliação descartou zumbido, erupção vesicular de pele, edema orofacial, otalgia à palpação, sintomas de infecção da via respiratória superior, disgeusia. A RM evidenciou anomalia vascular próxima ao vértice do lobo frontal posterior direito, sem evidência de efeito de massa, hemorragia ou desmielinização. A paciente tinha antecedentes patológicos de doença cardíaca reumática e antecedentes familiares de enxaqueca sem sintomas visuais (genitora). Amitriptilina foi introduzida com alívio da cefaleia, dos sintomas visuais e da PF em 1 semana. Dentre as etiologias possíveis de PF recorrente, incluem-se leucemia, diabetes, vasculite primária do sistema nervoso central (SNC), mononucleose infecciosa, sarcoidose (síndrome de Heerfordt) e a síndrome de Melkersson-Rosenthal, cuja tríade se caracteriza por PF, edema orofacial e fissura da língua. Entretanto, no caso descrito anteriormente, observam-se a associação de paralisia de Bell recorrente, dor facial, com cefaleia tipicamente enxaquecosa e sintomas visuais. Tal fato, em conjunto com história patológica pregressa de doença reumática cardíaca e história familiar de enxaqueca, sugere fortemente **enxaqueca de apresentação atípica**, como diagnóstico mais plausível.

CONFLITO NEUROVASCULAR

Ao se analisar a topografia do nervo facial, pode-se dividi-lo em segmentos de acordo com seu trajeto, começando por seu núcleo na TC (núcleos motor e visceral), seguido por seu segmento cisternal, depois o segmento intracanalicular (conduto auditivo interno – CAI), segmento petroso (canal de Falópio), finalizando no forame estilomastóideo. Do ponto de vista vascular, o segmento cisternal é uma zona crítica, onde podem ser detectados os conflitos neurovasculares (CNV), capazes de compressão e desmielinização do nervo craniano (ramo externo ou raiz externa), e possível neuropatia desmielinizante recorrente (comorbidade que caracteristicamente cursa sem dor, a não ser que as fibras sensitivas e sensoriais ascendentes do nervo sejam acometidas). O nervo facial, ao emergir da ponte, em seu segmento cisternal, toma direções ascendente e lateral ao longo do ângulo pontocerebelar (APC). A zona da raiz externa (ZRE) do nervo craniano VII encontra-se 2 mm após emergir da TC, que corresponde, teoricamente, à área em que oligodendrócitos do SNC se transformam em células de Schwann (sistema nervoso periférico – SNP). Quando existe um conflito vascular no segmento cisternal do nervo craniano VII, a principal manifestação clínica observada são espasmos na hemiface (conflito no ramo motor); mas o paciente também pode cursar com neuralgia do nervo craniano VII (conflito no ramo sensitivo), apresentando otalgia paroxística. Clinicamente, o quadro se inicia com mioclonia da pálpebra inferior da hemiface e progride estendendo-se para toda a hemiface. Nesses casos, a angio-RM é de extrema importância para localizar o vaso responsável pelo conflito, que em geral é uma artéria. A artéria mais frequentemente acometida é a ACPI, mas a ACAI e as AVs ipsolateral e contralateral também podem estar implicadas no quadro clínico. Do ponto de vista do CNV, o mesmo só é considerado patológico quando ocorre na ZRE (2 a 3 mm após a emergência do nervo da TC), porque o contato é perpendicular e determina a deformação do nervo. É controverso o papel dos demais CNVs como patológicos. Diante de espasmos da hemiface em que a PF encontra-se associada a outro distúrbio neurológico, deve-se necessariamente investigar a possibilidade de etiologia tumoral. O tratamento pode ser conduzido com injeção de toxina botulínica nos músculos acometidos. A descompressão cirúrgica também pode ser indicada nestes casos. Tash *et al.*, em 1991, compararam, por meio de RM, a ZRE do nervo craniano VII de 13 pacientes diagnosticados com espasmo hemifacial, com 70 pacientes de controle normais sem queixa clínica. A presença de estrutura vascular na ZRE do nervo craniano VII foi detectada nos 13 pacientes com espasmo hemifacial, já nos 70 pacientes assintomáticos, o CNV foi encontrado em 21% dos casos. Portanto, apesar do CNV poder ser um simples achado de exame e resultar em ausência de sintomas, a presença do mesmo em paciente sintomático (espasmo hemifacial) indica compressão neurovascular como a responsável pela sintomatologia clínica. Por causa da limitação da TC na visualização das estruturas da fossa posterior, a RM deve ser sempre considerada na avaliação de pacientes com espasmo facial.

DEMAIS CONDIÇÕES

A **síndrome de Churg-Strauss** (SCS) é uma vasculite necrosante sistêmica rara. É uma doença autoimune, caracterizada pela vasculite e inflamação de pequenos e médios vasos em pacientes com antecedentes de asma e alergia, resultando em graus diferentes de disfunção e acometimento de órgãos. As manifestações clínicas mais frequentes decorrem do acometimento de pulmão (infiltrados pulmonares), trato intestinal, lesões de pele, coração, sinusite/polipose não erosiva e sistema nervoso. A neuropatia periférica é um achado neurológico frequente, e o padrão mais comum é a mononeurite múltipla, vista em 36 a 71% dos pacientes portadores da síndrome. O acometimento de nervo craniano é muito raro e ocorre em 3 a 14% dos casos; o acometimento dos nervos cranianos VII e VIII com paralisia facial e perda auditiva súbita é mais raro ainda.

BIBLIOGRAFIA

Ambrosetto P, Nicolini F, Zoli M *et al.* Ophthalmoplegic migraine: from questions to answers. *Cephalalgia* 2014;34(11): 914-9.

Byun JH, Lee JH, Choi IS. Churg-strauss syndrome presented with hearing impairment and facial palsy. *Ann Rehabil Med* 2014;38(6): 852-5.

Corrales CE, Gurgel RK, Jackler RK. Rehabilitation of central facial paralysis with hypoglossal-facial anastomosis. *Otol Neurotol* 2012;33(8):1439-44.

Gupta S, Mends F, Hagiwara M *et al.* Imaging the facial nerve: a contemporary review. *Radiol Res Pract* 2013; 2013:248039.

Gupta VK. Recurrent facial palsy in migraine: mechanistic considerations. *Headache* 2005;45(3):258-9.

Hamamoto Filho PT1, Machado VC, Macedo-de-Freitas CC. A giant aneurysm from the petrous carotid presenting with isolated peripheral facial palsy. *Rev Assoc Med Bras* 2013;59(6):531-3.

Kadakia S, Koss S, Isseroff TF *et al.* Facial nerve paralysis after pre-operative embolization of a paraganglioma. *Am J Otolaryngol* 2015;36(1):90-2.

Mishra VN, Chaurasia RN, Gupta S *et al.* Recurrent facial hemiparesis due to dolichoectatic vertebrobasilar artery: an unusual and ignored cause. *BMJ Case Rep* 2013; 2013.

Nunez AA, Ramos-Duran LR, Cuetter AC. Glomus jugulare presenting with isolated facial nerve palsy. *Surg Res Pract* 2014;2014:514086.

Tash R, DeMerritt J, Sze G *et al.* Hemifacial spasm: MR imaging features. *Am J Neuroradiol* 1991;12(5):839-42.

Toulgoat F, Sarrazin JL, Benoudiba F *et al.* Facial nerve: from anatomy to pathology. *Diagn Interv Imaging* 2013;94(10):1033-42.

Zachariah J, Patel P. Facial pain with recurrent facial palsy. *Headache* 2003;43(6):700-1.

Seção IV

Tratamento Cirúrgico da Paralisia Facial

22 Estratégias de Tratamento da Paralisia Facial

José Carlos Marques de Faria

O aparecimento da paralisia facial habitualmente representa evento dramático não apenas na condição de vida do paciente, como também das pessoas que o cercam. Comportamentos quase previsíveis daqueles que vivem e convivem com o problema são desencadeados. Esforços devem ser mobilizados no sentido de aliviar tanto déficits funcionais aparentes, como suas repercussões psicossociais.

Todos indistintamente desejam não apenas a melhora, mas a recuperação completa, a cura da paralisia. É necessário ressaltar, no entanto, que paralisia facial é a manifestação de um distúrbio subjacente, assim como é a febre. É imperativo que se identifique a sua causa, porque o tratamento na fase aguda é altamente específico.

Na maioria dos casos uma causa anatômica não pode ser definitivamente visualizada por métodos de imagem e, por exclusão, atribui-se à infecção viral o motivo da paralisia. Essa paralisia (de Bell) quando adequadamente tratada apresenta os melhores prognósticos, frequentemente resultando na recuperação completa no intervalo de dias a semanas. A evolução clínica da paralisia de Bell infelizmente não pode servir de referência para supor o comportamento da paralisia facial decorrente de outras causas.

Normalmente existe uma adaptação intuitiva realizada pelo próprio paciente. Como ele percebe que durante exercício completo da mímica facial do lado não paralisado se acentua a assimetria entre o lado que se movimenta e o outro que não se movimenta, a amplitude das expressões da hemiface não paralisada é reduzida. A diminuição do desequilíbrio facial nessa fase não pode ser interpretada como sinal de melhora, pois pode retardar o emprego de medidas temporalmente mais efetivas.

O conhecimento da paralisia facial nos seus mais variados aspectos é fundamental para estabelecimento de estratégia terapêutica eficiente. Conhecimento esse que também facilita a elaboração de linguagem comum a ser empregada entre paciente, familiares, amigos e os médicos, fonoaudiólogos, fisioterapeutas etc. Recomenda-se um discurso otimista, porém, dentro da realidade dos parâmetros fisiopatológicos inquestionáveis e propostas terapêuticas atualizadas. Em outras palavras, devemos todos manter os "pés no chão".

Ao se referir ao nervo facial como estrutura única, transmite-se aos leigos uma falsa impressão de simplicidade, como se a reparação daquela estrutura única e pequena garantisse a sua recuperação. Mas o nervo facial não é apenas uma estrutura solitária e pequena. Ele representa o conjunto de 7.000 a 10.000 axônios, motores e sensitivos, que partem do cérebro, atravessam o túnel ósseo temporal e, após emergirem pelo forame estilomastóideo, distribuem-se por pequenos ramos que estimulam 22 músculos da mímica de cada hemiface. Há um número enorme de combinações de unidades neuromusculares que geram expressões faciais características e individuais.

Expressões faciais, como alegria, preocupação e cansaço entre outras, são resultado de um sofisticado equilíbrio entre contração e relaxamento dos músculos da mímica coordenado quase exclusivamente pelo nervo facial.

Mesmo movimentos mais localizados e específicos, como o reflexo de piscar, estão carregados de complexidade, e seu restabelecimento constitui grande desafio terapêutico.

FATORES PROGNÓSTICOS DA RECUPERAÇÃO NERVOSA

O trajeto longo do nervo facial, desde a região intracraniana até a linha média facial, torna este nervo vulnerável a inúmeras afecções clínicas que, apesar de cursarem com manifestações semelhantes, possuem tratamentos e prognósticos próprios.

Pelo menos três fatores prognósticos são comuns a todos os tipos de paralisia.

1. **Duração da paralisia:** o tempo decorrido entre o início da paralisia e o seu tratamento é crucial. Admite-se que as placas motoras mantenham latente sua capacidade de responder a eventual reinervação por, no máximo, 2 anos após denervação. Em outras palavras, se um determinado axônio entrar em contato com uma determinada fibra muscular após 2 anos de paralisia, ela não mais recuperará sua capacidade de responder aos impulsos elétricos nervosos, ou seja, perde irreversivelmente sua capacidade de contrair.

2. **Idade do paciente:** a velocidade de regeneração nervosa é mais exuberante nos indivíduos mais jovens e cai progressivamente com o avançar da idade. Enquanto em uma criança um axônio pode crescer 3 mm por dia, em um adulto cresce em média 1 mm por dia. A diferença nas taxas de crescimento axonal pode relativizar levemente o tempo para aplicação de medidas terapêuticas em relação à idade do paciente.

3. **Tipo e localização da lesão do nervo facial:** embora tipo e localização da lesão sejam aspectos diferentes, no caso da paralisia facial, eles estão intimamente relacionados. Por exemplo, na paralisia de Bell, as lesões mais comuns são as neuropraxias ou axonotmeses ao nível do canal temporal. Nas paralisias por ferimentos corto-contusos na face, as mais comuns são as neurotmeses (interrupção estrutural da continuidade nervosa). Nas neuropraxias e axonotmeses, retornos espontâneos, completo e parcial respectivamente, são esperados. Já nos casos de neurotmese (secção nervosa), só poderá ocorrer retorno da função, se houver restabelecimento cirúrgico da continuidade estrutural do segmento nervoso danificado.

RECONSTRUÇÃO DO NERVO FACIAL: POSSÍVEL VS. IMPOSSÍVEL

Na prática, quando possível, todo esforço deve ser empreendido na recuperação do nervo facial do lado paralisado. A sua recuperação sem dúvida proporciona os melhores resultados estéticos e funcionais.

Nos casos de paralisia decorrente de lesões intracranianas, também não há questionamento sobre a impossibilidade da realização de intervenções diretas no próprio nervo facial.

A maior fonte de controvérsia reside na dificuldade de se prever a recuperação funcional nos casos de paralisia facial sem interrupção de continuidade do nervo. De acordo com os fatores prognósticos mencionados anteriormente, o tempo decorrido de paralisia é fundamental no estabelecimento de propostas de tratamento. Existe um período dentro do qual a musculatura da mímica pode responder à reinervação, mas a recuperação do nervo facial é incerta. O tempo de espera para recuperação espontânea da função do nervo facial, antes do emprego de outras técnicas, é o motivo de maior controvérsia entre os diversos profissionais de saúde.

Por exemplo, foi realizada uma cirurgia magnífica do ponto de vista técnico para extirpação do neurinoma do acústico que manteve íntegra a continuidade do nervo facial. Após o procedimento, o paciente desperta da anestesia com perda funcional completa da mímica facial. Saber se ele vai recuperá-la ou não e até quando se deve esperar pela eventual recuperação são fatores que desafiam a paciência, o conhecimento e a experiência de cada membro da equipe terapêutica.

É necessário ter cuidado para que o desejo de melhora não supervalorize sinais clínicos inconsistentes de recuperação. O paciente quer achar que está melhorando para não mergulhar em depressão. O cirurgião, que realizou procedimento tecnicamente irretocável, reluta em aceitar mais precocemente o insucesso na manutenção da função do nervo facial. Fonoaudiólogos e fisioterapeutas às vezes atribuem à eficiência das sessões de reabilitação as adaptações intuitivas da expressão facial do lado não paralisado que são promovidas inconscientemente pelo paciente e resultam na redução do desequilíbrio facial. São reações comuns, compreensíveis, mas equivocadas.

Definitivamente, não haverá qualquer recuperação se as fibras musculares não forem reinervadas por axônios. Considerando a distância do núcleo do facial até suas terminações mais distais, e a velocidade de crescimento axonal, sinais clínicos de recuperação, mesmo que discretos, geralmente devem manifestar-se em até 6 meses após tratamento. Aguardar intervalos superiores a 12-18 meses implica risco de se perder irreversivelmente qualquer possibilidade de reativação da função dos músculos originais da mímica. Técnicas de substituição nervosa por ramos de outros nervos cranianos e do próprio nervo facial contralateral para reinervação dos músculos da mímica facial não podem mais ser empregadas. O paciente então fica aprisionado em uma categoria de procedimentos possíveis mais complexos, mais sofisticados, que também carregam maiores riscos para possibilidade de recuperação apenas parcial da expressão facial.

ESTRATÉGIAS DE TRATAMENTO DA PARALISIA FACIAL

Fase Aguda
A complicação mais grave e aguda da paralisia facial é a úlcera de córnea que pode levar à perda da visão. Lágrimas artificiais e lubrificantes oculares devem ser empregados precoce e continuamente.

O tratamento da paralisia facial propriamente dita depende da sua causa e visa ao restabelecimento, quando possível, da função do nervo facial danificado. Quando essa reconstrução é impossível, preconiza-se a substituição nervosa massetérico-facial. As situações clínicas mais comuns e os seus respectivos procedimentos estão relatados em capítulos deste livro.

Duração de 6 a 18 meses
As paralisias faciais com 6 a 18 meses de duração incluem as que foram tratadas inicialmente da forma preconizada, mas que não obtiveram os resultados desejados, particularmente, na recuperação do sorriso e da oclusão palpebral.

O que acontece nessa situação é que a recuperação da função do nervo facial falhou, enquanto a musculatura da mímica ainda mantém sua capacidade de responder com contração à eventual reinervação por fonte axonal alternativa. Nestes casos, preconiza-se a substituição nervosa massetérico-facial.

Duração acima de 18 meses
Considerando-se o intervalo de tempo restante (cerca de 6 meses) para reinervação dos músculos da expressão facial, a indicação da reanimação facial após 18 meses de paralisia, por meio de técnica de substituição nervosa massetérico-facial, deixa de ser categórica. Os seus resultados tornam-se desproporcionalmente imprevisíveis. A paralisia é denominada de "longa duração", e as propostas terapêuticas passam a visar à correção das sequelas da paralisia e não mais à promoção da reparação nervosa e/ou da reativação dos músculos da mímica.

Nessa fase, o prognóstico da visão está praticamente definido, ou seja, os pacientes podem ser divididos entre os que mantiveram sua capacidade de enxergar e os que apresentaram prejuízo significativo da acuidade visual. A admissão de casos de lagoftalmo paralítico virgens de tratamento após 18 meses de paralisia não é comum em nosso meio. Pelo contrário, alguns pacientes já foram submetidos a intervenções palpebrais muito agressivas, que facilitaram a oclusão, mas sacrificaram a aparência estética da região orbitária.

De qualquer forma, o tempo decorrido desde o início da paralisia já foi suficiente para que o paciente compreendesse a gravidade do problema e adquirisse algum conformismo com a situação presente. A condição palpebral então estabilizada deixa de ser prioridade, e a queixa mais importante passa a ser a incapacidade de sorrir e de comunicar-se socialmente de forma natural.

Os métodos de reanimação dinâmica, de reconstrução do sorriso, passam a estar indicados; são eles que podem levar o paciente a uma condição mais próxima à da pré-paralisia.

ELETRONEUROMIOGRAFIA
O emprego da eletroneuromiografia na paralisia facial possui indicação específica na determinação do prognóstico de uma paralisia de causa intratemporal ou próxima ao meato acústico interno. As decisões sobre descompressão do nervo facial, na paralisia de Bell, ou sobre emprego de procedimentos cirúrgicos, no caso de ausência de recuperação da função após cirurgia de neurinoma do acústico, são as que mais se beneficiam deste exame.

A presença de paralisia facial pode ser comprovada clinicamente. Alguns planos de saúde, no entanto, requerem o exame para deliberar sobre a autorização de tratamentos, mas isto não constitui indicação clínica formal. Do ponto de vista legal, também pode ser interessante a solicitação do exame, pois este apresenta resultados quantitativos e teoricamente menos subjetivos, quando comparado à avaliação clínica.

No entanto, como o exame é técnico-dependente, resultados inconsistentes não são incomuns. Pacientes com paralisias faciais acentuadas podem apresentar resultados eletromiográficos pouco alterados, da mesma forma que pacientes clinicamente com déficits funcionais pequenos apresentam eletroneuromiografias notoriamente anormais.

AVALIAÇÃO DOS RESULTADOS
Embora a paralisia obviamente signifique a interrupção de contrações musculares que resulta na ausência de movimentos, a deformidade facial também está presente com a face em repouso.

Basear os resultados na recuperação da simetria facial apenas em repouso parece proposta pouco ambiciosa diante dos recursos disponíveis. Procedimentos de suspensão estática têm sua importância dentro do contexto terapêutico da paralisia facial, principalmente para obtenção de simetria do terço superior da face (região frontal) e da pálpebra inferior.

As suspensões estáticas dos terços médio e inferior da face (regiões zigomática e labial) também proporcionam melhora da aparência em uma avaliação fotográfica, mas dinamicamente os efeitos permanecem limitados quando comparados aos resultados das cirurgias de reanimação facial e de reconstrução do sorriso.

Assim, os resultados podem e devem ser avaliados com base em registros de imagens dinamicamente contínuas, por meio de vídeos. Eles permitem diluir a subjetividade que caracteriza a variação de impressões pessoais entre paciente, familiares, amigos e profissionais de saúde sobre a evolução clínica da paralisia facial diante das terapias implementadas.

```
┌─────────────────────────────┐      ┌──────────┐      ┌────────────────────────────────────┐
│   Reparação ipsilateral     │      │          │      │ • Neurorrafia primária             │
│        Possível             │─────▶│ < 18 meses│─────▶│ • Interposição de enxerto de nervo │
│ (axônios presentes no       │      │          │      │                                    │
│   coto proximal a lesão)    │      └──────────┘      └────────────────────────────────────┘
└─────────────────────────────┘
                                                       ┌────────────────────────────────────┐
                                                       │ • Transplante do músculo grácil com│
                                     ┌──────────┐      │   inervação dupla                  │
                                  ──▶│ >18 meses│─────▶│ • Transposição do músculo temporal │
                                     └──────────┘      │   (cirurgia de Gillies)            │
                                                       │ • Avanço do músculo temporal       │
                                                       │   (ortodrômico)                    │
                                                       └────────────────────────────────────┘

┌─────────────────────────────┐      ┌──────────┐      ┌──────────────────────────────────────┐
│   Reparação ipsilateral     │      │          │      │ • Substituição nervosa massetérico-  │
│       Impossível            │─────▶│ < 18 meses│─────▶│   facial (com ou sem enxerto         │
│  (ausência de axônios       │      │          │      │   transfacial de nervo)              │
│ no coto proximal a lesão)   │      └──────────┘      └──────────────────────────────────────┘
└─────────────────────────────┘
                                     ┌──────────┐      ┌────────────────────────────────────┐
                                  ──▶│ < 6 meses│─────▶│ • Enxerto transfacial de nervo     │
                                     └──────────┘      └────────────────────────────────────┘
```

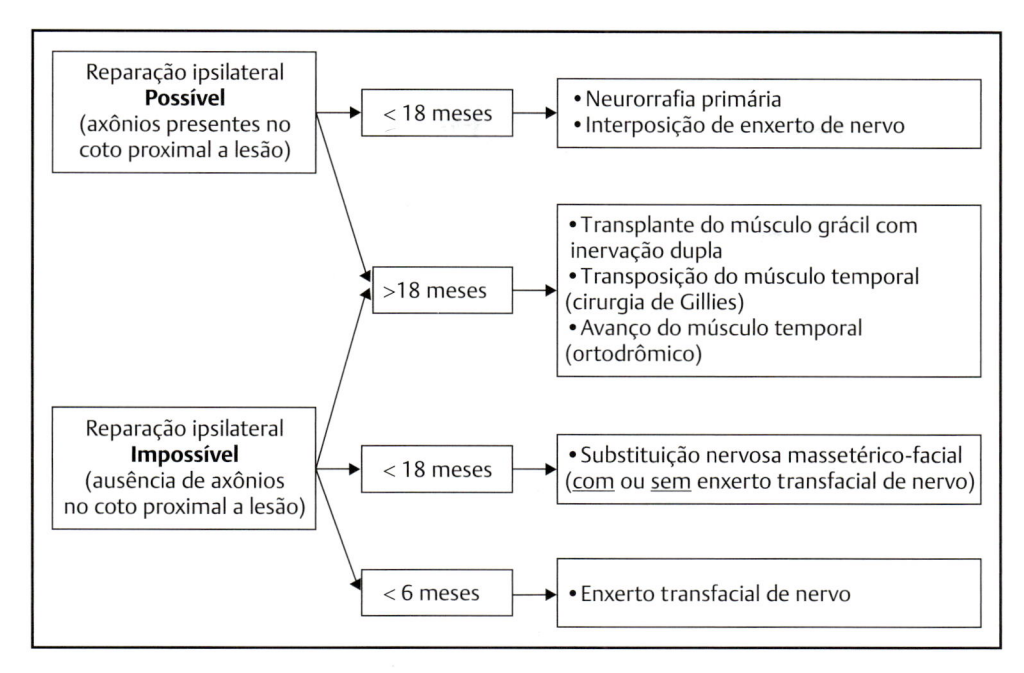

Fig. 22-1. Reconstrução do nervo facial.

CONCEITOS GERAIS DO TRATAMENTO

Na fase aguda, toda a atenção deve ser direcionada à proteção ocular e aos métodos de restabelecimento da função do nervo facial comprometido.

Acompanhamento clínico em intervalos regulares e frequentes é necessário para a avaliação e identificação mais precoce da resposta aos tratamentos iniciais. Após 6 meses do tratamento, os pacientes começam a ser separados de formas criteriosa e objetiva entre os que de fato apresentam sinais de melhora consistente e os que evoluem com terapia clinicamente silenciosa.

Independentemente da causa, a recuperação completa é virtualmente improvável para as paralisias faciais presentes por mais de 3-6 meses.

Na ausência de resposta às terapias iniciais após 6-18 meses do início da paralisia, preconiza-se procedimento de substituição cirúrgica nervosa massetérico-facial.

Após 18 meses, a recuperação do sorriso pode ser alcançada por meio de transplante neuromuscular do músculo grácil duplamente inervado pelo ramo massetérico do nervo trigêmeo e pelo ramo do nervo facial do lado não paralisado, com interposição de enxerto transfacial de nervo.

Definidas as condições de oclusão palpebral e do sorriso, nesta ordem, procedimentos complementares, como o uso de toxina botulínica, suspensões estáticas, miectomias, neurectomias e cerclagens, podem, em conjunto, contribuir significativamente para o alcance do melhor equilíbrio facial.

A inversão na sequência de implementação das medidas terapêuticas prejudica a coerência do estabelecimento de prioridades clínicas, compromete a adesão do paciente ao plano de tratamento e distorce a avaliação individual do resultado de cada método. No ambulatório de Paralisia Facial da Divisão de Cirurgia Plástica do Hospital das Clínicas empregamos no tratamento inicial dos pacientes portadores de paralisia facial o organograma apresentado na Figura 22-1.

Consolidados os resultados dinâmicos das terapêuticas empregadas conforme a Figura 22-1 passa-se aos procedimentos de ajuste que incluem a aplicação de toxina botulínica, suspensões estáticas, neurectomias, miectomias etc.

BIBLIOGRAFIA

Azizzadeh B, Pettijohn KJ. The Gracilis Free Flap. *Facial Plast Surg Clin North Am* 2016;24(1):47-60.

Biglioli F. Facial reanimations: part II—long-standing paralyses. *Br J Oral Maxillofac Surg* 2015;53(10):907-12.

Biglioli F. Facial reanimations: part I—recent paralyses. *Br J Oral Maxillofac Surg* 2015;53(10):901-6.

Boahene K. Facial reanimation after acoustic neuroma resection: options and timing of intervention. *Facial Plast Surg* 2015;31(2):103-9.

Coyle M, Godden A, Brennan PA et al. Dynamic reanimation for facial palsy: an overview. *Br J Oral Maxillofac Surg* 2013;51(8):679-83.

Faris C, Lindsay R. Current thoughts and developments in facial nerve reanimation. *Curr Opin Otolaryngol Head Neck Surg* 2013;21(4):346-52.

Garcia RM, Hadlock TA, Klebuc MJ et al. Contemporary solutions for the treatment of facial nerve paralysis. *Plast Reconstr Surg* 2015;135(6):1025e-1046e.

Ghali S, MacQuillan A, Grobbelaar AO. Reanimation of the middle and lower face in facial paralysis: review of the literature and personal approach. *J Plast Reconstr Aesthet Surg* 2011;64(4):423-31.

Jowett N, Hadlock TA. An Evidence-Based Approach to Facial Reanimation. *Facial Plast Surg Clin North Am* Aug 2015;23(3):313-34.

Klebuc MJ. Facial reanimation using the masseter-to-facial nerve transfer. *Plast Reconstr Surg* 2011;127(5):1909-15.

Kumral TL, Uyar Y, Berkiten G et al. How to rehabilitate long-term facial paralysis. *J Craniofac Surg* 2015;26(3):831-5.

Lee LN, Lyford-Pike S, Boahene KD. Traumatic facial nerve injury. *Otolaryngol Clin North Am* 2013;46(5):825-39.

Leong SC, Lesser TH, Andrews P et al. Transoral orthodromic temporalis muscle transfer technique for dynamic reanimation of the paralysed face. *Clin Otolaringol* 2015.

Momeni A, Khosla RK. Current concepts for eyelid reanimation in facial palsy. *Ann Plast Surg* 2014;72(2):242-5.

Niziol R, Henry FP, Leckenby JI et al. Is there an ideal outcome scoring system for facial reanimation surgery? A review of current methods and suggestions for future publications. *J Plast Reconstr Aesthet Surg* 2015;68(4):447-56.

Panossian A. Lengthening Temporalis Myoplasty for Single-Stage Smile Reconstruction in Children with Facial Paralysis. *Plast Reconstr Surg* 2016;137(4):1251-61.

Peng GL, Azizzadeh B. Cross-facial nerve grafting for facial reanimation. *Facial Plast Surg* 2015;31(2):128-33.

Placheta E, Wood MD, Lafontaine C et al. Enhancement of facial nerve motoneuron regeneration through cross-face nerve grafts by adding end-to-side sensory axons. *Plast Reconstr Surg* 2015; 135(2):460-71.

Rabie AN, Ibrahim AM, Kim PS et al. Dynamic rehabilitation of facial nerve injury: a review of the literature. *J Reconstr Microsurg* 2013; 29(5):283-96.

Ramakrishnan Y, Alam S, Kotecha A et al. Reanimation following facial palsy: present and future directions. *J Laryngol Otol* 2010;24(11):1146-52.

Rozen SM, Harrison BL, Isaacson B et al. Intracranial Facial Nerve Grafting in the Setting of Skull Base Tumors: Global and Regional Facial Function Analysis and Possible Implications for Facial Reanimation Surgery. Plast Reconstr Surg 2016;137(1):267-78.

Scaglioni MF, Verdini F, Marchesini A et al. Assessment of functional outcomes of temporalis muscle transfers for patients with longstanding facial paralysis. *Head Neck* 2016;38 Suppl 1:E1535-43.

Snyder-Warwick AK, Fattah AY, Zive L et al. The degree of facial movement following microvascular muscle transfer in pediatric facial reanimation depends on donor motor nerve axonal density. *Plast Reconstr Surg* 2015;135(2):370e-81e.

Socolovsky M, Martins RS, di Masi G et al. Treatment of complete facial palsy in adults: comparative study between direct hemihypoglossal-facial neurorrhaphy, hemihipoglossal-facial neurorrhaphy with grafts, and masseter to facial nerve transfer. *Acta Neurochir* 2016;158(5):945-57.

Terzis JK, Karypidis D. Blink restoration in adult facial paralysis. *Plast Reconstr Surg* 2010;126(1):126-39, 2010.

Terzis JK, Karypidis D. Outcomes of direct muscle neurotization in pediatric patients with facial paralysis. *Plast Reconstr Surg* 2009;124(5):1486-98.

Tomita K, Nishibayashi A, Yano K et al. Differential Reanimation of the Upper and Lower Face Using 2 Interpositional Nerve Grafts in Total Facial Nerve Reconstruction. *Plast Reconstr Surg Glob Open* 2015;23;3(10):e544.

Zuker RM. Facial paralysis and the role of free muscle transplantation. *Ann Chir Plast Esthet* 2015;60(5):420-9.

23
Vias de Acesso ao Nervo Facial

23.1 Identificação do Nervo Facial no Segmento Extratemporal

Flávio Hojaij ▪ Alfredo Luiz Jacomo

INTRODUÇÃO

Várias são as afecções que podem exigir a identificação do nervo facial após sua saída do forame estilomastóideo: doenças neoplásicas da glândula parótida, acesso à fossa média, acessos ao côndilo da mandíbula etc. O acesso por si constitui grande desafio para o cirurgião no que se refere à integridade do nervo facial.[1] Entre os aspectos a serem avaliados na abordagem cirúrgica, destacam-se a condição benigna em 80% dos casos das neoplasias da glândula parótida – o que torna sua preservação uma questão crucial na condução do tratamento, e o amplo espectro de dificuldade e agressividade das doenças malignas da glândula parótida e das doenças do espaço parafaríngeo e da base do crânio. Essas condições exigem do médico conhecimento e habilidades para manter como um dos objetivos durante o ato operatório a conservação do nervo facial.[1,2]

O cirurgião deve conhecer a anatomia do nervo facial, saber encontrar seu tronco ou alguns de seus ramos na região facial e lidar com o nervo com técnica cirúrgica apropriada e delicada. Deve, ainda, reconhecer a agressividade do tumor e, nos dias atuais, saber lidar com a monitorização intraoperatória.

Alguns desses tópicos serão abordados neste capítulo.

Classicamente, o nervo facial emerge pelo forame estilomastóideo (FEM), divide a parótida em duas partes: uma superficial e outra profunda, chamadas na prática de lobos, o que anatomicamente não o são (Fig. 23-1).[3,4]

ANATOMIA DO NERVO FACIAL

Veja na Seção I – Capítulo 3 – Anatomia do Nervo Facial. Enfatizaremos alguns pontos importantes para o cirurgião ao abordar o nervo facial.

O forame estilomastóideo é o local onde emerge o nervo facial do crânio. Esse forame encontra-se no processo mastóideo e é posterolateral ao processo estiloide e, salvo raros casos, quando o nervo

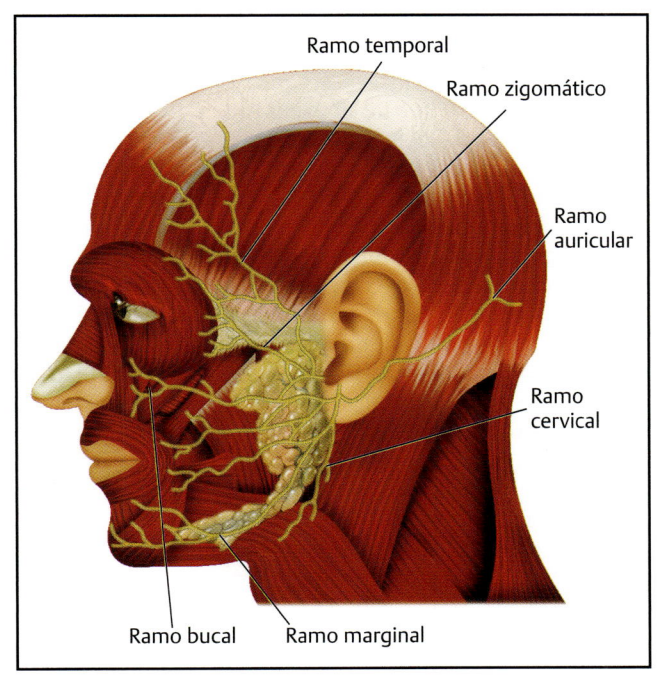

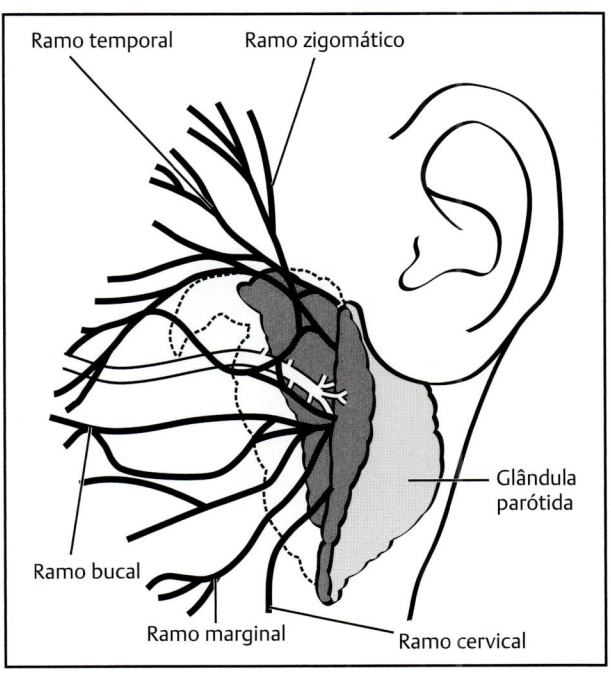

Fig. 23-1. Nervo facial extracraniano, ramos e relação com a glândula parótida.

facial emerge da porção anterior da mastoide, é o local onde o nervo facial inicia sua íntima relação com a glândula parótida. Cabe ressaltar que na infância esse forame tem localização bem mais superficial do que nos adultos. A conhecida divisão do nervo facial quase sempre acontece depois do tronco se insinuar entre os chamados lobos superficial e profundo da parótida, mas em raríssimos casos já pode emergir do forame com suas duas divisões: temporofacial e cervicofacial.[5,6]

O tronco do nervo facial tem relações sintópicas importantes com as seguintes estruturas: borda lateral da glândula parótida, borda medial e inserção do músculo esternocleidomastóideo, conduto auditivo, nervo auricular magno, superfície medial da mastoide, nervo auriculotemporal, artéria estilomastóidea, inserção do músculo digástrico, cartilagem triangular do conduto auditivo (*pointer*), a sutura timpanomastóidea e, finalmente, processo estiloide.[7-10]

IDENTIFICAÇÃO DO TRONCO DO NERVO FACIAL EXTRATEMPORAL

Deve o cirurgião, para identificar o nervo facial, saber reconhecer as estruturas relacionadas anteriormente, que serão verdadeiros pontos de reparo para, objetivamente, expor o tronco do nervo facial e, somente após, proceder ao acesso ou à ressecção do tecido necessário.

Para tornar a dissecção do tronco do nervo facial menos difícil, julgamos que essa sequência pode ser útil:

1. Separar a borda lateral da parótida do músculo esternocleidomastóideo e do conduto auditivo.
2. Seccionar o nervo auricular magno para aumentar a área de dissecção (apesar de ser possível sua conservação em alguns casos).
3. Usar como limites caudal e medial de dissecção antes da identificação do nervo facial, a veia retromandibular ou mesmo a veia jugular externa na liberação da glândula parótida (proximidade com o ramo marginal mandibular).
4. Seguir profundamente sobre a superfície medial da mastoide até o plano imaginário que tangencia da ponta do *pointer* ou da inserção do ventre posterior do músculo digástrico ou, ainda, observar a sutura timpanomastóidea e, profundamente, o processo estiloide.
5. Dissecar entre esses reparos de maneira cuidadosa e meticulosa. Tendo o processo estiloide ao fundo, identificar a artéria estilomastóidea e o nervo auriculotemporal. Isto porque, o nervo facial estará muito próximo, e sua presença poderá ser confirmada pela visualização de sua principal divisão ou por neuroestimulação (Fig. 23-2).[11]

DISSECÇÃO RETRÓGRADA DO NERVO FACIAL

A abordagem do nervo facial extratemporal é mais confortável e segura quando se identifica o tronco do nervo facial como vimos anteriormente. Isto é corroborado pelos seguintes fatos: o tronco é mais espesso, os pontos de reparo anatômicos são menos variáveis, e seguir um nervo do tronco para as divisões é mais seguro.[12,13]

Entretanto, em determinadas situações a dissecção retrógrada (de um ramo do nervo facial para o tronco) pode ser necessária ou mesmo a estratégia mais indicada. Seguem situações que são indicações para esta tática:

- Tumor ou lesão parotídea cuja localização seja periférica e no trajeto de um ou dois ramos do nervo facial, cuja margem de tecido sadio não seja demasiado grande.
- Tumor ou lesão parotídea cuja localização seja tão periférica que a dissecção do tronco do nervo facial seria apenas tática para se chegar à lesão, diminuindo, assim, o trauma neural.
- Condições que impeçam a identificação do tronco do nervo facial, como fibroses em reoperações e infecções, tumores aderidos à mastoide etc.

TÉCNICA

O ramo do nervo facial cuja localização é menos variável com reparo anatômico determinado é o nervo marginal mandibular.[4,10] Um dos ramos bucais também pode ser visto na emergência da bola gordurosa do espaço mastigador (bola de Bichat). Os demais ramos não possuem pontos de reparo e dependem de dissecção cuidadosa em meio à musculatura da mímica junto à borda medial da glândula parótida. Essa borda também é raramente bem delimitada, e associada à confluência da fáscia parotídea (desdobramento da fáscia cervical), é mais um obstáculo a esta tarefa.

Seguem algumas indicações de auxílio:

1. Uso de lente de magnificação (lupas).
2. Uso de neuroestimulação acoplada ou não a monitores da contração facial (melhor com monitores).
3. Identificação do ramo marginal mandibular que tem como reparos:
- Ângulo da mandíbula.
- Veia retromandibular (tributária maior da veia jugular externa), o nervo a cruza anteriormente.
4. Mudança da técnica de secção do tecido parotídeo de anterógrada para retrógrada após seguir o nervo. Como o nervo vem de outro maior, na retrógrada pode-se, ao segui-lo, identificar outros ramos paralelos muito próximos, exigindo-se, assim, maior atenção.

Técnica Cirúrgica

Como já mencionado anteriormente, a dissecção do nervo facial (anterógrada ou retrógrada) deve ser feita de maneira minuciosa e delicada de modo a evitar trações, danos à vascularização e o mínimo de manipulação do nervo facial e seus ramos.[14] O uso de lentes de magnificação (lupas) é bem indicado. Uma técnica com muito rigor hemostático também auxilia na manutenção da visão do nervo e de seus ramos. Entretanto, deve-se ter cuidado maior com o uso de eletrocautério e fontes de maior dissipação de calor para evitar a lesão neural por agentes térmicos.

Uma situação especial para a manutenção do nervo facial que merece ser citada é a dos tumores do lobo profundo da parótida, apesar de ocorrerem em menos de 10% dos casos ou ainda no acesso ao espaço parafaríngeo.[1] Nessas situações, o nervo facial e seus ramos serão mais manipulados, pois o tumor estará profundo aos mesmos. A dissecção cuidadosa e o reparo dos ramos com material apropriado, como silicone ou derivados de látex, servem como agentes de manipulação para afastar ramos e dissecar o tumor abaixo do nervo (Fig. 23-3).

A monitorização intraoperatória da integridade do nervo facial pode ser ferramenta de controle de qualidade.

▪ Monitorização do Nervo Facial

Há maneiras diferentes de se estabelecer a monitorização do nervo facial. O uso de neuroestimuladores com a visualização direta dos músculos da mímica é uma delas. Esta técnica necessita unicamente de um mero estimulador e da habilidade de se observar a contração

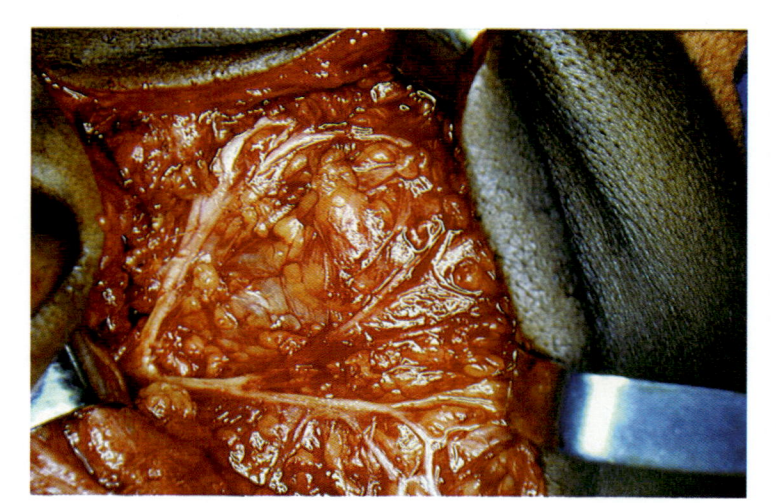

Fig. 23-2. Nervo facial e ramos expostos após ressecção da parte superficial da glândula parótida.

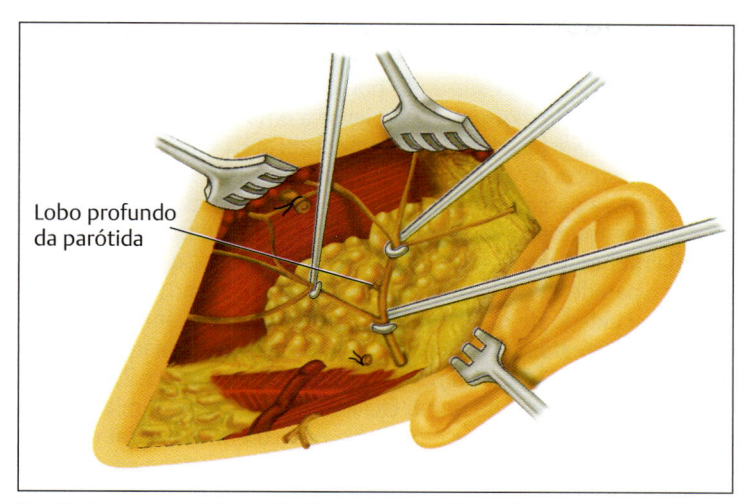

Fig. 23-3. Acesso ao lobo profundo: note tecido abaixo do tronco do nervo facial e ramos.

da face. Obviamente, não se conseguem prevenir lesões, já que o estímulo é feito em tempos estanques.

Por outro lado, a monitorização contínua permite observar se a dissecção está se aproximando do nervo e seus ramos, se está sendo traumática e, ainda, se é possível averiguar, ao final da manipulação, a integridade da condução neural. Para isso, é necessário colocar eletrodos nos grupos musculares faciais (frontal, zigomático, bucal, marginal mandibular e cervical) antes do início do ato cirúrgico e ter a função prévia confirmada.

Com essa conduta, é possível realizar mudanças nos traçados durante a dissecção e manipulação dos nervos. Pode-se também fazer estimulação de estruturas para verificar se a origem é neural, além de se certificar de sua integridade até o final da cirurgia. Um ganho importante é obtido com o potencial evocado, que pode confirmar ao final de todo o procedimento a saúde do nervo manipulado. Alguns têm usado corantes *in vivo*, mas parece ser ainda o conhecimento anatômico associado à excelência da técnica operatória, às grandes ferramentas para a preservação do nervo facial e seus ramos.[14]

REFERÊNCIAS BIBLIOGRÁFICAS

1. Brandão L, Ferraz A. *Cirurgia de cabeça e pescoço*. São Paulo: Roca, 1989. v. 2. p. 67-70.
2. Aird DW, Puttasiddaiah P, Berry S *et al*. Spatial orientation of the facial nerve in relation to parotid tumours. *The Journal of laryngology & Otoly* 2006;120:371-4.
3. Guang-yong T, Da-Chuan X, De-liang H *et al*. The topographical relationships and anastomosis of the nerves in the human internal auditory canal. *Surg Radiol Anat* 2008;30:243-7.
4. Greyling LM, Glanvill R, Boon D *et al*. Bony landmarks as an aid for intraoperative facial nerve identification. *Clinical Anatomy* 2007;20:739-44.
5. Sataloff RT, Selber JC. Phylogeny and embryology of the facial nerve and related structures. Part II: Embriology. *Ear Nose Throat J* 2003 Oct;82:764-79.
6. Steele NP, Vambutas A. Aberrant facial nerve. *Ear Nose Throat J* 2006 Aug;85:472-3.
7. Pather N, Osman M. Landmarks of the facial nerve: implications for parotidectomy. *Surg Radiol Anat* 2006;28:170-5.
8. Witt RL, Weinstein GS, Rejto LK. Tympanomastoid suture and digastric muscle in cadaver and live parotidectomy. *Laryngoscope* 2005 Abr;115:574-7.
9. Cannon CR, Replogle WH, Schenk MP. Facial nerve in parotidectomy: a topographical analysis. *Surg Radiol Anat* 2004;26:494-500.
10. Hollinshead HW. *Anatomy for surgeons*, 3th ed. Philadelphia: Lippincott Company; 1982;v. 1. p. 305-20.
11. Pia F, Policarpo M, Dosdegani R *et al*. Centripetal approach to the facial nerve in parotid surgery: personal experience. *Acta Otorhinolaryngol Ital* 2003;23:111-5.
12. Kwak HH, Park HD, Youn KH *et al*. Branching patterns of the facial nerve and its communication. *Surg Radiol Anat* 2004;26:494-500.
13. Gasser RF. Surgical anatomy of the parotid duct with emphasis on the major tributaries forming the duct and the relationship of the facial nerve to the duct. *Clinical Anatomy* 2005;18:79.
14. Hojaij FC, Plopper C, Cernea CR. Pearl and Pitfalls in Head and Neck Surgery, Practical Tips to Minimize Complications. Retrograde Approach to Facial Nerve Indications and Technique 2008;7:108-9.

23.2 Via Mastóidea

Ricardo Ferreira Bento

INTRODUÇÃO

O nervo facial tem o mais longo percurso intraósseo de todos os nervos motores do corpo humano. Seu percurso no canal de Falópio é sinuoso e com íntimas relações com as estruturas do osso temporal.

O acesso cirúrgico para o nervo facial intrapetroso mais comumente utilizado é o mastóideo.

É usado nas situações em que o segmento timpânico ou mastóideo do nervo facial precisa ser acessado (descompressões do nervo para paralisias de Bell e traumática, tumores intrínsecos e extrínsecos do nervo, displasias ósseas comprimindo o nervo entre outras).

Por essa via, é possível acessar o segundo segmento (timpânico) e o terceiro (mastóideo) em pacientes com audição preservada sem remover o labirinto ou algum canal semicircular.

É possível também atingir o gânglio geniculado e o primeiro segmento (labiríntico) do nervo facial em alguns pacientes com anatomia favorável (ossos temporais grandes) sem remover o labirinto.

Quando o paciente apresenta surdez neurossensorial profunda, por essa via, pela remoção do labirinto (via translabiríntica), é possível acessar os três segmentos, meato acústico interno e fossa posterior, chegando até o tronco cerebral (para remoção de tumores intrínsecos e extrínsecos, como schwannomas e outros tumores do ângulo pontocerebelar e fossa jugular). É possível também realizar descompressões neurovasculares por conflito arteriovenoso ou neurectomias seletivas.

Com uma variação da via translabiríntica, a retro ou infralabiríntica, é possível preservar o bloco labiríntico e acessar o nervo facial em seu segmento intrameatal e na fossa posterior.

Chipault, em 1896, abriu, pela primeira vez, o canal de Falópio desde o forame estilomastóideo até o gânglio geniculado, preocupado em preservar as funções do VII par em cirurgias de osso temporal. Desde então, várias técnicas foram desenvolvidas para identificação e controle do nervo facial nas diversas cirurgias a serem realizadas no osso temporal.

Neste capítulo, vamos descrever esses acessos e suas variações.

As etapas estão descritas a seguir.

1. Incisão retroauricular clássica, sempre após infiltração da pele e do subcutâneo com lidocaína com adrenalina a 2% (Fig. 23-4). Deve-se fazer um retalho anterior de músculo e periósteo em

forma de "U" invertido (Fig. 23-5), expondo-se toda a cortical da mastoide (Fig. 23-6).

2. Após o broqueamento de toda a cortical da mastoide, devem-se esqueletizar e visualizar o seio sigmoide e a dura-máter das fossas média e posterior pré e pós-sigmóidea. Essas estruturas devem permanecer somente com uma fina camada óssea. Durante este procedimento, pode-se encontrar a veia emissária mastóidea, que tem diâmetro variável. Esta, de preferência, deve ser identificada distante ao seio, isolada e coagulada ou coberta com cera para osso. Se o seio for aberto na região de entrada da emissária ou em outra região qualquer, pode-se estancar o sangramento com uso de cera para osso impactada no local, ou até com fáscia de músculo suturada por cima da perfuração. Nunca se deve coagular, pois isto pode levar à embolia. Deve-se seguir o seio sigmoide desde o ângulo sinodural até a ranhura do músculo digástrico. A ranhura do músculo digástrico serve de referência para a porção inferior da mastoidectomia e para o nervo facial, pois anteriormente a ele está o forame estilomastóideo e medialmente, a curva final do seio sigmoide. Deve-se manter delgada a parede posterior do conduto auditivo externo (CAE), tomando o cuidado de não a perfurar, evitando, assim, infecções e até um colesteatoma secundário. Identificam-se o canal semicircular lateral (CSL) e o ramo curto da bigorna (Fig. 23-7).

3. A terceira porção do nervo facial é esqueletizada, sem a exposição do mesmo. Deve-se brocar o espaço entre o facial e o seio sigmoide, visualizando o bloco labiríntico superiormente, o bulbo da jugular inferiormente, e a dura-máter da fossa posterior posteriormente. Realiza-se uma timpanotomia posterior, pelo recesso do nervo facial, e visualizam-se o segundo joelho do nervo facial e sua segunda porção ou porção timpânica (Fig. 23-8).

4. Após o canal de Falópio ser esqueletizado com uma fina camada óssea ao redor do nervo, remove-se, com uma pequena cureta, o osso sobre o nervo, expondo-se seu epineuro ou bainha na porção mastóidea e no segundo joelho. Através da timpanotomia posterior ampliada, pode-se, delicadamente, remover o osso sobre o facial no segmento timpânico, expondo-se a bainha, tendo muito cuidado com a cadeia ossicular, principalmente o estribo e a bigorna que estão muito próximos do nervo

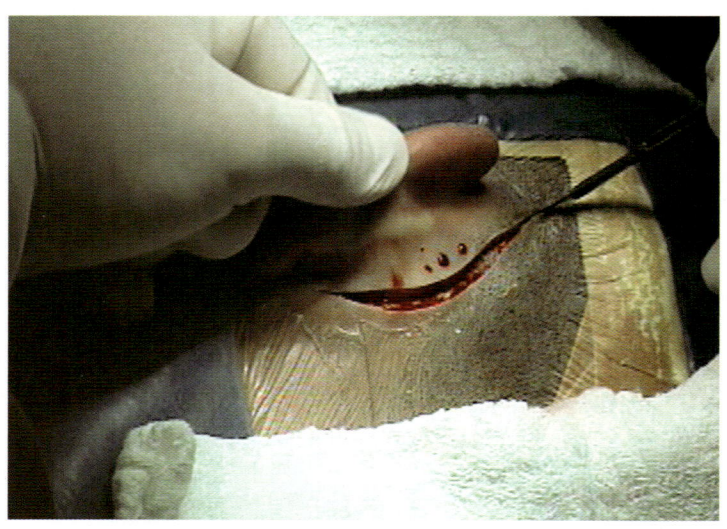

Fig. 23-4. Incisão retroauricular clássica (incisão de Wilde).

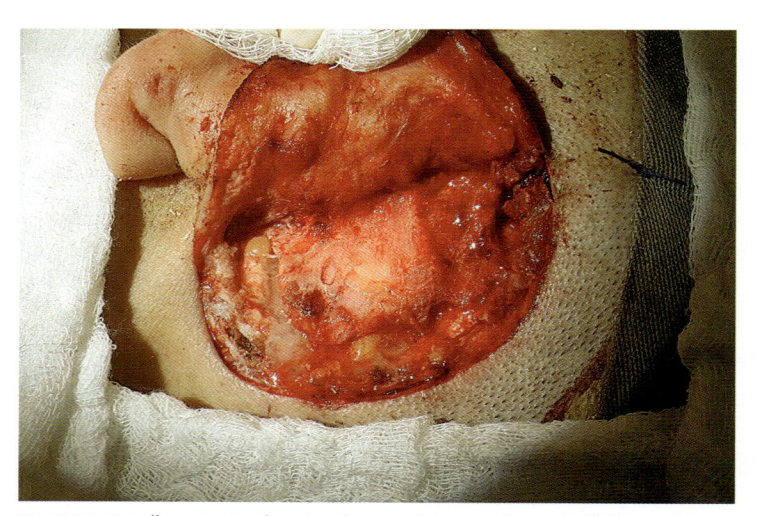

Fig. 23-5. Retalho anterior de músculo e periósteo em forma de "U" invertido.

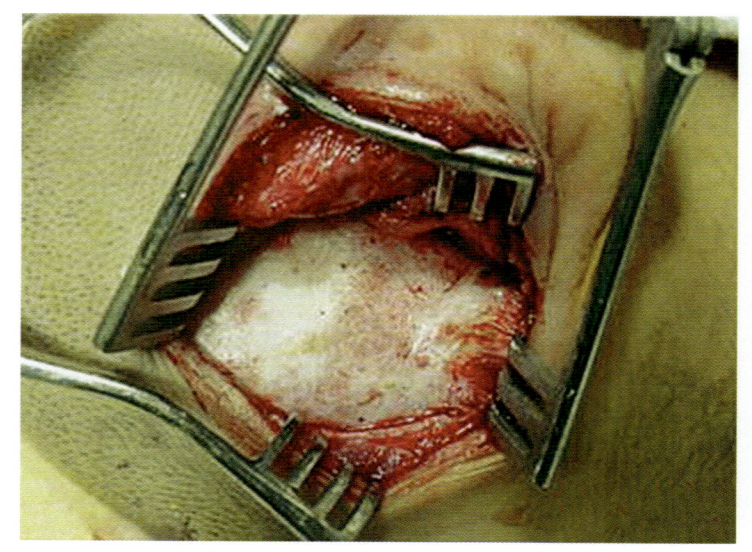

Fig. 23-6. Exposição do periósteo.

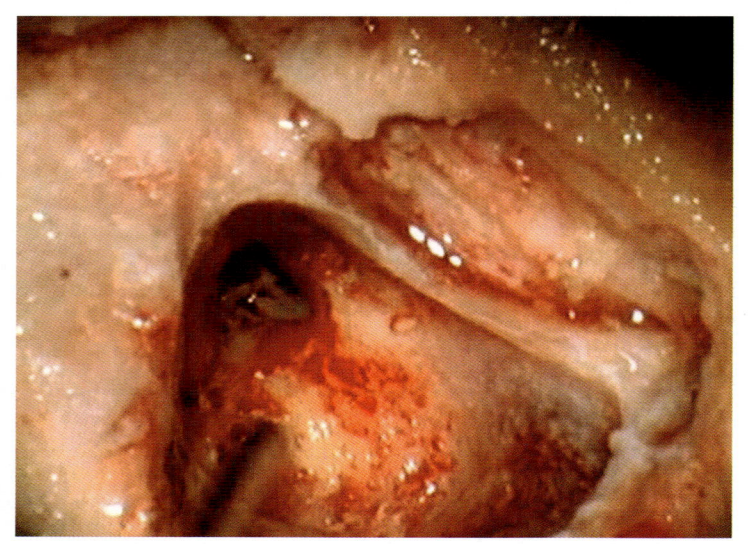

Fig. 23-7. Antrotomia.

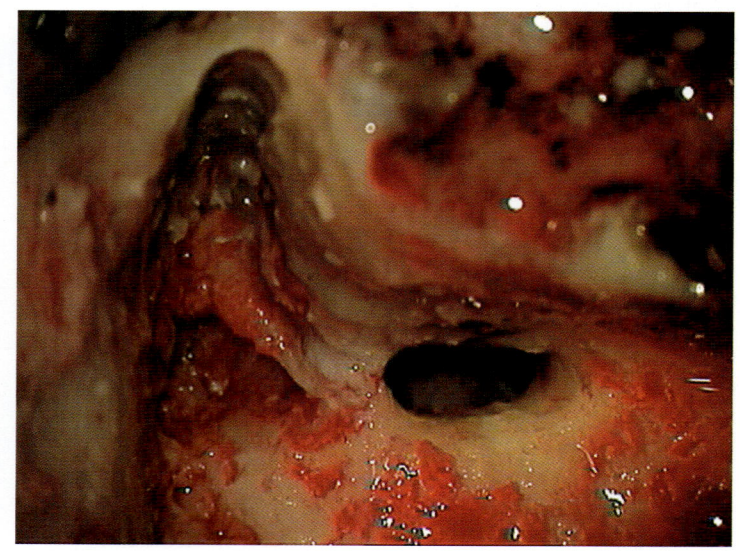

Fig. 23-8. Timpanotomia posterior.

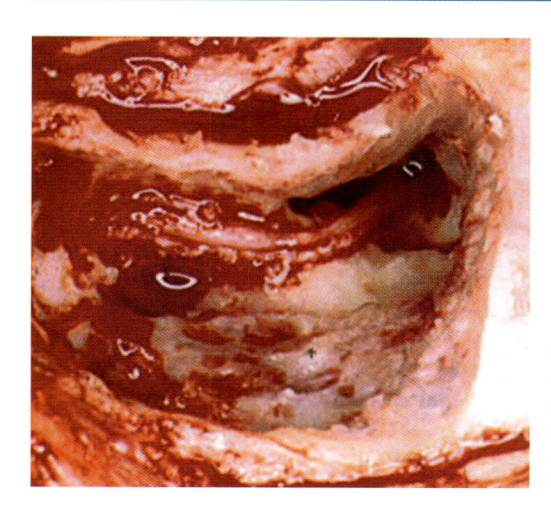

Fig. 23-9. Exposição do nervo facial nas segunda e terceira porções, com abertura da bainha do nervo.

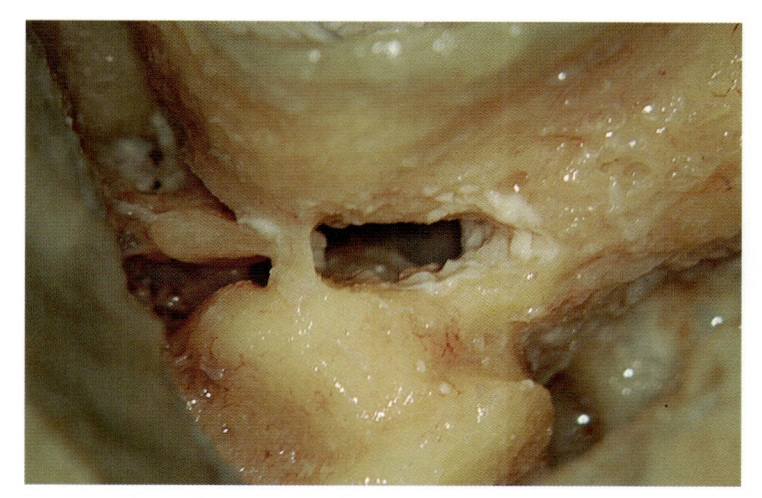

Fig. 23-10. Dissecção em peça anatômica. Timpanotomia posterior com estruturas do ático e antro, cadeia ossicular e processo cocleariforme.

nesse segmento. Pode ser necessária a remoção da bigorna para obter melhor acesso ao nervo, e depois, se possível, realizar sua interposição entre o estribo e o martelo. Em casos de tumores ou otite média crônica, pode ser necessário remover a membrana do tímpano e a parede posterior do meato acústico externo para uma melhor exposição.

5. Quando o epineuro do nervo estiver exposto em toda a sua extensão, este deve ser incisado com uma lanceta especial, abrindo-o, expondo e descomprimindo o nervo em si e seus fascículos (Fig. 23-9).

TIMPANOTOMIA POSTERIOR

A timpanotomia posterior é a abertura de uma passagem entre as células mastóideas posteriores em direção à cavidade timpânica, em uma região denominada recesso do nervo facial. Foi descrita pela primeira vez por William House, na década de 1950. Esta abertura tem como referências o próprio nervo facial na sua parte inferior e o anel timpânico em sua parte superior. É como uma janela em que se tem o facial embaixo, o anel timpânico em cima, a trabécula óssea junto ao ramo curto da bigorna de um lado, e o nervo corda do tímpano do outro lado. Deve-se deixar delgada a parede posterior do CAE e do antro mastóideo de cima para baixo (lateral para medial), afinando muito bem toda a parede posterior do CAE, lentamente, deixando uma pequena trabécula óssea na direção (ou em continuidade) do ramo curto da bigorna (importante para melhor preservação funcional da cadeia ossicular). Logo inferiormente a esta coluna óssea, encontram-se as células retrofaciais ou o recesso do nervo facial, que com uma pequena broca, de preferência, diamantada, devem ser retiradas lentamente, caminhando-se em direção à caixa, isto é, aprofundando-se anteromedialmente. Lembre-se de que se está trabalhando entre o nervo facial e o anel timpânico e que ambos devem ser preservados. A cavidade timpânica é acessada, tendo como reparos o nervo facial (posteromedialmente), o anel timpânico (superoanteriormente), e a trabécula óssea deixada como sustentação do ramo curto da bigorna mais superiormente, pois aí se encontra a inserção de seu ligamento posterior. Abaixo, está o recesso do nervo facial, e, posteriormente, o nervo corda do tímpano. Com esta abertura e mais a aticotomia anterior, há condições de visualizar, praticamente, todas as estruturas ouvido médio: estribo, bigorna e seus ligamentos e articulações, janelas oval e redonda, promontório da cóclea, martelo e seus ligamentos, nervo corda do tímpano, processo cocleariforme, de onde emergem o tendão do músculo tensor do tímpano e a eminência piramidal, de onde emergem o tendão do músculo do estribo e a porção timpânica do facial (Fig. 23-10).

É fundamental ter conhecimento de que o processo cocleariforme é estrutura importante na localização do nervo facial, em sua segunda porção, e do gânglio geniculado, pois quando este processo é localizado, pode-se saber que o nervo se encontra medial e discretamente superior a ele.

ACESSO MASTÓIDEO TRANSLABIRÍNTICO

Se os canais semicirculares e o labirinto posterior forem removidos, temos o acesso translabiríntico (ATL), podem-se abordar o gânglio geniculado, o nervo petroso superficial maior e o segmento labiríntico do nervo facial, e acessar o meato acústico interno. Com a incisão da dura-máter da fossa posterior, tem-se acesso a toda a fossa posterior e ao tronco cerebral.

O ATL consiste em três estágios cirúrgicos: 1. mastoidectomia; 2. labirintectomia; 3. estágio pericanalicular e visualização do meato acústico interno.

O primeiro passo é a abertura dos canais semicirculares, primeiro o lateral e posterior, identificando-se suas ampolas, e depois o canal superior (Fig. 23-11). A artéria subarcuata é visualizada bem no centro da circunferência do canal posterior; ela corresponde ao limite superior do MAI. Os canais são progressivamente removidos para a abertura do vestíbulo; logo anterior a ele, existe o primeiro joelho do facial, e, lateralmente ao canal lateral, está a segunda porção do facial. O próximo passo é abrir a cavidade vestibular (vestíbulo).

Estágio Pericanalicular

Começa com a identificação do fundo do MAI, que corresponde precisamente à cavidade vestibular (Fig. 23-12). O MAI deve ser exposto a cerca de 270° de sua superfície, antes de ser aberto, para que se evitem lesões nervosas.

O nervo facial fica situado superiormente ao nervo vestibular superior (NVS), separado pela *Bill's bar* ou crista transversa.

Quando o fundo do MAI é identificado, procede-se ao broqueamento entre o MAI e o bulbo da jugular. Isto é realizado com uma broca de diamante e com grande amplificação. Durante esse broqueamento, é identificado e seccionado o ducto endolinfático. O broqueamento acaba assim que o aqueduto coclear é visualizado, pois logo profundamente a ele está o nervo glossofaríngeo.

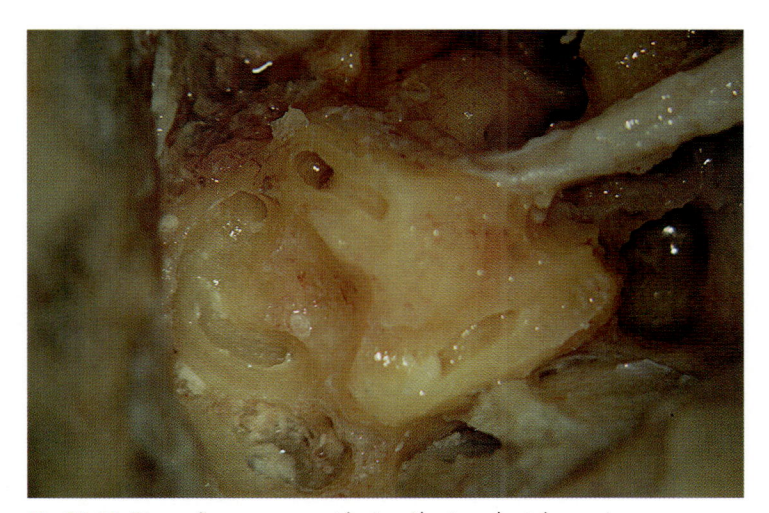

Fig. 23-11. Dissecção em peça anatômica. Abertura dos três canais semicirculares, início da labirintectomia.

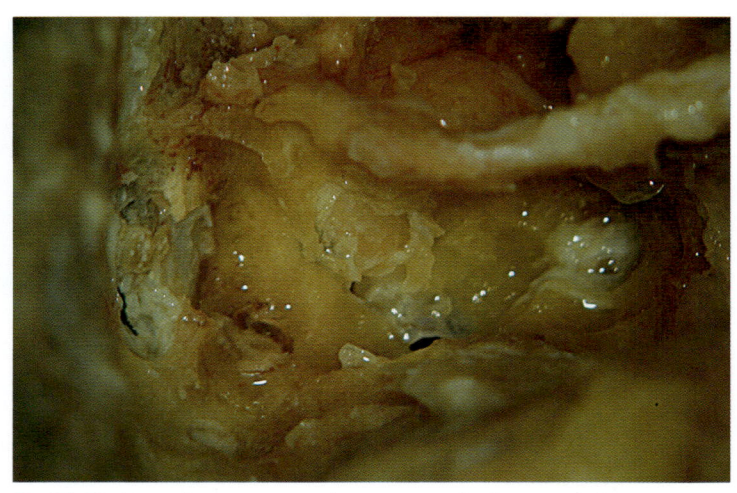

Fig. 23-12. Dissecção em peça anatômica. Exposição do meato acústico interno após labirintectomia posterior.

Procede-se agora ao broqueamento entre o MAI e o seio petroso superior. É preciso cuidado extremo para não lesionar a dura-máter da fossa média neste ponto, pois a porção intracanal do facial pode estar deslocada superiormente pelo tumor.

A porção lateral do MAI está protegida por uma camada óssea; esta é removida inteira com um gancho.

O nervo facial é identificado no fundo do MAI. O broqueamento da parede superior do MAI permite a exposição da dura-máter onde o nervo facial está em contato. No MAI o facial está separado do NVS pela *Bill's bar*, portanto, seccionando-se o NVS pode-se facilmente identificá-lo. Já em casos de neuromas do NVS localizados no fundo do MAI, a identificação fica difícil, sendo necessário, às vezes, localizá-lo na primeira porção. Para a individualização completa desses nervos, devem-se liberar totalmente as anastomoses acusticofaciais.

Quando o facial é identificado, procede-se à abertura da dura-máter do MAI.

Em resumo, os pontos de reparo importantes para identificação do nervo facial na abertura da mastoide são:

- Canal semicircular lateral
  - Identifica-se o nervo afinando o osso ao longo do seu local previsível proximal e distalmente ao canal lateral.
- Processo cocleariforme
  - Estrutura que se encontra anteroinferiormente ao canal do facial em seu segmento timpânico a 4 mm do gânglio geniculado.
  - O processo cocleariforme por onde sai o tendão do músculo tensor do tímpano, que se vai inserir no cabo do martelo, repousa quase que sobre o canal de Falópio.
- Eminência piramidal
  - Estrutura em forma de pirâmide que contém o tendão do músculo do estribo e parte do próprio músculo e que se encontra anteriormente ao canal de Falópio.
  - Apresenta a emergência do nervo corda do tímpano na terceira porção (mastóidea) do nervo facial; a ranhura digástrica, impressão causada pelo músculo digástrico na base do osso temporal; e a bigorna (o ramo curto da bigorna aponta para o nervo facial no seu segundo joelho).

A melhor forma de controlar o nervo facial é conhecer profundamente sua anatomia e seus pontos de reparo, e sempre identificá-lo durante a cirurgia. A identificação do nervo facial em seu canal de Falópio por transparência dá ao cirurgião a segurança necessária para poder preservá-lo.

Uma variação do acesso translabiríntico é o retro ou infralabiríntico: após a mastoidectomia ampla, o canal semicircular posterior é esqueletizado até a visualização de sua porção membranosa por transparência. Todo o osso que recobre o seio sigmoide, dura-máter da fossa cerebral posterior e ângulo sinodural são removidos. Uma ilha de osso é deixada sobre o seio sigmoide para proteção deste na necessidade de afastá-lo, o que ocorre em muitos casos, para haver maior espaço de entrada sob o bloco labiríntico. Broca-se inferiormente ao canal semicircular posterior, até chegar à dura-máter do meato acústico interno (MAI) e expor a dura-máter da fossa posterior entre o bulbo da jugular e o MAI. Neste ponto, é possível incisar a dura-máter e ter acesso ao MAI e à fossa posterior.

BIBLIOGRAFIA

Bento RF. *Manual de dissecção do osso temporal.* São Paulo: Fundação Otorrinolaringologia, 1998.

Bento RF. *Tratado de otologia,* 2.ed. São Paulo: Atheneu, 2013.

Miniti A, Bento RF, Butugan O. *Otorrinolaringologia clínica e cirúrgica.* São Paulo: Atheneu, 1993.

Salaverry MA. Transattical approach. A technique variation for total decompression of the facial nerve. *Rev Bras Otorhinolaringol* 1974;40:262-4.

23.3 Via Fossa Média

Ricardo Ferreira Bento

INTRODUÇÃO

O acesso à via fossa média (AFM) pela superfície anterossuperior da pirâmide petrosa tem sido usado para exérese de pequenos neurinomas do acústico, para neurectomia vestibular seletiva e para descomprimir e reparar o gânglio geniculado e a porção labiríntica do nervo facial. Outras indicações menos comuns são lesões no ápex petroso, schwannomas do nervo facial, fístulas liquóricas e encefaloceles do lobo temporal e, mais atualmente, implantes cocleares em cócleas com a base ossificada. A extensão do acesso pela divisão do seio petroso superior pode ser usada para remoção de neurinomas do acústico de maior dimensão e meningiomas petroclivais. Há ainda um acesso de fossa média intradural usado pelos neurocirurgiões. O acesso extradural, não estendido, por uma craniotomia temporal inferior, como descrito por House, é o objeto deste capítulo. O acesso é ímpar em permitir exposição direta do fundo do conduto auditivo interno e porção labiríntica do canal de Falópio com preservação da função da orelha interna. É também inigualável na exposição que pode ser obtida da região pré-ganglionar do nervo facial. O AFM, porém, tem sido associado a complicações sérias. Para alguns, esta via tem sido ferramenta indispensável, enquanto que para outros, há poucas justificavas para seu uso.

O sucesso dos acessos posteriores e pré-sigmóideos para neurectomia vestibular e cirurgia do neurinoma com preservação da audição tem diminuído a frequência das indicações do AFM para estes fins. Ainda há controvérsias sobre a eficiência do procedimento de descompressão do nervo facial na paralisia facial de Bell, o que afastou muitos otologistas no que diz respeito a esta indicação. No entanto há menos dúvidas sobre o uso do acesso à via fossa média em paralisias faciais traumáticas (PFT).

É amplamente aceitável e razoável que uma PFT total, com perda do lacrimejamento e diminuição importante ou falta de resposta elétrica, porém com audição preservada, deve ter como escolha o AFM.

Salaverry descreveu, em 1974, a abordagem do gânglio geniculado e do primeiro segmento do nervo facial por um acesso transatical, que representa a única alternativa possível para o acesso a essa região pela abertura da mastoide.

TERMINOLOGIA

No fundo do conduto auditivo interno, o nervo facial entra no canal de Falópio pelo forame meatal. A porção labiríntica do canal de Falópio estende-se do forame meatal até o gânglio geniculado; distalmente deste originam-se os axônios destinados a inervar os músculos da expressão facial, nas porções timpânica, piramidal e mastóidea. O canal de Falópio termina no forame estilomastóideo, onde o nervo deixa o crânio e começa o seu curso extracraniano.

A região pré-ganglionar (PG) inclui o gânglio geniculado e suas redondezas. Não é precisamente definido e ela não inclui o forame meatal, a metade proximal da porção labiríntica do nervo facial ou a metade distal da porção timpânica. É referido a Fisch a atenção especial e nomenclatura do forame meatal, que demonstra ser a porção mais estreita do canal de Fallópio. Ele também descreve o fenômeno de aprisionamento da compressão do nervo, nesta região crítica, o que pode ser significativo na paralisia facial de Bell e PFT.

A cirurgia é realizada sob anestesia geral, com o paciente na posição supina e a cabeça virada. A incisão é realizada iniciando-se anterior ao trágus estendendo-se superiormente (Fig. 23-13). Após afastamento da pele, subcutâneo, incisão no músculo temporal (Fig. 23-14) e localização da raiz do arco zigomático realiza-se, com motor de alta rotação e broca cortante e diamantada, uma janela óssea de 3 cm (anteroposterior) por 4 cm (superoinferior), com seu centro na raiz do arco zigomático (Fig. 23-15).

A margem inferior da craniotomia é rebaixada com uso de broca ou pinça saca-bocado (Fig. 23-16). A pressão intracraniana é reduzida com hiperventilação ou com uso de manitol (promovendo a diurese osmótica) ou drenagem de liquor por uma pequena abertura na dura-máter. Então a dura-máter é elevada, e a superfície laterossuperior da porção petrosa do osso temporal é exposta. Coloca-se o afastador ortostático tipo House-Urban (Fig. 23-17) para expor o hiato facial, eminência arcuata e o plano meatal (Fig. 23-18). Nos casos em que a mastoide foi aberta a transiluminação pela cavidade mastóidea pode ajudar na orientação. O gânglio geniculado é localizado por identificação do tégmen timpânico (Fig. 23-19), segundo técnica descrita por Bento *et al.*, e do processo cocleariforme, no hiato facial, e seguido posterolateralmente com uma broca de diamante e sucção/irrigação constantes. A porção labiríntica do canal de Falópio é seguida progressivamente até o conduto auditivo interno.

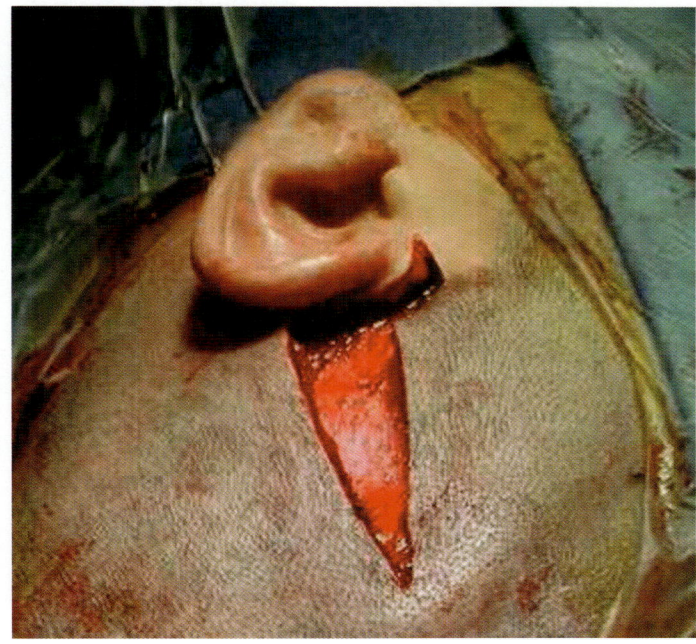

Fig. 23-13. Incisão.

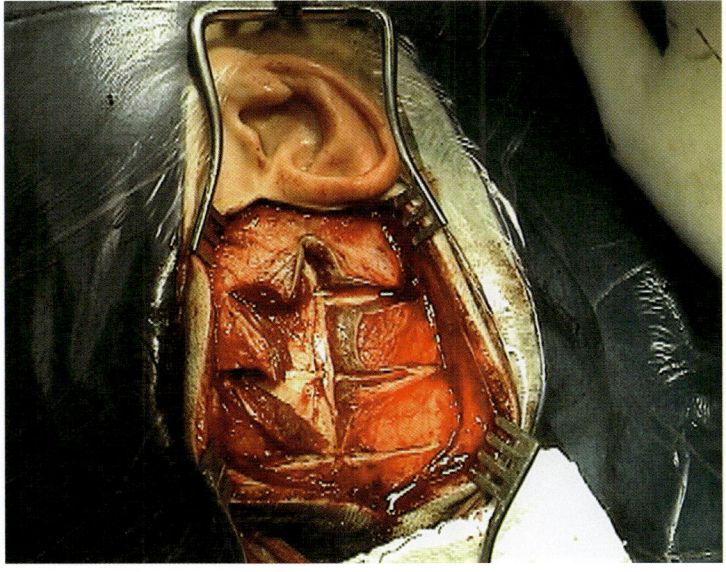

Fig. 23-14. Incisão e afastamento do músculo temporal.

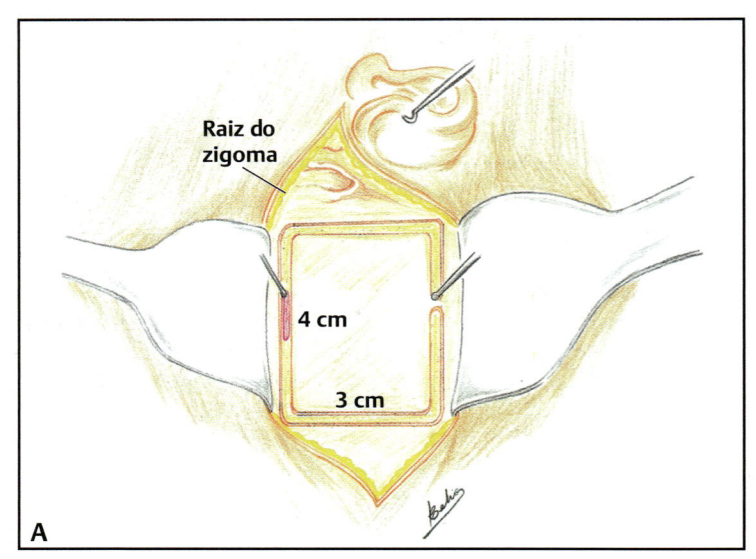

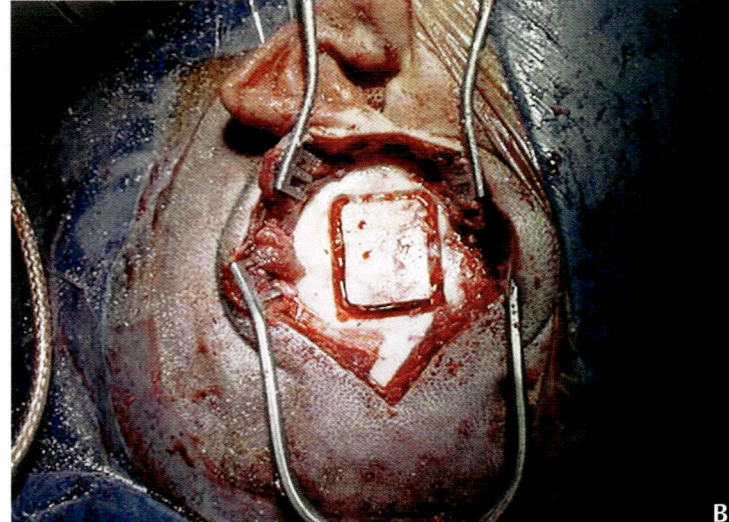

Fig. 23-15. (A e B) Abertura da janela óssea. (Ear Nose Throat J. 2002 May; 81(5): 320-6.)

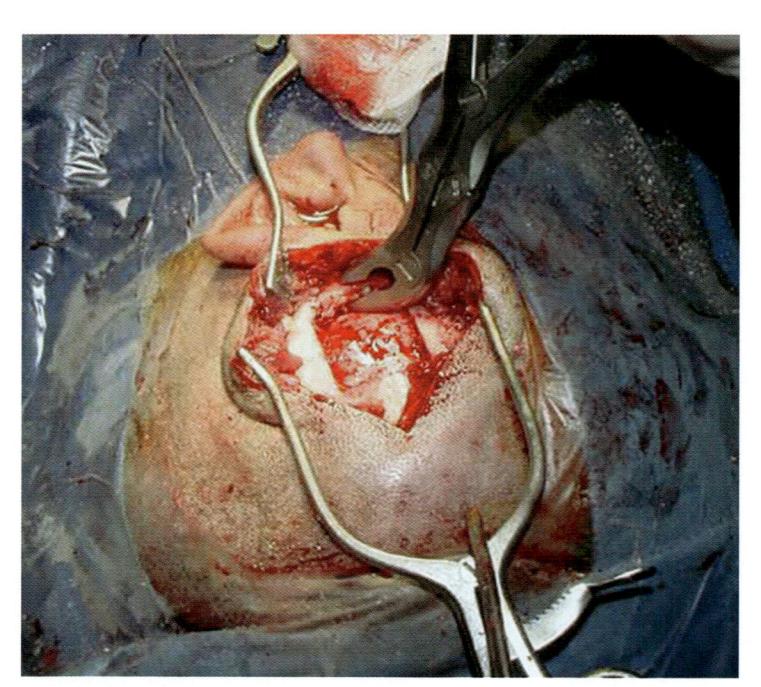

Fig. 23-16. Aumentando a janela inferiormente.

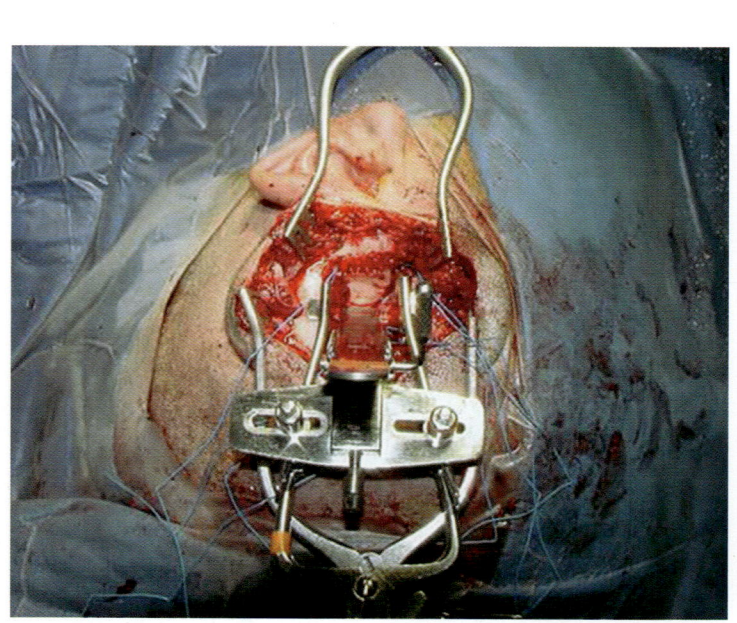

Fig. 23-17. Afastador de House Urban modificado em posição na janela óssea.

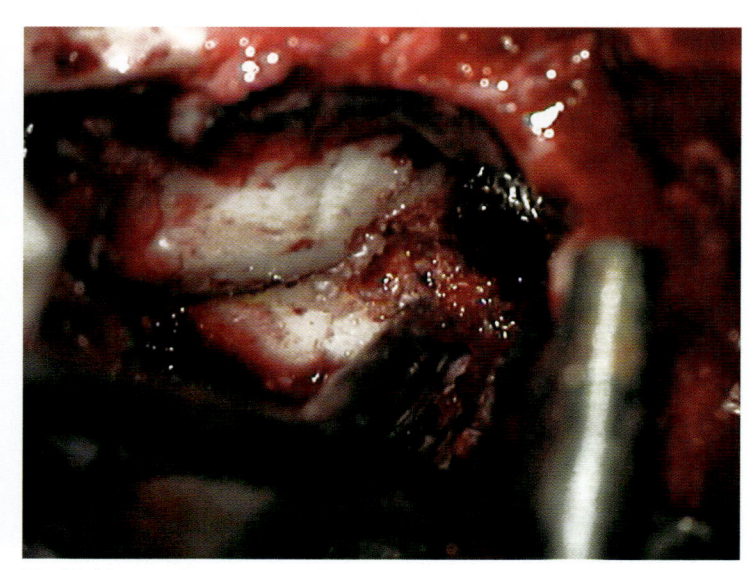

Fig. 23-18. Descolamento e visualização do assoalho da fossa média.

Então, suavemente, a região pré-ganglionar é explorada. No próximo passo, a porção timpânica é exposta até a altura do processo cocleariforme ou até encontrar a exposição obtida pela via transmastóidea, caso tenha sido feita nas descompressões totais. Os fragmentos finais de osso são removidos do nervo, e a bainha, incisada. A via permite a reparação por reposicionamento do nervo em novo trajeto ou enxerto. O nervo petroso pode ou não ser seccionado e cauterizado com bipolar a fim de evitar regeneração dos axônios do nervo facial por esta via. Isto não causa normalmente resultados prejudiciais para a lubrificação ocular.

A comunicação entre a fossa média e o ático não é reparada. Qualquer lesão significativa da dura-máter é reparada primariamente, ou usado fechamento com fáscia e cola biológica. Depois de realizar hemostasia, o retrator é removido, permitindo que o cérebro reexpanda. A dura-máter é, então, reparada nos cantos da craniotomia com fio não absorvível, e o fragmento ósseo previamente retirado é, então, suturado na sua posição anatômica. O ferimento cirúrgico é fechado em planos, e um dreno com sucção é colocado no espaço subgaleal. Antibioticoterapia profilática com cefalosporina de quarta geração é usada de rotina.

Caso for optado por uma descompressão total recomendam-se realizar antes a mastoidectomia e a descompressão dos segmentos timpânico e mastóideo, pois facilita a localização do tégmen timpânico.

Desde a década de 1970, aparentemente a popularidade do AFM tem diminuído, pela não exata compreensão da fisiopatologia das

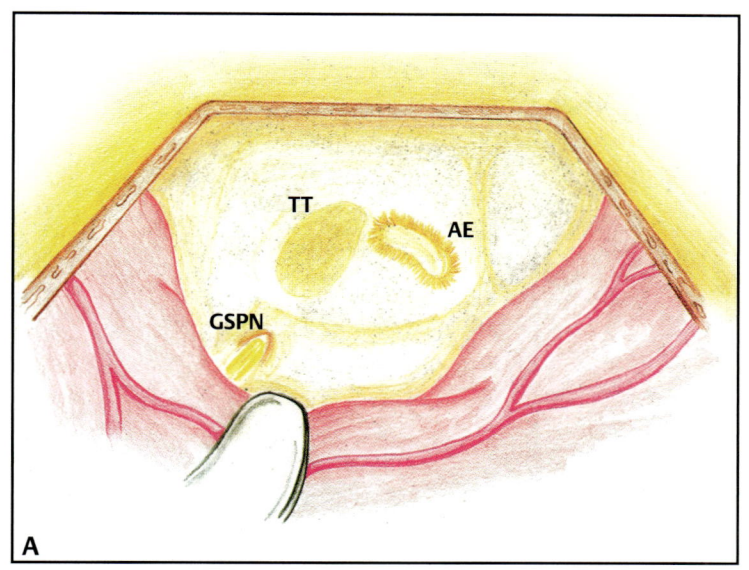

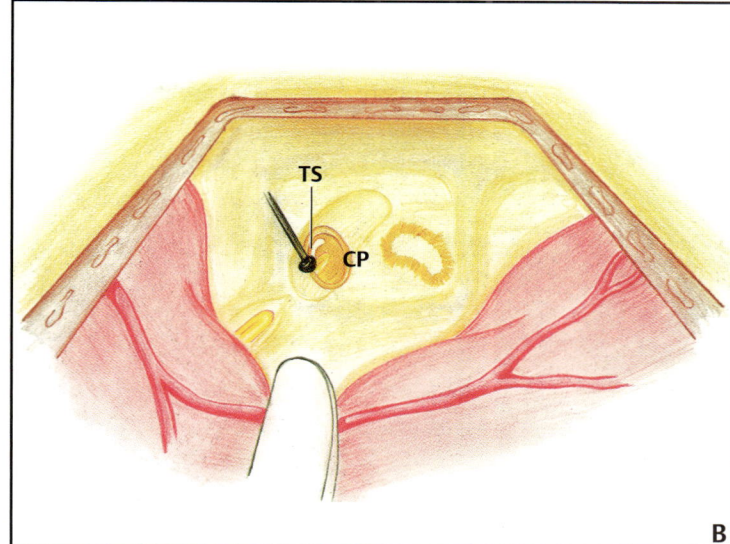

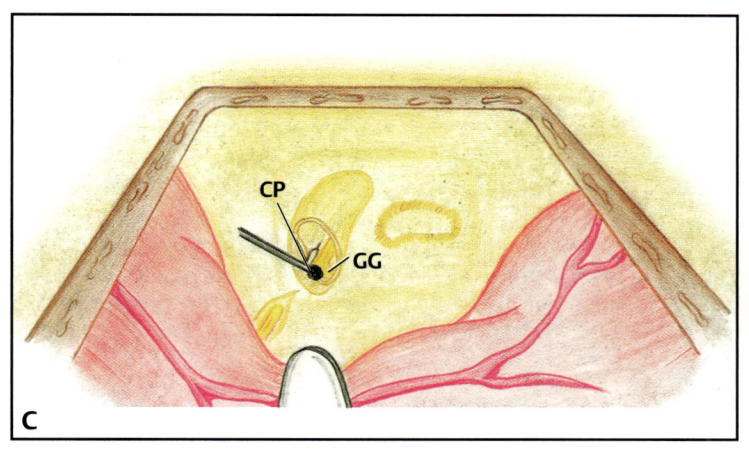

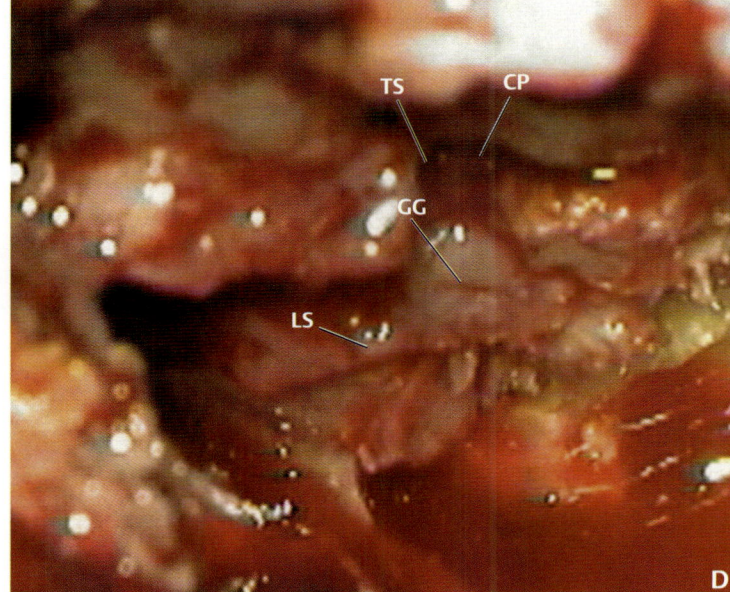

Fig. 23-19. (A-D) Após broqueamento do tégmen timpânico (descrito por Bento et al., em 2002), visualizam-se o gânglio geniculado, o nervo petroso superficial maior, os segmentos timpânico e labiríntico do canal de Falópio e o meato acústico interno. TS = segmento timpânico do nervo facial; CP = canal semicircular posterior; GG = gânglio geniculado; LS: segmento labiríntico do nervo facial (Ear Nose Throat J. 2002 May;81(5): 320-6.)

doenças que levariam ao uso desta via, pelo desenvolvimento de outras vias de acesso e pelas complicações que poderiam advir desta cirurgia. Mesmo que essa diminuição seja justificada para o acesso a neurinomas do acústico e doença de Ménière (neurectomias) e paralisia de Bell, não deveria se aplicar nos casos de tratamento de PFT. Na verdade, nossa experiência e de outros autores sugere que esta via pode ser segura e efetiva.

Para qualquer tratamento, a relação entre risco/benefício e tratamentos alternativos podem ser determinados e discutidos com o paciente anteriormente a uma conduta definitiva. Esta questão assume importância especial para procedimentos eletivos e semieletivos em cirurgia intracraniana. Consentimento informado pode ser um problema para este grupo de pacientes, já que alguns podem ter recentemente saído de uma situação de coma, e outros podem apresentar danos neurológicos que os impeçam de tomar uma decisão desse nível. Alguns podem até estar apresentando quadro de síndrome pós-concussiva. Nós assumimos os benefícios desta cirurgia nestes casos, com intuito de obter graus 1 ou 2 pela escala de House-Brackmann, mas este é um tópico muito debatido. Para ilustrar alguns aspectos, são mencionados os seguintes:

A) Não há consenso na literatura quando citamos a eficácia de cirurgia em paralisia de Bell ou trauma fechado para nervos em geral.

B) A influência da anatomia peculiar do nervo facial e sua resposta a edemas e trauma e cirurgia estão ainda em estudo.
C) Os resultados dependerão da natureza, extensão e época da cirurgia.
D) A possibilidade de lesão do nervo facial intracranial e particularmente em sua raiz de emergência tem sido obscurecida pelo trauma intratemporal propriamente dito.
E) Faltam estudos prospectivos, duplos-cegos e controlados sobre este assunto.

Vamos examinar as complicações do AFM, alternativas cirúrgicas para a região pré-ganglionar e, finalmente, alguns fatores não médicos que podem afetar o AFM na prática otológica.

COMPLICAÇÕES DO AFM

Pode ser dividido em complicações que podem teoricamente ocorrer e aquelas que realmente foram reportadas na prática cirúrgica (Quadro 23-1).

Anestésicas

Além dos riscos usuais da anestesia geral, podem ocorrer complicações associadas à indução de hipocapnia, diurese osmótica e hipotensão controlada e hipovolemia, se utilizada (como isquemia cerebral, edema cerebral, hemólise e insuficiência renal).

Quadro 23-1. Relatório de Complicações Usando o Acesso Via Fossa Média

Primeiro autor	Período	Etiologia	HE	M	Conv.	Paralisia facial	Perda NS
Bento[19]	1984-1993	156 PFT	0	0	4	NA	
Fernandes[20]	1975-1981	24 PFT	1		1	NA	
Lambert[13]	1974-1982	21 PFT				NA	
Harker[21]	1974-1977	10 NA	1	1	1	5	2
Haid[22]	1981-1991	263 NA	1			22	131
Glasscock[23]		32 NA		4		2	
Glasscock[24]		100	1	2	2	2 temp	
Shelton[10]	1961-1986	106 NA	2	4	6		
Shelton[11]	1961-1989	39 NA	0	2	0	1	13
House[1]	1959-1960	14	0	0	0	0	0
Fisch[6]		70 NV	0	Poucos	0	0	6 temp
Gavilán[12]	1968-1973	59 NV	0				Alguns
Garcia-Ibañes[25]		93 NV	0	0		16	8
Garcia-Ibañes[26]		373 NV					
Glasscock[27]	1972-1975	33 NV	1	0	0	2 temp	2
Zini[14]		56 NV				Alguns	Alguns
Fisch[7]		500		25		15 temp	
Fisch[8]		549			0	0	
Jenkins[28]	1982-1984	5 PB				NA	
Catalano[5]	1991-1992	6	0	0	0	0	0

O espaço em branco significa que não houve reportagem de complicação; "0" indica que foi reportado e não houve complicação; HE = hematoma epidural; M = meningite; Conv = convulsão; NSH = perda neurosensorial; NA = neuroma do acústico; temp = temporário; NV = neurectomia vestibular; PFT = paralisia facial traumática (normalmente causada por fratura longitudinal do osso temporal); PB = paralisia facial de Bell; NA = não aplicável.

Posicionamento do Paciente

Se o paciente estiver na posição supina, a cabeça e pescoço devem ser rodados. Dependendo da intensidade da movimentação cervical, pode ocorrer desde torcicolo à quadriplegia. Também, os fluxos arterial e venoso vertebrais podem ficar comprometidos, com consequências, como isquemia cerebral e elevação da pressão intracraniana. Se a cabeça for elevada para promover a drenagem venosa e reduzir a pressão intracraniana, pode ocorrer embolia pelo seio petroso superior.

Incisão e Craniotomia

Complicações precoces incluem coleções subgaleais de sangue ou LCR (discussão sobre hematoma epidural está a seguir). Infecções do ferimento cirúrgico podem ocorrer com posterior formação de abscesso ou não. Complicações tardias incluem: problemas estéticos, como perda de cabelo na linha de incisão, cicatriz visível e atrofia do músculo temporal, cefaleias, dor localizada e edema, problemas na articulação temporomandibular e reabsorção do enxerto ósseo. Se a incisão for muito anteroinferior, podem ocorrer laceração e compressão do ramo temporal do nervo facial.

Elevação da Dura-Máter

Lacerações na dura-máter são mais comuns especialmente em indivíduos idosos, em que a dura-máter tende a ser mais fina e mais aderente ao osso subjacente, mas também isto pode ocorrer em paciente de qualquer idade com fraturas do osso temporal, por causa da tendência que a dura-máter tem de ficar presa nas linhas de fratura. Estas lacerações podem causar fístulas liquóricas e meningite, especialmente quando as células da mastoide estão abertas.

Elevação da dura-máter causa sangramento, proveniente de pequenas células do teto do osso temporal. Da mesma maneira, pode ocorrer sangramento da artéria meníngea média. Como resultado, hematoma epidural pode ocorrer no período pós-operatório. Isto pode, por vezes, levar a uma condição de emergência com risco de vida e necessidade de abertura imediata da ferida cirúrgica e drenagem da coleção. Coleções subagudas epidurais podem ocorrer com potencial para formação de abscesso epidural. A elevação da dura-máter pode lesionar o gânglio geniculado e nervos e artérias petrosas, pois por vezes estas estruturas podem estar aderidas à dura.

Retração do Lobo Temporal

Durante a cirurgia, a retração do lobo temporal pode deslocá-lo em direção ao tronco cerebral causando a sua compressão. No pós-operatório, a lesão decorrente da retração pode levar a edema cerebral, aumento da pressão intracraniana, compressão do tronco cerebral e, tardiamente, à encefalomalacia com déficits referentes ao lobo temporal ou epilepsia. Retração pode também levar à laceração das veias de drenagem superficial e consequente sangramento nos espaços subdural e subaracnoide.

▪ Fisiopatologia da Lesão por Retração Isquêmica

Pela lei de Ohm, o fluxo sanguíneo cerebral (FSC) é proporcional à pressão de perfusão cerebral (PPC) dividida pela resistência cerebrovascular (RC), p. ex., FSC = PPC/RC. RC é normalmente controlada pela autorregulação cerebrovascular para manter constante o FSC, independente das mudanças da PPC. No entanto a autorregulação, que está além do controle do médico, pode ser deficiente, particularmente após trauma. Assim é importante manter adequada e estável a PPC. A PPC global é aproximadamente a pressão arterial média (PAM) menos a pressão intracraniana (PIC), p. ex., PPC = PAM-PIC. De maneira similar a PPCr = PAM-PRC, onde PPCr é a pressão de perfusão regional, e PRC é a pressão de retração cerebral. O que isto significa? Em termos práticos, enquanto o anestesista controla a PAM, o cirurgião tem de estar atento a uma pressão muito intensa no lobo retraído, substituindo de certa forma o controle da PIC. Um monitoramento objetivo para evitar lesões por retração é viável, porém não utilizado de rotina. Uma redução da PIC pode ser usada de maneira segura, com hipocapnia induzida por hiperventilação, por um pCO2 de 25 mm Hg (para reduzir o volume cerebral), suplementada, se necessário, com uso de diuréticos, ou remoção de LCR, via punção lombar ou por pequena abertura na dura-máter.

Pacientes com trauma craniano constituem problema especial, por causa de edema cerebral prévio, hematoma intracraniano ou autodesregulação que pode levar à dificuldade para relaxamento cerebral. O pico de edema cerebral é ao redor da primeira semana pós-trauma. Aguardar o paciente melhorar dos problemas agudos não garante segurança, pois o hematoma subdural e hidrocefalia podem desenvolver-se tardiamente, porém uma tomografia computadorizada de crânio pode excluir estas condições.

Uma lesão isquêmica não está relacionada somente com aumento da pressão, mas também com o tempo de duração da retração. Estudos em animais mostraram que o limiar para infarto do tecido cerebral sadio é de uma PRC de 20 mm Hg em 1 hora. Procedimentos menores, como descompressão do gânglio geniculado, tendem a causar menor lesão por retração do que procedimentos mais longos.

■ Características Clínicas da Lesão do Lobo Temporal

A lesão por retração pode produzir um edema cerebral temporário ou um infarto permanente, com encefalomalacia visível na tomografia computadorizada de crânio ou na ressonância magnética (RM). Alguns déficits funcionais ou convulsões podem ocorrer, embora, com uma dura-máter intacta o risco de epilepsia fica diminuído. O lobo temporal é importante para a audição, aprendizado, memória, emoções e integração de funções multissensoriais com experiências passadas. O lado dominante (normalmente o esquerdo) é importante para a linguagem (linguagem verbal e memória) ao passo que o lado não dominante está mais relacionado com noções espaciais e conceitos artísticos (aprendizado não verbal e memória). O retrator no AFM, provavelmente, comprime o giro temporal inferior e o giro fusiforme, correspondendo às áreas de Brodman 20 e 21, que são de associação não específica ao córtex. Esta região está relativamente longe do córtex primário da audição e estruturas límbicas, mas, do lado dominante, pode chegar próximo à borda posterior da área da fala de Wernicke. Pequenos déficits podem ser discretos, e talvez levarem a dificuldades moderadas, como aquelas relacionada à memória recente, nomeação de objetos ou leitura. Déficits mais importantes podem levar à afasia, problemas cognitivos, comportamentais e psiquiátricos.

Epilepsia do lobo temporal, anteriormente conhecida como psicomotora, é uma condição em que ocorrem convulsões recorrentes. A aura (ou sensações que antecedem a crise) pode ter característica: auditiva, olfatória ou alucinações gustativas, "déjà-vu ou jamais-vu", ou ansiedade e medo. O paciente pode entrar em um estado de consciência alterada acompanhada por comportamentos repetitivos anormais, chamados de automatismos (dos quais este não se lembra). Pode ser que não haja convulsão, e este estado pode ser confundido com um distúrbio psiquiátrico.

Parte Principal da Cirurgia

A parte principal da cirurgia está focada em uma condição de risco, que dependerá do tipo, localização e extensão da patologia. O risco, então, do AFM para remoção de um neurinoma do acústico, secção do nervo vestibular e descompressão do nervo facial difere, pois a chance de lesão da artéria cerebelar anteroinferior no conduto auditivo interno (*loop* que esta faz) é possível na cirurgia do neurinoma e da secção do nervo vestibular e não na cirurgia para exploração da região pré-ganglionar. Esta lesão pode levar a uma hemorragia subaracnóidea e infarto de tronco ou cerebelo. O dano direto ao tronco cerebral e outros nervos cranianos (que não o VII e VIII) devem somente ocorrer nas cirurgias do ângulo pontinocerebelar ou lesões petroclivais.

Fechamento

Caso haja um defeito significativo no tégmen que não seja reconstruído, pode haver uma encefalocele (herniação de tecido cerebral). Isto pode causar uma perda auditiva condutiva ou zumbido pulsátil por contato com a cadeia ossicular. Com o tempo, os defeitos da gravidade podem afinar a dura-máter da região com encefalocele e causar fístula liquórica, meningite e convulsões.

Suturar a dura-máter, seja para corrigir uma laceração ou para fixação (fechar o espaço epidural), pode causar sangramento no espaço subdural ou subaracnóideo.

Comentários e Recomendações a Respeito das Complicações

Das considerações teóricas mostradas anteriormente e reportadas nos estudos, o risco de morte ou danos neurológicos podem ser maiores nos casos de neurinomas do acústico, diminuindo progressivamente em procedimentos, como neurectomia vestibular, PFT e paralisia de Bell.

O risco de hematoma subdural é imprevisível, necessitando de estudos de coagulação pré-operatório e controle de hipertensão e um acompanhamento de perto no pós-operatório de qualquer procedimento de fossa média.

O risco de lesão por retração é maior em pacientes com trauma de crânio, pacientes idosos com doença cerebrovascular e procedimentos prolongados. Para diminuir o risco em pacientes com trauma de crânio, o melhor é esperar que o edema cerebral se resolva, a PIC e o sistema de autorregulação da pressão tenham normalizado, e o hematoma subdural crônico e hidrocefalia tenham sido tratados. Durante a cirurgia, deve-se, a qualquer custo, manter-se curto o tempo de retração do lobo temporal, assim como a intensidade da mesma. Além dos casos de convulsão reportados por Glasscock, não se encontram dados de epilepsia do lobo temporal ou déficit relacionados ao mesmo. Vários autores frisam o não achado de lesões neurológicas severas ou permanentes. No entanto, disfunções no lobo temporal podem passar despercebidas. Não há estudos revistos em literatura, que mostrem a possibilidade de encefalomalacia ou déficits neurológicos súbitos. Estes podem, por sua vez, serem identificados com o uso de TC, RM e testes neuropsicológicos ou de audição central. Vários pacientes com neurinoma do acústico têm estudos de imagem no pós-operatório, e seguimento pós-operatório de longa data é normal em pacientes com neurectomia do vestibular. Por outro lado, pacientes vítimas de trauma podem ter lesão em lobo temporal por causa do acidente propriamente dito, fazendo com que a detecção da lesão por retração seja difícil.

Apesar dos riscos teóricos de lesões medular e cervical, os mesmos não foram reportados. Esta também tem sido a nossa experiência e dos otologistas após vários anos de cirurgia otológica.

Exploração restrita à região PG leva a um risco diminuído para audição, equilíbrio e lesão de artéria cerebelar anteroinferior, do que uma exploração proximal da porção labiríntica ou dentro do MAI.

Fístulas liquóricas são mais prevalentes com a abertura de grandes células aeradas, e apesar de nem todos os autores concordarem com a ligação entre fístula liquórica e meningite, nos nossos casos sempre que tivemos uma fístula liquórica a mesma foi acompanhada de meningite. Herniação do lobo temporal não parece causar grande dificuldade na prática.

ACESSOS ALTERNATIVOS PARA O NERVO FACIAL INTRATEMPORAL PROXIMAL

Como foi afirmado anteriormente, o AFM permite uma melhor exposição da região pré-ganglionar. Os otologistas vislumbraram a exposição da mesma área por outras vias, quando lidando com patologias benignas.

Salaverry, inspirado pela cirurgia de Lempert para acesso ao ápex petroso, desenvolveu o acesso transatical, em 1974, primariamente para descompressão completa do nervo facial em paralisia de Bell, deixando o AFM para as PFTs que necessitassem de enxertia. May descreveu o acesso transmastóideo, extralabiríntico, subtemporal, em 1979, que se diferenciava do acesso descrito por Salaverry, pelo uso da incisão retroauricular em vez da endoaural e da desarticulação, rotação e reposicionamento da bigorna em vez da remoção da cabeça do martelo. Naquela época, descompressão da porção intratemporal mais proximal do nervo facial era bastante utilizada para tratamento da paralisia facial de Bell.

Era lógico estender a indicação desta via para o tratamento da PFT, nas fraturas longitudinais, e o uso do acesso translabiríntico para fraturas transversas, assim eliminando a necessidade do AFM. No entanto, a patologia traumática é diferente da paralisia de Bell e, na nossa opinião, necessita uma exposição mais ampla. Pode ser que não seja suficiente simplesmente acessar o nervo e verificar a sua integridade. E eventualmente repará-lo pode ser necessário.

Em um estudo de Goin, que comparou a exposição do procedimento de May e AFM, foi achado que a primeira pode expor a porção distal da porção labiríntica, porém encontra dificuldades em expor áreas mais proximais (somente possível em 1/3 das vezes). Assim, caso o cirurgião necessite explorar e descomprimir o forame meatal e a porção labiríntica proximal, deve-se usar o AFM. Caso haja necessidade de um reparo na região pré-ganglionar, então haverá mais espaço para manipulação e melhor ângulo se usar o AFM. Se desejar somente expor e descomprimir a área pré-ganglionar, poderá fazê-lo pela via atical.

Fisch usou regularmente o AFM na paralisia facial de Bell associada a fraturas longitudinais, porque o mesmo crê na importância da descompressão do forame meatal, não somente na paralisia facial de Bell, mas também no trauma. Lambert e Brackmann, em estudo de 26 casos na mesma categoria, utilizaram o acesso de May 5 vezes, mas necessitaram do AFM no restante. Não é claro se os mesmos descomprimiram o forame meatal. Glasscock identificou o gânglio geniculado e seguiu o segmento labiríntico até o MAI, usando AFM, Cocker notou que, dependendo da extensão da lesão cerebral, o AFM pode ser trocado pelo acesso de May.

Na nossa opinião, uma vez que o fenômeno do aprisionamento no forame meatal sem dúvida exista, o resultado de associar-se a descompressão desta área à exploração e reparo da região pré-ganglionar (e distalmente) em fraturas longitudinais não justifica o risco adicional às estruturas do ouvido interno.

Nossa filosofia no presente momento para estes pacientes é restringir a exploração à região PG (e distalmente) do nervo, onde as fraturas podem normalmente ser encontradas, e não descomprimir o forame meatal. Nós preferimos o AFM, pois acreditamos ser justificável uma exposição superior nesta área crítica, desde que não haja contraindicações neurocirúrgicas.

Outra indicação foi recentemente descrita por Bento et al., em 2012, que é a utilização da via para implante coclear em casos em que o implante não pode ser colocado pela via tradicional (transmastóidea) por causa, principalmente, da cavidade timpanomastóidea infectada. Nesses casos pode-se localizar a cóclea no assoalho da fossa média e realizar a cocleostomia e inserir o eletrodo ao contrário do convencional, alterando a programação do implante para que os estímulos da ponta do eletrodo estimulem a espira basal e os da base à espira média (Fig. 23-20). Mais recentemente o mesmo grupo descreveu uma variação para localização da cóclea com o meato acústico interno como referência.

FATORES NÃO MÉDICOS

Existem alguns fatores reais e alguns irreais que têm impacto negativo sobre o AFM na prática otológica. Alguns já foram mencionados anteriormente, e alguns são óbvios. Por exemplo, a necessidade de uma equipe neurocirúrgica de sobreaviso. Também alguns autores acham desconfortável trabalhar na posição da cabeceira do paciente. Não importa o quanto efetivo uma cirurgia é na teoria, ou mesmo qual a experiência dos outros, se o cirurgião não se sentir à vontade ou não tiver a infraestrutura necessária, sendo que sob este ponto de vista não importa se o procedimento é mais fácil ou difícil que outro.

Estes fatores, e existem outros principalmente os que dizem respeito à visão que o paciente tem da cirurgia, são reais e devem ser computados na equação final que vai definir qual o acesso usado, portanto, o tégmen de um cirurgião é o assoalho do outro.

Na nossa experiência, o AFM fornece resultados satisfatórios nos casos selecionados de PFT. A exposição da região PG nos dá resultados satisfatórios, e as complicações são mínimas.

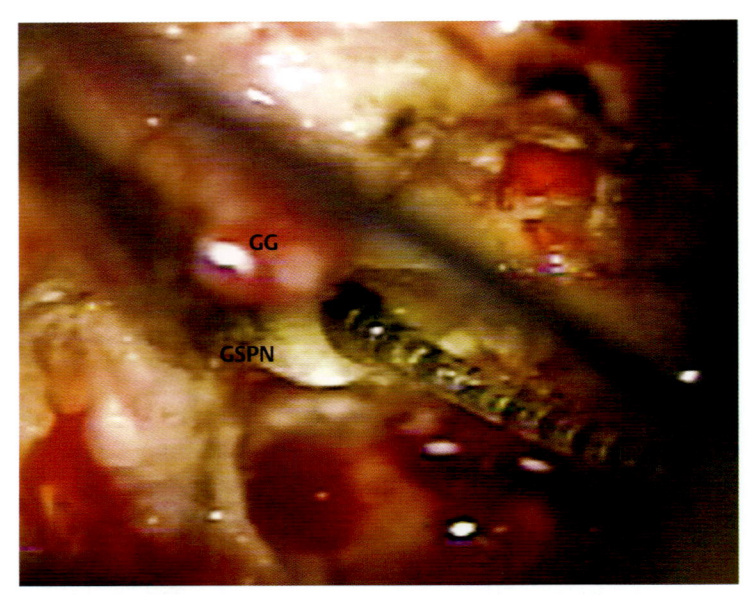

Fig. 23-20. Inserção do eletrodo de implante coclear pela fossa média e sua relação com o nervo facial.

As considerações da literatura e teoria sugerem que as complicações neurológicas que são esperadas são menores para neurectomia vestibular e especialmente para remoção do neurinoma do acústico, usando a mesma via. No entanto, atenção especial deve ser direcionada para se evitar o aumento da pressão intracraniana e lesão por retração (mais suscetível em pacientes com trauma craniano, principalmente no período pós-trauma imediato).

O risco de complicação otológica pode ser reduzido se a exploração for confinada à região PG e não levada até a porção labiríntica proximal e MAI.

Nós acreditamos que o AFM tem um papel definitivo no tratamento da PFT, já que possibilita uma boa exposição da área que é mais comumente envolvida. Nós também acreditamos que a relação risco/benefício é favorável ao paciente, embora pesquisas estejam em andamento para determinar os benefícios da cirurgia do facial em lesões contínuas deste nervo.

Temos usado o AFM para paralisia facial total após trauma fechado em que há mau prognóstico pela eletroneuromiografia, evidência de envolvimento genicular ou supragenicular e boa reserva coclear. No futuro, as indicações podem ser ampliadas para incluir casos que tiverem qualquer função auditiva residual ou anacusia com função vestibular intacta. Além disso, se a descompressão do forame meatal mostrar-se necessária, deve-se pensar na possibilidade de AFM pela boa exposição que esta via fornece. Por outro lado, este acesso pode ter sua importância diminuída se: a) o uso de RM melhorar a precisão da identificação das lesões, principalmente na saída do nervo em sua raiz; b) estudos experimentais e clínicos controlados mostrarem que a cirurgia do facial não melhora o resultado das lesões em continuidade; ou c) casos de encefalomalácia, déficit neuropsicológico súbito ou epilepsia do lobo temporal decorrente da retração do lobo temporal ficarem evidentes. No entanto, no presente momento, nós consideramos estas possibilidades pouco prováveis.

REFERÊNCIAS BIBLIOGRÁFICAS

House WF. Surgical exposure of the internal auditory canal and its contents through the middle cranial fossa. *Laryngoscope* 1961;71:1363-85.

Bogar P, Bento RF. Paralisia facial de origem traumática. *Arquivos da Fundação Otorrinolaringologia* 1997;1:23-5.

Bento RF, Miniti A, Ruocco JR. Traumatic peripheral facial palsy: diagnosis, etiology and treatment. In: 5th Facial Nerve Sympsium – Bordeaux 1984. Proceedings. Paris: Masson, 1985. p. 299-303.

Salaverry MA. Transattical approach. A technique variation for total decompression of the facial nerve. *Rev Bras Otorhinolaringol* 1974;40:262-4.

Catalano PJ, Eden AR. An external reference to identify the internal auditory canal in middle fossa surgery. *Otolaryngol Head and Neck Surg* 1993;108:111-6.

Fisch U. Neurectomy of the vestibular nerve. Surgical technique: indications and results obtained in 70 cases. *Rev Laryngol Otol Rhinol* 1969;90:661-72.

Fisch U. Facial Palsy. [audiotape] 42nd Annual Midwinter Clinical Convention of the Los Angeles Research Study Club. *Auto-Digest Otorhinolaryngol* 1973 Apr;6:8 side B.

Fisch U. Vestibular neurectomy. In: Silverstein H, Norrell H (eds.). *Neurological surgery of the ear*. Birmingham: Aesculapius Publishing Co; 1977.

Bento RF, Sanches TG, Brito Neto RV. A rapid and safe middle fossa approach to geniculate ganglion and labyrinthine segment of the facial nerve. *ENT Journal* 2002;81:320-6.

Shelton C, Brackmann DE, House WF, Hitselberger WE. Middle fossa acoustic tumor surgery: results in 106 cases. *Laryngoscope* 1989;99:405-8.

Shelton C, Hitselberger WE. The treatment of small acoustic tumors: now or later? *Laryngoscope* 1991;101:925-8.

Gavilán J, Gavilán C. Middle fossa vestibular neurectomy. Long-term results. *Arch Otolaryngol* 1984;110:785-7.

Lambert PR, Brackmann DE. Facial paralysis in longitudinal temporal bone fractures: a review of 26 cases. *Laryngoscope* 1984;94:1022-6.

Zini C, Mazzoni A, Gandolfi A *et al*. Retrolabyrinthine *versus* middle fossa vestibular neurectomy. *Am J Otol* 1988;9:448-50.

Goertzen W, Christ P. Diagnosis and treatment of lesions of the facial nerve after fracture of the temporal bone. *Rev Laryngol Otol Rhinol* (Bord) 1990;111:33-6. French

Fisch U. Management of intratemporal facial nerve injuries. *J Laryngol Otol* 1980;94:129-34.

House JW. Facial nerve grading system. *Laryngoscope* 1983;93:1056-69.

Bento RF, Voegels RL, Brito Neto RV, Sanchez TG. Traumatic intratemporal facial nerve paralysis: analysis of 23 cases. *Otology and Neurotology* 2002;23(3) Suplement:S59.

Bento RF, Pirana S, Sweet RC *et al*. The role of the middle fossa approach in the management of traumatic facial paralysis. *ENT Journal* 2004;83(12):817-23.

Fernandes CM, Earle JW. Deep temporal bone surgery for traumatic facial palsy. *S Afr J Surg* 1983;21:77-82.

Harker LA, McCabe BF. Iowa results of acoustic neuroma operations. *Laryngoscope* 1978;88:1904-11.

Haid CT, Wigand ME. Advantages of the enlarged middle cranial fossa approach in acoustic neurinoma surgery: A review. *Acta Otolaryngol* (Stockh) 1992;112:387-407.

Glasscock ME, McKennan KX, Levine SC. Acoustic neuroma surgery: the results of hearing conservation surgery. *Laryngoscope* 1987;97:785-9.

Glasscock ME. Chronic petrositis: diagnosis and treatment. *Ann Otol Rhinol Laryngol* 1972;81:677-85.

Garcia-Ibañez E, Garcia-Ibañes JL. Cirugía del vértigo - neurectomía vestibular por fosa medía. In: Garcia-Ibañes E, Garcia-Ibañes JL (eds.): Cirugía del conducto auditivo interno. XVIII reunion anual de la Sociedad Española de Otolaringología. London, Madrid: F. García Sicilia; 1973. p. 207-11.

Garcia-Ibañes E, Garcia-Ibañes JL. Middle fossa vestibular neurectomy: a report of 373 cases. *Otolaryngol Head Neck Surg* 1980;88:486-90.

Glasscock ME 3rd, Miller GW. Middle fossa vestibular nerve section in the management of Ménière's disease. *Laryngoscope* 1977;87:529-41.

Jenkins HA, Herzog JA, Coker NJ. Bell's palsy in children. Cases of progressive facial nerve degeneration. *Ann Otol Rhinol Laryngol* 1985;94(4 Pt 1):331-6.

Lalwani AK, Jackler RK, Harsh GR 4th, Butt FY. Bilateral temporal lobe encephaloceles after cranial irradiation. Case report. *J Neurosurg* 1993;79:595-9.

Hyson M, Andermann F, Olivier A, Melanson D. Occult encephaloceles and temporal lobe epilepsy: developmental and acquired lesions in the middle fossa. *Neurology* 1984;34:363-6.

May M. Total facial nerve exploration: transmastoid, extralabyrinthine and subtemporal. Indications and results. *Laryngoscope* 1979;89(6 Pt 1):906-17.

Goin DW. Proximal intratemporal facial nerve in Bell's palsy surgery. A study correlating anatomical and surgical findings. *Laryngoscope* 1982;92:263-72.

Glasscock ME 3rd, Wiet RJ, Jackson CG, Dickens JR. Rehabilitation of the face following traumatic injury to the facial nerve. *Laryngoscope* 1979;89:1389-404.

Coker NJ. Management of traumatic injuries to the facial nerve. In: Weisman RA, Stanley RD (eds.). Current Issues in Head and Neck Trauma. *Otolaryngol Clin North Am* 1991;24:215-27.

Bento RF, Bittencourt AG, Goffi-Gomez MV *et al*. Cochlear implantation via the middle fossa approach: surgical and programming considerations. *Otol Neurotol* 2012;33(9):1516-24.

Brito RF, Bittencourt AG, Tsuji RK *et al*. Cochlear implantation through the middle fossa: an anatomic study for a novel technique. *Acta Otolaryngol* 2013 Sept;133(9):905-9.

23.4 Via Retrossigmóidea

Marcos de Queiroz Teles Gomes

INTRODUÇÃO

O acesso suboccipital retrossigmóideo (RS) permite a visualização dos nervos cranianos IV a XII, desde suas origens aparentes no tronco cerebral até suas saídas nos respectivos forames ou canais. É amplamente utilizado por neurocirurgiões para exérese de tumores da região do ângulo pontocerebelar (APC), como schwannoma vestibular ou de trigêmeo, meningiomas de APC e petroclivais, tumores epidermoides e outros, tratamento de aneurismas e malformações arteriovenosas da região, e cirurgias funcionais, como a descompressão neurovascular do trigêmeo (nas neuralgias trigeminais), do facial (nos espasmos hemifaciais) e do glossofaríngeo.

Historicamente, esta abordagem era chamada "retromastóidea". No início, evitava-se a abertura de células da mastoide, em seguida fez-se a retirada de parte do hemisfério cerebelar para atingir a porção lateral da fossa posterior. Atualmente, o limite anterior é exatamente o seio sigmoide em toda sua extensão, daí seu nome atual.

PREPARAÇÃO

Para a adequada exposição do nervo facial via RS é importante haver espaço apropriado. O primeiro passo é uma anestesia correta, a fim de permitir diminuição do metabolismo encefálico como um todo, menor extração de oxigênio e produção de gás carbônico, e vasoconstrição decorrente da autorregulação encefálica; macroscopicamente, isto se traduz em relaxamento do cerebelo, que aumenta o espaço de trabalho. É importante utilizar bloqueadores musculares de curta duração apenas na indução, para não interferir na monitoração intraoperatória.

Outro ponto fundamental é escolher o posicionamento da cabeça com a preocupação de manter e facilitar seu retorno venoso. O sistema de drenagem venoso cerebral depende principalmente da drenagem das duas veias jugulares que são formadas a partir dos seios sigmoides. Se a posição da cabeça ocasionar constrição da veia jugular ipsolateral, o represamento de sangue no espaço intracraniano pode ocasionar inchaço cerebelar e consequente dificuldade para acesso do APC. A retirada de líquido cefalorraquidiano (LCR) em alguma cisterna auxilia no afastamento do cerebelo do osso petroso e abre espaço para realização da cirurgia sem ocasionar lesão dessa estrutura.

MONITORAÇÃO

A monitoração dos nervos da região aumenta a possibilidade de preservação funcional dos mesmos nas cirurgias da região do APC e deve, a nosso ver, fazer parte de todo procedimento nesta região. A avaliação da eletromiografia para nervos motores e do potencial auditivo não só permite a identificação adequada dos nervos, como possibilita modular a manipulação dos mesmos, por vezes antecipando lesão definitiva dessas estruturas. O potencial evocado motor e o somatossensitivo também são úteis especialmente na cirurgia dos tumores volumosos que deslocam o tronco cerebral.

POSICIONAMENTO

Neste acesso, geralmente, a cabeça do paciente é presa em um fixador de três pinos que permite o posicionamento da cabeça com precisão e deixa espaço nas laterais e abaixo da cabeça para os instrumentos e as pernas do cirurgião. Durante a fase microcirúrgica, em que o microscópio é utilizado, esta fixação é importante para evitar movimentos da cabeça, principalmente se houver previsão do uso de retratores autostáticos para proteção e sustentação do cerebelo.

Três são os posicionamentos mais frequentemente utilizados para o acesso RS: semissentado, decúbitos lateral e dorsal com rotação da cabeça, sendo este último o que mais utilizamos e que descreveremos de forma mais detalhada.

A posição semissentada consiste em manter a cabeça do paciente nas posições ortostática e rodada ipsolateralmente ao lado que será operado. O cirurgião posiciona-se posteriormente ao paciente, e o microscópio cirúrgico é colocado em posição horizontal. Após a craniotomia, é colocada uma espátula para retrair medialmente o cerebelo, permitindo a visualização do ângulo pontocerebelar. Esta posição apresenta algumas vantagens: permite boa ventilação de ambos os hemitórax; possibilita uma drenagem venosa gravitacional que ajuda no relaxamento do cerebelo; permite drenagem rápida do sangramento no campo operatório pela lavagem com soro, possibilitando melhor visualização do campo e diminuindo a necessidade de aspiração e eletrocoagulação. Apesar dessas vantagens, nessa posição as veias permanecem em regime de pressão negativa e, tanto os seios venosos quanto as veias intraósseas, por não colabarem, podem facilitar a aspiração de ar. Atingindo as veias mais calibrosas, o ar pode chegar às arteríolas e aos capilares dos pulmões, ocasionando a denominada embolia aérea, que é potencialmente grave pois impede a troca gasosa, diminuindo a saturação e, por vezes, impedindo o adequado bombeamento cardíaco. Por este motivo, a posição semissentada é cada vez menos utilizada e, quando adotada em casos selecionados, exige monitoração adequada.

O decúbito lateral é obtido com o posicionamento do membro superior do lado contralateral, entre a mesa e a cabeceira, abduzido a 90 graus, com apoio junto à axila. A cabeça é fixada a 90 graus em relação à horizontal, e o cirurgião posiciona-se cranialmente ao paciente. A ventilação do hemitórax no lado apoiado à mesa fica comprometida, sendo importante verificar a condição do pulmão contralateral antes da cirurgia.

Para chegar ao decúbito horizontal, coloca-se inicialmente apoio sob o ombro ipsolateral a fim de que o tronco do paciente fique a aproximadamente 30 a 40 graus do plano horizontal. Em seguida, a cabeça é rodada no sentido oposto até que a mastoide fique no ponto mais alto do campo e estendida para aumentar seu ângulo em relação ao ombro ipsolateral. Obtida a posição, a cabeça é presa no fixador de três pinos. O ombro ipsolateral é tracionado inferiormente para ampliar o espaço de trabalho e anteriormente para evitar o estiramento do plexo braquial. Nesta posição a parede posterior do osso petroso situa-se a 45 graus da horizontal, o que permite que o cerebelo seja retraído pela gravidade, diminuindo a necessidade de retração com espátula. O cirurgião situa-se posteriormente em relação à cabeça do paciente, do mesmo lado da lesão. A ventilação contralateral não é tão afetada, e não há risco de embolia aérea.

INCISÃO

A incisão mais utilizada é reta, calculada para ser posicionada no meio da exposição. Pode ser utilizada também incisão curva com a base voltada para a mastoide e que deve limitar a craniotomia.

Na marcação da incisão, deve-se considerar a provável posição dos seios transverso e sigmoide, seguindo parâmetros ósseos: o seio transverso situa-se aproximadamente sob a linha que segue da protuberância occipital externa ao trágus; o seio sigmoide geralmente situa-se sob a incisura mastóidea, logo atrás da ponta da mastoide. A incisão é posicionada posteriormente a 2 cm da localização provável deste seio e deve-se estender 2 a 3 cm cranialmente e 5 cm caudalmente ao seio transverso. A craniotomia deve ter aproximadamente 4 cm de diâmetro, com limite anterior no seio sigmoide (Fig. 23-21).

DISSECÇÃO MUSCULAR

Os músculos inseridos na linha nucal superior (semiespinhas e esplênio da cabeça) são seccionados no mesmo sentido da incisão, expondo o osso occipital até a linha nucal inferior. Nesta, inserem-se os músculos curtos da nuca (reto posterior maior e oblíquo superior) que fazem parte do chamado trígono da vertebral junto com o músculo oblíquo inferior. No centro deste triângulo, está a entrada da artéria vertebral no crânio. Esses músculos são desinseridos na linha nucal e deslocados em sentido caudal, protegendo a artéria vertebral (Fig. 23-22).

O músculo esternocleidomastóideo também é parcialmente desinserido da ponta da mastoide.

CRANIOTOMIA E CRANIECTOMIA

Havendo disponibilidade de broca adequada e sistema de craniótomo, pode-se proceder à craniotomia com retirada de fragmento ósseo para ser recolocado ao final da cirurgia. Caso contrário, a retirada do osso (craniectomia) deve ser considerada.

Para iniciar a craniotomia, devem-se localizar o astério, confluência das suturas parietoccipitais (lambdoide), occipitomastóidea e parietomastóidea (escamosa). É realizada uma trepanação

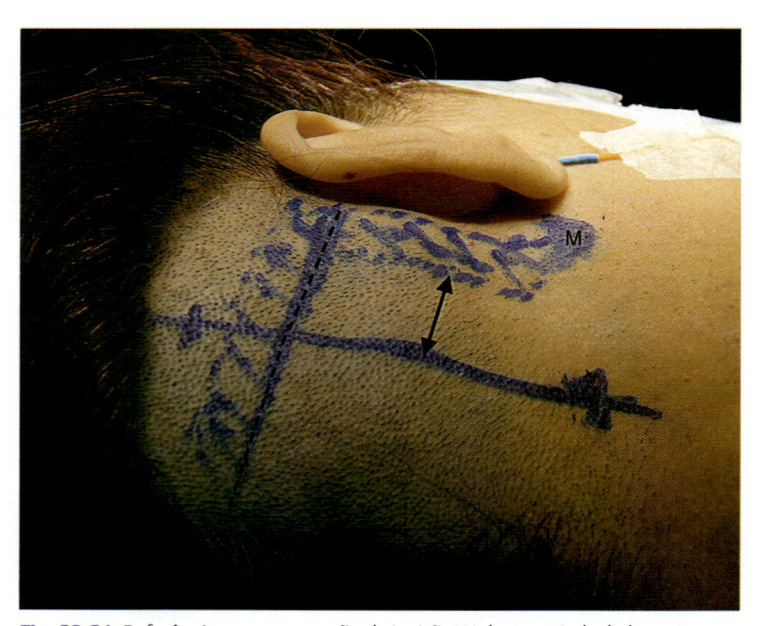

Fig. 23-21. Referências para marcação da incisão. Linha tracejada: linha entre a protuberância occipital externa e o trágus, que marca a posição do seio transverso. Seta dupla indica distância de 2 cm da incisão ao seio sigmoide. M = ponta da mastoide.

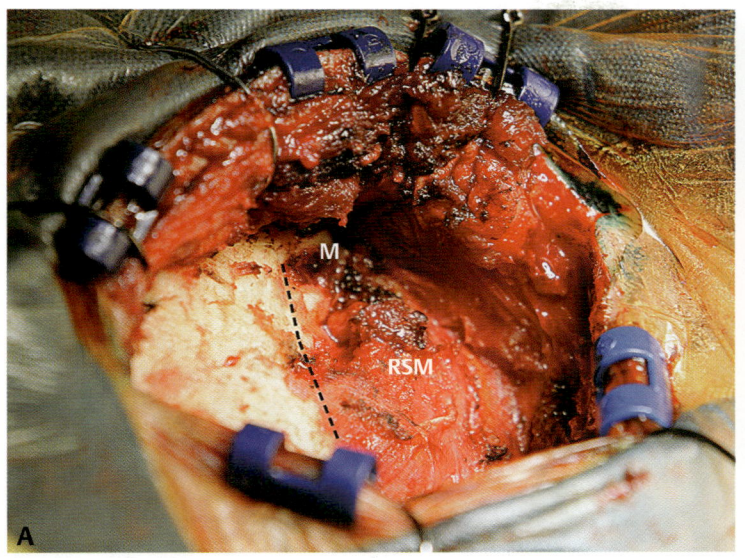

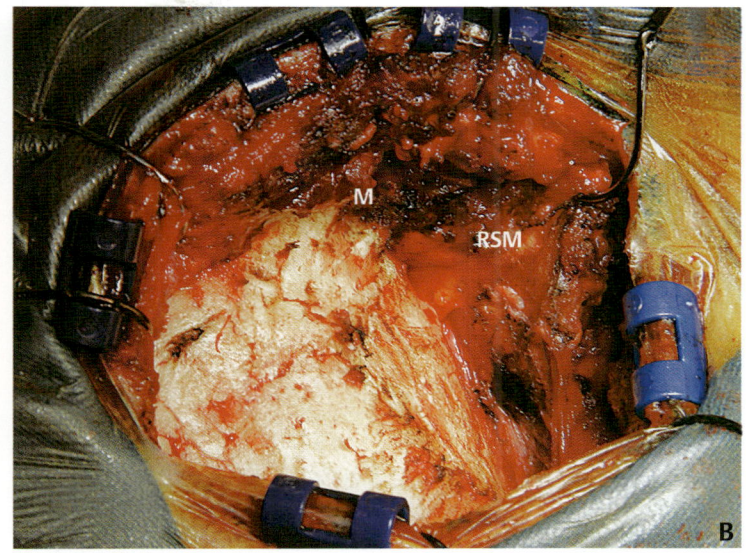

Fig. 23-22. (**A**) Abertura da musculatura superficial. (**B**) Descolamento dos músculos reto superior maior e oblíquo superior, caudalmente. Linha tracejada = linha nucal inferior; M = Mastoide; RSM = músculos reto superior maior e oblíquo superior.

com centro a 1 cm anterior ao astério (Fig. 23-23A), onde geralmente se localiza a confluência do seio transverso para o sigmoide. Após a localização desta confluência com a dura-máter da fossa posterior, procede-se à brocagem sobre a borda posterior do seio sigmoide pois esta estrutura normalmente recebe veias emissárias da mastoide, que devem ser identificadas e seccionadas para não lacerar a parede do seio em sua entrada. Inferiormente, é importante expor a dura-máter da fossa posterior. A partir daquela trepanação inicial, utiliza-se um craniótomo passando sobre o seio transverso, que não apresenta veias afluentes a partir do osso. Faz-se a curva a 4 ou 5 cm posteriormente ao seio sigmoide e completa-se inferiormente o corte até se identificar a dura-máter exposta na brocagem do seio sigmoide (Figs. 23-23B e 23-24).

ABERTURA DA DURA-MÁTER

A abertura dural é feita em forma de "C", com base voltada posteriormente, de forma que as bordas fiquem a 2 mm dos seios transversos e sigmoide. Geralmente, inicia-se a abertura dural pela parte inferior, pois assim podemos chegar à cisterna cerebelobulbar lateral ou à cisterna magna antes de completarmos a abertura da dura, permitindo a drenagem de LCR. As bordas são reparadas superiormente, e o cerebelo pode então ser levemente retraído para exposição do ângulo pontocerebelar e dos nervos cranianos baixos.

EXPOSIÇÃO DO NERVO FACIAL

Após delicada retração do flóculo do cerebelo, os nervos VII e VIII podem ser visualizados juntos até sua saída no conduto auditivo interno (CAI). Geralmente existem aderências entre os nervos e o cerebelo que necessitam ser seccionadas para permitir visualização de sua saída aparente no sulco pontobulbar. Junto à saída aparente do nervo facial ocorrem as compressões vasculares que podem causar espasmos faciais, sendo sempre necessária a exploração desta área para o tratamento desta condição. Também é possível expor a primeira porção do nervo no osso temporal fazendo brocagem da parede posterior do CAI, o que é rotineiramente realizado nos casos de tumores do APC com extensão canalicular, como os schwannomas vestibulares e alguns meningiomas.

FECHAMENTO

Inicia-se o fechamento, que deve ser o mais hermético possível, pela sutura direta da dura-máter. A abertura da mastoide pode propiciar fístula liquórica paradoxal, isto é, rinoliquorreia pela drenagem do LCR via tuba auditiva. No caso de recolocação do fragmento ósseo, a

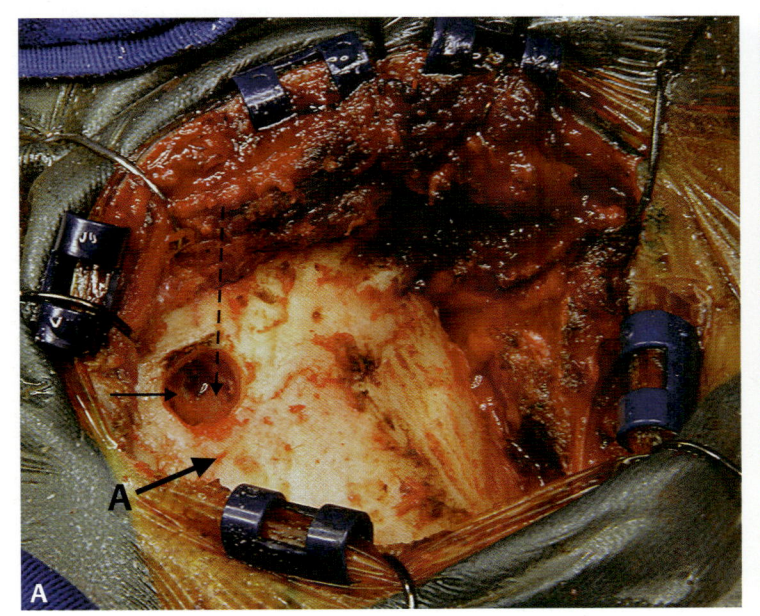

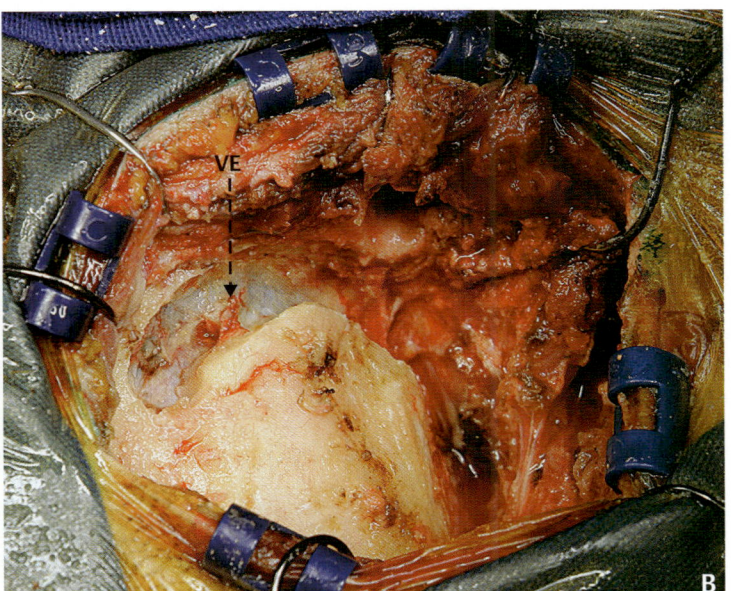

Fig. 23-23. (**A**) Início da craniotomia. Trepanação 1 cm anterior ao astério. Seta contínua = parede do seio. Seta tracejada = dura-máter da fossa posterior. (**B**) Continuação da craniotomia, com exposição da borda posterior do seio sigmoide. A = astério; VE = veia emissária da mastoide para o seio sigmoide.

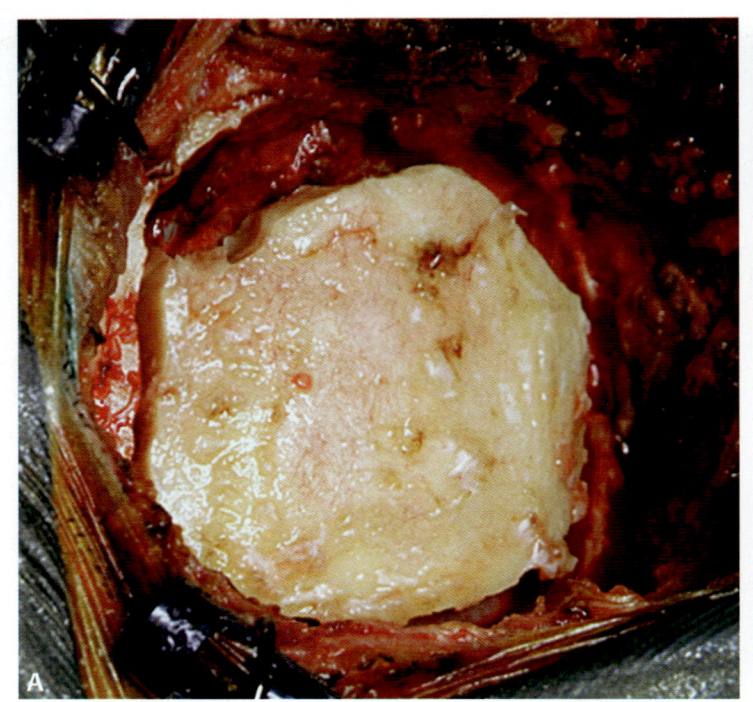

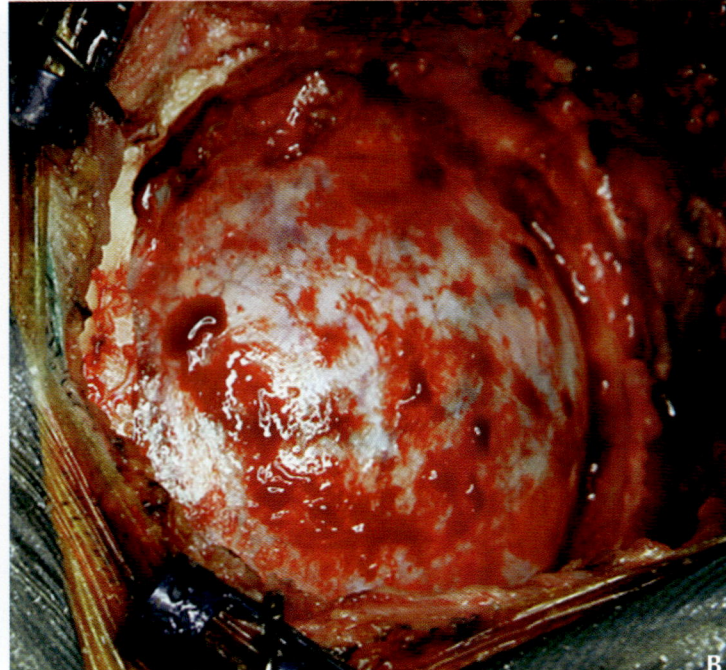

Fig. 23-24. (A) Final da craniotomia, com o osso ainda posicionado. (B) Após a retirada do osso.

abertura da mastoide é ocluída com músculo pediculado, que pode ser obtido a partir do reto superior maior já dissecado ou de parte da musculatura superficial. O osso é recolocado e fixado preferencialmente com fixadores próprios para crânio ou miniplacas. Procede-se ao fechamento da musculatura superficial e pele por planos.

COMPLICAÇÕES

Complicações relacionadas com a via retrossigmóidea podem ocorrer. Contusão e edema cerebelar podem ocorrer durante a craniotomia, por edema anterior à drenagem de LCR ou por não relaxamento do cerebelo decorrente da dificuldade de drenagem venosa pelo posicionamento. Esta complicação pode ser evitada com a utilização de técnicas adequadas de posicionamento e abertura. Hematomas devem ser drenados, e, no caso de persistir o inchaço, a descompressão da fossa posterior deve ser realizada.

Fístula liquórica ou rinoliquorreia paradoxal pode ocorrer tanto pela abertura de células mastóideas na exposição do seio sigmoide, como pela abertura do meato acústico interno. É fundamental nos casos de abertura do MAI, como descrito em Exposição do Nervo Facial, realizar o tamponamento do osso brocado com fragmento de músculo ou gordura e efetuar sua fixação geralmente com adesivo de fibrila. O fechamento da parte superficial já foi descrito no item anterior.

Meningite ocorre mais frequentemente nos pacientes que desenvolvem fístulas liquóricas. É uma complicação potencialmente grave, e o diagnóstico deve ser o mais precoce possível. Febre alta e cefaleia intensa e persistente são os sintomas mais frequentes. Sinais de irritação meníngea, como fotofobia e rigidez nucal, estão quase sempre presentes. O tratamento é curativo e não deixa sequelas, desde que seja iniciado precocemente.

Cefaleia crônica pode ocorrer com certa frequência após este acesso e é associada à aderência da musculatura à dura-máter (principalmente após craniectomia) ou irritação do nervo occipital, levando a uma neuralgia occipital.

Outras complicações, como lesões de nervos ou do tronco cerebral, são inerentes à cirurgia da região e não estão especificamente relacionadas com a via de acesso.

BIBLIOGRAFIA

Charalampakis S, Koutsimpelas D, Gouveris H, Mann W. Post-operative complications after removal of sporadic vestibular schwannoma via retrosigmoid-suboccipital approach: current diagnosis and management. *Eur Arch Otorhinolaryngol* 2011; 268: 653-60.

Cohen NL. Retrosigmoid approach for acoustic tumor removal. 1992. *Neurosurg Clin N Am* 2008;19:239-50.

Cohen-Gadol AA. Microvascular decompression surgery for trigeminal neuralgia and hemifacial spasm: naunces of the technique based on experiences with 100 patients and review of the literature. *Clin Neurol Neurosurg* 2011;113:844-53.

Elhammady MS, Telischi FF, Morcos JJ. Retrosigmoid approach: indications, techniques, and results. *Otolaryngol Clin North Am* 2012;45:375-97.

Ferner H, Staubesand J (eds.). Sobotta/Becker Atlas de Anatomia Humana. Tomo 1, 17.ed. Rio de Janeiro: Guanabara Koogan; 1977.

Fletcher S, Lam AM. Anesthesia: preoperative evaluation. In: Winn HR (ed.). *Youmans Neurological Surgery*, 5th ed. Philadelphia: Saunders; 2004. p. 547-60.

Ribas CG. Estudo das relações topográficas das suturas lambdóide, occipitomastóidea e parietomastóidea com os seios transverso e sigmóide, e de trepanações da região. Tese [Doutorado], Faculdade de Medicina, Universidade de São Paulo. São Paulo; 1991.

Samii M, Gerganov VM. Surgery of extra-axial tumors of the cerebral base. *Neurosurgery* 2008;62(Suppl3):1153-66.

Vellutini EA, Beer-Furlan A, Brock RS *et al.* The extracisternal approach in vestibular schwannoma surgery and facial nerve preservation. *Arq Neuropsiquiatr* 2014;72:925-30.

Youssef AS, Downes AE. Intraoperative neurophysiological monitoring in vestibular schwannoma surgery: advances and clinical implications. *Neurosurg Focus* 2009;27:E9.

24 Princípios da Coaptação Neural

Ricardo Ferreira Bento

A complexidade funcional, morfológica e topográfica dos nervos periféricos, entre eles especialmente o nervo facial, juntamente com outros fatores biológicos e cirúrgicos influenciam na qualidade de regeneração dos axônios e consequentemente na qualidade de recuperação dos músculos da face.

No que diz respeito ao nervo facial, a situação agrava-se uma vez que o mesmo é um nervo misto com a característica especial de apresentar um longo trecho em um canal ósseo dentro do osso temporal, dificultando tecnicamente uma coaptação neural pelo espaço exíguo. Esta dificuldade é agravada pela presença de líquido cefalorraquidiano, em alguns casos, e de um menor espaço, quando a coaptação tem de ser realizada no conduto auditivo interno, na fossa posterior craniana ou próximo a estruturas importantes, como o bloco labiríntico. Este último, estando preservado, não pode ser lesionado, o que, por vezes, impede um redirecionamento para aproximação dos cotos, obrigando a utilização de reconstrução com enxerto com técnica microcirúrgica. O nervo facial apresenta em seus segmentos diferenciações morfológicas. Quanto mais próximo do tronco cerebral (mais proximal), menor sua diferenciação fascicular; quanto mais na periferia (mais distal), maior a diferenciação fascicular. Isto faz com que quanto mais proximal se faça o reparo, menor a possibilidade de afrontamento fascicular errado, e menor a possibilidade de sequelas, como espasmos e sincinesias no pós-operatório (Fig. 24-1).

A subunidade básica de qualquer nervo periférico é o axônio. O axônio é uma extensão do corpo da célula nervosa. Histologicamente, os axônios podem ser vistos como componentes distintos. O centro de cada axônio é composto por axoplasma, que é a extensão do corpo do citoplasma das células nervosas. O axoplasma compreende várias zonas fisiologicamente distintas que ajudam no transporte de nutrientes e componentes bioquímicos essenciais do corpo da célula nervosa para o terminal de axônios e terminais neuromusculares. A membrana da célula envolve o axoplasma que é referido como o axolema. Em torno dessa unidade axoplasmática existem as células de Schwann. A célula de Schwann pode originar uma ou mais unidades axonioplasmáticas. Um nervo tem mielina, células de Schwann e estruturas associadas circundantes a uma unidade axoplasmática (1-15 μm de diâmetro). A membrana plasmática de células de Schwann tem a forma de uma espiral em torno do axoplasma lamelar. A bainha de mielina é uma espiral dupla de lipoproteína que é contígua à membrana plasmática do corpo da célula de Schwann. A formação da bainha de mielina ocorre durante o desenvolvimento da célula de Schwann.

Cada uma das células de Schwann apresenta mielina associada (no caso de nervos mielinizados como o facial) que envelopa uma zona histologicamente distinta. Esta área é referida como uma zona internodal formada pelo intervalo entre os nódulos de Ranvier. Uma ramificação de axônios sempre ocorre nesta junção. Nervos não mielinizados não são tão bem organizados histologicamente. Fibras nervosas múltiplas de pequeno diâmetro (0,2-2 μm) são envoltas por invaginações ou pseudópodos de uma célula de Schwann. A evidência para um mecanismo de *feedback* do axônio para regular a produção de mielina pelas células de Schwann foi documentada experimentalmente. Na regeneração após a lesão, o axônio determina o grau e a quantidade de mielina que a célula de Schwann produzirá.

A estrutura do nervo facial, assim como da maioria dos nervos periféricos, é composta basicamente por:

- *Endoneuro:* é o tecido conectivo do interior de cada funículo que separa e envolve cada fibra nervosa para formar uma bainha externa de cada fibra nervosa.
- *Perineuro:* é uma camada mesotelial fina, mas densa, que envolve cada funículo nervoso.
- *Epineuro:* é tecido conectivo que envolve os funículos e forma um pacote protetor em volta dos fascículos.

O nervo facial apresenta diferentes estruturas no seu curso periférico:

- Na fossa posterior, no ângulo pontocerebelar e no meato auditivo interno, as fibras nervosas arranjam-se em paralelo com uma pequena quantidade de tecido endoneural de suporte. Não há perineuro e nem fascículos.
- Canal de Falópio:

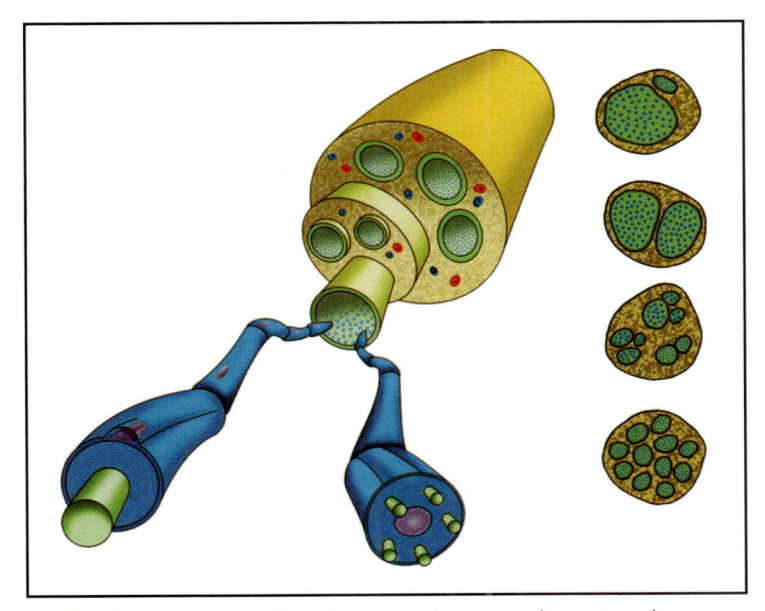

Fig. 24-1. Desenho esquemático de um corte transverso da estrutura do nervo facial, envolto pela sua bainha representada em amarelo no desenho (epineuro), é composto de grupos de axônios chamados fascículos, envoltos em uma bainha chamada perineuro. Esta arquitetura fascicular vai se alterando ao longo do nervo, iniciando na parte proximal junto ao tronco cerebral com um fascículo único representado no desenho pelo primeiro corte superior à direita. À medida que o nervo vai se estendendo para a periferia, distalmente, vai havendo uma maior individualização fascicular como vemos nos cortes à direita do desenho.

- No segmento labiríntico, as fibras estão posicionadas em um fascículo único com pouco tecido endoneural e uma bainha muito fina. O nervo ocupa 25 a 50% do canal ósseo.
- No segmento timpânico, o nervo é composto por um único feixe. O epineuro é mais espesso do que no segmento labiríntico.
- No segmento mastóideo, o nervo é composto por vários feixes. O perineuro é bem definido e mais fino.
■ Após o forame estilomastóideo, há vários feixes bem definidos e um perineuro mais espesso.

Por este motivo, dependendo do segmento que foi lesionado, deve ser usada uma técnica adequada de coaptação do nervo.

A coaptação é indicada quando há lesão completa ou parcial do nervo, ou seja, uma neurotmese ou axoniotmese, pela classificação de Seddon (Fig. 24-2).

Nesses casos as fibras distais do nervo retêm sua excitabilidade por aproximadamente 96 horas após a lesão, e os axônios possivelmente continuam a receber nutrientes das células de Schwann que os rodeiam. As fibras nervosas começam a mostrar alterações histológicas já nas primeiras 48 horas. Inicialmente os axônios se tornam fibrilados e posteriormente desaparecem, enquanto que as células de Schwann se tornam inchadas e levam ao desarranjo e colapso da camada mielínica por fagocitose. Este processo é chamado de "degeneração walleriana". Esta degeneração walleriana ocorre entre 15 e 20 dias após a lesão. Após isto a mielina e os restos axionioplasmáticos são absorvidos por macrófagos, enquanto as células de Schwann perdem seu arranjo e tornam-se separadas uma das outras. A membrana basal que normalmente forma uma capa extracelular sobre as células de Schwann e sobre os nódulos de Ranvier também se rompe, mas continua envolvendo cada célula de Schwann. Estas alterações ocorrem retrogradamente até o primeiro nódulo de Ranvier além do local da lesão. O corpo celular também começa a apresentar alterações características, conhecidas como cromatólise ou degeneração de Nissl. Isto acontece complementarmente à degeneração walleriana e resulta da privação de substâncias nutrientes transportadas pelo axoplasma da periferia. A célula nervosa edemacia-se e começa a se desintegrar e perder os corpúsculos de Nissl no seu citoplasma, enquanto que o núcleo assume uma posição excêntrica. Com a continuidade da situação a célula pode apresentar uma degeneração completa e desaparecer em 1 a 2 anos.

A regeneração começa logo após o processo degenerativo, se não houver nenhuma obstrução mecânica, secção completa, espícula óssea ou pressão contínua. Na primeira situação, a regeneração dos axônios proximais formará um inchaço irregular ou neuroma, pois falta um caminho orientador para o crescimento ordenado dos axônios. As células de Schwann agora começam a se ampliar e reagrupar para formar cordões de células. À medida que se aproximam, as membranas basais das células adjacentes se fundem e desaparecem entre as células. Assim, estes cabos sólidos de células de Schwann são revestidos por uma membrana basal ou neurilema. São os "túbulos" que são encontrados no segmento periférico de um neurônio em regeneração. Enquanto isto, os axônios na extremidade proximal do nervo proliferam-se em cones de crescimento de forma a englobar o protoplasma realizando uma pinocitose enquanto procuram um arranjo para crescer. Isto é oferecido por cordões de células de Schwann que formaram os túneis que permitem os axônios a se regenerar e crescer a uma taxa de pouco menos de 1 mm ao dia até que cheguem às placas neuromotoras. Inicialmente o diâmetro dos axônios é pequeno (cerca de 1 mícron de diâmetro), mas eles se tornam mais espessos após juntarem-se com a placa motora. Axônios superiores a 2 micra geralmente tornam-se mielinizados, mas haverá mais pequenas fibras amielínicas no nervo regenerado do que anteriormente. Isto explica porque a regeneração resulta em reinervação anormal da musculatura facial. O crescente processo de divisão axonal em vários ramos vai encontrar seu caminho em diferentes cordões de células de Schwann. Ao mesmo tempo, uma proporção delas não se tornará mielinizada. Isto leva a sequelas, como sincinesias, movimento de massa e espasmo facial após a regeneração (Figs. 24-3 e 24-4).

A pequena velocidade da regeneração nervosa colabora para que neste período, até que os axônios atinjam as placas neuromotoras, haja modificações atróficas nos músculos e alterações das placas neuromotoras que afetam o resultado final estético da mímica facial. Geralmente a condutibilidade nervosa se encontra alterada após a regeneração do nervo submetido à coaptação neural. O resultado final funcional, portanto, sempre apresenta sequelas que serão tão importantes quanto o grau de influência dos fatores que interferem no crescimento axonal. Além das sequelas motoras, temos ainda as sequelas produzidas pelas sincinesias que ocorrem especialmente em grande número dos casos de enxerto.

Por todos estes fatores recomenda-se uma abordagem adequada ao paciente que apresenta lesão no nervo facial, com a utilização de uma técnica cirúrgica da melhor qualidade possível ao alcance do cirurgião, de modo a obter-se um resultado final satisfatório.

Fig. 24-2. Classificação de Seddon. Os desenhos representam as formas de lesão de um nervo periférico. (**A**) Lesão intra-axonal (neuropraxia); (**B**) lesão em todo o axônio (axoniotmese) e (**C**) lesão completa em todo o nervo (neurotmese).

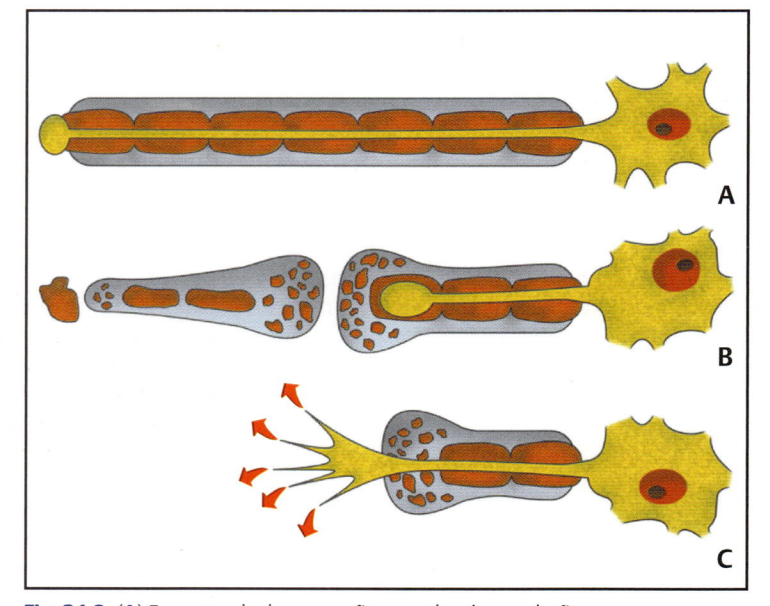

Fig. 24-3. (**A**) Esquema da degeneração axonal após uma lesão no nervo, no esquema superior da célula nervosa normal, onde se vê o corpo com seu conteúdo (núcleo e demais partículas) e seu axônio com sua bainha de mielina e as células de Schwann ao longo. (**B**) Após axoniotmese ou neurotmese, onde ocorre a desorganização da célula nervosa. (**C**) Início do crescimento do axônio, quando não há compressão ou obstáculo.

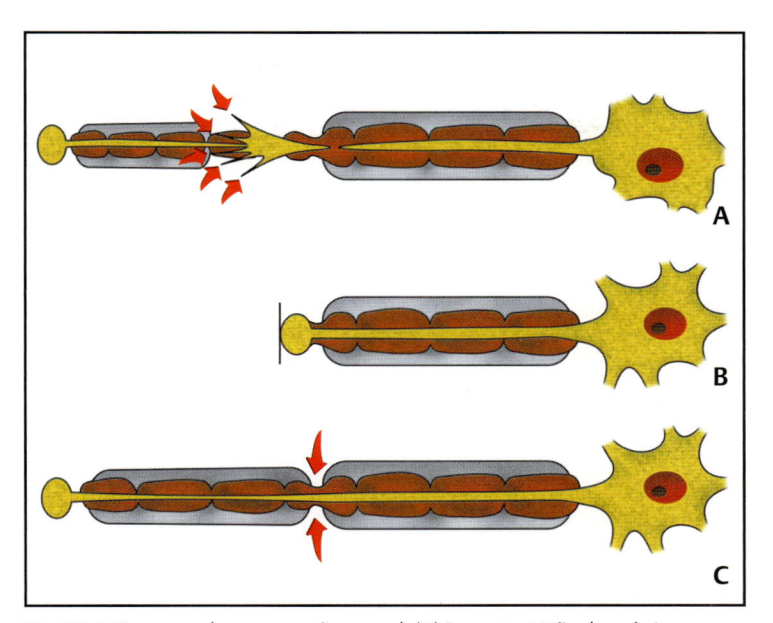

Fig. 24-4. Esquema da regeneração axonal. (**A**) Representação do axônio crescendo e encontrando o coto distal. (**B**) Não consegue atingir o coto distal, pois há uma barreira de impedimento. (**C**) O axônio conseguiu atingir o coto distal e volta parcialmente à função após uma degeneração walleriana.

PRINCÍPIOS GERAIS DOS REPAROS CIRÚRGICOS DO NERVO FACIAL

Até o fim do século passado os cirurgiões não manipulavam os cotos dos nervos lesionados, pois se acreditava que este ato pudesse causar convulsões.

Saliceto, no século XIII, foi a única exceção de descrição de tentativa de sutura de nervo periférico, sem bom resultado. Utilizou-se naquele período somente a coaptação dos cotos lesionados sem nada a estabilizá-los. Esta coaptação resultava mal, uma vez que sempre havia uma movimentação dos cotos antes da cicatrização final, desestabilizando a coaptação neural.

Hueter, em 1873, foi o primeiro a descrever um método de estabilizar coaptação neural com sutura epineural, com bons resultados. Esta técnica se tornou padrão em todo mundo, sendo até hoje a técnica mais utilizada para sutura nervosa.

Von Bugner, em 1891, tentou a estabilização da coaptação neural e a orientação do crescimento do nervo por método de tubulização, utilizando colágeno. Esta técnica é utilizada por alguns autores até os nossos dias, por meio da interposição de tubos de colágeno e de outros materiais sintéticos, como polietileno, por vezes até estabilizados com adesivos sintéticos.

O interesse no avanço do conhecimento na área de lesão do nervo periférico foi favorecido pela Primeira Guerra Mundial. O tratamento de feridas das extremidades, incluído o reconhecimento da importância da restauração da função do nervo, como parte do processo de cirurgia reconstrutiva, levou a numerosos relatos de reparação de nervos periféricos que resultaram das experiências dessa guerra. Muito poucas das técnicas descritas são compatíveis com a nossa atual compreensão da biologia do nervo e regeneração após a lesão.

Trabalhando independentemente, Babcock e Bunnell propuseram técnicas cirúrgicas padronizadas para reparação periférica. Estes princípios abrangeram o tratamento do tecido lesionado do nervo, técnicas cirúrgicas para reparo da lesão e pós-operatório. Grande parte das informações apresentadas nestes relatos é a base para as técnicas hoje utilizadas.

Langley e Hashimoto descreveram, em 1917, outra técnica de estabilização da coaptação nural, utilizando sutura perineural ou fascicular. Este método pelas suas dificuldades técnicas, especialmente na era pré-microscopia, não se tornou popular. Em alguns tipos de nervos em que os fascículos são bem individualizados, esta técnica é ideal.

O primeiro enxerto humano foi relatado, em 1878, por Albert. Sherren escreveu sobre suas experiências com enxerto de nervo, em 1906. Huber descreveu enxerto de nervo autólogo no cão com bons resultados, em 1920. O alongamento do nervo ganhou popularidade, em 1932, com o trabalho de Ballance e Duel. Bunnell e Boyes relataram o uso de autoenxertos de nervos em 1937, porém os resultados desses autores não foram uniformes.

Até a década de 1940, nada ocorreu em termos de cirurgia de nervos periféricos, e os cirurgiões foram se tornando cada vez mais pessimistas com os resultados obtidos. Este pessimismo derivava dos maus resultados decorrentes de técnica difícil, material inadequado e infecções frequentes do local da reparação na era pré-antibiótica.

O uso do microscópio cirúrgico contribuiu para o avanço em técnicas reconstrutivas. A sutura de feixes nervosos individuais (fascicular) e técnicas alternativas para o reparo do macroscópico dos nervos são uma consequência desta tecnologia. Atualmente o uso de substâncias regeneradoras e células-tronco tem sido relatado com sucesso. (Veja na Secção VI, Capítulo 40)

Em 1940, Young e Medawar descreveram o uso de cola para estabilização da coaptação neural. Eles utilizaram derivados de sangue. O reparo de lesões de tecidos por adesivos tem sido tentado desde o início da civilização. Vários materiais foram utilizados como adesivos, como os acrílicos e colágenos.

Os cianoacrilatos foram abandonados para coaptação neural pela intensa reação tecidual que podem causar.

Em 1988, Bento descreveu pela primeira vez o uso de cola de fibrina humana para reparo do nervo facial em cobaias e, em 1991, em humanos com sucesso e resultados semelhantes às suturas.

Princípios Gerais

O sucesso dos resultados cirúrgicos no reparo de nervo periférico vem principalmente da familiaridade do cirurgião com os conceitos técnicos, do entendimento da biologia tecidual, instrumentos adequados, prática e paciência. Atenção aos detalhes e o desejo de dedicar mais tempo extra para obter a perfeição técnica são responsáveis por um maior índice de sucesso e menos tempo perdidos em repetir procedimentos exploratórios no futuro.

A decisão mais importante para o cirurgião e o paciente é saber quando se deve operar e quando se deve esperar.

O tempo para se intervir depende do tipo de lesão, mas a cirurgia pode ser realizada imediatamente (de 8 a 12 horas) após a lesão, ou tardiamente.

Quanto mais precoce se aborda melhor a situação cicatricial local para se trabalhar com os cotos, pois ainda não se formou fibrose cicatricial ou neuroma de amputação e, consequentemente, maior a chance de um resultado funcional mais rápido e melhor. Reparos muito precoces apresentam um potencial para deiscência da linha de sutura por causa da necrose tardia. Encontra-se igualmente um epineuro mais friável. Se um reparo primário não for realizado, mas o nervo é visualizado na cirurgia inicial, o ideal é a colocação de fios de sutura finos (de 6-0 a 9-0) no epineuro para marcar o nervo e localizá-lo na posterior cirurgia.

O reparo secundário é preferido nas causas de traumas maiores ou onde há contaminação associada. Atuar em um local não contaminado sem processo inflamatório cria um melhor ambiente para a regeneração nervosa.

Esta espera é biologicamente compatível com as modificações (descritas anteriormente) que ocorrem no metabolismo do nervo, e as alterações que ocorrem na célula nervosa.

Processo de fagocitose dos *debris* neurotubulares e hipertrofia dos elementos do tecido conectivo podem dificultar o início da aproximação do coto proximal de começar a crescer.

Depois de 2 a 6 semanas da lesão ocorre uma hipertrofia do epineuro, a coaptação neural é facilitada e fica mais resistente. As desvantagens de uma coaptação neural muito tardia são a retração dos cotos, formação de neuroma e fibrose progressiva do estroma próximo às células de Schwann com diminuição das chances de uma recanalização axônio-plasmática. Atrofia e fibrose do músculo esquelético denervado pioram o prognóstico da recuperação da função final.

O instrumental usado deve ser adequado e delicado. Além dos instrumentos microcirúrgicos adequados alguns instrumentos oftalmológicos podem ser úteis (Fig. 24-5).

- Porta-agulha oftalmológico.
- Duas pinças de relojoeiro.
- Microtesouras 4" de estrabismo *(strabismus scissors)*.
- Tesoura de íris delicada.
- Pinça de Adson dente de rato.
- Bisturi.

Fios de sutura de monofilamento de náilon de 5-0 a 10-0, dependendo do calibre do nervo, com agulha atraumática ou no caso de optar-se por tubulização ou colagem são os materiais para tal. Reparos fasciculares requerem fios mais finos.

O preparo local é fundamental, com a lavagem com soro corrente e a retirada de todo o pó de osso, coágulos, *debris*. Sempre trocar de luvas antes da coaptação neural.

Estes fatores contribuem para que haja o mínimo de reação cicatricial (fibrose) local, o que impediria o axônio de migrar pelo local da coaptação neural.

A preparação do paciente também é fundamental. O local deve estar o mais asséptico possível e sem infeção na ferida. Campo adesivo ajuda a manter o local mais limpo.

A dissecção local para encontrar os cotos dos nervos deve ser feita o mais delicadamente possível ao longo da linha muscular da direção de suas fibras. Se não for possível o afastamento deve transfixar o músculo no local de seu ligamento, se possível, para que se possa ligar ao final da cirurgia.

A hemostasia e o mínimo possível de lesão tecidual são os maiores objetivos.

Após o nervo ser encontrado, ele é mobilizado dos tecidos vizinhos. O nervo é envolto em um tecido adventício que contém vasos colaterais (camada *vasa nervorum*). Esta bainha deve ser removida dos dois cotos pelo menos 0,5 cm para cada lado, para que não haja migração de tecido no interior da coaptação neural.

A manipulação do nervo deve ser feita com muita delicadeza. Segura-se o epineuro com a pinça de relojoeiro (sem que haja traumatismo da estrutura interna do nervo) para não se criar mais trauma no nervo, e com o porta-agulha dá-se o ponto no epineuro. Este trauma é muito menor com o uso de tubulização ou cola de fibrina.

O exame dos cotos é importante, pois, se houver um edema, pode-se considerar que haja um neuroma de amputação. O ideal é remover o neuroma.

A presença de neuroma indica axonotmese ou neurotmese. Um neuroma fusiforme e macio indica que há passagem de axônios, mas um neuroma firme e duro indica fibrose e mau prognóstico. O cirurgião deve julgar no local se deve ou não cortar o nervo e optar pela recontrução com enxerto.

Se os neuromas forem laterais, indicam neurotmese parcial e se a lesão não ultrapassar 50% da circunferência do nervo, a recuperação pode ocorrer sem necessidade de coaptação neural. Se maior do que 50%, são necessárias uma neurorrafia e coaptação neural total. Bento *et al.* (2008) publicaram uma série de 43 casos em que, mesmo com lesão menor que 50%, os resultados com uma secção total do nervo e coaptação terminoterminal são melhores do que a recuperação espontânea (Figs. 24-6 e 24-7).

Em geral devem-se remover os neuromas mesmo se for necessário um enxerto para completar o espaço entre os cotos. Eventuais pequenos neuromas podem ser removidos por uma dissecção delicada e separação dos fascículos do nervo do neuroma (Figs. 24-8 e 24-9).

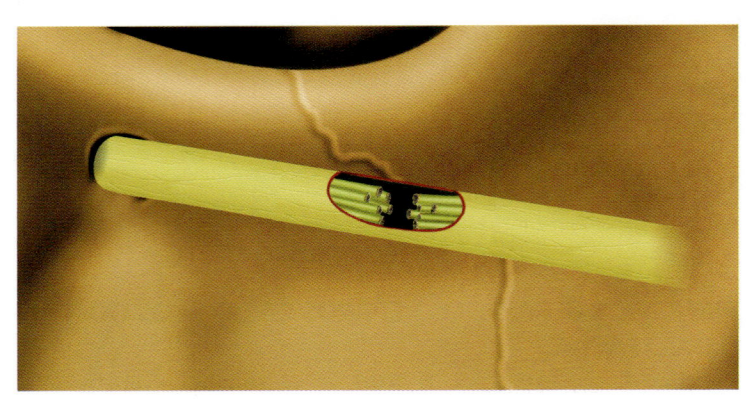

Fig. 24-6. Lesão parcial no nervo.

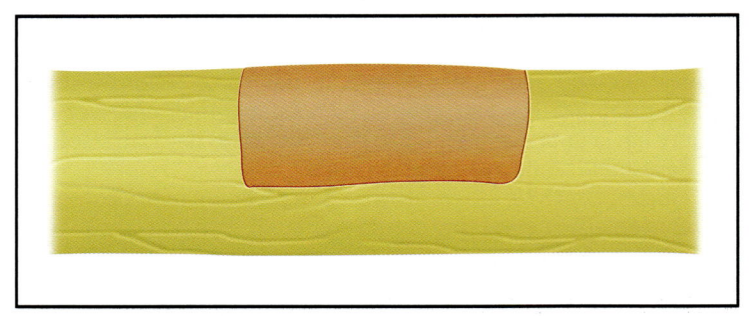

Fig. 24-7. Reparo parcial com enxerto parcial.

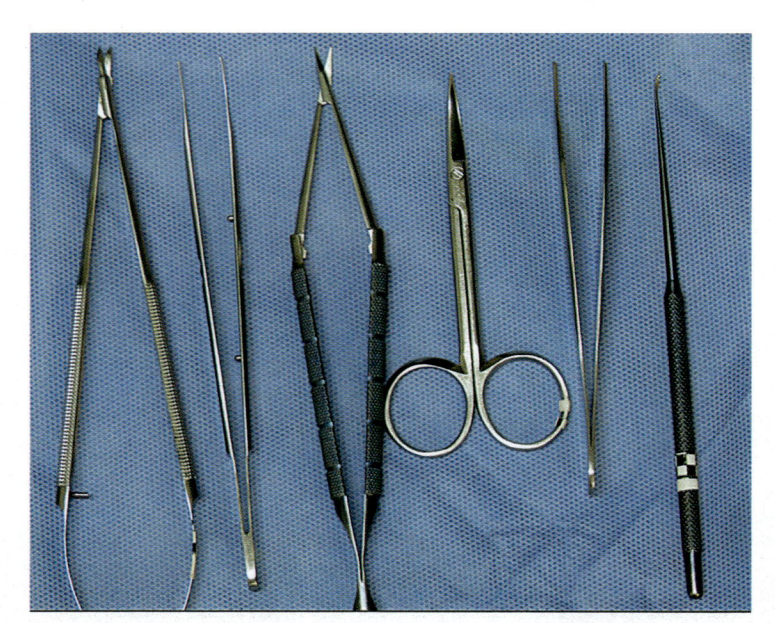

Fig. 24-5. Instrumentos para coaptação do nervo facial. Da esquerda para a direita: microtesoura curva, micropinça sem dente, microtesoura reta, tesoura de íris, pinça de Adson dente de rato, bisturi de nervo (faca de nervo).

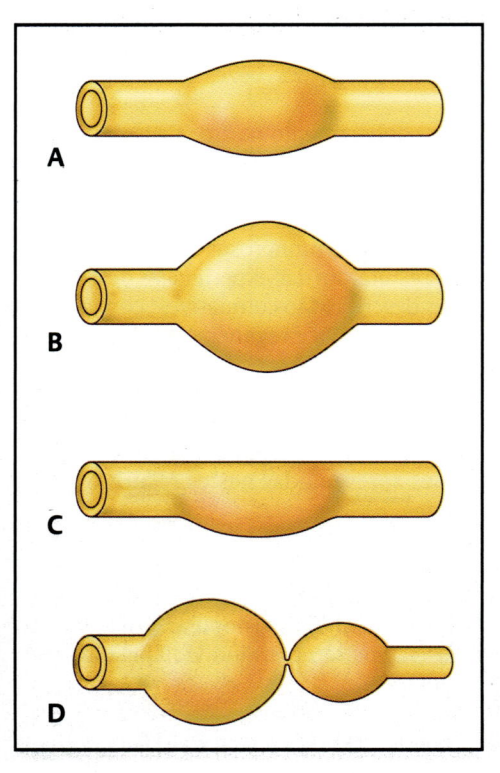

Fig. 24-8. Exemplos de neuromas que podem ser visualizados durante a cirurgia: (**A**) fusiforme; (**B**) bulboso; (**C**) lateral; (**D**) ampulheta.

Capítulo 24 ■ Princípios da Coaptação Neural

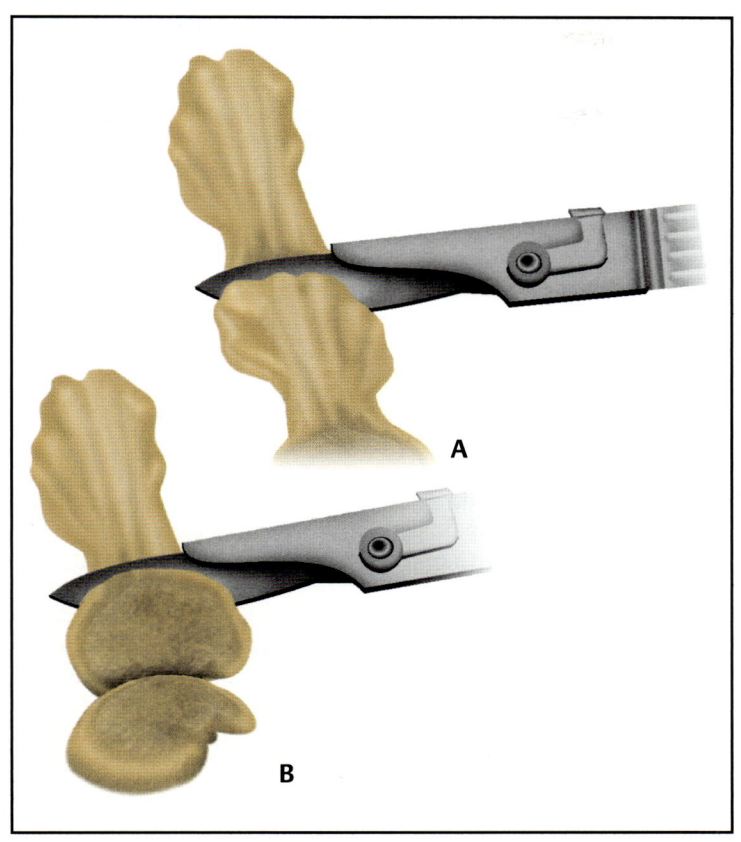

Fig. 24-9. Exemplos de incisão para remoção de neuroma. (**A**) O neuroma deve ser incisado até encontrar-se tecido visivelmente normal. (**B**) Isto deve ser feito tanto no coto distal, quanto no proximal.

■ Preparando para a Hemostasia

Uma hemostasia é fundamental após a ressecção para evitar fibrose e uma distorção da arquitetura do nervo. Podem ser usados esponja de gelatina (Gelfoam® ou similar), hemostáticos locais ou soluções de epinefrina (Fig. 24-10).

■ Técnicas de Coaptação Neural

Há quatro tipos de técnicas de coaptação neural para reconstrução de nervos periféricos:

- Coaptação com cotos sem nada a estabilizá-los (Fig. 24-11).

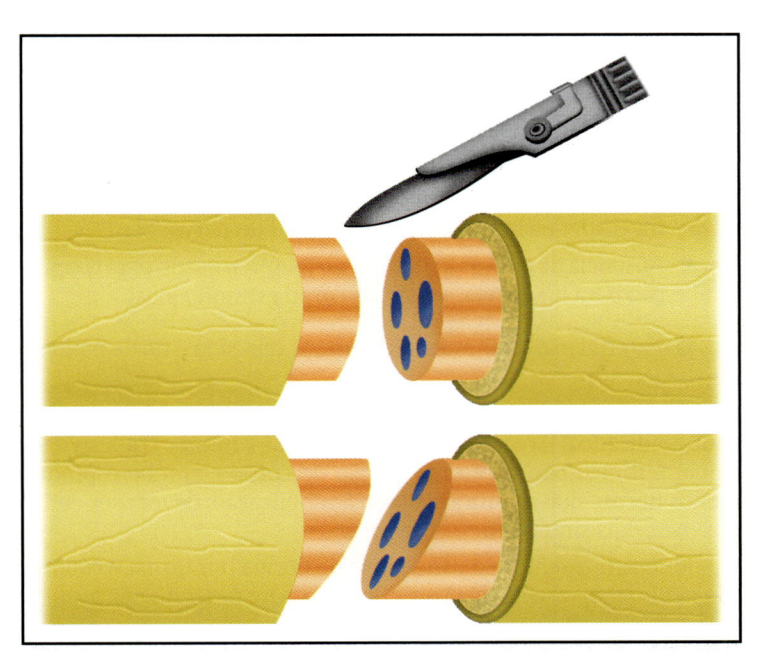

Fig. 24-10. Preparo do coto nervoso afastando a bainha (epineuro) por até 1 mm e incisando o coto em diagonal para aumentar a superfície de contato.

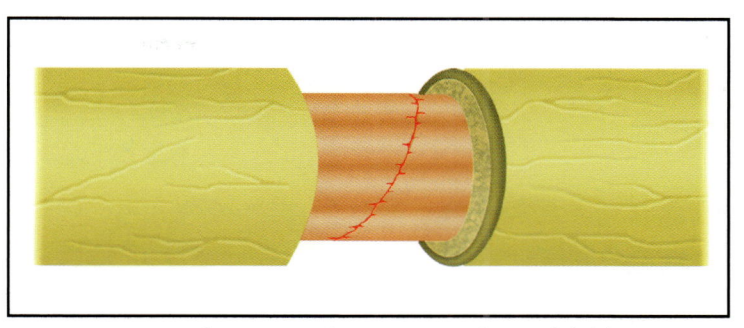

Fig. 24-11. Esquema de coaptação dos cotos sem nada a estabilizá-los.

- Coaptação dos cotos e tubulização como estabilização (Fig. 24-12).
- Coaptação dos cotos e suturas epineurais ou perineurais com fios cirúrgicos (Figs. 24-13 e 24-14).
- Coaptação dos cotos e colas biológicas para estabilizá-los (Fig. 24-15).

Estes reparos poderão ser feitos tanto em situações de coaptação neural como em situações de enxertos (Fig. 24-16).

Há certas regras básicas para reparo e tratamento da coaptação neural. Estas regras devem ser observadas antes da conduta a ser decidida e apresentam influência direta no resultado final.

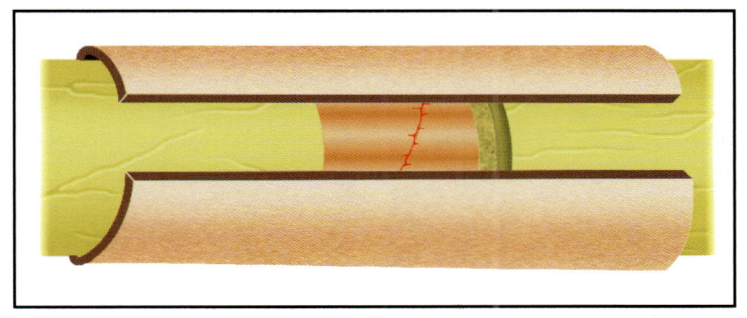

Fig. 24-12. Esquema de tubulização.

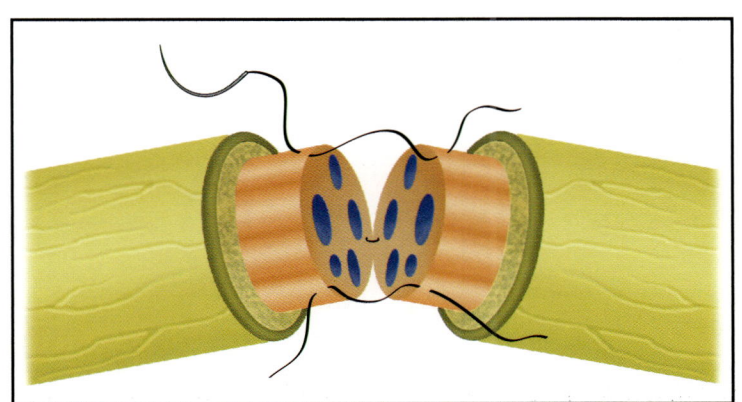

Fig. 24-13. Esquema de sutura epineural.

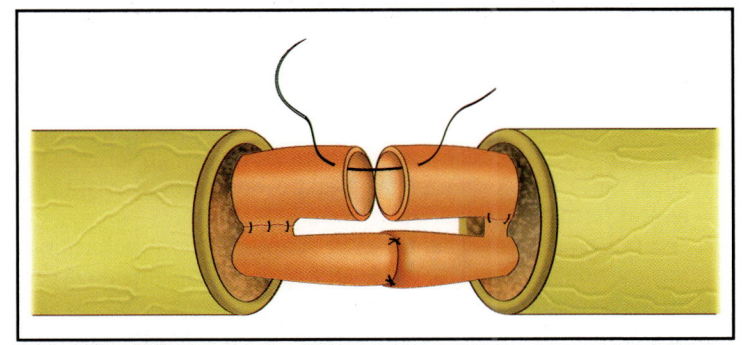

Fig. 24-14. Esquema de sutura perineural.

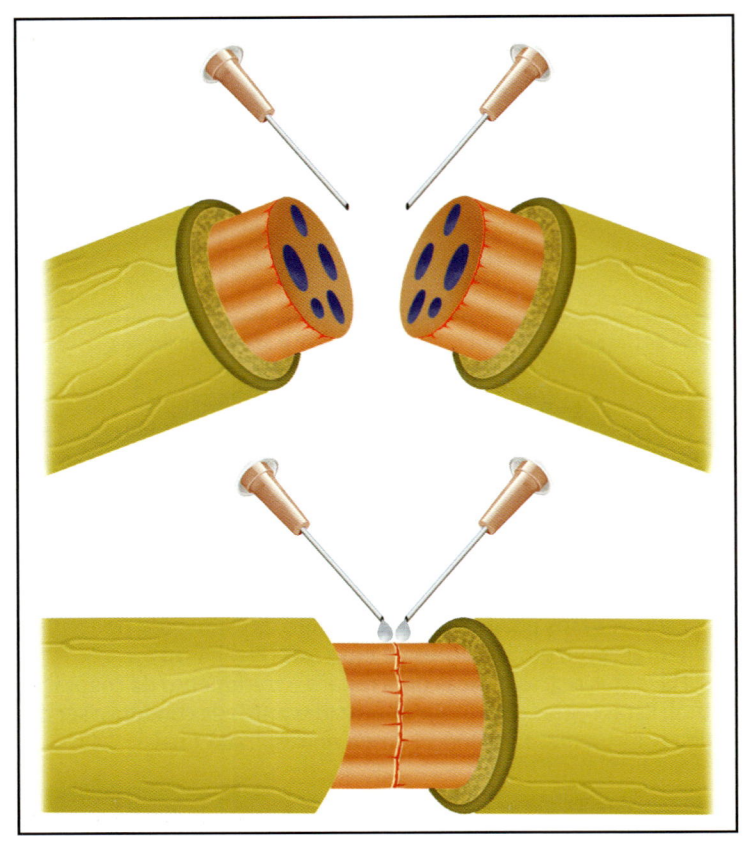

Fig. 24-15. Esquema de coaptação neural com cola de fibrina.

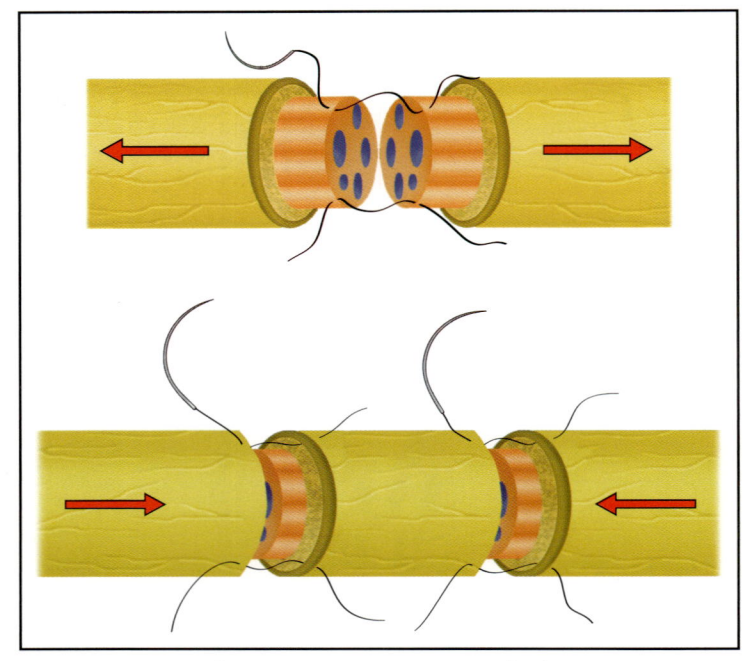

Fig. 24-16. Esquema de enxerto nervoso com o nervo doador interposto.

Uma vez feito o diagnóstico de uma lesão total ou parcial do nervo facial que resultar em sinais locais (durante uma cirurgia) clínicos ou eletrofisiológicos de degeneração walleriana (após um trauma ou após uma cirurgia), o nervo deve ser explorado em menor tempo possível utilizando estes princípios:

1. Quando o nervo estiver parcialmente lesionado, preferimos realizar uma secção completa, preparo dos cotos e coaptação neural terminoterminal ou enxerto.
2. Sempre que possível tentar uma coaptação terminoterminal, mesmo que tenha que se proceder à obtenção de uma nova rota do nervo para encurtar o espaço entre os cotos e deixá-los sem tensão. O nervo facial intratemporal pelo seu trajeto tortuoso permite que encurtemos seu percurso.
3. Se não for possível uma coaptação terminoterminal sem tensão, devemos realizar um enxerto autólogo. Preferimos utilizar o nervo sural, por ser de fácil obtenção, de grande extensão, possibilitando enxertos longos e de calibre um pouco maior que o facial. Os enxertos no pós-operatório desidratam-se e diminuem o seu diâmetro, com isso o sural adquire diâmetro semelhante ao facial. O nervo grande auricular em situações de pequenos enxertos pode ser também utilizado.
4. Nervos retraem, portanto a coaptação neural deve ser deixada em situação sem tensão para possível retração ou mobilização.
5. O reparo deve ser realizado o mais rápido possível após a lesão, pois o tempo é diretamente proporcional ao resultado decorrente das modificações histológicas que ocorrem nos segmentos distal e retroativo ao corpo celular proximal ao local da lesão.
6. A preparação dos cotos é muito importante e sempre deve ser tratada com a retirada da bainha (epineuro) pelo menos 0,5 cm distal de cada coto, para prevenir a migração de tecido conectivo para dentro da coaptação neural e prejudicar a passagem dos novos axônios.

    A secção do coto para que um trecho do nervo livre de lesão ou cicatriz seja atingido pode ser transversa ou oblíqua para aumentar a área de coaptação. Não utilizar tesouras e sim bisturi bem afiado e novo, para que não haja possibilidade de esmagar o coto. Esta secção deve ser realizada no último momento antes de realização da coaptação, pois há sempre uma saída de axoplasma pelo fascículo que é impedida pelo contato entre os cotos distais e proximais.
7. Deve ser sempre utilizado um aumento adequado com microscópio cirúrgico, para realizar a coaptação com menor trauma possível no nervo.
8. Outros fatores que influem no resultado e que o cirurgião deve estar familiarizado são:
    - Idade do paciente. Principalmente no que diz respeito às alterações musculares que ocorrem durante o tempo que demora o crescimento dos axônios para atingirem a placa neuromotora. No idoso a recuperação final é pior em razão da natural flacidez muscular.
    - Extensão da lesão. Principalmente as lesões múltiplas, as compressivas associadas e o tamanho do enxerto podem ter pior prognóstico.
    - Quando a lesão ocorre em local de movimento que possa submeter a coaptação neural à tensão, esta possibilidade de movimento deve ser considerada para adequação do tamanho do enxerto ou uma nova rota para o nervo, diminuindo sua extensão e conseguindo uma coaptação menos tensa. As coaptações intratemporais são submetidas a um menor movimento do que as pós-forame estilomastóideo.
    - Infecção local deve ser evitada.
    - Alinhamento ideal dos fascículos procurando encontrar vasos longitudinais ou posição do mesoneuro e escolher a posição mais adequada no sentido rotacional do nervo.
    - Ausência de fatores irritativos no material usado para coaptação para não haver reação de corpo estranho local.

O material mais utilizado para suturas tem sido o fio de náilon 9 ou 10-0.

O uso de materiais sintéticos tipo cianoacrilatos está totalmente contraindicado pela reação de corpo estranho causada. O adesivo tecidual fibrínico não apresenta reação de corpo estranho e produz menos fibrose que a sutura. Quanto à tubulização, devem ser evitados materiais sintéticos.

Preferimos sempre o uso de cola de fibrina por tornar a coaptação neural mais fácil e menos traumática para o nervo.

Adequada fisioterapia muscular, que inclui massagem e movimentações voluntárias da face para manter o músculo em atividade, enquanto aguarda a chegada dos fascículos regenerados.

Sutura Epineural (Fig. 24-13)
É o método convencional de coaptação nervosa mais largamente utilizado.

Vantagens:

- Curto tempo de execução.
- Simplicidade de execução em relação à sutura perineural.
- Mínima necessidade de amplificação de imagens em relação à sutura perineural.
- Conteúdo intraneural não é manipulado e, portanto, não é lesionado iatrogenicamente.
- Menor possibilidade de reação de corpo estranho local, uma vez que não se deem pontos intraneurais.

Desvantagens:

- Possibilidade de um afrontamento fascicular incorreto.
- Necessidade de colocar vários pontos para que se previna a formação de neuroma.
- Deve ser realizada com fio mononáilon 9 ou 10-0, uma vez que fios de seda podem provocar maior reação de corpo estranho que o náilon, mesmo sendo de mais fácil manipulação para se apertar o nó.

Sutura Perineural ou Fascicular (Fig. 24-14)
É a sutura realizada nos fascículos do nervo. Deve-se conhecer a topografia dos fascículos. Está mais indicada nas reparações parciais ou em locais que o nervo tem boa diferenciação fascicular (segmento extratemporal).

Vantagens:

- Coaptação adequada dos fascículos corretamente, apesar de ser difícil a decisão de qual o fascículo distal é correspondente ao proximal.

Desvantagens:

- Maior tempo de cirurgia.
- Maior dificuldade técnica.
- Maior possibilidade de reação de corpo estranho e fibrose intraneural.
- Maior possibilidade de trauma iatrogênico.
- Maior necessidade de treinamento de técnica microcirúrgica.

Tubulização (Fig. 24-12)
A técnica consiste em abraçar os cotos captados com material adequado para promover a estabilização sem a necessidade de sutura. Podem-se utilizar materiais sintéticos como tubos de silicone ou de colágeno, veia homóloga, músculo e tubos de surgicel, millipore, Silastic estabilizados ou não com cola biológica ou sintética. Utilizamos muitas vezes fáscia de músculo temporal para envolver o nervo e com isso prevenir a saída de fibras nervosas de seu caminho ao coto distal ou entrada de tecido fibroso na coaptação neural.

Vantagens:

- Menor tempo de cirurgia.
- Facilidade técnica.
- Menor trauma iatrogênico no nervo.
- Menor possibilidade de reação de corpo estranho intraneural.

Desvantagens:

- Problemas na estabilização da coptação neural, uma vez que não haja fixação.
- Possibilidade de reação de corpo estranho local, quando o material usado não for autólogo.
- Problemas quanto ao afrontamento fascicular.

Colagem com Adesivo Tecidual Fibrínico (Fig. 24-15)
A técnica consiste em aproximar os cotos e estabilizá-los com cola de fibrina.

Vantagens:

- Menor tempo cirúrgico.
- Maior facilidade técnica.
- Ausência de reação de corpo estranho local.
- Menor trauma iatrogênico no nervo.

Desvantagens:

- Afrontamento funicular.

Composição do adesivo fibrínico: a composição do adesivo liofilizado é um concentrado de proteínas humanas.

O material necessário para obter 1 mL de solução adesiva contém:

- Proteínas coaguláveis de 75-115 mg, fibrinogênio de 70-110 mg e 2-9 mg fibronectina; 10-15 unidades de fator XIII (1 unidade de fator XIII corresponde à atividade contida em 1 mL de plasma fresco normal); plasminogênio de 20-80 mg. Este concentrado é dissolvido em aprotinina bovina na concentração de 500 KIU/mL para obter a solidificação da cola, em seguida é adicionada uma solução de 500 UI de trombina (1 unidade internacional de trombina contém 0,0853 mg de trombina humana, diluído em uma solução de cloreto de cálcio com 40 mMol de $CaCl_2/L$.

O adesivo contém o fibrinogênio na solução 1, que, em contato com a solução 2 com trombina e cloreto de cálcio, converte o fibrinogênio agregado em monômeros de fibrina.

O fator XIII da solução 1 liga monômero de fibrina à fibronectina da solução 2, resultando após 1 minuto em um componente solidificado. No componente 1, o plasminogênio por ação de ativadores existentes nos tecidos converte-se em plasmina, que é uma enzima que degrada a fibrina e faz a dissolução do coágulo. A aprotinina da solução 2 é usada para interromper a ação da plasmina e controlar a degradação do coágulo. A ação da aprotinina nesta concentração ocorrerá durante 8 dias, proporcionando, assim, um local de cicatrização antes da absorção do coágulo.

Existem atualmente produtos comerciais à disposição no mercado.

Verificando as vantagens e desvantagens de cada método, devemos considerar que o nervo facial intratemporal não apresenta uma diferenciação fascicular muito precisa principalmente quanto mais proximal, e que há uma grande dificuldade técnica para sutura por causa do espaço exíguo e da presença de estruturas importantes na vizinhança ou líquido cefalorraquidiano.

No segmento intratemporal do nervo facial preferimos utilizar sempre coaptação com cola de fibrina (Fig. 24-17).

Caso não seja possível, utilizamos sutura epineural ou tubulização com fáscia de músculo temporal.

Em presença de infecção local, realizamos a coaptação neural após exaustiva lavagem do local com soro fisiológico com cloranfenicol e deixamos a cavidade preenchida de cloranfenicol.

As Figuras 24-18 e 24-19 apresentam alguns tipos de coaptação e enxerto.

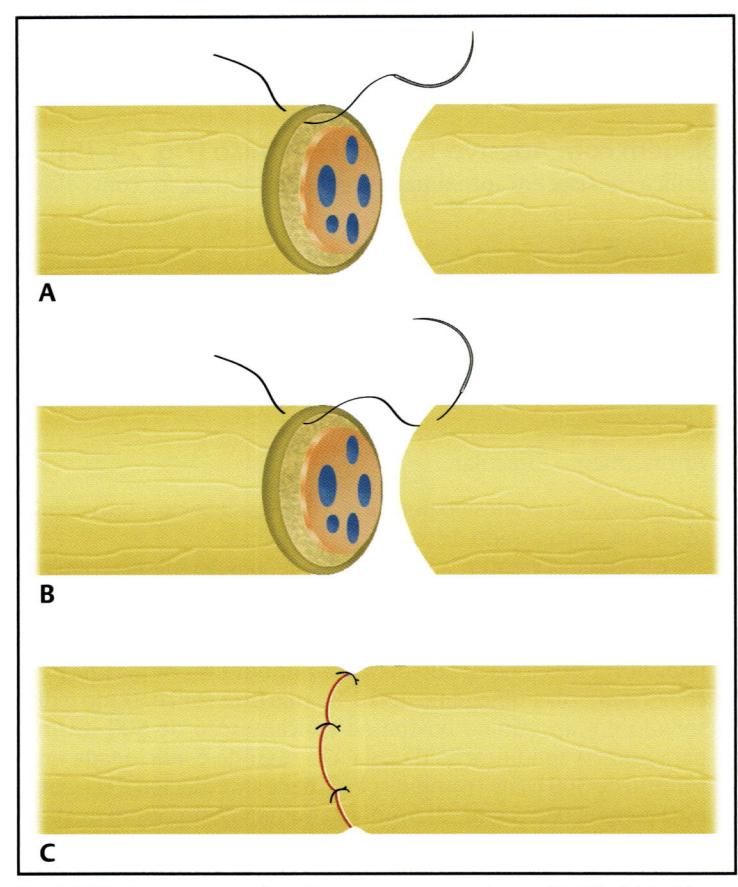

Fig. 24-17. Sutura epineural. Os fios atravessam o epineuro (A e B). O ideal é primeiro passar as suturas para posteriormente amarrá-las sem tensão (C).

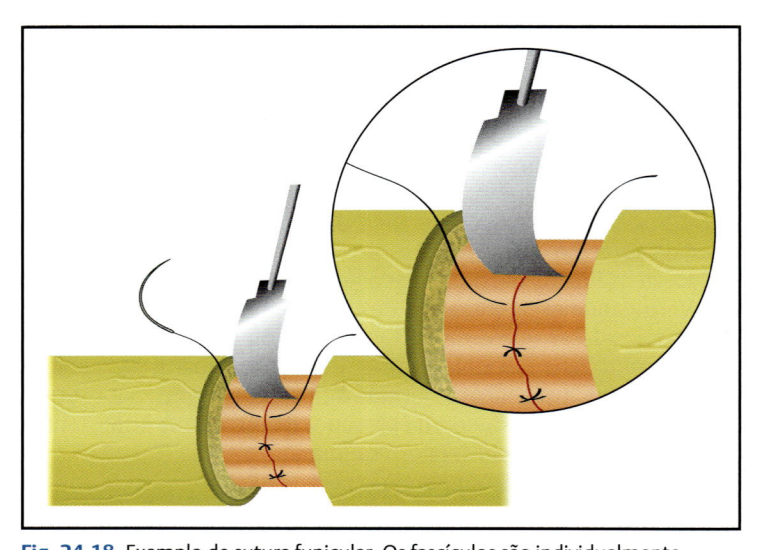

Fig. 24-18. Exemplo de sutura funicular. Os fascículos são individualmente suturados.

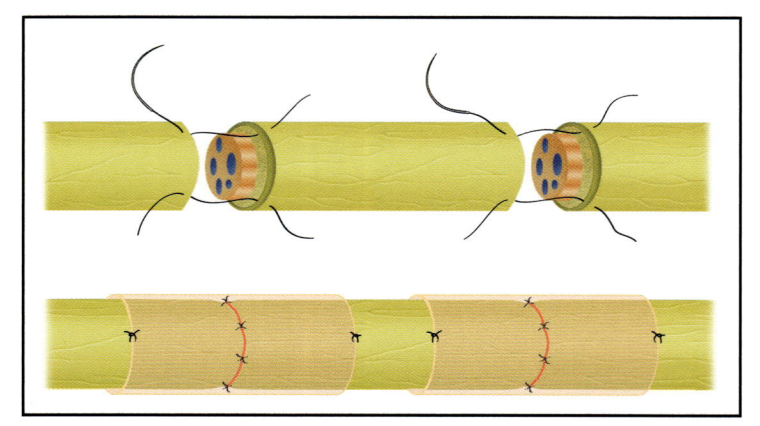

Fig. 24-19. Exemplos de enxertos e tubulização associados.

RESULTADOS

Sempre se deve lembrar que um resultado de 50% de movimentação da musculatura é considerado ideal em pacientes em que foi necessário realizar coaptação neural ou enxerto. Sempre que há degeneração walleriana, haverá sequelas. As fibras nervosas crescem comumente a uma velocidade de pouco menos de 1 mm ao dia e, ao atingir a placa neuromotora, demora semanas para reinervá-la e começar a produzir resultados.

Ultimamente diversos estudos experimentais em animais têm sido realizados com uso de células-tronco nos locais da coaptação neural com resultados promissores.

BIBLIOGRAFIA

Aird RB, Naffziger HC. Regeneration of nerves after anastomosis of small proximal to larger peripheral nerves. *Arch Surg*;1939;38:906.

Babcock WW. A standard technique for operations on peripheral nerves. *Surg Gynecol Obstet* 1927;45:364.

Bassett CA, Campbell JB, Husby J. Peripheral nerve and spinal cord regeneration: Factors leading to success of a tubulation technique employing millipore. *Exp Neurol* 1959;1:386.

Bentley FH, Hill M. Nerve grafting. *Br J Surg* 1936;24:368.

Bento RF. Anastomotic methods of facial nerve repair – how to do it. Otolaryngolgy-Head and Neck Surgery. *Special Issu* 1994;110(5):P63.

Bento RF, Almeida ER, Miniti A. Anastomosis of the Intratemporal Facial Nerve with Fibrin Tissue Adhesive. *European Archives of Otolaryngology* 1994 (Suppl):S387-S388.

Bento RF, Miniti A. Comparison between fibrin tissue adhesive and epineural suture and natural union in intratemporal facial nerves. *Acta Otolaryngol* 1989 (Supp 465):1-36.

Bento RF, Salomone R, Brito Neto RV et al. Partial lesions of the intratemporal segment of the facial nerve: graft versus partial reconstruction. *Annals of Otology, Rhinology & Laryngology* 2008; 117(9):665-669.

Berger A, Millesi H. Nerve grafting. *Clin Orthop Related Res* 1978; 133:49.

Blackwood W, Holmes W. Histopathology of nerve injury 1. *Medical Research Council Special Report Series* 1954;282:88.

Blumcke S, Niedorf HR, Rode J. Axoplasmic alterations in the proximal and distal stumps of transected nerves. *Act Neuropath* 1996;7:44.

Bora FW. A comparison of epineural-perineural and epiperineural methods of nerve suture. *Clin Orthop* 1978;133:91.

Bowden REM, Guttman E. Denervation and reinnervation of human voluntary muscle. *Brain* 1944;67:20.

Braun RM. Comparative studies of neurorrhaphy and sutureless peripheral nerve repair. *Surg Gynecol Obstet* 1966;122:15.

Brown PW. Factors influencing the success of the surgical repair of peripheral nerves. *Surg Clin North Am* 1972;52:1137.

Bunnell S, Boyes JH. Nerve grafts. *Am J Surg* 1939;44:64.

Campbell JB. Peripheral nerve repair. *Clin Neuro Surg* 1968;17:77.

Ducker TB, Hayes GJ. A comparative study of the technique of nerve repair. *Surg. Forum* 1967;28:443.

Eyzaguine C, Findone SJ. *Physiology of the Nervous System*, 2nd ed. Chicago, Yearbook Medical Publishers, 1975.

Freeman BS, Perry J, Brown D. Experimental study of adhesive surgical tape for nerve anastomosis. *Plast Reconstr Surg* 1969;43:174.

Freeman BS. Adhesive anastomosis techniques for fine nerves: Experimental and clinical techniques. *Am J Surg* 1964;108:529.

Freeman BS. Adhesive neural anastomosis. *Plast Reconstr Surg* 1965;35:167.

Gourley IM, Snyder CC. Peripheral nerve repair. *J Am Anim Hosp Assoc* 1976;12:613.

Guyton AC. *Structure and Function of the Nervous System*. Philadelphia, WB Saunders, 1976.

Highet WB, Sanders FK. The effects of stretching nerves after suture. *Br J Surg* 1943;30:355.

Hirasawa Y, Marmor L. The protective effect of irradiation combined with ensheathing methods on experimental nerve heterografts: Silastic, autogenous veins and heterogeneous arteries. *J Neurosurg* 1967;27:401.

Holmes W, Young JZ. Nerve regeneration after immediate and delayed suture. *J Anat* 1942;77:63.

Hubbard JH. The quality of nerve regeneration: Factors independent of the most skillful repair. *Surg Clin North Am* 1972;52:1099.

Khodadad G. Microsurgical techniques in repair of peripheral nerves. *Surg Clin North Am* 1972;52:1157.

Kline DG, Hayes GJ. An experimental evaluation of the effect of a plastic adhesive methyl 2 cyanoacrylate on neural tissue. *J Neurosurg* 1963;20:647.

Kline DG, Nulsen FE: The neuroma in continuity: Its preoperative and operative management. *Surg Clin North Am* 1972;52:1189.

Lehman RAW, Hayes GJ, Leonard F. Toxicity of alkyl-2-cyanoacrylates: I. Peripheral nerve. *Arch Surg* 1966;93:441.

Lehman RAW, Hayes GJ. Degeneration and regeneration in peripheral nerve. *Brain* 1967;90:285.

Millesi H. Reconstruction of transected peripheral nerves and nerve transplantation. *Munch Med Wochenschr* 1968;111:2669.

Miyamoto Y. Experimental studies on repair for peripheral nerves. *Hiroshima J Med Sci* 1979;28:87.

Sanders FK, Young JZ. The degeneration and reinnervation of grafted nerves. *Anatomy* 1942;76:143.

Seddon HJ, Holmes W. The late condition of nerve homografts in man. *Surg Gynecol Obstet* 1943;79:342.

Seddon HJ. Nerve grafting. *J Bone Joint Surg* 1963;45B:447.

Seddon HJ. Nerve injuries. *J Univ Mich Med Center* 1965;31:4.

Seddon HJ. Three types of nerve injury. *Brain* 1943;66:238.

Sunderland S. A classification of peripheral nerve injuries producing loss of function. *Brain* 1951;74:491.

Sunderland S. Factors influencing the course of regeneration and the quality of the recovery after nerve suture. *Brain* 1952;75:19.

Terzis JK, Strauch B. Microsurgery of the peripheral nerve: A physiological approach. *Clin Orthop* 1978;133:39.

Weiss P. Nerve patterns: The mechanics of nerve growth. *Growth* (Suppl) 1941;5:163.

Weiss P. The technology of nerve regeneration: A review. Suture-less tubulation and related methods of nerve repair. *J Neurosurg* 1944;1:400.

Young JZ, Holmes W, Sanders FK. Nerve regeneration: Importance of peripheral stump and the value of nerve grafts. *Lancet* 1940;2:128.

Young JZ, Medawar PB. Fibrin suture of peripheral nerves. *Lancet* 1940;2:126.

Zachary RB, Holmes W. Primary sutures of nerves. *Surg Gynecol Obstet* 1946;82:632.

25 Obtenção do Enxerto Neural

Roberto Sergio Martins

INTRODUÇÃO

A continuidade do nervo facial pode ser comprometida principalmente após a exérese de neoplasias intrínsecas ou extrínsecas e após lesão traumática do nervo. De forma ideal, o restabelecimento da continuidade do nervo deve ser obtido com aproximação das extremidades íntegras do mesmo e a realização de coaptação ou neurorrafia terminoterminal. No entanto, quando existe perda tecidual, a aproximação das extremidades do nervo não é possível ou só é viável caso seja realizada sob tensão, o que resulta em isquemia, formação de tecido cicatricial e prejuízo da progressão axonal. A distância entre os cotos do nervo onde ainda é possível a aproximação para sutura direta em geral é de 2 a 3 cm. Vários nervos permitem que, com sua dissecção proximal e distal à área de lesão, seja possível uma mobilização proporcionando a aproximação dos cotos para sutura direta. Para o nervo facial, no entanto, essa distância pode ser menor, cerca de 1 a 2 cm, por causa da dificuldade de mobilização do nervo, como ocorre, por exemplo, no canal do facial. A sutura sob tensão deve, portanto, ser evitada, e, nesta situação, a reconstrução com interposição de enxerto(s) é necessária. Esse tipo de reparo é o que apresenta resultados mais próximos, em termos de recuperação dos músculos da mímica, aos do reparo direto.

Neste capítulo, são discutidas as opções de obtenção de enxertos de nervos autólogos e suas principais características.

BASES FISIOPATOLÓGICAS

No momento em que o enxerto é retirado, inicia-se o processo de degeneração caracterizado em capítulo anterior. De forma resumida, no interior de cada tubo endoneural, ocorre degeneração da mielina e do axônio, cujos fragmentos residuais são fagocitados e removidos pelas células de Schwann e macrófagos. Assim, o enxerto interposto entre os cotos do nervo facial atua principalmente como condutor aos axônios em regeneração que se originam na extremidade proximal do nervo e progridem em direção distal.

A sobrevivência do enxerto de nervo depende da vascularização do tecido vizinho. Nos primeiros 3 dias após a cirurgia, a viabilidade do enxerto é mantida a partir da difusão de substâncias do tecido circunjacente. Neste período, inicia-se a neovascularização, que permite a manutenção do enxerto em longo prazo. Em condições ideais, conexões entre os vasos sanguíneos da superfície do enxerto e os cotos do nervo são estabelecidas em 24 a 48 horas, e a sobrevivência plena é, então, consequente à relação entre a massa tecidual do enxerto e sua superfície.

Um dos fatores relacionados com a viabilidade do enxerto neural é a condição do leito cirúrgico para permitir a formação de novos vasos nutridores; por esse motivo, o apoio do enxerto em leito cirúrgico com fibrose deve ser evitado. A necessidade de vascularização dos enxertos limita o diâmetro e a extensão dos mesmos, e, consequentemente, os resultados após cirurgia com interposição de enxertos estão geralmente relacionados com a extensão dos mesmos: quanto mais extenso o enxerto, piores os resultados.

A utilização de enxertos de nervos vascularizados é possível, porém os resultados de estudos experimentais não demonstram diferenças entre as duas técnicas. Por causa do custo, necessidade de experiência técnica e maior tempo de cirurgia, o uso de enxertos de nervos vascularizados é limitado a casos específicos que geralmente não se aplicam à cirurgia do nervo facial.

ASPECTOS TÉCNICOS

A retirada do enxerto deve obedecer a princípios técnicos adequados, de forma a reduzir o trauma cirúrgico e a formação de fibrose que pode prejudicar a regeneração axonal (Fig. 25-1). O uso de ampliação óptica por microscópio é recomendado na realização da coaptação do enxerto com o nervo lesionado, e a técnica cirúrgica para interposição de enxerto é similar em vários aspectos ao reparo primário do nervo.

No planejamento da retirada do enxerto, deve-se considerar que o comprimento do mesmo exceda a distância original entre as extremidades do nervo. Esse comprimento adicional impede excessiva tensão no local de coaptação entre o enxerto e o nervo, que pode ocorrer por causa da possibilidade de mobilidade segmentar e da desidratação tecidual. Assim, no momento da retirada do enxerto, o cirurgião deve adicionar 10 a 20% da distância entre as extremidades do nervo ao comprimento total do enxerto a ser retirado. Toda a área transversa de cada extremidade do nervo deve ser ocupada, e, para isto, o número de enxertos necessários é definido no momento da cirurgia. Dependendo do diâmetro do enxerto retirado, geralmente um único enxerto é suficiente para cobrir toda a área do nervo facial. No entanto, nessa situação, a área transversa do enxerto disponível pode ser menor que a área do fascículo em cada coto e deve ser coberta para ampliar a quantidade de axônios em regeneração com possibilidade de atingir o coto distal. Para tanto, as extremidades do enxerto podem ser suturadas em "boca-de-peixe", de forma que o enxerto englobe toda a área da extremidade do nervo por meio de suturas que ajustam a correta coaptação das duas estruturas.

Definida a extensão do enxerto, o mesmo é seccionado no tamanho definido e procede-se à retirada dos tecidos aderidos ao epineuro, preferencialmente fora do campo operatório, em mesa auxiliar, e com auxílio de ampliação com microscópio ou lupa. A limpeza

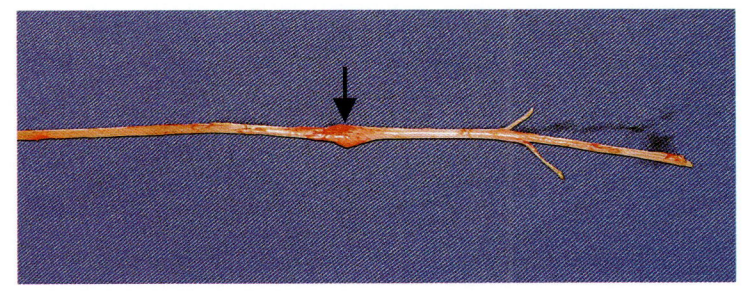

Fig. 25-1. Nervo sural retirado para utilização como enxerto autólogo. A seta indica uma área de contusão no nervo que ocorreu durante sua retirada.

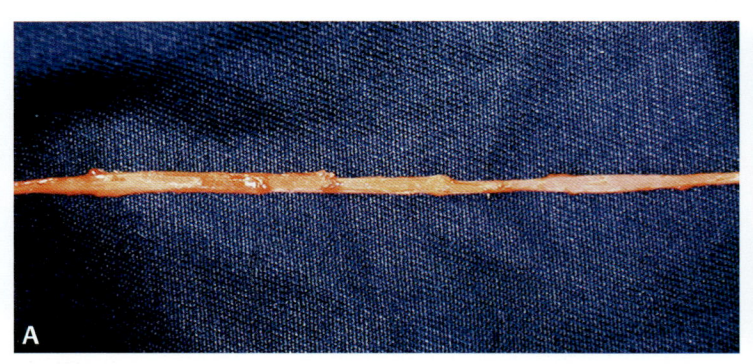

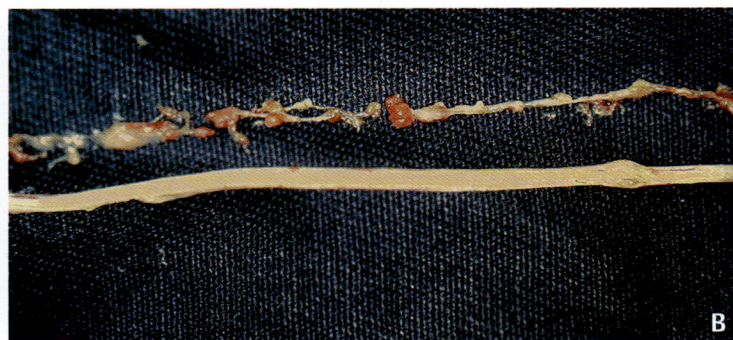

Fig. 25-2. Nervo sural retirado para utilização como enxerto. (**A**) Nervo antes da limpeza com tecidos vizinhos envolvendo o mesmo. (**B**) Aspecto do nervo após a retirada dos tecidos que o envolviam.

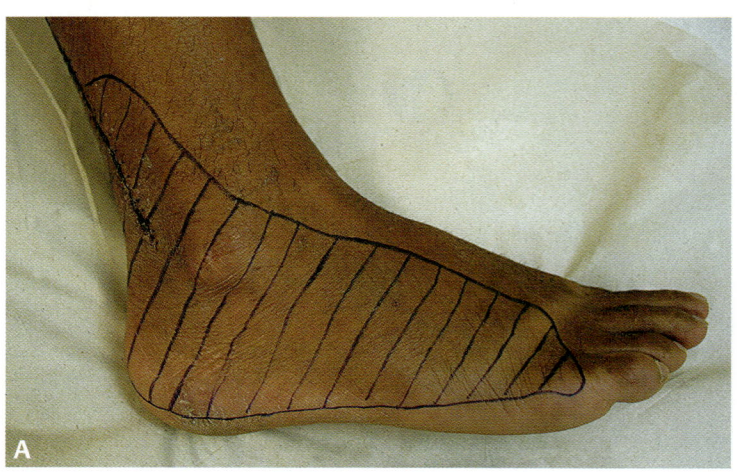

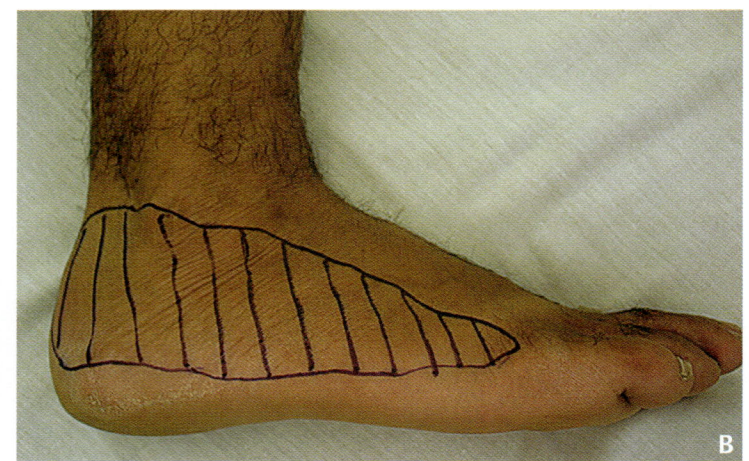

Fig. 25-3. Face lateral do pé e do terço distal da perna obtidas 2 semanas (**A**) e 1 ano depois (**B**) da retirada do nervo sural. A área tracejada corresponde à perda de sensibilidade tátil. Note a redução da área após 1 ano da cirurgia.

do enxerto tem como objetivo eliminar obstáculos à nutrição do enxerto a partir dos tecidos adjacentes (Fig. 25-2).

O calor irradiado do microscópio pode facilmente desidratar o enxerto, o que inviabiliza sua utilização. Para evitar essa intercorrência, abundante irrigação com soro fisiológico deve ser utilizada sobre o enxerto durante seu preparo. As extremidades do enxerto são cuidadosamente regularizadas com uso de micropinças e microtesouras, retirando-se qualquer resto de epineuro ou tecido conjuntivo que obstrua a superfície dos fascículos. Após o preparo do enxerto, o mesmo é cuidadosamente levado ao local de reparo, que deve ser constantemente irrigado com solução salina morna. Caso haja ramos originados do enxerto, recomenda-se que a extremidade proximal seja suturada no coto distal, invertendo o sentido do enxerto. Com esta manobra previne-se a perda de axônios que progridem a partir do coto proximal do nervo.

A coaptação entre o enxerto e o nervo pode ser realizada com sutura, adesivo de fibrina ou combinação dos dois métodos. A vantagem do adesivo sobre a sutura é a ausência de processo inflamatório causado pelo fio, e a desvantagem é a maior possibilidade de deiscência. Nesse sentido, a combinação das duas técnicas, utilizando-se dois pontos de sutura complementados com adesivo, é uma solução intermediária. Caso a opção seja pela realização da coaptação com sutura, os segmentos de enxerto são ajustados proximal e distalmente por duas suturas laterais com fios de náilon 9-0 ou 10-0, e a coaptação é complementada com pontos adicionais, geralmente totalizando quatro pontos.

Antes de se iniciar o fechamento, retira-se qualquer coleção de fluidos ou sangue em torno do local de reparo, a fim de evitar fibrose em excesso. A utilização de drenagem local não é recomendada.

NERVOS DOADORES

Os nervos doadores usados para enxertia são preferencialmente nervos sensitivos, cuja retirada não resulta em complicação importante e leva a déficits sensitivos geralmente bem tolerados, com suas áreas correspondentes apresentando redução progressiva (Fig. 25-3).

Os principais nervos doadores que podem ser usados nas lesões do nervo facial são os nervos auricular maior e sural. Os nervos cutâneos medial e lateral do antebraço, o cutâneo dorsal do nervo ulnar, o safeno, ramos do plexo cervical e o ramo sensitivo superficial do nervo radial, entre outros, são citados como possíveis doadores, mas raramente são utilizados. Idealmente, o nervo doador deve ser obtido na mesma área da cirurgia, o que evita uma segunda incisão. No entanto, com exceção do nervo auricular maior e de ramos do plexo cervical, os nervos utilizados como doadores para enxertos situam-se longe da área cirúrgica relacionada com o nervo facial, ou o enxerto disponível é insuficiente para a reconstrução desejada.

O nervo auricular maior é o maior ramo ascendente do plexo cervical e pode fornecer 7 a 10 cm de comprimento de enxerto com a vantagem da proximidade ao nervo facial, sendo muitas vezes retirado no mesmo acesso cirúrgico (Fig. 25-4).

O nervo auricular maior pode ser localizado no cruzamento de uma linha imaginária traçada entre o ângulo da mandíbula e a extremidade da mastoide, passando paralela e posteriormente à veia jugular externa sobre o músculo esternoclidomastóideo (Fig. 25-5). Na sua dissecção proximal, deve-se atentar para o fato de o nervo estar próximo à origem do nervo acessório, na margem posterior deste último músculo. Outras vantagens no uso desse nervo são a similari-

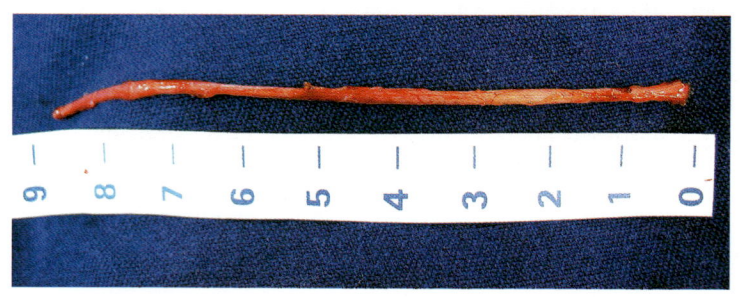

Fig. 25-4. Enxerto obtido a partir do nervo auricular maior. Neste caso, foi possível obter um enxerto de 9 cm.

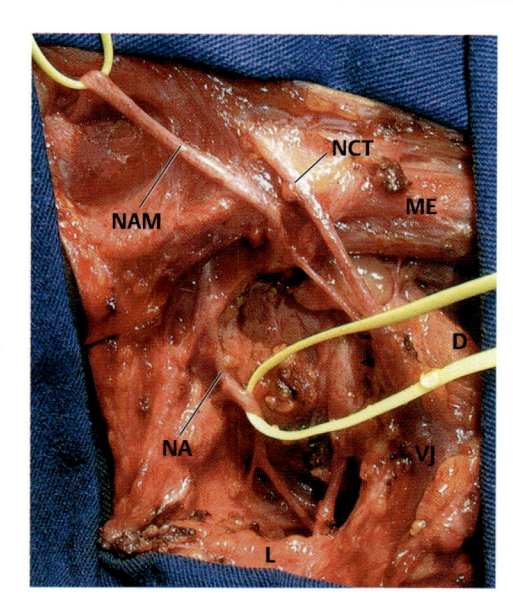

Fig. 25-5. Acesso à região cervical posterior ao músculo esternocleidomastóideo (ME) demonstrando a relação do nervo auricular maior (NAM) originado posteriormente a esse músculo. Note a proximidade da origem do nervo acessório (NA) em relação ao nervo auricular maior. D = distal; L = lateral; NCT = nervo cervical transverso; VJ = veia jugular externa.

dade entre seu calibre e o padrão fascicular do nervo facial. Como a radioterapia é comum no tratamento de neoplasias da cabeça e do pescoço e pode influenciar a fisiologia do nervo, dificultando sua dissecção, na presença dessa terapêutica outra fonte de enxerto deve ser considerada. A principal desvantagem da retirada do nervo auricular maior é a ocorrência de sintomas, como dormência em parte do pavilhão auricular e região retroauricular.

O nervo sural é ramo do nervo tibial originado na região da fossa poplítea que recebe aferências dos terços distal, lateral e posterior da perna, região lateral do pé e calcanhar. O número de fascículos varia de 9 a 19, e o diâmetro proximal varia de 2,5 a 4 mm e distal de 2 a 3 mm. O nervo é monofascicular na região lateral do pé e polifascicular na altura da fossa poplítea. O nervo sural origina-se do nervo tibial na metade superior da fossa poplítea, e em cerca de 80% dos casos recebe uma contribuição do nervo fibular comum, denominado ramo comunicante sural do nervo fibular. Por vezes essa contribuição é maior que o ramo originado do nervo tibial, e, de forma rara, o nervo sural pode originar-se exclusivamente do nervo fibular comum. Cerca de 15 cm proximalmente ao maléolo lateral, o nervo perfura a fáscia da perna e cursa mais lateral e superficialmente no terço distal da perna, em íntimo contato com a veia safena parva. Nesta localização, o nervo é mais frequentemente dissecado para obtenção de enxertos. Dependendo da constituição física individual, o nervo sural pode fornecer 30 a 50 cm de comprimento de material para enxerto.

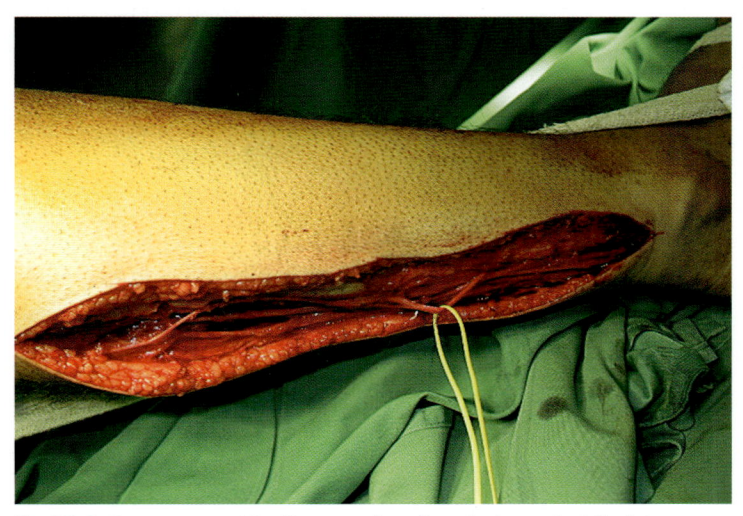

Fig. 25-6. Campo operatório. Nervo sural sendo retirado por incisão única.

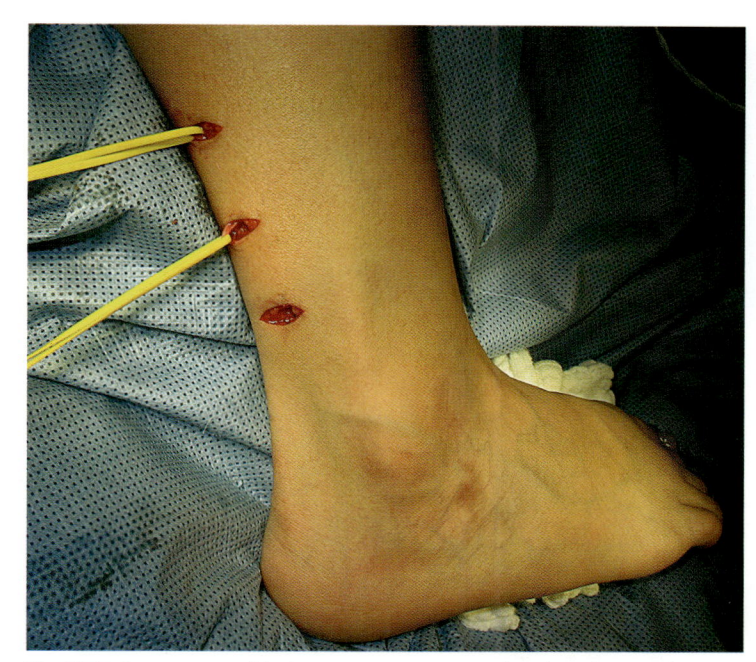

Fig. 25-7. Campo operatório. Neste caso, o nervo sural está sendo retirado por múltiplas incisões transversas.

Em geral, o nervo é retirado com o paciente em posição supina. A perna é fletida na articulação do joelho, mantendo a dorsiflexão do pé. A incisão é projetada a meia distância entre o maléolo lateral e o tendão do calcâneo, e, após dissecção cuidadosa, o nervo sural, lateral à veia safena menor, é identificado. A incisão pode ser estendida de forma contínua até a fossa poplítea (Fig. 25-6); de forma alternativa, múltiplas incisões transversais podem ser realizadas na trajetória do nervo para sua dissecção (Fig. 25-7). Nesse caso, a tração do nervo já isolado e a cuidadosa palpação da superfície da perna permitem que as incisões subsequentes sejam posicionadas adequadamente, e o nervo seja acompanhado em direção proximal. A utilização de técnicas endoscópicas tem sido recentemente descrita como capaz de minimizar o número de incisões.

As complicações mais comuns da retirada do nervo sural são o desconforto no local da incisão e, mais raramente, a formação de neuroma terminal com dor neuropática.

BIBLIOGRAFIA

Colen KL, Choi M, Chiu DTW. Nerve grafts and conduits. *Plast Reconstr Surg* 2009; 124(Suppl):e386-94.

Humphrey CD, Kriet JD. Nerve repair and cable grafting for facial paralysis. *Facial Plast Surg* 2008;24:170-6.

IJpma FF, Nicolai JP, Meek MF. Sural nerve donor-site morbidity: thirty-four years of follow-up. *Ann Plast Surg* 2006;57:391-5.

Lin CH, Mardini S, Levin SL et al. Endoscopically assisted sural nerve harvest for upper extremity posttraumatic nerve defects: an evaluation of functional outcomes. *Plast Reconstr Surg* 2007;119:616-26.

Matejcik V. Peripheral nerve reconstruction by autograft. *Injury* 2002;33:627-31.

Millesi H. Nerve grafting. In: Slutsky DJ, Hentz VR (eds.). *Peripheral Nerve Surgery: Pratical Applications in the Upper Extremity*. Churchill Livingstone: Philadelphia, 2006:39-59.

Millesi H. Techniques for nerve grafting. *Hand Clin* 2000;16:73-91

Park SB, Cheshier S, Michaels D et al. Endoscopic harvesting of the sural nerve graft: technical note. *Neurosurgery* 2006;58(1Suppl): E180.

Rabie AN, Ibrahim AMS, Kim PS et al. Dynamic rehabilitation of facial nerve injury: a review of the literature. *J Reconstr Microsurg* 2013; 29:283-96.

Tate JR, Tollefson TT. Advances in facial reanimation. *Curr Opin Otolaryngol Head Neck Surg* 2006;14:242-8.

26 Transferências Nervosas

Roberto Sergio Martins ▪ José Carlos Marques de Faria

INTRODUÇÃO

A transferência de nervo é definida como o restabelecimento da função relacionada com determinado nervo lesionado (denominado receptor) pelo uso de outro nervo íntegro (denominado doador), com função menos importante em relação ao receptor. Em geral a técnica é utilizada quando não é possível realizar o reparo direto do nervo facial, seja pela existência de lesão extensa seja se a lesão ocorreu proximal à origem do nervo. Dois exemplos dessas situações ocorrem quando há necessidade de ressecções oncológicas amplas e quando o nervo é lesionado ou retirado na cirurgia do neurinoma do acústico. Diversas técnicas foram utilizadas para a reinervação do facial, e as duas principais serão relacionadas neste capítulo: a transferência hipoglosso-facial e a massetérico-facial.

PRINCÍPIOS

Alguns princípios gerais da cirurgia de nervos e das transferências de nervos são aplicáveis aos pacientes com lesões do nervo facial: a reconstrução fundamentada na cirurgia neurológica é em geral superior à transferência musculotendínea; o resultado da neurorrafia primária sem tensão é superior à neurorrafia com interposição de enxerto pela necessidade de o axônio em regeneração ultrapassar dois locais de reparo; a qualidade do nervo doador, derivada da sua vitalidade e da quantidade de fibras motoras, é um importante fator para o sucesso do procedimento; o paciente precisa estar motivado e habilitado a cooperar com os cuidados pré e pós-operatórios, incluindo reabilitação intensiva; os resultados são dependentes da ocorrência adequada de plasticidade no sistema nervoso central e da adaptação do paciente à nova situação.

Os seguintes critérios são úteis para a escolha do nervo doador mais adequado: proximidade do mesmo ao músculo a ser reinervado, o que restringe os doadores nos casos de lesões do nervo facial; existência de inervação redundante; ação sinérgica em relação ao músculo a ser reinervado; calibre compatível entre o nervo doador e o receptor.

Como toda opção de tratamento cirúrgico para a lesão do nervo facial, as transferências de nervos apresentam vantagens e desvantagens. Entre as vantagens é citada a proximidade da coaptação ou neurorrafia em relação aos músculos da mímica, possibilitando que os axônios em regeneração percorram curtas distâncias, resultando em redução da perda axonal e aumento da eficiência do restabelecimento funcional. Essa proximidade permite ainda reinervação precoce com maior probabilidade de ganho funcional e, na maioria das vezes, possibilita que o reparo seja realizado sem a interposição de enxertos, o que também reduz a perda axonal, uma vez que os axônios em regeneração ultrapassem apenas um local de reparo. Entre as desvantagens podem ser citadas a morbidade e a perda de função secundária à secção do nervo doador; a necessidade de o paciente desenvolver aprendizado específico que envolve o reconhecimento de modificações da representatividade cortical secundárias à plasticidade do sistema nervoso central.

Um fator importante que influencia a escolha da técnica cirúrgica é o tempo decorrido desde a lesão. Imediatamente após a lesão do nervo facial, uma série de sinais celulares é iniciada na placa mioneural que culmina com a atrofia e lipossubstituição progressiva dos músculos da mímica facial. Consequentemente, se a reinervação não ocorrer num período adequado, não haverá mais tecido muscular viável e, mesmo que ela ocorra após este período, o resultado em geral será insatisfatório. Por este motivo, a cirurgia neurológica (incluindo as transferências de nervos para restabelecimento da paralisia facial) é geralmente indicada até, no máximo, cerca de 12 a 18 meses após a lesão do nervo, mas os melhores resultados são obtidos quando a cirurgia é realizada o mais precoce possível. Situação particular ocorre quando há paralisia facial após exérese de neurinoma do acústico com preservação anatômica do nervo facial. Neste caso, pela possibilidade de recuperação espontânea, um período de observação de 6 a 8 meses é adotado antes da indicação de transferência.

TRANSFERÊNCIA HIPOGLOSSO-FACIAL

A neurorrafia hipoglosso-facial (NHF) é uma das transferências de nervos mais antigas utilizada na restauração da função do nervo facial. Nesta técnica clássica, ainda amplamente utilizada, o nervo hipoglosso é identificado, seccionado, deslocado cranialmente e suturado de forma direta ao nervo facial, dissecado na região cervical alta. O procedimento possibilita, então, que os axônios oriundos do nervo hipoglosso reinervam os músculos da face por sua progressão pelo nervo facial A atrofia da hemilíngua ocorre de forma inevitável por causa da secção completa do nervo hipoglosso.

Uma das principais indicações desse procedimento é a lesão proximal do nervo facial principalmente aquela relacionada com a exérese de tumores da fossa posterior, como os schwannomas do acústico. O momento que esse procedimento é realizado depende da continuidade ou não do nervo facial no momento da cirurgia. Quando há lesão definitiva do nervo facial a transferência deve ser realizada o mais breve possível. Outra situação ocorre nos casos de paralisia facial, mas com preservação da continuidade do nervo, sendo, assim, possível a regeneração espontânea. Nestes casos recomenda-se aguardar meses até que se tenha certeza da ausência de recuperação espontânea. Este período varia de acordo com cada autor, mas geralmente é recomendado que esta intervenção fosse realizada entre 6 a 12 meses da cirurgia, havendo autores que ainda indicam a transferência após 18 meses. A conduta adotada em nosso Serviço é indicar a cirurgia passados 8 meses sem que haja recuperação do movimento da face nos casos onde houve manutenção da continuidade do nervo facial durante a cirurgia.

Transferência Hipoglosso-Facial Clássica – Técnica Operatória

O paciente sob anestesia geral é posicionado em decúbito dorsal com a cabeça rodada para o lado contralateral à lesão e em discreta extensão. A incisão cutânea é linear, iniciando-se na altura do processo mastoide cerca de 2 cm caudal à mandíbula com extensão de 5 a 6 cm. Após a abertura do tecido subcutâneo, a fáscia cervical e a fáscia do músculo

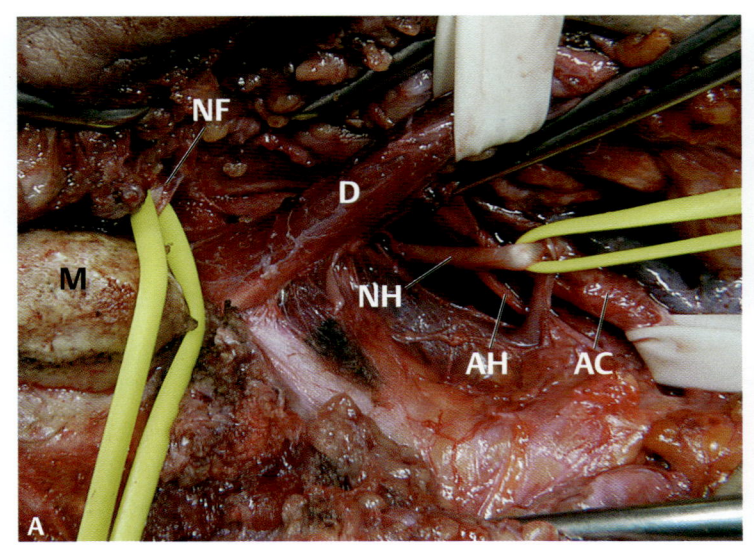

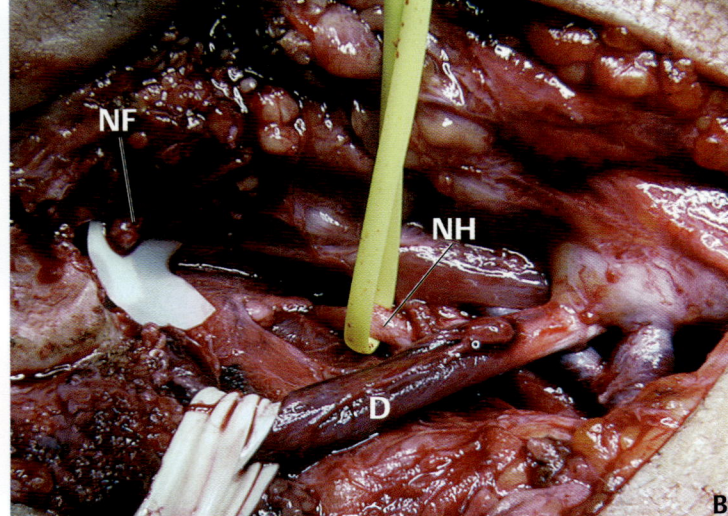

Fig. 26-1. Acesso cervical à direita para realização da transferência hipoglosso-facial – técnica clássica: (**A**) após dissecção e identificação das principais estruturas da região e (**B**) após secção do nervo facial. O nervo hipoglosso será seccionado e deslocado para coaptação com o nervo facial. AC = artéria carótida; AH = alça cervical do nervo hipoglosso; D = músculo digástrico; M = mastoide; NF = nervo facial; NH = nervo hipoglosso.

platisma e o próprio músculo são divididos ao longo da mesma linha. O músculo esternocleidomastóideo é identificado e retraído lateralmente. O nervo facial pode ser isolado a partir de sua origem no forame estilomastóideo no espaço entre a ponta da mastoide e o processo estiloide e dissecado até a glândula parótida. A distância média entre o nervo facial e borda superior do músculo digástrico é de 4,86 mm, e o nervo hipoglosso é localizado profundamente ao ventre posterior desse mesmo músculo. O nervo hipoglosso é dissecado na parte mais caudal da exposição cervical, inferior e medial ao ventre posterior do músculo digástrico, superficialmente à bifurcação da artéria carótida. A estimulação elétrica é, então, realizada para confirmar a função normal do nervo hipoglosso. A secção completa do nervo hipoglosso é realizada nesta região, distal ao ramo muscular descendente para os músculos pré-tireóideos, permitindo o deslocamento do nervo em direção ao nervo facial e a coaptação entre as estruturas sem tensão (Fig. 26-1).

Transferência Hipoglosso-Facial – Técnicas Alternativas

Bons resultados funcionais são geralmente relatados com a utilização da técnica clássica da transferência hipoglosso-facial. No entanto, é inevitável que haja paralisia e atrofia da hemilíngua após secção completa do nervo hipoglosso. Na maioria dos pacientes essa intercorrência é bem tolerada ou temporária, mas, em até 45% dos casos, pode interferir com a mastigação, deglutição e fala. Em 5 a 25% dos pacientes os déficits são permanentes e incapacitantes. A técnica clássica é, portanto, contraindicada nos pacientes que apresentam previamente déficits relacionados com os nervos cranianos inferiores e, obviamente, não é recomendada para tratamento de pacientes com neurofibromatose que precisam ser submetidos à exérese bilateral de lesões expansivas do ângulo pontocerebelar.

Para evitar a denervação da hemilíngua após transferência hipoglosso-facial diversas técnicas cirúrgicas alternativas foram elaboradas, a maior parte delas relacionadas com a manipulação do nervo hipoglosso. Uma dessas técnicas consiste em seccionar e deslocar o ramo descendente do nervo hipoglosso para a extremidade distal do nervo hipoglosso previamente seccionado. O objetivo é reinervar o nervo hipoglosso seccionado a partir de fibras que originalmente se direcionam aos músculos pré-tireóideos, mas a reinervação da hemilíngua raramente ocorre provavelmente em razão do número insuficiente de axônios presentes no ramo descendente.

Resultados obtidos a partir de estudos experimentais e em humanos demonstraram que os axônios presentes em metade do nervo hipoglosso são suficientes para reinervação efetiva dos músculos da face. Estas observações permitiram delinear o uso de metade do nervo hipoglosso como doador para reduzir a possibilidade de denervação da hemilíngua. Para que fosse possível levar metade do nervo hipoglosso para a coaptação do nervo facial, alguns autores passaram a dividir o mesmo longitudinalmente e deslocar a extremidade distal seccionada até o nervo facial seccionado próximo a sua origem, realizando a coaptação sem interposição de enxertos. Resultados satisfatórios foram relatados com essa técnica, mas atrofia leve à moderada da hemilíngua foi relatada mesmo com a secção de metade do nervo hipoglosso. A secção de fibras que cruzam o plano axial e a fibrose que envolve o nervo exposto após a sua secção são fatores relacionados com a ocorrência de atrofia da hemilíngua com essa técnica.

A conexão do facial com a metade do nervo hipoglosso pelo uso de enxerto de nervo autólogo foi a primeira técnica descrita para evitar definitivamente a atrofia de hemilíngua. O nervo hipoglosso é seccionado em 30 a 50% da sua área transversa, permitindo que haja manutenção da função da hemilíngua pelos axônios não seccionados. Apesar de os resultados satisfatórios relatados, as principais desvantagens dessa técnica são a morbidade no local de retirada do enxerto e a necessidade dos axônios em regeneração, ultrapassarem duas regiões de reparo (nervo doador-enxerto e enxerto-nervo receptor), cada uma delas atuando como possíveis obstáculos à progressão desses axônios (na neurorrafia direta esses axônios precisam ultrapassar apenas uma área de reparo).

A utilização de metade do nervo hipoglosso é, portanto, viável em termos de reinervação efetiva dos músculos da face, porém a conexão entre as duas estruturas só é possível por meio da interposição de enxerto. Para que se obtivesse extensão do nervo facial suficiente para mobilizá-lo diretamente até o nervo hipoglosso, em 1997, Sawamura e Abe seguidos por Atlas e Lowinger e Darrouzet *et al.* apresentaram a técnica de transferência hemi-hipoglosso-facial com a dissecção intratemporal do nervo facial. Neste procedimento o nervo facial é isolado proximalmente no canal do nervo facial, seccionado e deslocado em direção ao nervo hipoglosso hemisseccionado onde é conectado de forma terminoterminal (Fig. 26-2).

As fases iniciais dessa última técnica são semelhantes às descritas para a técnica clássica. A incisão pós-auricular é estendida cranialmente, iniciando-se 4 cm proximal à ponta da mastoide, e estendendo-se 6 a 8 cm obliquamente na região cervical, até 2 cm posterior ao ângulo da mandíbula. A ponta do processo mastoide é exposta (Fig. 26-2A), e o nervo facial é isolado na região. Com uso do microscópio o nervo facial é dissecado com a brocagem do osso mastoide. Aberto o canal do facial, o nervo é exposto até o segundo joelho, no limite proximal de sua porção descendente (Fig. 26-2B), seccionado e deslocado caudalmente em direção ao nervo hipoglosso (Fig. 26-2C). A secção de metade do nervo hipoglosso é definida onde a extremidade proximal do nervo facial deslocado atinge o nervo hipoglosso (Fig. 26-2D). O nervo facial é coaptado com a metade do nervo hipoglosso por neurorrafia com fio de náilon 10-0. Uma a duas suturas adicionais são realizadas entre o tecido conjuntivo do nervo facial e o epineuro do nervo hipoglosso, a cerca de 5 mm da neurorrafia, com o objetivo de se

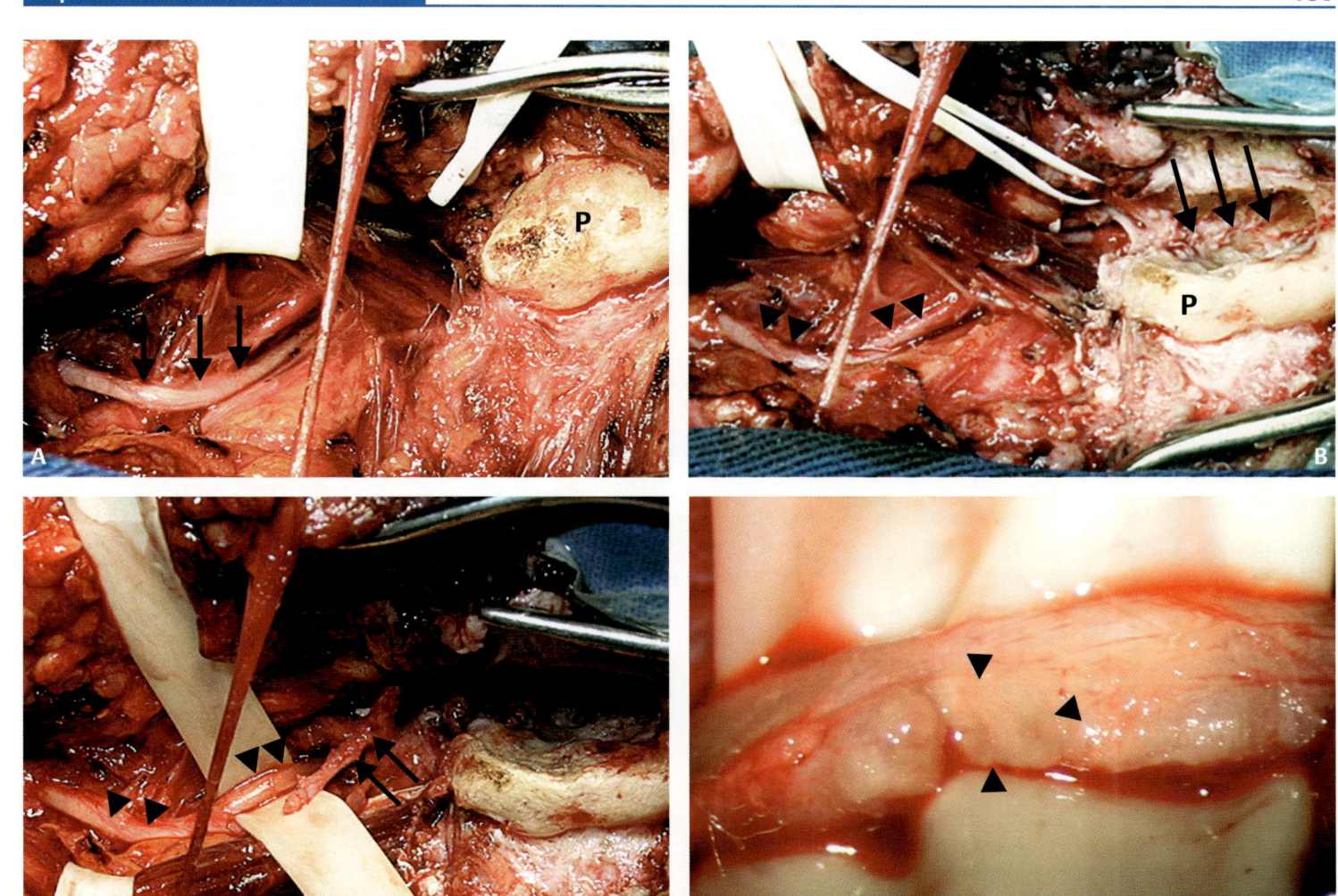

Fig. 26-2. Acesso cervical esquerdo para realização da transferência hemi-hipoglosso-facial com dissecção intratemporal do nervo facial. (**A**) Exposição do processo mastóideo (P) e nervo hipoglosso (setas). (**B**) Exposição do nervo facial intratemporal (setas) após brocagem de parte do processo mastóideo (P). As cabeças de setas indicam a posição do nervo hipoglosso. (**C**) Secção proximal do nervo facial na região do segundo joelho (setas) e deslocamento do mesmo em direção ao nervo hipoglosso (cabeças de setas). (**D**) Hemissecção do nervo hipoglosso. As cabeças de setas delimitam a área onde o nervo facial será coaptado.

atingir alinhamento mais eficiente dos dois cotos e reduzir eventual tensão entre as duas estruturas. Ao final do procedimento, a cavidade da mastoide é obliterada com um fragmento de músculo. Procede-se, então, ao fechamento da ferida em planos. Duas a três semanas após a cirurgia, os pacientes são encaminhados à reabilitação.

Transferência Hipoglosso-Facial – Resultados

A técnica clássica de transferência hipoglosso-facial permite a obtenção de bons resultados – classificados como House-Brackmann grau III, ou melhor, em 55 a 69% dos casos. A comparação da técnica clássica à transferência hemi-hipoglosso-facial após dissecção intratemporal do nervo facial mostra resultados equivalentes entre os dois procedimentos com a vantagem da redução significativa de atrofia da hemilíngua.

Algum grau de sincinesia pode ser identificado em praticamente todos os pacientes submetidos à transferência hipoglosso-facial e, quando ocorre em maior intensidade, pode comprometer o resultado final. Alguns autores justificam essa ocorrência pela reinervação excessiva que ocorre pelo número excessivo de axônios no nervo hipoglosso em comparação ao nervo facial. O número de axônios no nervo hipoglosso ultrapassa aproximadamente 40% ao número de axônios do nervo facial, e o calibre desses axônios também são maiores. Na nossa série constituída por 26 casos submetidos à transferência hemi-hipoglosso-facial com dissecção intratemporal do nervo facial, nenhum caso apresentou sincinesia grave, fato que poderia ser justificado pelo menor número de axônios presente em metade do nervo hipoglosso.

TRANSFERÊNCIA MASSETÉRICO-FACIAL

Em 1995, Zuker descreveu o uso do nervo massetérico (ramo do nervo trigêmeo) com transplante de músculo grácil para reanimação da paralisia facial congênita bilateral. As altas taxas de sucesso obtidas com esta técnica no tratamento de paralisia facial unilateral motivaram Faria *et al.* a utilizarem o nervo massetérico na substituição da função do nervo facial em casos de paralisia com duração máxima de 18 meses. Nesse intervalo os músculos da mímica ainda poderiam responder à eventual reinervação que não aquela originada a partir do próprio nervo facial ipsolateral.

Técnica Operatória

Por meio de incisão pré-auricular do lado paralisado é realizado descolamento cutâneo em direção à linha média, superficial à fáscia parotídea que continua no plano sob o sistema musculoaponeurótico superficial (SMAS). Os ramos extraparotídeos e periféricos do nervo facial são, assim, identificados e dissecados retrogradamente. Os ramos zigomáticos e bucais, mesmo separados ou unidos em tronco proximal comum, são selecionados e seccionados proximalmente. O ramo massetérico do nervo trigêmeo é exposto por meio de dissecção romba da borda posterior do músculo masseter na fossa infratemporal. O nervo é, então, seccionado o mais distalmente possível para facilitar a aproximação de seu coto aos ramos do nervo facial localizados mais superficialmente. A localização exata da sutura microcirúrgica depende da distribuição anatômica, da compatibilidade do calibre e da posição de alinhamento entre os cotos. A coaptação nervosa é realizada com microscópio e suturas interrompidas de náilon 10-0 epineurais (Fig. 26-3).

Resultados

Em 2010, Faria *et al.* publicaram série de 10 casos de paralisia hemifacial completa submetidos à coaptação microcirúrgica terminoterminal entre o ramo massetérico do nervo trigêmeo e os ramos distais

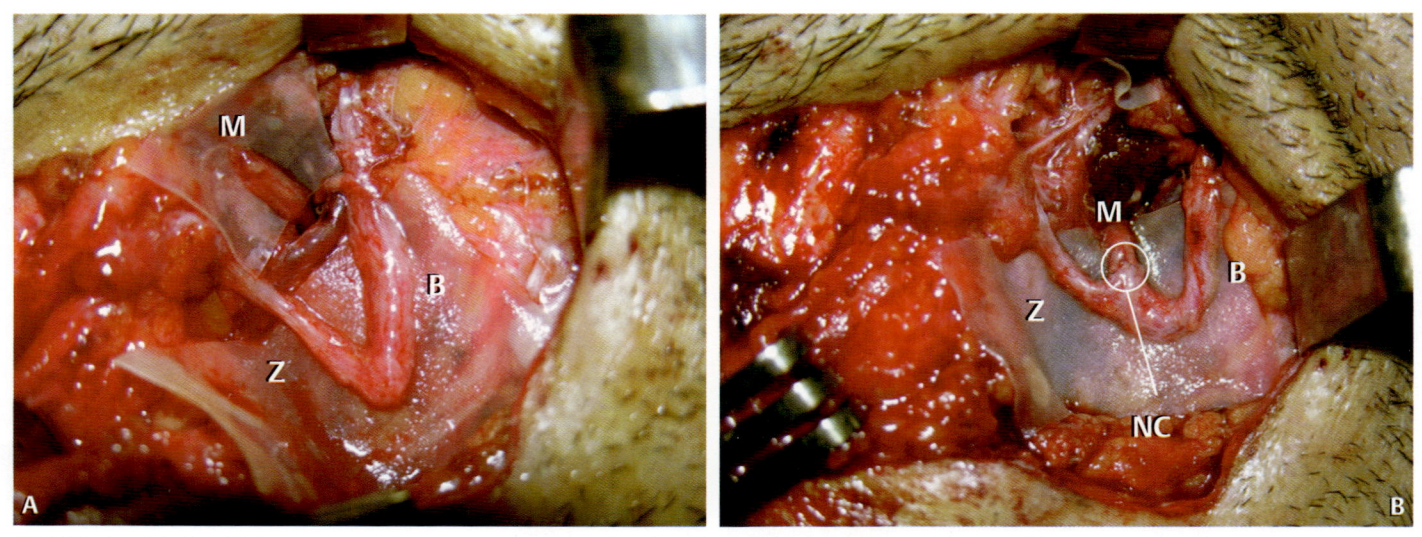

Fig. 26-3 Técnica cirúrgica. (A) Nervo massetérico, ramos zigomático e bucal, unidos em um tronco proximal comum. (B) Coaptação neural microcirúrgica. M = indica nervo massetérico; Z = ramo zigomático; B = ramo bucal do nervo facial; NC = coaptação neural microcirúrgica.

do nervo facial paralisado. Foram observados movimentos faciais voluntários iniciais entre 3 e 6 meses de pós-operatório (média: 4,3 meses). Todos os pacientes foram capazes de produzir a aparência de um sorriso quando solicitados a cerrar os dentes. Comparando-se a definição do sulco nasolabial e o grau do movimento do modíolo em ambos os lados da face, o sorriso voluntário foi considerado simétrico em 8 casos. Não se observou recuperação da capacidade de piscar espontaneamente. No entanto, 8 pacientes foram capazes de reduzir ou suspender a aplicação de lágrimas artificiais.

Embora a recuperação dos movimentos da mímica facial seja possível até cerca de 18 meses após início da paralisia, mesmo dentro deste intervalo, observa-se piora progressiva do prognóstico no decorrer do tempo. Assim, os melhores resultados são observados após as intervenções mais precoces.

A falta de espontaneidade dos movimentos obtidos permanece sendo fator de questionamentos em comparações a outras técnicas. Alguns pacientes conseguem desenvolver movimentos espontâneos, e outros não, ou seja, estes últimos apresentarão sorriso espontâneo apenas quando realizarem movimentos mastigatórios.

Nos casos de falta de espontaneidade, recomenda-se a realização de enxertos transfaciais de nervo com objetivo de gerar comunicações entre o lado paralisado e o lado não paralisado.

BIBLIOGRAFIA

Arai H, Sato K, Yanai A. Hemihypoglossal-facial nerve anastomosis in treating unilateral facial palsy after acoustic neurinoma resection. *J Neurosurg* 1995;82:51-4.

Atlas MD, Lowinger DS. A new technique for hypoglossal-facial nerve repair. *Laryngoscope* 1997;107:984-91.

Bentsianov B, Blitzer A. Facial anatomy. *Clin Dermatol* 2004;22:3-13.

Bernat I, Vitte E, Lamas G et al. Related timing for peripheral and central plasticity in hypoglossal-facial nerve anastomosis. *Muscle Nerve* 2006;33:334-41.

Buendia J, Loayza FR, Luis EO et al. Functional and anatomical basis for brain plasticity in facial palsy rehabilitation using the masseteric nerve. *J Plast Reconstr Aesthet Sur* 2016;69(3):417-26.

Campero A, Socolovsky M. Facial reanimation by means of the hypoglossal nerve: anatomic comparison of different techniques. *Neurosurgery* 2007;61:41-50.

Chang CG, Shen AL. Hypoglossofacial anastomosis for facial palsy after resection of acoustic neuroma. *Surg Neurol* 1984;21:282-6.

Chen YS, Yanagihara N, Murakami S. Regeneration of facial nerve after hypoglossal facial anastomosis: An animal study. *Otolaryngol Head Neck Surg* 1994;111:710-6.

Cusimano MD, Sekhar L. Partial hypoglossal to facial nerve anastomosis for reinnervation of the paralyzed face in patients with lower cranial nerve palsies: Technical note. *Neurosurgery* 1994;35:532-4.

DarrouzetV, Guerin J, Bébéar J. New technique of side-to-end hypoglossal facial nerve attachment with translocation of the infratemporal facial nerve. *J Neurosurg* 1999;90:27-34.

Faria JC, Scopel GP, Ferreira MC. Facial reanimation with masseteric nerve: babysitter or permanent procedure? Preliminary results. *Ann Plast Surg* 2010;64(1):31-4.

Ferreira MC. Aesthetic considerations in facial reanimation. *Clin Plast Surg* 2002;29:523-32

Flores LP. Surgical results of the hypoglossal-facial nerve jump graft technique. *Acta Neurochir* (Wien) 2007;149:1205-10.

Kunihiro T, Kanzaki J, Yoshihara S et al. Hypoglossal-facial nerve anastomosis after acoustic neuroma resection: Influence of the time anastomosis on recovery of facial movement. *ORL J Otorhinolaryngol Relat Spec* 1996;58:32-5.

Mackinnon SE, Dellon AL. Fascicular patterns of the hypoglossal nerve. *J Reconstr Microsurg* 1995;11:195-8.

Magliulo G, D'Amico R, Forino M. Results and complications of facial reanimation following cerebellopontine angle surgery. *Eur Arch Otorhinolaryngol* 2001;258:45-8.

Malik TH, Kelly G, Ahmed A et al. A comparison of surgical techniques used in dynamic reanimation of the paralyzed face. *Otol Neurotol* 2005;26:284-91.

Martins RS, Socolovsky M, Siqueira MG et al. Hemihypoglossal-facial neurorrhaphy after mastoid dissection of the facial nerve: results in 24 patients and comparison with the classic technique. *Neurosurgery* 2008;63:310-7.

May M, Sobol SM, Mester SJ. Hypoglossal-facial nerve interpositional-jump graft for facial reanimation without tongue atrophy. *Otolaryngol Head Neck Surg* 1991;104:818-25.

Ozsoy U, Hizay A, Demirel BM et al. The hypoglossal-facial nerve repair as a method to improve recovery of motor function after facial nerve injury. *Ann Anat* 2011;193:304-313.

Roland JT Jr, Lin K, Klausner LM et al. Direct facial-to-hypoglossal neurorrhaphy with parotid release. *Skull Base* 2006;16:101-8.

Sawamura Y, Abe H. Hypoglossal-facial nerve side-to-end anastomosis for preservation of hypoglossal function: Results of delayed treatment with a new technique. *J Neurosurg* 1997;86:203-6.

Sood S, Anthony R, Homer JJ et al. Hypoglossal-facial nerve anastomosis: assessment of clinical results and patient benefit for facial nerve palsy following acoustic neuroma excision. *Clin Otolaryngol Allied Sci* 2000;25:219-26.

Thurner KH, Egg G, Spoendlin H et al. A quantitative study of nerve fibers in the human facial nerve. *Eur Arch Otorhinolaryngol* 1993;250:161-7.

Vacher C, Dauge MC. Morphometric study of the cervical course of the hypoglossal nerve and its application to hypoglossal facial anastomosis. *Surg Radiol Anat* 2004;26:86-90.

Zuker RM, Goldberg CS, Manktelow RT. Facial animation in children with Mobius syndrome after segmental gracilis muscle transplant. *Plast Reconstr Surg* 2000;106(1):1-8.

27 Reanimação Facial com Transplantes Musculares

José Carlos Marques de Faria

A atrofia muscular é considerada irreversível após período de denervação maior que dois anos. Em outras palavras, após vinte e quatro meses sem receber estímulos dos respectivos nervos, um dado músculo torna-se incapaz de responder a uma eventual reinervação.

Assim, nas paralisias de longa duração (> 2 anos), o movimento facial somente pode ser restabelecido por meio da transposição de músculos locais sadios ou da transferência de retalhos musculares microneurovasculares. Considerando-se o tempo estimado para reinervação, na prática, indica-se a reanimação facial com transplante muscular a partir de 18 meses de paralisia.

RETALHOS LOCAIS

Unidades musculares sadias e não inervadas pelo nervo facial são transpostas para restabelecer parte dos movimentos faciais perdidos. Os mais utilizados localmente são o músculo temporal e o ventre anterior do músculo digástrico, ambos inervados pelo nervo trigêmeo.

A reabilitação eficaz requer terapia e treinamento físico para se alcançar a melhor função. A literatura endossa o conceito de plasticidade neural em que, após período de treinamento, os pacientes com transferências musculares com base no nervo trigêmeo tornam-se capazes de alcançar movimento sem iniciar movimentos mastigatórios. Os mecanismos que operam neste fenômeno não são completamente conhecidos.

Retalho do Músculo Temporal

Quando intacto, o músculo temporal é opção de reanimação palpebral e do sorriso na face cronicamente paralisada. Funciona tanto como suspensão estática, como também proporciona movimento dinamicamente controlado pelo nervo trigêmeo. A transposição do músculo temporal para reanimações palpebral e labial simultâneas deve ser evitada, porque produz movimentos em bloco, não desejáveis.

■ Técnica Cirúrgica

O procedimento é realizado por meio de incisão desde a região temporal até o lóbulo auricular (Fig. 27-1). A transposição do músculo temporal para os lábios pode ser ortodrômica ou heterodrômica. Na transposição heterodrômica, primeiramente descrita por Gillies, em 1934, o músculo temporal gira 180° por sobre o arco zigomático e é inserido no sulco nasolabial por alongamento da fáscia temporal ou por enxerto de fáscia lata (Fig. 27-2).

Na transposição ortodrômica o músculo temporal é desinserido do processo coronoide, alongado na região temporal e fixado à comissura labial interpondo-se segmento de enxerto de fáscia lata. Variações com e sem osteotomia do arco zigomático são descritas.

O músculo temporal pode ainda ser empregado na reanimação palpebral. A fáscia temporal suturada à margem cranial desinserida do crânio é dividida em duas fitas. Uma das fitas passa pela pálpebra superior, e a outra pela pálpebra inferior. Ambas se encontram novamente no canto medial da órbita onde são suturadas ao ligamento cantal medial. Quando o músculo temporal contrai, estica as duas fitas que se aproximam forçando a pálpebra superior inferiormente e a pálpebra inferior superiormente, exatamente como ocorre no movimento de piscar. Esta técnica é muito eficiente no sentido de aumentar a proteção ocular, mas falha ao reproduzir o reflexo de piscar natural e espontâneo.

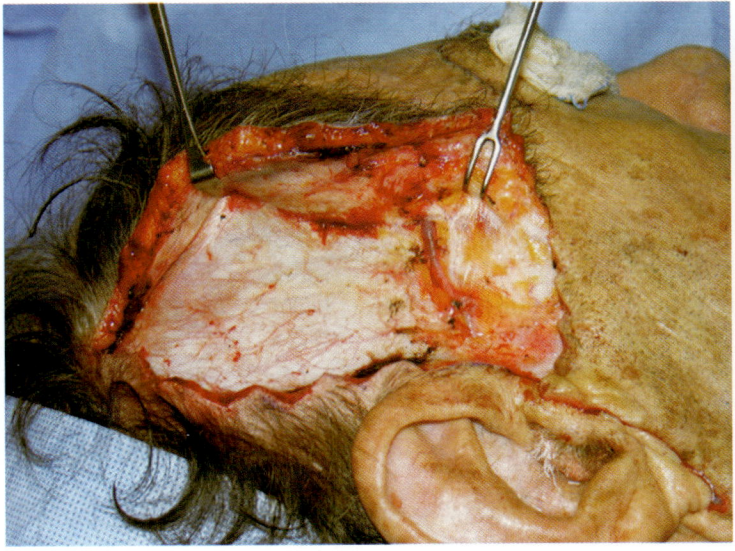

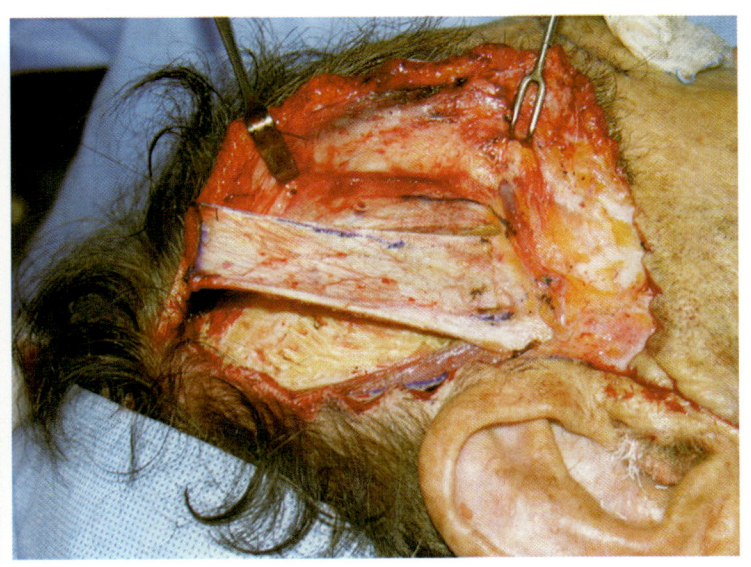

Fig. 27-1. Retalho do músculo temporal. Incisão no couro cabeludo e pré-auricular.

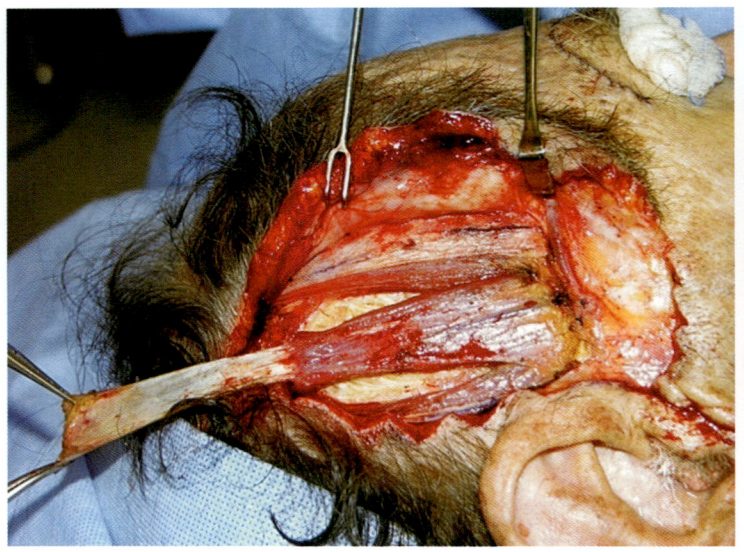

Fig. 27-2. Transposição de retalho do músculo temporal para reanimação facial.

▪ Vantagens e Desvantagens

O músculo temporal é um dos músculos da mastigação, e seu movimento não ocorre de forma absolutamente sincrônica e simétrica em relação ao lado não paralisado. Comum aos músculos da mastigação é a força potente e o baixo grau de encurtamento da fibra muscular durante a contração.

Assim, esses músculos contraem, determinam movimentos, mas muitas vezes o grau de deslocamento da superfície facial é insuficiente para equilibrar os movimentos e a mímica do lado não paralisado.

Uma tentativa recente de aperfeiçoamento da técnica é a reinervação do músculo temporal por ramos do nervo facial contralateral. Embora interessante, o comprimento muito longo do enxerto de nervo, maior que os enxertos transfaciais convencionais, torna duvidosa a possibilidade de desenvolvimento de movimentos emocionais e espontâneos. Além disso, mesmo que as fibras nervosas cheguem, vão encontrar fibras musculares com características muito diferentes daquelas das fibras originais dos músculos da mímica facial, ou seja, contração potente com pequeno deslocamento.

Ventre Anterior do Músculo Digástrico

A transferência do músculo digástrico é útil nas lesões isoladas do ramo marginal da mandíbula. Nos casos de paralisia facial completa sua rotação compromete a continência labial. Em casos selecionados, o procedimento pode ser eficaz na restauração da função depressora do lábio inferior.

O ventre anterior do músculo digástrico é inervado pelo nervo milo-hióideo, ramo do nervo alveolar inferior, que é ramo da divisão mandibular do nervo trigêmeo.

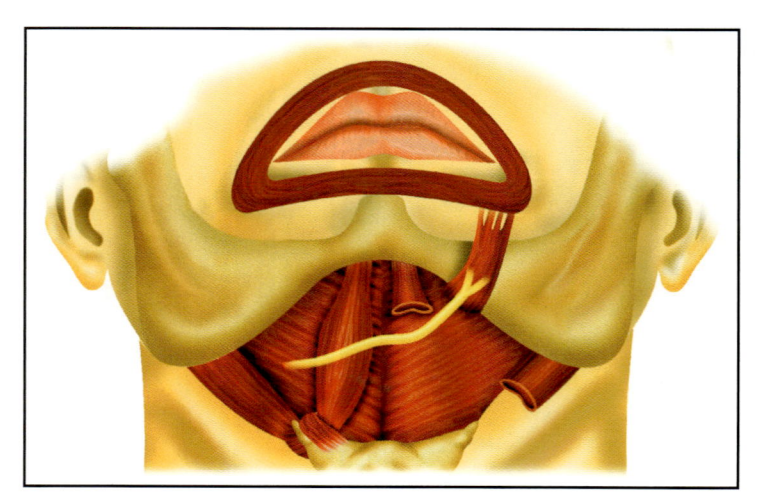

Fig. 27-3. Transposição do músculo digástrico com enxerto transfacial de nervo para reanimação dos depressores do lábio inferior.

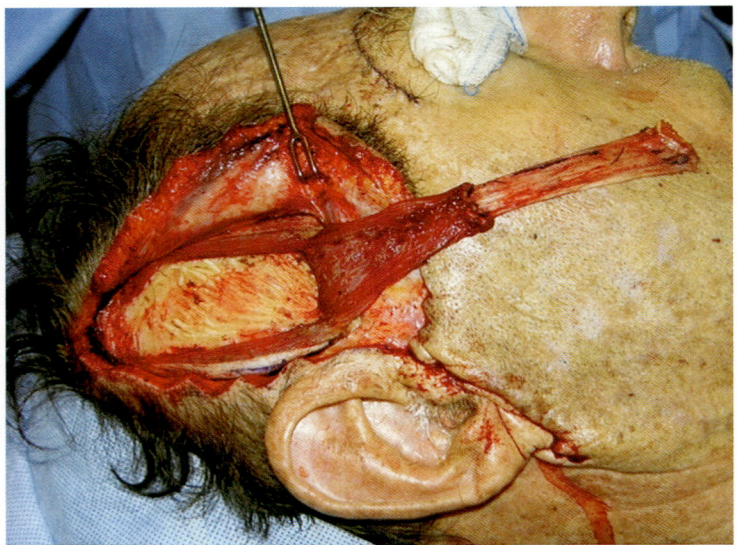

O ventre anterior é seccionado junto ao ventre posterior do músculo digástrico, e seu tendão, em seguida, fixado à margem inferior do músculo orbicular da boca. A inervação pelo nervo milo-hióideo é preservada e pode ser acionada por enxerto de nervo transfacial de nervo (Fig. 27-3).

Na prática, esse procedimento parece funcionar mais como tração estática que como unidade funcional – dinâmica.

RETALHOS MICROCIRÚRGICOS

Gracilis

Após os estudos realizados por Tamai *et al.* (1970) sobre transplantes musculares microneurovasculares em cães, Harii *et al.*, em 1976, introduziram o transplante microcirúrgico do músculo grácil no tratamento da paralisia facial.

▪ Anatomia

O músculo grácil, situado na porção medial da coxa, tem origem na sínfise púbica e inserção no côndilo medial da tíbia. Está localizado posteriormente ao músculo adutor longo e tem largura de 4 a 7 cm.

O suprimento sanguíneo é segmentar, e o pedículo dominante provém da artéria circunflexa femoral medial, ramo da artéria femoral profunda. A drenagem venosa acompanha a artéria e é proporcionada por duas veias comitentes. O pedículo vascular tem de 6 a 7 cm de comprimento e calibre na ordem de 2 mm.

A inervação motora do músculo grácil é proporcionada por ramos anteriores do nervo obturador que tem trajeto independente do pedículo vascular até quase sua entrada no músculo juntamente com o pedículo dominante a cerca de 10 cm inferior à sua origem púbica.

A função do músculo grácil coincide com a do músculo adutor da coxa muito mais potente que o primeiro. Assim, a remoção do músculo grácil praticamente não determina prejuízos funcionais.

▪ Técnica Cirúrgica

O paciente é posicionado em decúbito dorsal, com a coxa abduzida, e o joelho ligeiramente fletido. A face medial da coxa até a virilha deve estar inteiramente livre e exposta. Incisão longitudinal é feita na projeção do septo entre o músculo adutor e o Gracilis.

Profundamente, pedículo vascular dominante e nervo são facilmente identificados posteriormente ao adutor da coxa. Ramos secundários do pedículo vascular são ligados e seccionados até a artéria femoral comum.

Em 1982, Manktelow introduziu o adelgaçamento do músculo grácil de modo a torná-lo menos espesso e volumoso quando posicionado na face (Fig. 27-4). Este refinamento foi incorporado à técnica e hoje é praticamente obrigatório na reanimação facial com transplante muscular.

Capítulo 27 ■ Reanimação Facial com Transplantes Musculares

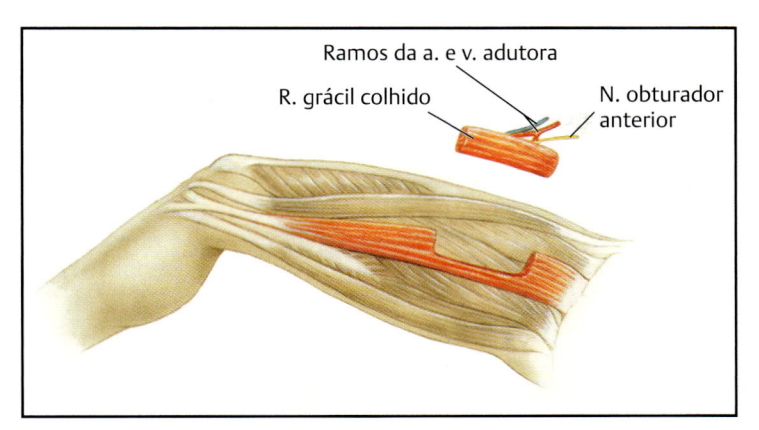

Fig. 27-4. Retalho do músculo grácil conforme refinamento proposto por Manktelow.

■ Vantagens e Desvantagens

O músculo grácil ou Gracilis tem ampla aplicabilidade na cirurgia reconstrutiva, e sua anatomia favorece o emprego nas reconstruções funcionais.

O músculo grácil reúne características importantes para reanimação facial: volume pequeno, espessura fina, padrão do pedículo vasculonervoso constante e longo, vasos e nervos com trajetória independente, excursão semelhante aos músculos da mímica, ausência de déficit funcional na área doadora após remoção e localização suficientemente distante da face para permitir que duas equipes trabalhem simultaneamente.

Nos seus dois pacientes iniciais, Harii (1976) utilizou artéria e veia temporais superficiais como vasos receptores e, como nervo, o ramo motor do músculo temporal. O nervo motor do músculo grácil demonstrou ser curto para alcançar ramos do nervo facial contralateral e, por isso, o mesmo Harii, em 1979, propôs a realização de procedimento em dois estágios. No primeiro, era realizado enxerto transfacial de nervo (Fig. 27-5) e, no segundo, em média 9 a 12 meses mais tarde, transferência muscular microneurovascular (Fig. 27-6).

Mais recentemente, o músculo grácil foi utilizado na reanimação facial em estágio único utilizando-se como fonte axonal o ramo massetérico do nervo trigêmeo associada ou não ao enxerto transfacial de nervo.

O músculo grácil é atualmente o mais popular dos retalhos livres empregados na reconstrução dinâmica da face.

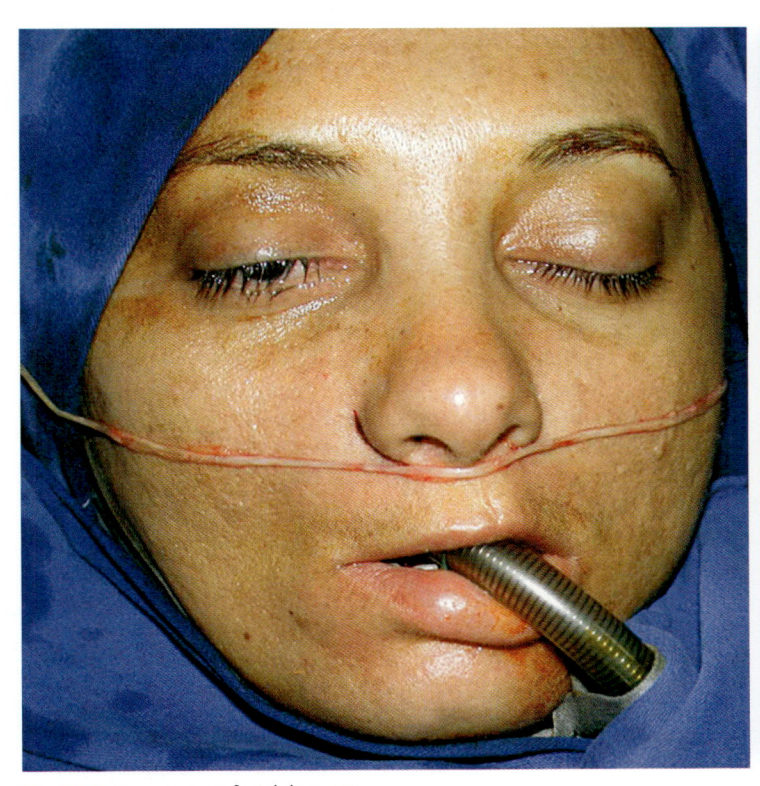

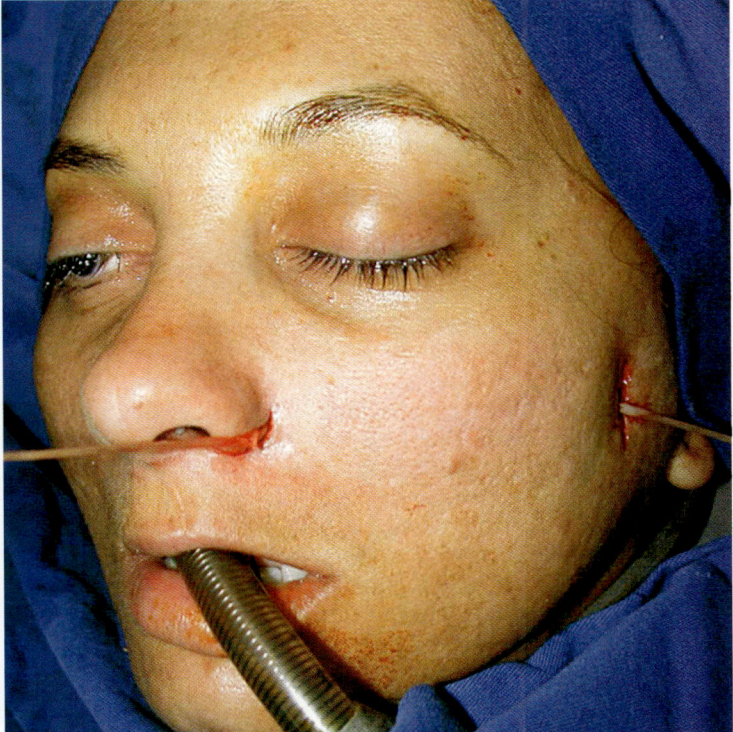

Fig. 27-5. Enxerto transfacial de nervo.

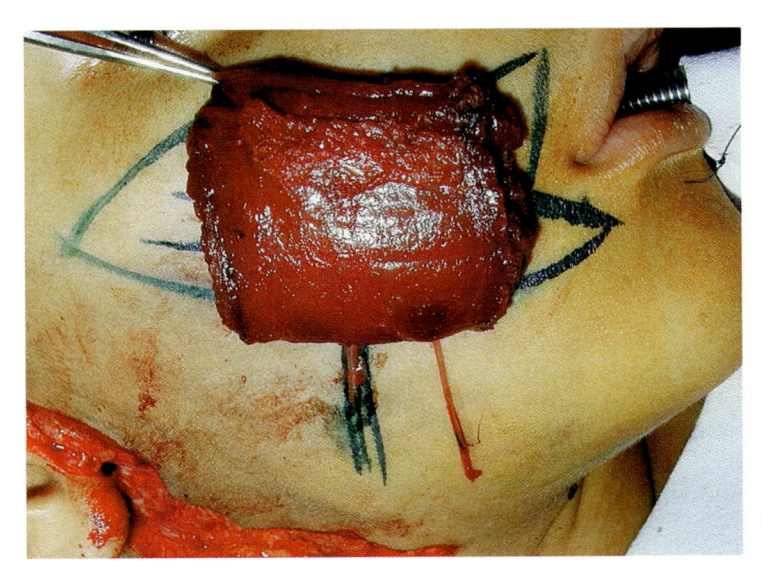

Fig. 27-6. Músculo grácil posicionado no vetor do sorriso no lado paralisado.

Peitoral Menor

Em 1982, Terzis, Manktelow introduziram o uso do músculo peitoral menor na reanimação facial.

▪ Anatomia

O músculo peitoral menor (PM) tem origem na terceira, quarta e quinta costelas (lateralmente à cartilagem costal), e na fáscia que recobre os músculos intercostais. É um músculo fino e pequeno, de formato triangular que se insere por meio de tendão curto e espesso no processo coracoide da escápula.

Artéria única e dominante está presente em cerca de 80% dos casos. Em 70% dos casos de artéria dominante, ela origina-se da artéria axilar. Nos demais ela provém da artéria toracoacromial ou da artéria torácica lateral. A drenagem venosa é proporcionada por uma ou duas veias comitentes.

A inervação motora, derivada das raízes de C6 a C8, é feita pelos nervos peitorais medial e lateral, que, após cavalgarem a artéria axilar, formam pequenos plexos vasculares sob o corpo muscular. Diferentemente da vascularização, a inervação do PM é relativamente constante.

▪ Técnica Cirúrgica

O paciente é posicionado em decúbito dorsal horizontal com o braço abduzido. Incisão é realizada no sulco deltopeitoral até a linha axilar anterior. O músculo peitoral maior é afastado, e com isso o músculo PM e seu respectivo pedículo vasculonervoso pode ser identificado.

De forma a permitir melhor visualização das porções mais mediais do PM, o músculo peitoral maior pode ser seccionado parcialmente.

▪ Vantagens e Desvantagens

Este músculo tem características particulares e interessantes para reanimação facial. O tamanho e forma do músculo (de leque plano) permite sua utilização sem necessidade de adelgaçamento e sem causar aumento excessivo de partes moles na bochecha.

As fibras do PM se dispersam a partir de eixo comum. Tal característica multidirecional assemelha-se a disposição dos próprios músculos da mímica e facilitam seu posicionamento e fixação na hemiface paralisada: fibras horizontais como as do músculo orbicular das pálpebras e fibras oblíquas como aquelas que tracionam cranial e lateralmente o lábio superior.

O suprimento nervoso duplo oferece a possibilidade de restauração funcional simultânea do esfíncter palpebral e do sorriso por meio de fontes nervosas independentes e que potencialmente eliminam as sincinesias bucal e orbitária.

A cicatriz na área doadora é mais aparente que aquelas resultantes da remoção do músculo grácil e do músculo grande dorsal. O pedículo vascular é relativamente curto (3-4 cm), e sua dissecção trabalhosa. A inconsistência anatômica do pedículo vascular do músculo PM assim como a necessidade de dois ou três estágios cirúrgicos também constituem motivos de questionamento do emprego desta técnica atualmente.

Grande Dorsal

A primeira transferência microcirúrgica do retalho do músculo grande dorsal (*Latissimus Dorsi* – LD) foi realizada por Watson *et al.* Em 1979. O LD é um retalho bastante popular em razão de seu tamanho e de sua versatilidade, que o tornam apropriado para reconstrução de defeitos grandes e/ou complexos.

▪ Anatomia

O músculo grande dorsal é o maior músculo do corpo humano (até 20 por 40 cm). Apesar de seu tamanho, não se observam déficits funcionais significativos decorrentes de sua remoção. Na população normal a espessura do músculo é bastante fina (< 1 cm).

O LD é um músculo tipo II segundo a Classificação de Mathes-Nahai, e seu suprimento sanguíneo dominante provém da artéria subescapular, ramo da artéria axilar. A artéria subescapular emite um ramo circunflexo escapular posteriormente e, em seguida, emite ramo para o músculo serrátil anterior antes de penetrar o corpo do músculo em sua porção profunda.

No sistema subescapular, o pedículo pode alcançar mais de 15 cm de comprimento após dissecção. A artéria está comumente acompanhada de uma única veia comitente.

A artéria subescapular tem de 2 a 5 milímetros de diâmetro, enquanto a artéria toracodorsal de 1 a 3 milímetros. O diâmetro da(s) veias(s) comitente(s) é geralmente um pouco maior. Embora o músculo LD também seja nutrido por vasos perfurantes intercostais e lombares, quando utilizado na reanimação facial, esses pedículos secundários não são importantes.

A inervação do LD é dada pelo nervo toracodorsal, ramo do fascículo posterior do plexo braquial. Lesões de C-7 comprometem a função do LD. O nervo acompanha de perto o pedículo toracodorsal.

O curso intramuscular da ramificação vascular e do nervo foi descrito em detalhes. Vários ramos secundários surgem dentro do músculo para formar rede densa de anastomoses que permitem levantar o retalho segmentarmente.

▪ Técnica Cirúrgica

A dissecção do retalho neuromuscular LD pode ser feita com o paciente tanto em decúbito lateral, como em decúbito horizontal. Na primeira é realizada incisão torácica, vertical ou oblíqua, na projeção da margem anterior do músculo. Em decúbito horizontal preconiza-se incisão transaxilar.

Durante a dissecção, deve-se proceder à ligadura e secção dos inúmeros e minúsculos ramos intramusculares dos vasos toracodorsais até alcançar porção menos espessa do músculo grande dorsal e comprimento do pedículo neurovascular toracodorsal de pelo menos 12 a 14 cm.

Como nervo e vasos caminham muito próximos na maior parte do trajeto anatômico, eles devem ser separados minuciosamente com auxílio de magnificação e instrumental microcirúrgico. Esta separação pode ser realizada tanto com o retalho ainda *in locu* para reduzir o tempo de isquemia, como sobre mesa acessória após ligadura e secção do respectivo pedículo (Fig. 27-7).

Área doadora é suturada primariamente e por causa do risco de seromas, o emprego de drenos é frequentemente adotado.

▪ Vantagens e Desvantagens

A possibilidade de transferir o músculo LD como unidade neuromuscular funcional o categorizou como alternativa na reanimação das paralisias faciais de longa duração. A dissecção segmentar permite reduzir sua espessura e, consequentemente, o risco de assimetrias volumétricas entre os dois lados da face decorrentes da colocação do retalho apenas do lado paralisado.

Quando foi introduzido por Harii, em 1988, para tratamento da paralisia facial, teve advogada a vantagem de proporcionar reanimação do sorriso num único estágio cirúrgico. O nervo toracodorsal do LD é suficientemente longo para atravessar a linha média e ser suturado direta e primariamente a ramos bucais do nervo facial do lado não paralisado. A reanimação facial por meio da transferência do músculo grácil, opção predominante até então, necessitava de dois estágios cirúrgicos. Como o nervo obturador era curto, a transferência do retalho Gracilis deveria ser precedida pela realização do enxerto transfacial de nervo em estágio cirúrgico inicial à parte.

Assim, o emprego do retalho do LD na reanimação facial permite reduzir o número de estágios cirúrgicos e o tempo necessário para reabilitação do sorriso (Fig. 27-8).

Dez músculos participam na construção da forma do sorriso, sendo que um deles, o músculo orbicular dos lábios, é considerado o antagonista de todos os outros. A contração do músculo orbicular dos lábios fecha a boca em direção à linha média, enquanto os demais tracionam os lábios no sentido oposto, radialmente para cima (cranialmente), para os lados (lateralmente) e para baixo (caudalmente).

O músculo do sorriso mais distante e periférico do nervo facial é o músculo orbicular dos lábios e, portanto, seus respectivos ramos nervosos, mais longos. Já os ramos do nervo facial que estimu-

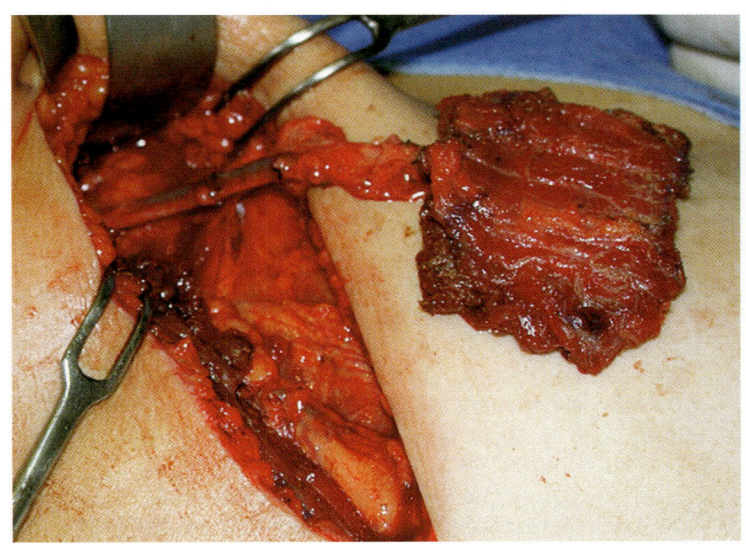

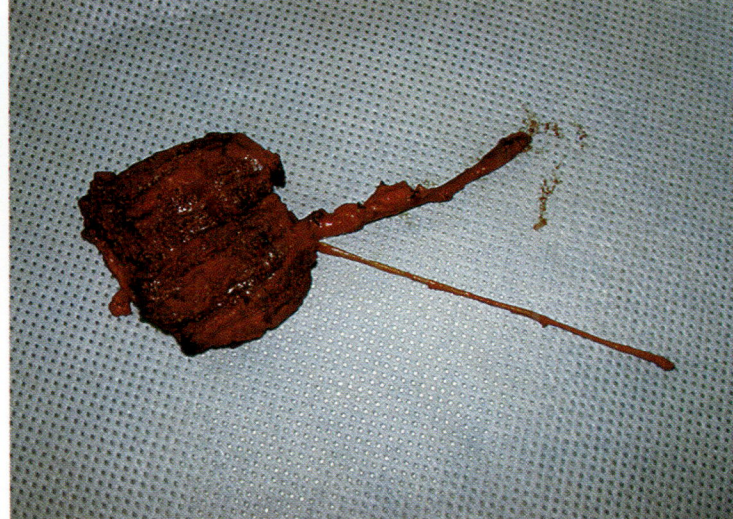

Fig. 27-7. Retalho do músculo grande dorsal neurovascular.

lam os músculos agonistas do sorriso são mais curtos e anatomicamente mais proximais quando comparados àqueles do orbicular dos lábios.

De fato, o nervo toracodorsal é longo suficiente para atravessar a linha média, mas praticamente capaz de alcançar somente os ramos mais distais do nervo facial do lado não paralisado. Dessa forma, conforme demonstrado por Faria *et al.*, a contração do músculo grande dorsal ocorre não apenas quando o paciente sorri, mas também quando o paciente oclui os lábios ao falar ou ao alimentar-se. Assim a contração do LD posicionado do lado paralisado produz dinâmica facial frequentemente assimétrica.

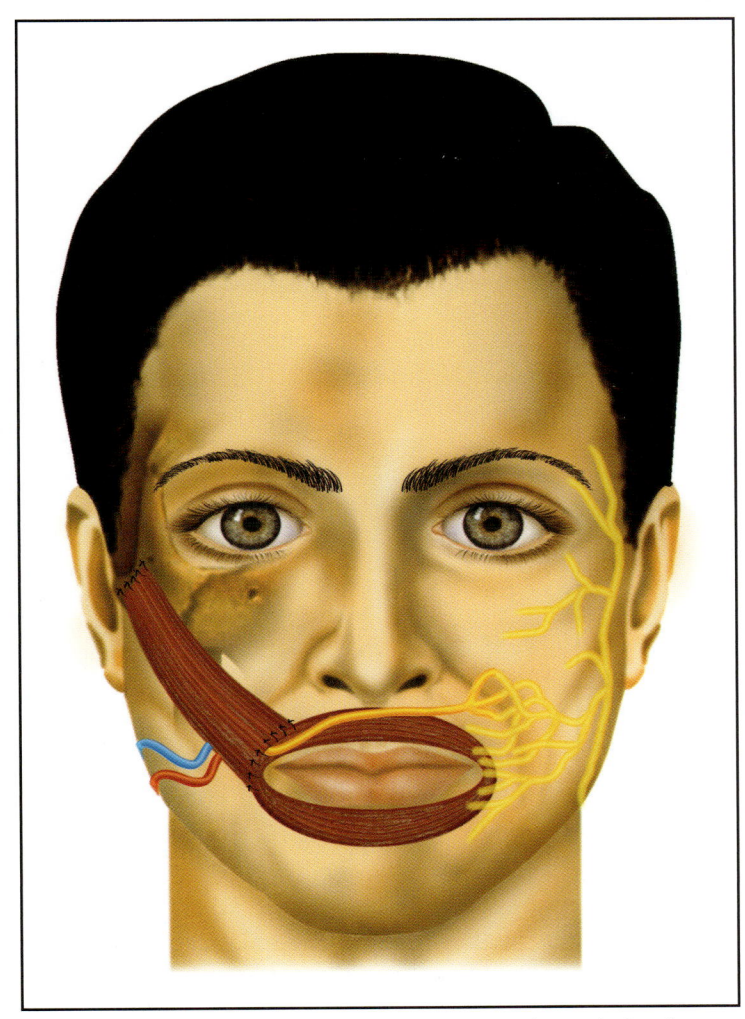

Fig. 27-8. Reanimação da face com transplante do músculo grande dorsal.

PROGNÓSTICO DA REANIMAÇÃO FACIAL COM RETALHOS FUNCIONAIS LIVRES

As primeiras contrações musculares são observadas entre 3 e 6 meses de pós-operatório. Após início das contrações, graus de melhora da força e espontaneidade do movimento são referidos até após 2-3 anos do procedimento.

Pacientes com retalhos duplamente inervados apresentam no início contrações apenas voluntárias. A espontaneidade somente começa a aparecer a partir de 1 ano de pós-operatório.

Em crianças, a reanimação facial com transplante muscular pode ser realizada a partir dos 5-7 anos de idade. Com o avanço da idade, os índices de regeneração nervosa diminuem, fator este que afeta negativamente o prognóstico funcional e estético da reconstrução. A partir dos 55-60 anos de idade preconiza-se a reanimação por meio da transposição de retalhos musculares locorregionais e suspensões estáticas.

O ajuste do estiramento e tensão na inserção do retalho muscular é fator crítico na determinação do grau de melhora funcional. Mas a realização de procedimentos revisionais é comum na reanimação facial. Frey relatou série clínica em que um terço dos pacientes necessitou procedimento de três fases.

Devolver à face a capacidade de responder a estímulos emocionais tem impacto significativo sobre a qualidade de vida dos pacientes. A extração dos melhores resultados dos procedimentos mencionados não é tarefa para o microcirurgião ocasional. Uma quase infinidade de particularidades técnicas dependentes da sensibilidade e experiência dos cirurgiões influencia os resultados obtidos.

BIBLIOGRAFIA

Biglioli F, Frigerio A, Rabbiosi D, Brusati R. Single-stage facial reanimation in the surgical treatment of unilateral established facial paralysis. *Plast Reconstr Surg* 2009;124(1):124-33.

Carr MM, Manktelow RT, Zuker RM. Gracilis donor site morbidity. *Microsurgery* 1995;16(9):598-600.

Faria JC, Scopel GP, Busnardo FF, Ferreira MC. Nerve sources for facial reanimation with muscle transplant in patients with unilateral facial palsy: clinical analysis of 3 techniques. *Ann Plast Surg* 2007;59(1):87-91.

Fattah AY, Ravichandiran K, Zuker RM, Agur AM. A three-dimensional study of the musculotendinous and neurovascular architecture of the gracilis muscle: application to functional muscle transfer. *J Plast Reconstr Aesthet Surg* 2013;66(9):1230-7.

Ferreira MC, Marques de Faria, JC. Result of microvascular gracilis transplantation for facial paralysis: personal series. *Clin Plast Surg* 2002;29(4):515-22.

Frey M, Giovanoli P. The three-stage concept to optimize the results of microsurgical reanimation of the paralyzed face. *Clin Plast Surg* 2002;29(4):461-82.

Gillies H. Experiences with fascia lata grafts in the operative treatment of facial paralysis. *Proc R Soc Med* 1934;27:1372-82.

Hamilton SG, Terzis JK. Surgical anatomy of donor sites for free muscle transplantation to the paralyzed face. *Clin Plast Surg* 1984;11(1):197-201.

Harii K, Ohmori K, Torii S. Free gracilis muscle transplantation, with microneurovascular anastomoses for the treatment of facial paralysis. A preliminary report. *Plast Reconstr Surg* 1976;57(2):133-43.

Harii K. Microneurovascular free muscle transplantation for reanimation of facial paralysis. *Clin Plast Surg* 1979;6(3):361-75.

Harii K. Refined microneurovascular free muscle transplantation for reanimation of paralyzed face. *Microsurgery* 1988;9(3):169-76.

Manktelow RT, Zuker RM. Muscle transplantation by fascicular territory. *Plast Reconstr Surg* 1984;73(5):751-7.

Miyamoto S, Takushima A, Okazaki M et al. Retrospective outcome analysis of temporalis muscle transfer for the treatment of paralytic lagophthalmos. *J Plast Reconstr Aesthet Surg* 2009;62(9):1187-95.

Mutsumi O, Kentaro T, Noriko U et al. One-stage dual latissimus dorsi muscle flap transfer with a pair of vascular anastomoses and double nerve suturing for long-standing facial paralysis. *J Plast Reconstr Aesthet Surg* 2015;68(6):e113-9.

Nduka C, Hallam MJ, Labbe D. Refinements in smile reanimation: 10-year experience with the lengthening Temporalis Myoplasty. *J Plast Reconstr Aesthet Surg* 2012;65(7):851-6.

Snyder-Warwick AK, Fattah AY, Zive L et al. The degree of facial movement following microvascular muscle transfer in pediatric facial reanimation depends on donor motor nerve axonal density. *J Plast Reconstr Surg* 2015;135(2):370-81.

Takushima A, Harii K, Asato H et al. Fifteen-year survey of one-stage latissimus dorsi muscle transfer for treatment of longstanding facial paralysis. *J Plast Reconstr Aesthet Surg* 2013;66(1):29-36.

Takushima A, Harii K, Asato H et al. One-stage reconstruction of facial paralysis associated with skin/soft tissue defects using latissimus dorsi compound flap. *J Plast Reconstr Aesthet Surg* 2006;59(5):465-73.

Tamai S, Komatsu S, Sakamoto H et al. Free muscle transplants in dogs, with microsurgical neurovascular anastomoses. *Plast Reconstr Surg* 1970;46(3):219-25.

Terzis JK. Pectoralis minor: a unique muscle for correction of facial palsy. *Plast Reconstr Surg* 1989;83(5):767-76.

Terzis JK, Bruno W. Outcomes with eye reanimation microsurgery. *Facial Plast Surg* 2002;18(2):101-12.

Terzis JK, Karypidis D. Outcomes of direct muscle neurotisation in adult facial paralysis. *J Plast Reconstr Aesthet Surg* 2011;64(2):174-84.

Terzis JK, Tzafetta K. "Babysitter" procedure with concomitant muscle transfer in facial paralysis. *Plast Reconstr Surg* 2009;124(4):1142-56.

Watson JS, Craig RD, Orton CI. The free latissimus dorsi myocutaneous flap. *Plast Reconstr Surg* 1979;64(3):299-305.

Zuker RM, Goldberg CS, Manktelow RT. Facial animation in children with Möbius syndrome after segmental gracilis muscle transplant. *Plast Reconstr Surg* 2000;106(1):1-8.

28 Enxertos Transfaciais de Nervo

José Carlos Marques de Faria

HISTÓRICO

As contrações emocionais dos músculos da mímica dependem de atividades exclusiva e peculiar do nervo facial e que não podem ser adequadamente substituídas por nenhum outro nervo ou par craniano. O emprego do nervo facial contralateral (da hemiface não paralisada) torna possível restabelecer também os movimentos involuntários da emoção que foram perdidos quando o nervo facial ipsolateral (do lado paralisado) não pode ser utilizado.

Em relatos independentes, ambos, em 1971, Scaramella e Smith, introduziram a utilização de enxertos transfaciais de nervo. A ideia de sacrifício de alguns ramos do nervo facial contralateral sadio e a aplicação de enxerto de nervo foram aperfeiçoadas por Anderl, em 1973, para reanimação da face paralisada. Com base em dados clínicos de pacientes com paralisia de Bell, foi observado que grande número de axônios do nervo facial podia ser seccionado sem prejuízo funcional. Nas paralisias unilaterais, enxertos de nervo, entre os cotos proximais do nervo facial do lado normal e cotos distais do nervo facial do lado paralisado, fornecem fibras motoras em atividade capazes de recuperar a função perdida dos músculos da mímica.

Os resultados, no entanto, não são imediatos. O tempo para que os axônios atravessem áreas de sutura, a velocidade de progressão da regeneração nervosa, o tempo necessário para haver a reconexão eficiente com as placas motoras e o ritmo de retorno de força e controle das contrações musculares são fatores determinantes na reabilitação de movimentos após cirurgias de reparação nervosa.

TÉCNICA CIRÚRGICA

Diversas variações do enxerto transfacial de nervo foram descritas. Elas diferem com relação aos ramos doadores do nervo facial, número de enxertos transfaciais realizados, trajeto escolhido para passar o enxerto de um lado para outro da face e técnica de coaptação microcirúrgica.

Lado Paralisado

Por meio de incisão pré-auricular do lado paralisado (Fig. 28-1), o retalho cutâneo hemifacial é dissecado superficialmente a fáscia parotídea. Na região do ducto de Stenon, o ramo bucal mais calibroso pode normalmente ser identificado. A dissecção retrógrada desse ramo em direção ao seu respectivo tronco permite a identificação de todos os outros ramos do nervo facial.

Essas ramificações estão localizadas principalmente entre os lobos superficial e profundo da parótida, e, por isso, o lobo superficial deve ser incisado. Há o risco potencial do desenvolvimento de fístula salivar, que geralmente se resolve espontaneamente e não compromete os objetivos do procedimento.

Lado não Paralisado

Do lado não paralisado, os ramos doadores do nervo facial podem ser dissecados por meio de incisão e descolamento idênticos ao do lado paralisado. No caso de enxerto transfacial apenas do ramo bucal, alternativamente, esse ramo pode ser identificado por meio de incisão de cerca de 1,0 a 2,0 cm na projeção da margem anterior da glândula parótida logo acima da gordura de Bichat (Fig. 28-2).

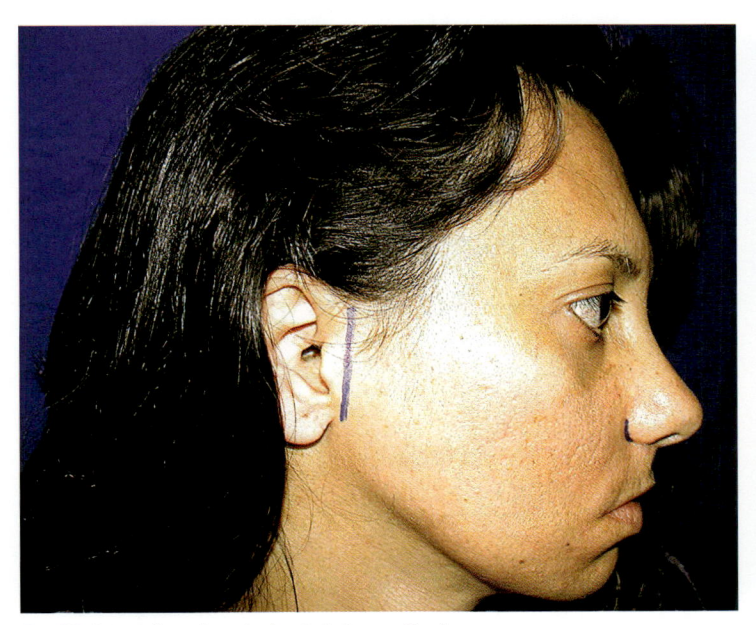

Fig. 28-1. Incisão pré-auricular do lado paralisado.

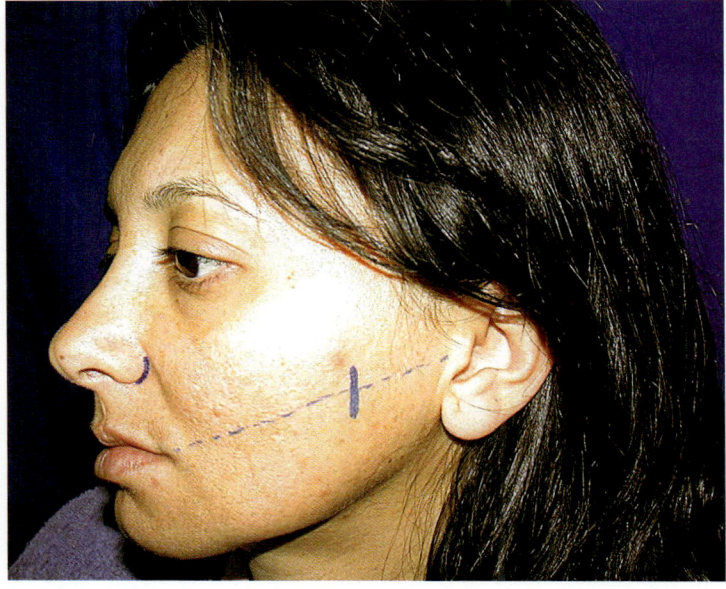

Fig. 28-2. Incisão pós-parotídea do lado não paralisado.

A função exata de cada ramo doador deve ser verificada por meio de estimulação elétrica intraoperatória. Essa estimulação seletiva permite identificar os ramos e seus respetivos territórios de inervação muscular. Isto permite o sacrifício de um determinado ramo e a preservação de um nível adequado de função para a mesma região anatômica por meio de ramos secundários preservados.

Enxerto de Nervo

O nervo sural é o mais comumente usado como enxerto por causa do seu comprimento, que, além de atravessar a face, permite, também, a coaptação microcirúrgica entre vários ramos de cada hemiface. Ele é obtido por meio de incisões escalonadas a partir do maléolo lateral do tornozelo em direção ao *cavum* poplíteo (Fig. 28-3). O nervo auricular maior, embora mais curto, tem sido empregado, também, como enxerto.

Para ser passado de um lado da face ao outro, o enxerto de nervo é amarrado à ponta perfurada (orifício) de uma agulha longa que atravessa os tecidos entre as incisões. Antes de prosseguir em direção ao lado oposto é exteriorizado na linha média. Na linha média, incisões na mucosa labial (superior e/ou inferior), no filtro labial ou nas asas nasais, são as preferidas.

É comum que pacientes com paralisia facial sejam submetidos a outras intervenções cirúrgicas de ajuste ao longo do tempo. Assim é importante que o trajeto ocupado pelos enxertos transfaciais nos dois lados da face não os coloque em risco no caso de realização de procedimentos secundários, como ritidoplastias, suspensões estáticas e de transposições musculares. Assim os enxertos devem ser passados no plano mais profundo possível, ou seja, próximo ao periósteo.

Classicamente, os ramos frontal, orbitário, bucal e marginal da mandíbula poderiam todos ser reanimados por meio dos enxertos transfaciais de nervo. No entanto, outros procedimentos complementares mais simples são eficientes na redução do grau de assimetria na região frontal (sobrancelhas) e dos depressores do lábio inferior.

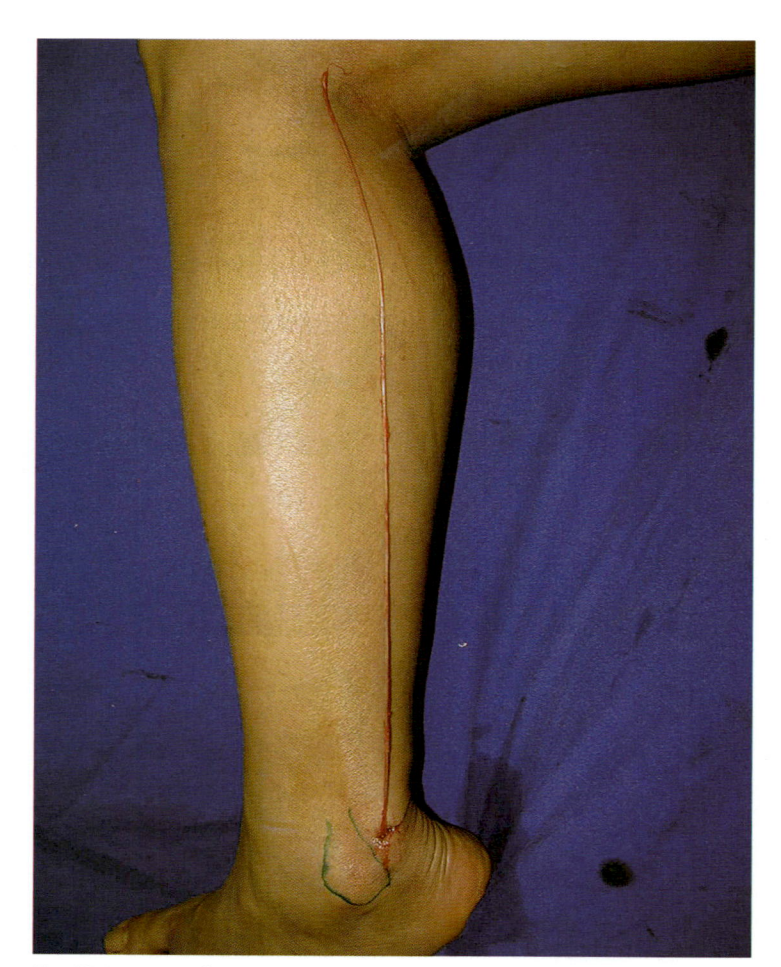

Assim, a reanimação facial por meio dos enxertos transfaciais de nervo prioriza as regiões bucal e orbitária, funcionalmente as mais importantes e que felizmente também carregam os melhores prognósticos.

Quando apenas o ramo bucal é tratado, o enxerto de nervo sural é passado pelo lábio superior. Quando se acrescenta o ramo orbitário, seu respectivo enxerto pode ser passado pelo lábio superior, enquanto o enxerto do ramo bucal passa pelo lábio inferior (Fig. 28-4).

Como o calibre do nervo sural é maior que o dos ramos do nervo facial a coaptação microcirúrgica é feita geralmente entre o ramo do nervo facial e o maior fascículo do nervo sural. Também, merece atenção a direção do enxerto de nervo. A extremidade correspondente ao tornozelo deve ser posicionada no lado não paralisado. A outra extremidade, correspondente ao joelho (*cavum* poplíteo), deve ser posicionada no lado paralisado.

INDICAÇÕES

Os enxertos transfaciais de nervo possuem três indicações principais:

Paralisia Facial Bucal com Menos de 12 Meses de Duração

Paralisias faciais de, no máximo, 12 meses de duração em que o nervo facial do lado da paralisia não pode mais ser empregado como fonte de axônios para inervação dos músculos da mímica.

Admitindo-se que a fibra nervosa regenere numa velocidade média de 1 mm/dia, que demore de 2 a 4 semanas para atravessar cada região de coaptação microcirúrgica e que a placa motora torna-se irresponsiva à reinervação, a indicação dos enxertos transfaciais de nervo deve considerar o tempo decorrido desde a paralisia. Assim, pacientes portadores de paralisias faciais de até 12 meses de duração são candidatos a esse procedimento. Contudo, mesmo den-

Fig. 28-3. Enxerto de nervo sural.

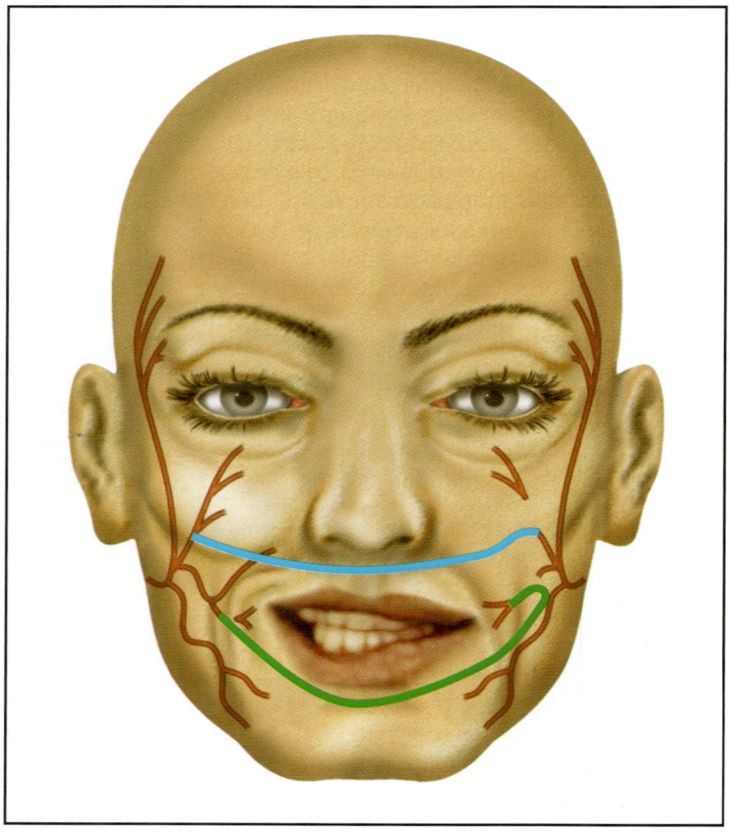

Fig. 28-4. Enxertos transfaciais de nervo. Enxerto de nervo sural no lábio superior com coaptação terminolateral ao ramo zigomático do nervo facial do lado não paralisado, e coaptação terminoterminal com o ramo zigomático do lado paralisado (linha azul). Enxerto de nervo sural no lábio inferior com coaptação terminoterminal ao coto proximal de ramo bucal do nervo facial do lado não paralisado e coaptação terminoterminal com o coto distal do ramo bucal do nervo facial do lado paralisado (linha verde).

tro dos 12 meses, deve-se ressaltar que o prognóstico funcional é reduzido com o aumento do intervalo de tempo decorrido desde o início da paralisia. Os enxertos transfaciais de nervo nos casos de paralisia de menor duração apresentam prognóstico melhor.

A regeneração nervosa nos enxertos de nervo pode ser clinicamente acompanhada por meio da progressão do sinal de Tinel (percussão cutânea no trajeto do enxerto de nervo) do lado não paralisado em direção ao lado paralisado.

Os candidatos a tratamento da paralisia por meio das reanimações primária e exclusiva com enxertos transfaciais de nervo constituem uma minoria em razão da janela de tempo reduzida situada entre a consolidação do prognóstico de não recuperação do nervo facial lesionado e o período em que as placas motoras dos músculos da mímica ainda podem responder à reinervação por fonte axonal alternativa. Mais precisamente, no intervalo entre 6 e 12 meses desde o início da paralisia.

Para Conferir Emocionalidade e Espontaneidade as Contrações dos Músculos da Mímica após Procedimentos de Substituição Nervosa

A segunda indicação e, talvez atualmente, a mais frequente atualmente está reservada aos pacientes que já tiveram paralisia facial tratada por meio da reinervação por outros pares cranianos, como, por exemplo, pelo nervo trigêmeo ou nervo hipoglosso. Estes procedimentos, denominados substituição nervosa ou *"baby-sitter"*, são eficientes no sentido de reativar a contração dos músculos da mímica, mas falham no sentido de produzir os movimentos emocionais. Um paciente submetido à reanimação pelo nervo trigêmeo ou pelo nervo hipoglosso pode apresentar um sorriso simétrico, quando solicitado a morder (movimento voluntário), mas ao sorrir quando ouvir algo hilário manifesta desvio acentuado da rima labial (movimento emocional involuntário). Nesses pacientes, os enxertos de nervo transfaciais têm como objetivo, conferir emocionalidade aos movimentos da face, criando-se um curto-circuito entre os lados paralisado e não paralisado. Ao sorrir espontaneamente, parte dos impulsos elétricos gerados do lado não paralisado é desviado ao lado paralisado e, com isso, os dois lados podem movimentar-se de formas mais simétrica e sincrônica.

Para Reinervação dos Transplantes Musculares Empregados na Reanimação das Paralisias Faciais de Longa Duração

Sabe-se que a atrofia muscular torna-se praticamente irreversível após dois anos de denervação. Assim, nos casos de paralisia facial com mais de dois anos, a recuperação de movimentos do lado paralisado somente pode ser conseguida por meio da rotação ou transplante microcirúrgico de músculos (discutidos em outro capítulo). A reinervação desses retalhos musculares por axônios provenientes do lado não paralisado tem o mesmo objetivo da indicação anterior, ou seja, prover a contração emocional desses outros músculos esqueléticos com funções originais diferentes da mímica facial.

COAPTAÇÃO MICROCIRÚRGICA TERMINOLATERAL × TERMINOTERMINAL

A densidade de inervação dos músculos da mímica difere daquela observada nos demais músculos esqueléticos. Enquanto na face uma fibra nervosa inerva cerca de 40 a 70 fibras musculares (1:40 a 1:70), em outras regiões do corpo humano essa relação varia de 1:300 a 1:2.000 aproximadamente.

Assim dentro da estratégia de tratamento é muito importante que o maior número de fibras nervosas alcance os músculos paralisados. Do lado não paralisado, a sutura do coto do enxerto de nervo sural na parede lateral do ramo doador do nervo facial teria a vantagem de não colocar em risco a função da mímica.

Como os ramos frontal e marginal da mandíbula são praticamente únicos e caminham de forma relativamente solitária (sem comunicação com outros ramos) em direção aos músculos-alvo, a sutura terminolateral do lado não paralisado tem sua melhor indicação porque praticamente elimina o risco de paralisia do lado são. Nesses mesmos casos, do lado completamente paralisado, a indicação de coaptação terminoterminal predomina.

Os ramos orbitário e bucal, no entanto, apresentam comunicações comuns ao longo de parte do trajeto anatômico e, com isso, mesmos músculos podem ser estimulados por diferentes ramos nervosos. O sacrifício integral de um ou outro ramo para doação de axônios não compromete a função do lado não paralisado. Se houver algum efeito nessa hemiface, ele é benéfico, porque o enfraquecimento das mímicas zigomática e labial do lado sadio contribui para redução da diferença de amplitude dos movimentos entre os dois lados da face. Assim, para reanimação das regiões orbitária e bucal recomenda-se a realização de coaptações terminoterminais com o nervo sural tanto do lado paralisado, como do lado não paralisado.

RESULTADOS

Embora as indicações para os enxertos transfaciais de nervo apresentem justificativas do ponto de vista fisiológico, na prática os resultados não são consistentemente reprodutíveis. Há controvérsias em relação à realização dos enxertos em estágio único ou em dois estágios. Sabe-se que ocorre a formação de fibrose na região das coaptações microcirúrgicas e, que particularmente na mais distal, entre o coto do enxerto de nervo sural e o ramo distal do nervo facial paralisado, quando a fibra nervosa chega, ela tem teoricamente mais dificuldade em atravessá-la por causa do tempo maior para formação de fibrose. Assim, há autores que preconizam a realização dos enxertos transfaciais de nervo em dois estágios. No primeiro estágio, realiza-se a coaptação do enxerto ao ramo doador do nervo facial do lado paralisado. O coto oposto do enxerto de sural é deixado livre e identificado do lado paralisado por ponto de polipropileno azul. Quando o sinal de Tinel alcança o lado paralisado, realiza-se, então, o segundo estágio, ou seja, a coaptação microcirúrgica do coto distal do enxerto de nervo sural e o(s) ramo(s) do nervo facial paralisado.

O período máximo de cerca de 12 meses após início da paralisia para indicação de reanimação facial por meio dos enxertos transfaciais pode ser estendido, utilizando-se outras fontes axonais do lado paralisado e, portanto, mais próximas que a fonte dos ramos do nervo facial do lado não paralisado. Estes procedimentos, conhecidos como "*baby-sitter*", mantêm a musculatura da mímica inervada e suas placas motoras ativas, enquanto os axônios provenientes do nervo facial sadio contralateral crescem para o lado paralisado.

Na cirurgia, a decisão definitiva sobre a técnica e a seleção dos ramos doadores deve ser meticulosa e considerar resultados da estimulação elétrica intraoperatória.

Existe o temor por parte de alguns cirurgiões de que a secção de ramos do nervo facial do lado não paralisado possa ocasionar paralisia desse lado sadio. A paralisia das regiões orbitária e bucal superior é pouco provável em razão do fato de que a função de cada uma dessas regiões é mantida por mais de um ramo extraparotídeo do nervo facial. O que pode ocorrer é o enfraquecimento dos respectivos movimentos, fato esse que contribuiria para redução da assimetria entre as duas hemifaces.

O risco de paralisia completa é maior quando os ramos frontal e marginal são seccionados. A paralisia da região frontal acaba por tratar a assimetria entre os dois lados. No caso do ramo marginal da mandíbula, quando utilizado como fonte axonal, ou realiza-se sutura lateroterminal com o enxerto de nervo sural, ou terminoterminal com uma de suas ramificações próxima ao cruzamento da artéria facial com a margem caudal da mandíbula.

A recuperação da paralisia facial pós-enxerto transfacial de nervo é lenta, e o paciente pode apresentar melhora ao longo de 2 a 3 anos após o procedimento. No início as contrações são fracas e progressivamente ganham força e adquirem espontaneidade. Os resultados são particularmente melhores nos pacientes mais jovens, com menos de 40 anos de idade.

BIBLIOGRAFIA

Anderl H. Reconstruction of the face through cross-face nerve transplantation in facial paralysis. *Chir Plastica* 1973;2:17-46.

Frey M, Giovanoli P, Michaelidou M. Functional upgrading of partially recovered facial palsy by cross-face nerve grafting with distal end-to-side neurorrhaphy. *Plast Reconstr Surg* 2006;117(2):597-608.

Gousheh J, Arateh E. Treatment of facial paralysis: dynamic reanimation of spontaneous facial expression-apropos of 655 patients. *Plast Reconstr Surg* 2011;128(6):693e-703e.

Hontanilla B, Marre D, Cabello A. Facial reanimation with gracilis muscle transfer neurotized to cross-facial nerve graft versus masseteric nerve: a comparative study using the FACIAL CLIMA evaluating system. *Plast Reconstr Surg* 2013;131(6):1241-52.

Scaramella LF. Lanastomosi tra I due nervi faciali. *Arch Otolaryngol* 1971;82:209-15, apud Scaramella LF. Anastomosis between the two facial nerves. *Laryngoscope* 1975;85:1359-66.

Smith JW. *A new technique of facial animation*. In: 5th International Congress of Plastic and Reconstructive Surgery, Chastwood, 1971. London: Butterworths, 1971:83.

Viterbo F, Romão A, Brock RR *et al*. Facial reanimation utilizing combined orthodromic temporalis muscle flap and end-to-side cross-face nerve grafts. *Aesthetic Plast Surg* 2014;38(4):788-95.

29 Reanimação Palpebral na Paralisia Facial

Pedro Soler Coltro ▪ Henri Friedhofer ▪ José Carlos Marques de Faria

A paralisia facial está associada a prejuízo na função palpebral em graus variáveis, resultando na incapacidade de piscar e de fechar as pálpebras. O ato de piscar é essencial para a efetiva distribuição do filme lacrimal pela superfície do olho e é resultado da ação de dois músculos antagonistas: o orbicular do olho e o levantador da pálpebra. A incapacidade de piscar e de ocluir efetivamente as pálpebras pode levar à exposição da córnea e evaporação excessiva do filme lacrimal. O paciente apresenta sensação de olho seco, queimação, sensação de areia nos olhos e corpo estranho, lacrimejamento e borramento da visão. Isto pode resultar em abrasão de córnea, ceratite, infecção, neovascularização e, em casos extremos, cegueira, perfuração e perda do olho.[1] Entre as consequências da paralisia facial na região orbitopalpebral estão o lagoftalmo e o ectrópio. O lagoftalmo é definido pelo fechamento incompleto ou inadequado das pálpebras, enquanto o ectrópio é o afastamento do rebordo palpebral inferior da conjuntiva bulbar do globo ocular.

LAGOFTALMO PARALÍTICO

A inervação do músculo orbicular dos olhos é dada por ramos do nervo facial. O lagoftalmo paralítico consiste na principal alteração oftalmológica decorrente da paralisia facial e é caracterizado pela incapacidade de oclusão adequada da pálpebra em decorrência da paralisia do músculo orbicular dos olhos por lesão do nervo facial (Fig. 29-1). O fechamento da fenda palpebral ocorre pela aproximação das pálpebras superior e inferior, com preponderância da superior, que faz uma excursão de cerca de 10 mm para levar à oclusão total, enquanto a inferior contribui com 1 mm, aproximadamente.

A principal causa do lagoftalmo paralítico é a paralisia de Bell (que representa 80% dos casos), mas também pode ser secundária a traumas, infecções, tumores e outras condições.[1] A paralisia de Bell é uma paralisia idiopática, aguda e unilateral, que geralmente apresenta resolução espontânea. A causa é desconhecida, mas parece estar associada a infecções virais. O prognóstico é favorável, e a função do nervo facial é recuperada em mais de 80% dos pacientes.[2-4]

A paralisia traumática ocorre após fratura do osso temporal ou após procedimentos cirúrgicos. A lesão iatrogênica é mais comum após cirurgia da glândula parótida, ressecção de neuroma do acústico e ritidoplastias cervicofaciais. As causas infecciosas incluem vírus do herpes-zóster (síndrome de Ramsay-Hunt), vírus da imunodeficiência humana adquirida (HIV), hanseníase, doença de Lyme, sarcoidose, tuberculose e outras. Tumor do nervo facial, neuroma do acústico, carcinoma adenoide cístico do canal auditivo externo e metástases de tumores distantes (mama, pulmão, rim etc.).[1,5]

Por causa da paralisia do músculo orbicular dos olhos, a ação do músculo levantador da pálpebra superior (inervado pelo nervo oculomotor – nervo craniano III) torna-se dominante, causando retração palpebral. Além disso, na pálpebra inferior ocorre atonia, o que impossibilita a elevação da pálpebra e pode resultar desde uma exposição escleral inferior até ectrópio paralítico em graus variáveis. Inicialmente, o paciente apresenta hiperemia conjuntival, sensação de "olho seco" e fotofobia. A exposição da córnea é a consequência mais grave do lagoftalmo, podendo resultar desde uma leve ceratite até grandes úlceras de córnea.

TRATAMENTO

A finalidade do tratamento visa reduzir os sintomas oculares, melhorar a oclusão palpebral e manter a lubrificação lacrimal do olho. Para isso, são necessárias medidas conservadoras como lubrificação e oclusão palpebral noturna nos casos mais leves, e procedimentos cirúrgicos nos casos moderados e graves.[6,7]

O principal objetivo do tratamento do lagoftalmo é a prevenção da ceratite por exposição e o restabelecimento da função palpebral, além de se atingir uma aparência aceitável. O tratamento deve ser iniciado imediatamente após a instalação do quadro, com objetivo pri-

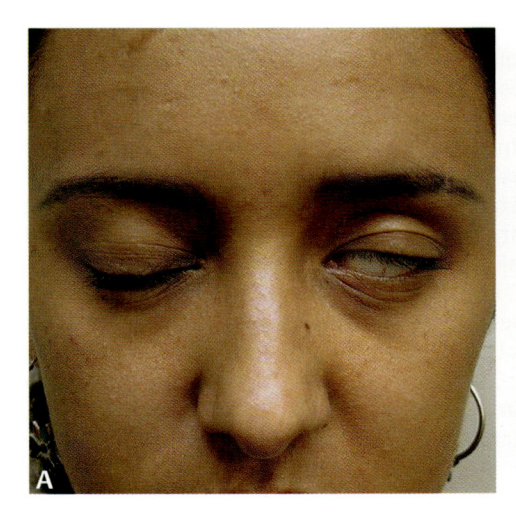

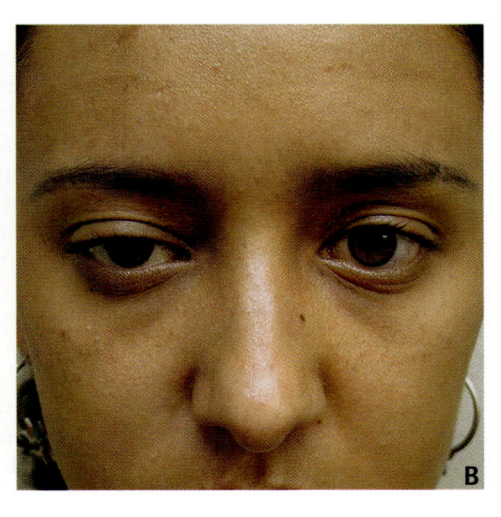

Fig. 29-1. (A e B) Lagoftalmo paralítico – pré-operatório.

mordial de proteger o epitélio da córnea, aumentando sua lubrificação, fornecendo maior conforto ao paciente e preservando sua visão.[8]

Tratamento Clínico

O uso de colírio lubrificante durante o dia e pomada ou gel à noite é imprescindível e tem indicação imediata. Em casos moderados e severos, a oclusão noturna das pálpebras com fita adesiva pode ser necessária. O tratamento cirúrgico também tem o objetivo de reduzir os sintomas, melhorar a oclusão do olho, recuperar alguma simetria e manter a lubrificação lacrimal. Há relatos do uso de toxina botulínica em pacientes com lagoftalmo paralítico, com o objetivo de paralisar temporariamente o músculo levantador da pálpebra, reduzindo sua retração e permitindo melhor a oclusão do olho.[1,8]

Tratamento Cirúrgico

As técnicas empregadas podem ser divididas em correção estática, mecânica ou dinâmica. A decisão do método mais apropriado para reconstrução depende da localização, extensão, grau e duração da paralisia, etiologia, idade do paciente, suas condições clínicas e suas expectativas.[1] Os procedimentos dinâmicos são mais bem-sucedidos em restaurar a função muscular e a simetria facial. As técnicas mais comuns são o reparo direto do nervo facial, o enxerto de nervo cruzado da face (*cross face*) e a transferência muscular. Os procedimentos estáticos podem ser usados como adjuvantes em pacientes com lagoftalmo paralítico e frouxidão da pálpebra inferior após as técnicas dinâmicas. Como tratamento isolado, a correção estática é indicada para pacientes idosos ou debilitados, que não são bons candidatos aos procedimentos dinâmicos, ou quando há um longo intervalo de tempo até a cirurgia.

▪ Técnicas Estáticas

As técnicas estáticas envolvem tarsorrafia, cantoplastia, encurtamento palpebral e suspensão palpebral. A tarsorrafia é indicada em casos de paralisia facial transitória em que as medidas clínicas não são suficientes para proteger a córnea ou melhorar o conforto dos pacientes. A técnica é simples, segura, rápida e pode ser revertida quando a função do músculo orbicular dos olhos for recuperada. Não apresenta um bom resultado estético, e não deve ser a técnica de primeira escolha. O procedimento encurta a fenda palpebral pela fusão das margens palpebrais.

A tarsorrafia lateral é um procedimento simples, porém está associado a um resultado estético e funcional insatisfatório, pois limita o campo visual periférico e promove proteção inadequada da córnea (Fig. 29-2). Se houver recuperação da função do nervo facial que permita desfazer a tarsorrafia, pode ocorrer um entalhe na margem palpebral, entrópio com irritação do globo pelo toque ciliar e formação de cisto epitelial. Contudo, pode ser empregada como procedimento complementar a outras técnicas. Após a marcação do comprimento da tarsorrafia necessária, é realizada uma incisão superficial na linha cinzenta, excisando a conjuntiva na sua margem posterior, deixando área cruenta nas duas pálpebras. As superfícies cruentas das duas pálpebras são suturadas conjuntamente. Os pontos são retirados depois de 2 a 3 semanas. Uma tarsorrafia lateral de 4 mm reduz a exposição da córnea causada pelo lagoftalmo em 25%.[9]

A tarsorrafia medial também está associada aos inconvenientes citados anteriormente. Se for mal executada, pode ainda implicar risco de lesão do canal lacrimal. Ela é utilizada em casos severos, e a fenda palpebral central deve permanecer aberta para permitir a visão e o exame da córnea.[1]

A correção do mau posicionamento da pálpebra inferior pode ser obtida com a cantoplastia, com o encurtamento palpebral e suspensão palpebral. Quando houver um alongamento significativo da pálpebra inferior e frouxidão cantal lateral, um procedimento de encurtamento deve ser utilizado, como a técnica do retalho tarsal (*tarsal strip*). A pálpebra inferior pode ser elevada com enxerto de cartilagem auricular. O enxerto é posicionado entre a conjuntiva e sob o músculo orbicular, sendo suturado na borda inferior do tarso e apoiado no arco marginal. Este procedimento auxilia na oclusão palpebral e promove a melhor simetria das pálpebras na posição primária do olhar. Em geral, associa-se à cantoplastia lateral (Fig. 29-3), o que auxilia também na elevação da pálpebra inferior.[10]

▪ Técnicas Mecânicas

A mola de Morel-Fatio e Lalardrie é uma mola de aço inoxidável implantada na região cantal lateral para forçar a oclusão palpebral. Para a abertura da pálpebra, o músculo levantador interage com a mola, mantendo o olho aberto. Apesar de esta técnica proporcionar uma boa oclusão noturna, é frequente que ocorra a extrusão da mola, ruptura e infecção cutânea, além da necessidade de um fino ajuste intraoperatório para sobrepor o tônus do músculo levantador. Por causa de tais desvantagens, este procedimento não é amplamente empregado.

O implante de silicone envolvendo as pálpebras superior e inferior na região pré-tarsal promove força para oclui-las. Com o tempo, entretanto, esse implante perde a elasticidade.

▪ Técnicas Dinâmicas

Na fase aguda da paralisia facial, as técnicas dinâmicas mais comuns são o reparo direto do nervo facial, o enxerto transfacial de nervo (*cross face*), a transposição ou substituição nervosa (*crossover*) e a descompressão cirúrgica (em casos associados à fratura do osso temporal).

Nas fases mais tardias da paralisia facial, os implantes de peso de ouro, os enxertos de cartilagem auricular, a transposição de músculos regionais e os transplantes microcirúrgicos podem ser indicados.

O uso de implantes envolve a colocação de um peso rígido da pálpebra superior, causando maior ação gravitacional e fechamento passivo da pálpebra. Esta técnica surgiu, em 1927, quando Sheehan descreveu o uso de implantes de aço inoxidável. Em 1958, Illig descreveu o implante de peso de ouro, que é o material mais amplamente utilizado para implante decorrente de sua alta densidade e baixa morbidade.[11,12] Os implantes são curvos, semelhantes ao contorno palpebral, porém são rígidos e não se adaptam às mudanças do tarso durante o movimento ocular. Os tipos mais comuns de implante variam de 0,6 a 1,8 g e possuem três orifícios para fixação. O implante de peso de ouro proporciona o fechamento dinâmico das pálpebras e possui as vantagens de ser uma técnica de fácil execução, com pequena morbidade.[6] Na avaliação pré-operatória, são realizados testes com pesos diferentes, colocados na pálpebra superior com fita adesiva. O paciente é colocado sentado e solicitado a abrir e fechar as pálpebras. O implante ideal deve permitir um completo fechamento palpebral, sem causar ptose.[13] O peso de ouro pode ser colocado e fixado na porção pré-tarsal ou mesmo na pré-septal, logo acima da margem superior da placa tarsal, entre o septo orbitário e o músculo orbicular (Figs. 29-4 e 29-5). Nos casos de relaxamento do ligamento cantal medial, o mesmo é reinserido. A associação das técnicas depende do quadro clínico do paciente. Além disso, a cantoplastia lateral é indicada com certa frequência, com o objetivo de facilitar a oclusão por elevar a pálpebra inferior. As complicações do procedimento incluem a migração do implante, extrusão, infecção, ptose, lagoftalmo residual, astigmatismo e outras. Além disso, o implante pode ser observado embaixo da pele em alguns pacientes, principalmente naqueles com pele clara.[13] Um outro inconveniente é a dificuldade de obtenção do implante em locais afastados dos grandes centros. Mais recentemente, um implante de platina mais

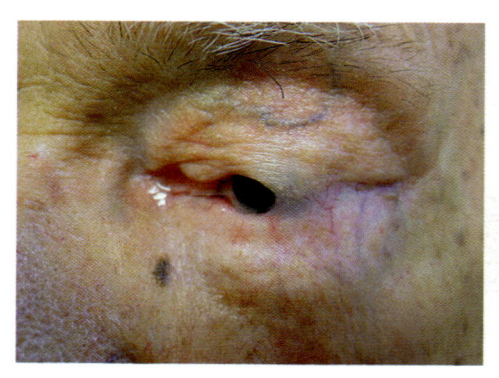

Fig. 29-2. Tarsorrafia lateral.

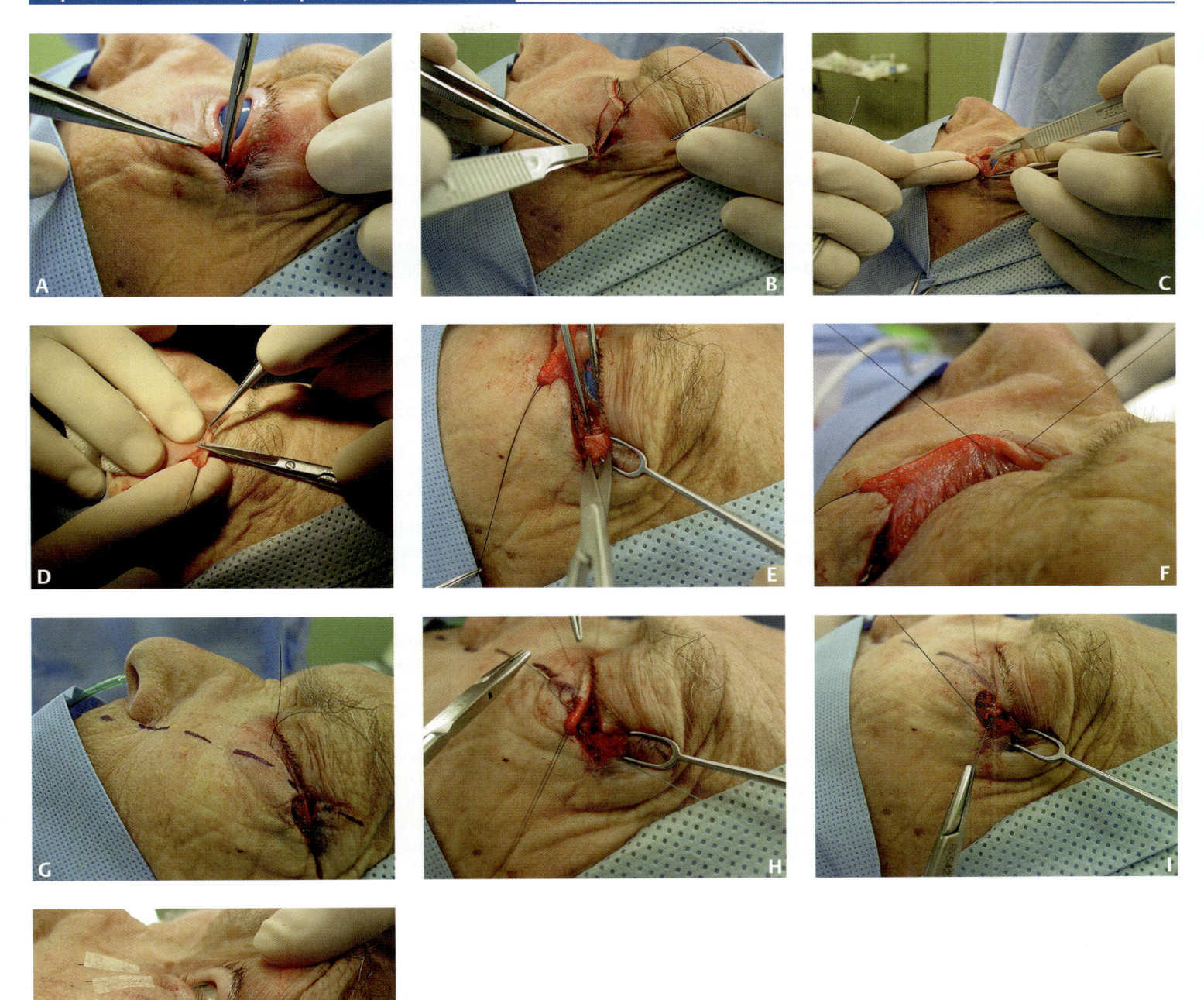

Capítulo 29 ■ Reanimação Palpebral na Paralisia Facial

Fig. 29-3. Tarsal Strip. (**A**) Cantotomia lateral. (**B**) Retirada de triângulo miocutâneo de compensação. (**C**) Preparo da tira tarsal. (**D**) Retirada de folículos ciliares. (**E**) Dissecção do rebordo orbital mantendo o periósteo íntegro. (**F**) Conjuntivotarsoplastia medial. (**G**) Demarcação do ponto ideal de fixação da tira tarsal. (**H**) Preparo da tira tarsal. (**I**) Fixação tarsal ao periósteo. (**J**) Aspecto final.

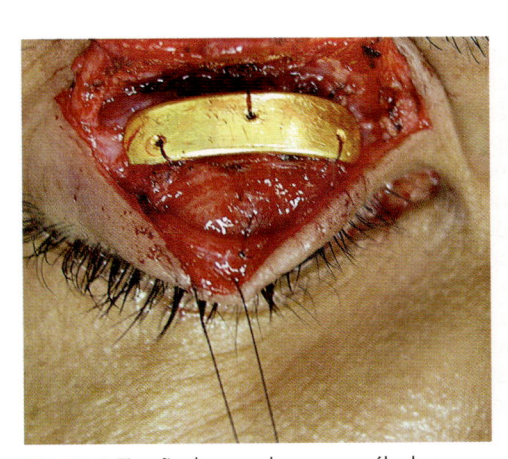

Fig. 29-4. Fixação do peso de ouro na pálpebra superior.

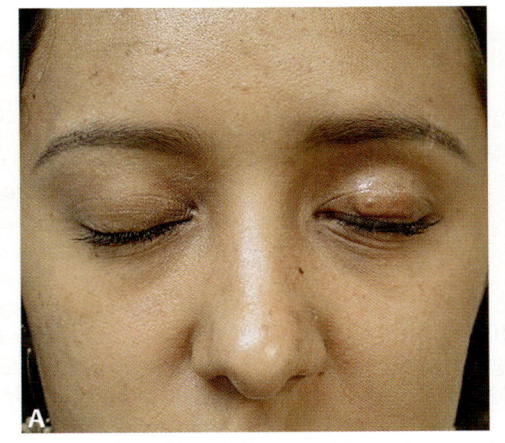

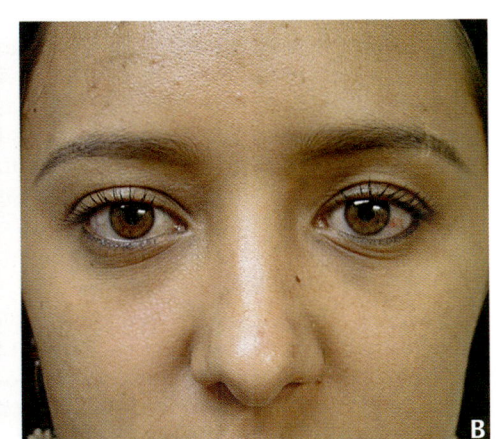

Fig. 29-5. (**A** e **B**) Lagoftalmo paralítico – pós-operatório de colocação do peso de ouro.

flexível foi descrito como tratamento alternativo à rigidez do peso de ouro.[8,14]

O uso de cartilagem para correção do lagoftalmo teve seu início, em 1990, com May et al.,[15] que propuseram uma técnica para elevação da pálpebra inferior com enxerto de cartilagem auricular, muitas vezes complementada com a cantoplastia lateral. Em 1996, Iñigo et al.[16] preconizaram o alongamento palpebral com uso de um enxerto de cartilagem auricular intercalado entre a placa tarsal e a aponeurose do músculo levantador, levando à diminuição da fenda palpebral e melhora da oclusão. O uso do peso de cartilagem autógena associado à cantopexia é uma alternativa ao tratamento do lagoftalmo paralítico, podendo ser indicada, excepcionalmente, para pacientes em que a obtenção do peso de ouro não seja possível (indisponibilidade do produto ou restrição financeira), mas apenas para casos leves a moderados de lagoftalmo.[10] Na tentativa de minimizar os inconvenientes relacionados com o peso de ouro e manter as vantagens de um procedimento de baixa complexidade, o peso de cartilagem pode ser utilizado na pálpebra superior associado à cantopexia lateral em casos leves, e complementado com a elevação da pálpebra inferior com enxerto de cartilagem em casos moderados de lagoftalmo paralítico. Essa técnica cirúrgica requer alguns cuidados com a finalidade de otimizar o resultado final, como a realização de incisões radiais na cartilagem para melhor adaptação à curvatura oculopalpebral. Indica-se a cantopexia lateral para melhorar o tônus da pálpebra inferior e elevá-la em 1,0 a 1,5 mm, colaborando com a eficiência da oclusão. Em casos moderados, o enxerto de cartilagem para elevação da pálpebra inferior contribui na correção do lagoftalmo em 1,0 a 2,0 mm. Além disso, observou-se que a cartilagem obtida da concha, por causa de sua maior espessura, adapta-se melhor à região pré-septal, enquanto a cartilagem da escafa adapta-se melhor à loja pré-tarsal. Para evitar distorções no contorno do ouvido, é importante demarcar a retirada do enxerto da escafa deixando pelo menos 4 mm de cartilagem íntegra na hélice.[10] O peso de cartilagem pode ser indicado para a maioria dos casos de lagoftalmo leve e moderado refratários ao tratamento clínico (Fig. 29-6). As cartilagens da concha e da escafa são retiradas, moldadas e suturadas para construir um peso que será colocado sobre as porções pré-septal e pré-tarsal. Por ser de baixa densidade, a cartilagem nem sempre oferece o peso suficiente para a adequada oclusão, sendo necessário utilizar procedimentos complementares em alguns pacientes. A elevação palpebral inferior com outro enxerto de cartilagem obtido do ouvido contralateral pode ser utilizada em pacientes mais idosos, com muita flacidez. Este enxerto de cartilagem é suturado à margem tarsal inferior e apoiado ao arco marginal, devendo ser colocado abaixo do músculo orbicular. Os casos de lagoftalmo paralítico graves, em que a oclusão palpebral é menor que 30% da superfície ocular, não são beneficiados com o peso de cartilagem, por causa da baixa densidade da mesma. Nesses casos, a melhor opção é o peso de ouro.[10]

A transposição de músculos regionais e os transplantes microcirúrgicos também são indicados nas fases mais tardias da paralisia facial. O retalho de músculo temporal heterodrômico, também conhecido como procedimento de Gillies, é a transposição muscular regional mais comum e tem a vantagem de permitir a oclusão palpebral, sendo capaz de tratar tanto o lagoftalmo quanto o ectrópio. Nesta técnica, o músculo temporal é liberado da sua inserção do osso temporal, rebatido inferiormente e dividido em quatro fitas, sendo que as duas superiores são fixadas nas pálpebras superior e inferior, e as duas inferiores são levadas aos lábios superior e inferior. Quando o paciente contrai o músculo temporal (durante a mordida, por exemplo), ocorre o fechamento das pálpebras e a movimentação lateral da rima bucal.[17,18]

ECTRÓPIO PARALÍTICO

O ectrópio é a condição mais frequente que causa mau posicionamento da pálpebra, sendo caracterizado pelo afastamento do rebordo palpebral inferior da conjuntiva bulbar do globo ocular (eversão da margem palpebral). O ectrópio pode ser congênito ou adquirido e manifestar-se em graus variáveis. O ectrópio adquirido é bastante comum na prática clínica, e suas principais causas são retração cicatricial, mecânica e atonia palpebral.[19,20]

A) **Retração cicatricial:** ocorre quando a margem palpebral é tracionada para fora do globo por um encurtamento da pele e pode ter diversas causas, como queimaduras, neoplasias cutâneas, traumas, alergias, medicações, secundárias a tratamentos estéticos, blefaroplastias e alterações involucionais em geral, levando a uma perda da elasticidade da pele. Geralmente, ambas as pálpebras podem estar envolvidas, e o defeito pode ser local ou generalizado.
B) **Mecânica:** causada por tumores, edema crônico (festoon) ou cistos próximos à margem palpebral que, pela ação da gravidade, tracionam a pálpebra para fora do globo ocular e para baixo.
C) **Atonia palpebral:** pode ser senil ou paralítica. O ectrópio senil (ou involucional) está relacionado com alterações que surgem com a idade mais avançada e que causam flacidez de todos os tecidos palpebrais; porém, a porção pré-septal do músculo orbicular é relativamente estável. Quando a margem palpebral começa a everter, a conjuntiva torna-se exposta, levando a condições inflamatórias secundárias e espessamento do tarso que, mecanicamente, aumenta o ectrópio. O ectrópio paralítico é decorrente de paralisia do nervo facial, causando frouxidão e atonia da pálpebra inferior.

Portanto, o ectrópio paralítico é causado pela atonia e frouxidão da pálpebra inferior em razão da paralisia do nervo facial, o que impossibilita a elevação da pálpebra e pode resultar desde uma exposição escleral inferior até graus variáveis de afastamento do rebordo palpebral inferior da conjuntiva bulbar, podendo inclusive expor o punctum lacrimal (Fig. 29-7).

A avaliação de um paciente com ectrópio paralítico inicia-se com a inspeção da margem palpebral e da posição do punctum. O punctum normal está localizado lateralmente à carúncula, invertido em direção ao lago lacrimal. A patência do punctum e o sistema de drenagem lacrimal devem ser determinados. Dois testes são classicamente utilizados para determinar a presença de frouxidão na pálpebra inferior: o pinch test e o snap back test. O resultado é anormal, se a pálpebra se distanciar mais que 6 mm do globo ou se não retornar rapidamente a sua posição natural.[19,20]

Tratamento

O tratamento do ectrópio paralítico pode ser com base no algoritmo proposto por Collin,[21-24] com modificações padronizadas pelo Grupo de Cirurgia Orbitopalpebral da Divisão de Cirurgia Plástica e Queimaduras do Hospital das Clínicas da Faculdade de Medicina da Universidade de São Paulo.

O tipo de tratamento do ectrópio paralítico depende da presença ou não de frouxidão do tendão cantal medial. Nos pacientes com frouxidão do tendão cantal medial, está indicada a ressecção do tendão cantal medial. Já nos pacientes sem essa frouxidão, estão indicadas a cantoplastia medial (quando o ectrópio for somente medial) ou a cantoplastia medial associada a retalho tarsal (quando o ectrópio for medial e lateral).[25,26] Tais técnicas estão descritas a seguir.

■ Ressecção do Tendão Cantal Medial

Indicada a pacientes com ectrópio paralítico e com frouxidão do tendão cantal medial. O encurtamento horizontal é realizado medialmente. O canalículo inferior é incisado como uma parte da ressecção da pálpebra e é marsupializado no saco conjuntival. O limbo posterior do tendão cantal medial é reconstruído. Incisa-se verticalmente a pálpebra na espessura total lateralmente à carúncula. O canalículo quase sempre é incisado, e deve ser introduzida uma sonda no mesmo. Palpa-se a crista lacrimal posterior atrás da sonda com uma tesoura romba. Expõe-se a parede medial da órbita logo acima do final da crista lacrimal posterior, e a conjuntiva é aberta logo abaixo da carúncula. Com um fio agulhado duplo de polipropileno 5.0, passa-se cada agulha pelo periósteo na parede medial da órbita. Traciona-se a porção lateral cortada da pálpebra em direção à sutura de fixação, e resseca-se a porção necessária da pálpebra. Cada agulha de fixação é passada pelo tarso ressecado. Antes de concluir o nó, é necessário abrir o canalículo incisado e suturá-lo na borda posterior do tarso

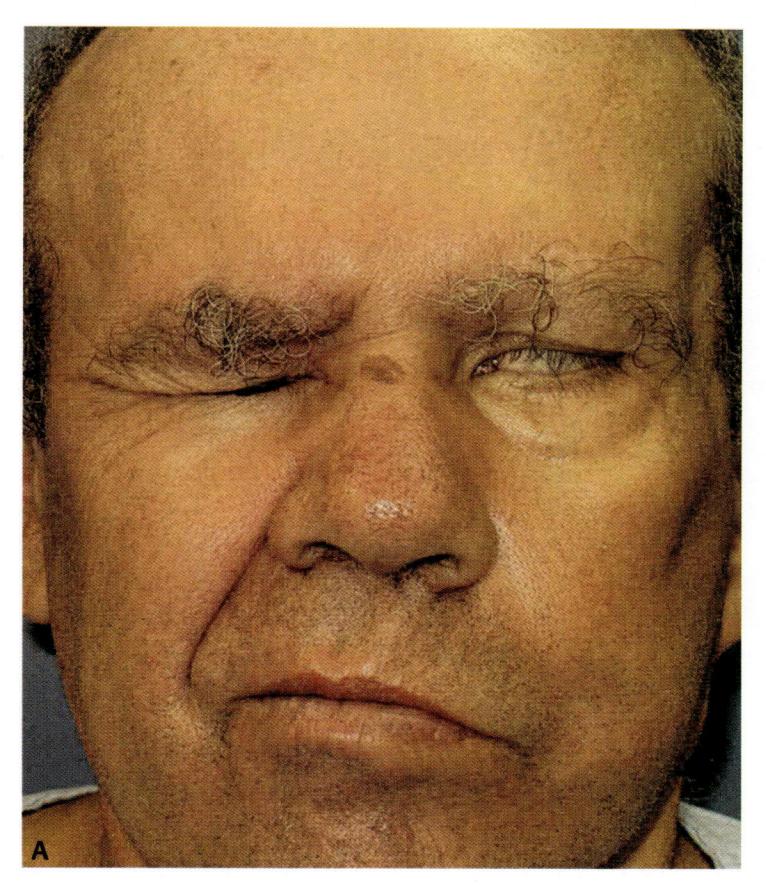

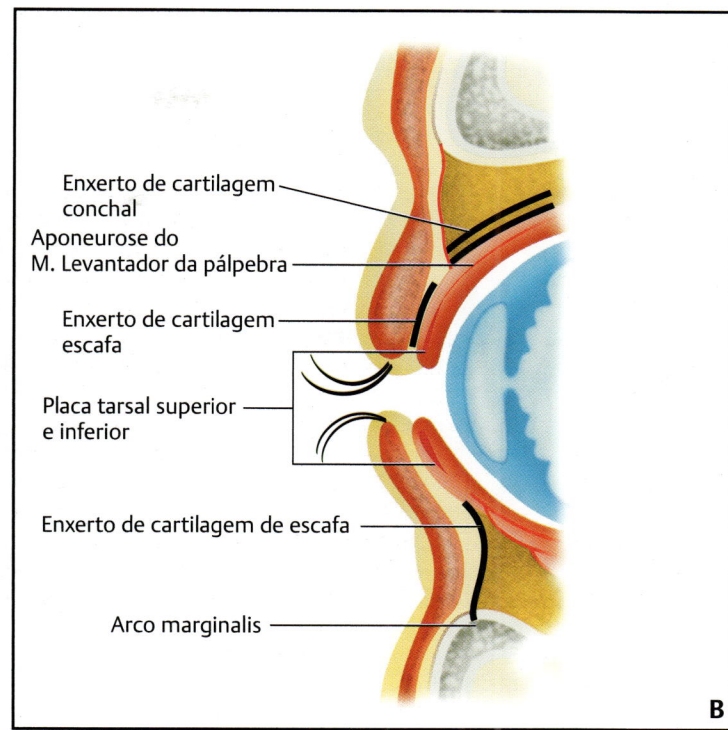

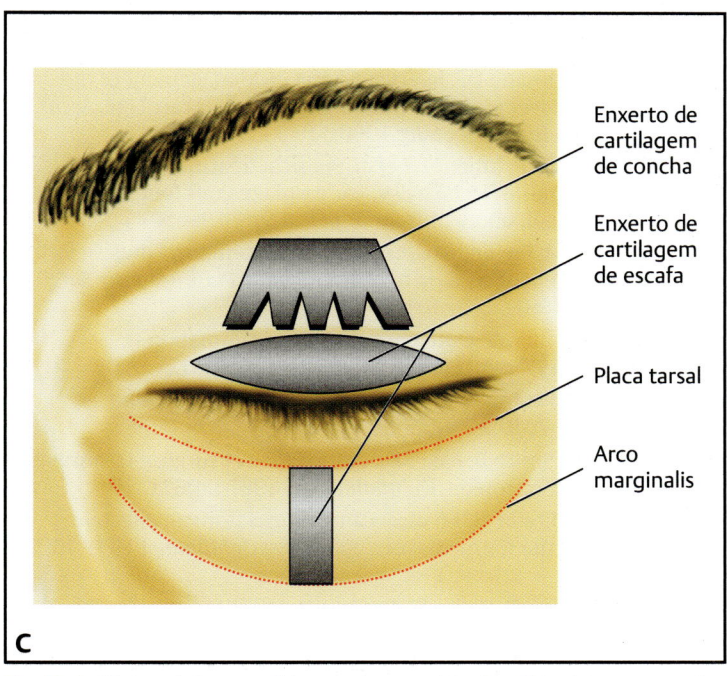

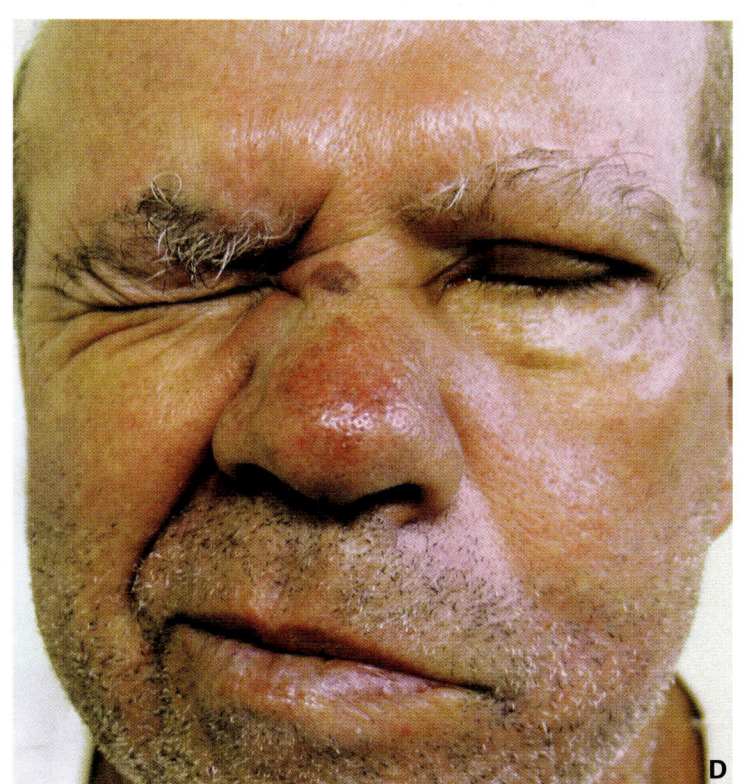

Capítulo 29 ■ Reanimação Palpebral na Paralisia Facial

Fig. 29-6. (**A**) Lagoftalmo paralítico – pré-operatório. (**B** e **C**) Posicionamento dos pesos de cartilagem autógena nas pálpebras superior e inferior. (**D**) Pós-operatório de colocação do peso de ouro.

com um ou mais pontos de fio absorvível. Após o término da sutura de fixação para reconstruir o limbo posterior do tendão cantal medial ressecado, a pele é suturada com fio de seda 6.0.

■ Cantoplastia Medial

Indicada a pacientes com ectrópio paralítico e sem frouxidão do tendão cantal medial, quando o ectrópio for apenas medial. As pálpebras são conjuntamente suturadas na porção medial até os pontos lacrimais para reduzir o aumento da distância interpalpebral no canto medial e levar os pontos lacrimais ao encontro do filme lacrimal. Uma sonda é inserida em cada canalículo. As duas margens palpebrais do canto medial são incisadas até os pontos lacrimais e anteriormente às sondas. A pele é dissecada em 5 mm, e uma sutura é passada no músculo orbicular abaixo do canalículo inferior e acima do canalículo superior. Uma segunda sutura pode ser feita, dependendo da extensão da tarsorrafia desejada. Quando as suturas são concluídas, os dois canalículos são aproximados, e os pontos são invertidos. As bordas da pele são suturadas após excisão do excesso de pele, quando necessária.

■ Cantoplastia Medial e Retalho Tarsal

Indicada a pacientes com ectrópio paralítico e sem frouxidão do tendão cantal medial, quando o ectrópio for medial e lateral. Uma cantoplastia medial reduz a distância interpalpebral no canto medial e in-

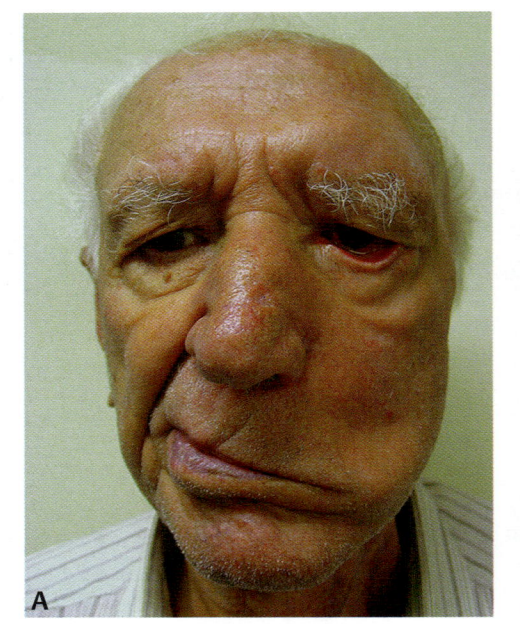

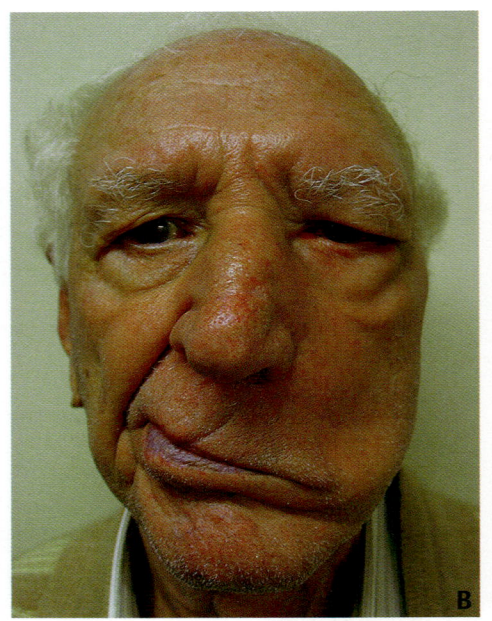

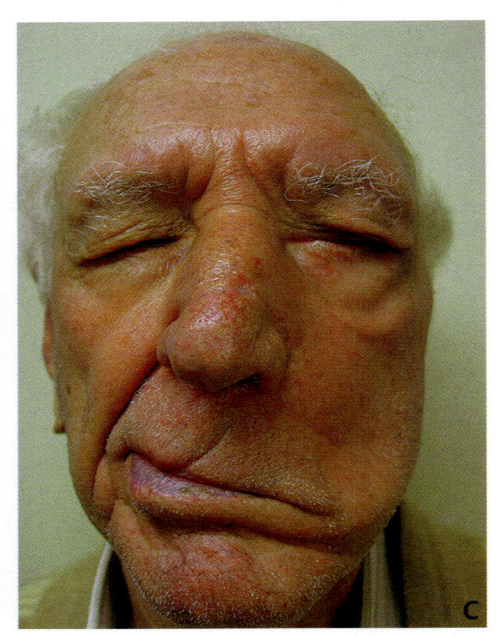

Fig. 29-7. (**A**) Ectrópio paralítico – pré-operatório. (**B** e **C**) Ectrópio paralítico – pós-operatório de inclusão de peso de ouro e cantoplastia.

verte os pontos lacrimais. O retalho tarsal encurta a pálpebra e levanta o canto lateral. O limbo inferior do tendão cantal lateral é incisado, a pálpebra é encurtada, e um novo tendão cantal lateral é criado pela placa tarsal. Ele é passado por uma abertura criada no tendão cantal superior que está intacto, e é suturado na rima orbitária lateral em um nível mais alto. Elevando-se o canto lateral, a drenagem lacrimal é otimizada pela gravidade.

REFERÊNCIAS BIBLIOGRÁFICAS

1. Pereira MV, Glória AL. Lagophthalmos. *Semin Ophthalmol* 2010; 25(3):72-8.
2. Bergeron CM, Moe KS. The evaluation and treatment of upper eyelid paralysis. *Facial Plastic Surgery* 2008;24(2):220-30.
3. Bergeron CM, Moe KS. The evaluation and treatment of lower eyelid paralysis. *Facial Plastic Surgery*. 2008;24(2):231-41.
4. Bosniak S. *Principles and Practice of Ophthalmic Plastic and Reconstructive Surgery*. Philadelphia: W.B. Saunders;1996. p. 173. May M, Klein SR. Differential diagnosis of facial nerve palsy. *Otolaryngol Clin North Am* 1991;24(3):613-45.
5. Pirrello R, D´Arpa S, Moschella F. Static treatment of paralytic lagophthalmos with autogenous tissues. *Aesthetic Plast Surg* 2007;31(6):725-31.
6. Abenavoli FM, De Gregorio A, Corelli R. Upper eye lid loading with autologous cartilage in paralytic lagophthalmos. *Plast Reconstr Surg* 2006;117(7):2511-2.
7. Yu Y, Sun J, Chen L et al. Lid loading for treatment of paralytic lagophthalmos. *Aesthetic Plast Surg* 2011;35(6):1165-71.
8. Soares EJC, Moura, EM, Gonçalves JOR. *Cirurgia Plástica Ocular*. São Paulo: Roca;1999. p. 193-219.
9. Friedhofer H, Coltro PS, Vassiliadis AH et al. Alternative surgical treatment of paralytic lagophthalmos using autogenic cartilage grafts and canthopexy. *Ann Plast Surg* 2013;71(2):135-9.
10. Serrat Soto A, Redondo González LM, Lobo Valentín P et al. Gold weights for the treatment of lagophthalmos caused by facial paralysis. Our experience and review of literature. *Acta Otorrinolaringol Esp* 1998;49(7):518-24.
11. Townsend DJ. Eyelid reanimation for the treatment of paralytic lagophthalmos: historical perspectives and current applications of the gold weight implant. *Ophthal Plast Reconstr Surg* 1992;8(3):196-201.
12. Schrom T, Wernecke K, Thelen A et al. Results after lidloading with rigid gold weights – a meta-analysis. *Laryngorhino otologie* 2007;86:117-23.
13. Berghaus A, Neumann K, Schrom T. The platinum chain: a new upper-lid implant for facial palsy. *Arch Facial Plast Surg* 2003;5:166-70.
14. May M, Hoffmann DF, Buerger GF Jr et al. Management of the paralyzed lower eyelid by implanting auricular cartilage. *Arch Otolaryngol Head Neck Surg* 1990;116(7):786-8.
15. Iñigo F, Chapa P, Jimenez Y et al. Surgical treatment of lagophthalmos in facial palsy: ear cartilage graft for elongating the levator palpabrae muscle. *Br J Plast Surg* 1996;49(7):452-6.
16. Deutinger M, Freilinger G. Transfer of the temporal muscle for lagophthalmos according to Gillies. *Scand J Plast Reconstr Surg Hand Surg* 1991;25(2):151-4.
17. Terzis JK, Bruno W. Outcomes with eye reanimation microsurgery. *Facial Plast Surg* 2002;18(2):101-12.
18. Bedran EG, Pereira MV, Bernardes TF. Ectropion. *Semin Ophthalmol* 2010;25(3):59-65.
19. Lisman RD, Smith B, Baker D et al. Efficacy of surgical treatment for paralytic ectropion. *Ophthalmology* 1987;94:671.
20. Sullivan TJ, Collin JR. Medical canthal resection: an effective long-term cure for medial ectropion. *Br J Ophthalmol* 1991;75(5):288-91.
21. Leatherbarrow B, Collin JR. Eyelid surgery in facial palsy. *Eye* (Lond) 1991;5(Pt5):585-90.
22. Collin JR, Leatherbarrow B. Ophthalmic management of seventh nerve palsy. *Aust N Z J Ophthalmol* 1990;18(3):267-72.
23. Crawford GJ, Collin JR, Moriarty PA. The correction of paralytic medial ectropion. *Br J Ophthalmol* 1984;68(9):639-41.
24. Hintschich C. Correction of entropion and ectropion. *Dev Ophthalmol* 2008;41:85-102.
25. Piskiniene R. Eyelid malposition: lower lid entropion and ectropion. *Medicina* (Kaunas) 2006;42(11):881-4.

30 Toxina Botulínica em Paralisia Facial

Janaína De Rossi ■ Leila Freire Rego Lima ■ Carolina Passamani Fagundes

A paralisia facial (PF) decorre da interrupção de funções do nervo facial por causas diversas. Dependendo da duração, etiologia, integridade das fibras nervosas, idade do paciente e de seu estado de saúde, o desfecho pode ser a completa recuperação ou a permanência de sequelas. Nos casos de paralisia de Bell incompleta, 94% têm recuperação total em até quatro meses, enquanto apenas 61% dos casos, com paralisia completa, recuperam-se sem sequelas.[1] A recuperação insuficiente da função muscular resulta em sequelas com características flácidas. As sequelas hipercinéticas ocorrem por regeneração aberrante e podem-se apresentar como sincinesias, espasmos, contraturas e ainda pelo lacrimejamento excessivo acompanhado ou não de lágrimas de crocodilo (Quadro 30-1).

A busca do equilíbrio entre as hemifaces tem norteado as diversas modalidades de tratamento.[3-7] As abordagens cirúrgicas seguem princípios de reinervação e suspensão estática, para as áreas flácidas, e miectomias ou neurotomias para as sequelas hipercinéticas. Outras estratégias reconhecidas no tratamento das sequelas são a terapia miofuncional e a acupuntura.[8,9] A BoNTA (toxina botulínica A), após sucesso no controle de blefarospasmo, foi sugerida para o tratamento da sincinesia pós-PF desde 1985.[10,11] O seu uso tem sido considerado promissor pela eficiência, reversibilidade, além de não ser invasivo.[12-15] Como adjuvante nas cirurgias de reinervação e de suspensão, percebemos que a BoNTA, além de favorecer a simetria, permite manter a musculatura contralateral em repouso e reduz a força de tração na linha média da face.

A toxina botulínica (BoNT), obtida do *Clostridium botulinum*, é um tratamento farmacológico que causa desenervação química temporária, o que colabora com a correção das sequelas musculares da PF. Nas hipercinéticas a aplicação é ipsolateral, já nas sequelas flácidas a aplicação na hemiface contralateral pode atenuar a assimetria, reduzindo movimentos e linhas de expressão.

Percebemos que a aplicação de BoNTA na fase inicial da PF pode ser frustrante. Normalmente nesta fase o paciente se encontra em estado emocional delicado, em que a angústia e ansiedade por resolver a paralisia podem gerar uma alta expectativa em relação ao resultado. Como o tratamento provoca uma paralisia medicamentosa contralateral, para buscar simetria, o paciente pode ficar ainda mais angustiado. Também deve ser usado com cautela nos casos que precisam de comparação clínica ou eletromiográfica, pois haverá mudanças nos parâmetros musculares contralaterais, usados como referência. Todos estes aspectos precisam ser bem esclarecidos ao propor o tratamento ao indivíduo.

Segundo informações farmacodinâmicas do fabricante (Dysport®, Ipsen Biopharm Ltd. Wrexham, Reino Unido) a BoNTA atua na junção mioneural inibindo a liberação de acetilcolina, resultando em paralisia temporária, na área onde foi injetada. Conforme observado em modelo animal, ocorre a recuperação gradual do movimento a partir de 6 a 8 semanas após a aplicação, pelo brotamento da terminação nervosa ou recuperação da sinapse. Clinicamente, se passam em torno de 3 a 6 meses, até que a ação muscular seja novamente significativa. Quando recomeçarem os sintomas, ou sinais, a aplicação pode ser repetida para manter o efeito terapêutico.

Temos observado na prática clínica, que muitos pacientes – a cada nova aplicação – podem ser tratados, satisfatoriamente, com uma dose menor de Toxina. Este efeito também tem sido observado em estudos de longa duração, para outras enfermidades, como a distonia cervical.[16]

As mudanças histológicas, observadas na musculatura submetida a aplicações seriadas de BoNT, se baseiam na atrofia neurogênica, segundo uma revisão da literatura realizada, em 2015.[17] A hipótese mais coerente, a respeito do mecanismo envolvido neste processo, seria a de simples atrofia por imobilidade prolongada.[18] Este fenômeno nos parece favorável no prognóstico das sequelas faciais espásticas, porém, ainda não há estudos científicos para validar esta ação residual no controle muscular.

O desenvolvimento de resistência ou imunogenicidade pela BoNT não é frequente e tem relação direta com a quantidade e repetição da aplicação em breves intervalos.[16,19] Em um estudo prospectivo de 326 indivíduos com distonia cervical (expostos a primeira vez à toxina botulínica do tipo A, BoNTA), pesquisou-se a resistência clínica e dosou-se a presença de anticorpos séricos nestes indivíduos ao longo de 2,5 anos em média de aplicação de BoNTA. Apenas 4 dos 326 (1,2%) tiveram anticorpos séricos presentes, dos quais somente um desenvolveu resistência clínica ao tratamento.[20]

Diferentes sorotipos de BoNT estão sendo pesquisados em laboratório, mas até o momento, existem dois sorotipos disponíveis para uso clínico no mercado: A (BoNTA) e B (BoNTB). O tipo A é considera-

Quadro 30-1. Sequelas Hipercinéticas da Face

Tipo de sequela	Descrição
Sincinesia	Movimento muscular involuntário, associado ao movimento voluntário de outro(s) grupo(s) muscular(es)
Contratura muscular	Rigidez muscular, encurtamento das fibras
Espasmo hemifacial	Intermitência de contrações involuntárias da hemiface comprometida. Pode ser restrita à pálpebra, mas normalmente acomete toda a hemiface. Deve ser considerado o diagnóstico diferencial de espasmo hemifacial, não precedido de paralisia. A identificação dos espasmos pode ser um desafio, pois nem sempre é acionada pela vontade do paciente, e sim por situações, como estresse, luminosidade, dor etc.
Flácida	Incapacidade muscular total ou parcial para o movimento, resultado de recuperação insuficiente da paralisia
Lágrimas de crocodilo	Reflexo gustolacrimal. Lacrimejamento desencadeado pelo estímulo aberrante para a glândula lacrimal, via alimentação, olfato ou visão[2]

do biologicamente seguro e está aprovado pela maioria dos países, e o tipo B pode ser uma opção para os casos de resistência ao tipo A, mas sua potência é inferior, necessitando maior dose para atingir eficácia, além de aparentemente desencadear mais imunogenicidade.[19]

As principais apresentações comerciais, no mercado mundial, do tipo A são Botox® (Onabotulinumtoxin A, produzido pela empresa norte-americana Allergan®, Inc., Irvine, CA, EUA) e Dysport® (Abobotulinumtoxin A, produzido pela Beafour Ipsen Biopharm, Ltd., Wrexham, Reino Unido). Do tipo B, Myobloc® (Rimabotulinumtoxin B, produzido pela Solstice Neurosciences, LLC, South San Francisco, CA, EUA). São comercializadas em pó liofilizado e precisam ser reconstituídas, com solução fisiológica, antes do uso. A potência das unidades das diferentes marcas não é equivalente, devendo o profissional habituar-se àquela de sua escolha.

Na nossa prática clínica, temos observado que, dentre as desvantagens do tratamento com BoNTA em PF, estão: a necessidade de aplicações seriadas, o risco de piora da fraqueza muscular da face, a dor durante as injeções e o custo da medicação. Aplicações feitas no músculo orbicular dos olhos, para tratamento da sincinesia ou espasmos, podem enfraquecer o fechamento palpebral e reduzir a produção de lágrimas. Por esta razão, deve ser evitada quando estas funções estiverem comprometidas. Caso ocorram estas dificuldades, o tratamento será o de realizar os mesmos cuidados oculares orientados na fase aguda da paralisia, como prescrição de lágrimas artificiais e oclusão mecânica das pálpebras durante o sono. Como efeito colateral, poderá haver ptose palpebral após a aplicação nas regiões da glabela, periorbital e palpebral. Isto decorre da dispersão acidental do medicamento, para o músculo elevador da pálpebra superior. Dentre outros efeitos encontram-se, mais raramente, a equimose, a cefaleia e a náusea.

TERAPIAS COMPLEMENTARES

A compreensão e a participação consciente do paciente no processo de reabilitação são fundamentais para a otimização do resultado. A terapia miofuncional, com ênfase na técnica de *biofeedback*, facilita a interação do paciente com esta proposta de tratamento, melhorando o equilíbrio facial pela conscientização e modulação dos movimentos.[15,21] (Veja na Seção V – Capítulo 36)

Estudos demonstram que a acupuntura pode beneficiar na recuperação durante a fase aguda, e não há relatos de efeitos nocivos, ainda que não exista evidência científica conclusiva até o momento, por causa de falhas no desenho dos estudos disponíveis.[22] Nos casos crônicos, a acupuntura pode facilitar também o controle das sequelas, pelo relaxamento das hipercinesias e a tonificação das áreas flácidas. Em nossa experiência, o tratamento com a BoNTA pode ser associado a estas terapias, otimizando o resultado global.

TÉCNICA DE PLANEJAMENTO TERAPÊUTICO

A face do paciente deve ser filmada e fotografada, em repouso e executando movimentos, para a documentação e avaliação comparativa do resultado. Os pontos de aplicação e a quantidade utilizada devem ser registrados no prontuário para auxiliar no retoque e nas futuras aplicações.

Para selecionar os pontos de aplicação da medicação, será importante diagnosticar detalhadamente as sequelas, considerando as áreas com alterações estáticas e dinâmicas. Visando à sistematização desta análise facial, podemos separar a face em quatro áreas: 1. frontal desde a linha triquial até os supercílios; 2. orbital incluindo o vértex e as pálpebras superiores e inferiores; 3. bucal, com os músculos elevadores e depressores do ângulo da boca e 4. mento e pescoço (Fig. 30-1).

Para facilitar o planejamento utilizamos três tipos de intervenções terapêuticas com a BoNTA: relaxar, harmonizar e balancear as ações musculares deficientes. Na prática, estas intervenções são integradas e interdependentes, conforme ilustra o diagrama na Figura 30-2. O equilíbrio entre estas intervenções exige um diagnóstico preciso e requer atenção, para se alcançar um resultado harmônico. Ao aplicar este raciocínio, preservamos os movimentos faciais existentes além de melhorar a simetria facial. Desta forma, evitamos a supressão exagerada das expressões mímicas e o agravo da fraqueza muscular com aparência artificial.

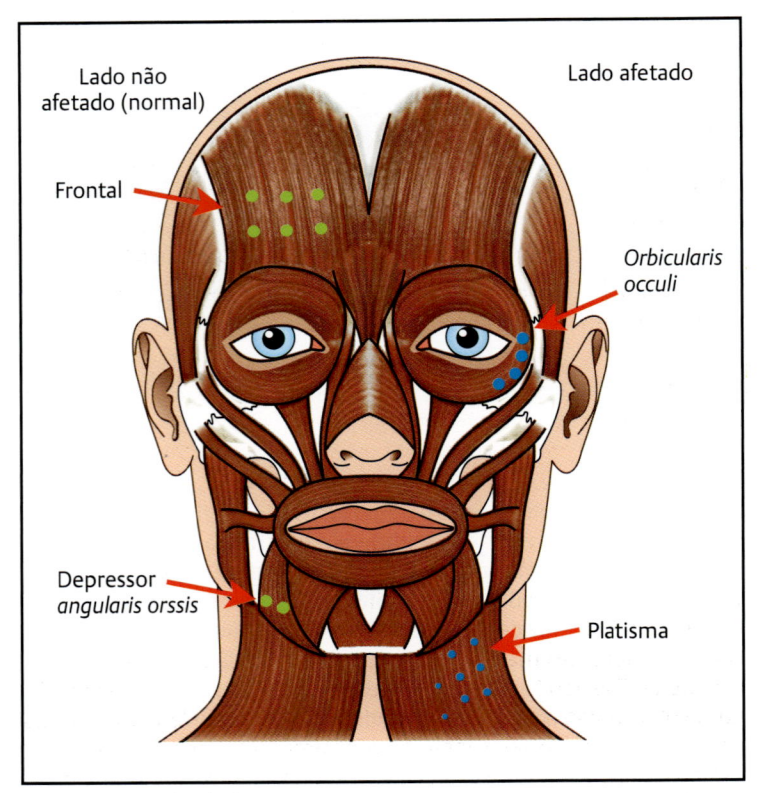

Fig. 30-1. Músculos da face.

Referimo-nos a esta sistematização por *"ReHaB"*, colóquio da língua inglesa para *rehabilitation* ou reabilitação. As letras iniciais de cada uma das intervenções também compõem esta palavra, rememorando as etapas:

- Relaxar (*Re*) as contraturas e os movimentos involuntários, como sincinesias e espasmos. A identificação dos espasmos pode ser um desafio, que nem sempre são acionados pela vontade do paciente e sim por situações, como estresse, luminosidade, dor.
- Harmonizar (*Ha*) as duas metades da face, durante o repouso e movimentos musculares. As rugas de expressão unilaterais sinalizam para esta necessidade, porém em pacientes mais jovens, a assimetria aparece apenas durante a mímica.
- Balancear (*Ba*) cada função muscular, pois ao paralisar as fibras de um músculo, ocorre automaticamente o favorecimento da ação

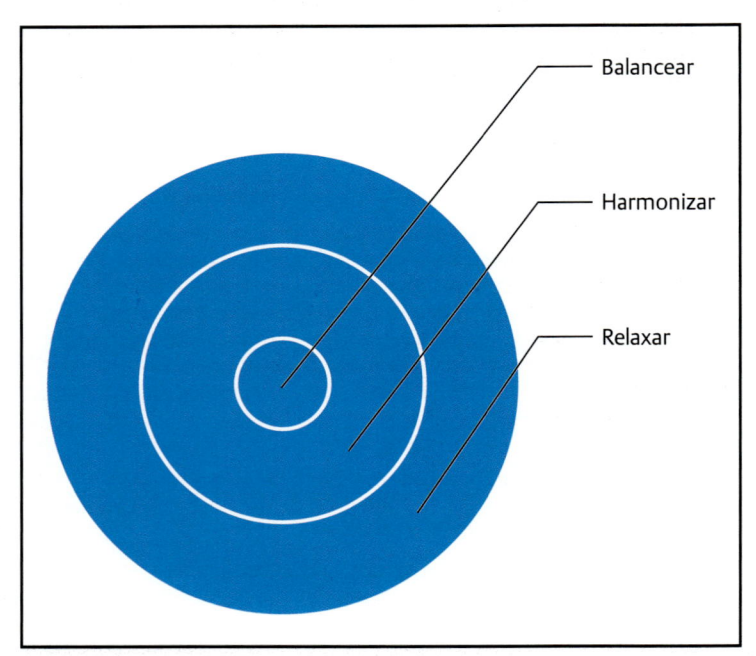

Fig. 30-2. Diagrama da integração e interdependência das ações terapêuticas, segundo a sistematização ReHaB.

Quadro 30-2. Resumo das Intervenções com BoNTA, Utilizando a Sistematização *ReHaB*

Diagnóstico	Intervenção	Técnica	Atenção
Sincinesia Contratura Espasmo	Relaxar	Aplicação ipsilateral	Observar a possível perda de movimentos nos músculos tratados
Assimetria	Harmonizar	Aplicação contralateral	Observar os músculos contralaterais
Assimetria e fraqueza muscular	Balancear	Aplicação ipsilateral	Observar os músculos antagonistas

do seu antagonista. Este mecanismo, quando bem explorado, pode melhorar as sequelas flácidas em determinados músculos pela facilitação de sua ação. Veja o também o resumo no Quadro 30-2 e o exemplo de um caso clínico, ao final do texto.

TÉCNICA DE PREPARO DA MEDICAÇÃO E APLICAÇÃO

A diluição pode ser efetuada, de acordo com a quantidade de unidades desejadas, por centímetro cúbico. Utilizando as diluições propostas no Quadro 30-3, podemos obter efeito semelhante, com o mesmo volume, das diferentes marcas. Ou seja, 0,1 mL de Botox® equivalendo a 0,1 mL de Dysport®. A pele deve ser preferencialmente higienizada, com solução não alcoólica, para reduzir as chances de inativação da Toxina. A aplicação é feita por injeção intramuscular, ponto a ponto, utilizando seringa de 1 mL e agulha fina (30 g × ½"). Para reduzir a dor das injeções pode ser aplicada, previamente, pomada anestésica ou gelo.

Sugerimos evitar a manipulação local e a contração facial voluntária, por quatro horas após a aplicação. Isto evita dispersar acidentalmente a medicação para as áreas vizinhas. Temos solicitado ao paciente que mantenha a cabeça na posição vertical, neste intervalo. Apesar de carecer de mais comprovações, temos observado que a inclinação cefálica, nas primeiras horas, pode favorecer a dispersão para pálpebra superior e provocar ptose.

O paciente precisa consentir com a realização do procedimento em cada região, uma vez que haja redução da ação muscular. Os locais de aplicação de BoNTA nos músculos da face podem ser vistos na Figura 30-3. O efeito do tratamento nas regiões frontal, orbital e do pescoço, habitualmente, é bem tolerado, entretanto, na região bucal, pode haver um desconforto significativo em alguns indivíduos. Em torno de 30 dias, ocorre a readaptação do paciente à nova condição muscular ou regeneração da função. Porém, alguns persistem com o incômodo por mais tempo.

A dose aplicada em cada ponto vai depender da força de contração em cada segmento muscular, o que difere entre os indivíduos. Em geral, existe uma tendência de haver maior força muscular no sexo masculino. Nas diluições sugeridas anteriormente, utilizamos uma variação de 3 a 5 unidades de Botox® ou de 5 a 8 unidades de Dysport®, por ponto selecionado. Serão aplicados um ou mais pontos nos músculos que necessitam de tratamento. Nas primeiras aplicações, preferimos iniciar com a mínima dose, para reconhecer efeitos individuais.

Os efeitos do tratamento da musculatura são processuais e serão visíveis em torno de 2 até 14 dias após a aplicação. Isto ocorre porque neste tempo ainda existe acetilcolina disponível na junção neuromuscular, capaz de manter a contração muscular por este período. Dependendo da qualidade do resultado, a dose pode ser corrigida em 14 dias, por ser este o momento de ação plena. Exemplo:

Em paciente com sequela de PFP na hemiface esquerda, relatando dificuldade para sorrir e ao falar e mastigar, ocorrem o fechamento do olho esquerdo e a contração da região malar. De acordo com o exame físico, percebemos que a face tem movimentação assimétrica, e existe sincinesia à esquerda. Contrapondo o sorriso, além da fraqueza dos músculos zigomáticos, há sincinesia nos depressores do ângulo da boca e platisma.

Planejamos aplicação de Toxina botulínica, orientando a paciente sobre as mudanças que encontraria no estado atual da face, o que poderia causar dificuldades iniciais em razão da diminuição da força de alguns músculos, para então chegar a uma situação mais confortável. A paciente compreendeu e consentiu, e o tratamento foi feito usando a sistemática *ReHaB*, conforme detalhado no Quadro 30-4. Iniciou concomitantemente a terapia de reabilitação de sequelas faciais, com uma fonoaudióloga experiente. Após a primeira semana, queixou-se de dificuldade para fechar o lábio, o que melhorou espontaneamente, após mais uma semana. Em 15 dias, a paciente sentia-se livre dos sintomas anteriormente relatados e estava satisfeita com o resultado estético e com a movimentação facial. A avaliação comparativa das fotos, de antes e 30 dias após o tratamento, pode ser feita observando a Figura 30-3.

A documentação fotográfica em repouso (Fig. 30-3A e E) não evidencia a presença de assimetria ou sincinesia e manteve-se igual após a aplicação, portanto, não houve agravo. A documentação, quando registrada em vídeo, fica mais fidedigna para exibir os movimentos faciais. Por causa das limitações das fotos, pedimos a paciente que fizesse expressões para evidenciar as sequelas, permitindo satisfatória comparação, após o tratamento. Na Figura 30-3B pedimos para elevar as sobrancelhas com a finalidade de visualizarmos assimetria entre as hemifaces e presença de sincinesia do lado esquerdo. Comparando à Figura 30-3F, após o tratamento, a paciente conquistou simetria da fronte, ainda que não consiga elevar as sobrancelhas. Esta é uma perda de função que, normalmente, é bem aceita esteticamente.

Na Figura 30-3C, o esforço do sorriso máximo exibe sincinesia do músculo frontal esquerdo, assimetria entre as duas hemifaces e sincinesia do mento à esquerda. Na análise da região bucal, existe incapacidade de elevar o ângulo da boca no lado esquerdo, por causa da sequela flácida somada à incapacidade de baixar o lábio inferior deste mesmo lado, acentuando a assimetria entre as hemifaces. Após o tratamento, na Figura 30-3G, houve harmonização do sorriso entre os dois lados e leve ganho na elevação do ângulo da boca do lado esquerdo, por balanceamento da função dos músculos depressores. A amplitude do sorriso ficou menor e houve perda do movimento de abaixar o ângulo da boca, entretanto, assim foi possível alcançar simetria entre as hemifaces e balanceamento da posição do ângulo bucal.

Na Figura 30-3D, com a protrusão labial, fica evidente a sincinesia no olho esquerdo e mento. Leve desvio do ângulo esquerdo da boca pode ser sugestivo de sincinesia dos músculos zigomáticos, além da incompetência do orbicular do lábio deste lado. Na Figura 30-3H, o movimento de protrusão labial, após o tratamento, mostra a obtenção do relaxamento da sincinesia do orbicular do olho esquerdo e mento.

Quadro 30-3. Diluição da Toxina Botulínica (Fundamentada nas Informações da Bula dos Produtos Dysport®, Ipsen Biopharm Ltd. Wrexham, Reino Unido e Botox Allergan®, Inc., Irvine, CA, EUA)

Apresentação comercial	Volume de solução salina 0,9%	Concentração obtida (Unidades/0,1 mL)
Botox® 100 U	2 cc	5
Dysport® 300 U	2 cc	15
Dysport® 500 U	3,3 cc	15

Quadro 30-4. Diagnóstico e Planejamento do Caso Exemplificado no Texto, Seguindo a Sistemática *ReHaB*

Região	Diagnóstico	Planejamento	Adversidades	Aplicação
Frontal	Assimetria entre os mm. frontais e mm. corrugadores do supercílio	Harmonizar a assimetria reduzindo a ação do músculo normal. Balancear a elevação do supercílio ipsilateral	Provocar ptose do supercílio por perda do balanceamento com o m. orbicular dos olhos e ação gravitacional (antagonistas)	M. frontal direito, m. corrugador do supercílio direito. M. orbicular do olho ipsilateral
Orbital	1. Sincinesia do m. orbicular esquerdo 2. Assimetria entre os mm. corrugadores do supercílio	1. Relaxar a sincinesia 2. Harmonizar a assimetria	1. Comprometer o fechamento palpebral 2. Perder o balanceamento por elevação excessiva do supercílio (antagonistas)	Mm. orbiculares dos olhos bilaterais
Bucal	1. Assimetria entre os mm. elevadores do ângulo da boca, mm. elevadores do lábio superior e asa do nariz, mm. depressores do ângulo da boca 2. Sincinesia: m. elevador do ângulo da boca esquerdo, mm. zigomáticos esquerdo m. depressor do ângulo da boca esquerdo	1. Harmonizar os mm. bucais contralaterais e balancear a posição do ângulo da boca reduzindo a ação dos mm. antagonistas 2. Relaxar a sincinesia do m. elevador do ângulo da boca esquerdo	Perder a atividade muscular dos mm. zigomáticos e mm. elevadores do ângulo da boca esquerdos, piorando a sequela flácida neste local	Mm. zigomáticos direitos, mm. Depressores do ângulo da boca bilateral *Não fazer relaxamento da sincinesia do m. elevador do ângulo esquerdo da boca
Mento e pescoço	Sincinesia do m. mental, m. depressor do ângulo da boca e m. platisma esquerdo	Relaxar m. mental e m. platisma esquerdo. O ângulo da boca vai subir por enfraquecimento dos antagonistas	Assimetria do m. platisma direito	Aplicar nos mm. platisma bilateral e m. mental. Aplicar no m. elevador do ângulo da boca direito

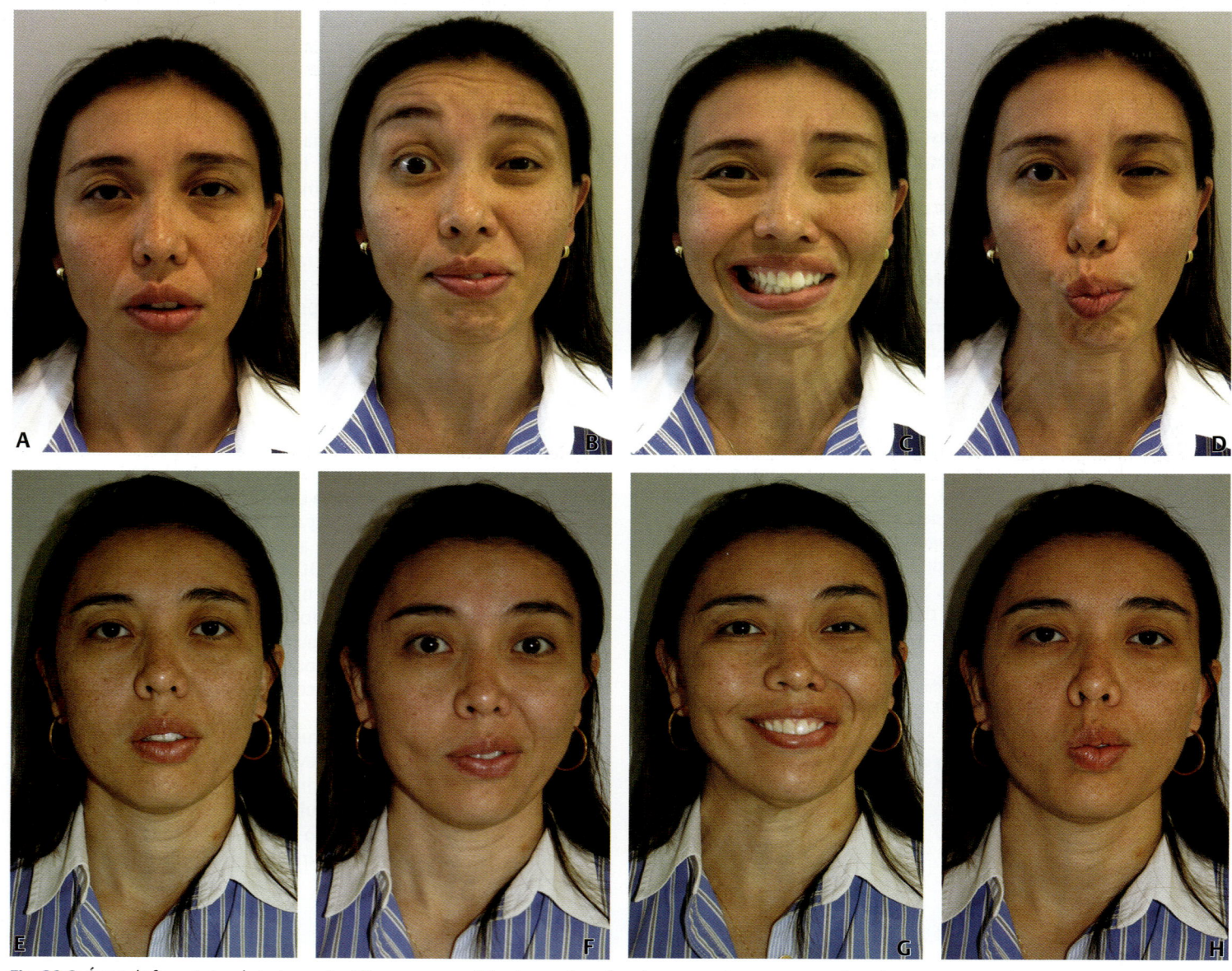

Fig. 30-3. Áreas da face. Antes do tratamento: (**A**) em repouso; (**B**) sobrancelhas elevadas para assimetria entre as hemifaces e presença de sincinesia do lado esquerdo; (**C**) sorriso máximo com sincinesia do músculo frontal esquerdo, assimetria entre as duas hemifaces e sincinesia do mento à esquerda; (**D**) protrusão labial com evidente sincinesia no olho esquerdo e mento. Após tratamento: (**E**) em repouso; (**F**) paciente com simetria da fronte, ainda com assimetria para sobrancelhas elevadas; (**G**) harmonização do sorriso entre os dois lados e leve ganho na elevação do ângulo da boca do lado esquerdo, por balanceamento da função dos músculos depressores; (**H**) obtenção do relaxamento da sincinesia do orbicular do olho esquerdo e mento. (Paciente assinou termo de consentimento livre e esclarecido.)

CONSIDERAÇÕES FINAIS

As autoras entendem que a produção de conhecimento no ambulatório de otorrinolaringologia do HCFMUSP, decorrente da aplicação assistencial de BoNTA em portadores de sequelas flácidas e hipercinéticas de PFP usando a sistematização *ReHaB*, tem-se mostrado satisfatória para melhorar a assimetria facial. Anteriormente, estes indivíduos eram tratados apenas com terapia miofuncional e cirurgias. Entendemos que houve um avanço significativo nos resultados obtidos com a aplicação concomitante de BoNTA e satisfação por parte dos pacientes.

No processo de desenvolvimento desta sistemática, passamos por dificuldades até estabelecermos as doses individuais de BoNTA e definirmos as regiões faciais a serem tratadas e continuamos a nos confrontar com outros desafios no dia a dia, como o de compreender qual é o conceito de estética facial que predomina entre nós, nos mais diferentes lugares. Esperamos que estas informações possam despertar o interesse por novos estudos nesta área e auxiliar os terapeutas que lidam com a PF.

REFERÊNCIAS BIBLIOGRÁFICAS

1. Peitersen E. The Natural History of Bell´s Palsy. *Am J Otol* 1982 Oct;4(2):107-111.
2. Nava-Castañeda A, Tovilla-Canales JL, Bullosa V *et al*. Duration of botulinum Toxin Effect in the treatment of crocodille tears. *Ophthal Plast Reconstr Surg* 2006 Nov-Dec;22(6):453-456.
3. Choi KH, Rho SH, Lee JM *et al*. Botulinum toxin injection of both sides of the face to treat post-paralytic facial synkinesis. *J Plast Reconstr Aesthet Surg* 2013 Aug;66(8):1058-1063.
4. Guerrissi JO. Selective myectomy for postparetic facial synkinesis. *Plast Reconstr Surg* 1991 Mar;87(3):459-466.
5. Chen C-K, Tang Y-B. Myectomy and botulinum toxin for paralysis of the marginal mandibular branch of the facial nerve: a series of 76 cases. *Plast Reconstr Surg* 2007 Dec;120(7):1859-1864.
6. Terzis JK, Karypidis D. Therapeutic strategies in post-facial paralysis synkinesis in pediatric patients. *J Plast Reconstr Aesthet Surg* 2012 Aug;65(8):1009-1018.
7. Chuang DC, Chang TN, Lu JC. Postparalysis facial synkinesis: clinical classification and surgical strategies. *Plast Reconstr Surg Glob Open* 2015 Apr 7;3(3):e320.
8. Peitersen E. Bell´s palsy: the spontaneous course of 2.500 peripheral facial nerve palsies of different etiologies. *Acta Otolaryngol Suppl* 2002;(549):4-30.
9. Vakharia K, Vakharia K. Bell´s Palsy. *Facial Plast Surg Clin N Am* 2016 Feb;24(1):1-10.
10. Roggenkämper P, Laskawi L, Damenz W *et al*. Botulinum toxin treatment of synkinesia following facial paralysis. *HNO* 1990 Aug;38(8):295-297.
11. Chong PN, Ong B, Chan R. Botulinum toxin in the treatment of facial dyskinesias. *Ann Acad Med Singapore* 1991 Mar;20(2):223-227.
12. Azuma T, Nakamura K, Takahashi M *et al*. Mirror biofeedback rehabilitation after administration of single-dose botulinum toxin for treatment of facial synkinesis. *Otolaryngol Head Neck Surg* 2012 Jan;146(1):40-45.
13. Haykal S, Arad E, Bagher S *et al*. The role of Botulinum Toxin A in the estabilishment of symmetry in pediatric analysis of the lower lip. *JAMA Facial Plast Surg* 2015 May-Jun;17(3):174-178.
14. Lee JM, Choi KH, Lim BW *et al*. Half-mirror biofeedback exercise in combination with three botulinum toxin a injections for long-lasting treatment of facial sequelae after facial paralysis. *J Plast Reconstr Aesthet Surg* 2015 Jan;68(1):71-78.
15. Mehdizadeh OB, Diels J, White WM. Botulinum Toxin in the Treatment of Facial Paralysis. *Facial Plast Surg Clin North Am* 2016 Feb;24(1):11-20.
16. Mejia NI, Vuong KD, Jankovic J. Long term botulinum toxin efficacy, safety and immunogenicity. *Mov Disord* 2005 May;20(5):592-597.
17. Mathevon L, Michel F, Decavel P *et al*. Muscle structure and stiffness assessment after botulinum toxin type a injection. A systematic review. *Ann Phys Rehabil Med* 2015 Dec;58(6):343-350.
18. Choi WH, Song CW, Kim YB *et al*. Skeletal muscle atrophy induced by intramuscular repeated dose of botulinum toxin type a in rats. *Drug Chem Toxicol* 2007;30(3):217-227.
19. Naumann M, Boo LM, Ackerman AH *et al*. Immunogenicity of botulinum toxins. *J Neural Trasm* 2013 Feb;120(2):275-290.
20. Brin MF, Comella CL, Jankovic J *et al*. Long-term treatment with botulinum toxin type A in cervical dystonia has low immunogenicity by mouse protection assay. *Mov Disord* 2008 Jul 30;23(10):1353-1360.
21. Pourmomeny A, Asadi S, Cheatsaz A. Management of Facial Synkinesis with a combination of BTX-A and Biofeedback: a Randomized Trial. *Iran J Otorhinolaryngol* 2015 Nov;27(83):409-415.
22. Chen Ning, Zhou Muke, He Li *et al*. Acupuncture for Bell's palsy. *Cochrane Database Syst Rev* 2010 Aug 4;(8):CD002914.

LEITURAS SUGERIDAS

De Rossi J, Lima LFR, Fagundes CP. Cirurgia Plástica nas Sequelas de Paralisia Facial Periférica. In: *Tratado de Otorrinolaringologia*. 2.ed. São Paulo: Roca; 2011. p.720-32.

De Maio M, Bento RF. Botulinum toxin in facial palsy: an effective treatment for contralateral hyperkinesis. *Plast Reconstr Surg* 15;120(4):917-27 (discussão: 928), 2007.

31 Neurectomias e Miectomias na Paralisia Facial

José Carlos Marques de Faria ▪ Rachel Rossini Baptista

O impacto da deformidade na paralisia facial não decorre exclusivamente da ausência de movimentos do lado paralisado. Depende, também, das diferenças entre um lado que se movimenta normalmente e o outro que não se movimenta. A correção dos desequilíbrios observados na paralisia hemifacial está fundamentada, portanto, na reabilitação dos movimentos do lado paralisado e na redução de movimentos do lado não paralisado.

É óbvio que os tratamentos iniciais visam à recuperação dos movimentos perdidos, independentemente da causa e da duração da paralisia. Mesmo o emprego dos recursos mais sofisticados e mais precoces, muitas vezes, é capaz apenas de proporcionar a recuperação parcial das funções do nervo facial. Assim, hipotonias, hipertonias e/ou sincinesias constituem manifestações clínicas comuns.[1,2]

Procedimentos ancilares, como neurectomias e miectomias seletivas, estão indicados nos últimos estágios do plano terapêutico, após consolidação dos resultados dinâmicos alcançados no lado paralisado. O território acometido e a característica do desequilíbrio facial determinam a escolha da(s) técnica(s) em cada caso.

As neurectomias e miectomias são cirurgias de caráter irreversível, ou seja, seus resultados bons ou ruins tendem a ser permanentes. Graus de melhora, mesmo que variáveis, constituem resultados aceitáveis. Mas, como todo tratamento médico, também há riscos envolvidos, que levam a resultados indesejáveis e por vezes também definitivos.

Assim, simular os efeitos desses procedimentos antes da execução cirúrgica constitui etapa praticamente obrigatória. A toxina botulínica tem como característica predominante a capacidade de produzir paralisias musculares seletivas e integralmente reversíveis.

Dessa forma, paciente, médico e terceiros conseguem formar interpretações mais objetivas sobre determinado resultado, que, embora transitório, seria muito parecido com aquele observado após a realização da neurectomia e/ou miectomia.

Nos casos de melhora estética e funcional evidente, os efeitos da aplicação da toxina botulínica podem ser reproduzidos cirurgicamente ou mantidos com a aplicação periódica da mesma toxina, postergando ou eliminando a hipótese de intervenção cirúrgica subsequente.[2,3]

Nos casos de aparência desagradável e/ou perda funcional, aguarda-se até que o efeito da toxina desapareça e que, de fato, costuma demorar alguns meses.

A supressão de movimentos do lado não paralisado deve obedecer ao critério de compartimentalização topográfica da deformidade.

TERRITÓRIO FRONTAL

O acometimento unilateral do ramo frontal do nervo facial na paralisia de face apresenta-se com assimetria estática e/ou dinâmica da sobrancelha e fronte. Inicialmente o paciente mostra-se incapaz de elevar a sobrancelha e que, com o tempo, progride para ptose da mesma, ou seja, mesmo com a face em repouso, a sobrancelha passa a ocupar posição abaixo do nível da sobrancelha contralateral não paralisada. A aplicação da toxina botulínica na região não paralisada reduz apenas a assimetria dinâmica.[2]

Quando o resultado da aplicação foi satisfatório, e a paralisia é considerada irreversível, sugere-se a neurectomia seletiva do ramo temporal contralateral funcionante. Este procedimento evita a elevação assimétrica da sobrancelha não paralisada, mas não trata sua ptose, presente nos pacientes mais idosos e nas paralisias faciais de mais longa duração. Nestes casos, a ptose da sobrancelha é tratada complementarmente com a suspensão cirúrgica da fronte ou da sobrancelha.[1,3]

A neurectomia do ramo frontal é realizada por meio de incisão pré-auricular e após identificação do ramo a ser seccionado por estimulação elétrica. A neurectomia frontal ainda pode ser realizada por meio de incisão de extensão reduzida na cauda da sobrancelha ou no couro cabeludo (Fig. 31-1), seguida de descolamento amplo superior e lateralmente à parede lateral da órbita. O resultado está exemplificado na Figura 31-2.

Ainda na região frontal, pode ser realizada miectomia frontal do lado não paralisado concomitantemente com a suspensão das sobrancelhas bilateralmente por meio de incisões coronais.

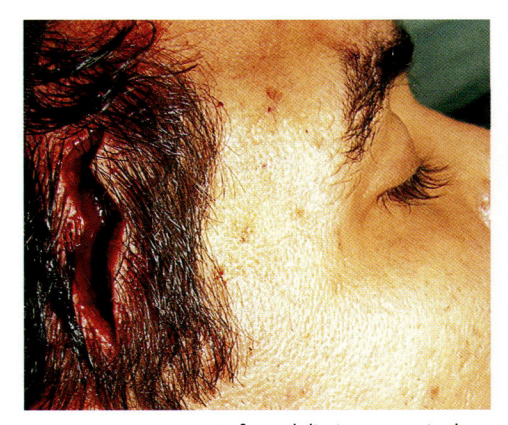

Fig. 31-1. Neurectomia frontal direita por meio de incisão no couro cabeludo.

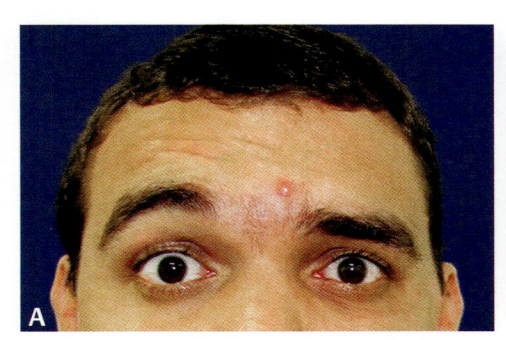

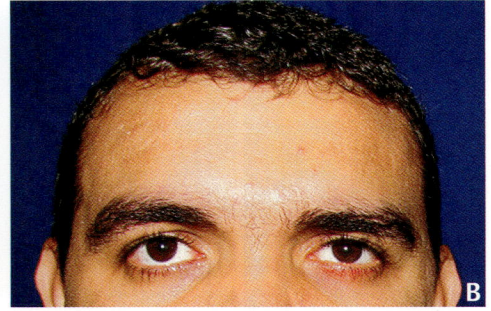

Fig. 31-2. Neurectomia do ramo frontal do nervo facial. (**A**) Pré-operatório; (**B**) pós-operatório.

TERRITÓRIO ORBITÁRIO

O fechamento palpebral adequado pode ser considerado a função mais nobre do nervo facial, tanto que a sequela mais grave da paralisia é a perda de visão decorrente da exposição e deficiência de lubrificação do globo ocular. A recuperação do reflexo de piscar ainda constitui o maior desafio do tratamento das paralisias faciais de longa duração.

Assim, procedimentos cirúrgicos que visem à supressão definitiva dos movimentos palpebrais do lado não paralisado estão proscritos, mesmo que, muito seletivos, impõem riscos desproporcionalmente altos.

A aplicação de toxina botulínica de acordo com os mesmos protocolos dos tratamentos estéticos permanece sendo a melhor opção para redução das assimetrias palpebral e nasal (canto interno da região orbitária), mesmo que temporariamente.

TERRITÓRIO BUCAL

Lábio Superior

Mesmo nos casos de sucesso na reabilitação do sorriso outrora inexistente, não é incomum a permanência de deficiência no grau de elevação do lábio superior. A aplicação de toxina botulínica está indicada nesses casos. Mas também é possível replicar cirúrgica e definitivamente os efeitos da paralisia química.

Como cerca de 10 músculos atuam no lábio superior e recebem inervação de ramos periféricos variados do nervo facial, a neurectomia seletiva produz resultados pouco previsíveis, diferentemente do que ocorre com os músculos do lábio inferior, inervados pelo ramo marginal da mandíbula que apresenta trajeto anatômico praticamente solitário a partir do tronco do nervo facial.

No entanto, quando o tratamento da paralisia demanda o emprego de enxerto transfacial de nervo para reanimação do terço médio da face, na prática se faz uma neurectomia do ramo bucal do lado não paralisado. Assim, recomenda-se a neurectomia para tratamento do desequilíbrio do território bucal apenas quando o coto proximal do ramo bucal será utilizado como fonte axonal para reabilitação dos movimentos da hemiface oposta paralisada. As coaptações nervosas terminoterminais são preferidas em relação às terminolaterais.

Para as demais circunstâncias clínicas, o ajuste da dinâmica do lábio superior pode ser alcançado por meio de miectomias seletivas.

Os locais exatos são determinados com o paciente acordado durante exercícios espontâneo e voluntário da mímica facial. Seguindo marcação na superfície cutânea, são realizadas uma ou mais incisões intraorais para identificação, dissecção e ressecção segmentar dos ventres musculares selecionados. O alvo mais comum é o músculo zigomático maior, cuja dissecção deve ser cuidadosa para não comprometer a função dos ramos nervosos sensitivos para o lábio superior.

Lábio Inferior

A paralisia do lábio inferior é causada pela disfunção do ramo marginal da mandíbula do nervo facial. Esse ramo emite três ramificações secundárias para os músculos depressor do lábio inferior, depressor do ângulo da boca e mentual. Clinicamente, o paciente torna-se incapaz de abaixar, de lateralizar e de everter o lábio inferior. Além do sorriso assimétrico podem ocorrer prejuízo da fala e continência labial.

Nas paralisias de longa duração (> 2 anos), quando já não há mais expectativa de recuperação da função, a miectomia do m. depressor do lábio inferior do lado não paralisado pode ser indicada. A localização do músculo no lábio inferior é determinada por palpação após pedir ao paciente para mostrar os dentes inferiores. Por meio de incisão intraoral no sulco bucal, preservando os ramos do nervo mentual. O músculo é identificado, e sua porção central é ressecada. A evolução desses pacientes é geralmente satisfatória, com melhora da assimetria de maneira definitiva.[2]

A paralisia dos depressores do lábio inferior do lado não paralisado (oposto ao lado paralisado) também pode ser produzida por meio de neurectomia seletiva do ramo marginal da mandíbula ou de suas ramificações. Essa neurectomia pode ser realizada tanto por incisão submandibular na projeção da artéria facial do lado não paralisado, como por incisão intraoral. Na primeira via de acesso, a porção mais proximal do segmento marginal da mandíbula é seccionada ao nível do cruzamento dos vasos faciais com a margem inferior da mandíbula (Fig. 31-3) e, na segunda, suas ramificações secundárias mais periféricas (Fig. 31-4).

Embora a neurectomia do ramo marginal da mandíbula reduza a assimetria dinâmica do lábio inferior, ela também modifica definitivamente o formato do sorriso (Fig. 31-5).

Há casos em que a paralisia decorrente dessa neurectomia ocorre de maneira apenas parcial por causa da presença de ramifica-

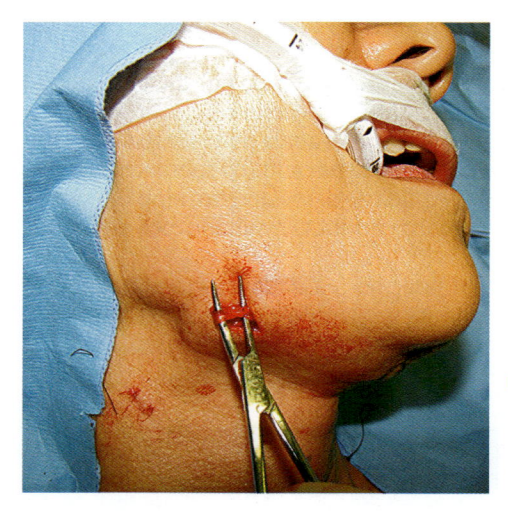

Fig. 31-3. Neurectomia do ramo marginal da mandíbula do nervo facial por meio de incisão submandibular.

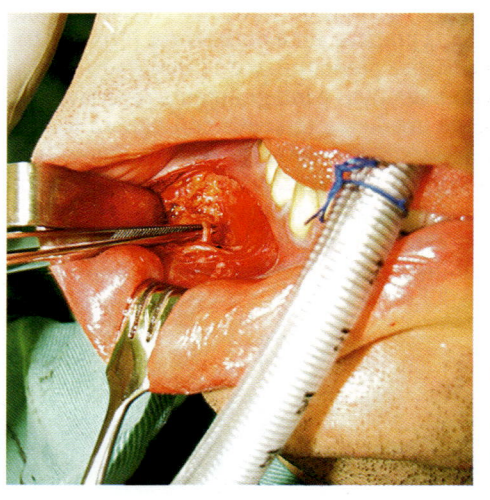

Fig. 31-4. Neurectomia do ramo marginal da mandíbula do nervo facial por meio de incisão intraoral.

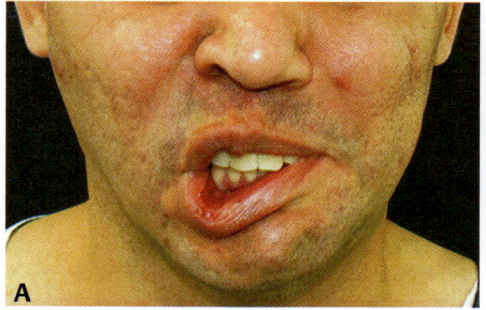

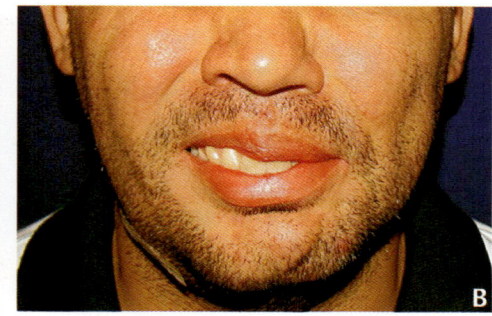

Fig. 31-5. Neurectomia do ramo marginal da mandíbula. (**A**) Pré-operatório; (**B**) pós-operatório.

ções secundárias preservadas. Nos casos de paralisia mais extensa, a inversão do lábio inferior favorece sua preensão entre as arcadas dentárias superior e inferior durante movimentos de mastigação, e constitui o efeito mais indesejável dessa técnica. A neurectomia do ramo marginal da mandíbula é um procedimento tecnicamente mais elaborado que a miectomia.[4]

TERRITÓRIO CERVICAL

A paralisia do músculo platisma, inervado pelo ramo cervical do nervo facial, geralmente não causa prejuízos funcionais e estéticos significativos que justifiquem intervenções terapêuticas, clínicas e cirúrgicas.

SINCINESIA

A sincinesia corresponde ao movimento involuntário da face que ocorre durante a movimentação voluntária de outra região. Em lesões nervosas em que há degeneração distal e consequente regeneração, o axônio pode seguir um trajeto diferente do original. Essa inervação anômala pode levar à contração de músculos não solicitados durante a movimentação intencional da face. Além disso, pode haver hipertonia de certos grupos musculares em associação à sincinesia em alguns casos.

Nos pacientes com paralisia de face tratados com descompressão nervosa ou neurorrafia há maior chance de ocorrer sincinesia durante a evolução pós-operatória. Além disso, a sincinesia é mais frequente também em pacientes submetidos à terapia facial com eletroestimulação.[5,6]

Há diversos tipos de apresentação dependendo dos grupos musculares envolvidos e da gravidade da sincinesia. A localização mais comum é a óculo-oral, em que há contração involuntária da boca ao fechar os olhos.[7] Em alguns casos há diversas sincinesias secundárias combinadas com importante prejuízo na qualidade de vida desses pacientes.[8]

O tratamento da sincinesia pode incluir a injeção toxina botulínica nas regiões em que há a contração involuntária e onde há o gatilho da contração.[9] Nestes casos, pode ser necessário o uso de doses maiores da toxina, sendo importante o acompanhamento mais rigoroso para evitar efeitos colaterais ou bloqueio insuficiente do músculo envolvido.

Em casos graves, em que há prejuízo importante na função e simetria facial, o tratamento cirúrgico pode ser indicado para controle da sincinesia.[8,10] As cirurgias são individualizadas para cada paciente pela variabilidade de apresentação. Podem ser empregadas neurectomias dos ramos nervosos que geram a movimentação involuntária. O monitor de nervo no intraoperatório auxilia a identificar o "curto-circuito" que desencadeia o movimento involuntário, guiando a neurectomia seletiva. Em casos extremos pode ser necessário realizar uma miectomia mais extensa da musculatura da mímica envolvida, sendo substituída pela transferência muscular funcional para restaurar o sorriso e dinâmica facial.[8,11]

SÍNDROME DE BOGORAD (SÍNDROME DAS "LÁGRIMAS DE CROCODILO")

A síndrome das lágrimas de crocodilo ou síndrome de Bogorad é complicação incomum que pode ocorrer nos pacientes que apresentaram paralisia facial, chegando a 10% dos casos de paralisia de Bell em algumas casuísticas.[12] Os pacientes apresentam lacrimejamento unilateral durante a salivação, quando estão comendo ou sentindo o aroma da comida.

Essa síndrome ocorre nas paralisias faciais com lesões que acometem a região proximal ao gânglio geniculado. No processo de reinervação, os axônios do núcleo salivar superior, responsáveis pela inervação das glândulas submandibular e sublingual, podem seguir o caminho dos axônios que se direcionam às glândulas lacrimais. Dessa maneira, assim que os movimentos da face paralisada começam a retornar, os pacientes notam lacrimejamento ipsolateral ao se alimentar.[12,13]

O tratamento desta síndrome atualmente consiste na injeção da toxina botulínica na glândula lacrimal acometida com bons resultados.[14] Nos casos refratários, a cirurgia de ablação do nervo vidiano ainda é uma opção.[15] Esse nervo é responsável pela inervação parassimpática da glândula lacrimal. O acesso cirúrgico é pela cavidade nasal, via endoscópica, junto ao seio esfenoide.

Assim, as neurectomias e miectomias seletivas são procedimentos ancilares que podem ser utilizados no tratamento das assimetrias pós-paralisia de face. Estas opções fazem parte do armamento cirúrgico empregado no vasto e complexo tratamento da paralisia de face.

REFERÊNCIAS BIBLIOGRÁFICAS

1. Birgfeld C, Neligan P. Surgical approaches to facial nerve deficits. *Skull Base* 2011;21(3):177-84.
2. Neligan P, Buck DW. *Core procedures in plastic surgery*. London; New York: Elsevier Saunders, 2014.
3. Bianchi B, Ferri A, Ferrari S et al. Ancillary procedures in facial animation surgery. *J Oral Maxillofac Surg* 2014;72(12):2582-90.
4. Breslow GD, Cabiling D, Kanchwala S et al. Selective marginal mandibular neurectomy for treatment of the marginal mandibular lip deformity in patients with chronic unilateral facial palsies. *Plast Reconstr Surg* 2005;116(5):1223-32.
5. Celik M, Forta H, Vural C. The development of synkinesis after facial nerve paralysis. *Eur Neurol* 2000;43(3):147-51.
6. VanSwearingen JM, Brach JS. Changes in facial movement and synkinesis with facial neuromuscular reeducation. *Plast Reconstr Surg* 2003;111(7):2370-5.
7. Bajaj-Luthra A, VanSwearingen J, Thornton RH et al. Quantitation of patterns of facial movement in patients with ocular to oral synkinesis. *Plast Reconstr Surg* 1998;101(6):1473-80.
8. Chuang DC, Chang TN, Lu JC. Postparalysis facial synkinesis: clinical classification and surgical strategies. *Plast Reconstr Surg Glob Open* 2015;3(3):e320.
9. Filipo R, Spahiu I, Covelli E et al. Botulinum toxin in the treatment of facial synkinesis and hyperkinesis. *Laryngoscope* 2012;122(2):266-70.
10. Terzis JK, Karypidis D. Therapeutic strategies in post-facial paralysis synkinesis in pediatric patients. *J Plast Reconstr Aesthet Surg* 2012;65(8):1009-18.
11. Guerrissi JO. Selective myectomy for postparetic facial synkinesis. *Plast Reconstr Surg* 1991;87(3):459-66.
12. Gorlin RJ, Pindborg JJ, Cohen MM et al. *Syndromes of the head and neck*. 2nd ed. New York: McGraw-Hill;1976:812.
13. Boyer FC, Gardner WJ. Paroxysmal lacrimation, syndrome of crocodile tears, and its surgical treatment; relation to auriculotemporal syndrome. *Arch Neurol Psychiatry* 1949;61(1):56-64.
14. Kyrmizakis DE, Pangalos A, Papadakis CE et al. The use of botulinum toxin type A in the treatment of Frey and crocodile tears syndromes. *J Oral Maxillofac Surg* 2004;62(7):840-4.
15. Kirtane MV, Ogale SB, Merchant SN. Vidian neurectomy for crocodile tears. *Indian J Ophthalmol* 1984;32(4):221-3.

Seção V

Reabilitação Não Cirúrgica na Paralisia Facial

32 Avaliação Funcional: Clínica e Eletromiográfica de Superfície

Maria Valéria Schmidt Goffi-Gomez ▪ Daniele Fontes Ferreira Bernardes

A avaliação fonoaudiológica do paciente com paralisia facial periférica (PFP) deve constar da anamnese, da avaliação clínica miofuncional, da avaliação eletromiográfica de superfície (EMG) e de questionários de autoavaliação.

ANAMNESE
Para entender o prognóstico e estabelecer a conduta fonoaudiológica, nas paralisias faciais periféricas adquiridas, a anamnese consta eminentemente de três questões:

Qual a causa da PFP?
A etiologia oferece informações sobre a provável localização e também indícios do grau da lesão. Nos casos de paralisias traumáticas e iatrogênicas (veja Seção III – Capítulos 12 [Traumática] e 20 [Iatrogênica]) a recuperação pode ser mais demorada pelo comprometimento de grande número de fibras nervosas (provável axonotmese e neurotmese). Os casos de etiologias que envolvam lesões transitórias (neuropraxia) têm melhor prognóstico, e a recuperação ocorre mais rapidamente.[1-3]

Quando ocorreu a PFP?
Esta resposta nos oferecerá informações sobre o provável grau da lesão. Nos casos de neuropraxia, em que há somente uma interrupção transitória do impulso nervoso, a recuperação é esperada em 1 a 2 meses.[3] Portanto, ainda que não dispusermos da avaliação eletrofisiológica da lesão (ENoG), os casos de PFP sem história de trauma ou iatrogenia, que iniciem a reabilitação antes desse período, podem ter chance de apresentar neuropraxia e, consequentemente, ter recuperação completa da função facial. Ao contrário, se a paralisia ocorreu há mais de 2 meses e permanece em fase flácida, é possível inferir que já houve grande sofrimento axonal, com degeneração walleriana, e a recuperação será mais lenta.[3]

O que foi feito desde a instalação da PFP?
Para estabelecer conduta fonoaudiológica e objetivos realistas, é necessário conhecermos os tratamentos e procedimentos aos quais o paciente foi submetido desde a instalação da PFP.

O paciente pode ter uma paralisia recente e não ter feito nada, mas pode ter sido submetido a várias aplicações de eletroestimulação, cirurgias de enxerto de nervo auricular, anastomose hipoglosso-facial, anastomose massetérico-facial, ou outros procedimentos que exigem condutas específicas na reabilitação, com prognósticos variáveis (veja Seção IV – Capítulos 26 [Transferências Nervosas]; 27 [Reanimação Facial com Transplantes Musculares] e 28 [Enxertos Transfaciais de Nervos]).

AVALIAÇÃO CLÍNICA MIOFUNCIONAL
Os objetivos principais da avaliação são identificar a fase em que o paciente se encontra – fase flácida ou fase de sequelas (após a reinervação) – e avaliar quais os segmentos musculares que estão prejudicados, a fim de permitir o planejamento terapêutico adequado.[4]

A avaliação miofuncional consta de observação perceptual dos movimentos faciais e deve ser devidamente documentada por meio de fotos, vídeos e avaliação eletromiográfica, quando disponível.

AVALIAÇÃO DA MUSCULATURA EM REPOUSO
A observação das linhas e pontos de referência no repouso supõe a observação e comparação do lado afetado ao lado sadio. Consequentemente, é imprescindível a identificação do lado afetado antes de iniciar a documentação das observações. Para tanto, sugerimos iniciar a avaliação solicitando ao paciente que feche os olhos, permitindo dessa forma maior conforto ao clínico durante a inspeção da face, e, ao mesmo tempo, criando uma oportunidade para ele observar o lado em que o olho pode mostrar um fechamento incompleto, com sincinesia ou lentidão palpebral. Nos casos em que o fechamento ocular for completo e a piscada, sincrônica, sugerimos a solicitação da elevação da testa para a identificação do lado afetado, e, em seguida, prosseguir com a avaliação das linhas do repouso.

Linhas e pontos de referência para a avaliação do repouso:

- *Linhas de expressão na testa:* contínuas, interrompidas, presentes, ausentes ou apagadas do lado afetado.
- *Posição do supercílio em relação ao plano horizontal:* elevada ou caída do lado afetado.
- *Posição da pálpebra inferior em relação ao plano horizontal:* elevada ou caída do lado afetado.
- *Posição do filtro em relação ao plano vertical:* centralizada ou desviada para um dos lados (anotar o lado para o qual ocorre o desvio).
- *Posição da asa nasal em relação ao plano horizontal:* elevada ou caída do lado afetado.
- *Rima nasolabial:* presente, ausente ou apagada do lado afetado.
- *Posição da comissura labial em relação ao plano horizontal:* elevada ou caída do lado afetado.
- *Simetria do mento:* presença de ondulações (contratura) ou hiperatividade.

O resultado da avaliação, de maneira geral, pode ser encontrado na fase flácida e na fase de sequelas, conforme os dados do Quadro 32-1. Algumas pessoas com PFP apresentam todos os sinais na fase flácida e na fase de sequelas; entretanto, pode haver variação dos resultados de acordo com o envolvimento neural em cada um dos segmentos da face. As crianças com PFP geralmente apresentam simetria da maioria dos pontos no repouso (Fig. 32-1).

AVALIAÇÃO DA SIMETRIA EM MOVIMENTO
A observação dos movimentos de cada segmento da face permite estabelecer o programa de exercícios e estratégias que devem compor o plano terapêutico. É avaliada a ação de cada músculo, ou grupo muscular, observando-se a presença ou ausência do movimento, e comparando-se a amplitude do movimento do lado afetado ao do lado sadio.

Quadro 32-1. Resultados Encontrados na Avaliação das Linhas e Pontos de Referência do Repouso na Fase Flácida e na Fase de Sequelas nos Casos de PFP Adquirida

Pontos de referência (repouso)	Fase flácida	Fase de sequelas
Linhas na testa	Apagadas	Apagadas
Supercílio	Caído	Elevado
Pálpebra inferior	Caída	Elevada
Desvio do filtro	Para o lado sadio	Para o lado afetado
Asa nasal	Caída	Elevada
Rima nasolabial	Apagada	Mais pronunciada
Comissura labial	Caída	Elevada
Mento	Nada digno de nota	Presença de ondulações

AVALIAÇÃO EM MOVIMENTO/FUNÇÃO DA MUSCULATURA FACIAL (FIG. 32-2)

- Testa
  - *Elevação (como na cara de espanto):* é avaliada a ação do músculo frontal (1).
  - *Contração (como na cara de desaprovação):* é avaliada a ação do músculo corrugador do supercílio (2).
- Olhos
  - *Fechamento natural (sem força):* é avaliada a ação do feixe lacrimal do músculo orbicular dos olhos (3).
  - *Fechamento forçado:* é avaliada a ação do feixe orbital do músculo orbicular dos olhos (3).
- Nariz
  - *Elevação (como na cara de mau odor):* é avaliada a ação dos músculos prócero (4), elevador do ângulo da boca (5), elevador do lábio superior (6).
- Lábios
  - *Protrusão fechada com lábios unidos (bico fechado):* é avaliada a ação do músculo orbicular dos lábios (7).
  - *Retração fechada com lábios unidos (sorriso fechado):* é avaliada a ação do músculo risório (8).
  - *Protrusão aberta com lábios separados (bico aberto):* é avaliada a ação dos músculos orbicular dos lábios (7), elevador do ângulo da boca (5), elevador do lábio superior (6).
  - *Retração aberta com lábios separados (sorriso aberto):* é avaliada a ação dos músculos zigomáticos maior e menor (9A e 9B), elevador do lábio superior (6), depressor do lábio inferior (10).
  - *Vedamento labial:* é avaliada a ação do músculo orbicular dos lábios (7).
  - *Bochechas:* na sucção, é avaliada a ação do músculo bucinador (não visualizado na Figura 32-2).
- Língua
  - *Movimentação da língua:* é avaliada nos casos de história de anastomose hipoglosso-facial.
- Mastigação

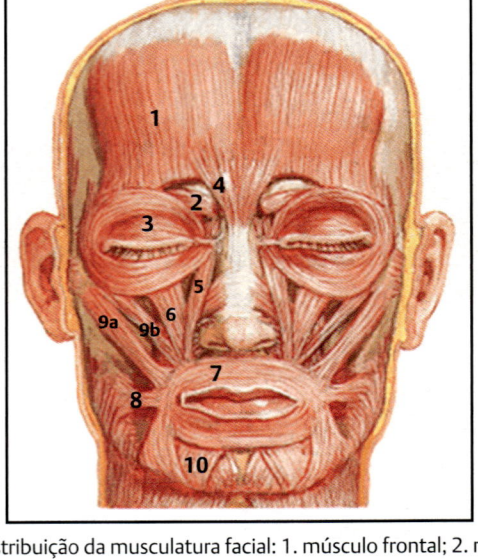

Fig. 32-2. Distribuição da musculatura facial: 1. músculo frontal; 2. músculo corrugador do supercílio; 3. músculo orbicular dos olhos; 4. músculo prócero; 5. elevador do ângulo da boca; 6. elevador do lábio superior; 7. músculo orbicular dos lábios; 8. músculo risório; 9. músculos zigomáticos maior e menor; 10. músculo depressor do lábio inferior.

- *São avaliadas:* a preferência mastigatória, competência do vedamento labial, ação do músculo bucinador e participação da língua e de bucinadores na limpeza dos vestíbulos.[5,6]
- Fala
  - *A avaliação das dificuldades específicas relatadas por pessoas com paralisia facial abrange principalmente:* as fricativas labiodentais (/f/e/v/) e os fonemas bilabiais (/p/,/b/e/m/); pode envolver também a avaliação vocal por causa da alteração ressonantal causada pela flacidez do músculo bucinador.

Na avaliação da movimentação facial na fase flácida é esperada a diminuição ou ausência de movimentos, enquanto na fase de sequelas é esperada a diminuição de movimentos, acompanhada de sinais de contratura no repouso e no movimento, assim como a presença de sincinesias (Figs. 32-3 a 32-9).

No protocolo de avaliação clínica, anotam-se os movimentos simétricos ou assimétricos, o grau de assimetria, e fraciona-se o movimento em relação ao lado normal para permitir a avaliação da evolução e melhora funcional.

Na avaliação da fase de sequelas, além da observação do movimento primário que está sendo solicitado ao paciente, observam-se os demais segmentos da face durante a ação primária para a identificação dos movimentos associados e simultâneos no lado afetado (sincinesias).

A avaliação clínica deve ser acompanhada da documentação por meio de escalas internacionais de classificação da paralisia facial periférica. As mais usadas são a escala de House e Brackmann[7] e o Facial Grading System ou Sunnybrook.[8] (Veja na Seção II – Capítulo 7 – Escalas de Classificação)

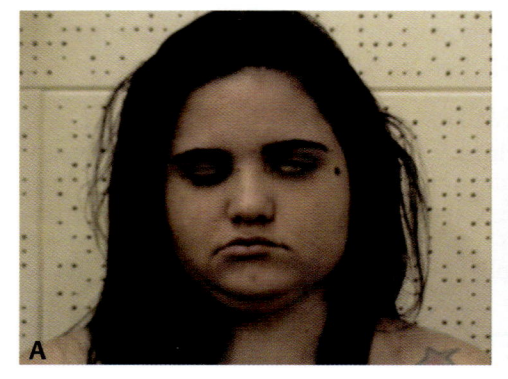

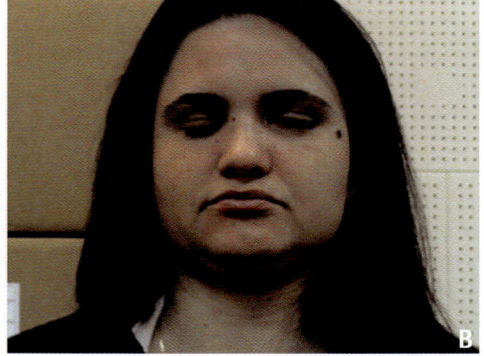

Fig. 32-1. Avaliação do repouso de uma paciente com PFP à esquerda, em fase flácida e com o início da regeneração neural e reinervação. Observar a posição do supercílio, asa nasal, filtro, comissura labial, rima nasolabial e mento antes (**A**) e após a reinervação (**B**).

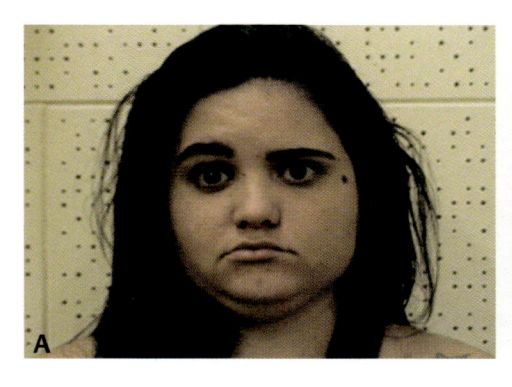

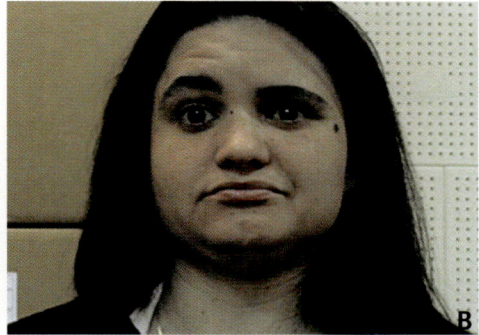

Capítulo 32 ▪ Avaliação Funcional: Clínica e Eletromiográfica de Superfície

Fig. 32-3. Exemplo de elevação da testa em uma paciente em fase flácida (**A**) e após o início da reinervação (**B**).

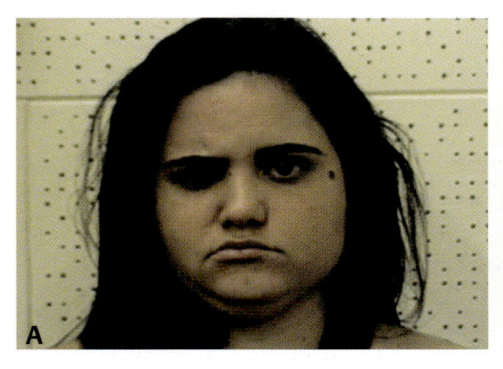

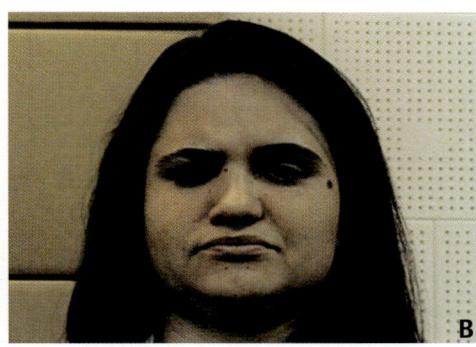

Fig. 32-4. Exemplo de contração da testa em uma paciente em fase flácida (**A**) e após o início da reinervação (**B**).

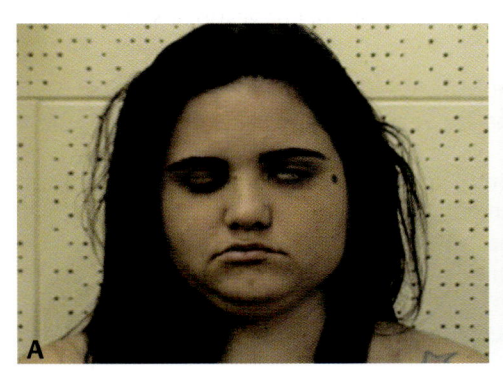

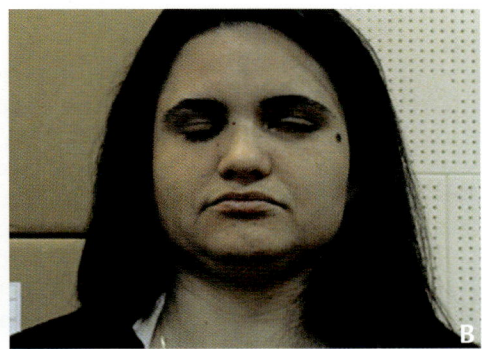

Fig. 32-5. Exemplo de fechamento natural dos olhos em uma paciente em fase flácida (**A**) e após o início da reinervação (**B**).

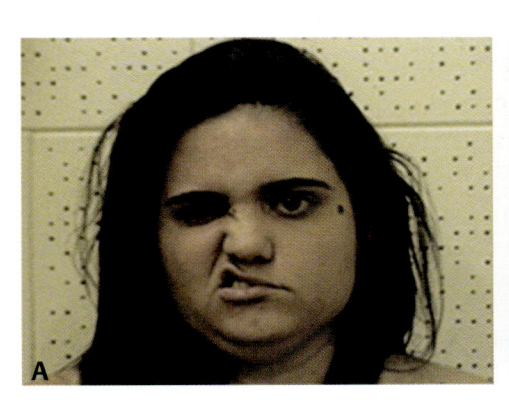

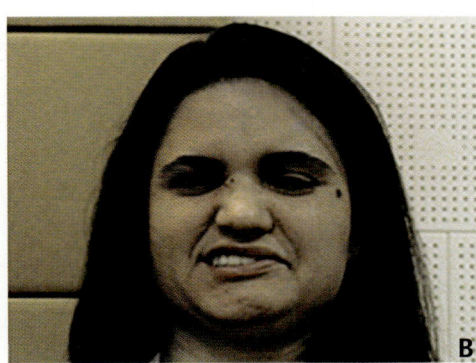

Fig. 32-6. Exemplo de elevação do nariz em uma paciente em fase flácida (**A**) e após o início da reinervação (**B**).

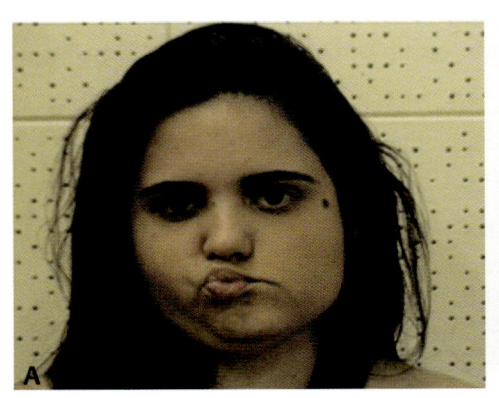

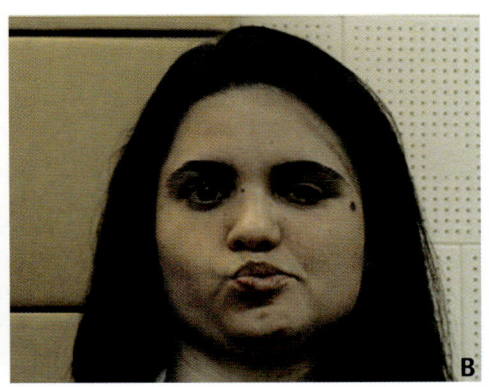

Fig. 32-7. Exemplo de protrusão labial em uma paciente em fase flácida (**A**) e após o início da reinervação (**B**).

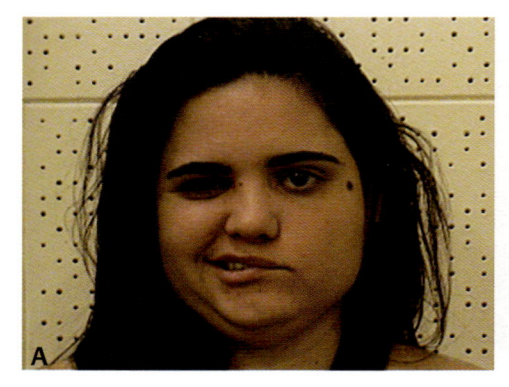

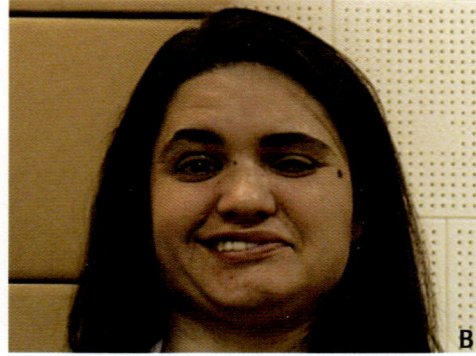

Fig. 32-8. Exemplo de retração labial com lábios separados em uma paciente em fase flácida (**A**) e após o início da reinervação (**B**).

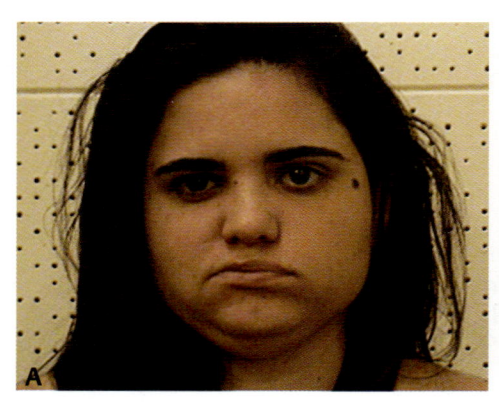

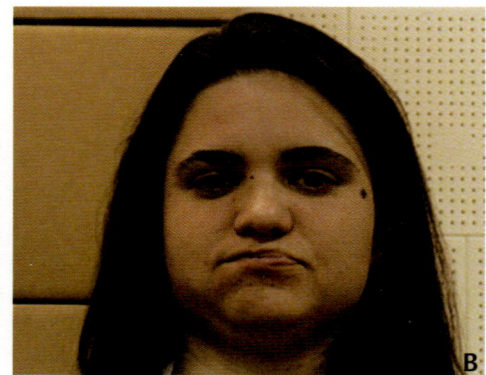

Fig. 32-9. Exemplo de bochechas infladas com ar em uma paciente em fase flácida (**A**) e após o início da reinervação (**B**).

A escala de Sunnybrook é a adotada em nossa rotina clínica. Neely et al.[9] adicionaram detalhes na aplicação para a diminuição da subjetividade e melhor comparação entre sujeitos.

AVALIAÇÃO CLÍNICA DURANTE O REPOUSO
Comparação entre o lado paralisado e o normal. Escolha uma opção em cada item.

- Olhos
  - Normal (0).
  - Posição das pálpebras expõe mais da íris do que no outro lado (maior 1).
  - Posição das pálpebras expõe menos da íris do que no outro lado, como se estivesse com os olhos semicerrados (menor 1).
- Rima nasolabial
  - Normal (0).
  - Rima menos evidente do que a do outro lado (menos pronunciada 1).
  - Rima não visualizada (ausente 2).
  - Rima mais evidente e mais profunda do que a do outro lado (mais pronunciada 1).
- Lábios
  - Normal (0).
  - Comissura labial mais caída do que a do outro lado (queda de comissura 1).
  - Comissura labial mais elevada do que a do outro lado (elevação de comissura 1).

AVALIAÇÃO CLÍNICA DOS MOVIMENTOS VOLUNTÁRIOS
Comparação entre o lado paralisado e o normal. Escolha uma opção em cada item.

- Elevação dos supercílios (para formar rugas na testa)
  - Normal (5).
  - Presença de rugas, difícil ver a diferença (quase normal 4).
  - Movimento óbvio, mas não normal (moderado 3).
  - Testa quase não se mexe, difícil ver o movimento (leve movimento 2).
  - Nenhum movimento (nada de movimento 1).
- Fechamento ocular natural (sem força)
  - Fechamento completo com a piscada sincrônica (Normal 5).
  - Fechamento completo, mas com velocidade mais lenta (quase normal 4).
  - Fechamento incompleto, com pequeno *gap* e pouca exposição do globo ocular (moderado 3).
  - Fechamento incompleto (movimento leve 2).
  - Fechamento incompleto com mais da metade do globo ocular exposta (nenhum movimento 1).
- Elevação da face medial/nariz como ao sentir um mau odor
  - Normal (5).
  - Quase igual ao outro lado, difícil ver a diferença (quase normal 4).
  - Movimento evidente, mas não normal (moderado 3).
  - Movimento esboçado; difícil ver o movimento (movimento leve 2).
  - Nenhum movimento (nada de movimento 1).
- Sorriso aberto
  - Normal (5).
  - Quase igual ao outro lado, difícil ver a diferença (quase normal 4).
  - Movimento evidente, mas não normal (moderado 3).
  - Movimento esboçado, difícil ver o movimento (movimento leve 2).
  - Nenhum movimento (nada de movimento 1).
- Protrusão de lábios (bico) como em um assobio
  - Normal (5).
  - Quase uniformemente simétrico, difícil ver a diferença (quase normal 4).
  - Assimetria evidente, com protrusão presente no lado afetado (moderado 3).
  - Movimento esboçado da comissura no lado afetado, sem protrusão no lado afetado (movimento leve 2).
  - Nenhum movimento (nada de movimento 1).

AVALIAÇÃO DAS SINCINESIAS
São contrações involuntárias da musculatura do lado paralisado maiores do que as do lado normal, em uma região facial distante do movimento primário. Observe durante o movimento voluntário solicitado se há movimento sincinético involuntário (ocorre somente ou maior do lado afetado). Escolha uma opção em cada item.

- Observe olhos e lábios durante a elevação da testa:
  - Nenhum movimento (0).
  - Leve, exige olhar de perto para visualizar (1).
  - Moderado, fácil de ver (2).
  - Severo, evidentemente desfigurante (3).
- Observe testa e lábios durante o fechamento ocular natural
  - Nenhum movimento (0).
  - Leve, exige olhar de perto para visualizar (1).
  - Moderado, fácil de ver (2).
  - Severo, evidentemente desfigurante (3).
- Observe olhos e lábios durante a elevação do nariz
  - Nenhum movimento (0).
  - Leve, exige olhar de perto para visualizar (1).
  - Moderado, fácil de ver (2).
  - Severo, evidentemente desfigurante (3).
- Observe a região da testa e dos olhos durante o sorriso aberto
  - Nenhum movimento (0).
  - Leve, exige olhar de perto para visualizar (1).
  - Moderado, fácil de ver (2).
  - Severo, evidentemente desfigurante (3).
- Observe a região da testa e dos olhos durante a protrusão labial (bico)
  - Nenhum movimento (0).
  - Leve, exige olhar de perto para visualizar (1).
  - Moderado, fácil de ver (2).
  - Severo, evidentemente desfigurante (3).

É possível também quantificar as medidas, tanto do repouso como do movimento, utilizando o paquímetro, digital ou não.[10-12]

AVALIAÇÃO ELETROMIOGRÁFICA DE SUPERFÍCIE (EMG)

O exame de eletromiografia é realizado com os indivíduos sentados em uma cadeira com encosto vertical e com os pés apoiados em um tapete de borracha. A pele deve ser limpa com álcool 70° para obter melhor fixação dos eletrodos.[13]

Os eletrodos de superfície devem ser aderidos à região dos músculos frontal, orbicular do olho (porção palpebral), orbicular da boca e elevadores dos lábios superior/zigomáticos.

Atualmente, utilizamos o equipamento New Miotool Face (Miotec®), de oito canais, integrado ao software Miograph 2.0, com dois eletrodos de superfície em cada região.

As provas para o registro da atividade eletromiográfica de superfície envolvem os movimentos de todos os segmentos da face, com os seguintes focos principais:

- Elevação da testa.
- Fechamento dos olhos.
- Protrusão labial (bico).
- Retração labial (sorriso).

A fim de identificar a presença de sincinesias, devem ser registradas as atividades eletromiográficas nos canais correspondentes aos outros grupos musculares durante a atividade primária:

- Atividade dos lábios (no eletrodo que acompanha a rima nasolabial) durante fechamento forçado dos olhos.
- Atividade dos olhos durante protrusão labial.
- Atividade dos olhos durante retração labial.

Em cada prova, deve-se solicitar ao paciente que realize o movimento com esforço máximo durante 8 segundos para a captação do registro eletromiográfico.

A avaliação miofuncional, tanto na fase flácida quanto na fase de sequelas, é subjetiva, ou seja, depende exclusivamente da observação do examinador. Por este motivo, há a necessidade de empregar uma avaliação objetiva nos casos de PFP.

A eletromiografia de superfície na PFP demonstrou ser um método objetivo, em que é possível analisar o potencial de ação das fibras musculares e quantificar sua recuperação.[14] Neste estudo, observou-se que, nos indivíduos normais, a média eletromiográfica de ambos os lados da face é semelhante, demonstrando que a integridade do nervo facial é fundamental para o equilíbrio da mímica facial. O intervalo de normalidade do índice eletromiográfico para o segmento da testa varia de 0,59 a 1,39; para o segmento do olho, de 0,59 a 1,28; na protrusão labial, de 0,79 a 1,28; e na retração labial, de 0,64 a 1,28.[14]

Nos pacientes com PFP na fase flácida, a média eletromiográfica de ambos os lados da face é visivelmente diferente, demonstrando a lesão do nervo facial e o comprometimento da musculatura facial.

Nos casos de PFP em fase de sequelas (após reinervação), observou-se atividade concomitante dos músculos orbicular dos lábios e orbicular dos olhos do lado que foi afetado, caracterizando as sincinesias.[14]

CARACTERÍSTICAS DA AVALIAÇÃO MIOFUNCIONAL NA FASE FLÁCIDA E DA AVALIAÇÃO ELETROMIOGRÁFICA

- Testa: diminuição ou ausência de movimento de elevação ou contração na avaliação miofuncional; médias eletromiográficas menores (EMG) do lado lesionado (Fig. 32-10).
- Olhos: fechamento natural e forçado incompleto com presença de *gap* na avaliação miofuncional; médias eletromiográficas menores (EMG) do lado lesado (Fig. 32-11).
- Nariz: elevação ausente ou incompleta na avaliação miofuncional; médias eletromiográficas menores (EMG) do lado lesionado (Fig. 32-12).
- Lábios: protrusão desviada para o lado não afetado com diminuição ou ausência de movimento do lado paralisado na avaliação miofuncional; médias eletromiográficas menores (EMG) do lado lesionado, porém, neste caso com valor de contração do orbicular da boca acima do valor de repouso na EMG, sugestivo de início de reinervação do facial no segmento bucal (Fig. 32-13).
- Retração labial com diminuição ou ausência do movimento do lado paralisado na avaliação miofuncional; médias eletromiográficas menores (EMG) do lado lesionado (Fig. 32-14).

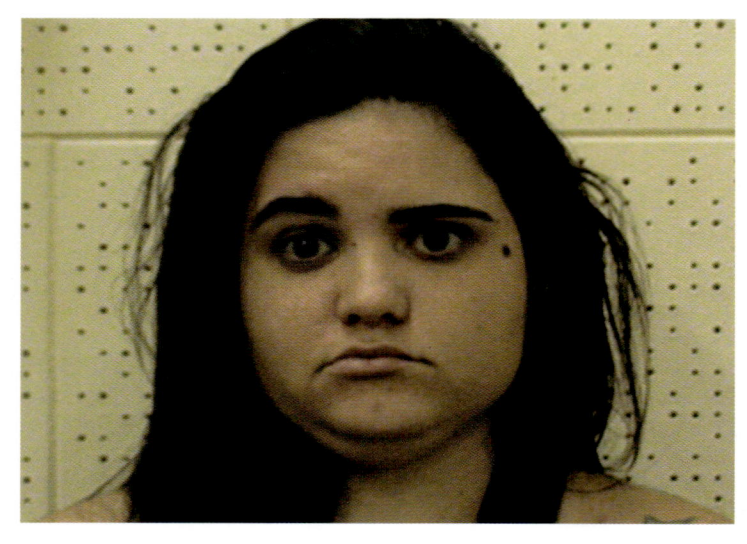

Fig. 32-10. Ausência de movimento à elevação da testa. Média eletromiográfica baixa na elevação da testa do lado lesionado (E) comparado ao lado normal (D).

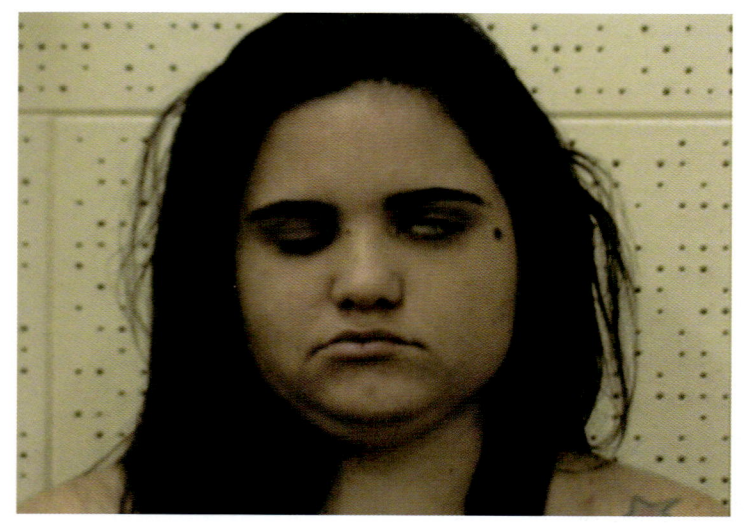

Fig. 32-11. Fechamento natural dos olhos incompleto. Média eletromiográfica baixa no fechamento ocular natural do lado lesionado (E) comparado ao lado normal (D).

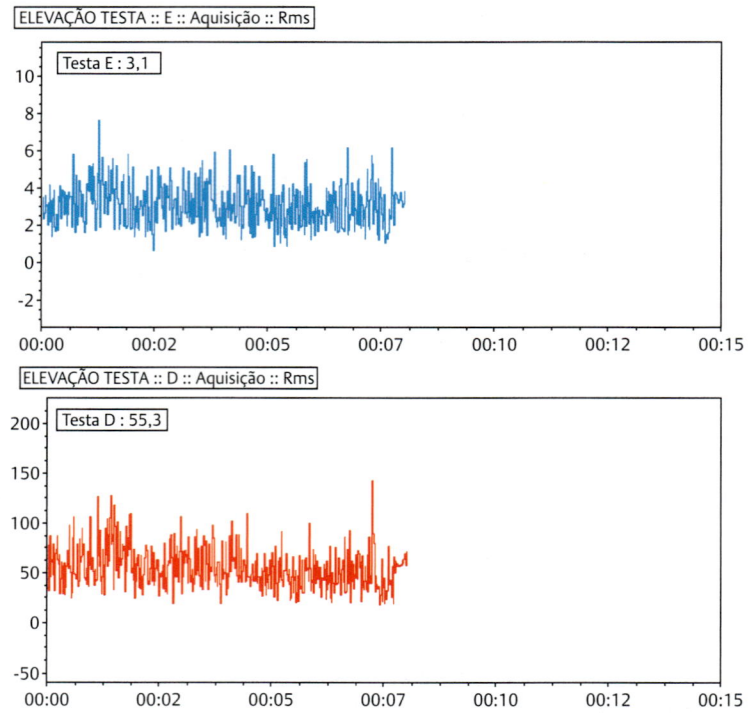

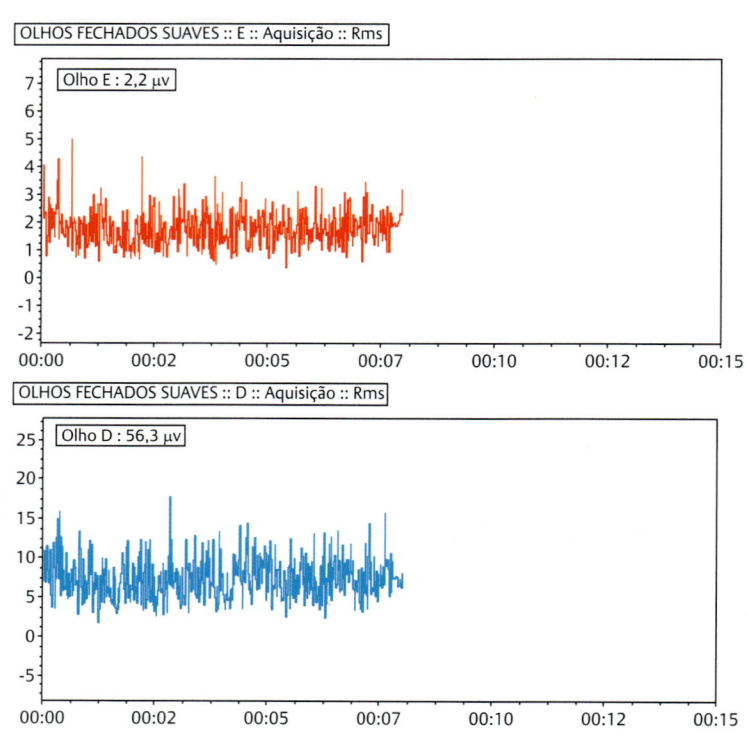

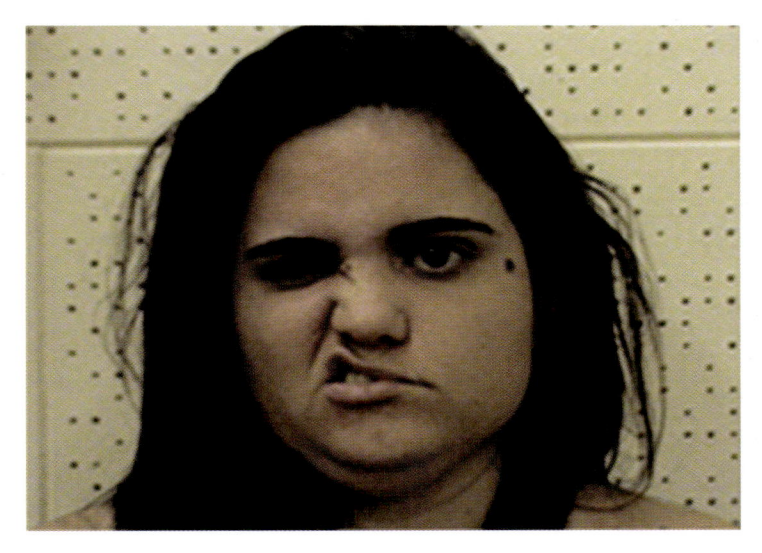

Fig. 32-12. Elevação nasal ausente. Média eletromiográfica baixa na elevação nasal do lado lesionado (E) comparado ao lado normal (D).

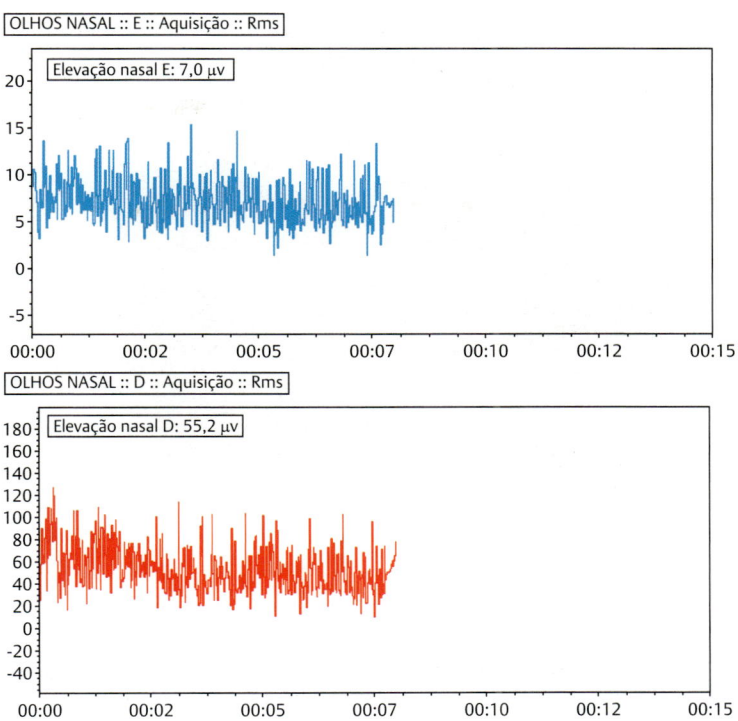

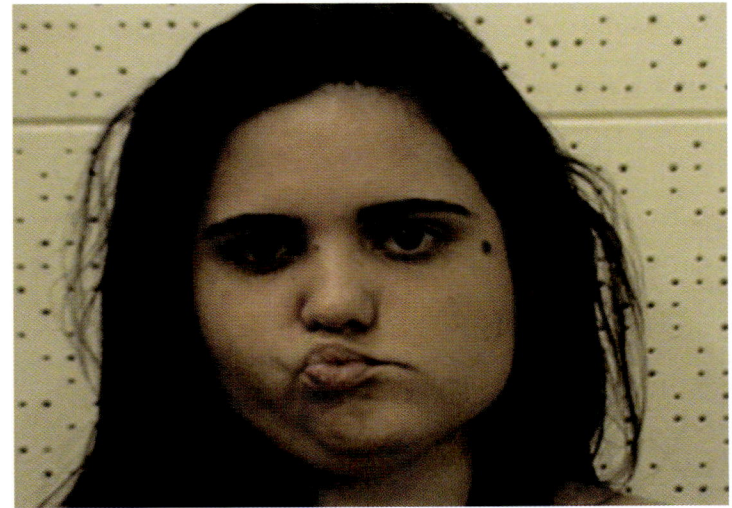

Fig. 32-13. Protrusão desviada para o lado **não** afetado com diminuição de movimento do lado paralisado. Média eletromiográfica baixa na protrusão labial do lado lesionado (E) comparado ao lado normal (D).

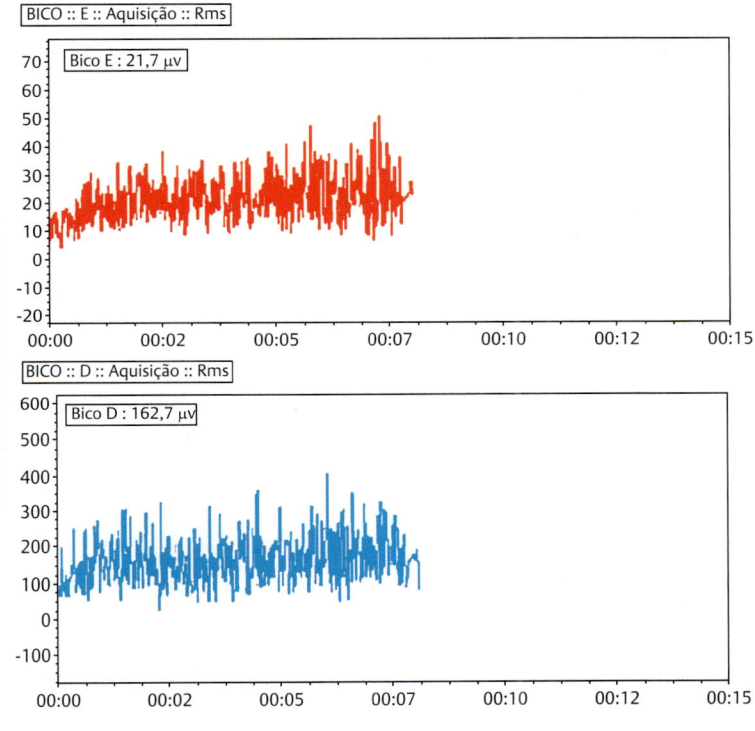

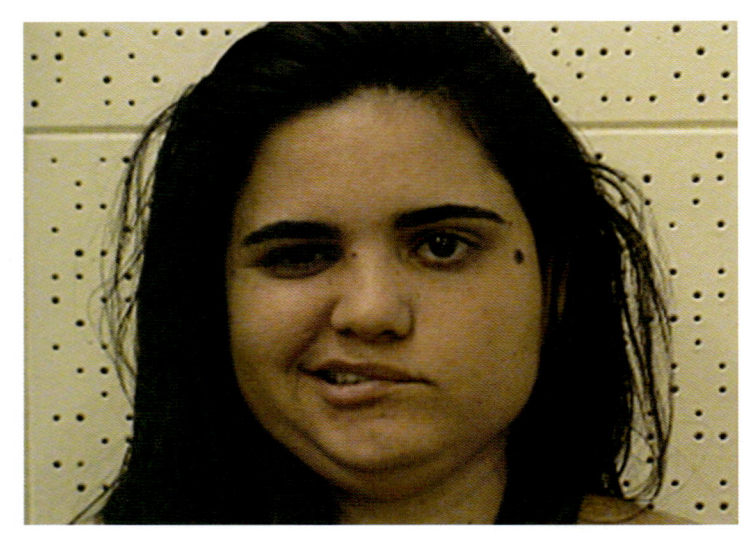

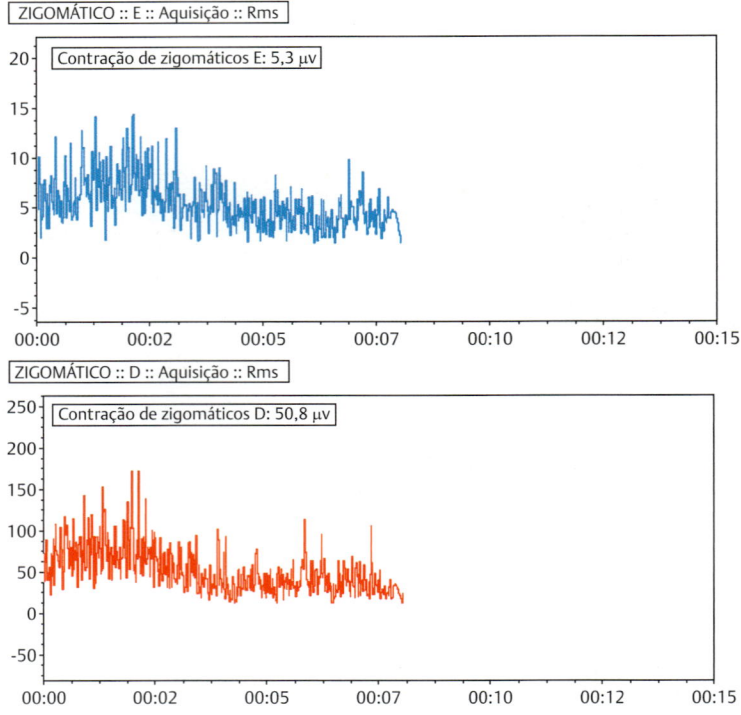

Fig. 32-14. Retração labial com ausência do movimento do lado paralisado. Média eletromiográfica baixa na retração labial do lado lesionado (E) comparado ao lado normal (D).

CARACTERÍSTICAS DA AVALIAÇÃO MIOFUNCIONAL NA FASE DE REINERVAÇÃO APÓS A REGENERAÇÃO DO NERVO FACIAL E AVALIAÇÃO ELETROMIOGRÁFICA

- *Testa:* movimento incompleto com presença eventual de sincinesia em outros segmentos faciais na avaliação miofuncional; médias eletromiográficas assimétricas com presença de sincinesia de retração labial na EMG (Fig. 32-15).
- *Olhos:* fechamento forçado completo, com presença de sincinesia de retração labial na avaliação miofuncional; média eletromiográfica aumentada no segmento esquerdo do lábio em relação ao olho esquerdo, em que se verifica a sincinesia de retração labial na EMG (Fig. 32-16).
- *Nariz:* movimento incompleto com eventual presença de sincinesia em outros segmentos faciais na avaliação miofuncional.
- *Lábios:* protrusão desviada para o lado comprometido e presença de sincinesia de olhos na avaliação miofuncional; médias eletromiográficas aumentadas do lado lesionado, assim como valores eletromiográficos aumentados (EMG) nos olhos somente do lado lesionado (Fig. 32-17). Para ser considerado sincinesia, o movimento associado deve ocorrer somente do lado afetado.[8] Retração labial assimétrica com presença frequente de sincinesia em outros segmentos faciais, geralmente nos olhos, na avaliação miofuncional; médias eletromiográficas assimétricas (EMG) dos músculos zigomáticos do lado lesionado.

Há necessidade de avaliar os músculos masseteres nos pacientes que realizaram a cirurgia de anastomose massetérico-facial. Devemos avaliar o apertamento dentário e verificar se há movimentação da musculatura afetada na avaliação miofuncional, realizar as avaliações eletromiográficas com e sem apertamento dentário. Nos casos de cirurgias de anastomose massetérico-facial os valores eletromiográficos serão maiores durante as provas com apertamento dentário, demonstrando que a musculatura facial foi inervada pelo nervo trigêmeo (Fig. 32-18).

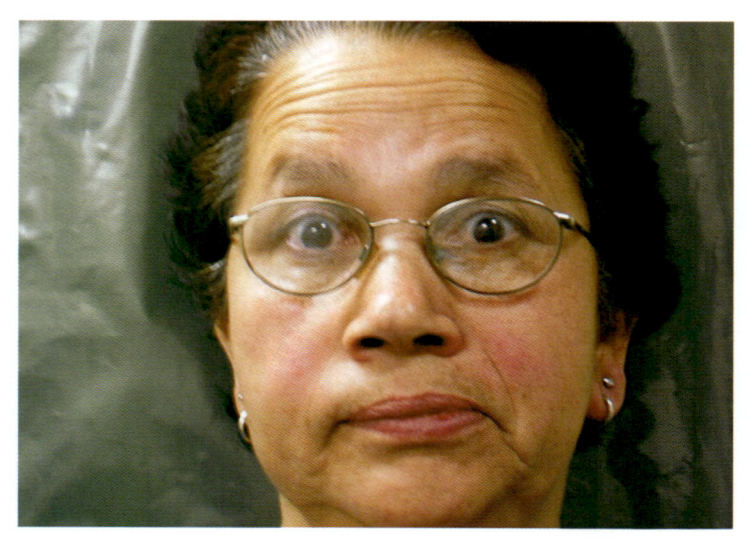

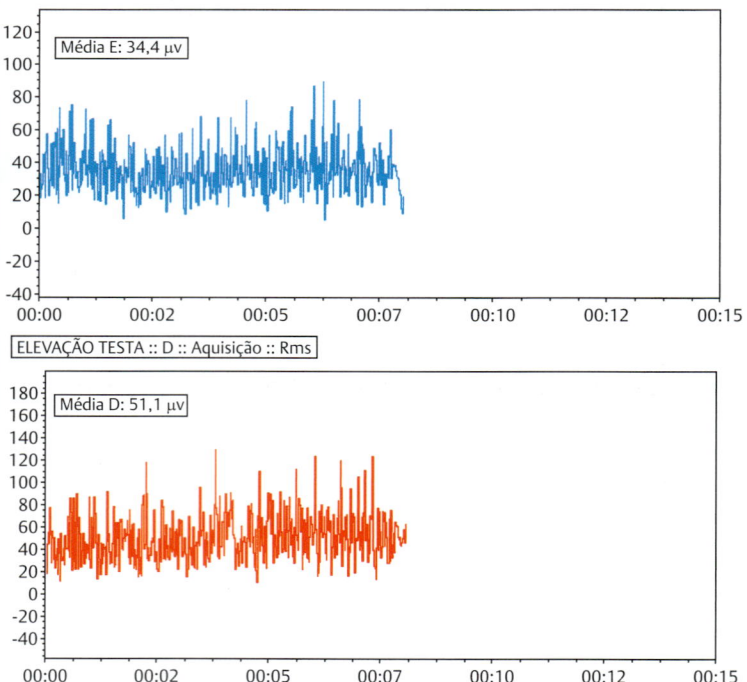

Fig. 32-15. Testa: elevação incompleta do lado esquerdo com presença de sincinesia de retração labial esquerda. Médias eletromiográficas assimétricas, média do lado reinervado se mantém inferior em relação ao lado normal.

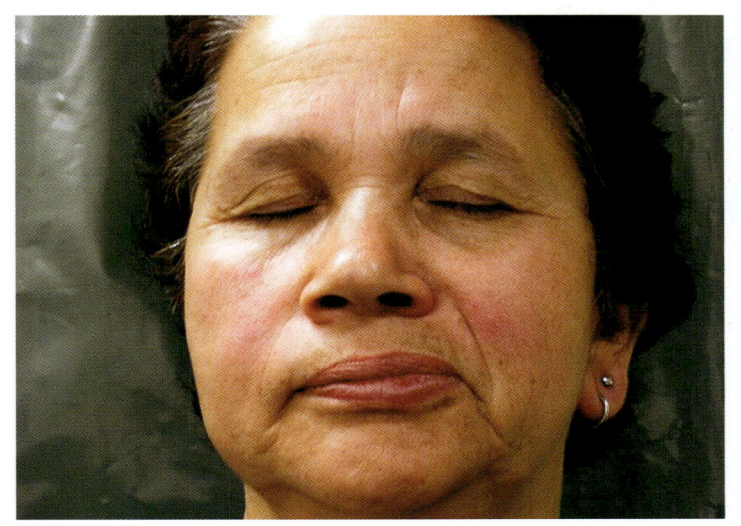

Fig. 32-16. Fechamento ocular forçado completo, com presença de sincinesia de retração labial. Média eletromiográfica aumentada no segmento esquerdo do lábio em relação ao olho esquerdo.

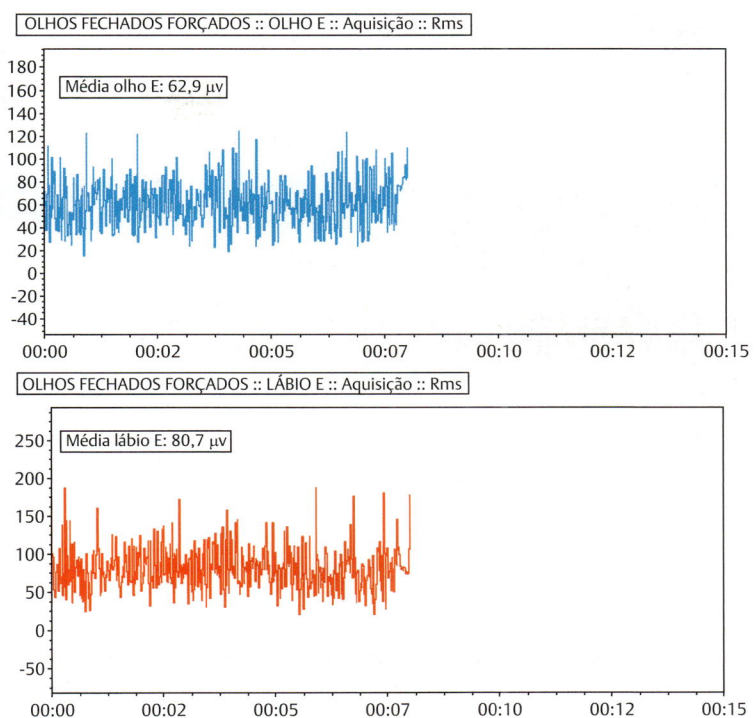

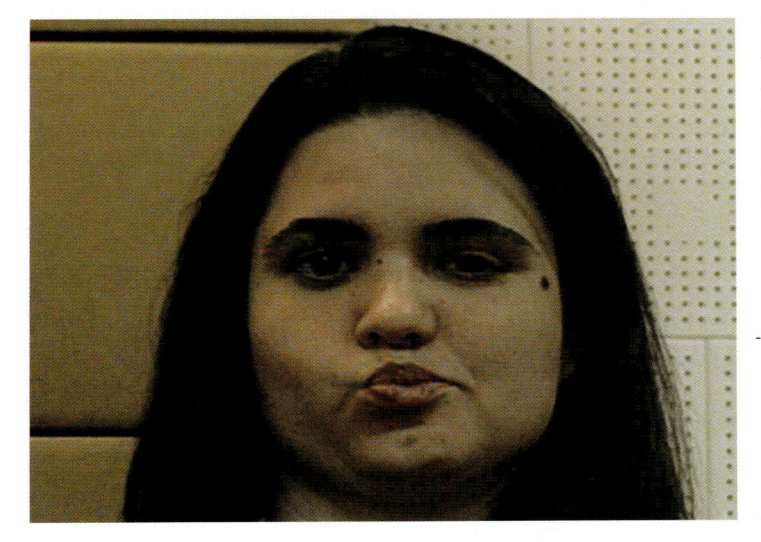

Fig. 32-17. Protrusão labial desviada para o lado comprometido e presença de sincinesia de olhos. Média eletromiográfica no olho esquerdo aumentada do lado lesionado, configurando a presença de sincinesia de fechamento ocular.

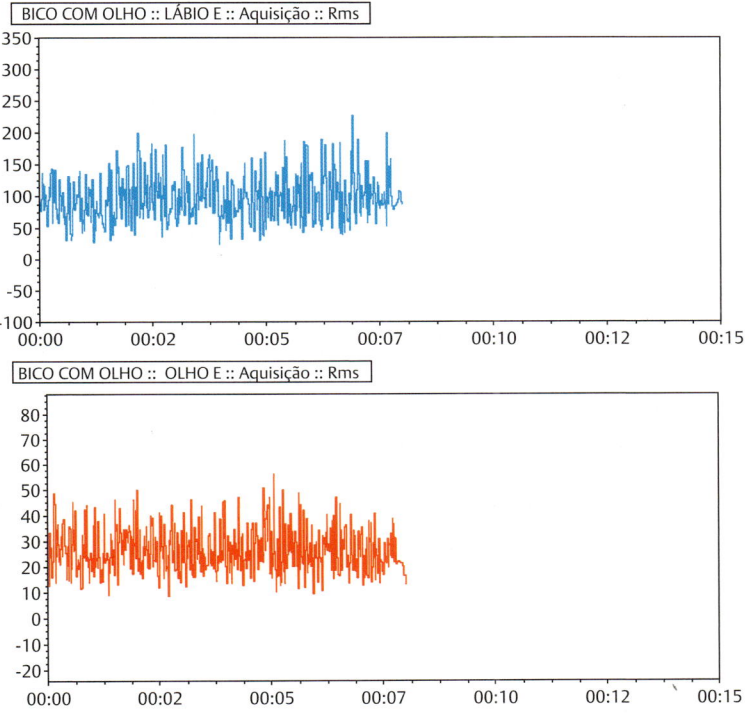

A EMG se mostrou efetiva na avaliação da musculatura da face em uma paciente submetida à cirurgia de reconstrução do nervo facial (anastomose massetérico-facial). A média eletromiográfica aumentada quando a paciente realiza o sorriso com apertamento dentário demonstrou que a musculatura facial foi reinervada pelo nervo trigêmeo.[15,16]

A avaliação eletromiográfica do paciente com PFP é um recurso complementar para identificar a fase de reinervação do facial. Este recurso pode ser usado na avaliação do paciente, durante o tratamento miofuncional e na alta fonoaudiológica.[17]

Com a associação dos resultados da avaliação miofuncional aos da EMG, o fonoaudiólogo pode definir não só a fase em que se encontra a evolução da paralisia facial, mas as necessidades individuais de cada grupo muscular. Munido desses dados, o profissional pode estabelecer a conduta terapêutica e prescrever a estratégia miofuncional adequadas ao tipo de alteração muscular diagnosticada.

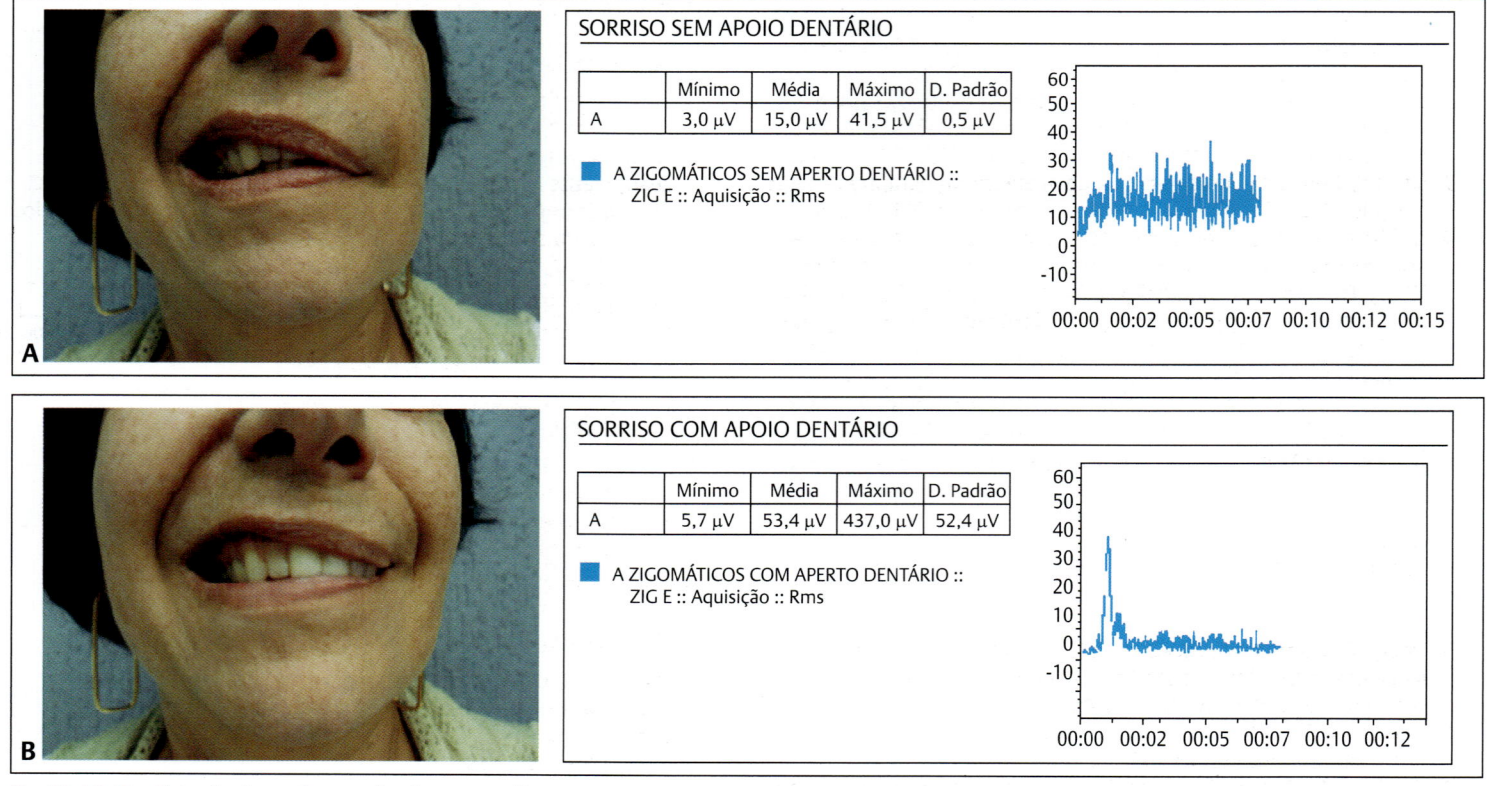

Fig. 32-18. (A e B) Avaliação miofuncional e eletromiográfica com e sem apoio dentário em uma paciente submetida à anastomose massetérico-facial.

QUESTIONÁRIOS DE AUTOAVALIAÇÃO

A avaliação do paciente com paralisia facial periférica requer do terapeuta antes de tudo muita sensibilidade. É preciso levar em consideração que recebemos um indivíduo fragilizado, posto que se encontre com uma face que ele próprio não reconhece como sendo verdadeiramente sua, e que tal transformação ocorreu, via de regra, de maneira súbita.[18-20]

Além dos desconfortos estético e ocular, o paciente apresenta dificuldades funcionais durante o ato da alimentação e ingestão de líquidos, o que acarreta constrangimentos sociais. Essas implicações podem ser levantadas em questionários específicos, para permitir a manifestação do sofrimento e o diálogo junto ao profissional.[21,22]

Tanto o paciente quanto o acompanhante que representa a família devem ser acolhidos, compreendidos, e as implicações devem ser discutidas. Além disso, os benefícios esperados e o tempo previsto de tratamentos devem ser abordados com base nos dados levantados na avaliação.

REFERÊNCIAS BIBLIOGRÁFICAS

1. Yamamoto E, Nishimura H, Hirono Y. Occurrence of Sequelae in Bell Palsy. *Acta Otolaryngol* 1988;446(Suppl):93-96.
2. Segal B, Hunter T, Danys I et al. Minimizing synkinesis during rehabilitation of the paralyzed face: preliminary assessment of a new small-movement therapy. *J Otolaryngol* 1995;24(3):149-53.
3. Sittel C, Stennert E. Prognostic value of electromyography in acute peripheral facial nerve palsy. *Otol Neurotol* 2001;22(1):100-4.
4. Goffi-Gomez MVS, Vasconcelos LGE, Bernardes DFF. Reabilitação Miofuncional da Paralisia Facial Periférica. Cap. 39. In: Ferreira, LP. (Org.). *Tratado de Fonoaudiologia*. São Paulo: Roca, 2004:512-526.
5. De Swart BJ, Verheij JC, Beurskens CH. Problems with eating and drinking in patients with unilateral peripheral facial paralysis. *Dysphagia* 2003;18(4):267-73.
6. Rahal A, Goffi-Gomez MVS. Clinical and Electromyographic Study of Lateral Preference in Mastication in Patients with Long-Standing Peripheral Facial Paralysis. *Int J Orofacial Myology* 2009;35:19-32.
7. House JW, Brackmann DE. Facial nerve grading system. *Otolgol Head and Neck Surg* 1985;93:146-147.
8. Ross BG, Fradet G, Nedzelski JM. Development of a sensitive clinical facial grading system. *Otolaryngol Head Neck Surg* 1996;114(3):380-6.
9. Neely JG, Cherian NG, Dickerson CB, Nedzelski JM. Sunnybrook facial grading system: reliability and criteria for grading. *Laryngoscope* 2010;120(5):1038-45.
10. Burres SA. Facial biomechanics: the standards of normal. *Laryngoscope* 1985;95(6):708-14.
11. Tessitore A, Magna LA, Paschoal JR. Medida angular para aferição do tônus muscular na paralisia facial. *Prófono* 2010;22(2):119-24.
12. Salvador CHM, Tessitore A, Pfeilsticker LN et al. Mensuração da evolução terapêutica com paquímetro digital na Paralisia Facial Periférica de Bell. *Rev Cefac* 2013;15(3):592-598.
13. Bernardes DFF, Goffi-Gomez MVS, Bento RF. Surface electromyography in peripheral facial paralysis patients. *Rev Cefac* 2010;12(1):91-96.
14. Bernardes DFF. A Contribuição da análise eletromiográfica de superfície para a definição da fase de evolução da paralisia facial periférica: fase flácida ou fase de sequelas [dissertação de mestrado]. São Paulo: Faculdade de Medicina, Universidade de São Paulo; 2008.
15. Bernardes DFF. Biofeedback Eletromiográfico como terapia coadjuvante na Paralisia Facial Periférica. In: Rahal A, Oncins AC. *Eletromiografia de Superfície na Terapia Miofuncional*. São José dos Campos: Pulso Editorial, 2014.
16. Bernardes DFF. Biofeedback EMG na fonoterapia. In: Tessitore A, Marchesan IQ, Justino H, Berretin-Felix G. *Práticas Clínicas em Motricidade Orofacial*. Pinhais: Editora Melo, 2014.
17. Van Swearingen JM, Brach JS. Changes in facial movements and synkinesis with facial neuromuscular reeducation. *Plast Reconst Surg* 2003;111(7):2370-5.
18. Van Swearingen JM, Cohn JF, Bajaj-Luthra A. Specific impairment of smiling increases the severity of depressive symptoms in patients with facial neuromuscular disorders. *Aesthetic Plast Surg* 1999;23(6):416-23.
19. Coulson SE, O'Dwyer NJ, Adams RD, Croxson GR. Expression of Emotion and Quality of Life after Facial Nerve Paralysis. *Otol Neurotol* 2004;25(6):1014-1019.
20. Freitas KCS, Goffi-Gomez MVS. Grau de percepção e incômodo quanto à condição facial em Indivíduos com Paralisia Facial Periférica na fase de sequelas. *Rev Soc Bras Fonoaudiol* 2008;13(2):113-118.
21. Van Swearingen JM, Brach JS. The Facial Disability Index: reliability and validity of a disability assessment instrument for disorders of the facial neuromuscular system. *Phys Ther* 1996;76(12):1288-98.
22. Silva MFF, Guedes ZCF, Cunha MC. Aspectos psicossociais associados à paralisia facial periférica na fase sequelar: estudo de caso clínico. *Rev Cefac* 2013;15(4):102-103.

33 Bases da Reabilitação Não Cirúrgica

Maria Valéria Schmidt Goffi-Gomez

TRATAMENTO MIOFUNCIONAL OROFACIAL

O sistema neuromotor facial consiste no neurônio motor facial, nervo facial e músculos faciais. Comer, beber, falar e toda comunicação paralinguística dependem parcial ou totalmente desse sistema. Pessoas com paralisia facial periférica (PFP) ou expressões faciais distorcidas, como consequência de uma alteração na recuperação do controle neuromotor facial, podem apresentar dificuldades psicossociais pela inabilidade de transmitir suas emoções pela expressão facial.

As funções faciais são multidimensionais, envolvendo aspectos físicos e emocionais da saúde da pessoa. As principais funções da face incluem a transmissão de emoções, a alimentação e a fala, além da proteção aos olhos. Essas funções consistem em atributos eminentemente humanos e são necessárias para manter a comunicação e as relações interpessoais. Portanto, quando uma pessoa sofre uma paralisia facial, as preocupações da reabilitação também devem ser multidimensionais e multimodais para alcançar os melhores resultados.

Grandes avanços vêm ocorrendo no tratamento da paralisia facial, permitindo que cada vez mais pacientes experimentem melhoras funcionais e na qualidade de vida. Entretanto, ainda há casos de paralisias recentes que por vezes são orientados a esperar pela recuperação "espontânea", e casos de paralisias crônicas em que os profissionais dizem que nada pode ser feito para mudar essa condição.

O grau de recuperação da função facial depende da lesão (neuropraxia, axonotmese ou neurotmese), duração do período de denervação, das conexões motoras e sensoriais (direcionamento do crescimento das novas fibras nervosas), do grau de reinervação e estado do músculo. Ou seja, a estimulação miofuncional é imprescindível para o bom resultado, porém não é a única responsável pela recuperação.

Duas fases podem ser claramente definidas: a primeira é considerada a fase flácida (em que há pouca ou praticamente nenhuma informação neural para a musculatura); a segunda, considerada como fase de sequelas (em que as fibras do nervo já regeneraram, e a musculatura já foi reinervada), podendo esta última ser acompanhada de recuperação parcial dos movimentos e movimentos aberrantes (sincinesias) (Fig. 33-1).

A avaliação do lado acometido e da fase de evolução em que se encontra o paciente é de fundamental importância para a definição da conduta terapêutica adequada às necessidades funcionais e musculares específicas de cada fase.

Tanto as técnicas propostas como os profissionais envolvidos no tratamento são bastante diversos. Diferentes profissionais, como fisioterapeutas, terapeutas ocupacionais, ou fonoaudiólogos, vêm-se ocupando da reabilitação de pacientes com paralisia facial. Independente da formação de base dos profissionais envolvidos com o tratamento, o objetivo comum é devolver, à medida do possível, as características naturais de simetria e expressão facial do indivíduo (ainda que parcialmente algumas vezes pela limitação inerente à fisiologia da lesão e da regeneração neural), contribuindo para o restabelecimento do equilíbrio da identidade do indivíduo.

Novak refere que, com a perda da função do nervo facial, os músculos da face passam por degeneração, e mudanças corticais subsequentes ocorrem pela perda do *input* neural. Com a reinervação dos músculos da face, a função motora retorna; entretanto, o mapeamento cortical pode ter sido modificado pelo desuso. A reeducação neuromuscular é necessária para recrutar os músculos adequados e assegurar um mapeamento cortical satisfatório. A autora refere ainda que programas passivos não contribuem para a estimulação necessária do córtex motor.

Uma das perguntas mais frequentes no acompanhamento dos pacientes com paralisia facial de Bell é: por que estimular a realização de "exercícios" se o paciente poderá recuperar de forma espontânea, completa e simétrica a função da mímica?

Acreditamos que mesmo pacientes cuja lesão se traduz em neuropraxia, como na maioria dos casos de paralisia de Bell, necessitam e efetivamente se beneficiam do acompanhamento fonoaudiológico, pois a estimulação contida neste permite a aceleração do processo de recuperação, minimizando a angústia de os pacientes se verem desfigurados, além de ajudá-los a entender o que se passa.

Entre 70 e 85% dos pacientes que apresentam paralisia facial com diagnóstico de Bell recuperam-se completa e espontaneamente sem tratamento. Entretanto, entre 15 e 30% deles apresentam algum grau de sequelas. De fato, ao iniciarmos o tratamento, nem sempre dispomos de exames que indiquem a gravidade da lesão, como a eletroneurografia. Nesses casos, não é possível prever quais serão os pacientes que apresentarão bom prognóstico. Assim, acreditamos que a atuação fonoaudiológica precoce é importante para todos os casos.

Em trabalho anterior, estudamos 80 pacientes com PFP divididos em dois grupos (com e sem estimulação miofuncional orofacial) e em quatro subgrupos (de acordo com a data do início do tratamento), considerando que os pacientes que iniciam o tratamento tardiamente têm evolução diferenciada. A comparação realizada no estudo (até 30, de 31 a 60, de 61 a 90, e mais de 91 dias de evolução da paralisia) mostrou que o grupo acompanhado com estimulação miofuncional apresentou melhores resultados, tanto na recuperação funcional, quanto no tempo transcorrido até a recuperação.

Quando a paralisia é originada de alguma lesão iatrogênica, traumática ou infecciosa, a possibilidade de degeneração walleriana é maior. Nestes casos, justamente por se tratar de situações em que as sequelas são esperadas, o acompanhamento fonoaudiológico deve ser iniciado o mais cedo possível, ainda durante a fase flácida, ou seja, quando a musculatura está denervada, pois maiores serão as chances de recuperação funcional, mesmo reconhecendo que esta recuperação possa vir acompanhada de sequelas inerentes à regeneração neural natural.

Van Swearingen *et al.* encontraram indivíduos com prejuízos comparáveis do ponto de vista funcional, mas com maior sofrimento psicológico, que mostraram maior gravidade da incapacidade física. Esses resultados não só justificam as intervenções clínicas voltadas à redução do prejuízo da função facial, mas também reforçam o

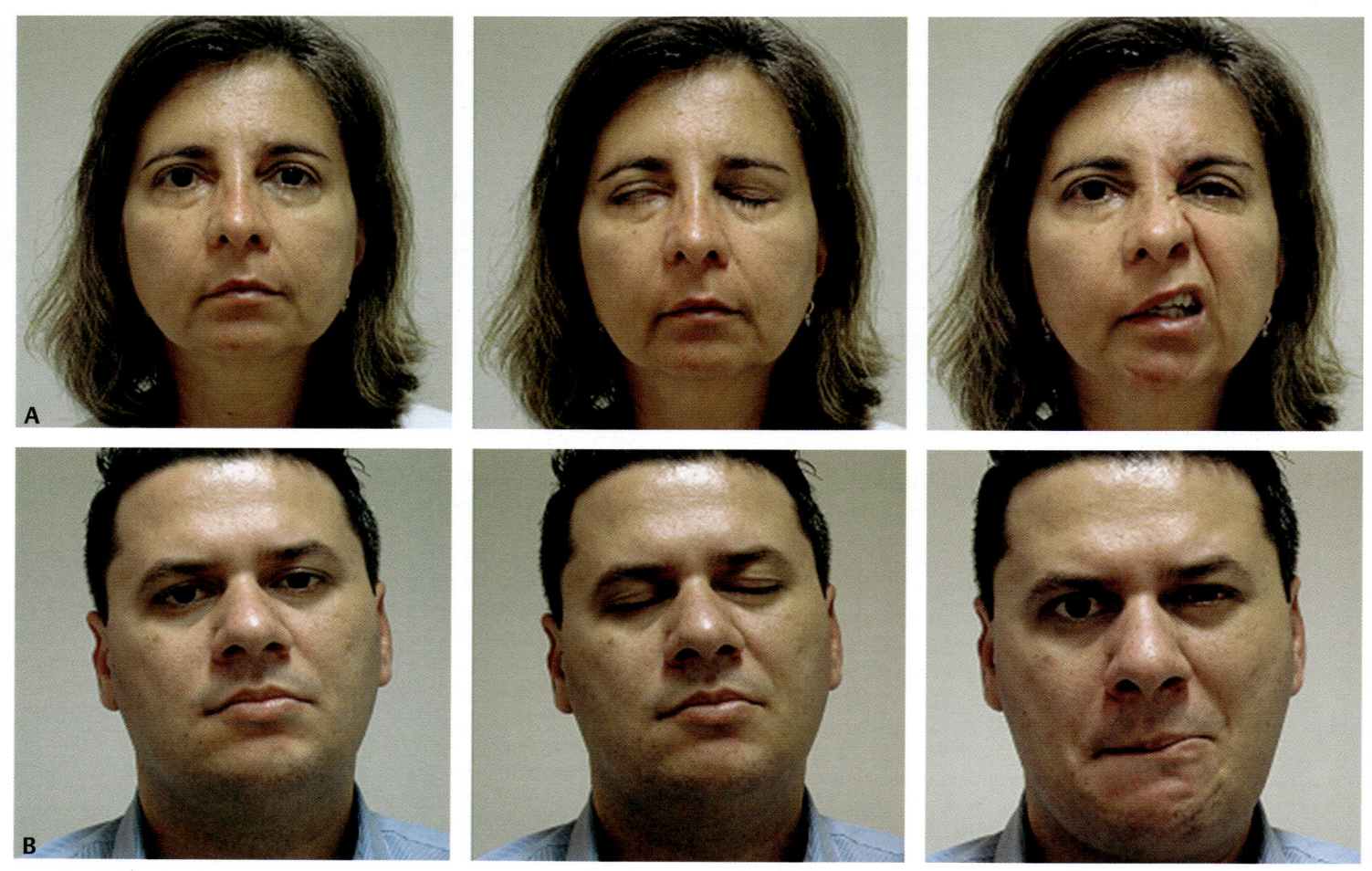

Fig. 33-1. (A) Paralisia facial periférica à direita após 5 meses da retirada de neurinomas do acústico. **(B)** Paralisia facial periférica à esquerda após 18 meses da retirada de neurinomas do acústico.

fato de que a intervenção focada na redução do sofrimento psicológico pode aumentar a efetividade da intervenção fundamentada no prejuízo físico facial.

Van Swearingen descreveu, de forma geral, a reeducação neuromuscular na estrutura e função; a neuropsicologia da expressão facial; a relação entre expressões, movimentos e emoções; assim como a avaliação e as medidas de resultados. A autora propõe uma classificação com base no comportamento funcional. A partir dos sinais e sintomas identificados pelo FGS (*facial grading system*) e pelo FDI (*facial disability index*), os pacientes com alterações neuromotoras são classificados em uma de quatro categorias de conduta: iniciação, facilitação, controle do movimento e relaxamento.

Lindsay *et al.* estudaram 160 pacientes avaliados antes e depois da terapia física, iniciada pelo menos 4 meses após a instalação da PFP, sendo que 49 a começaram após mais de 3 anos. Mesmo em pacientes com prognóstico pobre para a recuperação da função facial, a terapia física aumentou o *score* do FGS. Os autores também observaram que os pacientes se beneficiaram da terapia, mesmo quando a paralisia tinha ocorrido há mais de 3 anos, sugerindo que não há lesão por trás da qual a janela de recuperação neural não exista.

Nesta sessão de reabilitação, optamos, em nossa conduta, pela abordagem miofuncional orofacial na estimulação da paralisia facial periférica, por acreditarmos que esta leva o indivíduo a trabalhar sua expressão natural, de forma controlada e simétrica, em ambos os lados da face, e de maneira sinérgica, estimulando cada músculo vinculado a sua função. A escolha das estratégias de estimulação miofuncional depende da relação lesão/regeneração; portanto, de uma avaliação cuidadosa e criteriosa.

BIBLIOGRAFIA

Altmann EBC, Nascimento Vaz AM. Paralisia Facial: A fonoaudiologia trata. *Rev Cons Reg Fonoaudiol* 2002. Disponível em: http://www.fonosp.org.br/revistas/edicao_48/48_artigo.html.

Bernardes DF, Goffi-Gomez MVS, Pirana S *et al.* Functional profile in patients with facial paralysis treated in a myofunctional approach. *Pro Fono* 2004;16(2):151-8.

Beurskens CH, Heymans PG. Positive Effects of Mime Therapy on Sequelae of Facial Paralysis: Stiffness, Lip Mobility, and Social and Physical Aspects of Facial Disability. *Otol Neurotol* 2003;24:677-681.

Beurskens CH, Oosterhof J, Elvers JW *et al.* The role of physical therapy in patients with facial paralysis: state of the art. *Eur Arch Otorhinolaryngol* 1994;S125-6.

Brach JS, Van Swearingen J, Delitto A *et al.* Impairment and disability in patients with facial neuromuscular dysfunction. *Otolaryngol Head Neck Surg* 1997;117(4):315-21.

Coulson SE, ODwyer NJ, Adams RD, Croxson GR. Expression of emotion and quality of life after facial nerve paralysis. *Otol Neurotol* 2004;25(6):1014-9.

Diels HJ, Combs D. Neuromuscular Retraining for facial paralysis. *Otolaryngol Clin North Am* 1997;30(5):727-743.

Diels HJ. Facial paralysis: Is there a role for a therapist? *Facial Plast Surg* 2000;16(4):361-364.

Fouquet ML, Lazarini PR, Cury RWI. Reabilitação da Paralisia Facial Periférica por Biofeedback Eletroneuromiográfico. In: Fouquet ML, Lazarini PR (org.). *Paralisia Facial - Avaliação, Tratamento e Reabilitação*. 1. ed. São Paulo: Editora Lovise; 2006. p. 177-180.

Fouquet ML, Serrano D, Abbud I. Reabilitação Fonoaudiológica na Paralisia Facial Periférica: Fases Flácida e de Recuperação do Movimento. In: Fouquet ML, Lazarini PR. (org.). *Paralisia Facial - Avaliação, Tratamento e Reabilitação*. 1. ed. São Paulo: Editora Lovise; 2006. p. 149-159.

Freitas KCS, Goffi-Gomez MVS. Grau de percepção e incômodo quanto à condição facial em indivíduos com paralisia facial periférica na fase de sequelas. *Rev Soc Bras Fonoaudiol* 2008;13(2):113-8

Goffi-Gomez MVS, Bogar P, Bento RF *et al.* Exercícios miofuncionais e paralisia facial idiopática. *Rev Bras ORL* 1996;62(4):322-330.

Goffi-Gomez MVS, Vasconcelos LGE, Bernardes DFF. Intervenção fonoaudiológica nas paralisias faciais periféricas. Cap. 59. In:

Fernandes FDM, Mendes BCA, Navas ALPGP (eds). *Tratado de Fonoaudiologia*. 2. ed. São Paulo: Roca; 2010. p. 558-571.

Goffi-Gomez MVS, Vasconcelos LGE, Moraes MFBB. Trabalho Miofuncional Na Paralisia Facial. *Arq Fund Otorrinolaringol* 1999;3(1):30-34.

Guedes ZF. A Atuação do Fonoaudiólogo na Paralisia Facial Periférica [Tese]. (Distúrbios da Comunicação). São Paulo: Escola Paulista de Medicina; 1994. p. 96.

Hadlock TA, Greenfield LJ, Wernick-Robinson M *et al.* Multimodality approach to management of the paralyzed face. *Laryngoscope* 2006;116(8):1385-9.

Irintchev A, Wernig A. Denervation and reinervation of muscle: physiological effects. *Eur Arch Otorhinolaryngol* 1994; (Suppl): S28-S30.

Lindsay RW, Robinson M, Hadlock TA. Comprehensive facial rehabilitation improves function in people with facial paralysis: a 5-year experience at the Massachusetts Eye and Ear Infirmary. *Phys Ther* 2010;90:391-397.

Nicastri M, Mancini P, De Seta D *et al.* Efficacy of early physical therapy in severe Bell's palsy: a randomized controlled trial. *Neurorehabil Neural Repair* 2013;27(6):542-51.

Novak CB. Rehabilitation Strategies for Facial Nerve Injuries. *Seminars Plastic Surg* 2004;19(1):47-51.

Prakash V, Hariohm K, Vijayakumar P *et al.* Functional training in the management of chronic facial paralysis. *Phys Ther* 2012;92(4):605-13.

Segal B, Hunter T, Danys I *et al.* Minimizing synkinesis during rehabilitation of the paralyzed face: preliminary assessment of a new small-movement therapy. *J Otolaryngol* 1995;24(3):149-53.

Silva MF, Cunha MC, Lazarini PL *et al.* Conteúdos psíquicos e efeitos sociais associados à paralisia facial periférica: abordagem fonoaudiológica. *Arq Int Otorrinolaringol* 2011;15(4):450-460.

Silva MFF, Guedes ZCF, Cunha MC. Aspectos psicossociais associados à paralisia facial periférica na fase sequelar: estudo de caso clínico. *Rev CEFAC* 2013;15(4):102-103.

Van Swearingen J, Cohn JF, Turnbull J *et al.* Psychological distress: Linking impairment with disability in facial neuromotor disorder. *Otolaryngol Head Neck Surg* 1998;118:790-6.

Van Swearingen JM. Facial rehabilitation: a neuromuscular reeducation, patient-centered approach. *Facial Plastic Surgery* 2008;24(2):250-259.

34 Estimulação Miofuncional na Fase Flácida

Maria Valéria Schmidt Goffi-Gomez

A fase flácida na paralisia facial periférica é caracterizada pela ausência ou diminuição importante dos movimentos de todos os segmentos da hemiface acometida, como consequência da ausência ou diminuição importante da informação neural.

A reabilitação miofuncional orofacial nesses casos tem como objetivos:

- Manter a musculatura metabolicamente ativa até a chegada da reinervação, procurando atrasar a atrofia.
- Acelerar a recuperação, deixando o músculo pronto.
- Direcionar e estimular o crescimento axonal.
- Dar apoio ao paciente que se vê desfigurado, instrumentalizando-o para trabalhar pela própria recuperação.
- Manter o esquema corporal facial (mapeamento cortical e engramas corticais e subcorticais).

A reabilitação inicia-se na primeira terapia da fase flácida, quando são levantados os dados da anamnese, da avaliação funcional, e já são prescritas as primeiras estratégias de estimulação para realização diária.

Na fase inicial da paralisia, basicamente flácida, mesmo com pouco movimento presente, o trabalho consiste na realização de exercícios isométricos (exercícios com contração muscular sem modificação, no tamanho da fibra muscular), acompanhados por massagens indutoras no sentido do movimento desejado. O efeito circulatório das massagens eleva o metabolismo celular e estimula o trofismo muscular. Elas também estimulam os receptores proprioceptivos, preservando o esquema corporal da face, e estão sempre vinculadas à indução do movimento no trabalho miofuncional, não sendo meramente aleatórias.

Apesar de as massagens indutoras serem necessárias somente do lado da paralisia, elas podem ser realizadas em ambos os lados da face, considerando-se a intenção constante de se oferecer estímulos sensoriais simétricos, com estimulação proprioceptiva bilateral. É possível relaxar músculos que estão enrijecidos por exercício e tensão, e auxiliar a circulação do sangue e da linfa, fazendo com que todas as partes estimuladas possam receber nutrientes essenciais, como o oxigênio, e livrar-se de produtos em excesso. A pressão aplicada na massagem afeta o que está sob a pele. Essas massagens podem ser exclusivamente manuais, lentas, com pressão profunda na fase flácida.

Os exercícios devem estimular os músculos inervados pelo nervo facial, ou seja, relativos aos segmentos da face: testa, olhos, nariz, lábios e bochechas (Figs. 34-1 a 34-6). As massagens são feitas com as pontas dos dedos em ambos os lados. Nos casos em que

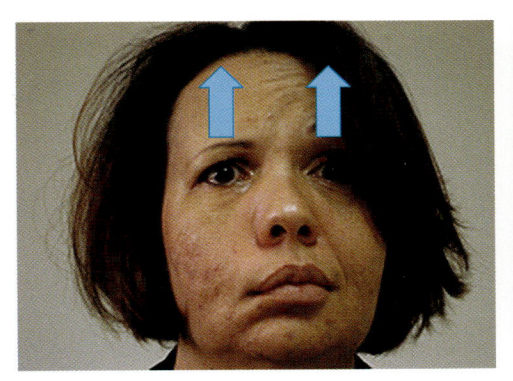

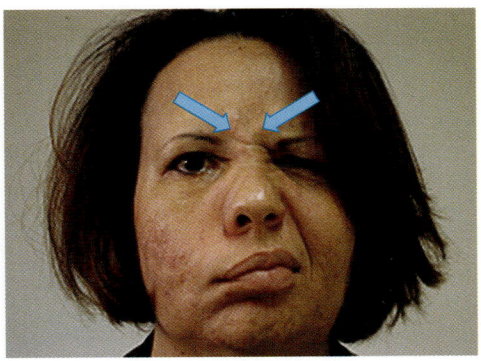

Fig. 34-1. Elevação e contração da testa com massagens indutoras.

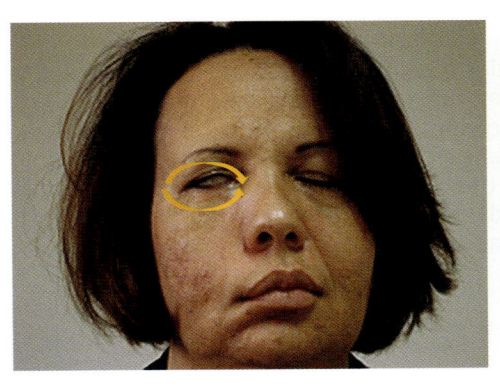

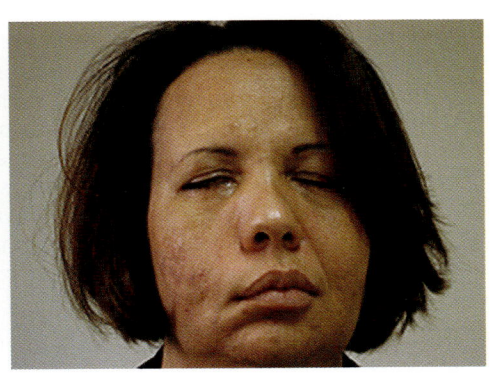

Fig. 34-2. Fechamento natural dos olhos e manutenção do mesmo após a indução suave.

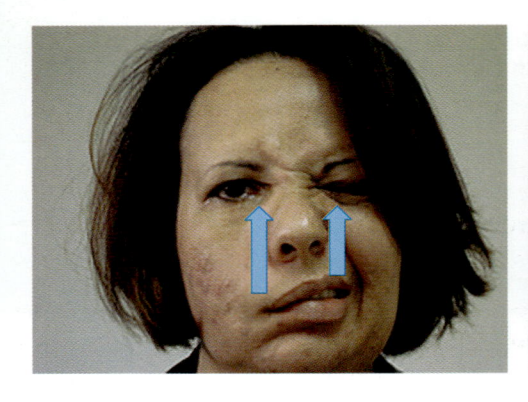

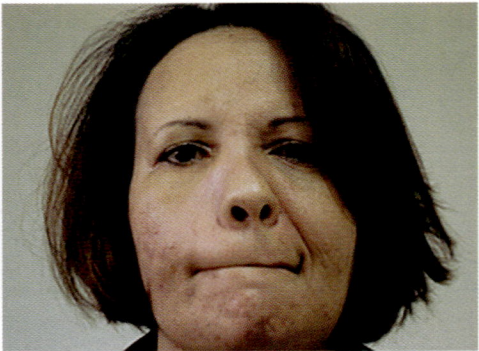

Fig. 34-3. Elevação do nariz e alongamento dos lábios.

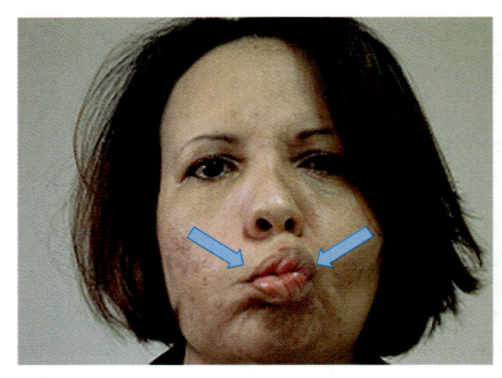

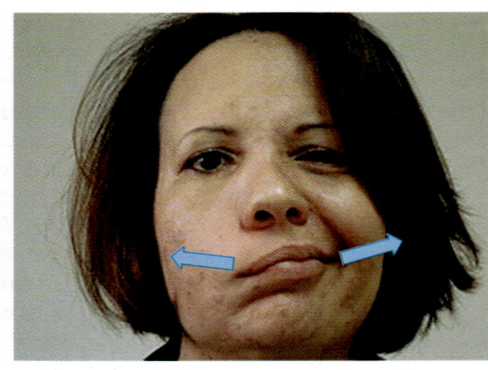

Fig. 34-4. Protrusão e retração labial fechada.

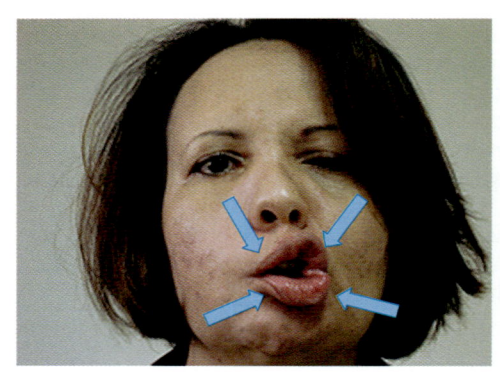

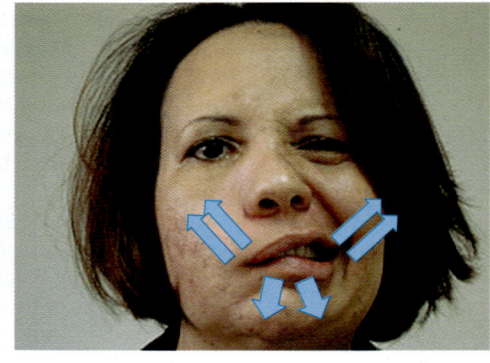

Fig. 34-5. Protrusão e retração labial aberta.

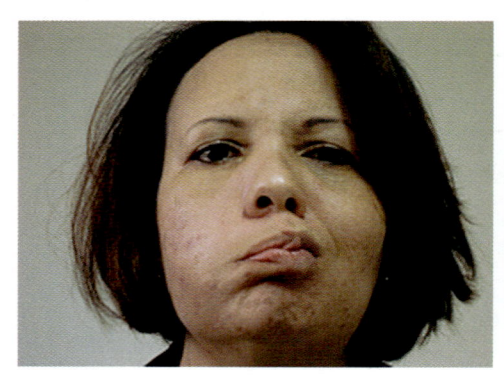

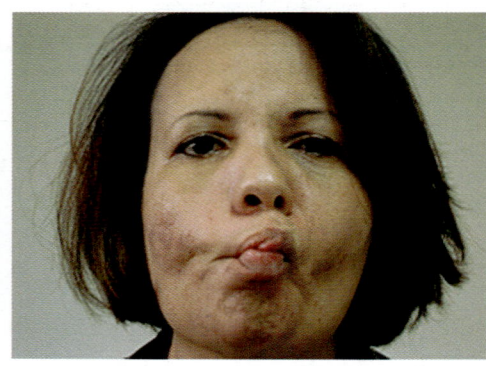

Fig. 34-6. Inflar e sugar as bochechas.

se sabe que a regeneração neural pode ser demorada, a utilização de massageador facial suave pode substituir os dedos na massagem indutora. Na indução do fechamento dos olhos, a massagem é muito suave, sem qualquer força, e pode ser feita somente no lado acometido.

TESTA
Elevação e contração. Elevar os supercílios (cara de assustado), manter o movimento por 5 tempos, acompanhando com cinco massagens em sentido superior, desde as sobrancelhas até a raiz dos cabelos. Depois realizar a contração dos supercílios (cara de bravo), manter o movimento por 5 tempos, com cinco massagens no sentido lateromedial inferior, ou seja, iniciando-se na lateral da testa até a linha medial da raiz do nariz. Repetir de 8 a 10 vezes a sequência.

OLHOS
Fechamento natural dos olhos acompanhado de cinco massagens suaves, com dois dedos (indicador e médio) ligeiramente flexionados. A mão utilizada pode ser a contralateral ao olho afetado para facilitar o sentido da massagem. Essas massagens iniciam-se no canto externo das pálpebras e terminam no canto interno. Solicitar ao paciente que, ao término desse procedimento, procure manter os olhos fechados por aproximadamente 5 a 8 segundos antes de abri-los. Repetir de 8 a 10 vezes.

NARIZ
Franzir o nariz, como ao sentir mau odor, manter a ação por 5 tempos e iniciar as massagens elevadoras, desde as rimas labiais seguindo pela face lateral do osso nasal até o canto interno dos olhos (região do

músculo prócero). Os lábios devem ficar entreabertos para estimular também os músculos levantadores do lábio superior. Depois, alongar escondendo os lábios entre as arcadas dentárias (puxando a bochecha do lado da paralisia para centralizar a posição do filtro) e manter por aproximadamente 5 segundos ("boca de sapo"). Repetir de 8 a 10 vezes a sequência.

LÁBIOS

- *Bico-sorriso fechado:* protrusão dos lábios ("bico fechado"), manter o movimento por 5 segundos, acompanhando com cinco massagens que se iniciam na região da maçã do rosto e que seguem até as comissuras labiais. Depois, retração labial (sorriso fechado), manter o movimento por 5 segundos, acompanhando com cinco massagens que se iniciam nas comissuras labiais em direção às orelhas. Repetir de 8 a 10 vezes a sequência.
- *Bico-sorriso aberto:* protrusão dos lábios evertidos ("bico aberto"), manter o movimento por 5 segundos, acompanhando com cinco massagens que se iniciam na região correspondente aos dentes molares e que seguem até se encontrarem na linha média. Depois, retração labial (sorriso aberto, acompanhado de "bons pensamentos"), manter o movimento por 5 segundos, acompanhando com cinco massagens que se iniciam nas comissuras labiais em direção às orelhas. Repetir de 8 a 10 vezes a sequência.

Lábios e Bochechas

Inflar ambas as bochechas com pouco ar, procurando mantê-las deste modo por aproximadamente 5 segundos, estimulando o vedamento labial e a participação do músculo orbicular da boca. Depois, sugá-las em direção às arcadas dentárias e mantê-las nessa posição também por, aproximadamente, 5 segundos, estimulando a participação do músculo bucinador. Repetir 10 vezes a sequência.

Em todos os movimentos propostos, não é recomendada a contração máxima da musculatura, justamente para evitar o uso de forças compensatórias de outros grupos musculares ou do lado sadio.

O número de repetições dos exercícios deve respeitar o limite do paciente. A sugestão de 10 repetições e recomendação de manutenção de 5 segundos seria uma forma de permitir a repetição dos movimentos, sem fadiga. Nas paralisias idiopáticas e de origem inflamatória, a nossa recomendação é de realização de, no máximo, 10 exercícios somente 1 vez ao dia. Já nos casos de paralisias traumáticas e iatrogênicas, em que pode haver sofrimento maior das fibras neurais e recuperação lenta, pode ser prescrita a realização de exercícios 2 vezes ao dia.

Em todas as sessões, mas, sobretudo no início do acompanhamento, devem ser reforçadas as prescrições médicas quanto ao cuidado com a proteção e a lubrificação dos olhos.

AQUECIMENTO DA MUSCULATURA

Estratégias de aquecimento da musculatura são recomendadas antes do início dos exercícios na fase flácida. Pode ser usado o estimulador térmico (Fig. 34-7A), toalha gelada ou a realização de tapinhas. O aumento do metabolismo pode ser alcançado por meio do estímulo frio. O estimulador térmico deve ser guardado na geladeira ou congelador (a depender do clima e temperatura local). Deve ser passado pelo rosto, com 10 excursões em cada região em ambos os lados, pelo pescoço, queixo, lábio superior, bochechas e testa. Repetir o procedimento 3 vezes.

Para os "tapinhas", orientamos que o paciente proceda com uma série de tapinhas, com as pontas dos dedos, iniciando pela região do pescoço, queixo, lábio superior seguido pelas bochechas até alcançar a testa, batendo de 15 a 20 vezes em cada região, repetindo 3 vezes a sequência.

ESTRATÉGIAS PARA O SEGUIMENTO DA ESTIMULAÇÃO

Outros exercícios de motricidade orofacial geral, que envolvam vedamento labial, atuação do músculo bucinador e musculatura perioral, devem ser prescritos para a estimulação funcional de todos os grupos musculares envolvidos. A "lista" de exercícios pode ser ampliada, entretanto, o treinamento diário não deve ultrapassar 10 a 12 estratégias.

Exemplos de estratégias para a estimulação da fase flácida:

- Bico de peixe (com facilitação), ou utilização das consoantes bilabiais ou fricativas (/δ/,/s/,/ζ/,/z/). Repetição de fonemas bilabiais. Com os lábios protrusos, repetir a sequência de fonemas bilabiais acompanhados de vogais: papapa, pepepe, pipipi, popopo, pupupu. Descansar com "boca de sapo" (alongando os lábios) e repetir com bababa, bebebe, bibibi, bobobo, bububu e com mamama, mememe, mimimi, momomo, mumumu.
- Beijos. Protrusão dos lábios seguida de estalo em beijo prolongado e forte. Repetir 10 vezes.
- Vibração labial. Manter a vibração como reproduzindo o barulho de motor (brrrrr) por até 8 segundos. Repetir 10 vezes.
- Seringa/equipo de soro/garrafas para exercícios respiratórios (Fig. 34-7B). Usar a ação do bucinador, com força de bochechas para a sucção da água da seringa, com equipo de soro ou por meio das garrafas (usando somente a ação de sugar, não soprar).
- Estalos em boca de sapo. Repetir 10 vezes.
- Exercitador facial (Fig. 34-7C). Colocá-lo entre as bochechas e a arcada dentária (vestíbulos laterais da boca), e acionar o bucinador (auxiliando com protrusão labial, se necessário), manter a contração por 5 tempos e soltar. Repetir 6 vezes.
- Bochechar ar nas duas bochechas. Manter os lábios unidos bochechando ar 10 vezes, evitando o escape de ar. Parar por 3 segundos e repetir 4 séries.
- Botão/guia de resistência labial (Fig. 34-7D). Colocá-lo entre os dentes e os lábios (região vestibulolabial) e cobri-lo com os lábios. Puxá-lo para fora fazendo resistência contrária com os lábios, contar até 5 e soltar. Repetir 6 a 8 vezes.
- Empurrar as bochechas com a língua. Empurrar 5 vezes de cada lado, mantendo os lábios unidos. Engolir para relaxar a língua e repetir 6 vezes.

Uso do Espelho

Embora o uso do espelho possa auxiliar a realização adequada dos movimentos em casa, em sessão de reabilitação o terapeuta pode ser o espelho do paciente que imitará os movimentos propostos. Todos os movimentos são realizados pelo terapeuta, enquanto o paciente os imita. A imitação intencional confere a ativação de áreas corticais da expressão emocional.

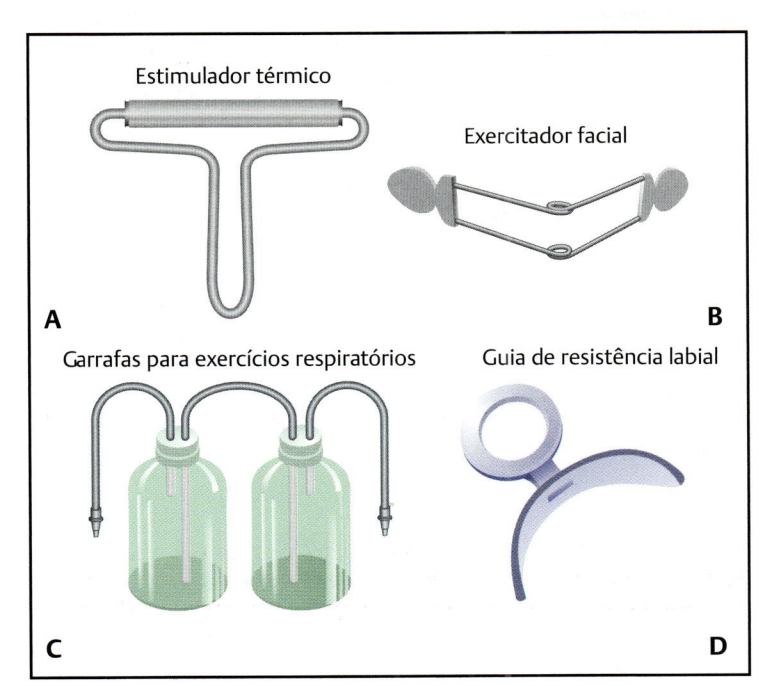

Fig. 34-7. (A-D) Acessórios que podem auxiliar o treinamento muscular na fase flácida da paralisia facial periférica.

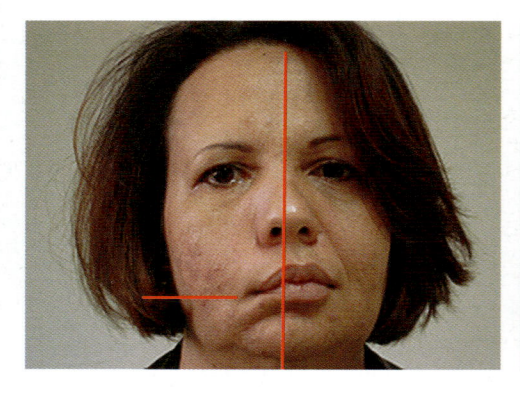

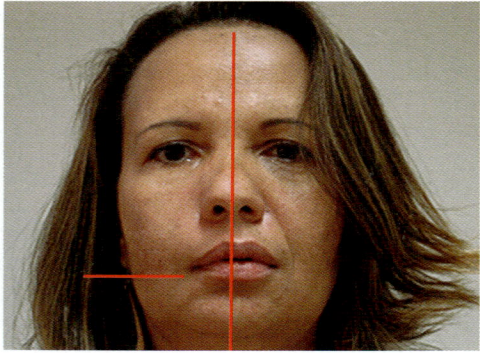

Fig. 34-8. Observar a diminuição do desvio do filtro, e a diminuição da queda da comissura labial.

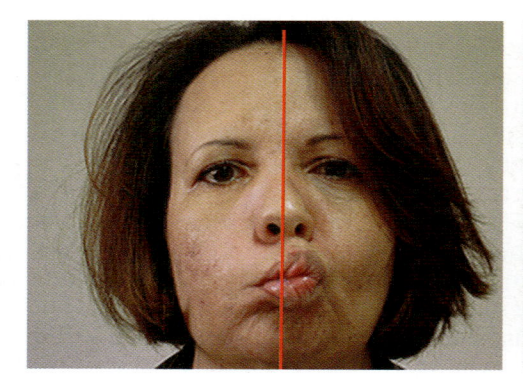

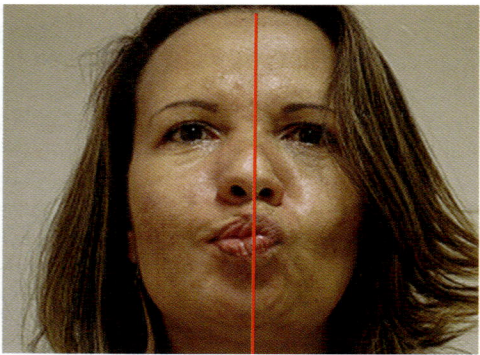

Fig. 34-9. Observar a centralização da protrusão labial.

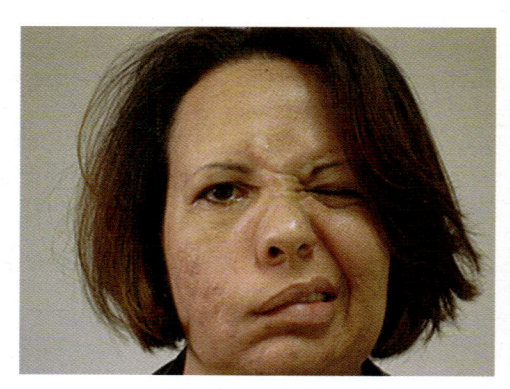

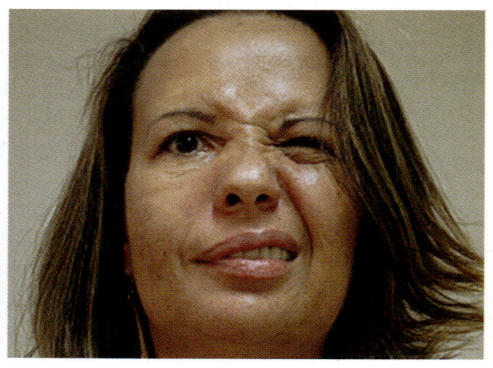

Fig. 34-10. Observar a diminuição do desvio do filtro e o início da exposição da dentição superior 14 meses após a instalação da paralisia.

ALIMENTAÇÃO

Além dos exercícios, existe a preocupação quanto ao processo de alimentação. São inerentes ao quadro das paralisias faciais as queixas quanto à dificuldade de manter o bolo alimentar entre as arcadas dentárias durante a mastigação, posto que o músculo bucinador encontra-se paralisado. Aliado a isso, em alguns casos o paciente apresenta uma incompetência labial com vedamento insuficiente em função da flacidez do músculo orbicular da boca.

Mesmo reconhecendo suas limitações, no início do tratamento orientamos o paciente para tentar fazer a lateralização do bolo alimentar durante as refeições, cuidando para que a mastigação unilateral não se perpetue. Essa tentativa de lateralização pode ser feita com o auxílio da mão apoiada sobre a bochecha, elevando-a. Caso a paralisia perdure, é realizado trabalho formal de mastigação para melhorar a identidade intraoral e possibilitar a adequação da função, não propriamente visando à força de mastigação, mas a dinâmica alimentar com ênfase na limpeza dos vestíbulos e vedamento labial adequado.

QUANDO TERMINA A FASE FLÁCIDA?

Tanto a simetria das linhas do repouso, o aparecimento de esboço em alguns movimentos, quanto o início de leve movimentação associada de outros grupos musculares no lado afetado (sincinesias) marcam o final da fase flácida (Figs. 34-8 a 34-10).

O fim da fase flácida pode ser marcado com a alta do paciente pela recuperação completa dos movimentos, em aproximadamente 6 a 8 semanas (nos casos em que a lesão foi apenas ou neuropraxia), ou com o início da reinervação nos casos em que houve degeneração walleriana. O início da reinervação pode demorar desde poucas semanas até vários meses (24 meses em alguns casos).

Nos casos de paralisias faciais congênitas por erros de embriogênese, agenesia do núcleo ou do nervo facial (Veja Seção III – Capítulo 11 – Paralisia Facial Congênita) ou em casos em que não houver continuidade do tubo neural (secção do nervo por trauma ou iatrogenia), a fase flácida é "permanente". Nestes casos o paciente deve ser encaminhado às cirurgias reparadoras (Veja na Seção IV).

O programa de reabilitação é dado em sessões semanais, supervisionadas pelo fonoaudiólogo, e seguido por um programa de exercícios prescrito para a realização diária em casa, geralmente 1 vez ao dia. Entretanto, em paralisias de longa duração em fase flácida, os retornos podem ser espaçados, quinzenais ou mensais, a depender da participação e colaboração do paciente, que deve aderir às estratégias propostas para realizar em casa.

BIBLIOGRAFIA

Altmann EBC, Nascimento Vaz AM. Paralisia Facial: A fonoaudiologia trata. *Rev Cons Reg Fonoaudiol* 2002. Disponível em: http://www.fonosp.org.br/revistas/edicao_48/48_artigo.html.

Altmann EBC. Como eu trato Paralisia Facial. In: Anais do Congresso Brasileiro de Fonoaudiologia, Natal, 1998.

Bernardes DFF, Goffi-Gomez MVS, Pirana S et al. Functional profile in patients with facial paralysis treated in a myofunctional approach. *Pro Fono* 2004;16(2):151-8.

Brach JS, Van Swearingen J. Measuring fatigue related to facial muscle function. *Arch Phys Med Rehabil* 1995;76(10):905-8.

Brach JS, Van Swearingen JM. Physical therapy for facial paralysis: a tailored treatment approach. *Phys Ther* 1999;79(4):397-404.

Busanello-Stella AR, Blanco-Dutra AP, Corrêa ECR *et al.* Fadiga eletromiográfica dos músculos orbiculares da boca durante exercícios em crianças respiradoras orais e nasais. *CoDAS* 2015;27(1):80-88.

Busanello-Stella AR, Silva AMT, Corrêa ECR. Pesquisa da fadiga nos músculos faciais e mastigatórios: revisão de literatura. *Rev CEFAC* 2014;16(5):1638-1638.

Byrne PJ. Importance of facial expression in facial nerve rehabilitation. *Curr Opin Otolaryngol Head Neck Surg* 2004;12(4):332-335.

Cole JL, Zimmerman SI, Sidney G. Nonsurgical neuromuscular rehabilitation of Facial muscle paresis. Chap 15. In: Rubin L (ed). *The Paralysed Face*. St. Louis: Mosby Year Book, 1991.

Coulson SE, Adams RD, ODwyer NJ *et al.* Physiotherapy rehabilitation of the smile after long-term facial nerve palsy using video self-modeling and implementation intentions. *Otolaryngol Head Neck Surg* 2006;134(1):48-55.

Coulson SE, Croxson GR, Gilleard WL. Three-dimensional quantification of the symmetry of normal facial movement. *Otol Neurotol* 2002;23(6):999-1002.

Coulson SE, ODwyer NJ, Adams RD *et al.* Expression of Emotion and Quality of Life After Facial Nerve Paralysis. *Otol Neurotol* 2004;25(6):1014-1019.

De Swart BJ, Verheij JC, Beurskens CH. Problems with eating and drinking in patients with unilateral peripheral facial paralysis. *Dysphagia* 2003;18(4):267-73.

Denlinger RL, VanSwearingen JM, Cohn JF *et al.* Puckering and blowing facial expressions in people with facial movement disorders. *Phys Ther* 2008; 88(8):909-15.

Diels HJ. Facial paralysis: Is there a role for a therapist? *Facial Plast Surg* 2000;16(4):361-364.

Ferreira TS, Mangilli LD, Sassi FC *et al.* Fisiologia do exercício fonoaudiológico: uma revisão crítica da literatura. *J Soc Bras Fonoaudiol* 2011;23(3):288-96.

Fouquet ML, Lazarini PR, Cury RWI. Reabilitação da Paralisia Facial Periférica por Biofeedback Eletroneuromiográfico. In: Fouquet ML, Lazarini PR (Org). *Paralisia Facial - Avaliação, Tratamento e Reabilitação*. Vol. 1. São Paulo: Editora Lovise, 2006:177-180.

Fouquet ML, Masson AC, Guimarães MF *et al.* Avaliação fonoaudiológica na paralisia facial periférica. In: Lazarini PR, Fouquet ML. *Paralisia facial: avaliação, tratamento e reabilitação*. São Paulo: Editora Lovise, 2006.

Fouquet ML, Serrano D, Abbud I. Reabilitação Fonoaudiológica na Paralisia Facial Periférica: Fases Flácida e de Recuperação do Movimento. In: Fouquet ML, Lazarini PR (Org). *Paralisia Facial - Avaliação, Tratamento e Reabilitação*. Vol. 1. São Paulo: Editora Lovise; 2006. p. 149-159.

Goffi Gomez MVS, Liberman PHP, Martins NMS *et al.* Reabilitação Miofuncional na Paralisia Facial. In: De Angelis EC, Furia CLB, Mourão LF, Kowalski LP. *A Atuação da Fonoaudiologia no Câncer de Cabeça e Pescoço*. São Paulo: Lovise, 2000.

Goffi Gomez MVS, Vasconcelos LGE, Bernardes DFF. Intervenção Fonoaudiológica Na Paralisia Facial Periférica. In: Fernandes FDM, Mendes BCA, Navas ALPGP (eds). *Tratado de Fonoaudiologia*. 2.ed. São Paulo: Ed. Roca, 2010.

Goffi Gomez MVS, Vasconcelos LGE, Bernardes DFF. Reabilitação Miofuncional da Paralisia Facial Periférica. In: Ferreira LP (ed). *Tratado de Fonoaudiologia*. São Paulo: Ed. Roca, 2004.

Goffi-Gomez MVS, Bogar P, Bento RF, Miniti A. Exercícios miofuncionais e paralisia facial idiopática. *Rev Bras ORL* 1996;62(4):322-330.

Henkelmann TC, May M. Physical Therapy and Neuromuscular Rehabilitation. In: May M, Schaitkin B. *The Facial Nerve*. Chap 16. 2nd ed. New York: Thieme, 2000:301-318.

Kim J, Lee HR, Jeong JH *et al.* Features of facial asymmetry following incomplete recovery from facial paralysis. *Yonsei Med J* 2010;51(6):943-8.

Lee IS, Yoon SS, Lee SH *et al.* An amplification of feedback from facial muscles strengthened sympathetic activations to emotional facial cues. *Auton Neurosci* 2013;179(1-2):37-42.

Lee TW, Josephs O, Dolan RJ *et al.* Imitating expressions: emotion-specific neural substrates in facial mimicry. *Soc Cogn Affect Neurosci* 2006;1(2):122-35.

Lindsay RW, Robinson M, Hadlock TA. Comprehensive facial rehabilitation improves function in people with facial paralysis: a 5-year experience at the Massachusetts Eye and Ear Infirmary. *Phys Ther* 2010;90(3):391-7.

Merkel KE, Schmidt KL, Levenstein RM *et al.* Positive affect predicts improved lip movement in facial movement disorder. *Otolaryngol Head Neck Surg* 2007;137(1):100-4.

Novak CB. Rehabilitation Strategies for Facial Nerve Injuries. *Seminars in Plastic Surg* 2004;19(1):47-51.

Rahal A, Goffi-Gomez MVS. Clinical and Electromyographic Study of Lateral Preference in Mastication in Patients with Long-Standing Peripheral Facial Paralysis. *Int J Orofacial Myology* 2009;35:19-32.

Schmidt KL, Van Swearingen JM, Levenstein RM. Speed, amplitude, and asymmetry of lip movement in voluntary puckering and blowing expressions: implications for facial assessment. *Motor Control* 2005;9(3):270-80.

Van Swearingen J. Facial rehabilitation: a neuromuscular reeducation, patient-centered approach. *Facial Plast Surg* 2008;24(2):250-9.

Van Swearingen JM, Cohn JF, Bajaj-Luthra A. Specific impairment of smiling increases the severity of depressive symptoms in patients with facial neuromuscular disorders. *Aesthetic Plast Surg* 1999;23(6):416-23.

VanSwearingen JM, Cohn JF, Turnbull J *et al.* Psychological distress: linking impairment with disability in facial neuromotor disorders. *Otolaryngol Head Neck Surg* 1998;118(6):790-6.

35 Estimulação Miofuncional na Fase de Sequelas

Maria Valéria Schmidt Goffi-Gomez

Inexistente na paralisia facial crônica, considerada paralisia em fase flácida "eterna", a fase de sequelas é aquela em que houve regeneração neural. Entretanto, o crescimento axonal traz diferenças na "nova face". A reinervação é geralmente parcial em alguns segmentos da hemiface afetada e acompanhada por contratura e sincinesias. Embora indesejadas, as sequelas são uma ocorrência comum em muitos casos de paralisia facial periférica idiopática, tumoral ou traumático-iatrogênica.

POR QUE A REGENERAÇÃO NEURAL TRAZ "DIFERENÇAS" NA FACE?

- *Recuperação parcial dos movimentos:* nem todos os axônios que degeneram conseguem passar o traço de sutura (fibroses locais, cicatrização) e traçar novo "caminho" entre as células de Schwann que ocuparam o espaço endoneural, o que resulta em movimento de amplitude diminuída na musculatura reinervada.
- *Contratura:* crescimento axonal se faz em brotos (brotos protoplasmáticos) somado a algum grau de atrofia muscular.
- *Sincinesias:* crescimento axonal desviado pela falta de direcionamento dada pelo endoneuro e perineuro, o que resulta na sincronização anormal de movimentos. Estes ocorrem com a atividade voluntária ou reflexa de músculos que originalmente não se contraem juntos (Fig. 35-1).

As sequelas são inerentes à regeneração neural, porque a recuperação das fibras nervosas geralmente ocorre de forma supranumerária e desviada, podendo também haver falhas na transmissão entre axônios adjacentes e hiperexcitabilidade nuclear.

Beurskens e Heymans testaram a efetividade da terapia mímica associada à fisioterápica em pacientes com sequelas de paralisia facial periférica (PFP) unilateral de longa duração (mais de 9 meses). Fizeram um estudo clínico randomizado de um grupo de pacientes em tratamento e um grupo-controle representado pela lista de espera. Eram 50 pacientes (21 homens e 29 mulheres) com sequela de PFP com média de HB IV. Foram propostas dez sessões de 45 minutos de terapia mímica associada à automassagem, exercícios de relaxamento, inibição das sincinesias, exercícios de coordenação e de expressão emocional. Para a análise da efetividade do tratamento, os autores usaram medidas de rigidez facial com escala análogo-visual (VAS 0-5), mobilidade de lábios (índices *lip-length* [LL] *and pout* [P]) e o FDI *(Facial disability index)*. Encontraram que todas as medidas mostraram melhores resultados no grupo de estudo com diferenças estatisticamente significativas.

Cronin e Steenerson estudaram a efetividade do treinamento neuromuscular em associação ao *biofeedback* eletromiográfico em 24 pacientes com PFP (idade média de 44 anos, entre 15 e 72 anos) e média de tempo da instalação até o início do tratamento de 32 meses. Compararam os resultados a um grupo de controle composto por 6 pacientes que se negaram a participar da intervenção com treinamento neuromuscular durante o período do estudo. Os pacientes no grupo de estudo e de controle estavam com PFP havia mais de 9 meses, e com PFP residual; 42% apresentavam sincinesia moderada à severa antes do início do treinamento neuromuscular. O critério de alta para os pacientes no grupo de estudo foi a simetria no traçado eletromiográfico ou a diferença entre 2 e 5 μV/s em relação ao lado normal (exceto pacientes com schwannoma do facial, que tiveram alta com diferenças entre 8 e 10 μV/s). Os resultados do tratamento foram analisados em função da simetria facial à eletromiografia (EMG), da porcentagem de função facial e da presença das sincinesias. Os 24 pacientes tratados mostraram melhora em todos os aspectos, com diminuição importante das sincinesias e aumento da função facial em pelo menos 30%. A duração do tratamento variou entre

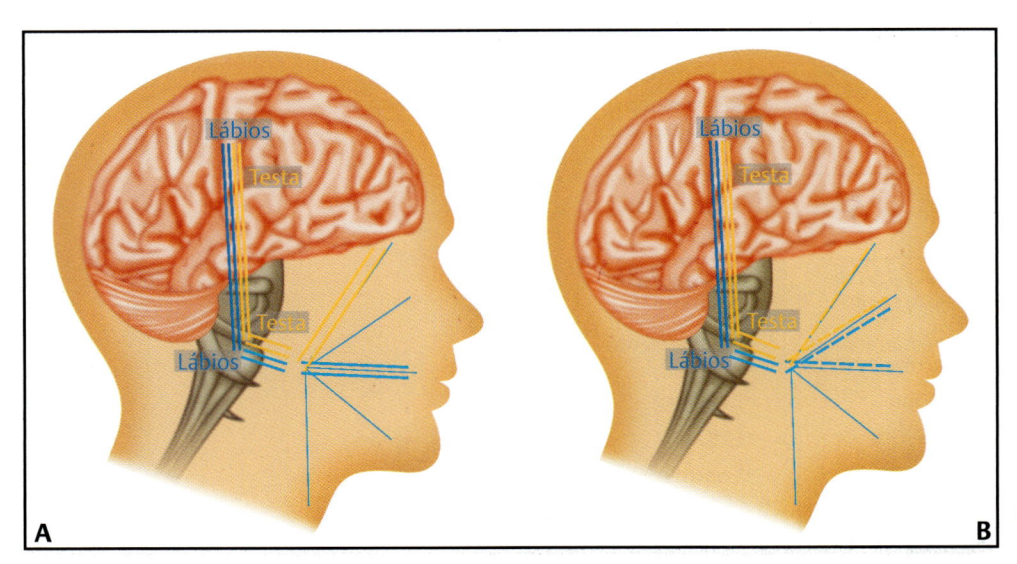

Fig. 35-1. (A e B) Esquema de ocorrência das sincinesias.

3 e 15 meses. No grupo de controle os pacientes não apresentaram mudanças na função facial ou nas sincinesias ao final do estudo, exceto um paciente que mostrou melhora de 15%.

Os impactos emocional e psicossocial das sequelas devem ser considerados e abordados por todos os profissionais que acompanham esses pacientes, e o encaminhamento e o tratamento específico devem ser solicitados, sempre que necessário.

QUANDO INICIAR AS ESTRATÉGIAS DE ESTIMULAÇÃO MIOFUNCIONAL OROFACIAL REFERENTES À FASE DE SEQUELAS?

Tanto a simetria das linhas do repouso, quanto o aparecimento de esboço em alguns movimentos, início das sincinesias ou sinais de contratura marcam o final da fase flácida, como demonstrado no Capítulo 34 (Estimulação Miofuncional na Fase Flácida). Assim que se observa o início da reinervação, os exercícios isométricos são substituídos por estratégias e exercícios isotônicos (exercícios com a ocorrência de tensão muscular acompanhada de modificação do tamanho da fibra muscular. São exercícios principalmente de mobilidade muscular, indicados para incentivar a oxigenação muscular, a coordenação da musculatura e o aumento da amplitude dos movimentos).

Nessa fase é imprescindível o acolhimento ao paciente e a explicação de onde vêm as sequelas. Elas representam a recuperação natural do nervo, processo inerente à regeneração neural, necessária à reprogramação do controle voluntário da nova face.

O objetivo do trabalho miofuncional na fase de sequelas é diminuir a contratura, melhorar a harmonia e simetria facial, aumentando a amplitude dos movimentos, e controlar as sincinesias. Para isso são sugeridos exercícios de dissociação das sincinesias, com treinamento da independência dos segmentos, associados a estratégias de alongamentos passivo e ativo, assim como de relaxamento. O uso do *biofeedback* eletromiográfico é imprescindível para a conscientização dos movimentos associados e o treinamento das estratégias de dissociação para a automatização dos resultados.

Diels e Combs descreveram que os candidatos ao treinamento neuromuscular devem ter a musculatura reinervada, estar motivados para assegurar a adesão ao tratamento e ter atenção e cognição adequadas para a prática precisa exigida pelo programa. Comentam também que não há período crítico para o início do tratamento, mas, de forma ideal, os pacientes devem ser encaminhados assim que as sincinesias se instalem. O programa consiste no desenvolvimento de novos padrões de controle motor, com execução lenta dos movimentos para permitir a inibição das sincinesias, iniciando com movimentos de pequena amplitude com aumento progressivo da mesma, visando à simetria.

O programa de treinamento de Cronin e Steenerson inclui a orientação ao paciente e o uso de EMG de superfície para comparar o lado fraco da face ao lado normal. Exercícios funcionais isolados, cuidados com os olhos, vibração, massagem e reeducação para o treinamento das sincinesias também são usados.

Van Swearingen propõe que o padrão da atividade muscular de uma expressão facial pode guiar o profissional no direcionamento das estratégias de tratamento, mas as emoções e outras expressões evocadas por áreas subcorticais podem contribuir para o tratamento das alterações neuromusculares; os estados emocional e anímico podem influenciar a atividade facial e modificar o curso e os resultados do tratamento nos pacientes com alterações da expressão facial resultantes de lesões do nervo facial. Com base na avaliação dos aspectos físicos e psicossociais, a autora classifica o tratamento dos pacientes em quatro fases, a fim de direcionar o planejamento terapêutico. Na iniciação (1), o tratamento inclui exercícios ativos assistidos em pequena quantidade para evitar a exacerbação da atividade da hemiface contralateral, além da descrição do processo de recuperação e da reabilitação, e dos sinais esperados de recuperação do movimento e da função. Na facilitação (2), em que se observam movimentos faciais esboçados, são indicados exercícios ativos de resistência para aumentar a amplitude do movimento facial. É enfatizada a importância da prática precisa dos exercícios e não a quantidade, e a atenção a qualquer sinal de movimentos anormais que possam aparecer (sincinesias). Se isso acontecer, a mudança de estratégia e o retorno para uma sessão de terapia são necessários para mudança na conduta. Na fase de controle (3), a reeducação neuromuscular envolve a orientação do paciente para aprender (reaprender) a isolar as contrações musculares e reduzir a atividade muscular anormal indesejada. A fase de relaxamento (4) abrange o uso de técnicas modificadas de relaxamento, com base em propostas originais de Jacobson, e exercícios alternados e rítmicos para o relaxamento muscular. Todo o programa é acompanhado pela EMG com *biofeedback*.

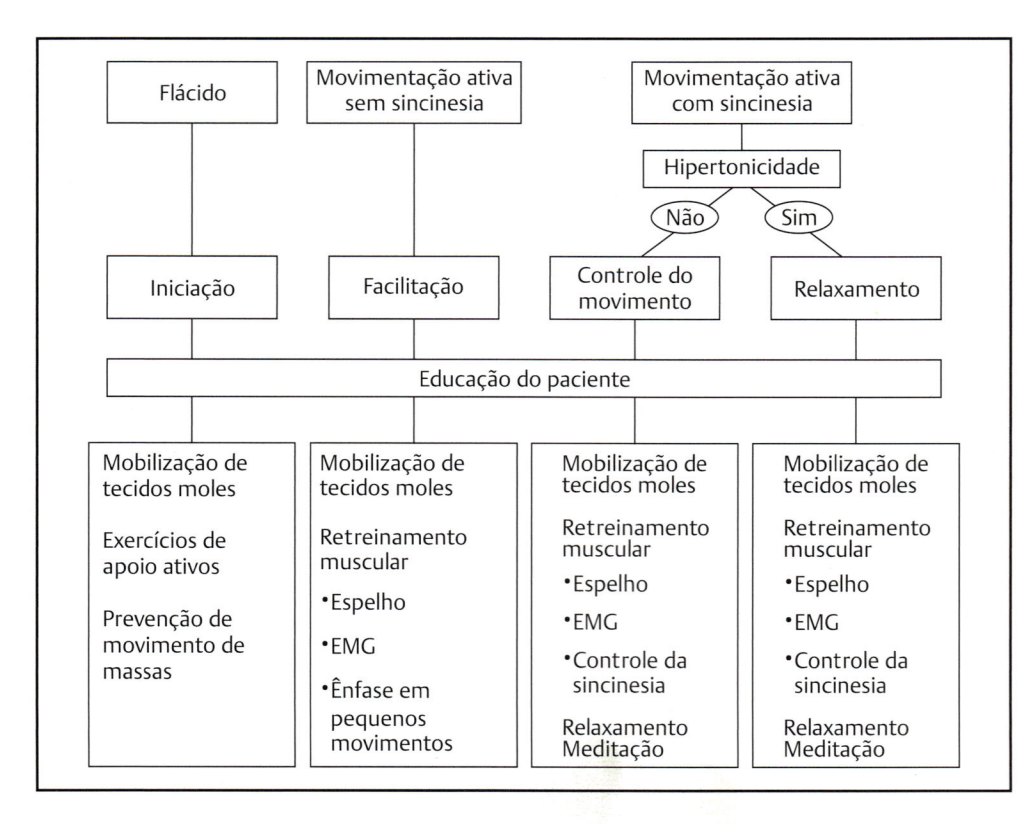

Fig. 35-2. Esquema usado por Lindsay *et al.* para o planejamento terapêutico da reabilitação não cirúrgica da paralisia facial. EMG = eletroniografia.

Lindsay *et al.* usam um programa similar, fundamentado em Van Swearingen, e propõem um fluxograma para o planejamento terapêutico (Fig. 35-2), incluindo o uso de toxina botulínica em regiões específicas da face, quando necessário.

As Figuras 35-3 a 35-6 mostram um caso de PFP idiopática à esquerda, 8 meses após a instalação. Observam-se a reinervação e a recuperação funcional, na fase de sequelas.

Para este caso as propostas terapêuticas seriam as seguintes:

1. Diminuir a contratura na região da rima nasolabial para melhorar a simetria do repouso e liberar a musculatura perioral.
2. Diminuir a sincinesia de retração labial à ação de elevação e contração da testa.
3. Diminuir a sincinesia de contração palpebral à ação de protrusão labial e vedamento labial.

Para diminuir a contratura, podem-se usar alongamento e relaxamento da musculatura. Como exemplos de estratégias, podem ser usadas as massagens intra e extraoral com os dedos em pinça. Para tal, sugere-se introduzir o dedo polegar na cavidade oral, na região vestibular, e usar os demais dedos em pinça externamente, pressionando a pele entre eles. Deslizá-los com movimento descendente até a comissura labial em aproximadamente 10 tempos. Repetir esses movimentos em todos os sentidos, em ambos os lados da face, 3 a 4 vezes (Fig. 35-7).

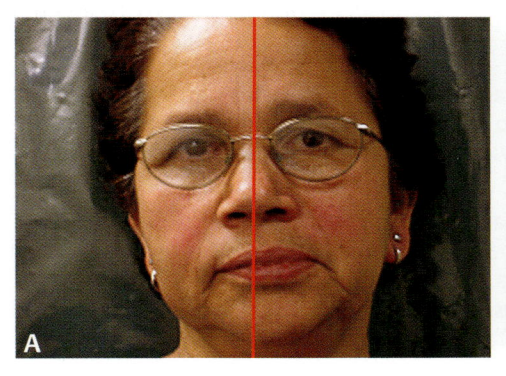

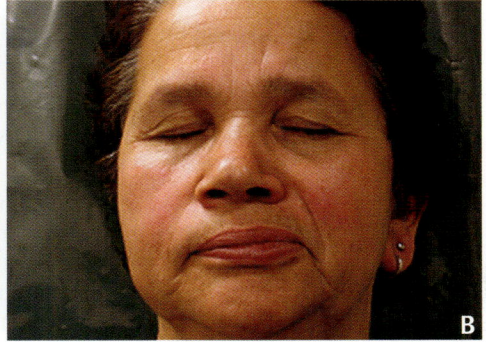

Fig. 35-3. (**A**) Na posição de repouso, observar rima nasolabial mais pronunciada à esquerda, com desvio do filtro para a esquerda e elevação da comissura labial à esquerda. (**B**) No fechamento ocular natural, observar a retração labial com marcação ainda mais pronunciada da rima nasolabial à esquerda.

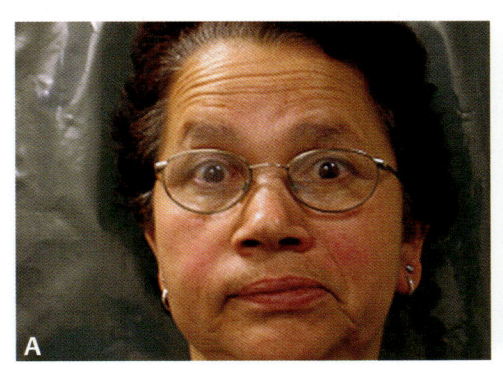

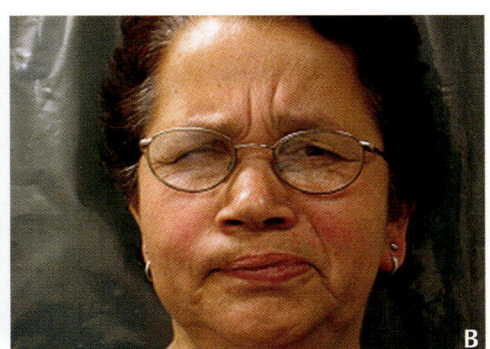

Fig. 35-4. (**A**) À elevação da testa, observar elevação praticamente simétrica, com leve retração labial e marcação de rima nasolabial à esquerda.
(**B**) Na contração da testa, observar ação de corrugador do supercílio à esquerda com amplitude de ¾ em relação ao lado direito, com marcação ainda mais pronunciada da rima nasolabial à esquerda.

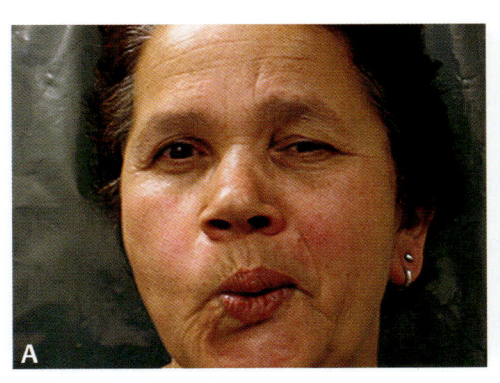

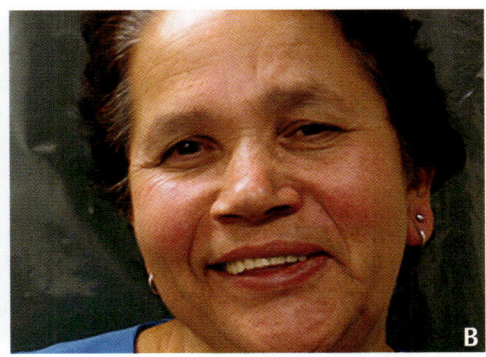

Fig. 35-5. (**A**) À protrusão labial, observa-se desvio importante da protrusão para o lado esquerdo pelas contratura e contração palpebrais importantes à esquerda. (**B**) Na retração labial, sorriso aberto, observam-se atividade de músculos zigomáticos à esquerda com amplitude de ¾ em relação ao lado direito e músculo abaixador de lábio inferior com amplitude de ½ em relação ao lado direito, com leve contração palpebral à esquerda.

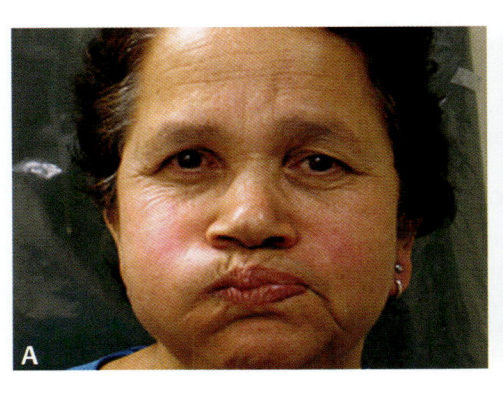

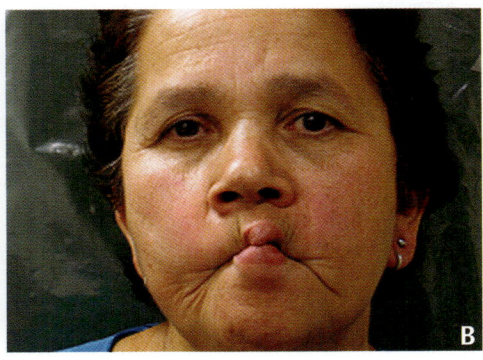

Fig. 35-6. (**A**) Ao encher as bochechas com ar, observa-se bom vedamento labial, com ação adequada de músculo orbicular da boca; entretanto, desvio do filtro para o lado direito, menor expansão das bochechas à esquerda e leve contração palpebral à esquerda são observados. (**B**) Na sucção de bochechas, observa-se ação praticamente simétrica sem sincinesias aparentes (músculo platisma não visualizado).

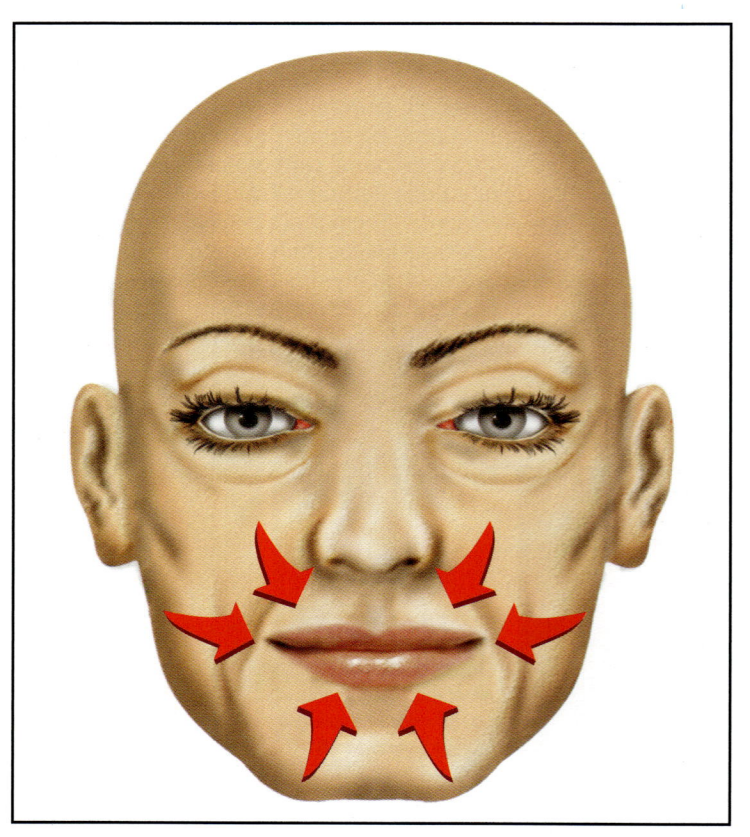

Fig. 35-7. Sugestão de sentidos para o alongamento da musculatura da bochecha.

Outro exemplo de relaxamento é a massagem em direção à região retroauricular superior (por cima do pavilhão auricular), alongando a região malar e passando por baixo do arco zigomático, em 10 tempos (Fig. 35-8), após 10 massagens rotatórias com pressão dos dígitos sobre o ponto motor abaixo do osso nasal.

As sincinesias são movimentos associados que ocorrem entre músculos originalmente independentes. Para a indicação de determinada estratégia de dissociação, é necessário estabelecer quais os movimentos que estão em sincinesia.

COMO IDENTIFICAR AS SINCINESIAS?

Para avaliar se existe algum movimento associado, deve-se observar, em cada um deles, como se comportam os outros segmentos durante os movimentos primários:

- *Testa:* o que acontece nos olhos, lábios ou outros grupos musculares durante a elevação ou contração da testa.
- *Olhos:* o que acontece nos lábios, testa ou outros grupos musculares durante o fechamento natural e forçado dos olhos.
- *Nariz:* o que acontece nos olhos, lábios ou outros grupos musculares durante a elevação do nariz.
- *Lábios (bico, sorriso, mastigação e fala):* o que acontece nos olhos, testa ou outros grupos musculares durante a movimentação dos lábios.

No caso das Figuras 35-3 a 35-6, os exercícios que podem ser indicados com o objetivo de dissociar os movimentos de retração labial durante a ação de elevação e contração da testa devem ser feitos em frente ao espelho:

1. Sugar as bochechas, inibindo a retração labial; ao mesmo tempo, elevar lentamente e contrair lentamente a testa; repetir 5 vezes a sequência.
2. Esconder os lábios entre os dentes ("boca de sapo"); ao mesmo tempo, elevar lentamente e contrair lentamente a testa; repetir 5 vezes a sequência.

Outras estratégias de alongamento ou relaxamento para contornar a contratura:

- "M" batata com apoio.
- Uvas/gazes nas bochechas.
- Massagem do coração + rolo de "macarrão".
- "Rolinhos".
- "Beliscões".
- Cervicais: expirando,/m/, vibração de lábios.
- Calor úmido.

Para dissociar a contração palpebral durante a ação de protrusão labial e vedamento labial, podem ser prescritas as seguintes estratégias (sempre em frente ao espelho):

1. Manter os lábios em posição de "boca de sapo" e piscar 3 a 5 vezes; observa-se o relaxamento da contração das pálpebras durante a atividade e mostra-se este fato à paciente; repetir 6 vezes a sequência.
2. Protrair os lábios e piscar 3 a 5 vezes; observa-se o relaxamento da contração das pálpebras durante a atividade e mostra-se este fato à paciente; repetir 6 vezes a sequência.
3. Tentar assobiar e manter os olhos fechados; observa-se o paciente e solicita-se que ele envie a ordem para o relaxamento do olho do lado afetado.

Outras estratégias para dissociar as sincinesias podem ser empregadas após a identificação dos grupos musculares que estão associados. As estratégias escolhidas devem "praticar" a independência desses grupos. Por exemplo:

- Manter bico-sorriso piscando.
- Mastigar com olhos arregalados.
- Sugar as bochechas relaxando os olhos.
- Praticar bilabiais com massagem "indutora" (no sentido da abertura).
- Elevar a testa e piscar.

O período de sessões e o tempo necessário para a instalação de um novo padrão de controle da musculatura facial após o treinamento neuromuscular variam entre 2 meses (em casos excepcionais) e 8 meses (em média). De fato, Diels reforça que, para o sucesso do treinamento neuromuscular no controle das sincinesias, o processo exi-

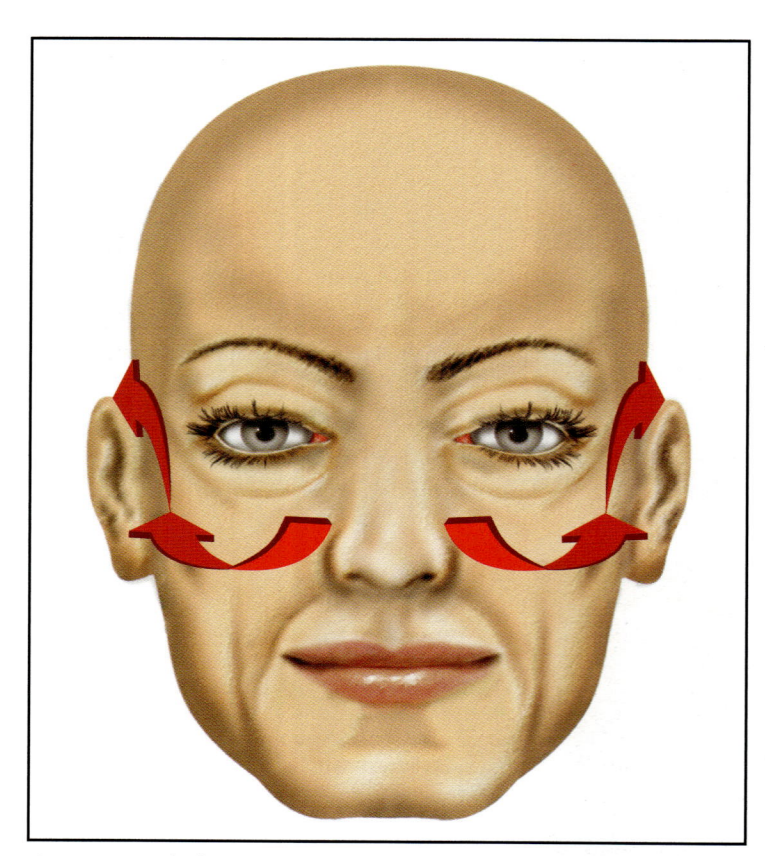

Fig. 35-8. Sentido da massagem em direção aos pavilhões auriculares, por baixo do arco zigomático.

ge perseverança e paciência, podendo ser necessário o acompanhamento do paciente por um período de 18 a 36 meses.

Van Swearingen e Brach acompanharam 66 pacientes com sincinesias de moderada à severa com reeducação neuromuscular, incluindo terapias semanais de *biofeedback* e exercícios diários para a realização em casa, com o uso de espelho. Cinquenta e quatro dos 66 pacientes apresentaram redução da sincinesia e aumento do movimento voluntário com o tratamento. A duração média do tratamento foi de 11 meses (± 10). Nos casos de paralisias de Bell e tumorais, a duração média foi de 6 (± 5) e 16 meses (± 15), respectivamente.

Todos os exercícios devem ser acompanhados por orientação minuciosa sobre a necessidade do controle voluntário do paciente para a inibição dos movimentos indesejáveis e realizados em frente ao espelho para possibilitar a monitoração. Sem a conscientização, que significa a conexão do sistema nervoso central durante o exercício, a reprogramação não é alcançada.

O prognóstico na fase das sequelas não está relacionado com o tempo de evolução da paralisia, mas com o grau de conscientização do paciente. Em alguns casos, apesar da conscientização do paciente e de sua efetiva colaboração, pode-se encontrar um prognóstico reservado decorrente do grau avançado de contratura e limitação da reinervação. Nesses casos, o paciente deve ser encaminhado ao médico especialista, cirurgião plástico ou otorrinolaringologista para o estudo de estratégias reparadoras ou aplicação de toxina botulínica.

As Figuras 35-9 a 35-12 mostram a evolução em um caso de PFP à direita iatrogênica após mastoidectomia radical antes e após a estimulação miofuncional orofacial.

Recomenda-se que sejam marcados retornos semestrais após a alta, a fim de monitorar o controle motor e supervisionar o programa de treinamento de manutenção. Shiau *et al.* realizaram um levantamento do estado dos pacientes após alta com treinamento neuromuscular por paralisia facial. Observaram que, após 3 anos da alta do tratamento, alguns pacientes que referiram continuar o treinamento por conta própria estavam piores do que aqueles que interromperam completamente o treinamento.

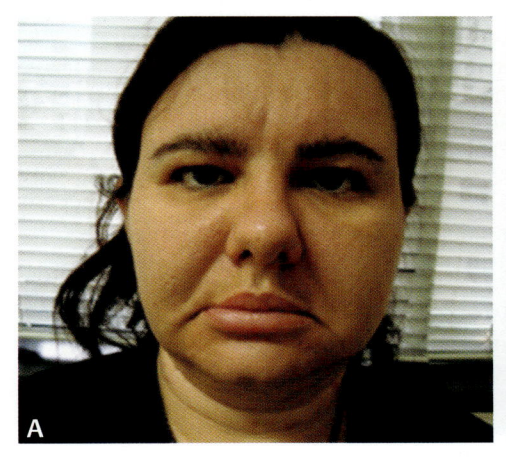

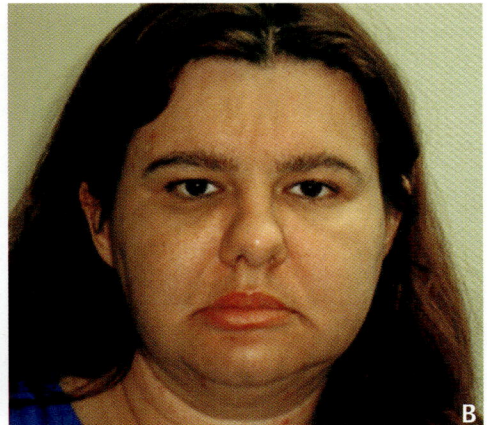

Fig. 35-9. Paralisia facial periférica à direita iatrogênica radical. (**A**) Após 12 meses da instalação e do início do tratamento miofuncional para diminuição das sequelas. Observar rima nasolabial mais pronunciada à direita, com desvio do filtro para a direita e elevação da comissura labial à direita. (**B**) Após 18 meses da instalação e 6 meses do tratamento miofuncional orofacial. Observa-se a suavização da rima nasolabial à direita, diminuição do desvio do filtro e horizontalização da posição da comissura labial.

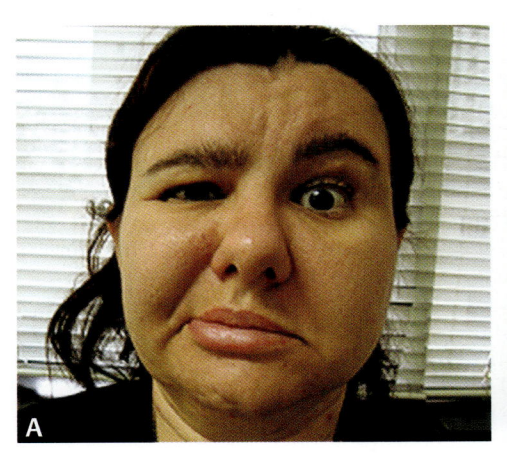

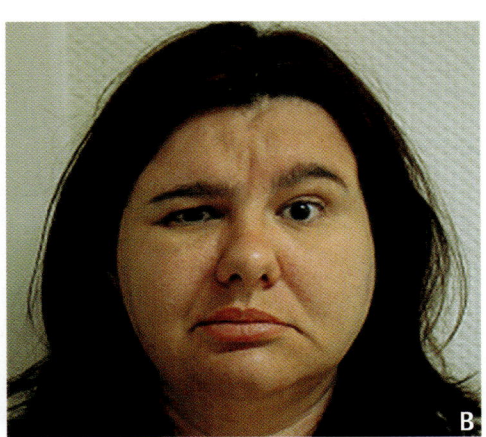

Fig. 35-10. Paralisia facial periférica à direita em fase de sequelas. (**A**) Elevação da testa à direita com sincinesia de três grupos musculares (retração labial importante, contração das pálpebras e do músculo mentual). (**B**) Observa-se que, apesar de não haver recuperação da movimentação do músculo frontal, houve diminuição da retração labial, da contração palpebral e da ação do músculo mentual.

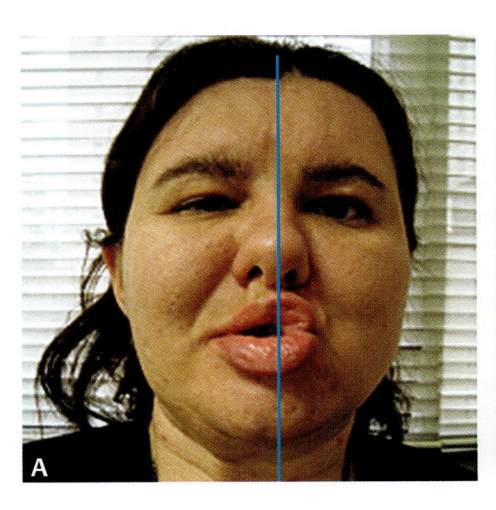

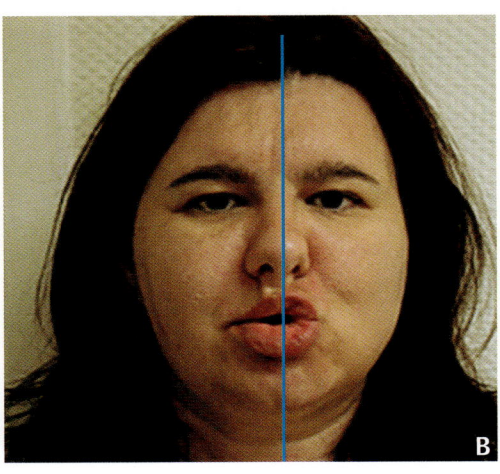

Fig. 35-11. Paralisia facial periférica à direita em fase de sequelas. (**A**) Observar desvio da protrusão para o lado direito, pela contratura na região de rima nasolabial, com sincinesia de contração palpebral à direita. (**B**) Observar diminuição da contração palpebral e protrusão praticamente centralizada pela diminuição da contratura com suavização da rima nasolabial à direita, apesar de pouca participação do músculo levantador do lábio à direita.

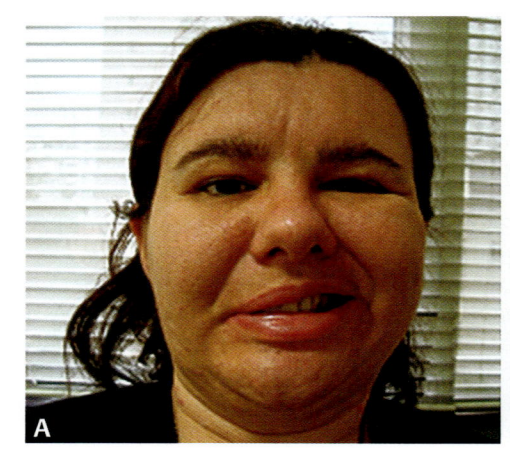

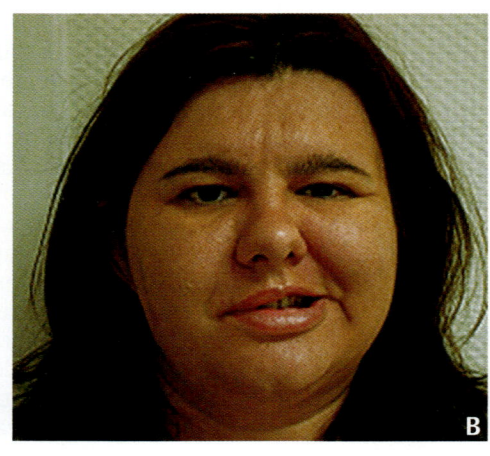

Fig. 35-12. Paralisia facial periférica à direita em fase de sequelas. **(A)** Observa-se exposição parcial do incisivo central superior à direita, com contratura na região de rima nasolabial. **(B)** Não houve melhora na amplitude do sorriso; entretanto, é possível observar a suavização da rima nasolabial.

Com isso os autores acreditam que a alta com acompanhamento a cada 6 meses seja interessante para a monitoração das modificações do quadro. Por outro lado, Beurskens *et al.* avaliaram os efeitos tardios do tratamento com terapia mímica, em um estudo prospectivo randomizado com 48 pacientes, e concluíram que estes mantiveram os resultados do tratamento mesmo após 12 meses da alta.

Em alguns casos, é necessária a parceria de outros profissionais. Devem-se encaminhar e acompanhar os pacientes para tratamentos, como aplicação de toxina botulínica, drenagem linfática facial, cirurgia reparadora, apoio psicológico etc.

O Quadro 35-1 resume as opções do trabalho miofuncional na fase flácida e na fase de sequelas.

Quadro 35-1. Opções do Trabalho Miofuncional

Fase flácida	Fase de sequelas
- Exercícios isométricos - Massagem indutora vigorosa no sentido do movimento - Estímulo térmico ou "tapinhas"	- Exercícios isotônicos - Alongamento - Relaxamento - Dissociação dos movimentos + reprogramação
Ativa Aguarda e termina com a reinervação	Imprescindível conscientização e a PLASTICIDADE NEURONAL "POLICIAMENTO OPERANTE"

BIBLIOGRAFIA

Baugh RF, Basura GJ, Ishii LE et al. Clinical practice guideline: Bell's palsy. *Otolaryngol Head Neck Surg* 2013;149(3 Suppl):S1-27.

Beurskens CH, Heymans PG, Oostendorp RA. Stability of benefits of mime therapy in sequelae of facial nerve paresis during a 1-year period. *Otol Neurotol* 2006;27(7):1037-42.

Beurskens CH, Heymans PG. Positive Effects of Mime Therapy on Sequelae of Facial Paralysis: Stiffness, Lip Mobility, and Social and Physical Aspects of Facial Disability. *Otol Neurotol* 2003;24:677-681.

Chan JY, Byrne PJ. Management of facial paralysis in the 21st century. *Facial Plast Surg* 2011;27(4):346-57.

Cole JL, Zimmerman SI, Gerson S. Nonsurgical neuromuscular rehabilitation of facial muscle paresis. In: Rubin LR. *The paralysed face.* St. Louis: Mosby Year Book, 1991.

Cronin GW, Steenerson RL. The effectiveness of neuromuscular facial retraining combined with electromyography in facial paralysis rehabilitation. *Otolaryngol Head Neck Surg* 2003;128:534-8.

Diels HJ, Combs D. Neuromuscular Retraining for facial paralysis. *Otolaryngol Clin North Am* 1997;30(5):727-743.

Diels HJ. Facial paralysis: Is there a role for a therapist? *Facial Plast Surg* 2000;16(4):361-364.

Douglas RS, Gausas RE. A systematic comprehensive approach to management of irreversible facial paralysis. *Facial Plast Surg.* 2003;19(1):107-12.

Faria JC, Scopel GP, Ferreira MC. Facial reanimation with masseteric nerve: babysitter or permanent procedure? Preliminary results. *Ann Plast Surg* 2010;64(1):31-4.

Goffi-Gomez MVS, Bogar P, Bento RF et al. Exercícios miofuncionais e paralisia facial idiopática. *Rev Bras ORL* 1996;62(4):322-330.

Goffi-Gomez MVS. Intervenção fonoaudiológica nas paralisias faciais periféricas. In: Fernandes FDM, Mendes BCA, Navas ALPGP. cap. 59. *Tratado de Fonoaudiologia.* 2. ed. São Paulo: Roca. 2010:558-571.

Irintchev A, Wernig A. Denervation and reinervation of muscle: physiological effects. *Eur Arch Otorhinolaryngol* 1994; (Suppl): S28-S30.

Kim J. Contralateral botulinum toxin injection to improve facial asymmetry after acute facial paralysis. *Otol Neurotol* 2013;34(2):319-24.

Lee JM, Choi KH, Lim BW et al. Half-mirror biofeedback exercise in combination with three botulinum toxin A injections for long-lasting treatment of facial sequelae after facial paralysis. *J Plast Reconstr Aesthet Surg* 2015;68(1):71-8.

Lindsay RW, Robinson M, Hadlock TA. Comprehensive facial rehabilitation improves function in people with facial paralysis: a 5-year experience at the Massachusetts Eye and Ear Infirmary. *Phys Ther* 2010;90:391-397.

Meltzer NE, Alam DS. Facial paralysis rehabilitation: state of the art. *Curr Opin Otolaryngol Head Neck Surg* 2010;18(4):232-7.

Moran CJ, Neely JG. Patterns of facial nerve synkinesis. *Laryngoscope* 1996;106:1491-1496.

Nicastri M, Mancini P, De Seta D et al. Efficacy of early physical therapy in severe Bell's palsy: a randomized controlled trial. *Neurorehabil Neural Repair* 2013;27(6):542-51.

Shiau J, Segal B, Danys I et al. Long-Term effects of Neuromuscular rehabilitation of Chronic Facial Paralysis. *J Otolaryngol* 1995;24(4):217-220.

Silva MFF, Guedes ZCF, Cunha MC. Aspectos psicossociais associados à paralisia facial periférica na fase sequelar: estudo de caso clínico. *Rev CEFAC* 2013;15(4):102-103.

Sociedade Brasileira de Fonoaudiologia. *Vocabulário técnico-científico em Motricidade Orofacial.* Comitê de Motricidade Orofacial, 2003. Disponível em: http://www.sbfa.org.br/portal/pdf/ dicionario_mfo.pdf.

Stuart RM, Byrne PJ. The Importance of Facial Expression and the Management of Facial Nerve Injury. *Neurosurg Quart* 2004;14(4):239-248.

Toffola ED, Furini F, Redaelli C et al. Evaluation and treatment of synkinesis with botulinum toxin following facial nerve palsy. *Disabil Rehabil* 2010;32(17):1414-8.

Van Swearingen JM, Brach JS. Changes in facial movement and synkinesis with facial neuromuscular reeducation. *Am Soc Plastic Surg* 2003;111(7):2370-2375.

Van Swearingen JM. Facial rehabilitation: a neuromuscular reeducation, patient-centered approach. *Facial Plastic Surg* 2008;24(2):250-259.

36 Biofeedback Eletromiográfico na Reabilitação da Paralisia Facial Periférica

Daniele Fontes Ferreira Bernardes

INTRODUÇÃO

A estimulação miofuncional orofacial convencional na fase de sequelas da paralisia facial periférica (PFP) é bastante conhecida e divulgada entre os profissionais que atuam nessa área.[1-4]

Com os objetivos de alongar a musculatura que se encontra hipercontraída e de promover maior elasticidade para esta musculatura, a estimulação miofuncional orofacial convencional é utilizada com grande êxito. Porém, nos casos de reinervação aberrante e permanência de movimentos associados e contraturas, o biofeedback eletromiográfico de superfície (EMG) pode contribuir de forma importante na automatização do novo controle motor.[5] O biofeedback EMG é um dos mais efetivos instrumentos de reeducação facial muscular, fornece informações (feedback) visuais ou auditivas extremamente sensíveis, e em tempo real, ao paciente.[4,5]

O termo biofeedback significa retroalimentação de informações fisiológicas destinadas ao cérebro. O seu princípio é tornar o paciente consciente de seu problema; por exemplo, das sincinesias geradas no olho quando o paciente está falando ou mastigando.[5]

O equipamento utilizado no biofeedback EMG tem a função de captar a atividade elétrica emanada no momento da atividade muscular, por eletrodos de superfície fixados à pele do paciente. A atividade muscular é convertida em estímulo visual ou auditivo, que é observado no monitor, representando a intensidade e a duração do sinal eletromiográfico, ou seja, da contração muscular realizada pelo paciente.[6]

Por ser um exame indolor e não invasivo – uma vez que o eletrodo de superfície seja posicionado sobre a pele permitindo que o paciente execute repetidas vezes o movimento ou função solicitada de maneira relaxada, é de grande valia no acompanhamento das terapias miofuncionais orofaciais.[7]

No estudo da paralisia facial periférica, muitas pesquisas realizadas com a eletromiografia são voltadas para o uso do biofeedback como forma objetiva de identificar variações mínimas na atividade muscular e obter elementos para a constatação da evolução do tratamento não cirúrgico da paralisia facial periférica.[8]

Vários autores utilizaram a técnica de biofeedback EMG em pacientes com sequelas de paralisia facial e concluíram que o biofeedback é um dos mais efetivos instrumentos de reeducação facial neuromuscular, por demonstrar diminuição significativa das sincinesias.[9-16]

O biofeedback EMG pode ser usado para reeducação muscular nos tratamentos de PFP durante a constatação de poucos movimentos, ou até mesmo na ausência de movimentos, para dar ao paciente um feedback preciso e imediato das tentativas que ele faz de aumentar a atividade da musculatura facial. Nos casos de sincinesia, o biofeedback EMG gera informações sobre as tentativas feitas pelo paciente para diminuir esta atividade muscular anormal, enquanto mantém ou aumenta a atividade dos músculos que tentam realizar a ação facial.[17]

A técnica de biofeedback EMG aplicada nas terapias da paralisia facial periférica (PFP) contribui para monitorar a contração muscular, relaxar os músculos hipertônicos, minimizar as sincinesias e equilibrar as assimetrias faciais. Neste capítulo, estão alguns exemplos do uso do biofeedback EMG.

EXEMPLOS CLÍNICOS

Caso 1: Estimular a Contração de uma Musculatura Hipotônica

PFP em fase flácida após ressecção de neurinoma do acústico à direita, 6 meses após a instalação. Na avaliação clínica, observou-se ausência de contração do músculo risório direito, compatível com achados na literatura: retração de lábios com diminuição ou ausência do movimento.[1,8,18] Porém, na avaliação eletromiográfica os valores do repouso muscular eram diferentes dos valores do mesmo músculo em contração. A partir desta diferença apresentada na avaliação, a paciente foi treinada a realizar a contração do músculo risório por meio de *biofeedback* EMG (Fig. 36-1).

A paciente demonstrou grande satisfação em realizar a terapia de *biofeedback* EMG, pois na terapia convencional não havia sido perceptível a contração muscular do músculo risório direito (Fig. 36-2) no sorriso.

Com o *biofeedback* EMG foi possível visualizar o aumento da curva durante o sorriso e comprovar de forma objetiva o início da reinervação do nervo facial.

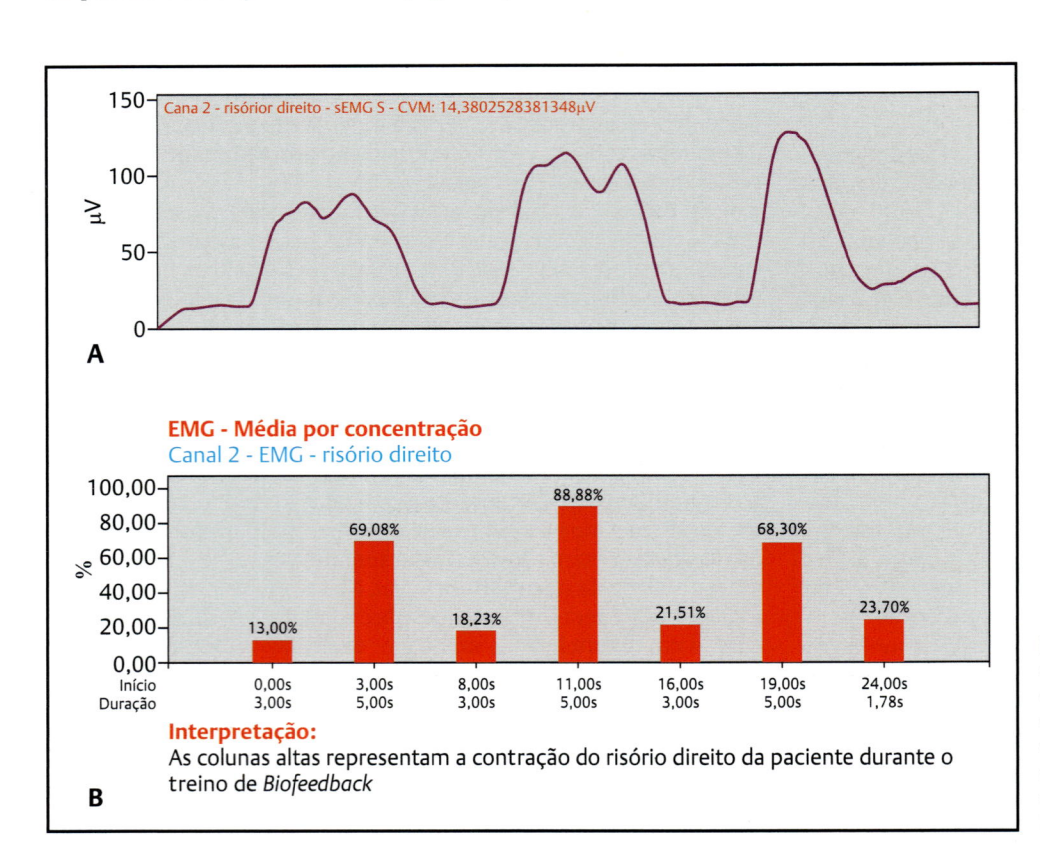

Fig. 36-1. (A) Utilização do *biofeedback* EMG com objetivo de estimular a contração do músculo risório do lado direito (registro em vermelho). Observa-se que o registro sai do padrão de repouso, em três contrações consecutivas, com aumento de amplitude durante a contração muscular (valores documentados em B). Cortesia: Fonoaudióloga Daniele Fontes Bernardes (MiotecSuite 1.0™).

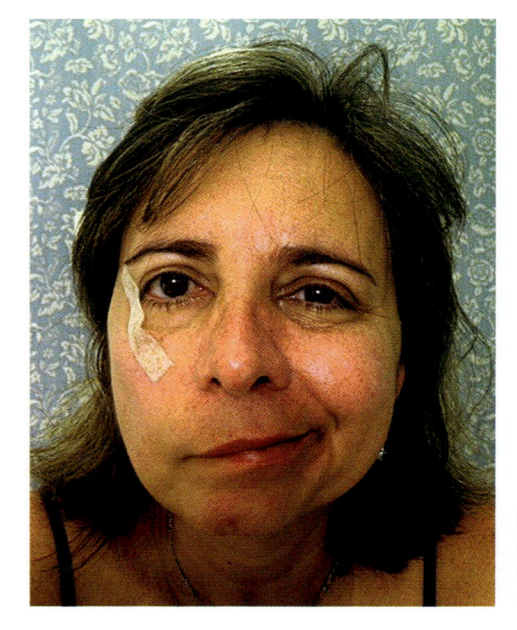

Fig. 36-2. Paralisia facial periférica em fase flácida à direita. Observação clínica do movimento em que não é perceptível a contração muscular do músculo risório direito na função do sorriso.

Caso 2: Monitorar a Contração Facial Muscular Inervada pelo Trigêmeo

Alguns pacientes não alcançam a reinervação após a lesão no nervo facial. Diversas cirurgias têm como objetivo reparar a paralisia dos movimentos faciais. Algumas cirurgias fazem uso de outro nervo craniano para reinervar o nervo facial, como a transferência nervosa massetérico-facial.[19] (Veja Seção IV – Capítulo 26 – Transferências Nervosas)

A terapia fonoaudiológica destes pacientes requer métodos objetivos que demonstrem quais músculos foram reinervados e por meio de qual comando motor estes músculos são usados na expressão facial. Neste caso, o *biofeedback* EMG foi utilizado com o objetivo de monitorar a contração muscular de uma paciente submetida à transferência nervosa massetérico-facial há 6 meses (Fig. 36-3).

O treino com o *biofeedback* EMG foi fundamental para demonstrar a reinervação da mímica facial pelo comando do nervo trigêmeo e determinar a reabilitação miofuncional a partir do controle motor do ramo massetérico inserido no nervo facial (Fig. 36-4).

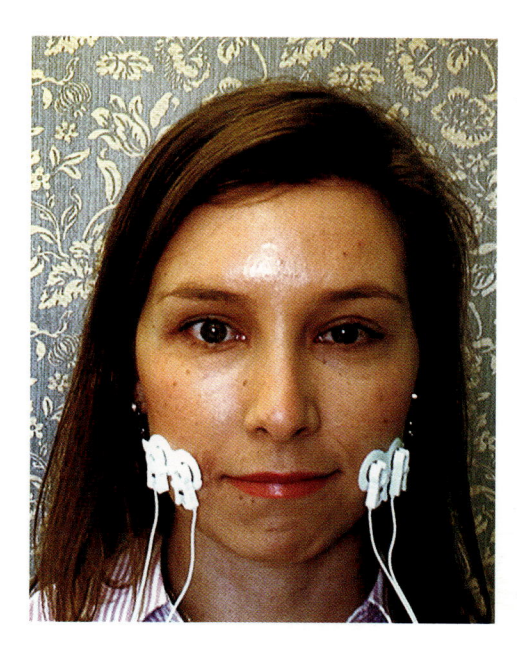

Fig. 36-3. Paralisia facial periférica à direita. Contração dos músculos risórios com acionamento da inervação dirigida ao músculo masseter (sorriso com apoio do apertamento dentário), visualizando o sorriso na hemiface direita.

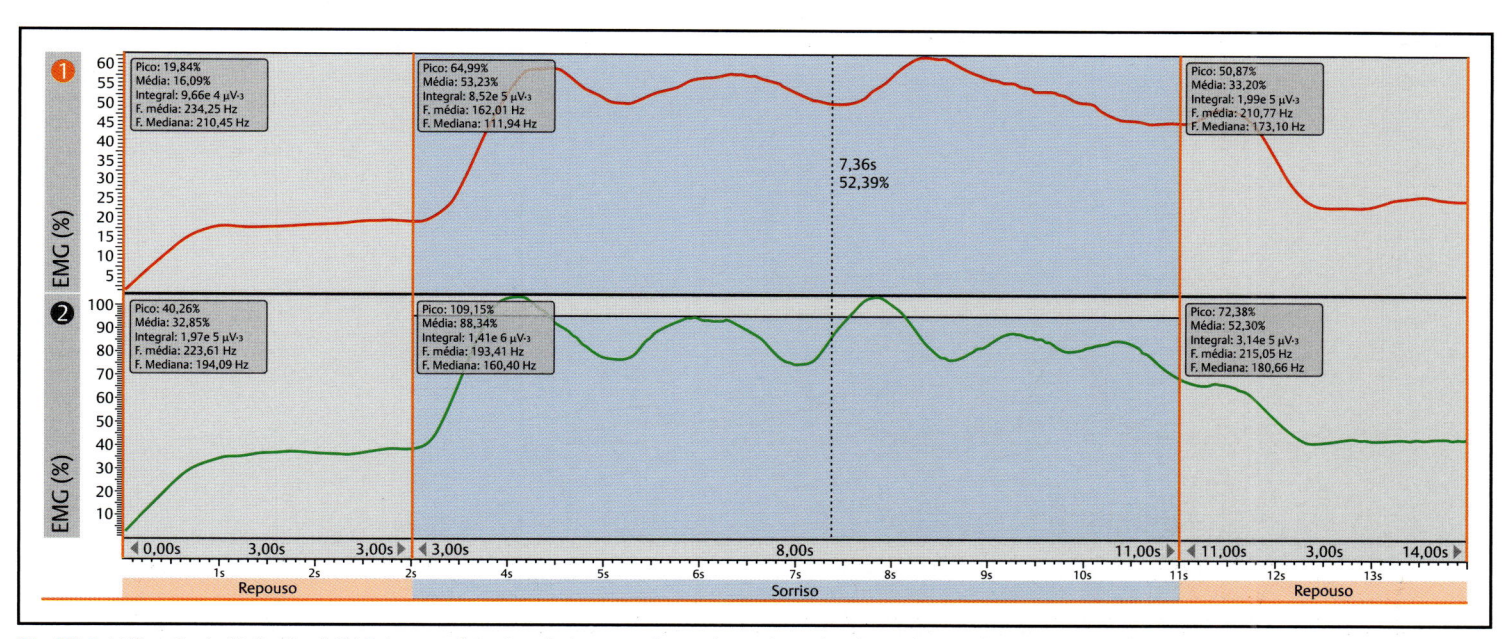

Fig. 36-4. Utilização do *biofeedback* EMG de superfície visando à contração simétrica dos músculos risórios com apertamento dentário.

Caso 3: Minimizar as Sincinesias Presentes na Fase de Sequelas

A evolução da paralisia facial pode ser limitada, dependendo do grau de acometimento do nervo facial. A evolução da PFP está bem dividida em duas fases. A inicial é a fase flácida, quando há ausência do impulso neural, e a segunda é a fase de sequelas, quando a recuperação motora não é completa, e a reinervação se faz de forma aberrante.[20,21] Nestes casos, o paciente apresenta sequelas inerentes à reinervação do nervo facial. Entre as sequelas mais frequentes estão as sincinesias – movimentos involuntários que acompanham o movimento desejado.[22]

O biofeedback EMG foi utilizado em um paciente com PFP na fase de sequelas, com o objetivo de minimizar as sincinesias presentes na musculatura do orbicular do olho e do orbicular da boca (Fig. 36-5).

Os eletrodos de superfície foram aderidos sobre os músculos orbicular dos olhos e orbicular da boca para a análise simultânea das ações (Fig. 36-6). Durante as aquisições de biofeedback EMG, o paciente deveria protrair os lábios controlando a sincinesia dos olhos. No monitor o paciente controlava a curva representada pelo músculo do orbicular do olho com o objetivo de não deixá-la subir (ou elevar-se) simultaneamente à curva do orbicular da boca.

Por meio do biofeedback EMG o paciente diminuiu a atividade do músculo orbicular dos olhos, minimizando a sincinesia presente (Fig. 36-7).

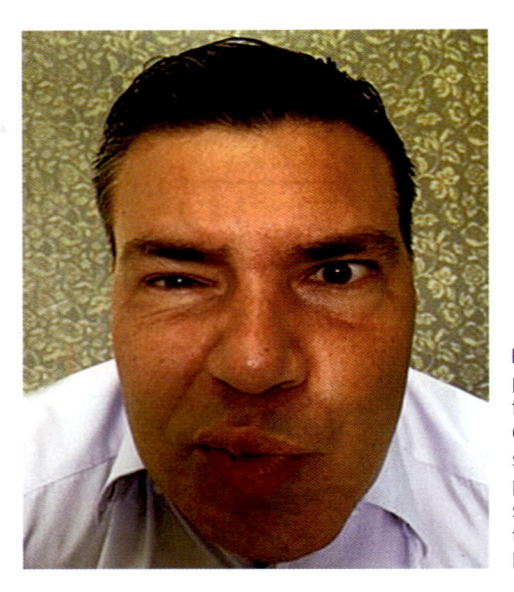

Fig. 36-5. Paralisia facial periférica à direita em fase de sequelas. Observa-se presença de sincinesia de contração palpebral direita quando solicitado ao paciente fazer uma protrusão labial (bico).

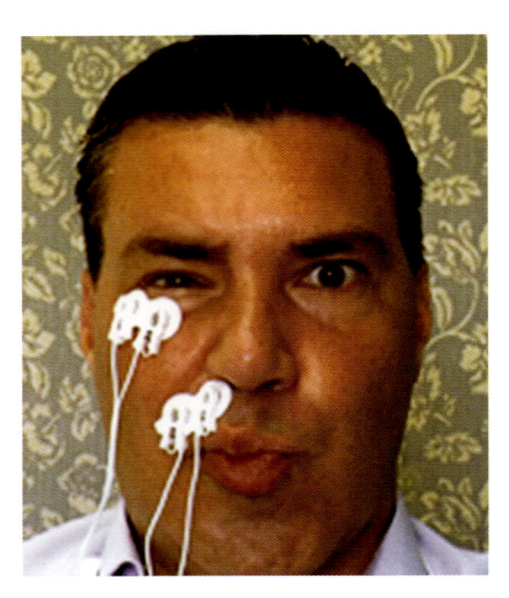

Fig. 36-6. Eletrodos posicionados em região do orbicular direito da boca e do orbicular do olho direito para o treino da independência dos segmentos com uso do biofeedback EMG.

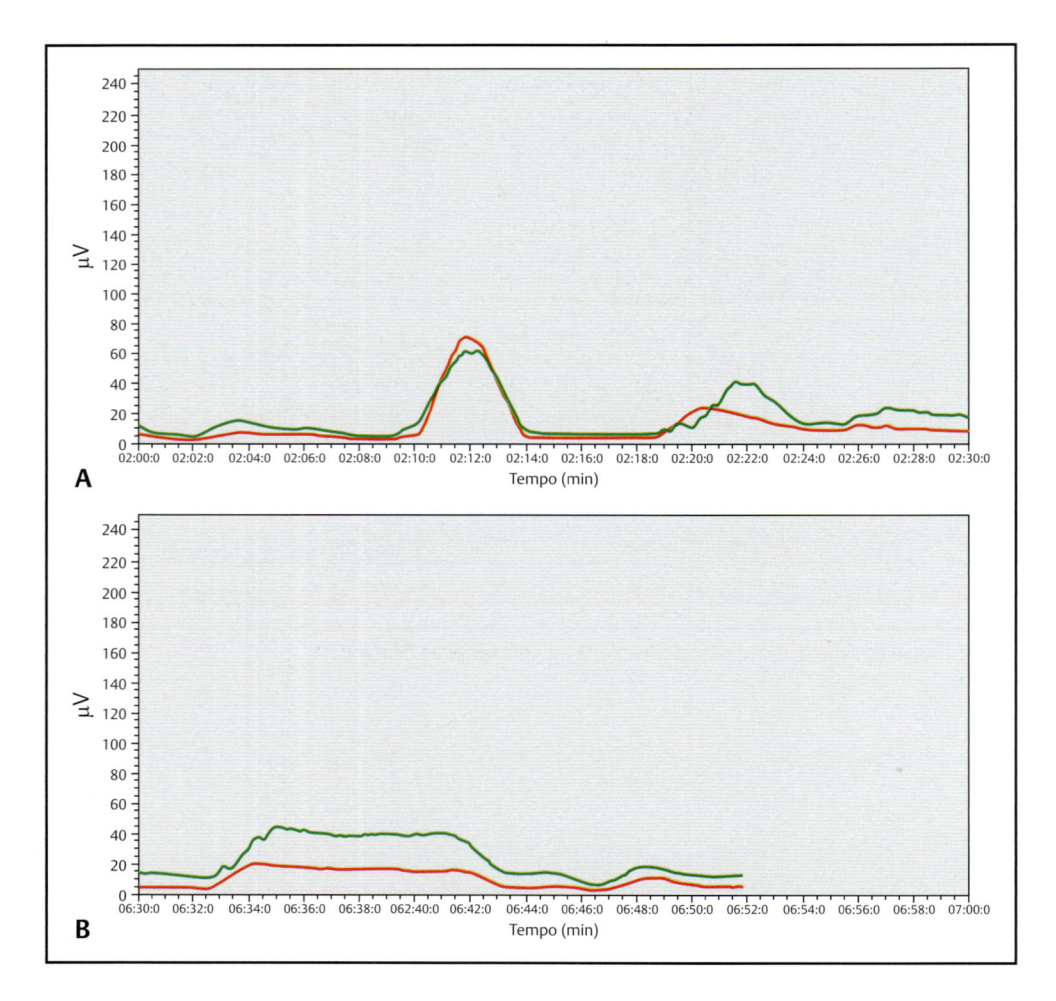

Fig. 36-7. (**A**) Visualização da sincinesia presente na musculatura do orbicular dos olhos durante a protrusão do orbicular da boca. (**B**) Visualização da diminuição da sincinesia na musculatura do orbicular dos olhos durante a protrusão do orbicular da boca após uma sessão de biofeedback EMG.

CONSIDERAÇÕES FINAIS

O *biofeedback* EMG é a técnica que permite a medida instrumentalizada da atividade fisiológica alterada que não é visível ou palpável.[23]

Os músculos da expressão facial devem ser observados pelo aspecto dinâmico, sob a regência do nervo facial. Suas contrações produzem na face variações na forma dos orifícios anatômicos, pregas e sulcos da pele que alteram a fisionomia e exteriorizam os sentimentos das pessoas. São as manifestações faciais das alterações do comportamento a expressão das emoções.[24] Em casos de PFP, observa-se que as sequelas comprometem a realização de gestos como o sorriso e as expressões de alegria.[25]

Com a adequada avaliação, complementada pela eletromiografia de superfície, é possível identificar as sequelas e a função mastigatória destes pacientes,[26,27] e estabelecer o programa terapêutico de forma direcionada às necessidades de cada um deles, seja na fase flácida, seja na fase de sequelas.

A estimulação miofuncional orofacial visa otimizar os movimentos residuais, nos casos de paralisia incompleta, e suas adequações e/ou adaptações às funções orofaciais e da expressividade facial.[28]

Podemos também adicionar o *biofeedback* EMG à reabilitação nos casos de paralisia facial periférica, como uma forma de registrar variações mínimas na atividade muscular do paciente e obter elementos para a constatação da evolução do tratamento fonoaudiológico.

REFERÊNCIAS BIBLIOGRÁFICAS

1. Goffi-Gomez MVS, Vasconcelos LGE, Bernardes DFF. Reabilitação miofuncional da paralisia facial periférica. In: Ferreira LP, Befi-Lopes DM, Limongi SCO (eds). *Tratado de Fonoaudiologia*. São Paulo: Roca; 2004. p.512-26.
2. Altmann EBC. Como eu trato Paralisia Facial. In: Congresso Brasileiro de Fonoaudiologia. *Anais do Congresso Brasileiro de Fonoaudiologia*, 1998.
3. Goffi Gomez MVS, Liberman PP, Martins NMS *et al*. Reabilitação Miofuncional na paralisia facial. In: Angelis EC, Furia CLB, Mourão LF, Kowalski LP (eds). *A atuação da Fonoaudiologia no Câncer de Cabeça e Pescoço*. São Paulo: Lovise; 2000.
4. Lazarini PR, Fouquet ML. *Paralisia Facial: Avaliação, tratamento e Reabilitação*. São Paulo: Lovise; 2006.
5. Brudny J. Biofeedback in Facial Paralysis: Eletromyografic Rehabilitation. In: Rubin LR (eds). *The Paralyzed Face*. St. Louis: CV Mosby; 1991.
6. Diels HJ. *Neuromuscular Retraining: A Clinical Perspective on Non-Surgical Nerve Rehabilitation*. Anais do Simpósio do Nervo Facial. São Francisco. Session B: 114. 2001.
7. Rahal A, Pierotti S. Eletromiografia e Cefalometria na Fonoaudiologia. In: Ferreira LP, Befi-Lopes DM, Limongi SCO (eds). *Tratado de Fonoaudiologia*. São Paulo: Roca; 2004.
8. Bernardes DFF, Goffi Gomez MVS, Bento RF. Eletromiografia de superfície em pacientes portadores de paralisia facial periférica. *Rev CEFAC* 2010;12(1):91-96.
9. Bernardes DFF, Franco MZ. Restabelecendo a estética do sorriso usando o biofeedback eletromiográfico de superfície aliado a terapia miofuncional método MZ, estudo de caso [Monografia]. 2008.
10. Ross B, Nedzelski JM, Mc Lean JA. Efficacy of feedback training in long-standing facial nerve paresis. *Laryngoscope* 1991;101:744-50.
11. Brach JS, Van Swearingen JM, Lenert J *et al*. Facial neuromuscular retraining for oral synkinesis. *Plast Reconstr Surg* 1997;99(7):1922-31, discussion 1932-3.
12. Diels HJ. Facial paralysis: Is there a role for a therapist? *Facial Plast Surg* 2000;16(4):361-364.
13. Henkelmann TC, May M. Physical Therapy and Neuromuscular Rehabilitation. In: May M, Schaitkin B (eds). *The Facial Nerve Ed*. New York: Thieme; 2000. p.301-318.
14. Nakamura K, Toda N, Takeda N. *Biofeedback Rehabilitation for Prevention of Synkinesis after Facial Nerve Palsy*. Anais do Simpósio do Nervo Facial. São Francisco. Session C, 2001.
15. Cronin GW, Steenerson RL. The effectiveness of neuromuscular facial retraining combined with electromyography in facial paralysis rehabilitation. *Otolaryngol Head Neck Surg* 2003;128(4):534-8.
16. Novak CB. Rehabilitation Strategies for Facial Nerve Injuries. *Seminars in Plastic Surg* 2004;19(1):47-51.
17. Vanswearingen J. Facial rehabilitation: a neuromuscular reeducation, patient-centered approach. *Facial Plast Surg* 2008;24(2):250-9.
18. Freitas KCS, Goffi Gomez MVS. Grau de percepção e incômodo quanto à condição facial em indivíduos com paralisia facial periférica na fase de sequelas. *Rev Soc Bras Fonoaudiol* 2008;13(2):113-8.
19. Jeziorowski A, Tirapelle R, Saciloto A *et al*. Anastomose nervosa massetérico-facial no tratamento da paralisia facial (Masseteric-facial anastomosis on treatment of facial palsy). *ACM Arq Catarin Med* 2007;36(supl. 1):165-168.
20. Moran CJ, Neely JG. Patterns of Facial Nerve Synkinesis. *Laryngoscope* 1996;106:1491-1496.
21. Calais LL, Goffi-Gomez MVS, Bento RF *et al*. Avaliação funcional da mímica na paralisia facial central por acidente cerebrovascular. *Pró-Fono* 2005;17(2):213-22.
22. Van Swearingen JM, Brach JS. Changes in facial movements and synkinesis with facial neuromuscular reeducation. *Plast Reconstr Surg* 2003;111(7):2370-2375.
23. Crary MA. Biofeedback eletromiográfico de superfície como terapia adjunta da disfagia. In: Furkim AM, Santini CS (eds). *Disfagias orofaríngeas*. São Paulo: Pró-Fono, 1999.
24. Madeira MC. *Anatomia da Face*. São Paulo: Ed. Sarvier; 1998:1-77.
25. Jesus LB, Bernardes DFF. Caracterização funcional da mímica facial na paralisia facial em trauma de face: relato de caso clínico. *Rev CEFAC* 2012;14(5):971-976.
26. Bernardes DFF. A Contribuição da análise eletromiográfica de superfície para a definição da fase de evolução da paralisia facial periférica: fase flácida ou fase de sequelas [dissertação de mestrado]. São Paulo: Faculdade de Medicina, Universidade de São Paulo; 2008.
27. Rahal A, Goffi-Gomez MVS. Avaliação eletromiográfica do músculo masseter em pessoas com paralisia facial periférica de longa duração. *Rev CEFAC* 2007;9(2):207-12.
28. Tessitore A, Magna LA, Paschoal JR. Medida angular para aferição do tônus muscular na paralisia facial. *Pró-Fono* 2010;22(2):119-24.

37 Reabilitação Fonoaudiológica na Paralisia Facial Congênita e na Sequência de Möebius

Elisa Bento de Carvalho Altmann ▪ Ana Cristina Nascimento Vaz ▪ Rosana Maria Ferreirinho Marques

INTRODUÇÃO

O ser humano é, em sua essência, um ser social e precisa da interação com outros para o seu desenvolvimento. A comunicação, entendida como ferramenta para o processo interativo, tem papel fundamental na vida das pessoas. Ela pode-se estabelecer de diferentes formas, sendo a comunicação verbal a mais usual. Desde que nasce, a criança se comunica com seus cuidadores por meio do choro, do sorriso e de outras expressões faciais e verbais. Deste modo, ela transmite suas emoções e necessidades, iniciando seu contato com o mundo.

A expressão facial tem importância significativa no estabelecimento do processo comunicativo. A face é a identidade do indivíduo com o seu entorno. Diante da rica possibilidade de movimentos, ela começou a ser estudada pelos anatomistas do início do século XIX, ganhando grande impulso a partir das observações científicas realizadas por Bell, em 1806.[1]

A paralisia facial foi primeiramente descrita por Bell, em 1814,[2] quando este seccionou intencionalmente o nervo facial de um macaco e observou uma total falta de movimento do lado onde houve a secção.[3] Ela consiste no prejuízo ou perda dos movimentos faciais, uni ou bilateralmente, sendo que as regiões atingidas (testa, olhos, nariz, lábios, língua e bochechas) dependerão do tipo e local da lesão. Causa hipotonia muscular ou atonia nos casos mais graves. Como o nervo facial não é apenas responsável pela movimentação facial, mas também pelo funcionamento das glândulas lacrimais e salivares, pela gustação dos 2/3 anteriores da língua e do palato mole, pela sensibilidade facial e pela contração do músculo estapédio, podem-se observar, em casos de paralisia facial, secura na boca e nos olhos, alterações do paladar, perda parcial da sensibilidade facial e sensibilidade a sons intensos.[4]

CAUSAS

A paralisia facial no recém-nascido é geralmente de ordem congênita. Porém, há casos de origem traumática, em geral traumas de parto. Levantamento realizado por Smith et al., em 1981,[5] em 95 bebês com paralisia facial neonatal, aponta que em 78% dos casos a causa foi traumática.

As causas de origem infecciosa estão associadas a: doença de Lyme, síndrome de Guillain-Barré, herpes-zóster, sífilis, hanseníase, mononucleose infecciosa e AIDS (HIV). Podem ser citadas também as de origem metabólica, como o diabetes, as neoplásicas, como a síndrome mieloproliferativa, doença de von Recklinghausen, e ainda as de origem desconhecida.[6] Na prática clínica, a paralisia facial de origem desconhecida é aquela com comprometimento do ramo mandibular do nervo facial em que se observa a perda dos movimentos do lábio inferior, notada somente quando o bebê chora.

Nelson e Eng denominam paralisia unilateral congênita do lábio inferior, ou hipoplasia congênita do músculo depressor do ângulo da boca, o comprometimento do ramo mandibular do nervo facial, em que se observa a perda dos movimentos do lábio inferior, notada somente quando o bebê chora.[7] May et al. ressaltam que ela pode vir acompanhada de alterações cardíacas e outras faciais, como, por exemplo, a microtia.[8] Maranhão-Filho e Pires denominaram esta paralisia como hipoplasia do músculo depressor do ângulo da boca, sendo de etiologia desconhecida, com ocorrência 2 vezes maior em meninos; não possui prevalência racial, acomete muito mais o lado esquerdo e se associa principalmente a malformações de ouvido e cardíacas (Fig. 37-1).[9]

Entre as paralisias faciais de origem congênita, que respondem por 1,4% dos casos em nascidos vivos,[10] podem-se citar: sequência de Möebius, síndrome de distrofia miotônica de Steinert, distúrbio de Charcot-Marie-Tooth e síndrome de Goldenhar ou microssomia hemifacial. Por ser a mais estudada, a sequência de Möebius será mais explorada neste capítulo.

A sequência de Möebius é uma doença rara, mais conhecida como síndrome de Möebius, também denominada: diplegia facial congênita, paralisia oculofacial congênita, aplasia nuclear infantil,

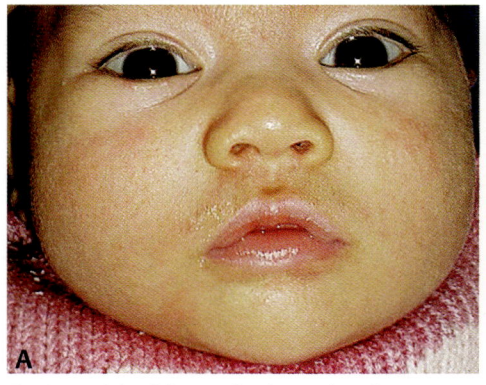

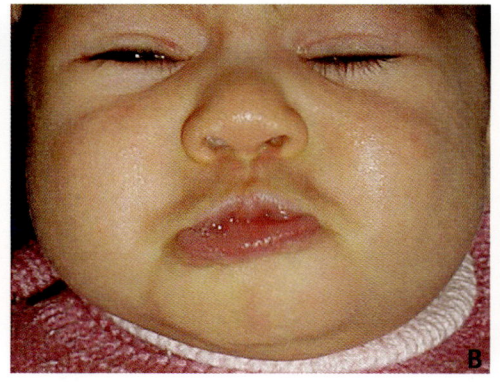

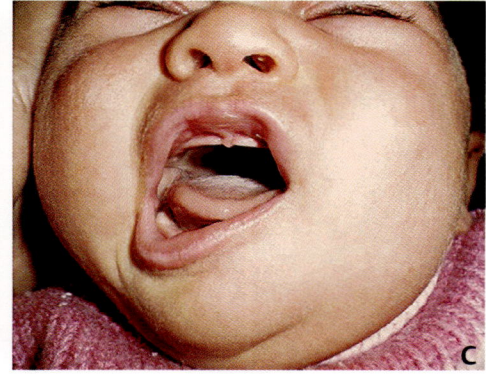

Fig. 37-1. (**A**) Bebê portador de paralisia do ramo mandibular do nervo facial; face em repouso. (**B**) Observar prejuízo dos movimentos do lábio inferior durante o choro. (**C**) Prejuízo do movimento do músculo depressor do ângulo da boca notado de forma mais evidente apenas durante o choro intenso.

aplasia nuclear congênita e *infantiler Kernschwund*. Sendo esta última denominação utilizada pelo próprio Möebius.[11] Ele a descreveu, em 1888, como condição rara cuja ocorrência seria de 1/50.000 nascidos. Tipicamente, é diagnosticada em neonatos e crianças e caracteriza-se pela associação não progressiva de paralisia facial completa uni ou bilateral.[1]

Alguns autores fazem alusão à ação de teratógenos nos primórdios da vida intrauterina como uma de suas causas.[12,13] No que concerne à hereditariedade, a maioria dos casos relatados na literatura não comprova esta hipótese; no entanto, na prática clínica temos tido a oportunidade de acompanhar famílias com vários indivíduos acometidos em diversas gerações, sem, contudo, termos acompanhado estudos genéticos destes casos. A hipótese mais aceita ainda aponta para sua denominação como sinal patológico sendo resultado de vários fatores causais concomitantes e não definidos.[11]

Estudos patológicos permitem classificar a sequência de Möebius em quatro grupos:

1. Hipoplasia do núcleo do nervo facial.
2. Destruição do núcleo do facial por degeneração com necrose intra-axial e gliose (forma mais comum).
3. Perda neuronal secundária a um defeito primário na porção periférica do nervo facial.
4. Alterações miopáticas.

As principais hipóteses etiológicas abrangem: mau desenvolvimento rombencefálico, sofrimento isquêmico no território da artéria subclávia durante a sexta ou sétima semana de vida intrauterina, ou exposição tóxica fetal.[1]

CARACTERÍSTICAS

A seguir, serão descritas as principais características dos quadros de paralisia facial congênita.

Sequência de Möebius

A sequência de Möebius tem como principais características a paralisia completa ou parcial dos nervos cranianos VI (nervo abducente) e VII (nervo facial), resultando em paralisia uni ou bilateral e estrabismo convergente (Fig. 37-2).[14] Segundo Maranhão-Filho *et al.*,[1] podem ainda estar associadas diversas malformações de vários outros nervos cranianos, como o III, IV, VIII, IX, X e XII, além de anomalias do cerebelo, hipotálamo e hipófise.[11] Frequentemente, há malformações dos membros, como pés tortos congênitos e sindactilia, bem como malformação de estruturas orofaciais. A caracterização da sequência de Möebius de acordo com alterações anatômicas e funcionais, como segue, foi proposta por Altmann *et al*.[15,16]

Alterações Orgânicas

- Paralisia uni ou bilateral do par VI (nervo abducente) causando estrabismo convergente e raramente divergente.
- Hipertelorismo.
- Pregas epicânticas proeminentes (lembrando mongolismo).
- Paralisia uni ou bilateral do par VII (nervo facial).
- Fácies de máscara (inerte tanto no riso como no choro) conferida pela paralisia facial bilateral. Há impossibilidade de franzir a testa, fraqueza dos músculos zigomáticos e, muitas vezes, movimentação compensatória do platisma. Na maioria das vezes a paralisia é severa, mas incompleta.
- Nariz: ponte nasal alargada, ausência de pregas nasolabiais proeminentes por causa da projeção maxilar e da própria paralisia.
- Micrognatia não como traço dismórfico primário, mas como consequência da movimentação inadequada da mandíbula na vida intrauterina.[17] Portanto, é secundária ao déficit neuromuscular precoce que compromete o desenvolvimento da mandíbula (Fig. 37-3).[1]
- Lábios pequenos, enrugados (em asa de gaivota), eversão labial, permanentemente abertos, com queda das comissuras e com filtro longo.
- Língua: microglossia, anquiloglossia, língua fasciculada ou toda sulcada, presença de sulcos longitudinais profundos e elevações irregulares, atrofia de um dos lados da língua com diferença no volume muscular de um lado e de outro, mobilidade diminuída, limitação da protrusão, desvio de língua na protrusão para o lado comprometido (Fig. 37-4).
- Hipoplasia dentária, labioversão dos incisivos maxilares e linguoversão dos incisivos mandibulares, má oclusão de classe II de Angle, embora, no geral, encontrem-se dentro dos limites da normalidade.
- Alteração do palato: o palato duro em geral é ogival, e relatos de fenda palatina são quase inexistentes; quanto ao palato mole, este pode apresentar-se normal com reflexo de *gag* exacerbado ou com sua mobilidade prejudicada em termos de velocidade e da intensidade do movimento. No entanto, quase não há relatos de malformações associadas.
- Ouvidos: podem ocorrer anormalidades no pavilhão auricular e ouvidos calciformes.
- Achatamento bilateral do osso frontal na porção central e estreitamento (crânio em "casco de navio").
- Pescoço e tórax: agenesia do músculo trapézio, hipoplasia do músculo esternoclidomastóideo, assimetria torácica decorrente da hipoplasia dos músculos peitorais, fixação e encurtamento do osso esterno, aumento do volume anteroposterior torácico, presença de problemas cardíacos.[11,18]

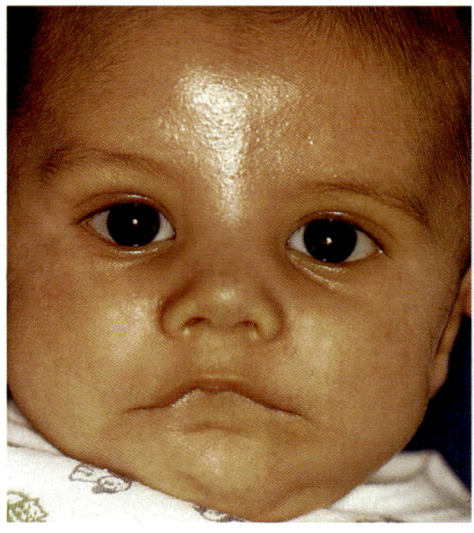

Fig. 37-2. Bebê portador da sequência de Möebius.

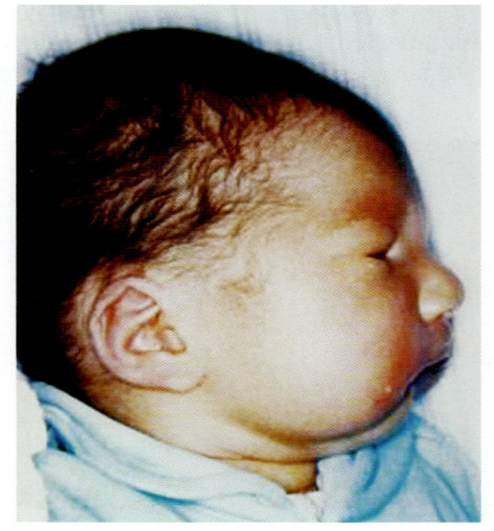

Fig. 37-3. Face em perfil de bebê portador de paralisia facial acompanhada de micrognatia.

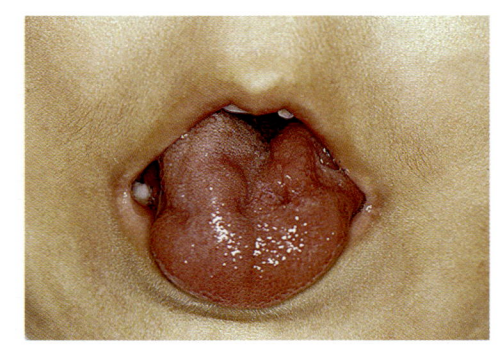

Fig. 37-4. Língua fasciculada com presença de sulcos e elevações irregulares. Nota-se também a diferença no volume muscular entre os dois lados da língua.

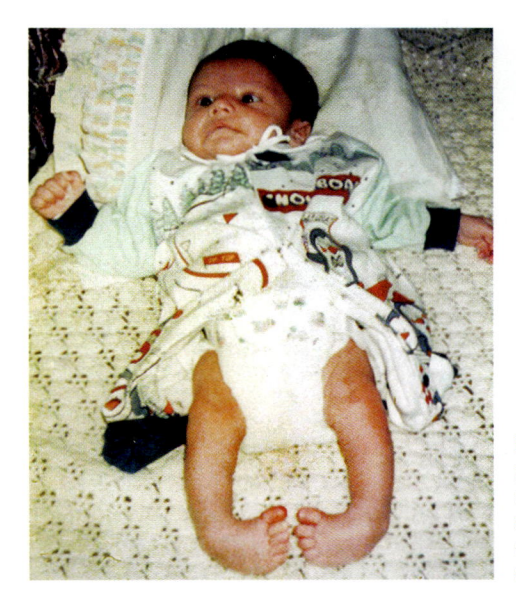

Fig. 37-5. Criança portadora da sequência de Möebius com alteração de extremidades: pés tortos, em forma de clava.

- Alteração de extremidades: polidactilia, perodactilia, sindactilia, braquidactilia, adactilia, fusão das falanges, encurtamento de dígitos, acromitia, *webbing* de alguns dedos, pés tortos congênitos (em clava), artrogripose múltipla congênita (Fig. 37-5).
- Possível envolvimento da musculatura branquial.
- Alterações pouco frequentes:
  - Falha na maturação do eixo hipofisário-hipotalâmico resultando em telarca ou amadurecimento sexual precoce.[19]
  - Ausência da porção ligada ao osso esterno no músculo peitoral maior, quando associada à síndrome de Poland.[20]

Alterações Funcionais

- Diminuição do pestanejar (sinal de Bell – pálpebras permanentemente abertas) ou ptose palpebral que obriga a criança a manter a cabeça hiperestendida para poder enxergar.
- Ausência de reflexo palpebral, reação pupilar à luz e acomodação.
- Ausência completa ou incompleta de movimentos faciais, uni ou bilateralmente.
- Na literatura, são raros os casos de problemas respiratórios relacionados com a sequência de Möebius. No entanto, alguns pacientes referem infecções respiratórias altas.
- Diminuição da abertura de boca.
- Presença de sialorreia constante, em decorrência da inabilidade para o vedamento labial.
- Inabilidade ou dificuldade para sugar por causa de uma combinação de fatores, entre eles: falta de uso dos músculos faciais e especialmente dos lábios. A falta de vedamento labial impede que se provoque pressão negativa suficiente dentro da cavidade oral. Esta dificuldade se deve à conjunção de alterações que podem estar presentes, como paresia ou paralisia de língua, anquiloglossia, microglossia, micrognatia e eventuais paresias ou paralisias velares.
- Inabilidade para sorrir, assobiar e elevar o lábio superior.
- Restrições ou ausência dos movimentos mastigatórios laterais e até ausência total de movimentação mandibular. Geralmente, a mastigação é deficitária, não necessariamente por hipofunção dos músculos da mastigação, mas por falta de movimentação dos músculos faciais. A comida tende a se alojar nas bochechas por falta de ação dos bucinadores e da língua, e frequentemente o indivíduo tem que retirá-la do vestíbulo com a ajuda dos dedos.
- Dificuldade na deglutição, especialmente relacionada com os problemas mastigatórios, dentários, linguais e labiais, podendo causar dificuldades alimentares, ganho lento de peso, algum grau de desnutrição e aspiração, nos casos mais severos, podendo chegar inclusive a óbito.[11] Crises de cianose foram relatadas durante a alimentação nos dois primeiros meses de vida. A dificuldade para deglutir associada ao comprometimento dos pares cranianos VII, IX e X tornam essas crianças propensas a terem aspirações recorrentes e a serem colocadas sob dieta por sonda nasogástrica.
- A face com paralisia facial tem toda a atividade voluntária, automática e reflexa da sua musculatura alterada. Desta forma, a fala do indivíduo portador da sequência de Möebius sempre estará prejudicada em maior ou menor grau. Todas as alterações das estruturas orofaciais (lábios, língua, palato, véu, bochechas) irão afetá-la diretamente.[11] A velocidade e a precisão dos movimentos articulatórios estão comprometidas, havendo uma produção inadequada das consoantes. Os fonemas distorcidos são, em geral, substituídos por movimentos articulatórios compensatórios, aproximando a fala acusticamente do normal. A fala caracteriza-se por uma disartria flácida.[11]
- A qualidade vocal pode apresentar rouquidão, voz aspirada ou soprosa e com baixa intensidade.[14] A hipernasalidade pode estar presente em decorrência da presença de fissura palatina. De acordo com Altmann *et al.*,[21] a falta de precisão dos movimentos articulatórios, comum nos casos de paralisia facial, pode gerar hipernasalidade, mesmo na ausência de acometimentos do esfíncter velofaríngeo, além de lhe atribuir característica monótona, pastosa e abafada.
- Linguagem normalmente preservada na ausência de déficit cognitivo. Embora possa haver atraso no desenvolvimento da linguagem e da fala, por inúmeros fatores, como: redução das experiências motoras quando existem anomalias nos membros; crescimento afetado pelas dificuldades alimentares; rejeição ou superproteção parental; falta de estimulação; internações frequentes e falta de reforço das tentativas articulatórias por parte dos pais.
- A sensibilidade para toque, dor e temperatura, de modo geral, é descrita como normal.

Síndrome de Poland

Características

- Mais frequente no sexo masculino e no hemicorpo direito.
- Paralisia facial.
- Diminuição da irrigação sanguínea no hemicorpo afetado.
- Presença de hemivértebras e malformação dos rins, em alguns casos.
- Hipoplasia ou ausência do músculo grande peitoral.
- Hipoplasia ou ausência do mamilo e da aréola mamilar.
- Anomalia das costelas.
- Hipoplasia distal, apresentando diversos graus de sindactilia.
- Oligodactilia.
- Hipomelia mais grave, em alguns casos.

Complexo de Charge

Características

- Malformações colobomatosas desde a íris até a retina.
- Malformações cardíacas.
- Atresia das coanas (membranosa e/ou óssea).
- Retardo do crescimento, em geral no período pós-natal.
- Oligofrenia.
- Hipotrofia dos órgãos genitais (no sexo masculino).
- Malformação dos ouvidos e/ou surdez (perda auditiva condutiva, neurossensorial ou mista).
- Peso normal ao nascimento, na maioria dos casos, com queda no crescimento longitudinal nos primeiros 6 meses de vida.
- Manifestações associadas:
  - Micrognatia: sequência de Pierre Robin.
  - Fissura labiopalatina.
  - Paralisia facial.
  - Sequência Di George.
  - Malformação dos rins.
  - Onfalocele.
  - Fístula traqueoesofágica.
  - Anomalia das costelas.
  - Ptose palpebral.

Espectro Disruptivo em Face e Membros

▪ Características

Observam-se diferentes combinações das alterações orgânicas características.

- Microstomia.
- Micrognatia.
- Hipoglossia.
- Às vezes, bifurcação ou fixação anormal da língua.
- Hipodontia no maxilar inferior.
- Fenda palatina.
- Nariz largo.
- Telecanto.
- Falhas na pálpebra inferior.
- Assimetria facial.
- Hipoplasia de grau variável, podendo chegar à adactilia.
- Sindactilia.
- Malformações cerebrais, sobretudo nos núcleos dos nervos cranianos, dando lugar à paralisia e à sequência de Möebius.

Síndrome de Distrofia Miotônica de Steinert

▪ Características

- Degeneração muscular, fibras musculares finas, fracas e atróficas.
- Miotomia, principalmente em mãos, mandíbula e língua.
- Fácies miopática – atrofia e fraqueza dos músculos faciais e temporais.
- Paralisia facial.
- Ptose palpebral frequente.
- Catarata.
- Insuficiência das gônadas (atrofia dos testículos, amenorreia, dismenorreia, cistos nos ovários).
- Calvície frontal prematura, especialmente no sexo masculino.
- Arritmias cardíacas.
- Anomalias menos frequentes:
  - Hipotonia muscular durante o primeiro ano de vida.
  - Oligofrenia.
  - Microcefalia.
  - Pés tortos.
  - Clinodactilia.
  - Hiperostose dos ossos do crânio.
  - Peles fina e atrófica.
  - Anomalias da mácula.
  - Blefarite.
  - Ceratite seca.
  - Bócio.
  - Adenomas da tireoide.
  - Diabetes melito.

Espectro Facioauriculovertebral ou Microssomia Hemifacial ou Síndrome de Goldenhar

▪ Características

- Comprometimento unilateral do crescimento da face em 70% dos casos (Fig. 37-6).
- Hipoplasia malar, maxilar superior e/ou mandibular, afetando principalmente o ramo, o côndilo e a articulação temporomandibular.
- Macrostomia.
- Hipoplasia dos músculos da face.
- Paralisia facial.
- Microtia.
- Apêndices fibromatosos pré-auriculares e/ou fossetas pré-auriculares.
- Malformações do ouvido médio.
- Surdez inconstante.
- Diminuição ou ausência de secreção parotidiana.
- Anomalias anatômicas ou funcionais da língua.
- Disfunção do palato mole.
- Hemivértebras ou hipoplasia de vértebras (em geral cervicais, podendo ocorrer com as torácicas ou lombares).

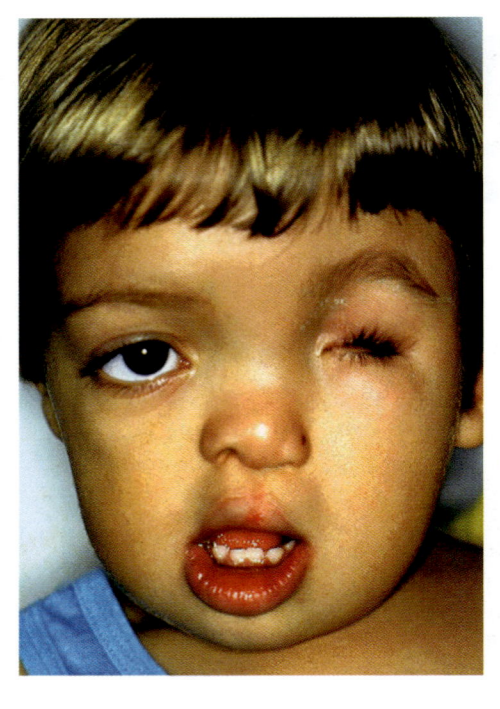

Fig. 37-6. Criança portadora de síndrome de Goldenhar destacando comprometimentos muscular e ósseo de toda a hemiface esquerda, além de ausência de globo ocular e microtia deste mesmo lado.

- Anomalias pouco frequentes:
  - Dermoide epibulbar.
  - Lipodermoide.
  - Entalhe no lábio superior.
  - Estrabismo;
  - Microftalmia.
  - Malformações de ouvido interno, acompanhadas de surdez.
  - Fissura labial e/ou palatina.
  - Comunicação interventricular, persistência do conduto arterial, tetralogia de Fallot e coarctação da aorta, por ordem decrescente de frequência.
  - Oligofrenia acompanhada de microftalmia.
  - Resíduos de fenda branquial na parede anterolateral do pescoço.
  - Malformações da laringe.
  - Hipoplasia ou agenesia pulmonar.
  - Encefalocele occipital.
  - Malformações de rins, membros e/ou costelas.
  - Atraso do crescimento, instalado durante a vida intrauterina.
  - Implantação baixa dos cabelos.

TRATAMENTO FONOAUDIOLÓGICO PRIMÁRIO

O fato de os acometimentos apresentados pelos indivíduos com paralisia facial congênita terem-se instalado já na vida intrauterina impõe a necessidade da atuação do fonoaudiólogo desde as primeiras horas de vida. O primeiro passo é a avaliação específica de todos os aspectos anatômicos e funcionais da face e cavidade oral do recém-nascido (RN).

O contato com a família é de suma importância para o equilíbrio psicológico- familiar, e dele dependerá o sucesso da abordagem primária do tratamento. O profissional deve explicar de forma detalhada quais são as alterações presentes, as condutas a serem tomadas e o prognóstico. A informação dada de forma realista e positiva contribui para minimizar o grau de ansiedade familiar e aumentar sua participação ativa. O contato com familiares de casos semelhantes, ou mesmo disponibilizar material informativo, também pode ser produtivo.

O diagnóstico da paralisia facial no RN nem sempre é fácil, sobretudo para profissionais que não atuam habitualmente com esta patologia. A dificuldade ocorre principalmente quando a paralisia é bilateral, ou quando é unilateral e acomete somente o ramo mandibular no nervo facial. Como o RN não apresenta a riqueza de movimentos faciais de um bebê mais velho, orienta-se que a observação dos movimentos seja feita durante o choro.

Feita a avaliação fonoaudiológica, será estabelecido um planejamento terapêutico de acordo com uma ordem de prioridades, sendo que, no início, a prioridade será sempre a alimentação para garantir o ganho de peso normal do bebê.[11]

A maioria dos bebês com paralisia facial bilateral apresenta dificuldades de sucção pela falta de coaptação labial. Nos casos em que não há comprometimento neurológico associado, o reflexo de sucção está presente, e a alteração é mecânica; não há pressão negativa suficiente para permitir a extração do leite no seio materno. Geralmente, indica-se o uso de mamadeira com bico ortodôntico de silicone e com furo adequado à força de sucção do bebê. A graduação do furo será estabelecida a partir da avaliação de uma tabela de mamada em que são anotadas as variáveis: horário, tempo útil de mamada (desconsiderando as pausas para eructação) e a quantidade de leite ingerida. As mamadas não devem ultrapassar 35 minutos para evitar que a criança perca energia e emagreça durante o exercício de sucção. Além do controle pela tabela, é importante observar se o RN está ganhando peso diariamente.

Nos casos com acometimento único dos nervos faciais, a alta da maternidade se dá em poucos dias. Quando o comprometimento é apenas do ramo mandibular, não é raro que as alterações passem despercebidas ao nascimento, sendo observadas por volta dos 3-4 anos de idade.

Na sequência de Möebius, além da diástase muscular e da fasciculação da língua, é muito comum haver paresia ou paralisia do par IX (nervo glossofaríngeo), o que dificulta ainda mais a sucção. Pode haver também micrognatia e comprometimento do par V (nervo trigêmeo), provocando uma dificuldade inicial dos movimentos mandibulares. Tal dificuldade não deve ser confundida com reflexo de mordida e pode ser superada pela movimentação mandibular passiva efetuada diversas vezes ao dia e pela introdução do bico da mamadeira entre as arcadas alveolares por meio de manobra manual.

Os pacientes com paralisia facial e afecção associada do hipoglosso, em sua maioria, não conseguem sugar e são submetidos à alimentação por sonda nasogástrica (SNG) ou orogástrica (SOG) (Fig. 37-7). Nesses casos, orienta-se estimulação extra e intraoral, de 3 a 4 vezes ao dia, a ser realizada pelos familiares e/ou equipe de enfermagem.

A estimulação extraoral consiste em massagens manuais em direção aos lábios, com a finalidade de estimular o vedamento labial. Antes de iniciar tal estímulo, é interessante passar o dedo molhado no leite pelo vestíbulo labial para que o RN receba o estímulo gustativo de forma associada. Além disso, pode-se usar pincel macio nas bochechas (do ouvido para os lábios), nos lábios e sobre eles.

A estimulação intraoral deve ser feita sempre após a extraoral. É recomendável que seja feita durante a alimentação por SNG para que se aproveite o início natural do reflexo de sucção que ocorre quando o alimento chega ao estômago. Essa estimulação consiste em diversas manobras: movimentos circulares sobre as arcadas alveolares (do centro para as laterais), na superfície interna das bochechas, na região da papila palatina e sobre a língua. Sempre com estímulo gustativo associado. Na língua, também devem ser feitos movimentos longitudinais de trás para frente e com pressão de cima para baixo, em sua porção central.

O bebê poderá esboçar alguma intenção de deglutição e, neste momento, devem-se interromper as manobras e deixar que ele finalize seus movimentos. Pode-se ainda auxiliá-lo, realizando movimentos circulares e com pressão na região abaixo do mento (correspondente à região interna do assoalho da boca) para eliciar o movimento de deglutição.

Ao surgirem os primeiros movimentos de sucção, a alimentação via oral deve ser iniciada e complementada por SNG, e, simultaneamente, as manobras de estimulação oral devem ser mantidas. Conforme o RN melhora seu desempenho, a alimentação por SNG vai diminuindo gradativamente até ser completamente substituída pela alimentação por via oral. Neste momento, interrompem-se as manobras de estimulação.

Todo esse processo é acompanhado por meio das tabelas de mamadas e de ganho de peso, até que o bebê esteja estável do ponto de vista alimentar.

Nos casos que apresentam, além da paralisia facial, comprometimento neurológico mais severo, a alimentação por via oral poderá não ser efetivada, mesmo com toda a estimulação referida anteriormente, sendo necessária a indicação de gastrostomia. Mesmo com a gastrostomia, o objetivo continuará a ser a alimentação por via oral. Assim, os exercícios de estimulação oral devem ser mantidos diariamente.

Além dos exercícios mencionados previamente, aconselha-se o uso da chupeta durante a alimentação pela sonda gástrica, umedecendo-a com o alimento que está sendo administrado, ou mantendo-a na boca nos intervalos, a fim de que ela funcione como estímulo não nutritivo de sucção. Diversos autores apontam para as vantagens da sucção não nutritiva, considerando-a como fator preponderante para o encurtamento do tempo de uso das sondas, inclusive diminuindo o tempo das hospitalizações.[22,23]

TRATAMENTO FONOAUDIOLÓGICO SECUNDÁRIO

O tratamento específico da paralisia facial normalmente é iniciado após a estabilização do quadro alimentar. A abordagem fonoaudiológica miofuncional para a recuperação dos movimentos faciais foi preconizada por Altmann, em 1985,[24] introduzindo o conceito de reabilitação funcional dos músculos faciais. Nesta abordagem, os músculos são estimulados por meio de exercícios que promovem a contração muscular. São realizados 6 tipos de exercícios: estimulação proprioceptiva, estimulação térmica fria, massagens tonificadoras, massagens indutoras, exercícios isométricos e exercícios de simetria.[15,16,25,26] As três últimas etapas estão indicadas para pacientes mais velhos, quando são exigidos movimentos voluntários, e serão abordadas de forma sucinta neste capítulo.

A estimulação proprioceptiva tem como principal objetivo levar a atenção do RN para as regiões que estão sendo estimuladas. De acordo com Bosma,[27] quanto mais propriocepção em uma região, maior é o seu controle motor.

Baumel e Burguess *et al.* observaram que a musculatura facial tem uma capacidade limitada de *feedback* por possuir naturalmente um número menor de receptores sensitivos responsáveis pela propriocepção periférica, provendo pouca informação sobre sua postura e movimentação.[28,29] Deste modo, o trabalho de estimulação proprioceptiva torna-se de suma importância nos casos de paralisia facial,[16] em se tratando de bebês.

Os estímulos proprioceptivos são efetuados com diversos materiais, entre eles: pincel, algodão, fita crepe e Dedemass. Os movimentos são realizados em direção aos lábios para auxiliar no estímulo ao vedamento labial. O pincel e o Dedemass também podem ser empregados sobre os lábios, com movimentos rápidos associados ao vedamento labial induzido pelo auxílio dos dedos do terapeuta.

A estimulação térmica fria é extremamente importante tanto do ponto de vista proprioceptivo como do tônus muscular. Ela propicia o aumento da contração muscular e a propriocepção para os

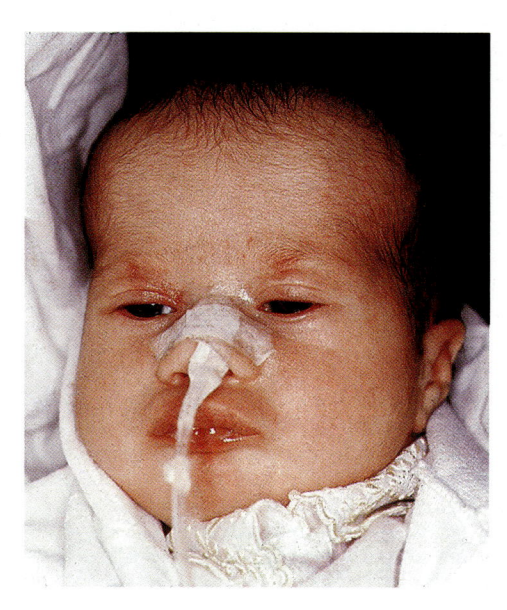

Fig. 37-7. Bebê com sonda nasogástrica para alimentação.

movimentos, pois o estímulo frio passado sobre o músculo gera uma contração muscular involuntária prolongada.[11] Nos bebês, utiliza-se o estimulador térmico que consta de um cilindro metálico preso a uma haste dentro do qual se coloca água gelada. Ele deve ser mantido na geladeira ou congelador, dependendo do grau do estímulo que se quer dar. Com ele são executados movimentos de deslizamento na face, tendo a boca como o centro dos movimentos.

Além do estimulador térmico, nos casos mais graves, são utilizadas pedras de gelo envoltas em tecido macio que são passadas na face com movimentos lentos e circulares. É recomendável que o estímulo térmico anteceda as massagens tonificadoras. Assim, aproveita-se a contração muscular involuntária, dando-se prosseguimento a ela.

As massagens tonificadoras são efetuadas com pressão e movimentos rápidos visando ao aumento do tônus muscular e desenvolvimento dos potenciais nascentes existentes nos músculos envolvidos. Elas podem ser circulares e retilíneas e realizadas no maior número de pontos possíveis da região facial afetada, sempre com tempo de permanência de 10 segundos em cada ponto. Os movimentos são sempre de baixo para cima e de proximal para distal (Fig. 37-8). Quando todos os pontos da área afetada forem estimulados, reinicia-se a estimulação por aproximadamente cinco vezes. Orienta-se para que toda a série de massagens seja feita três vezes ao dia e mantida durante o decorrer do crescimento da criança, sendo modificada de acordo com a evolução do caso.

Os exercícios de contração muscular voluntária são realizados de forma isométrica a fim de se estimular o maior número possível de unidades motoras. Na fase final do tratamento, estão indicados os exercícios de manutenção e simetria.[4,26]

Os resultados obtidos com a abordagem precoce dos casos de paralisia facial congênita são animadores. Altmann *et al.* (1998)[15] citam que, embora o prognóstico não seja estabelecido precocemente e nem a melhora possa ser quantificada, a experiência clínica observa melhoras em apenas 6 meses de intervenção fonoaudiológica. O acompanhamento longitudinal de 8 casos, em 1999, pelos mesmos autores,[16] demonstrou melhora global dos movimentos faciais sobretudo no terço inferior da face, remissão total ou parcial do estrabismo convergente, melhora do fechamento palpebral e dos movimentos mastigatórios e linguais (Figs. 37-9 e 37-10).

O tratamento oromiofuncional é extremamente importante no tratamento das paralisias faciais em geral. Contudo, as intervenções cirúrgicas devem ser consideradas da infância à vida adulta e indicadas de acordo com as anomalias apresentadas. O maior número de cirurgias se concentra na região orofacial; elas visam à correção dos cantos da boca, ponte nasal, deformidades maxilomandibulares e rafia da língua (quando a diástase muscular é evidente), liberação da língua do assoalho bucal, ou simples liberação do frênulo lingual. A correção da paralisia facial com retalhos musculares ou músculos vasculonervosos só deve ser empregada quando esgotados os recursos do tratamento fonoaudiológico. Nestes casos, as cirurgias auxiliam na movimentação da face e funcionam também como agente facilitador para a reeducação neuromuscular.

O prognóstico da paralisia facial congênita será sempre uma incógnita tanto para os profissionais, quanto para o paciente e seus familiares. O que se tem certeza é de que somente o estímulo pode gerar respostas e quanto mais precocemente ele for iniciado, melhores serão as chances de obtenção de resultados positivos.

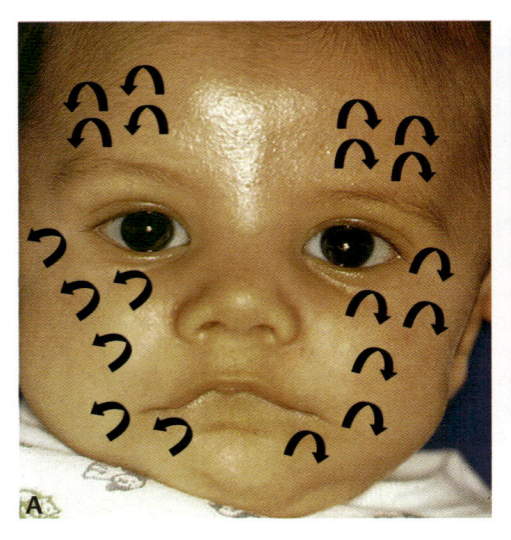

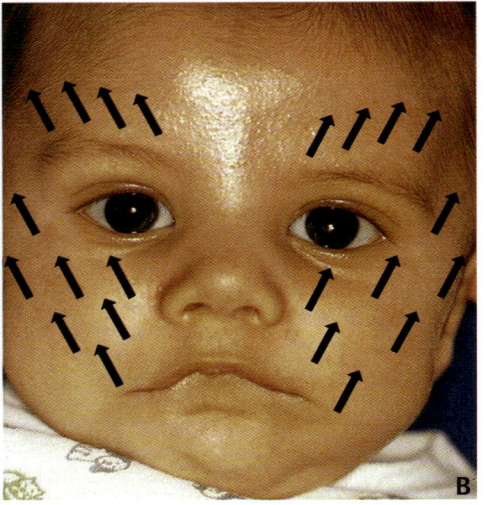

Fig. 37-8. (**A**) Esquema indicando movimentos circulares executados durante massagem. (**B**) Esquema indicando movimentos retilíneos executados durante massagem.

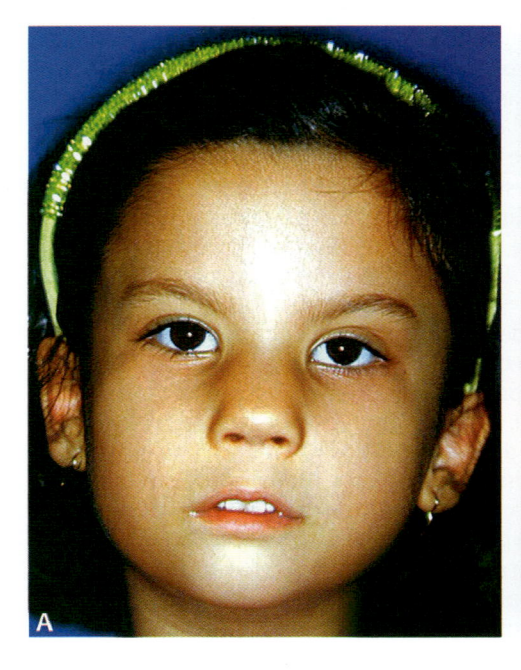

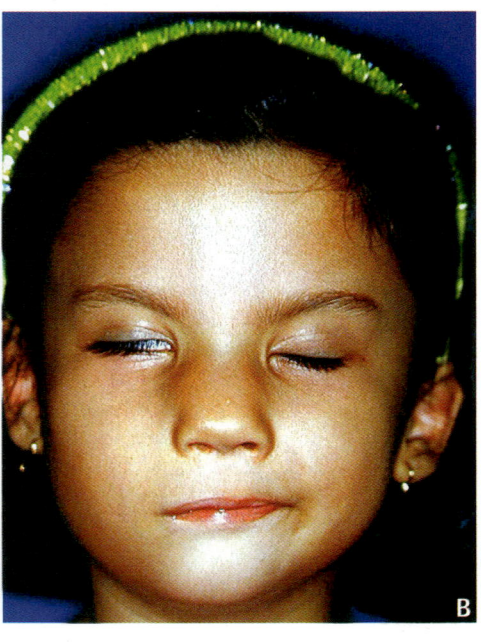

Fig. 37-9. (**A**) Paciente portadora de sequência de Möebius acompanhada desde o nascimento; face em repouso. (**B**) Contração da face. Nota-se melhora significativa no movimento das pálpebras, com *gap* mínimo durante o fechamento ocular, e melhora do terço inferior da face.

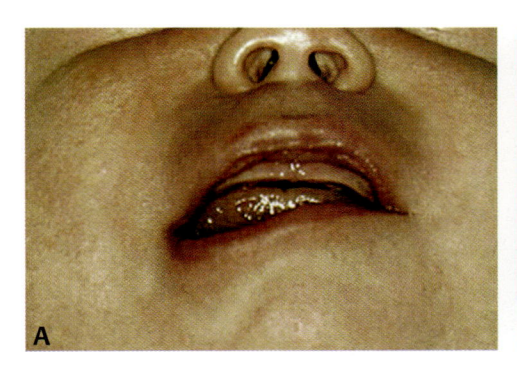

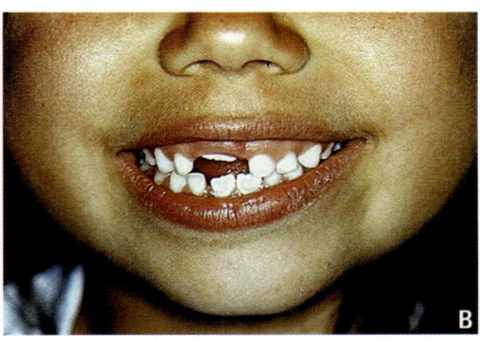

Fig. 37-10. (**A**) Recém-nascido com paralisia do músculo depressor do ângulo da boca. (**B**) Mesmo paciente após tratamento. Observar a evolução do quadro com recuperação dos movimentos.

REFERÊNCIAS BIBLIOGRÁFICAS

1. Maranhão-Filho P, Maranhão ET, Aguiar T *et al.* Paralisia Facial: quantos tipos clínicos você conhece? Parte I. *Ver Bras Neurol* 2013;49:85-92.
2. Bell C. On the nerves, giving an account of some experiments on their structure and functions, which leads to a new arrangement of the system. *Trans R Soc Lond* 1821;3:398.
3. Altmann EBC, Marques RMF. Paralisia Facial Congênita In: Hernandez AM, Marchesan I. *Atuação Fonoaudiológica no Ambiente Hospitalar*. Rio de Janeiro: Revinter; 2001; p.177.
4. Altmann EBC, Vaz ACN. Paralisia Facial: implicações da etiologia e das diferentes cirurgias In: *Comitê de Motricidade Orofacial-Como atuam os especialistas*. São José dos Campos: Pulso, 2004. p.187-94.
5. Smith JD, Crumley RL, Harker LA. Facial paralysis in the new born. *Otolaryngol Head Neck Surg* 1981;89:336-42.
6. Arias G, Nogués J, Maños M *et al.* Bilateral Facial nerve palsy: four cases report. *ORL* 1998;60:227-9.
7. Nelson KB, Eng CD. Congenital hypoplasia of the depressor anguliorus muscle; differentiation from congenital facial palsy. *J Pediatric* 1972;81:16-20.
8. May M, Fria TJ, Blumenthal F *et al.* Facial paralysis in children: differential diagnosis. *Otolaryngol Head Neck Surg* 198;89:841-8.
9. Maranhão-Filho PA, Pires MEP. Hipoplasia do músculo depressor *angulioris. Rev Bras Neurologia* 2007;43:35.
10. Saito H, Takeda T, Kishimoto S. Neonatal facial nerve defect. *Acta Otolaryngol (Stockh)* 1994;510:77-81.
11. Psillakis JM, Altmann EBC. Sequência de Moëbius. In: Psillakis, JM, Zanini AS, Mélega JM *et al. Cirurgia Craniomaxilofacial estéticas da face*. Rio de Janeiro: Medsi; 1987. p.259-74.
12. Reed H, Grant W. Moebius Syndrome. *Brit Bone Jt Surg* 1953;35:437-44.
13. Gemignani EYMY, Longone E, Guedes ZCF. Sequência de Moëbius – relato de um caso clínico sob a luz da investigação fonoaudiológica e psicológica. *Pró-Fono* 1996;2:51-4.
14. Albuquerque TCAL, Barreto RRS, Costa TCCM *et al.* Sequência de Moëbius: protocolo de anamnese e avaliação – relato de caso. *Rev Soc Bras Fonoaudiol* 2009;1:115-22.
15. Altmann EBC, Paula MBSF, Ramos ALNF *et al.* Paralisia Facial Congênita: resultados com fonoterapia oromiofuncional. In: Anais do VII Congresso Brasileiro de Fonoaudiologia/XII Encontro Nacional de Fonoaudiologia. Natal, RN; 1998. p.154.
16. Altmann EBC, Faria de Paula MBS, Farias Ramos ALN *et al.* Paralisia Facial congênita; resultados com fonoterapia oromiofuncional. *Revista Fono Atual* 1999;8:14-8.
17. Smith DW. *Síndromes de malformações congênitas*. São Paulo, SP: Editora Manole, 1985.
18. Boari C, Lima DRA, Brigagão GM *et al.* Intervenção fonoaudiológica precoce na sequência de Moëbius: relato de caso. *Pró-Fono* 1996;2:55-61.
19. Ichiyama I, Handa S, Hayashi T *et al.* Premature thalarche in Moebius syndrome. *Clin Genet* 1995;47:108-9.
20. Kumar D. Moebius syndrome. *J Met Genet* 1990;27:122-6.
21. Altmann EBC, Vaz ACN, Ramos ALNF *et al.* Tratamento fonoaudiológico. In: Altmann EBC. *Fissuras Labiopalatinas.* 4.ed. Carapicuiba, SP: Pró-Fono; 1997. p.367-403.
22. Measel CP, Anderson GC. Nonnutritive sucking during tube feedings: effect upon clinical course in premature infants. *J Obst Gynecol Neonatal Nurs* 1979;8:265.
23. Field T, Ignatoff E, Stringer S *et al.* Nonnutritive sucking during tube feedings: effects on preterm neonates in an intensive care unit. *Pediatrics* 1982;3:381-4.
24. Altmann EBC. *Alterações musculares e seu tratamento nos portadores de deformidades maxilomandibulares*. Tema livre. XXII Congresso Brasileiro de Cirurgia Plástica. Gramado, RS: 1985.
25. Altmann EBC. *Avaliação e tratamento fonoaudiológico nas paralisias faciais*. Curso. São Paulo, SP: 1992.
26. Altmann EBC, Vaz ACN. Paralisia facial: a fonoaudiologia trata. *Rev Cons Reg Fonoaudiol* 2002;48:17.
27. Bosma JF. Oral and pharyngeal development and function. *J. Dent Res* 1963;42:375-84.
28. Baumel JJ. Trigeminal facial nerve communications. *Arch Otolaryngol* 1974;99:34.
29. Burguess PR, Wei JY, Clarck FJ *et al.* Signaling of kinesthetic information by peripheral sensory receptors. *Annu Rev Neurosci* 1982;5:171.

38 Apoio Psicológico ao Paciente com Paralisia Facial

Rosa Maria Rodrigues dos Santos

De acordo com o dicionário Michaelis, apoiar significa firmar, sustentar, proteger.[1] O apoio pode-se fundamentar em um argumento de autoridade, em uma prova.

O apoio psicológico ao paciente com paralisia facial não é algo que deva ocorrer apenas entre o psicólogo e seu paciente. Trata-se de um âmbito a ser considerado por todos os profissionais que o assistem, devendo sempre estar integrado ao cuidado prestado. Não importa a profissão que se tenha nem o tratamento proposto: este princípio deve ser seguido por todos.

O cuidado e a atenção prestados em cada passo de uma terapêutica – principalmente, se levarmos em conta o fato de que a informação dada pelos profissionais tem extrema importância – são capazes de operar como um argumento de autoridade pautada pela confiança, pela aliança terapêutica. A palavra de um profissional em que se confia pode ser fundamental para a mudança de conduta de alguém, para seu posicionamento diante da vida, ter consideração por si mesmo.

TUDO COMEÇA NA IMAGEM

Desde muito cedo, perto do segundo semestre de vida, nós humanos começamos a ter como primeira fonte de reconhecimento de nossa identidade uma imagem. É no momento em que o bebê consegue olhar a imagem refletida no espelho e não mais percebê-la como a imagem de outro, mas como a sua própria, que se instaura um momento divisor de águas, uma inauguração no psiquismo: surgiu o eu.

Notemos, então, que é via imagem, uma imagem que até está antecipada em relação à capacidade motora de coordenação e de integração do corpo, que nós humanos nos reconhecemos. A imagem nos funda como sujeitos.[2]

Apesar de ter pouca consistência e de carregar uma precariedade, a imagem nos possibilita a função fundamental de orientação, de organização da existência. De certa forma, nós nunca escaparemos por completo desta alienação à nossa imagem, durante toda a nossa vida.

Assim, tudo o que afeta nossa imagem, nossa percepção de nós mesmos, pode trazer um nível de sofrimento psíquico muitíssimo intenso, sendo, no mínimo, algo que nos fragiliza.

Podemos dizer que, na consideração do corpo como um todo, a relevância dada à face é especial. Atribuímos nossa identidade a ela,[3] sendo uma forma muito relevante de nos particularizar.

Ressaltamos que, desde o início, a percepção que temos de nós mesmos e da realidade é sempre muito singular. Não é sustentada no que ocorre de fato, no que se supõe como objetivo; ao contrário, o que é realidade para mim é o que eu posso extrair do que observo.[2] Minha realidade se organiza a partir de meu ponto de vista.

O olhar, esta forma única e singular de perceber, tem sido cada vez mais enfatizado em nosso mundo contemporâneo, assim como a imagem.

Tudo o que fazemos compartilhamos rapidamente na internet para que os outros possam nos observar, "seguir". Atualmente, é assim que nos comunicamos de modo privilegiado.

Em nosso mundo contemporâneo, as imagens têm poder cada vez maior, passando a estabelecer verdades imediatas, em detrimento de nossas capacidades simbólicas para o entendimento dos fatos.[4] Esta mudança em nossa percepção do mundo traz como efeito uma fragilidade maior dos humanos. Ou seja, esta relevância aumentada do olhar e da imagem nos torna mais vulneráveis às frustrações, havendo possibilidades crescentes de efeitos traumáticos surgirem a partir de eventuais comprometimentos das imagens às quais atribuímos poderes de nos representar.

Será que se torna mais sofrido padecer de paralisia facial, hoje em dia, quando uma das formas mais importantes de nos comunicarmos se dá pelos ideais de perfeição que buscamos exibir no Facebook?

VIVENCIANDO A PARALISIA FACIAL: SER VISTO E SE OLHAR

De todo modo, a paralisia facial tende a implicar uma vivência de dano, de desfiguração, independentemente do momento em que ela ocorra – se é congênita ou se surge durante a existência – e da fase em que o paciente se encontra – fase flácida ou de sequelas.

Talvez apenas o caso das crianças menores mereça ressalva. Em geral, nas crianças com idade menor do que 9 anos, a importância dada à própria percepção do corpo tende a ser de menor impacto, embora se possam notar indícios de ansiedade nestes pacientes.[5] Nestes casos, o impacto na criança não ocorre por causa do que elas próprias notam como alterado, e sim pelo questionamento trazido pela percepção de outros, sejam eles seus pais, outras crianças ou adultos. Dessa maneira, deve-se evitar a antecipação do sofrimento da própria criança com relação à sua face. Vamos a um exemplo.

Felipe*, 8 anos de idade, tem paralisia facial congênita, uma doença que afeta apenas um lado de sua face. É filho de pais que nunca se casaram. Mora com a mãe e os avós maternos, tendo uma boa relação com seu pai, que procura estar perto dele sempre que possível. A relação com a família do lado materno é muito conturbada, todos "resolvem as coisas no grito", mas quem tem fama de ser muito "agitado" e "agressivo" é o Felipe. Fama também conquistada na escola, onde é tido como muito inteligente, mas "hiperativo" (um equívoco da mãe).

Felipe é encaminhado a um tratamento psicológico porque está ainda mais agitado com o fato de os colegas da escola o chamarem de "cara torta", como ele mesmo diz. Ele se mostra verdadeiramente entristecido com isso. No tratamento, Felipe fala sobre várias coisas, mas três recebem atenção especial: sua organização familiar, sua face e sua inteligência.

Com o tratamento psicológico, o garoto encontra meios de respeitar o modo como seus avós e mãe agem; porém, diferenciando-se da agitação deles. Felipe considera que não há como se desfazer das características de sua face, mas que elas são tão suas quantas outras características suas, como sua inteligência.

---

* Todos os nomes utilizados são fictícios.

A partir desta sua conclusão, Felipe muda suas atitudes e passa a ocupar outro lugar na escola: "sou um *nerd* que sabe conversar", define-se.

Neste momento de sua infância, esta marca favorável que ele criou para si mesmo é o que lhe permite ser bem reconhecido na escola e ter amigos, o que ajudou a apaziguar a situação em sua família. Sabe de sua face "torta", mas ela não mais o preocupa. Vamos aguardar os próximos momentos de sua vida e acompanhar o modo como ele os enfrentará.

Felipe teve alta do tratamento psicológico. Deve voltar anualmente para entrevistas de acompanhamento e reavaliação.

Nós humanos temos a dificuldade de separar nossas questões das questões dos outros. A percepção dos outros sobre nós nos afeta muito, tanto favoravelmente quanto não. O isolamento e a vergonha têm relação com a dificuldade em separar as questões.

Em estudo de Bradbury et al.,[6] 89,6% dos sujeitos referiram as perguntas intrusivas feitas pelos outros como o ponto que mais lhes causava sofrimento. A indicação do outro de que há uma alteração faz com que esta alteração se presentifique de modo ainda mais intenso e angustiante.

A angústia surge quando há ruptura entre o que se percebe de si mesmo e o que é percebido pelos outros, sendo muitas vezes suposto, como do outro. Esta sensação de estranhamento em relação a si mesmo angustia mais que tudo.

Embora a paralisia facial periférica não seja uma doença, é vivida pelo paciente como se fosse. Fu *et al.* consideraram cinco dimensões que compõem a representação e a vivência de uma doença: causas, consequências, cura ou controle, evolução e duração e características.[7]

No caso da paralisia facial, estas dimensões ficam, por vezes, nebulosas e incertas, o que deixa a vivência da paralisia facial ainda mais sofrida.

Na fase flácida da paralisia, predominam questionamentos que revelam toda a insegurança sobre o futuro, havendo uma ansiedade que se mostra de diversas maneiras, como alterações de sono e de apetite. Nesse momento, todas as informações que puderem ser oferecidas aos pacientes – o que é paralisia facial, possíveis causas e evolução – favorecem seu apaziguamento, estabelecendo contornos de orientação, em meio a tantas incertezas. Para que o contorno estabelecido seja o melhor possível, as informações devem ser passadas, e o entendimento dos pacientes deve ser avaliado, inclusive para buscar a melhor adesão aos cuidados indicados, como o cuidado com os olhos.

Já na fase de sequelas, há a tendência à diminuição dessas incertezas, uma vez que se saiba que não haverá a restituição plena. Assim, também diminuem as esperanças com o passar do tempo, evidenciando-se afetos mais aproximados à depressão e à inibição.

Torna-se fundamental, também nesta fase, informar o paciente sobre suas condições reais. A partir disso, deve-se avaliar como o paciente elabora a integração permanente de uma marca na face, uma surpresa que se impõe a ele, apontando para a impossibilidade de ser plenamente restaurado.

A depressão pode tomar proporções muito relevantes, podendo chegar a 65% dos pacientes.[8] Não é possível observar uma relação direta, uma proporcionalidade entre o grau de sequela e o nível de sofrimento psíquico, tratando-se de um padecimento que não passa pela objetividade, uma vez que a relação de cada um com seu corpo não seja regida por esta ordem objetiva. Muitos pacientes com sequelas consideradas sutis atribuem a elas efeitos devastadores, isolando-se, envergonhando-se de modo muito grave.

Barreira revelou que, nos pacientes com paralisia facial, o risco psicossocial precisa ser sempre considerado.[9] O sofrimento psíquico dos pacientes tem de ser levado em conta, mesmo que não tenha relação direta com o sintoma, porque pode, ainda assim, interferir no modo como o sujeito se relaciona com a paralisia e vive sua vida.

Sempre que houver a percepção pelo profissional de que a relevância dada à paralisia facial alcança proporções maiores do que as esperadas, existindo intenso sofrimento, há a necessidade de se encaminhar o paciente para a avaliação psicológica.

Principalmente na fase de sequelas, é preciso formular a pergunta "Como suportar a nova imagem?", permitindo que ela venha a ser o suporte de uma subjetividade que já existia, possibilitando que a nova imagem seja integrada – condição para tomá-la como sua.

A história singular de vivência prévia deste corpo e as características psíquicas deste sujeito fornecem orientações – e talvez limites – para que ocorra este novo enlace. É a partir do percurso anterior que se pode seguir um novo caminho. Trago um exemplo.

Paula passou por atendimento de psicólogos e outros profissionais, em momentos diversos, entre os 13 e 16 anos de idade, por ter sofrido paralisia facial decorrente de uma alteração anatômica, havendo recidivas do sintoma, ao longo deste período.

No início, Paula sempre questionava o apoio familiar que recebia. Embora se queixasse que se descuidavam dela, Paula escolhia usar roupas sujas, cabelos pouco arrumados, e pouco se dedicava aos exercícios da terapêutica fonoaudiológica que lhe foram indicados para as sequelas. Paula dizia não se incomodar com elas.

O caso foi discutido com a fonoaudióloga, e foi proposta uma estratégia conjunta, que buscava distanciar-se de uma imposição moral. O objetivo era a consciência de que sua decisão implicaria em algo que mostrava que "o tempo não voltaria", podendo deixar marcas permanentes. Assim, Paula decide por si mesma adotar uma nova postura na vida, mudando seus cuidados, apresentando-se de outra forma. Estes efeitos se mantiveram por anos.

Com nova paralisia e outra cirurgia para descompressão do nervo, vieram novas preocupações e sofrimentos. Paula tentava fazer com que seu isolamento ficasse encoberto no desejo de estudar e na necessidade de se dedicar ao estudo de modo excessivo. Em entrevistas psicológicas de acompanhamento, Paula evidenciava que era considerada na família como "chata", o que incluía o fato de ser estudiosa.

Com o convite de uma chefe de sua mãe, passou a ser atendente de alunos em uma escola de inglês. Neste momento, recebe a chance de ocupar o lugar de alguém que não era "chata" nem desinteressante. Paula, ao aceitar o convite, pode ressignificar as marcas em seu rosto: elas existem, mas não são motivo para se esconder na vida. Aliás, ao aceitar o convite, Paula passa a mostrar que é possível se exibir como a representante das boas qualidades de uma empresa.

Para Paula e para vários pacientes, uma percepção verdadeira de que sua aparência é bem-vinda pode ser muitíssimo importante, transformadora, permitindo a sustentação de uma postura que não se centre apenas em uma face que possui alterações, mas em alguém inteiro, com qualidades diversas e também limitações.

Pode ser muito favorável ao paciente com paralisia facial o contato com pessoas que têm características faciais como as suas, que passaram por situações como as que ele passou. Isto pode colaborar para que se saia de uma profunda solidão, do desamparo. Contudo, é preciso que haja imenso cuidado para que esta identificação de traços comuns não permita uma união em nome do sofrimento. Juntos, devem buscar boas soluções para cada um, ainda que compartilhem as dificuldades.

O sofrimento psíquico pode ser exacerbado pela paralisia, pode ser desligado dela ou causado por ela. Todos estes tipos merecem ser considerados, sendo necessário escutar este paciente não apenas sobre a paralisia facial, mas sobre inúmeras outras questões da vida. O sofrimento atribuído à paralisia facial pode ser, inclusive, não apenas exacerbado por outra questão, como também exacerbado pelo desvio de outro problema, aumentando a carga de dor posta à paralisia facial.

Joana, 54 anos, ao descobrir a paralisia facial também soube do diagnóstico de HIV, contraído em seu segundo casamento. Sempre muito insatisfeita com tudo – o que era uma característica sua, anterior a ambos os eventos ruins de saúde –, Joana não conseguia usufruir de qualquer efeito de qualquer tratamento que lhe fosse oferecido. Para tudo, sempre havia uma ressalva que apontava uma falha a ser corrigida nos terapeutas e nos tratamentos.

Contudo, dizia por vezes: "Não consigo me ver no espelho!" Esta frase, dita e repetida, indicava algo para além da paralisia: o insuportável diagnóstico do HIV, nunca aceito, sempre escondido, impossível de ser visto por ela na imagem que tinha de si mesma, sendo a alteração dada pela paralisia facial o que evidenciava este fato insuportável.

Diante de toda a insatisfação, Joana acabou por desistir dos tratamentos. Não havia brechas que possibilitassem tratamentos favoráveis à retificação de suas atitudes; manteve-se, até onde se soube, paralisada por seus sofrimentos.

Por vezes, precisamos considerar que não há apenas a paralisia facial, mas que há paralisia facial em um paciente com um tumor; alguém que sobreviveu a um grave acidente; um paciente que porta uma doença que lhe trouxe, além de tudo, a paralisia facial. A paralisia da face acontece em alguém que tem uma história, uma maneira particular de lidar com a vida e de vivê-la.

Sempre que um paciente refere uma limitação bastante intensa à sua vida como decorrente da paralisia, ela merece ser acompanhada, avaliada. Sempre é importante, independentemente da recuperação das funções da face, que os profissionais busquem saber o quanto o paciente se vê verdadeiramente recuperado, se ele consegue usufruir dos benefícios trazidos pelos tratamentos. Mesmo com bons resultados na recuperação facial, o paciente pode manter alterações psíquicas e sociais.[3,7]

No caso dos pacientes em fase de sequelas, existem importantes desafios: buscar a criação de boas (possíveis) perspectivas de vida, bem como diminuir a idealização referente aos tratamentos que, por vezes, trazem limitações consideráveis em seus resultados. Assim, torna-se fundamental o auxílio ao paciente para que ele encontre uma retomada em sua vida de modo mais amplo, não estando focado apenas na face. Um dos meios que pode favorecer esta criação, além do que citamos no caso de Paula, pode ser o encontro com pessoas que realizaram esta superação.

Em experiências de grupos psicoterapêuticos com pacientes em fase de sequelas, houve a chance para que vários pacientes pudessem encontrar alternativas favoráveis para suas vidas que, por vezes, podem ficar "paralisadas" depois do advento da paralisia facial.

Exemplos destas alternativas foram diversos, como: pacientes que retomaram seu desejo pelo trabalho, transcendendo o entendimento de que estava apenas sendo isolado pelos colegas e chefes, mas conseguindo perceber sua parcela de colaboração neste isolamento; uma paciente que conseguiu, pela primeira vez, viver a vida para si mesma e não mais apenas para servir aos outros; uma paciente que pôde falar sobre o que não ia bem com muito mais tranquilidade, enfrentando suas dificuldades de modo mais realista e próximo.

CONCLUSÃO

Os colegas das diversas profissões devem sempre discutir o caso dos pacientes com os demais que também os assistem, principalmente quando se tratar de caso que apresente complicações e entraves para a efetivação de avanços terapêuticos.

Relembrando algo apontado no início deste texto: a vivência do corpo é singular, cada paciente apresenta seu modo único de viver a paralisia facial. É necessário que este modo particular seja descoberto e considerado para que possa haver o melhor tratamento possível ao paciente.

REFERÊNCIAS BIBLIOGRÁFICAS

1. Weiszflog W. *Michaelis Moderno Dicionário da Língua*. São Paulo: Melhoramentos, 2011.
2. Lacan J. O estádio do espelho como formador da função do eu tal como nos é revelada na experiência psicanalítica. In: *Escritos*. Rio de Janeiro: Jorge Zahar Editora; 1998:96-103.
3. Silva MFF, Guedes ZCF, Cunha MC. Aspectos psicossociais associados à paralisia facial periférica na fase sequelar: estudo de caso clínico. *Rev CEFAC* 2013;15(4):1013-25.
4. Vieira MA. *Sujeito, objeto e corpo: quem fala?* VII Encontro Americano de Psicanálise da Orientação Lacaniana. Disponível em: http://oimperiodasimagens.com.br/pt/faq-items/sujeito-objeto-e-corpo-quem-fala-marcus-andre-vieira/. Acessado em setembro de 2016.
5. Aranka I, Bianca A, Arin S et al. *Psychological distress in peripheral facial paralysis in children. A pilot study*. Research Gate. Disponível em: https://www.researchgate.net/publication/255745997_Psychological_distress_in_peripheral_facial_paralysis_in_children_A_pilot_study. Acessado em setembro de 2016.
6. Bradbury ET, Simons W, Sanders R. Psychological and social factors in reconstructive surgery for hemi-facial palsy. *J Plast Reconstr Aesthet Surg* 2006;59(3):272-8.
7. Fu L, Bundy C, Sadiq SA. Psychological distress in people with disfigurement from facial palsy. *Eye* 2011;25:1322-26.
8. Freitas KCS, Gómez MVG. Grau de percepção e incômodo quanto à condição facial em indivíduos com paralisia facial periférica na fase de sequelas. *Rev Soc Bras Fonoaudiol* 2008;13(2):113-8.
9. Barreira JACS. *Paralisa facial periférica: impacto na qualidade de vida* [dissertação de mestrado]. Universidade da Beira Interior: Covilhã, Portugal; 2010. p.38-45.

Seção VI

Tópicos Especiais

39 Tratamentos Alternativos e Complementares para Paralisia Facial

Janaína De Rossi

O tratamento alternativo, como o próprio nome sugere, constitui uma opção ao tratamento convencional da medicina moderna. Nos últimos 10 anos tem sido constatado um aumento na adesão a estes tratamentos, em diversos países, como Estados Unidos, China, Canadá, Suíça, França e Chile.[1-6]

A terminologia medicinas alternativas e complementares (MAC), tradução do inglês *complementary and alternative medicine* (CAM) foi criada pelos Estados Unidos e Reino Unido na década de 1980,[7] e foi adotada pela literatura científica para descrever os seus princípios e práticas. A utilização da palavra "complementares" enfatiza a necessidade de ação conjunta e não excludente ao diagnóstico e tratamentos médicos convencionais, comprovados cientificamente.

Embora a realização das práticas alternativas e complementares seja o resultado de um conhecimento popularmente acumulado há milênios, este ainda pode ser considerado empírico dentro do atual modelo científico. No entanto, tem-se verificado um aumento significativo na realização de estudos de pesquisa, incluindo estudos clínicos, que permitem ampliar o conhecimento das terapias alternativas e comprovar seus efeitos benéficos.[8]

Nos Estados Unidos, existem universidades que formam médicos em uma nova especialidade, denominada Medicina Integrativa. Esta terminologia foi criada na década de 1990 para definir uma área de atuação que absorve e inclui as práticas complementares, de diversas localidades, que tenham comprovação científica. Neste caso o próprio médico aborda o indivíduo como um todo; executa o diagnóstico e prescreve práticas complementares combinadas ao melhor tratamento disponível, pela concepção científica atual, integrando a medicina alternativa à convencional.

Ao lado das MAC existe também o conceito de Medicina Tradicional, assim denominada pela Organização Mundial da Saúde (OMS). Esta inclui os saberes regionais e históricos de cada lugar no processo de construção da medicina. Como exemplos mais conhecidos citamos: o uso de ervas e rituais indígenas nas Américas, a Medicina Tradicional na China e Ayurveda na Índia, que são fundamentados na sabedoria e experiência adquirida há milênios. A ausência de tratamento para determinadas enfermidades, muitas vezes, move as pessoas para a medicina tradicional do país, como ocorreu com a recente epidemia de Ebola na África. Milhares de pessoas, incluindo seus médicos, recorreram à sabedoria popular das ervas medicinais quando não havia vacina nem tratamento disponível, além de suporte, pela medicina moderna.[9] Este movimento também pode ser originado quando existe dificuldade de acesso geográfico ou econômico aos melhores recursos conhecidos pela ciência.

A OMS, desde 2002, reconhece os benefícios que as MACs oferecem à saúde e vem estimulando o uso racional e acesso a estas modalidades, bem como às medicinas tradicionais. Entretanto, enfatizam que a qualidade, eficácia e segurança devem ser observadas. Para citar um exemplo comum, algumas pessoas acreditam que o remédio natural, à base de extratos de plantas (fitoterapia), não apresenta contraindicações e pode ser utilizado indiscriminadamente na chamada automedicação. No entanto, em casos crônicos, este ato pode causar retardo no diagnóstico de alguma enfermidade quando, por causa da melhora dos sintomas, o paciente não consulta um médico.

Inspirado nas orientações da OMS, o Ministério da Saúde do Brasil desenvolveu, em 2005, a Política Nacional de Medicina Natural e Práticas Complementares (MNPC), reconhecendo que a acupuntura, homeopatia, antroposofia e fitoterapia favorecem os princípios e diretrizes do próprio Sistema Único de Saúde (SUS).* Desde então, está havendo implantação das MACs em diversos centros de saúde pública, no Brasil, integradas ao atendimento médico.

Existem incontáveis práticas alternativas e complementares que podem auxiliar no processo de cura do indivíduo, não apenas na paralisia facial, mas em diversos sintomas. Podem-se incluir, ainda, as práticas espirituais como as preces, que contam com uma quantia considerável de publicações, no meio científico, atestando um potencial aliado à recuperação de diversas enfermidades.** Diante da comprovação científica dos benefícios, o profissional de saúde deve consentir ou pelo menos respeitar a opção por práticas alternativas que façam seu paciente sentir-se bem.

O conhecimento completo das práticas alternativas está muito além do nosso entendimento e do escopo deste livro (Fig. 39-1). Vamos abordar o papel da acupuntura e da homeopatia na paralisia facial (PF), por já serem consideradas especialidades médicas pelo Conselho Federal de Medicina. Ainda assim, acreditamos que o maior benefício resultará da aliança entre estas práticas e o acompanhamento convencional alopático.

---
*"[...] consideram o indivíduo na sua dimensão global sem perder de vista, porém, a sua singularidade, quando da explicação dos processos de adoecimento e de saúde." In: Brasil, Ministério da Saúde. Política Nacional de Medicina Natural e Práticas Complementares. Resumo executivo. Acessado em fevereiro de 2005. Disponível em: http://bvsms.saude.gov.br/bvs/publicacoes/ResumoExecutivoMedNatPratCompl1402052.pdf.
** Na base de dados Pubmed foram encontrados 27.233 artigos sobre termos de busca *prayer and health*, acessado no dia 2 de dezembro de 2017.

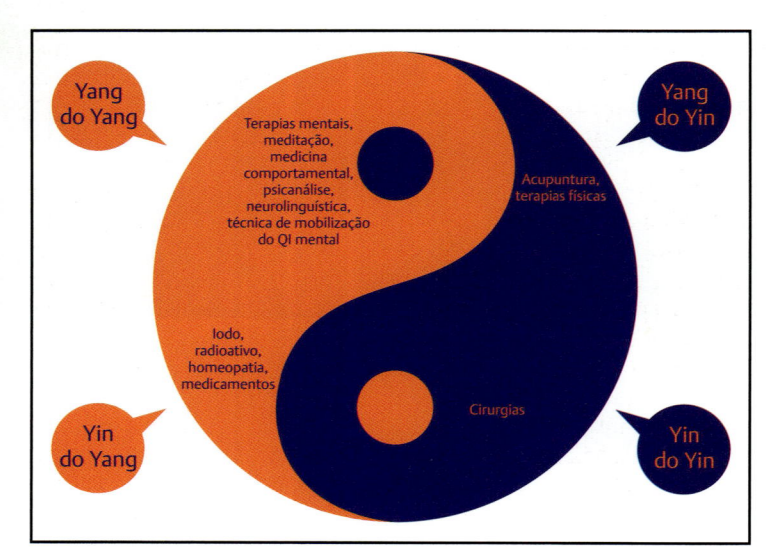

Fig. 39-1. Terapias complementares. De acordo com o TAO, tudo que existe no universo apresenta dois aspectos contrários: o Yin e o Yang. Yin significa "o lado sombrio da montanha" e Yang "o lado ensolarado da montanha". Desta forma Yin está associado à sombra, frio, contração, lua, água, inatividade, feminino, matéria. O Yang associa-se à claridade, calor, expansão, sol, fogo, atividade, masculino e à energia. Estes dois aspectos aparentemente opostos são os dois lados da mesma moeda. A tensão dinâmica e a transformação constante entre Yin e Yang são o que gera a energia que nutre a natureza e a vida. O desequilíbrio entre estes opostos ocasiona o adoecimento. O conceito Yin e Yang reflete a visão oriental de que os opostos não devem competir nem derrotar um ao outro, ou entrar em conflito, já que cada aspecto contém, complementa ou equilibra o outro. (Zhao X. A sabedoria chinesa para a saúde da mulher. Rio de janeiro: Nova Era, 2009). Da mesma forma, as diferentes terapias apresentam uma característica mais Yin ou Yang e são relativas, complementares e capazes de produzir equilíbrio e saúde. Segundo Yamamura Y, Yang do Yang é a energia mais sutil e Yin do Yin a energia relativamente mais densa, representada pela matéria. Existem terapias que atuam no campo dos pensamentos e cuida das energias mais sutis, como as terapias mentais, meditação, psicanálise e Técnica de mobilização do Qi Mental. A homeopatia e os medicamentos utilizam a matéria e originam energia, ou seja, o Yang nascendo do Yin. As terapias físicas e acupuntura utilizam da energia para atuar na matéria, e finalmente a cirurgia que trata materialmente do corpo físico, representando o Yin do Yin. (Conceito extraído da palestra proferida pelo Prof. Dr. Ysao Yamamura, no curso de Mobilização do Qi mental, realizado no Centro de pesquisa e estudo da medicina chinesa – Center AO – em São Paulo no dia 05 de março de 2016).

HOMEOPATIA

A homeopatia foi desenvolvida, no século XVIII, pelo médico alemão Samuel Hahnemann, que estava descontente com a medicina empregada na época. Ele parou de exercer medicina e começou a sobreviver de traduções, e uma delas foi a da *Matéria Médica*, de Cullen, que falava sobre a China. A partir desta tradução, em 1790, iniciou-se a marcha para o sistema médico que viria a ser conhecido mais tarde como homeopatia. Após ter estudado profundamente química e experimentado pessoalmente os efeitos de algumas espécies, Hahnemann desenvolveu uma obra que se tornou clássica: *Organon da arte de curar*.

Houve um episódio que ilustrou o surgimento da homeopatia, em que Hahnemann observou, em seu próprio organismo, que as reações produzidas pela quina (utilizada no tratamento da malária) simulavam os sintomas da doença. Na época o efeito terapêutico desta substância era atribuído ao seu sabor amargo, mas Hahnemann discordou ao concluir que a droga, no organismo do indivíduo doente com sintomas semelhantes, se comportava como remédio.

Assim, Hahnemann descobriu propriedades curativas a partir das reações peculiares que um organismo sadio desenvolve com o uso de diversas substâncias. Esta é a lei do semelhante, descrita por Hipócrates (460 a.C.), considerado o pai da medicina. De acordo com a lei dos semelhantes, toda substância, capaz de produzir sintomas em uma pessoa sadia, é capaz de curar estes mesmos sintomas, em uma pessoa doente.

Atualmente, a homeopatia emprega mais de dois mil remédios diferentes extraídos de substâncias vegetais, minerais e animais. A escolha da substância ideal é fundamentada na maior semelhança, entre os sintomas do paciente e as características da droga. Os medicamentos homeopáticos são capazes de organizar a energia vital, quando o indivíduo está doente, e são preparados segundo regras de diluição. Uma vez que o medicamento homeopático é feito por trituração e diluições, quanto maior a diluição, maior sua potência.

Segundo a homeopatia, cada paciente deve ser avaliado individualmente, e o tratamento vai levar em consideração os seus sintomas, por mais diversos que sejam, assim como sua maneira de pensar, de reagir, suas emoções, seus hábitos, e suas características herdadas dos pais. O princípio é que não existe doença no corpo que não afete a mente, e nem doença da mente que não traga danos ao corpo físico.

Na PF o medicamento homeopático deve ser selecionado por um homeopata experiente, pois o mesmo medicamento, que pode curar um indivíduo, pode causar distúrbios em outra pessoa. A escolha do medicamento também depende das características do paciente e de peculiaridades da doença neste indivíduo, em cada momento. Deve-se avaliar se a paralisia foi provocada por frio ou vento, se existe medo, agitação, mudança rápida nos sintomas, sensações de calor, frio ou dor na face, dificuldade para fechar os olhos entre outras. Quando a PF está em fase crônica, e o paciente apresenta contraturas ou espasmos, o tratamento deve ser realizado com outro medicamento. Com a homeopatia é possível tratar, amiúde, sintomas que estão fora do alcance diagnóstico e terapêutico da medicina convencional alopática.

Até o momento, especificamente para PF, não foram localizados estudos científicos avaliando os efeitos da homeopatia. A individualização da droga e pluralidade sintomatológica são dois fatores que dificultam a elaboração do plano dos estudos, que atualmente segue modelos cartesianos. O efeito deste tratamento, assim como ocorre em outras práticas alternativas e complementares, está mais relacionado com o sentir e tem características marcantemente qualitativas; portanto, aferir as variáveis passa a ser um desafio. Por exemplo, como alguém, que se submete a uma massoterapia, poderia descrever seu estado de forma objetiva a ponto de serem formuladas variáveis com efeito comparativo? Independente da comprovação da eficácia para o tratamento da paralisia, o tratamento homeopático, quando bem empregado, pode significar maior conforto para os estados físicos, emocionais e energéticos do paciente.

ACUPUNTURA – MEDICINA TRADICIONAL CHINESA

As origens da acupuntura se perdem no tempo. Evidências arqueológicas indicam que era praticada, na China, há mais de 5.000 anos. Na medicina tradicional chinesa (MTC) o indivíduo é considerado parte inseparável do cosmos e está sujeito a transformações constantes e interdependentes, por meio de elementos estruturais que os compõem (água, terra, madeira, metal e fogo).

O equilíbrio universal é regido pela delicada e perfeita dinâmica entre os princípios *yin* e *yang*, e a doença resulta da perda de harmonia entre estes princípios e os cinco elementos. Esta perda pode ser provocada por fatores externos (como o frio ou microrganismos), fatores emocionais, nutricionais ou envelhecimento. As práticas para recuperar a saúde incluem o uso de ervas, dietas, massagens, exercícios respiratórios e corporais, com base na movimentação da energia vital, denominada *chi* ou *qi*. Estes exercícios são realizados com movimentos, concentração e respiração originados nas artes marciais.

A acupuntura pode ser considerada como um "procedimento dentro da MTC", utilizado para harmonizar o organismo. Este procedimento consiste no agulhamento em pontos específicos do corpo humano, localizados sob a pele, em canais de circulação de energia vital, chamados meridianos. O trajeto dos nervos nas pernas e nos antebraços coincide com alguns trechos de meridianos, e algumas regiões de emergência nervosa, como as dos nervos sensitivos da face, coincidem com pontos de acupuntura. Estes meridianos formam uma extensa rede, interligando o exterior com o interior do corpo, órgãos, tecidos, membros e articulações.

Até meados de 1960, os meridianos eram considerados sutis ou abstratos, até que foram observados em laboratório, e estes estudos, publicados, em 1965, pelo coreano Bong Han Kim. Este pesquisador observou dutos e corpúsculos ou nodos ao longo deles. Defendeu que estes canais contêm primomicrocélulas, que podem estar envolvidas na regeneração de tecidos, de forma semelhante às células-tronco pluripotentes.[10]

Os pontos de acupuntura também podem ser estimulados por calor, como na técnica chamada de moxa ou moxibustão, praticada pela queima de fibras da *Artemisiae vulgaris* ou *Artemisiae argyi* sobre a pele. Outra modalidade complementar é a eletroacupuntura, que teve início na China, em 1960. Esta técnica visa a potencializar os efeitos da acupuntura com a aplicação de estímulo elétrico, com frequência e intensidade variáveis, que podem ser selecionadas em um aparelho produtor de estímulos, que se conecta com as agulhas inseridas na pele. O objetivo da criação deste aparelho foi substituir a interface do acupunturista, facilitando a modulação da anestesia, quando esta é feita com acupuntura, que necessita de estímulos nas agulhas para manter a eficácia por um período maior.

Os conceitos da MTC foram desenvolvidos para atender à compreensão das pessoas daquela época e cultura e, portanto, podem parecer estranhos atualmente, até que se possa encontrar uma correlação entre estes saberes. De acordo com antigos mestres da MTC, a PF é provocada por uma invasão de "vento e frio exteriores" nos canais que cruzam a face, levando a uma interrupção no fluxo de "*chi* e sangue".* Esta invasão ocorre por causa de uma redução na resistência natural do organismo. Recordando que a paralisia de Bell já foi descrita na medicina ocidental como paralisia *a frigore*, pois muitos dos indivíduos acometidos relatam exposição ao frio ou ao vento antes do início do quadro, podemos encontrar uma correlação conceitual de causalidade entre as duas medicinas.

O tratamento padrão da paralisia de Bell, de acordo com revisões sistemáticas da literatura disponibilizadas até o momento, ainda não é consenso, pela medicina com base em evidências. Segundo o portal de revisões da biblioteca Cochrane, os esteroides são provavelmente eficientes e devem ser iniciados precocemente e não há benefício significativo comparando antiviral a placebo. Porém, o uso de antiviral associado à prednisona é possivelmente benéfico no prognóstico da função facial. De acordo com esta mesma base de dados, ainda não há evidências disponíveis para a cirurgia de descompressão.[11,12]

Os efeitos terapêuticos da acupuntura para diversas doenças são cada vez mais pesquisados, em todo o mundo.** Na China existem artigos publicados sugerindo que a acupuntura traz benefícios para a PF; em uma revisão sistemática da literatura, a fim de avaliar a eficácia da acupuntura para acelerar a recuperação e reduzir a morbidade da paralisia de Bell, em longo prazo; concluíram que, de acordo com critérios da medicina fundamentada em evidências, a qualidade dos estudos randomizados e controlados não permite esta conclusão.[13]

O mecanismo de ação da acupuntura e sua eficácia ainda não são compreendidos pela ciência, havendo diversas teorias. Entre as mais recentes, existem estudos com ressonância magnética funcional (RMf), registrando o comportamento cerebral de indivíduos com PFP. O ponto de acupuntura, utilizado durante o exame para este estudo, localiza-se no dorso da mão e é denominado *Hegu* (LI-4). A RMf evidenciou alterações significativas na conectividade cerebral, em regiões somatossensoriais dos indivíduos com PFP, durante o agulhamento. Este achado sugere que a acupuntura possa estimular uma espécie de função organizadora ou moduladora na recuperação da PFP, segundo os pesquisadores.[14] Na Figura 39-2 também vemos algumas teorias. Numerosos estudos relatam que o estímulo do ponto de acupuntura, denominado *Zusanli* (ST-36), localizado na perna, parece acentuar a neurogênese em adultos.[15] Outros estudos, utilizando termografia infravermelha, demonstram aumento da temperatura na região facial comprometida por PFP, após aplicação de moxibustão no dorso da mão (*Hegu*, LI-4).[16]

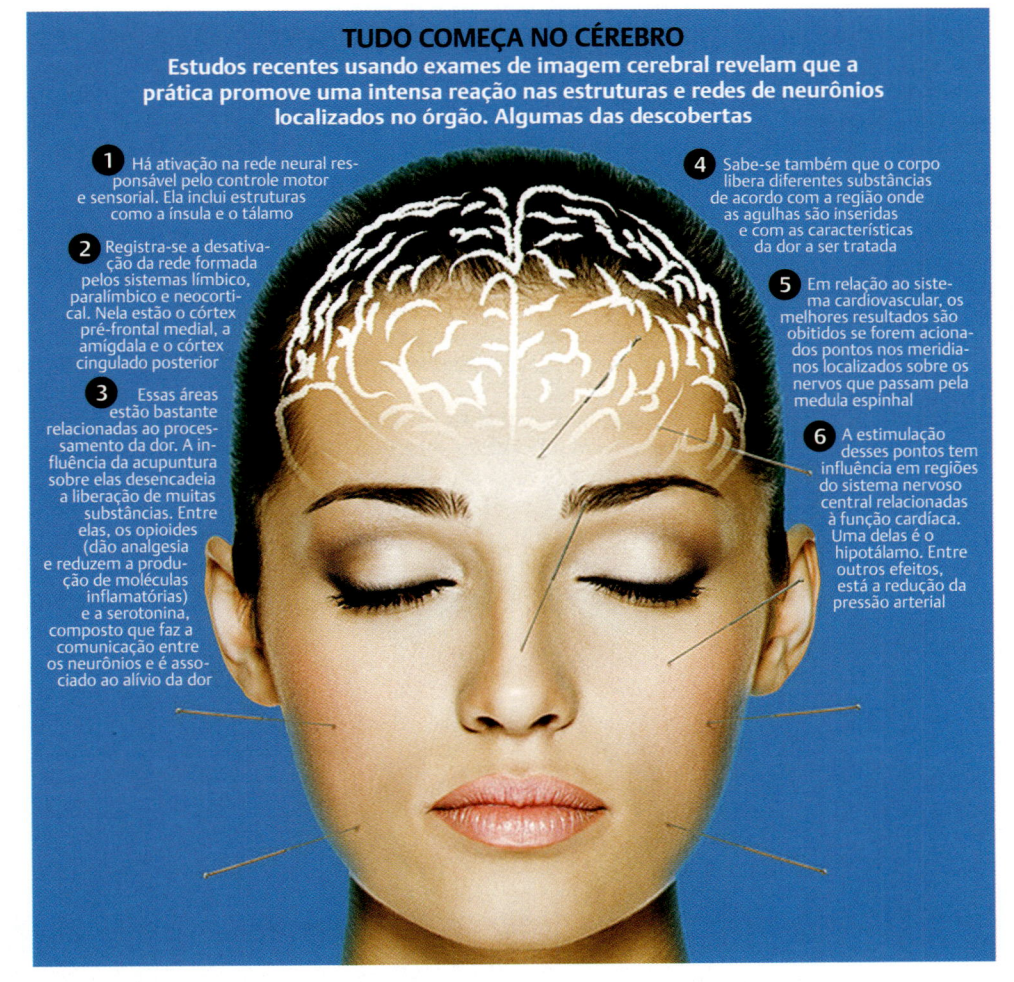

Fig. 39-2. Tudo começa no cérebro. Fonte: *Isto É*, edição número 244009.09, 23 de abril de 2014.

---

*De acordo com a medicina tradicional chinesa, o termo "sangue" tem um significado mais abstrato que o sentido científico, portanto não se trata de tradução literal.

**Na base de dados Pubmed foram encontrados 24.794 artigos sobre *acupuncture treatment* acessado no dia 01 de dezembro de 2017.

A técnica de acupuntura varia de acordo com vários mestres e escolas. Os pontos selecionados, quantidade de agulhas inseridas, tempo de permanência, uso de moxa, uso de eletroacupuntura, sistema auricular ou escalpeano são algumas destas variações. O objetivo da realização da acupuntura deve ser a busca do equilíbrio, seguindo os conceitos da MTC. Desta forma, a técnica será escolhida pelo acupunturista no momento que avaliar o paciente, de acordo com estes mesmos conceitos e com sua experiência pessoal.

Selecionar o agulhamento seguindo uma lista de pontos descritos ou protocolados nos parece uma forma "alopática" de utilizar as agulhas, portanto, contraditório ao sistema de diagnóstico e tratamento utilizado pela MTC, que avalia cada indivíduo, em cada momento de forma individual, para então selecionar os pontos. Entretanto, na lista que se segue, encontram-se alguns pontos que demonstraram vantagem na recuperação de 108 casos de paralisia facial periférica, em um estudo.[17] Os mesmos podem ser associados aos demais pontos selecionados pelo exame clínico do indivíduo, no momento do tratamento.

- *Taiyang* (EX-HN-5).
- *Xiaguan* (ST-7).
- *Jiache* (ST-6).
- *Diacang* (ST-4).
- *Quanliao* (SI-18).
- *Yifeng* (SJ-17).
- *Yingxiang* (LI-20).
- *Hegu* (LI-4).
- *Fenglong* (ST-40).
- *Zusanli* (ST-36).
- *Taichong* (LR-3).

A abordagem da paralisia de Bell, assim como a sua etiopatogenia, difere no contexto da acupuntura e da medicina ocidental. Porém, de forma semelhante, existe um desafio neste campo, nas duas modalidades, pois apesar da característica autorresolutiva, existem casos de sequelas permanentes. Os estudos científicos relativos à paralisia facial periférica, incluindo a paralisia de Bell, são contribuições necessárias na busca por mais informação para conduzir o tratamento e prevenção de sequelas nos indivíduos acometidos.

A associação da acupuntura, bem como da homeopatia com a medicina ocidental moderna, considerando as informações até o momento disponíveis nos meios científicos, parece-nos uma opção em potencial para aprimorar o tratamento da PF. O desenvolvimento de futuros estudos de qualidade pode vir a confirmar esta hipótese.

REFERÊNCIAS BIBLIOGRÁFICAS

1. Eisenberg DM, Davis RB, Ettner SL *et al.* Trends in alternative medicine use in the United States, 1990-1997: results of a follow-up national survey. *JAMA* 1998;280:1569-1575.
2. MacLennan AH, Wilson DH, Taylor AW. Prevalence and cost of alternative medicine in Australia. *Lancet* 1996;347:569-573.
3. Fisher P, Ward A. Medicine in Europe: complementary medicine in Europe. *BMJ* 1994;309:107-111.
4. Health Canada, Perspectives on complementary and alternative health care. A collection of papers prepared for health Canada. Disponível em http://www.hc-sc.gc.ca/hppb/healthcare/cahc/.
5. Bannerman RH. *Traditional Medicineand Health Care Coverage*. Geneva, Switzerland: World Healh Organization; 1993.
6. WHO. *Traditional Medicine Strategy 2002-2005. May 2002*. Disponível em http://www.who.int/medicines/organization/trm/orgtrmmain.shtml
7. Otani MAP, Barros, NF. A Medicina Integrativa e a construção de um novo modelo na saúde. *Cien Saude Colet* 2011;16(3):1801-11.
8. Nelson T. Commonwealth health ministers and NGOs seek health for all. *Lancet* 1998;352:1766.
9. Baldé AM, Traoré MS, Baldé MA *et al.* Ethnomedical and ethnobotanical investigations on the response capacities of Guinean tradicional health practioners in the management of out breaks of infectious diseases: The case of the Ebola virus epidemic. *J Ethnopharmacol* 2016;182:137-149.
10. Kim BH. The Kyungrak system. *J Jo Sun Med* 1965;108:1-38.
11. Grogan PM, Gonseth GS. Practice parameter: steroids, acyclovir, and surgery for Bell´s palsy (an evidence-based review). Report of the Quality Standards Subcommittee of the American Academy of Neurology. *Neurology* 2001;56(7):830-836.
12. Salinas RA, Alvarez G, Daly F *et al.* Corticosteroids for Bell's palsy (idiopathic facial paralysis). *Cochrane Database Syst Ver* 2009;(2):CD001942.
13. Chen N, Zhou M, He L *et al.* Acupuncture for Bell´s Palsy. *Cochrane Database Syst Rev* 2010;4(8):CD002914.
14. He X, Zhu Y, Li C *et al.* Acupuncture-induced in functional connectivity of the primary somatosensory cortex varied with pathological stages of Bell´s palsy. *Neuroreport* 2014; 25(14):1162-8.
15. Nam MH, Yin CS, Soh KS *et al.* Adult neurogenesis and acupuncture stimulation at ST36. *J Acupunct Meridian Stud* 2011;4(3):153-8.
16. Guan L, Li G, Yang Y *et al.* Infrared thermography and meridian-effect evidence and explanation in Bell´s palsy patients treated by moxibustion at the hegu (LI4) acupoint. *Neural Regen Res* 2012;7(9):680-5.
17. Shao S. Acupunture and western medicine for peripheral facial palsy. *New Chin Med* 1999;30:14.

LEITURAS SUGERIDAS

Hahnemann S. *Organon da arte de curar*. 2. ed. Ribeirão Preto: Museu de Homeopatia AbrahaÞo Brickmann, 1995.

Pai HJ. *Acupuntura: de terapia alternativa a especialidade médica*. São Paulo: CEIMEC, 2005.

WHO. *Director-General addresses traditional medicine forum*. Disponível em: http://www.who.int/dg/speeches/2015/traditional-medicine/en/#.

40 Pesquisas na Regeneração do Nervo Facial – Futuro do Tratamento das Paralisias Faciais Periféricas

Raquel Salomone ▪ Heloisa Juliana Zabeu Rossi Costa ▪ Silvia Bona do Nascimento

"Regeneration is a basic phenomenon of life activities, and nerve tissue is no exception."
Dong MM, Yi TH. Stem cell and peripheral nerve injury and repair.
Facial Plast Surg. 2010 Oct;26(5):421-7.

Há muitos séculos, o homem tenta sem sucesso uma regeneração satisfatória do sistema nervoso. O primeiro relato de uma tentativa de regeneração neural foi descrito em 200 a.C., por Galeno. Argino, em 600 d.C., retratou a primeira neurorrafia. Mas somente séculos mais tarde, em 1873, Hueter obteve resultados que puderam ser classificados como "satisfatórios". A partir de então, a ciência e a tecnologia têm sido cada vez mais utilizadas na busca da "regeneração neural ideal".

Neste capítulo, explanaremos as mais promissoras pesquisas em regeneração do nervo facial.

CÉLULAS-TRONCO NA REGENERAÇÃO DO NERVO FACIAL

As células-tronco são células que possuem as capacidades de autor-replicação e diferenciação, ou seja, podem gerar outras células-tronco além de diferenciar-se em qualquer outro tipo de célula (Fig. 40-1). Diferentemente do que se pensa, as células-tronco podem ser encontradas em qualquer tecido do corpo humano, no entanto, alguns tecidos, como hematopoiético e conjuntivo adiposo, possuem um número maior de células-tronco do que tecidos mais especializados, como o tecido nervoso. Hoje são descritos três tipos de células-tronco: as células-tronco embrionárias que também são chamadas de células pluripotentes, pois possuem a capacidade de se diferenciar em qualquer tipo de célula adulta; as células-tronco adultas também conhecidas como multipotentes, pois possuem uma capacidade um pouco menor de diferenciação que as células embrionárias; e as células-tronco pluripotentes induzidas, células adultas reprogramadas a partir da modificação de seu DNA por um vetor viral.

Células-Tronco Multipotentes do Estroma Mesenquimal na Regeneração do Nervo Facial

A presença de células-tronco não hematopoiéticas na medula óssea foi sugerida, inicialmente, pelas observações do patologista alemão Cohnheim, em 1867. A primeira apresentação formal dessas células foi publicada por Owen, em 1978. Contudo, somente, em 1997, Prockop conseguiu isolar e demonstrar a diferenciação dessa fração celular da medula óssea em osteoblastos, condroblastos, adipócitos e mioblastos, caracterizando-a como células-tronco.

As células-tronco multipotentes do estroma mesenquimal (CTM) há décadas são utilizadas com sucesso no tratamento de leucemias; no entanto, somente, em 2003, Mazzini *et al.* descreveram o primeiro estudo de regeneração neural com o emprego de CTM em humanos. Esses autores implantaram CTM autólogas na medula espinal de 7 pacientes com esclerose lateral amiotrófica, obtendo resultados positivos: quatro pacientes apresentaram melhora aparente na força da musculatura proximal dos membros inferiores, e 2 pacientes mostraram um aumento moderado da força desta mesma musculatura. Desde então, a utilização de células-tronco na regeneração neural tem crescido exponencialmente.

Salomone *et al.* avaliaram a regeneração do nervo facial de ratos após neurotmese e implantação de CTM indiferenciadas ou CTM diferenciadas em células de Schwann, e concluíram que os dois tipos de CTM beneficiaram a regeneração neural; no entanto, as CTMs indiferenciadas apresentaram melhora funcional, quando comparadas às CTMs diferenciadas.

Yan *et al.* estudaram células-tronco neurais em conduítes compostos por fáscia autóloga para reparar um *gap* de 6 mm do nervo facial de coelhos. Os autores relataram melhora na resposta funcional, com diferença significativa nas latências e no crescimento axonal do grupo que utilizou células-tronco.

Guo *et al.* avaliaram por imuno-histoquímica, eletroneuromiografia e histologia (quantitativa) a regeneração do nervo facial de coelhos, 12 semanas após a implantação de células-tronco neurais extraídas de cobaias, e descreveram a diminuição da latência, o aumento da amplitude, o aumento da quantidade e do diâmetro das fibras axonais significativamente maiores no grupo tratado com células-tronco, quando comparados ao grupo tratado apenas com soro fisiológico, concluindo assim que células-tronco neurais de cobaias promoveram a regeneração no nervo facial de coelhos.

Zhang *et al.* implantaram células-tronco extraídas do córtex cerebral de ratos embebidas em solução de ácido hialurônico e/ou colágeno dentro de conduítes de colágeno para estudar a regeneração do nervo facial seccionado de coelhos. Os autores avaliaram os resultados eletrofisiológicos e histológicos após 12 semanas, concluindo que esse tipo de células-tronco promoveu a reinervação dos axônios lesionados.

Costa *et al.* conseguiram identificar CTMs exógenas marcadas por infecção retroviral com o intuito de estudar o tempo de sobrevivência e a migração dessas células no tecido implantado. Com isso, provaram que CTMs diferenciadas em *Schwann-like* implantadas no local de lesão do nervo facial, dentro de um microambiente favorável (tubo de ácido poliglicólico e matriz extracelular), conseguem sobreviver 6 semanas integradas no tecido neural, e migram para o local distal à lesão.

Células-Tronco de Polpa Dentária de Dente Decíduo

Descritas primeiramente, em 2000, por Gronthosetal *et al.*, as células-tronco de polpa dentária de dente decíduo (CTPD) apresentam origem embriológica comum ao sistema nervoso central (crista neural), fato que, na teoria, poderia proporcionar melhor regeneração neural quando comparadas às CTMs. Além disso, a utilização de CTPD apresentaria outras vantagens importantes em comparação às CTMs, como: facilidade no isolamento, maior taxa de proliferação, simplicidade na manipulação, maior variedade de marcadores de superfície favoráveis à diferenciação neural e rapidez na expansão. Essas vantagens somadas à ausência de conflito ético na obtenção de células humanas têm tornado esse tipo de célula em importante fonte de estudo da regeneração neural.

Em 2012, Sakai *et al.*, ao implantar CTPD em ratos com lesões severas da medula espinal, observaram a diferenciação dessas célu-

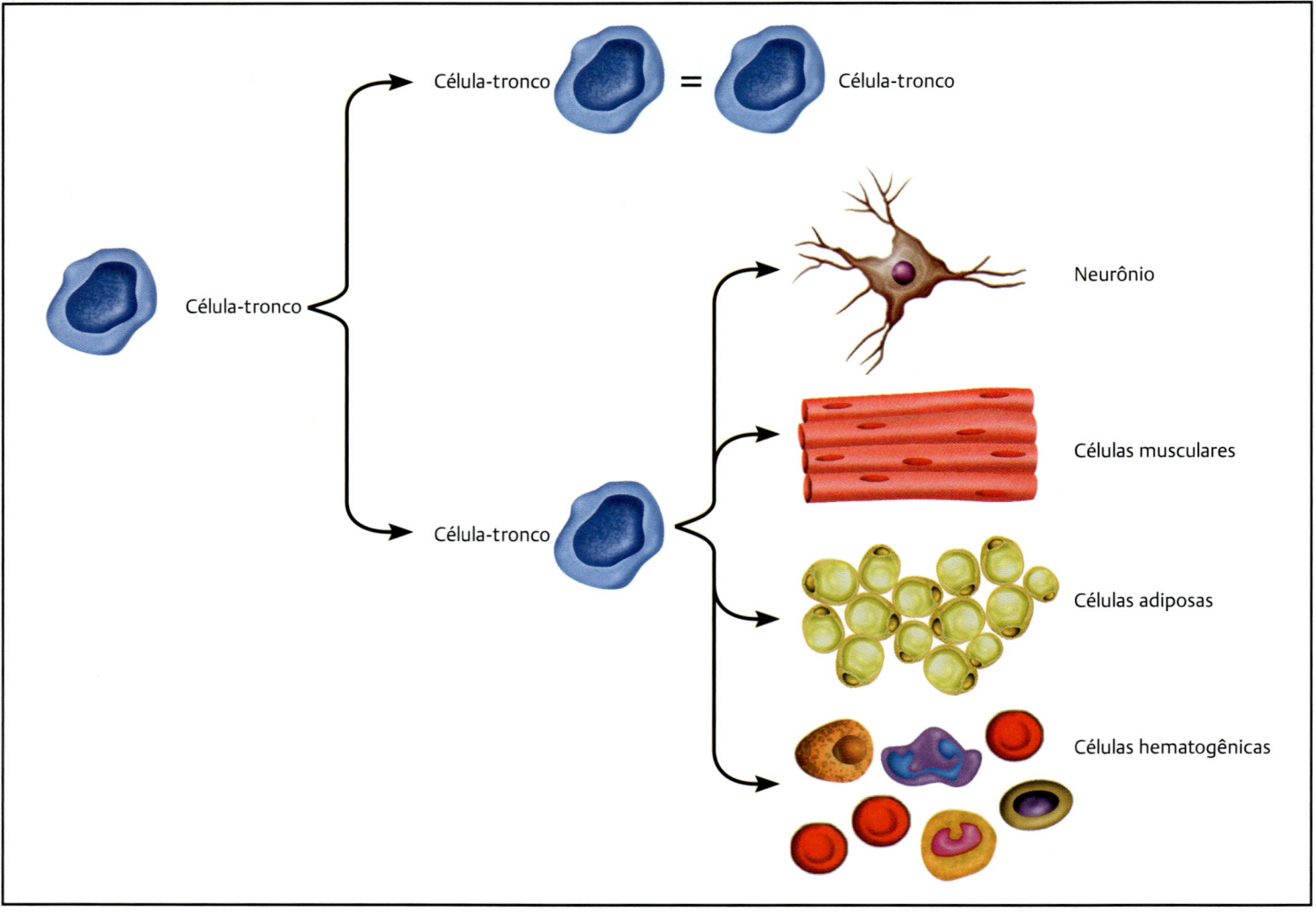

Fig. 40-1. Células-tronco na regeneração do nervo facial.

las em oligodendrócitos maduros, além de constatar uma regeneração dos axônios seccionados.

Em seus estudos de tubulização do nervo facial de ratos após neurotmeses, Saki *et al.* demonstraram melhora histológica na regeneração desses nervos após a implantação de CTPD, além de observar a presença de CTPD no núcleo do nervo facial. Esses autores ainda destacaram outras vantagens das CTPD em relação a outras células-tronco, como a abundante oferta e a preservação da integridade neuronal do doador.

Células-Tronco Pluripotentes Induzidas

As células-tronco pluripotentes induzidas (CTPi) são células-tronco geradas pela reprogramação genética de células somáticas adultas, podendo, posteriormente, diferenciar-se em qualquer outro tipo de linhagem celular (Fig. 40-2). Descrita primeiramente em ratos, a técnica de aquisição de CTPi de humanos foi publicada por Takahashi *et al.*, em 2007, condecorando-o com o prêmio Nobel de medicina de 2012 e, mais importante, abrindo novas possibilidades para a terapia regenerativa com células-tronco.

Comparadas aos outros tipos de células-tronco, as CTPis apresentam algumas vantagens, como transplante autólogo sem danos importantes ao doador, transplante heterólogo sem transtornos de imunocompatibilidade, além de não sofrer processos éticos impostos à utilização de células-tronco embrionárias por tratar-se de células-tronco adultas.

Pesquisadores do mundo inteiro já conseguiram CTPis derivadas de diversas células, como fibroblastos, células cardíacas, células mesenquimais, folículo capilar, células límbicas epiteliais (células do limbo conjuntival), adipócitos, células da crista neural entre outras, tornando-as em uma interessante, vasta e promissora opção dos estudos da regeneração neural.

NANOCONDUÍTES E GÉIS BIOCONDUTORES

Nos casos de perda de tecido neural impedindo a reparação por meio de coaptação primária, a intervenção cirúrgica com interposição de enxerto autólogo de nervo foi um grande avanço técnico, direcionando o crescimento axonal e preenchendo o espaço entre os cotos proximais e distais, assim diminuindo a tensão nas linhas de sutura que inibem a regeneração neural. Apesar disso, continuaram sendo observadas alterações funcionais.

A morbidade verificada na área doadora do enxerto e a necessidade de mais material para grandes defeitos, além da busca de melhor resultado funcional, levaram à busca de um novo condutor para o crescimento axonal. Os conduítes têm a vantagem, sobre as técnicas de sutura coto-a-coto ou enxertia, de confinar o crescimento do nervo ao tubo, permitindo a ação mais concentrada de fatores neurotrópico e neurotrófico aos axônios em regeneração, e levando a um melhor alinhamento dos cotos proximais e distais. A utilização de conduítes elimina a necessidade de pequenas enxertias de nervo, permitindo ao cirurgião debridar melhor as bordas dos cotos proximal e distal para diminuir a formação de cicatrizes indesejáveis e conseguir uma reconstrução com tecido neural mais viável e uma sutura sem tensão, e com isso melhor resultado funcional. Além disso, os conduítes permitem a implantação local de substâncias que favoreceriam o microambiente regenerativo (Fig. 40-3).

Os tubos sintéticos compostos por materiais absorvíveis têm mostrado melhores resultados funcionais tardios quando comparados aos tubos de material não absorvível, já que os tubos não absorvíveis, como resultado de sua permanência e tubulização por longos períodos, ocasionam uma compressão localizada, com consequente diminuição da regeneração axonal. Além disso, o tubo de material absorvível permite maior exsudação e difusão de fatores de crescimento e nutrientes. Vários estudos estabeleceram o tubo de ácido

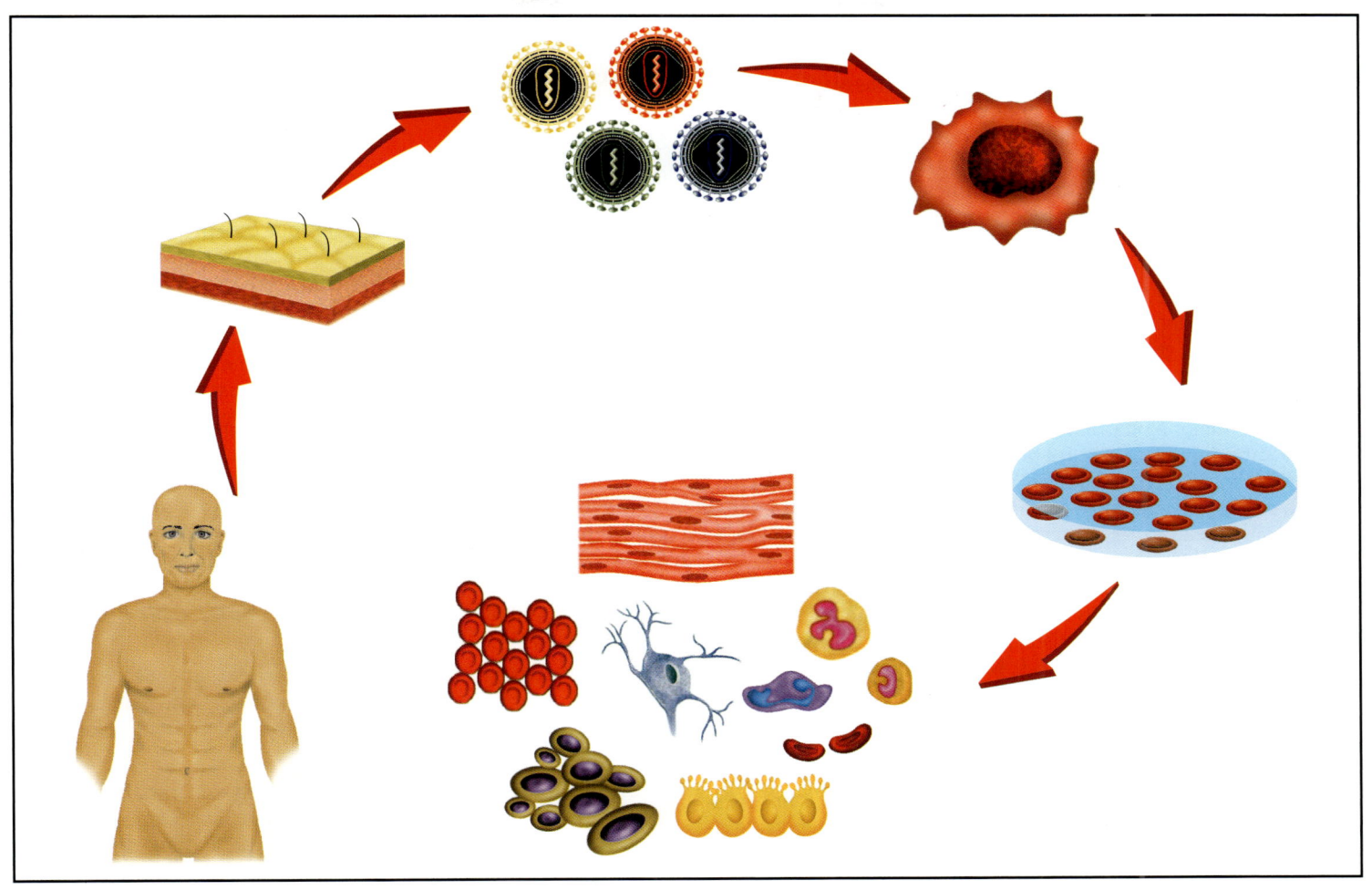

Capítulo 40 ■ Pesquisas na Regeneração do Nervo Facial – Futuro do Tratamento das Paralisias Faciais Periféricas

Fig. 40-2. Células-tronco pluripotentes induzidas.

poliglicólico (tAPG), material artificial absorvível, como alternativa para enxertia de nervo.

Com o desenvolvimento da biotecnologia e a descoberta de novos materiais, busca-se um aprimoramento dos neurocondutes para a otimização do processo regenerativo no local da lesão, além de se tentar evitar a perda de neurônios e a atrofia da musculatura, enquanto o nervo se refaz e retorna à função. Um fator agregador seria a possibilidade de biocondutividade elétrica desses neurotubos. Enquanto o nervo se regenera, eles funcionariam como uma ponte de condução elétrica dos impulsos enviados pelo neurônio, que continuaria estimulando a musculatura para evitar degeneração da placa mioneural.

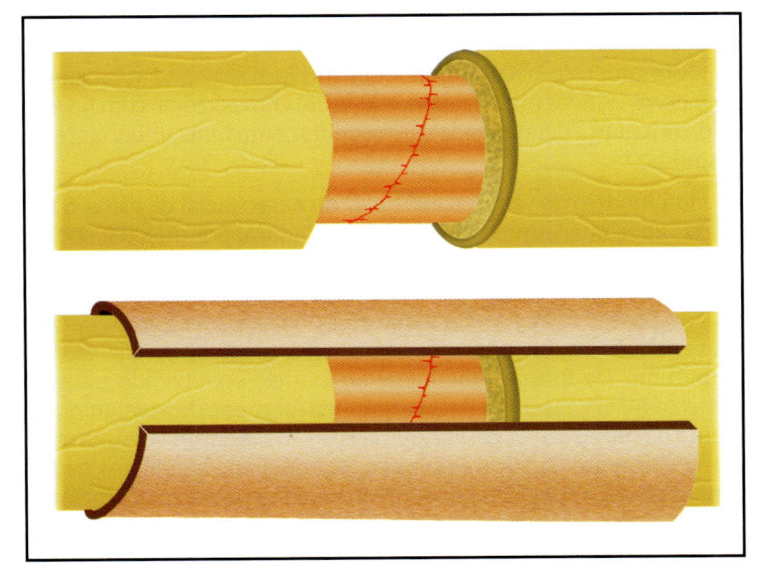

Fig. 40-3. Nanocondutes e géis biocondutores (tubulação neural).

Com o isolamento do grafeno, em 2010, descobriu-se que esse material, composto por uma rede bidimensional de átomos de carbono, oferece *performance* elétrica superior ao silicone, é quimicamente estável e biocompatível. Pode ser facilmente processado em uma fina lâmina, e barateado para ser vendido em larga escala. Além disso, mostra alta biocompatibilidade.

Cientistas cultivaram células da musculatura cardíaca sobre transístores de grafeno de tamanho semelhante a uma única célula. Com estes biossensores, conseguiram determinar os potenciais de ação gerados por estas células, registrando menos ruído de fundo do que com a tecnologia do silicone. Agora, estudam possíveis aplicações em implantes em sistema nervoso.

Nanotubos de carbono são nanoestruturas de formato cilíndrico, formadas por camadas de grafeno enroladas. Em razão de suas propriedades térmicas, eletrônicas e estruturais, os nanotubos de carbono rapidamente se desenvolveram como uma plataforma tecnológica para aplicações médicas. Este material é incrivelmente resistente, mas bastante flexível, conduzindo muito bem a corrente elétrica em interfaces eletroquímicas. Portanto, pode formar membranas de pequenas fibras ou tubos com diâmetros similares a axônios ou dendritos.

Os géis biocondutores foram recentemente desenvolvidos para aplicação biomédica. Busca-se um material que seja bom condutor elétrico e biocompatível, que, além de não ser neurotóxico, seja um bom substrato de suporte e de nutrientes para as células ali implantadas ou concentradas, provenientes de migração ou proliferação. Em 2012, na Universidade de Stanford, foi produzido um hidrogel polímero nanoestruturado com alta atividade eletroquímica à base de polianilina e ácido fítico. Porém, seu potencial de neurotoxicidade inibe a tentativa de utilização para tecido nervoso. Marcondes, em 2012, desenvolveu um biogel que se constitui em excelente matriz para suporte de células, mantendo sua propriedade de bom condutor elétrico.

TERAPIA GÊNICA NA REGENERAÇÃO DO NERVO FACIAL

A terapia gênica relacionada com o nervo facial compõe-se de duas vertentes: a primeira, denominada genética da reinervação, consiste em determinar os genes relacionados com a fisiopatologia da lesão, para posteriormente descobrir mecanismos de inibir os genes relativos à degeneração, e estimular os relativos à regeneração do nervo. A segunda consiste em modificar geneticamente células implantadas para auxiliar células endógenas no processo regenerativo, marcar células endógenas e exógenas para auxiliar novas descobertas, e realizar aprimoramentos terapêuticos.

Existem mais de 10.000 genes envolvidos na inervação. Pesquisadores tentam identificá-los pelo método de extração do RNAm. Porém, existem os genes de desenvolvimento, que contribuem para a formação da inervação, e os de regeneração, que atuam no reparo de lesões neurais. A diferenciação entre os dois tipos é fundamental, e o interesse maior é no isolamento dos genes regenerativos. Outra questão importante é que genes diferentes se expressam de acordo com o momento do processo (fase da degeneração ou regeneração), a região do nervo (segmentos proximal, distal ou no local da lesão) e o mecanismo de lesão. Muitos genes responsáveis pela regeneração se expressam pelas células de Schwann.

Em uma lesão aguda do nervo, ocorre a expressão de genes da fase de resposta aguda. Estes determinam, após 6 horas no local da lesão e 12 horas no segmento distal próximo à lesão, aumento de citoquinas inflamatórias (IL-1 β, IL-6, MIP-1α, MIP-2), Cfos, NGF1-A, ICAM1, SOCS3 e HSP70. Após 48 horas, há diminuição de genes de função neuronal (*SNAP25-A, synopsina II, transp GABA*), o que se relaciona com a perda de neurônios. O gene *GAP43* aumenta muito no local da lesão e segmento distal, e está ligado ao crescimento de neuritos. O gene *PDE4*, que se expressa nas primeiras 6 horas nos mesmos locais, age na fosfodiesterase, inibindo o AMPc (monofosfato cíclico de adenosina), que por sua vez inibe o alongamento axonal. Outras proteínas expressas pelos genes da fase de resposta aguda são a nestina e a vimentina, que se manifestam após 48 horas no local da lesão e no segmento distal próximo à lesão. Elas estão presentes em células-tronco. Repõem células perdidas e mimetizam ações do desenvolvimento.

Um dos genes da fase de resposta crônica é o *GdNPF*. Ele é um inibidor da serina protease. Promove a atividade de neuritos e se faz presente após um ano da lesão. Está relacionado com a enzima COMT. A enzima COMT catalisa a ação das catecolaminas, diminuindo a quantidade de norepinefrina, o que por sua vez diminui o edema, levando a uma melhor recuperação da lesão. Os medicamentos bloqueadores α1-adrenérgicos, além de aumentarem o fluxo sanguíneo, ocasionam os outros efeitos citados.

Outro gene de resposta crônica em ratos é o *Reg2*, cujo correspondente em humanos é o *HIP/PAP1*. Quando ocorre uma lesão, este gene se manifesta aumentando a quantidade de fator neurotrófico ciliar (CNTF), levando a uma proliferação de células de Schwann.

Um terceiro gene de resposta crônica é o *AP1/Ref1*, que determina a produção do receptor GRFα1, que estimula o GNTF, que promove crescimento de neuritos e proteção contra estresse.

Em 2007, alguns cientistas resolveram estudar os genes que atuam na regeneração neural da salamandra e descobriram 1.036 genes, sendo 360 de expressão predominante. Estes estavam ligados à apoptose, resposta inflamatória, metabolismo, transporte iônico e neurotransmissão. Os genes *CES1, UCP2, GSTM1* e *GSTP1* estavam relacionados com a neuroproteção; os *MMP1, MMP13* e *TIMP1* com remodelamento tecidual; o *AGR2* com a sobrevivência celular; e os *GPM6B* e *AHNAK* com neurogênese. Tais pesquisadores fizeram uma comparação dos genes da salamandra aos genes de regeneração neural de ratos.

Um gene descoberto há alguns anos que vem sendo bastante estudado é a pleiotrofina. Ele é um proto-oncogene e um fator de crescimento multifuncional. Confere proteção da medula espinal, promoção da velocidade de regeneração axonal, condução do crescimento axonal e reinervação da musculatura esquelética. Outro é o *Hn1* (que codifica uma sequência primária de aminoácidos, de expressões hematopoiética e neurológica), associado a desenvolvimento de sistema nervoso central e regeneração de nervo.

A infecção retroviral de neurônios e suas específicas células de Schwann, ou de células-tronco, com genes hiperprodutores de fatores neurotróficos já foram realizadas por alguns autores.

SUTURA QUÍMICA

Os mecanismos envolvidos na regeneração axonal após uma secção ou compressão aguda são objeto de estudo há mais de um século. No começo da década de 1990, já se sabia que esse processo depende do reparo do axolema e das estruturas citoplasmáticas lesionadas, restauração das funções do axônio e conexão entre os cotos proximal e distal do axônio. No entanto, foi somente nessa década que ficou claro que o crescimento axonal depende do restabelecimento da função de barreira seletiva do axolema. A partir de então, os processos de regeneração do axolema viraram o foco da discussão.

Múltiplas pesquisas envolvendo seres portadores de axônios gigantes, como as minhocas, lulas e lagostins, evidenciaram que, após uma secção total do nervo, a extremidade aberta é ocluída por múltiplas vesículas oriundas da endocitose de fragmentos da própria membrana plasmática, ou, em alguns casos, produzidas a partir da delaminação da mielina. Com o passar das horas, a aglomeração dessas vesículas permite o restabelecimento da função de barreira do axolema, condição necessária para a fusão de suas extremidades proximal e distal.

O surgimento das vesículas é um processo dependente do influxo de Ca^{+2}. A função do Ca^{+2} nesse contexto é de ativar uma série de proteínas e enzimas envolvidas na fusão de membranas biológicas, entre as quais se destacam as calpaínas.

Apesar de os processos anteriores terem sido inicialmente descobertos em seres inferiores, posteriormente ficou comprovado que esse processo reparativo manteve-se em seres filogeneticamente superiores, como os mamíferos.

Em 2012, Bittner *et al.* publicaram relato de regeneração dramática de nervos ciáticos de ratos após neurotmese. Para tal, foi utilizado um processo que se convencionou denominar de sutura química aliada à sutura convencional dos cotos neurais, que, ainda hoje, é o padrão ouro para a reparação neural após trauma agudo.

O processo da sutura química consiste em, após a lesão neural, lavagem dos cotos com solução sem Ca^{+2} contendo um antioxidante (azul de metileno). A depleção de cálcio no meio e o antioxidante, dentro do citosol, fazem com que, antes de haver sutura dos cotos neurais proximal e distal, o processo de vedação da extremidade neural aberta não seja iniciado. A seguir, é realizada a sutura convencional dos cotos proximal e distal do nervo. Segue-se a adição de polietilenoglicol, composto conhecido por suas propriedades estimulantes sobre a fusão de membranas biológicas, ao nervo suturado. E, por último, é adicionado solução rica em Ca^{+2}, o que estimularia a atividade enzimática necessária à fusão dos axolemas (Fig. 40-4).

Este processo obteve uma recuperação histológica e funcional dos nervos ciáticos muito superior à sutura convencional com fio isolado, tornando a denominada sutura química um tema importante de pesquisa.

Em modelo do ramo mandibular do nervo facial de ratos, 6 semanas após neurotmese e reconstrução neural por meio da sutura dos cotos avulsionados com fio de *mononylon*, os animais exibiram decréscimo de 72% na amplitude dos potenciais de ação musculares compostos do nervo. Em contrapartida, a associação da sutura convencional à sutura química trouxe uma queda de apenas 44% na amplitude. De forma semelhante ao modelo envolvendo o nervo ciático, no nervo facial, a sutura química foi capaz de atenuar o aumento da duração dos potenciais de ação. Esses dados sugerem que o procedimento de sutura química traz notáveis benefícios na regeneração do nervo facial quando associada a sutura convencional em ratos. Faz-se necessário mais estudos para elucidar de que forma e se a sutura química pode ser útil na regeneração neural em humanos.

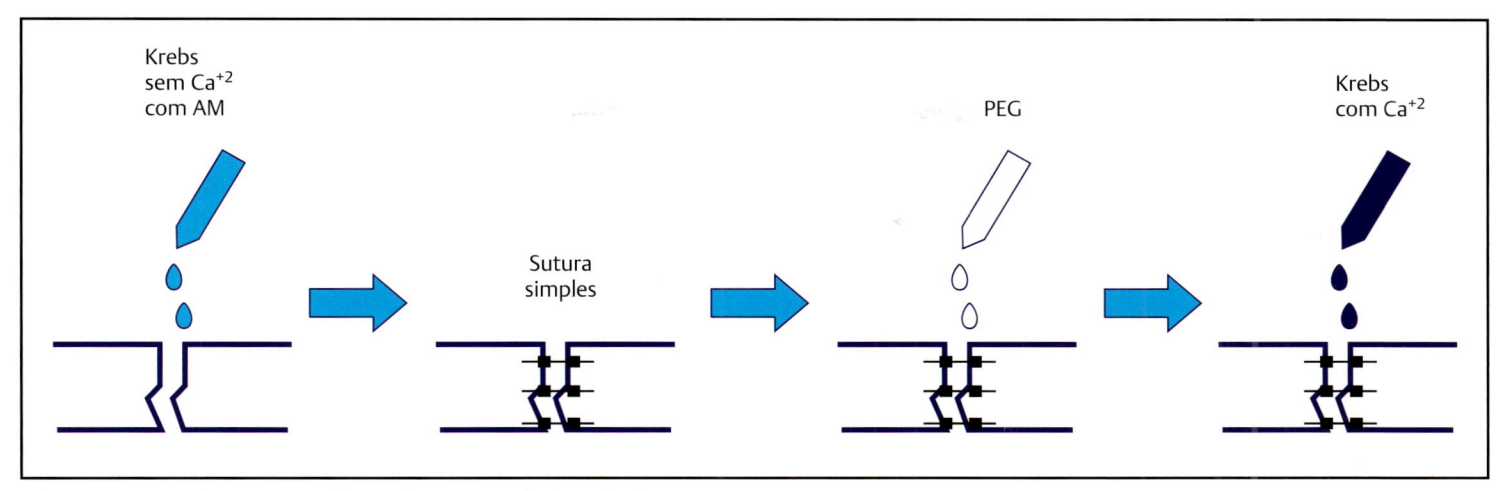

Fig. 40-4. Sutura química. AM: azul de metileno. PEG: polietilenoglicol.

BIBLIOGRAFIA

Bento RF, Miniti A, Ruocco JR. Traumatic peripheral facial palsy. In: Portmann M. *Facial nerve*. Paris: Masson 1985:299-303.

Bento RF, Miniti A. Comparison between fibrin tissue adhesive, epineural suture and natural union in intratemporal facial nerve of cats. *Acta Otolaryngol* 1989;465(Suppl):1-36.

Bento RF, Pirana S, Brito Neto RV et al. O papel do acesso via fossa média no tratamento da paralisia periférica traumática. *Rev Bras Otorrinolaringol* 2004;70(4):484-93.

Bento RF, Salomone R, Brito Neto R et al. Partial Lesions of the intratemporal segment of the facial nerve. Graft or Partial Reconstruction? *Ann Otol Rhinol Laryngol* 2008;117(9):665-9.

Bittner GD, Keating CP, Kane JR et al. Rapid, effective, and long-lasting behavioral recovery produced by micro sutures, methylene blue, and polyethylene glycol after completely cutting rat sciatic nerves. *J Neurosci Res* 2012;90(5):967-80.

Brunelli GA, Vigasio A, Brunelli GR. Different conduits in peripheral nerve surgery. *Microsurg* 1994;15:176-178.

Cai Z, Yu G, Ma D et al. Experimental studies on traumatic facial nerve injury. *J Laryngol Otol* 1998;112:243-47.

Colli BO. Aspectos gerais das lesões traumáticas agudas nos nervos periféricos. *Arq Bras Neurocirurg* 1993;12:171-200.

Costa HJZR, Bento RF, Nogueira DA et al. Mesenchymal bone marrow stem cells within polyglycolic acid tube observed in vivo after six weeks enhance facial nerve regeneration. *Brain Research* 2013

Costa HJZR, Salomone R, Silva CF et al. Quantitative histological analysis of the mandibular branch of the facial nerve in rats. *Acta Cir Bras* 2012;27(11):747-750.

Costa HJZR, Silva CF, Costa MP et al. Evaluation of the systemic use of riluzole in post-traumatic facial nerve regeneration: experimental study on rabbits. *Acta Otolaryngol* 2007;127(11):1222-5.

Costa HJZR, Silva CF, Korn GP et al. Posttraumatic facial nerve regeneration in rabbits. *Braz J Otorhinolaryngol* 2006;72(6):786-793.

Costa MP, Cunha AS, Silva CF et al. Polyglycolic acid tube associated with GM1 in regeneration of peripheral nerves. *Acta Orto Bras* 2009;17(5):286-290.

Da Silva CF. Estudo experimental da regeneração de nervos no interior de próteses tubulares. [Tese de Livre Docência]. São Paulo: Faculdade de Medicina da Universidade de São Paulo; 1987.

Dellon AL. Resection: nerve repairs most neglected technique. *Plas Surg Tech* 1995;1:191-199.

Dezawa M, Takahashi I, Esaki M, Takano M. Sawada H. Sciatic nerve regeneration in rats induced by transplantation of in vitro differentiated bone-marrow stromal cells. *Eur. Neurosci.* 2001;14:1771-6.

Dong M, Yi T. Stem Cell and Peripheral Nerve Injury and Repair. *Facial Plastic Surg.* 2010;26(5):421-7.

Fishman HM, Bittner GD. Vesicle-Mediated restoration of a plasmalemmal barrier in severed axons. *News Physiol Sci.* 2003;18:115-118.

Friedrich MA, Martins MP, Araújo MD et al. Intra-arterial infusion of autologous bone marrow mononuclear cells in patients with moderate to severe middle cerebral artery acute ischemic stroke. *Cell Transplant.* 2012;21(Suppl1):S13-21.

Galimi F, Summers RG, van Praag H, Verma IM, Gage FH. A role for bone-marrow derived cells in the vasculature of non injured CNS. *Blood.* 2005;105(3):2400.

Gronthos S, Mankani M, Brahim J, GehronRobey P, Shi S. Postnatal human dental pulp stem cells (DPSCs) in vitro and in vivo. *Proc Natl Acad Sci USA.* 2000;97(25):13625-30.

Guo B, Dong M, Ren X. Research of guinea pig neural stem cells promoting facial nerve regeneration in rabbits. *J Zhengzhou Univ (Medical Science).* 2006;41(3):445-8.

Hicks A, Jolkkonen J. Challenges and possibilities of intravascular cell therapy in stroke. *Acta Neurobiol Exp.* 2009,69:1.10.

Keeley RD, Nguyen KD, Stephanides MJ, Padilla J, Rosen JM. The artificial nerve graft: a comparison of blended elastomer-hydrogel with polyglycolic acid conduits. *J Reconstr Microsurg.* 1991;7(2):93-100.

Lazarini PR, Costa HJZR, Camargo ACK. Anatomofisiologia e fisiopatologia do nervo facial. In: Lazarini PR, Fouquet ML. *Paralisia facial.* São Paulo: Lovise; 2006:25-32.

Li N, Zhang X, Song Q et al. The promotion of neurite sprouting and outgrowth of mouse hippocampal cells in culture by graphene substrates. *Biomaterials.* 2011;32:9374-9382.

Mackinnon SE, Dellon AL. Anatomy and physiology of the peripheral nerve. In: Mackinnon SE, Dellon AL. *Surgery of the peripheral nerve.* New York: Thieme; 1988:1-33.

May M. Microanatomy and pathophysiology of the facial nerve. In: May M. *The Facial Nerve*. New York: Thieme Inc; 1986a:63-73.

Mazzini L, Fagioli F, Boccaletti R et al. Stem cell therapy in amyotrophic lateral sclerosis: a methodological approach in humans. *Amyotroph Lateral Scler Other Motor Neuron Disord.* 2003;4:158-61.

Nascimento, SB. Sutura química por polietilenoglicol na regeneração do nervo facial em ratos após neurotmese. São Paulo, 2017. Tese (Doutorado). Faculdade de Medicina da Universidade de São Paulo.

National Academy of Sciences. *Understanding Stem Cells*. Available at: http://dels.nas.edu/resources/static-assets/materials-based-on-reports/booklets/Understanding_Stem_Cells.pdf

Owen M. Histogenesis of bone cells. *Calcif Tissue Res.* 1978;25(3):205-7

Ping Wu Z, Sheng Li Y, Li B, Huang XL, Yan Hu Y. Production of a continuous and transparent macrotube consisting of carbon nanotubes. *Carbon.* 2012 [withdrawn]. Available at: http://www.sciencedirect.com/science/article/pii/S0008622312001492.

Prockop DJ. Marrow stromal cells as stem cells for nonhematopoietic tissues. *Science.* 1997;247:71-4.

Sakai K, Yamamoto A, Matsubara K et al. Human dental pulp-derived stem cells promote locomotor recovery after complete transection of the rat spinal cord by multiple neuro-regenerative mechanisms. *J Clin Invest.* 2012;122(1):80-90.

Salomone R, Bento RF, Costa HJ et al. Bone marrow stem cells in facial nerve regeneration from isolated stumps. *Muscle Nerve.* 2013;48(3):423-429.

Salomone R, Costa HJZR, Rodrigues JRF, Reis e Silva SM, Ovando PC, Bento RF. Assessment of a neurophysiological model of the mandibular branch of the facial nerve in rats by electromyography". *Annals Otol Rhinolo & Laryngol*. 2012;121(3):170-184.

Salomone R. Regeneration of the mandibular branch of rats' facial nerve regeneration after implanting undifferentiated mesenchymal stromal multipotent cells and differentiated Schwann-like cells in vitro [thesis]. São Paulo: Faculdade de Medicina, Universidade de São Paulo; 2012.

Salomone R. Stem Cells: A New Hope for Neural Regeneration? In: *XIII Manual of Pediatric Otorhinolaryngology*. São Paulo: Interamerican Association of Pediatric Otorhinolaryngology, 2014:58-64.

Sexton K, Pollins A, Cardwell NL *et al.* Hydrophilic polymers enhance early functional outcomes after nerve autografting. *J Surg Res*. 2012:1-9.

Spaeth CS, Fan JD, Spaeth EB, Robison T, Wilcott RW, Bittner GD. Neurite transection produces cytosolic oxidation, which enhances plasmalemmal repair. *J Neurosci Res*. 2012;90(5):945-54.

Spaeth CS, Robison T, Fan JD, Bittner GD. Cellular mechanisms of plasmalemmal sealing and axonal repair by polyethylene glycol and methylene blue. *J Neurosci Res*. 2012;90(5):955-66.

Takahashi K, Tanabe K, Ohnuki M *et al.* Induction of pluripotent stem cells from adult human fibroblasts by defined factors. *Cell*. 2007; 131(5):861-72.

Tybrandt K, Forchheimer R, Berggren M. Logic gates based on ion transistors. *Nature Communications*. 2012;3:871.

Yan CJ. Research on repairing facial nerve injury of rabbits by neural stem cells and autologous fasia. *Chinese J Rehabil Theory Practice*. 2004;10:21-2.

Zhang H, Wei YT, Tsang KS *et al.* Implantation of neural stem cells embedded in hyaluronic acid and collagen composite conduit promotes regeneration in a rabbit facial nerve injury model. *J Transl Med*. 2008;6:67.

Zhao Y, Wei J, Vajtai R, Ajayan PM, Barrera EV. Iodine doped carbon nanotube cables exceeding specific electrical conductivity of metals. *Nature Physics*. 2011;1:83.

Zuzek A, Fan JD, Spaeth CS, Bittner, GD. Sealing of transected neurites of rat B104 cells requires a diacylglycerol PKC-dependent pathway and a PKA-dependent pathway. *Cell Mol Neurobiol*. 2012.

41 Preservação do Nervo Facial em Cirurgia de Schwannoma Vestibular e Paraganglioma Jugulotimpânico

Ricardo Ferreira Bento ▪ Juan Carlos Cisneros Lesser

INTRODUÇÃO

Para qualquer otologista, a complicação cirúrgica mais temida e desagradável é, sem dúvida, a paralisia facial periférica (PFP).

O tratamento dos tumores de ouvido, principalmente dos benignos, mudou muito nos últimos anos. Além de uma conduta de acompanhamento em certos casos, estes tumores podem ser tratados cirurgicamente por distintas vias de acesso ou também com radioterapia. No caso particular do schwannoma vestibular e do paraganglioma, considerando que são tumores benignos, atualmente, o conceito do cirurgião deve ser tentar remover o tumor ao máximo, porém tentando manter a função, preservando as estruturas nervosas, sempre que for possível. Este capítulo tem por objetivo descrever e discutir técnicas recomendadas para preservação do nervo facial e resultados obtidos principalmente para cirurgia de schwannoma vestibular e paraganglioma jugulotimpânico.

Cabe ressaltar que apesar de todas as recomendações técnicas e dos cuidados atuais, como o uso de monitoração intraoperatória do nervo facial, sempre existe o risco de haver lesões do nervo facial e de outros nervos cranianos no intercurso de uma cirurgia destes tumores. Este risco muitas vezes não está ligado somente à experiência do cirurgião, mas também à posição e tamanho do tumor e à variação histológica dos mesmos. Existem tumores histologicamente mais invasivos e que envolvem os nervos e vasos da região. A idade do paciente também pode ser um fator de risco, e essas lesões são mais comuns e deixam mais sequelas em pacientes mais idosos. Elas podem ser permanentes ou transitórias, podendo algumas deixar sequelas principalmente no nervo facial, e o paciente deve estar devidamente informado antes da cirurgia sobre essa possibilidade.

Atualmente, é fundamental o cirurgião estar assistido por monitoração intraoperatória do nervo facial, por equipes devidamente treinada e habilitada, preferencialmente por médico, conforme instrução da Associação Brasileira de Otorrinolaringologia e Cirurgia Cervicofacial.

PRESERVAÇÃO DO NERVO FACIAL NA CIRURGIA DO SCHWANNOMA VESTIBULAR

Os objetivos da cirurgia de schwannoma vestibular mudaram muito nos últimos 100 anos. No inicio do século XX, quando só tumores de grande tamanho eram diagnosticados, o sucesso cirúrgico era medido considerando se foi possível uma ressecção parcial ou total do tumor preservando a vida do paciente. A primeira ressecção bem-sucedida de um schwannoma vestibular foi, em 1894, por Charles Balance, que usou a via suboccipital, e a mortalidade cirúrgica nesse tempo era extremamente alta.[1]

Com o passar dos anos, as melhoras nas técnicas de diagnóstico geraram a possibilidade de identificar tumores de tamanho menor, e os cirurgiões começaram se preocupar com preservação da função facial. Em 1931, Cairns foi o primeiro a conseguir preservar a função do nervo facial após uma ressecção de schwannoma, antes dele o facial era invariavelmente sacrificado neste procedimento.[2]

A chegada do microscópio cirúrgico e a reintrodução da via translabiríntica por House, em 1961, permitiram aos cirurgiões reduzir praticamente a zero a mortalidade e preservar o facial na maioria dos casos. Já, em 1979, a monitoração intraoperatória do nervo facial ficou disponível, e o grau de preservação da função facial melhorou dramaticamente, mudando completamente o prognóstico cirúrgico desta doença, com uma redução importante da morbidade.[3-5] Na atualidade, o índice de preservação anatômica e funcional do nervo facial supera rotineiramente 90% no mundo, com centros que reportam até 97,5% para tumores grau I, diminuindo para até 50% em tumores grau IV.[6-9] Nosso grupo do Hospital das Clínicas da Faculdade de Medicina da Universidade de São Paulo (HCFMUSP) reportou, em 2012, uma análise de 825 casos operados ao longo de 22 anos em que 90% dos casos com ressecção completa do tumor, os pacientes foram classificados com House-Brakmann I, II e III, e destes, 74% mantiveram função facial normal (HB I). Estes achados evidenciam a grande efetividade das técnicas atuais para preservação do facial.[8]

Na atualidade, os cirurgiões estão se preocupando não só em preservar a função facial durante a cirurgia de schwannoma, mas também em preservar audição. O maior objetivo atual é conseguir preservar audição sem afetar os princípios básicos da cirurgia de schwannoma que são: baixa morbidade e mortalidade, ressecção total do tumor e preservação do nervo facial. Na nossa experiência, foi possível preservar audição em 50% dos pacientes após uma ressecção completa do tumor em 98,5% dos casos de tumores graus I e II.[8]

Diversos fatores podem influenciar na completa preservação do nervo facial durante a cirurgia de schwannoma, e um dos mais mencionados é a via de acesso. Esta vai depender de algumas considerações: a presença de audição, o tamanho do tumor e sua relação com o fundo do conduto auditivo interno e a preferência do cirurgião. Na experiência do HCFMUSP, a via de acesso mais praticada é a translabiríntica, em 85% dos casos, considerando pacientes que já não têm resíduo auditivo ou com discriminação abaixo de 40% em sentenças abertas, esta via permite a total exposição e ressecção de tumores de qualquer tamanho.[8,10-12] Quando é possível preservar audição, a via mais praticada no serviço de Otorrinolaringologia do HCFMUSP é a transmastóidea retrolabiríntica, utilizada em até 11% dos casos (Fig. 41-1). Esta via permite uma exposição bem adequada para tumores de moderado tamanho, com excelentes resultados de preservações facial e auditiva. Na nossa experiência, além de preservar adequadamente a função facial, a via retrolabiríntica permitiu preservar audição no mesmo nível do pré-operatório em 48% dos pacientes.[8,13] A via da fossa média e sua variação, fossa média estendida, são adequadas para tumores de menor tamanho e que ocupam principalmente o fundo do meato auditivo interno. Ainda que esta seja uma excelente via para tentar preservar audição, com resultados similares aos obtidos utilizando-se as vias retrossigmóidea e retrolabiríntica, esta é a via em que o nervo facial tem maior risco de ser lesionado, com resultados de preservação da função facial variáveis e tão baixos como 80% ainda para tumores grau I ou II.[14,15] Em estudo recente, Ginzkey et al. (2013) mostraram resultados de preservação da audição em até 74%

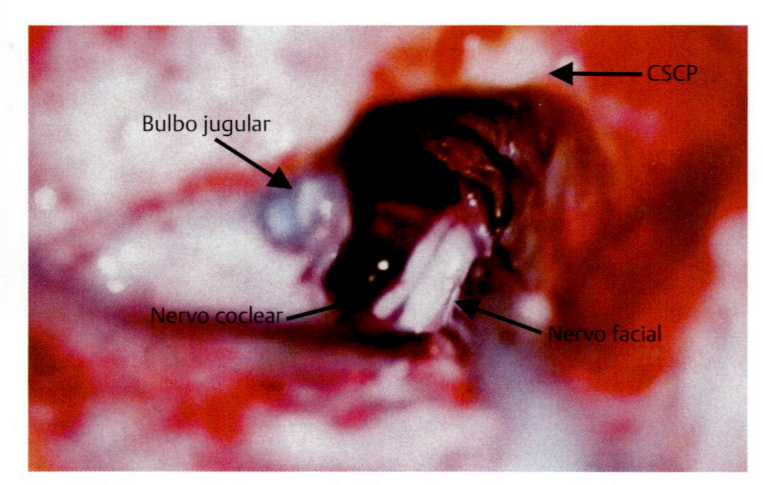

Fig. 41-1. Preservação dos nervos facial e coclear após ressecção de schwannoma vestibular grau II pela via retrolabiríntica transmastóidea. CSCP = canal semicircular posterior.

dos 89 pacientes operados pela via da fossa média para ressecção de schwannoma graus 1 e 2, com preservação da função facial a 12 meses em 96% dos casos, mostrando a utilidade desta via para tumores pequenos.[16] No HCFMUSP, esta via é utilizada em menos de 1% dos casos.[8] Por último, a quarta via de acesso é a via retrossigmóidea, via de predileção dos neurocirurgiões pela sua familiaridade com a região. Esta última via permite remover tumores de qualquer tamanho com excelente preservação das funções facial e auditiva, porém o acesso ao fundo do meato auditivo interno é limitado, e o risco de lesão do nervo facial é maior quando se tenta remover o tumor intrameatal.[10,14,15,17] Aproximadamente 3% dos casos no serviço de Otorrinolaringologia do HCFMUSP são operados por esta via, principalmente quando são tumores muito grandes (grau IV) que comprimem de maneira importante o tronco cerebral.[8]

O tamanho do tumor é um fator importante a ser considerado quando se busca preservar a função facial. Em schwannomas vestibulares grau IV, o nervo facial geralmente se encontra delgado, frágil e bem aderido ao tumor. Muitos autores reportaram que a dificuldade de dissecar o nervo facial e preservá-lo integramente é de 8,3% em tumores grau I ou II e de até 50% em tumores graus III e IV.[18] Rinaldi et al., em 2012, reportaram que a incidência de paralisia facial pós-operatória tem relação estatisticamente significativa com o tamanho do tumor. Previamente, outros grupos tinham reportado que quanto menor é o tamanho do tumor, melhor vai ser a função facial tanto no pós-operatório imediato, quanto em 1 ano após o procedimento.[6,19] De acordo com estes autores, o motivo desta relação não é só uma maior dificuldade na dissecção com maior possibilidade de manobras perigosas e tração do nervo, mas também um sofrimento nervoso pré-cirúrgico pela compressão tumoral.[20]

Outros fatores de grande importância que podem impactar negativamente a preservação do nervo facial na cirurgia de schwannoma são os tumores com tratamento prévio com radiocirurgia e o déficit já observado no período pré-operatório que representa sofrimento nervoso prévio.[21,22]

Se o nervo facial for lesionado durante a cirurgia de remoção de schwannoma vestibular, existem diversas opções para sua reconstrução. Quando o segmento de nervo perdido é pequeno, a maioria dos cirurgiões sugere a coaptação terminoterminal, que, na maioria das vezes, necessita que o nervo facial seja retirado do seu canal para retificação do seu trajeto, tornando possível a aproximação dos cotos.[18] Outra opção muito utilizada para reconstrução do nervo lesionado, sobretudo quando a área perdida é grande, é a interposição do nervo sural ou do nervo grande auricular. Ambas as opções permitem uma recuperação adequada. Tanto nas coaptações terminoterminais, quanto com a interposição nervosa, o resultado esperado após 6 ou 8 meses é a melhora até um grau III na classificação de House-Brackmann (HB), considerando que geralmente vão ficar algumas sequelas.[23,24]

Na ausência de recuperação espontânea da função facial após cirurgia de schwannoma vestibular, há algumas opções para reabilitação (veja Capítulo 22 – Estratégias de Tratamento da Paralisia Facial).

O estudo de Rivas et al. (2011) identificou os preditores precoces da função do nervo facial em longo prazo após ressecção de schwannoma vestibular. Esta pesquisa mostrou os achados em 281 casos de paralisia facial secundária à ressecção de schwannoma vestibular para tentar identificar quais pacientes mostravam durante a evolução dados que sugeriam bom prognóstico de recuperação da função facial. O principal achado desta pesquisa foi que a extensão e a velocidade da recuperação funcional estão diretamente relacionadas com o grau inicial na classificação de HB. Por exemplo, 90% dos pacientes que começaram com um HB grau II melhoraram a grau I num intervalo médio de 9 meses e apresentaram recuperação total em 19 meses. Dos pacientes que iniciaram com um HB grau III após a cirurgia, 74% melhoraram a grau I, 24% a grau II e só 2% mantiveram o grau III original num período de 17,5 meses, porém após 39 meses todos eles mostraram um HB II ou melhor. Por outro lado, os pacientes com um grau IV de HB inicial recuperaram função até grau I em 36%, grau II em 52% e grau III em 12%, sendo evidente que um grau pós-operatório inicial de IV, ou melhor, é um fator de prognóstico favorável para uma recuperação total ou quase total. Aqueles pacientes com graus iniciais de HB V ou VI no pós-operatório imediato mostraram maiores possibilidades de recuperações lenta e incompleta.[9] Em 2016, um estudo de Lee et al. mostrou dados similares após analisarem os graus de paralisia facial e sua evolução em longo prazo, em 385 pacientes operados para ressecção de schwannoma. Similar ao reportado por Rivas et al., os autores mostraram que o grau de paralisia facial no pós-operatório imediato tem uma relação estatisticamente significativa com o grau de paralisia facial em longo prazo, desta forma, pode-se prever o resultado funcional do nervo facial desde a primeira avaliação pós-operatória. Porém, observaram que o menor grau tolerável de paralisia no pós-operatório imediato para ter um bom resultado funcional no futuro é o HB III.[25]

Nos últimos anos, uma tendência na cirurgia do schwannoma vestibular, principalmente quando o nervo facial se encontra envolvido pelo tumor, é a possibilidade de preservar o nervo, deixando um pequeno remanescente do tumor, como alternativa de remover todo o tumor e sacrificar o nervo. A decisão de deixar parte do tumor pode ser justificada considerando três fatores: 1. a incidência e a velocidade de recrescimento tumoral são aceitavelmente baixas; 2. existem benefícios significativos em termos da preservação pós-operatória da função facial e 3. existe a possibilidade da radiação pós-operatória no tumor residual, caso haja crescimento do remanescente tumoral, alternativa que oferece também excelentes resultados.[26,27] A partir deste conceito, um grande número de definições tem sido utilizado para descrever a ressecção incompleta dos schwannomas vestibulares, as mais comuns são ressecção quase total, ressecção subtotal e ressecção parcial.[28,29]

Em 2014, o Grupo Otológico de Piacenza-Roma, publicou um artigo mostrando a sua experiência deixando tumor residual em 111 pacientes de 2.190 operados pela via translabiríntica nesse centro, acrescido de uma revisão sistemática sobre o tema e um algoritmo de acompanhamento quando existem lesões residuais. Eles propõem uma classificação para os termos utilizados nas ressecções parciais desta forma: 1. Ressecção tumoral total (RTT): retirada da totalidade (100%) do tumor de acordo com o evidenciado pelo cirurgião e na ressonância magnética (RM) 1 ano após a cirurgia; 2. Ressecção tumoral quase total (RTQT): < 2% do tumor ou da sua cápsula foi preservado de acordo com o evidenciado pelo cirurgião e na RM 1 ano após a cirurgia; 3. Ressecção tumoral subtotal (RTST): 2 a 5% do tumor foi preservado de acordo com o evidenciado pelo cirurgião e na RM 1 ano após a cirurgia e 4. Ressecção parcial (RP): > 5% do tumor foi preservado de acordo com o evidenciado pelo cirurgião e na RM 1 ano após a cirurgia. Os autores reportaram 65% de RTQT e 35% de RTST. O tumor residual foi deixado somente acima do nervo facial em 55,8% dos casos, acima do nervo facial e vasos em 1,8% dos pacientes, acima do facial e no tronco cerebral em 13,5% dos pacientes e somente no tronco cerebral em 22,5%. Nos resultados, 48,5% dos pacientes apresentaram graus de HB I ou II e 32,3%, HB III. Somente 7 pacientes do grupo de RTST mostraram evidências de recrescimento tumoral. Os demais pacientes (92%) se mostraram livres de crescimento tumoral durante 5 anos, com uma média de intervalo livre de doença de 140 meses (95% IC 127-151 meses). Após comparar seus resultados aos reportados na literatura, os autores consideraram que existe um mérito importante no conceito das ressecções quase total e subtotal para preservação do nervo facial, sobretudo nos casos de tumores grandes.[26]

Por último, vale a pena comentar que nos últimos anos uma nova ferramenta de imagem, que utiliza as vantagens da RM, foi desenvolvida para auxiliar ao cirurgião a identificar a posição do nervo facial em relação ao schwannoma, a tratografia por tensor de difusão. Esta ferramenta é de utilidade para ter um melhor planejamento da cirurgia e assim tentar preservar adequadamente o nervo, conhecendo previamente a sua situação frente ao tumor.[30,31]

PRESERVAÇÃO DO NERVO FACIAL NA CIRURGIA DO PARAGANGLIOMA JUGULOTIMPÂNICO

A preservação da função facial na cirurgia do paraganglioma jugulotimpânico é ainda um grande desafio para os cirurgiões, especialmente quando são operados tumores grandes, com envolvimento extenso da artéria carótida interna e que precisam de uma grande exposição. A monitoração do nervo facial, assim como dos nervos cranianos IX, X, XI e XII e um controle adequado dos mesmos, bem como dos grandes vasos do pescoço, antes de acessar o ouvido é imperativo.

A maior discussão atualmente sobre a preservação da função facial na cirurgia de paraganglioma jugular é sobre a necessidade da transposição do nervo facial para conseguir remover tumores maiores ou se todo o tumor pode ser ressecado mantendo o facial em posição.

Em 1977, Fisch descreveu o acesso lateral na fossa infratemporal, um grande avanço para conseguir remover grandes tumores do forame jugular, particularmente os paragangliomas classes C e D da sua classificação.[32,33] Um dos principais passos do procedimento descrito por Fisch é uma grande transposição anterior do nervo facial, suturando o mesmo na parótida. Isto possibilita maior exposição da fossa infratemporal com melhor controle do tumor, da carótida interna e dos nervos cranianos baixos. A transposição anterior desde o gânglio geniculado apresenta algumas dificuldades, como a necessidade de destreza cirúrgica, de um maior tempo cirúrgico e, considerando que o nervo facial será grandemente manipulado e pode perder a maioria do seu aporte sanguíneo extrínseco (artérias estilomastóidea e petrosa profunda) e depender só do plexo intrínseco, algum grau de paralisia facial é garantido.[34] Em 1987, Brackmann modificou a técnica proposta por Fisch ao sugerir a mobilização do nervo em bloco com os tecidos moles encontrados perto do forame estilomastóideo para não perder a vascularização da artéria estilomastóidea. Ele praticou essa técnica em 32 pacientes com tumores do forame jugular conseguindo um grau de HB I e II em 86% dos pacientes.[32] Com esta técnica, outros autores, como Green et al. e Fayad et al., reportaram porcentagens de remoção total de tumor em 85 e 81% respectivamente, conseguindo graus I e II de HB em até 95% dos pacientes.[35,36]

Uma técnica de grande utilidade para preservar a função facial com menor manipulação do nervo e melhor visualização da fossa infratemporal é a transposição inferior (ou limitada) do nervo, que implica mobilizar só o segmento mastóideo do nervo anteriormente. Esta técnica foi descrita por Shapiro, Neues e Capps e popularizada por Glasscock.[37-39] Os autores sugerem o uso desta técnica em tumores com envolvimento limitado da carótida interna e sem envolvimento intracraniano (C1 e C2 da classificação de Fisch). Spector et al., em 1976, e Manolidis et al., em 1997, reportaram os resultados em cirurgia de paraganglioma jugular com esta técnica de transposição, com a remoção total do tumor em 78 e 81% dos pacientes respectivamente, com bons resultados de função facial (graus I e II de HB) em 83 e 92% dos pacientes.[40,41]

Em 1996, Selesnick et al. reportaram uma revisão da literatura comparando resultados de preservação da função facial em cirurgias que precisaram das técnicas de transposições anterior e inferior ou limitadas com cirurgias similares onde o nervo ficou em posição. Eles reportaram uma função HB graus I-II em 91% dos pacientes em que se realizou transposição inferior ou limitada e de 74% em aqueles em que se praticou transposição anterior completa do nervo concluindo que quanto maior a transposição, maior a disfunção facial pós-operatória. Os resultados deste artigo estão sujeitos a viés ao comparar considerando o resultado de preservação facial às três técnicas desconsiderando que pacientes que precisaram de transposição anterior completa eram pacientes com tumores de tamanho muito maior que aqueles operados com técnicas de manipulação do nervo facial limitada. Esta consideração é importante já que tumores grandes podem estar em contato íntimo com a porção mastóidea do nervo facial.[42-44]

Similar ao reportado por Selesnick et al., em 2001, Tran Ba Huy et al. compararam os resultados obtidos entre 18 pacientes a paraganglioma jugular que precisaram dos procedimentos de transposição do nervo facial (9 transposição anterior completa, 9 transposição inferior ou limitada), e 24 pacientes com paraganglioma que não precisararam de transposição do nervo. Eles observaram uma função facial HB I-II em 91,7% dos 24 pacientes sem transposição e em 67% dos pacientes que tiveram algum tipo de transposição.[45]

A técnica cirúrgica para preservar o nervo facial intacto e sem mobilização durante a cirurgia de lesões infralabirínticas foi descrita por vários autores. Al-Mefty em 1987, fez um refinamento do acesso lateral à fossa infratemporal descrita por Fisch e subdividiu o acesso em quatro tipos (A-D). Nos tipos A, B e C o nervo é preservado *in situ* e de preferência dentro do canal de Falópio, o tipo D é a transposição anterior clássica descrita por Fisch. A diferença entre os tipos A, B e C depende da preservação das estruturas da caixa timpânica e se é feita obliteração do conduto auditivo externo.[46,47]

Em 2010, Borba et al. reportaram os resultados obtidos em 34 pacientes com paragangliomas jugulares graus C e D de Fisch, operados com as técnicas de não mobilização do nervo facial descritas por Al-Mefty. O acesso infralabiríntico retrofacial (tipo A) foi utilizado em 32,5% dos pacientes, infralabiríntico pré e retrofacial sem obliteração do conduto auditivo externo (tipo B) em 20,5%, infralabiríntico pré e retrofacial com obliteração do conduto auditivo externo (tipo C) em 41%, e o acesso infralabiríntico com transposição anterior do nervo facial e remoção das estruturas da orelha média (tipo D) só em 6% dos pacientes. A ressecção total do tumor foi conseguida em 91% dos casos, preservando o facial em posição anatômica em 94% dos pacientes e uma função facial HB I em 94,7% dos pacientes. As porcentagens mostram que ainda que os tumores fossem grandes (graus C e D de Fisch), apenas uma porcentagem mínima (6%) precisou de transposição anterior do facial para sua remoção.[48]

Em 1997, Pensak e Jackler popularizaram a técnica da ponte do canal de Falópio para remoção de tumores do forame jugular. Similar às técnicas tipos B e C de Al-Mefty, nesta via de acesso o tumor é removido anterior e inferiormente ao nervo com o broqueamento das células retrofaciais (Fig. 41-2). Os autores reportaram a total remoção de tumor em 71% dos pacientes, preservando uma função facial HB grau I em 92%. Diferente do descrito por Al-Mefty e Borba que sugerem praticar a via em quase qualquer tamanho de tumor, estes autores sugerem que a técnica seja utilizada para tumores limitados ao forame jugular que não tenham erosão do bulbo da carótida interna.[49]

Como foi mencionado, o tratamento cirúrgico do paraganglioma jugular deve seguir sempre alguns passos para possibilitar maior ressecção de tumor possível, com uma adequada preservação funcional, não só para o nervo facial, mas também considerando os nervos encontrados no forame jugular. O controle adequado da carótida interna, ligadura ou coagulação dos vasos aferentes, o controle proximal do seio sigmoide e veia jugular interna, a preservação dos nervos cranianos baixos e uma adequada hemostasia são alguns dos passos mais importantes nesta cirurgia. Na atualidade, alguns cirurgiões sugerem uma cirurgia menos agressiva em que recomendam o seguinte: 1. preservar o nervo facial em posição dentro do canal de Falópio sempre que possível com a técnica da ponte do canal de Falópio; 2. preservar

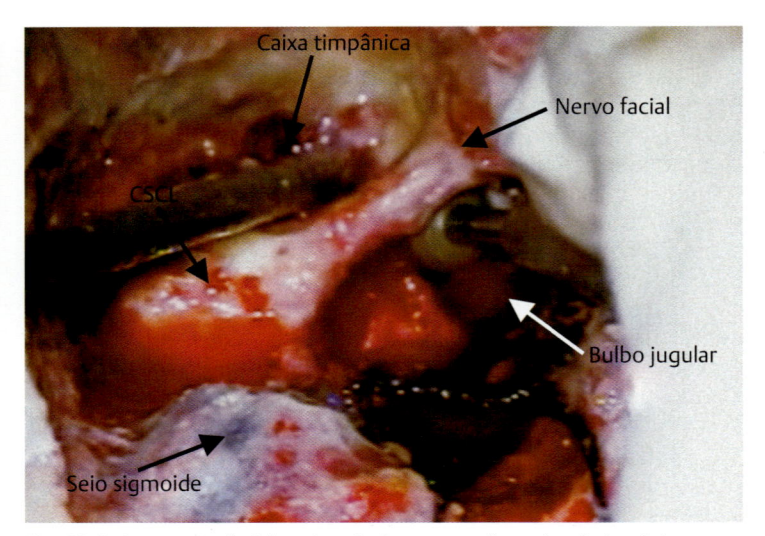

Fig. 41-2. Acesso retrofacial na cirurgia do paraganglioma jugulotimpânico. O cirurgião encontra-se comunicando a cavidade mastóidea com a hipotimpânica brocando medialmente a porção mastóidea do nervo facial para visualização completa do bulbo jugular. A ponta da mastoide foi removida, e o seio sigmoide aberto e obliterado para controle proximal.

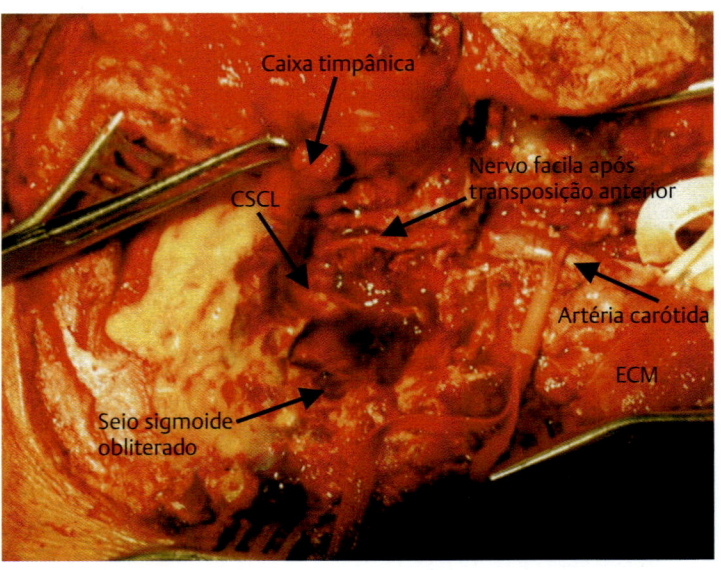

Fig. 41-3. Abordagem infratemporal tipo I completada na cirurgia do paraganglioma jugulotimpânico. A técnica de transposição anterior completa do nervo facial foi realizada. A ponta da mastoide foi removida, e o seio sigmoide aberto e obliterado para controle proximal. A jugular foi removida em conjunto com o tumor.

as estruturas neurovasculares ao máximo (epineuro e perineuro dos nervos cranianos e adventícia de artérias vitais); 3. preservar a parede medial do bulbo jugular e veia jugular interna ainda que esta esteja infiltrada para preservar os nervos cranianos baixos com a técnica de dissecção intrabulbar proposta por Al-Mefty e Teixeira; 4. remover apenas o componente subperiosteal do tumor que envolve a carótida interna e preservar a adventícia (que geralmente já tem invasão tumoral) e 5. esquecer-se da remoção tumoral total na cirurgia se durante a neuromonitoração temos achados de estimulação importante nas estruturas nervosas.[43,48,50] Em 2016, Li et al. apresentaram os resultados obtidos em 51 pacientes com *glomus* jugulotimpânicos grandes (Fisch C e D, com 37 casos classificados como Di1 e Di2) operados com estas técnicas. O acompanhamento dos pacientes foi de até 15 anos (média de 85,7 meses). A ressecção total foi conseguida em 51% dos casos, e subtotal, em 43% dos casos. Comparando ao status pré-operatório, as funções da deglutição e nervo facial melhoraram ou se estabilizaram em 96,1 e 94,1% respectivamente. Uma função de HB graus I-II foi conseguida em 84,3% dos pacientes. A incidência de recorrência/recrescimento tumoral foi de 11,8% e foi relacionada principalmente com a observação de mitoses patológicas na análise histopatológica do tumor ressecado, determinado como o principal fator de risco para recorrência. Radioterapia foi recomendada em pacientes em que se praticou ressecção subtotal do tumor, pacientes com mitoses patológicas e quando foram identificados paragangliomas jugulares com componentes anaplásicos. Após 15 anos, a sobrevivência livre de recorrência/recrescimento, a sobrevivência livre de progressão dos sintomas e a sobrevivência geral foram de 78,9, 86,8 e 80,6% respectivamente.[50] Na Figura 41-3 pode-se observar a abordagem infratemporal tipo I finalizada após a ressecção completa do paraganglioma jugular.

CONCLUSÕES

1. Em todos esses tumores existe risco de lesão do nervo facial, e o paciente deve estar informado.
2. Sempre que possível o tumor deve ser removido por completo, porém quando o cirurgião entende que a remoção completa pode deixar uma sequela importante, existe a opção de se deixar um pequeno resto tumoral que eventualmente poderá ser irradiado com técnica estereotáxica se apresentar crescimento.
3. A experiência e a curva de aprendizado do cirurgião são fundamentais no êxito da preservação do nervo.
4. Amplo conhecimento anatômico do trajeto do nervo facial e contínuo treinamento em peças de osso temporal obtidos de doadores cadáveres ou recentemente de peças artificiais obtidas por reconstrução tomográfica de ossos temporais normais ou do próprio paciente que será operado, onde o cirurgião pode treinar previamente um osso reconstruído do paciente que irá operar e já previamente conhecendo o envolvimento do nervo, planejar a cirurgia.
5. Monitoração intraoperatória obrigatória.
6. Bom senso e precaução da equipe nas decisões intraoperatórias.

REFERÊNCIAS BIBLIOGRÁFICAS

1. Ballance C, House WF. Transtemporal bone microsurgical removal of acoustic neuromas: report of cases. *Arch Otolaryngol* 1964;80:617-667.
2. Caims H. Acoustic neurinoma of right cerebellopontine angle. Complete removal. Spontaneous recovery from post-operative facial palsy. *Proc R Soc Med* 1931;25:7-12.
3. Hitselberger WE, Pulec JL. Trigeminal nerve (posterior root) retrolabirintine, transtentorial, approach to the brainstem. *Otolaryngol Head Neck Surg* 1991;104:130-131.
4. House JW, Brackmann DE. Facial nerve grading system. *Otolaryngol Head Neck Surg* 1985;93:146-147.
5. Yasargil MG. Legacy of micro neurosurgery: memoirs, lessons, and axioms. *Neurosurgery* 1999;45:1025-91.
6. Brackmann DE, Cullen RD, Fisher LM. Facial nerve function after translabyrinthine vestibular schwannoma surgery. *Otolaryngol Head Neck Surg* 2007;136:773Y7.
7. Samii M, Matthies C. Management of 1000 vestibular schwannomas (acoustic neuromas): the facial nerve preservation and restitution of function. *Neurosurgery* 1997;40:684Y94.
8. Pinna MH, Bento RF, Neto RV. Vestibular schwannoma: 825 cases from a 25-year experience. *Int Arch Otorhinolaryngol* 2012;16(4):466-75.
9. Rivas A, Boahene KD, Bravo HC et al. A model for early prediction of facial nerve recovery after vestibular schwannoma surgery. *Otol Neurotol* 2011 Jul; 32(5):826-33.
10. Rinaldi V, Casale M, Bressi F et al. Facial nerve outcome after vestibular schwannoma surgery: our experience. *J Neurol Surg B Skull Base* 2012 Feb;73(1):21-7.
11. Springborg JB, Fugleholm K, Poulsgaard L et al. Outcome after translabyrinthine surgery for vestibular schwannomas: report on 1244 patients. *J Neurol Surg B Skull Base* 2012 Jun;73(3):168-74.
12. Ben Ammar M, Piccirillo E, Topsakal V et al. Surgical results and technical refinements in translabyrinthine excision of vestibular schwannomas: the Gruppo Otologic experience. *Neurosurgery* 2012;70(6):1481-91.
13. Bento RF, De Brito RV, Sanchez TG et al. The transmastoid retro labyrinthine approach in vestibular schwannoma surgery. *Otolaryngol* 2002;127(5):437-41.

14. Rabelo de Freitas M, Russo A, Sequino G et al. Analysis of hearing preservation and facial nerve function for patients undergoing vestibular schwannoma surgery: the middle cranial fossa approach *versus* the retro sigmoid approach–personal experience and literature review. *Audiol Neurootol* 2012;17(2):71-81.
15. Ansari SF, Terry C, Cohen-Gadol AA. Surgery for vestibular schwannomas: a systematic review of complications by approach. *Neurosurg Focus* 2012;33(3):E14.
16. Ginzkey C, Scheich M, Harnisch W et al. Outcome on hearing and facial nerve function in microsurgical treatment of small vestibular schwannoma via the middle cranial fossa approach. *Eur Arch Otorhinolaryngol* 2013;270(4):1209-16.
17. Roessler K, Krawagna M, Bischoff B et al. Improved Postoperative Facial Nerve and Hearing Function in Retrosigmoid Vestibular Schwannoma Surgery Significantly Associated with Semi sitting Position. *World Neurosurg* 2016;87:290-7.
18. Rinaldi V, Casale M, Bressi F et al. Facial nerve outcome after vestibular schwannoma surgery: our experience. *J Neurol Surg B Skull Base* 2012;73(1):21-27.
19. Darrouzet V, Martel J, Eneìe V et al. Vestibular schwannoma surgery outcomes: our multidisciplinary experience in 400 cases over 17 years. *Laryngoscope* 2004;114(4):681-88.
20. Falcioni M, Fois P, Taibah A et al. Facial nerve function after vestibular schwannoma surgery. *J Neurosurg* 2011;115(4):820-6.
21. Pollock BE, Lunsford LD, Kondziolka D et al. Vestibular schwannoma management. Part II. Failed radiosurgery and the role of delayed microsurgery. *J Neurosurg* 1998;89(6):949–55.
22. Sterkers O, Rey A, Kalamarides M et al. Transpetrous surgery in acoustic neuroma. Value of preoperative audio-vestibular and facial investigation in the risk evaluation of facial nerve function. *Ann Otolaryngol Chir Cervicofac* 1997;114(5):176–83.
23. Cruz-Filho NA, Aquino JE, Oliveira LF. Enxertos e anastomoses do nervo facial na orelha média: caixa do tímpano e mastoide. *Braz. J Otorhinolaryngol* 2013;79(4):441-45.
24. Bento RF, Miniti A. Anastomosis of the intratemporal facial nerve using fibrin tissue adhesive. *Ear Nose Throat J* 1993;72(10):663.
25. Lee S, Seol HJ, Park K et al. Functional outcome of the facial nerve after surgery for vestibular schwannoma: Prediction of acceptable long-term facial nerve function based on immediate post-operative facial palsy. *World Neurosurg* 2016 (Epub ahead of print)
26. Chen Z, Prasad SC, Di Lella F et al. The behavior of residual tumors and facial nerve outcomes after incomplete excision of vestibular schwannomas. *J Neurosurg* 2014;120(6):1278-87.
27. Iwai Y, Ishibashi K, Watanabe Y et al.Functional Preservation After Planned Partial Resection Followed by Gamma Knife Radiosurgery for Large Vestibular Schwannomas. *World Neurosurg* 2015;84(2):292-300.
28. Anaizi AN, Gantwerker EA, Pensak ML et al. Facial nerve preservation surgery for koos grade 3 and 4 vestibular schwannomas. *Neurosurgery* 2014 Dec;75(6):671-75.
29. Kanzaki J, Tos M, Sanna M et al. New and modified reporting systems from the consensus meeting on systems for reporting results in vestibular schwannoma. *Otol Neurotol* 2003; 24:642–49.
30. Choi KS, Kim MS, Kwon HG et al. Preoperative identification of facial nerve in vestibular schwannomas surgery using diffusion tensor tractography. *J Korean Neurosurg Soc* 2014;56(1):11-15.
31. Roundy N, Delashaw JB, Cetas JS. Preoperative identification of the facial nerve in patients with large cerebellopontine angle tumors using high-density diffusion tensor imaging. *J Neurosurg* 2012;116(4):697-702.
32. Brackmann DE. The facial nerve in the infratemporal approach. *Otolaryngol Head Neck Surg* 1987;97:15–17.
33. Fisch U. Infratemporal fossa approach to tumors of the temporal bone and base of the skull. *J Laryngol Otol* 1978;92: 949–67.
34. Balkany T, Fradis M, Jafek BW et al. Intrinsic vasculature of the labyrinthine segment of the facial nerve: implications for site of lesion in Bell's palsy. *Otolaryngol Head Neck Surg* 1991;104:20–23.
35. Fayad JN, Keles B, Brackmann DE. Jugular foramen tumors: clinical characteristics and treatment outcomes. *Otol Neurotol* 2010;31:299–305.
36. Green JD Jr, Brackmann DE, Nguyen CD et al. Surgical management of previously untreated glomus jugulare tumors. *Laryngoscope* 1994;104:917–21.
37. Capps FCW. Glomus jugulare tumors of the middle ear. *J Laryngol Otol* 1952;66:302–14.
38. Shapiro MJ, Neues DK. Technique for removal of glomus jugulare tumors. *Arch Otolaryngol Head Neck Surg* 1964;79:219–24.
39. Glasscock ME 3rd, Miller GW, Drake FD et al. Surgery of the skull base. *Laryngoscope* 1978;88:905–23.
40. Spector GJ, Fierstein J, Ogura JH. A comparison of therapeutic modalities of glomus tumors in the temporal bone. *Laryngoscope* 1976;85:690–96.
41. Manolidis S, Jackson CG, Von Doersten PG et al. Lateral skull base surgery: the otology group experience. *Skull Base Surg* 1997;7:129–37.
42. Selesnick SH, Abraham MT, Carew JF. Rerouting of the intratemporal facial nerve: an analysis of the literature. *Am J Otol* 1996;17:793–805.
43. Odat H, Shin SH, Odat MA et al. Facial nerve management in jugular paraganglioma surgery: a literature review. *J Laryngol Otol* 2016;130(3):219-24.
44. Leonetti JP, Anderson DE, Marzo SJ et al. Facial paralysis associated with glomus jugulare tumors. *Otol Neurotol* 2007;28(1):104-6.
45. Tran Ba Huy P, Chao PZ, Benmansour F et al. Long-term oncological results in 47 cases of jugular paraganglioma surgery with special emphasis on the facial nerve issue. *J Laryngol Otol* 2001;115:981–87.
46. Al-Mefty O, Fox JL, Rifai A et al. A combined infratemporal and posterior fossa approach for the removal of giant glomus tumors and chondrosarcomas. *Surg Neurol* 1987;28: 423–31.
47. Fisch U, Fagan P, Valavanis A. The infratemporal fossa approach for the lateral skull base. *Otolaryngol Clin North Am* 1984;17:513–52
48. Borba LA, Araújo JC, de Oliveira JG et al. Surgical management of glomus jugulare tumors: a proposal for approach selection based on tumor relationships with the facial nerve. *J Neurosurg* 2010;112(1):88-98.
49. Pensak ML, Jackler RK. Removal of jugular foramen tumors: the fallopian bridge technique. *Otolaryngol Head Neck Surg* 1997;117:586–91.
50. Li D, Zeng XJ, Hao SY et al. Less-aggressive surgical management and long-term outcomes of jugular foramen paragangliomas: a neurosurgical perspective. *J Neurosurg* 2016;26:1-12.

42 Radioterapia – Aspectos Relacionados com a Lesão do Nervo Facial

Flavia Gabrielli

INTRODUÇÃO

A lesão do nervo facial é uma complicação pouco relacionada com radioterapia (RT) de modo geral. Não se trata de toxicidade relatada nos principais estudos clínicos que avaliaram o papel da RT em tumores de cabeça e pescoço. Dada a raridade do evento neste cenário, será descrita a lesão apenas relacionada com a radiocirurgia.

CONCEITOS EM RADIOTERAPIA

A RT é uma modalidade de tratamento local, que utiliza feixes de radiação ionizante, especialmente para o tratamento de neoplasias, mas também pode ser empregada menos comumente no tratamento de afecções benignas. De modo geral, pode-se definir o mecanismo de ação da RT como um efeito direto de lesão ao DNA celular, ou um efeito indireto através da lesão pela produção de radicais livres.

Há de se conceituarem os diferentes tipos de técnicas de tratamento de RT para que se possam compreender quais são os efeitos colaterais esperados para cada um deles. Com relação à técnica de planejamento, a RT pode ser classificada como RT convencional, aquela que se realiza com planejamento bidimensional por radiografias ortogonais, e a RT conformacional ou tridimensional, que utiliza imagens de tomografias. A superioridade da RT tridimensional se baseia no fato de que nela é possível avaliar, de maneira tridimensional, os alvos de tratamento e os órgãos de risco vizinhos. Também é possível com esta técnica distribuir a dose de tratamento com múltiplas entradas de campo, e avaliar as distribuições de dose por histogramas dose-volume (Fig. 42-1).

A modernização cada vez maior dos tomógrafos e a ampliação de sua disponibilidade permitiram que esse tipo de RT fosse cada vez mais empregada, e hoje seja considerada a técnica minimamente indicada na maioria dos cenários. A dose habitualmente empregada nestas técnicas varia especialmente conforme a intenção de tratamento (radical, adjuvante ou paliativo), mas também de acordo com a histologia-alvo do tratamento. De modo geral são tratamentos que empregam a chamada dose em fracionamento convencional (1,8 Gy a 2 Gy por dia, 5 dias por semana, 1 vez ao dia) em tratamentos que perduram de 3 a 8 semanas.[1]

Paralelamente a estes conceitos, desde o início dos anos 1900, procurou-se desenvolver métodos de entrega de doses de radiação mais intensas e precisas. Diversos modelos de tratamentos foram desenvolvidos até que, no ano de 1969, utilizando todo o racional de neurocirurgia estereotáxica, o neurocirurgião sueco, Lars Leksell, desenvolveu o equipamento chamado *Gamma Knife*.[2] Esta máquina, cujo racional se mantém até os dias de hoje, utiliza diversas fontes de Cobalto radioativo que, ao terem seus feixes convergindo em um determinado ponto, permite a entrega de doses focadas e ablativas, com alto gradiente de dose e baixa dose na periferia. Tais doses podem ser empregadas para o tratamento de nevralgia trigeminal, metástases cerebrais, neurinomas, distúrbios funcionais entre outros. O tratamento de RT em fração única, com dose ablativa, que utiliza técnicas estereotáxicas de planejamento, é chamado de radiocirurgia. O mesmo conceito pode ser empregado em tratamentos fracionados, chamados de radiocirurgia estereotáxica fracionada. Na radiocirurgia, doses em fração única em torno de 12 Gy a 70 Gy podem ser entregues ao alvo.

Foi apenas com a maior disponibilidade da tomografia e da ressonância magnética que as técnicas de radiocirurgia puderam ser mais empregadas. Tratamentos cada vez mais precisos e seguros surgiram da associação do conceito de entrega de alta dose ablativa ao conhecimento de neuroimagem, e a possibilidade de documentação e avaliação das distribuições de dose de radiação em alvos e órgãos de risco adjacentes, pelos histogramas de dose e volume. A Figura 42-2 mostra um exemplo de planejamento de radiocirurgia estereotáxica fracionada para neurinoma do acústico com ressonância e posterior fusão de imagem com tomografia de planejamento.

Atualmente, as radiocirurgias no Brasil são realizadas tanto por equipamentos de *Gamma Knife* (Fig. 42-3), quanto por aceleradores lineares (AL) (Fig. 42-4). A comparação entre estes equipamentos pode ser visualizada no Quadro 42-1. O *Cyber Knife* é um equipamento de radioterapia associado a um braço robótico de tecnologia automobilística de alta precisão, mas não está disponível no país.

O Quadro 42-1 compara vantagens e desvantagens entre os dois equipamentos disponíveis no Brasil até o momento. De modo geral considera-se que os métodos são equivalentes do ponto de vista clínico, apesar das considerações dosimétricas individuais. A superioridade do *Gamma Knife* no cenário dos tratamentos de transtornos funcionais se respalda no grande número de publicações de tratamentos com esta técnica.

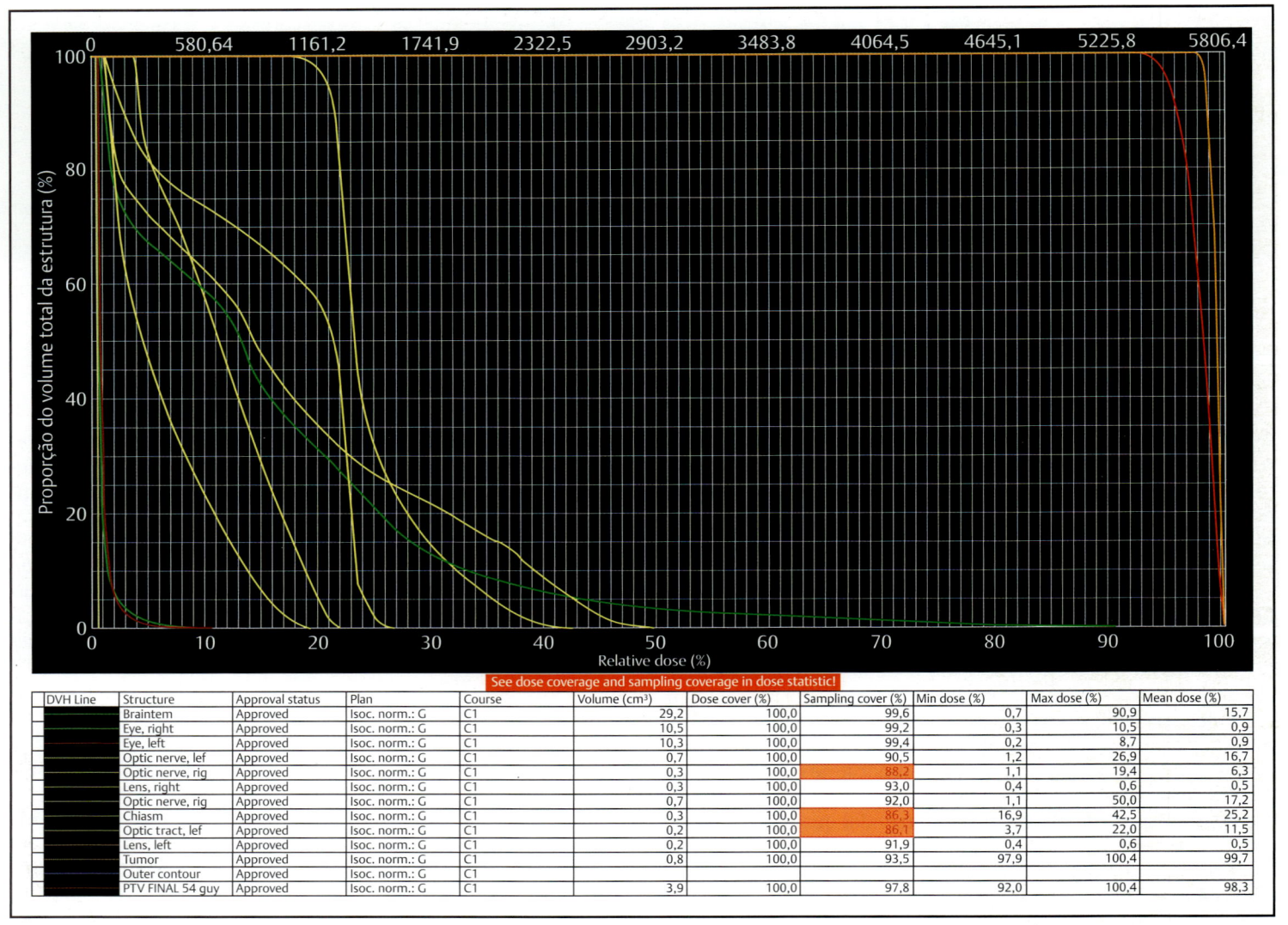

Fig. 42-1. Exemplo de histograma, dose e volume.

Quadro 42-1. Comparação entre *Gamma Knife* e Acelerador Linear

	Gamma Knife	Acelerador linear
Experiência Clínica	4 décadas	3 décadas
Acurácia	Submilimétrica	
Uso da máquina	Dedicado à radiocirurgia	Não dedicado
Uso em transtornos funcionais	Maior experiência	Poucas publicações
Tratamentos fracionados	Viável	
Tempo de tratamento por lesão	30 a 60 minutos por isocentro	
Necessidade de troca periódica de fonte	Sim, já que a meia-vida do Cobalto é de 5 anos	Não, já que não utiliza fonte radioativa

LESÃO DO NERVO FACIAL

A neurotoxicidade relacionada com a RT pode ocorrer mesmo com todos os avanços técnicos da radiocirurgia, dada a proximidade dos alvos aos nervos cranianos. Contudo, a avaliação do paciente portador de neurotoxicidade deverá levar em conta a presença de fatores que contribuem para maior toxicidade, como cirurgia prévia, RT prévia, lesão volumosa a ser tratada e maiores doses de prescrição de irradiação.[3]

A lesão do nervo facial relacionada com a radiocirurgia é mais descrita nos tratamentos dos neurinomas do acústico. Nestes casos, o nervo facial recebe praticamente toda a dose de prescrição. Mesmo assim, a preservação do nervo facial é descrita em cerca de 96% dos casos.[4] Contudo, existem fatores que predizem os melhores desfechos, como dose marginal máxima de 13 Gy, volume tumoral inferior a 1,5 cm³ e pacientes com idade até 60 anos.[4]

A estratégia combinada de ressecção subtotal e radiocirurgia pós-operatória, nos neurinomas de grande volume, pode oferecer resultados mais interessantes, com relação a controle de doença e toxicidade do nervo facial, do que a abordagem com monoterapia. A preservação do nervo facial com a estratégia combinada é possível em 94% dos casos, com 93% de controle da lesão.[5]

Assim, pode-se concluir que a lesão do nervo facial relacionada com radioterapia é rara, mas mais bem descrita no cenário de radiocirurgia. Mesmo assim, as taxas de neurotoxicidade reportadas na literatura são baixas, e associadas a alguns fatores que podem ser contornados durante o planejamento e prescrição do tratamento pelo radioterapeuta.

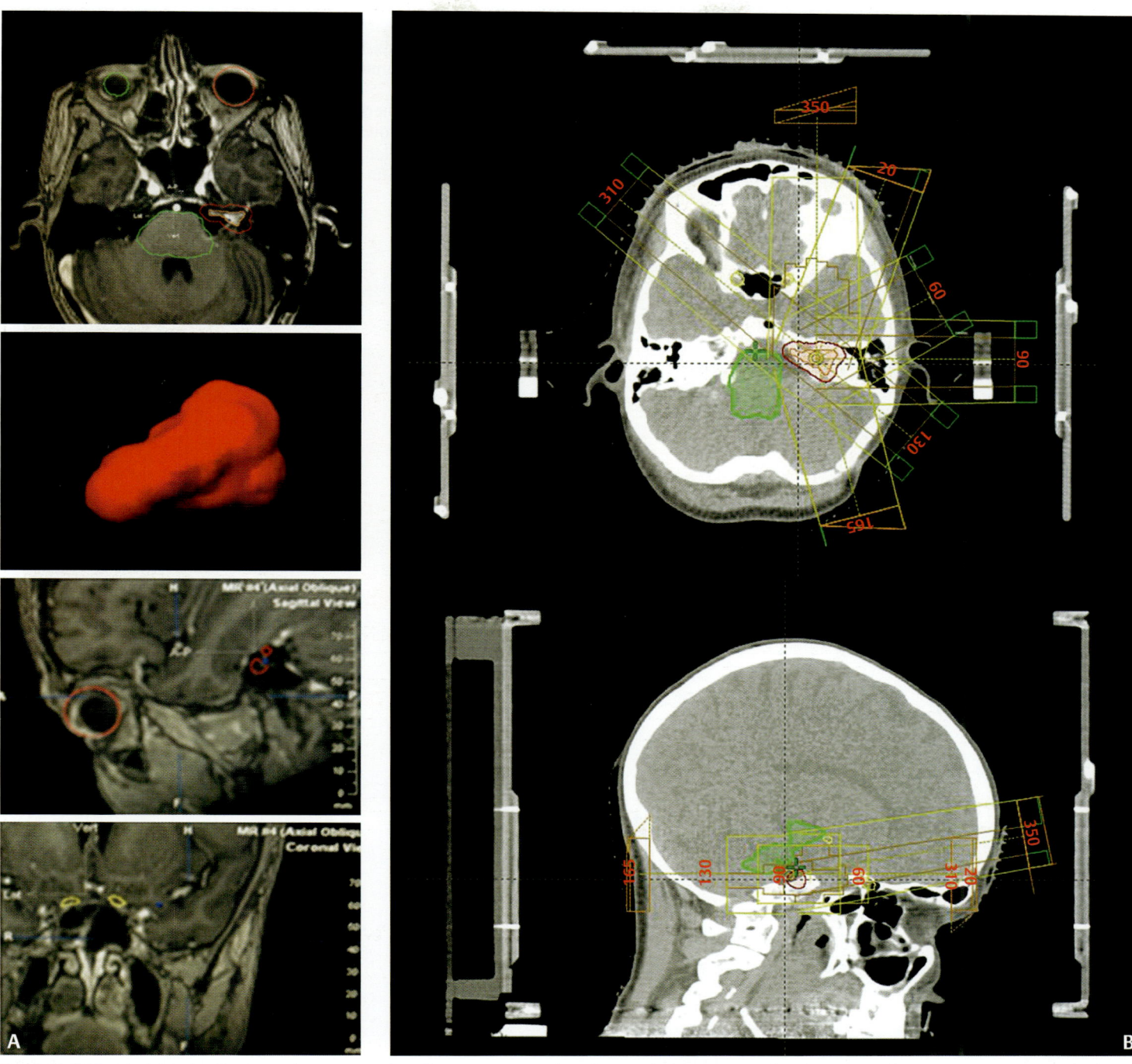

Fig. 42-2. (**A**) Ressonância de crânio para planejamento de radiocirurgia estereotáxica fracionada de neurinoma do acústico, com destaque para o contorno do alvo com margem e de órgãos de risco adjacentes. (**B**) Tomografia de planejamento do mesmo paciente após a fusão com a ressonância. Observe as diversas entradas de campo e a caixa estereotáxica.

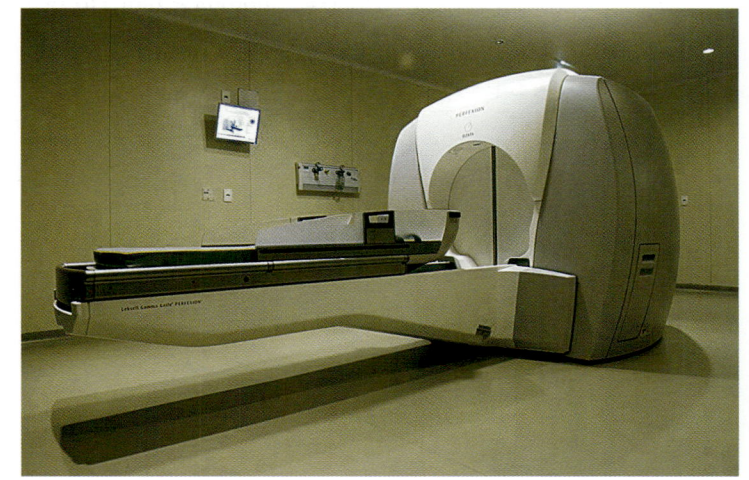

Fig. 42-3. *Gamma Knife* do Serviço de Radioterapia HCor – São Paulo.

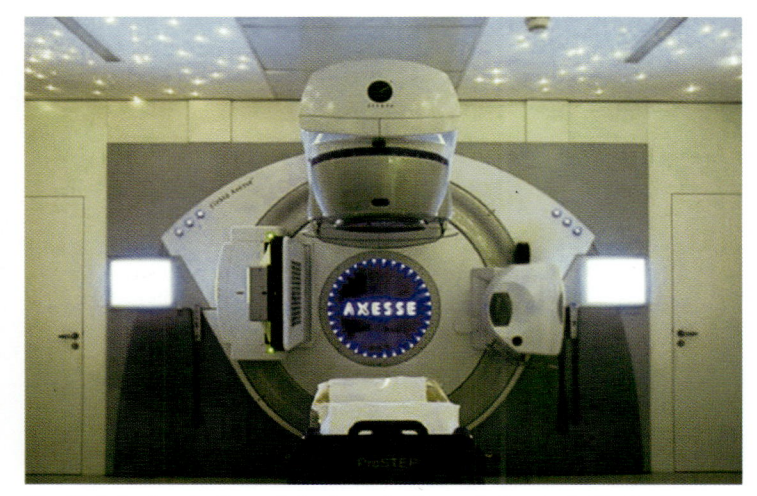

Fig. 42-4. Acelerador linear do Instituto do Câncer do Estado de São Paulo – ICESP-FMUSP.

REFERÊNCIAS BIBLIOGRÁFICAS

1. Chan A, Cardinale R, Loeffler J. Stereotactic irradiation. In: Perez CA, Brady LW, Halperin CA, Schmidt-Ullrich RK., *Principles and practice of radiaton oncology*. Filadelfia, Lippincott Williams & Wilkins editora, 2004.
2. Leksell L. The stereotaxic method and radiosurgery of the brain. *Acta Chir* 1951;102(4):316.
3. Leber KA, Bergloff J, Pendl G. Dose-response tolerance of the visual pathways and cranial nerves of the cavernous sinus to stereotactic radiosurgery. *J Neurosurg* 1998;88(1):43.
4. Yang I, Sughue ME, Han SJ *et al*. Facial nerve preservation after vestibular schwannoma Gamma Knife radiosurgery. *J Neurooncol* 2009;43:41-48
5. Bronkinkel B, Sauerland C, Holling M *et al*. Gamma Knife radiosurgery following subtotal resection provides tumor growth control and excelente clinical outcomes in vestibular schwannoma. *J Clin Neurosci* 2014;21(12):2077-82.

43 Aspectos Médico-Legais na Paralisia Facial

Irimar de Paula Posso ■ Carlos Eduardo Borges Rezende

OBRIGAÇÃO E RESPONSABILIDADE

O conceito de moral está sempre ligado às ideias de liberdade e responsabilidade. O homem é livre para poder escolher, mas é também totalmente responsável por suas ações e pelas consequências das mesmas.

A responsabilidade é uma noção inerente à natureza humana, pois todos têm consigo que a pessoa é sempre responsável por algum prejuízo ou dano que tenha causado. A responsabilidade também pode ser encarada juridicamente pelo não cumprimento de uma obrigação decorrente de lei ou de contrato.[1]

Na vida em sociedade surgem continuamente relações entre as pessoas, das quais resultam obrigações, por exemplo, de fazer ou de deixar de fazer alguma coisa.

O contrato é tecnicamente um acordo de vontades, habitualmente relacionado com um evento econômico, que produz obrigações para com as pessoas envolvidas no mesmo, embora existam contratos em que a obrigação envolve apenas uma das partes.[1,2]

Existem, no entanto, obrigações que não dependem de acordo de vontades, pois emergem estritamente a partir da lei. A obrigação reduz-se em fazer determinado ato, dar alguma coisa ou deixar de fazer algo adrede estabelecido ou combinado. Se a pessoa deixar de cumprir a sua obrigação, surge como reação do direito lesado uma nova obrigação, que é a responsabilidade.[1,2]

A obrigação pode ser de meio ou de resultado. A obrigação de meio é aquela em que o contratado se obriga a utilizar com diligência, perícia e prudência todo o seu conhecimento, o seu discernimento, a sua experiência, para cumprir o objetivo do contrato, porém não se obriga a um resultado que favoreça aquele que o contratou.[2,3]

Na obrigação de resultado, o contratado se obriga a produzir um determinado resultado, que se não for obtido responsabilizará o contratado pelos danos ou prejuízos para com aquele que o contratou.[2,3]

A responsabilidade do médico é sempre uma obrigação de meio e não de resultado, pois as variações biológicas, as alterações induzidas pelo passar do tempo, os avanços da tecnologia e dos conhecimentos médicos, em hipótese alguma, permitem garantir o resultado favorável.[4,5]

O médico pode e, sobretudo, deve usar de seu preparo técnico, estar atualizado, sempre atuando com diligência, perícia e prudência para aplicar seus esforços, no sentido de obter o melhor resultado para o seu paciente. Ao atender o paciente, o médico deve esforçar-se para obter a cura, mesmo que não a consiga.[4,5]

A responsabilidade do médico pelo mau resultado somente poderá decorrer quando se caracterizar a culpa pela imperícia, imprudência ou negligência, ou então pelo dolo, caracterizado pela ação ou pela omissão voluntária de uma obrigação que lhe competia executar[6].

O entendimento da jurisprudência é de que ao atender um enfermo, estabelece-se entre ele e o médico um verdadeiro contrato, um contrato de responsabilidade médica, em que o médico não se compromete a curar, mas sim se compromete a agir de acordo com as regras e os métodos de sua especialidade.[5,6]

Embora se possa considerar como contratual a atividade médica, ao contrário do que pode parecer, não existe culpa presumida do médico, pelo fato de estar diante de um contrato.

O médico está sujeito às prescrições do direito comum, como qualquer outro cidadão. Porém o Código Penal e o Código Civil apresentam algumas disposições dirigidas especificamente para o exercício da medicina.

Autores, como França[7], entendem que "o direito médico compreende um conjunto de normas, necessário numa sociedade organizada, referentes à pessoa e à atividade médica, e impostas coativamente pelo Poder Público, disciplinando não apenas a profissão, mas também tudo aquilo a que estão obrigadas as pessoas ante a medicina". Entende ainda o mesmo autor que "A deontologia e o direito médico são duas realidades distintas. Enquanto a primeira estabelece uma forma de conduta inspirada na moral, exigida pela tradição hipocrática, o direito médico traça diretrizes de características imperativo-atributivas, tendo por base a lei, no sentido de conseguir o equilíbrio e a paz social".

Os médicos têm sua profissão regida pelo Código de Ética Médica, em que as obrigações são principalmente de escopo moral e até certo ponto vagas, permitindo interpretações diversas, muitas vezes distanciadas da realidade concreta.

RESPONSABILIDADE ÉTICA

A Ética Profissional do médico está condicionada ao Código de Ética Médica e às Resoluções elaboradas pelo Conselho Federal de Medicina, que impõe normas a serem cumpridas, pois caso contrário os infratores poderão receber penas de advertência, censura ou de constrangimento ao exercício de sua profissão.

O médico tem sua profissão submetida ao Código de Ética Médica, que tem força de lei, uma vez que sua aplicação seja obrigatória e existem penas estabelecidas em lei, para aqueles que não acatam suas prescrições, uma vez que a Lei 3.268 de 30 de setembro de 1957, que criou os Conselhos de Medicina, estabeleça:

Art. 2º – O Conselho Federal e os Conselhos Regionais de Medicina são os órgãos superiores de ética profissional em toda a República e ao mesmo tempo julgadores e disciplinadores da classe médica, cabendo-lhes zelar e trabalhar, por todos os meios ao seu alcance, pelo perfeito desempenho ético da medicina e pelo prestígio e bom conceito da profissão e dos que a exercem legalmente.

Art. 22 – As penas disciplinares aplicáveis pelos Conselhos Regionais aos seus membros são as seguintes:
a) advertência confidencial em aviso reservado;
b) censura confidencial em aviso reservado;
c) censura pública em publicação oficial;
d) suspensão do exercício profissional até 30 (trinta) dias;
e) cassação do exercício profissional, ad referendum do Conselho Federal.

O Código de Ética Médica, dos Conselhos de Medicina do Brasil, foi elaborado pelo Conselho Federal de Medicina, e aprovado pela Resolução CFM Nº 1.931, de 13 de outubro de 2009.[8]

O Código trata em seus vários capítulos de princípios éticos específicos ao exercício da profissão como a responsabilidade profissional, a relação com os pacientes e seus familiares destacando o fato que o consentimento do paciente é essencial, e a liberdade de decisão por parte do paciente é soberana, a necessidade de prontuário completo e legível, e também a relação entre os médicos.[8]

Alguns artigos do Código, por causa de sua relevância e pertinência, são destacados a seguir:[8]

É vedado ao médico:

Art. 1º Causar dano ao paciente, por ação ou omissão, caracterizável como imperícia, imprudência ou negligência.

Parágrafo único. A responsabilidade médica é sempre pessoal e não pode ser presumida.

Art. 2º Delegar a outros profissionais atos ou atribuições exclusivos da profissão médica.

Art. 3º Deixar de assumir responsabilidade sobre procedimento médico que indicou ou do qual participou, mesmo quando vários médicos tenham assistido o paciente.

Art. 5º Assumir responsabilidade por ato médico que não praticou ou do qual não participou.

Art. 6º Atribuir seus insucessos a terceiros e a circunstâncias ocasionais, exceto nos casos em que isso possa ser necessariamente comprovado.

Art. 14. Praticar ou indicar atos médicos desnecessários ou proibidos pela legislação vigente no País.

Art. 22. Deixar de obter consentimento do paciente ou de seu representante legal após esclarecê-lo sobre o procedimento a ser realizado, salvo em caso de risco iminente de morte.

Art. 24. Deixar de garantir ao paciente o exercício do direito de decidir livremente sobre sua pessoa ou seu bem-estar, bem como exercer sua autoridade para limitá-lo.

Art. 31. Desrespeitar o direito do paciente ou de seu representante legal de decidir livremente sobre a execução de práticas diagnósticas ou terapêuticas, salvo em caso de iminente risco de morte.

Art. 32. Deixar de usar todos os meios disponíveis de diagnóstico e tratamento, cientificamente reconhecidos e a seu alcance, em favor do paciente.

Art. 34. Deixar de informar ao paciente o diagnóstico, o prognóstico, os riscos e os objetivos do tratamento, salvo quando a comunicação direta possa lhe provocar dano, devendo, nesse caso, fazer a comunicação a seu representante legal.

Art. 87. Deixar de elaborar prontuário legível para cada paciente.

§ 1º O prontuário deve conter os dados clínicos necessários para a boa condução do caso, sendo preenchido, em cada avaliação, em ordem cronológica com data, hora, assinatura e número de registro do médico no Conselho Regional de Medicina.

Art. 88. Negar, ao paciente, acesso a seu prontuário, deixar de lhe fornecer cópia quando solicitada, bem como deixar de lhe dar explicações necessárias à sua compreensão, salvo quando ocasionarem riscos ao próprio paciente ou a terceiros.

O artigo 1º é extremamente relevante, pois a imperícia, a imprudência e a negligência, são tratados com destaque nos Códigos Civil e Penal.

França[9] entende que este dispositivo trata especificamente do chamado erro médico, que conceitua como: "toda forma atípica e inadequada de conduta profissional, caracterizada por inobservância de regras técnicas, capaz de produzir danos à vida ou à saúde do paciente, e de ser caracterizada como imperícia, imprudência ou negligência".

Do mesmo autor são os conceitos para a imperícia, imprudência e negligência médica.

"A imperícia médica, entendem alguns, é a falta de observação às normas técnicas, por despreparo prático ou por insuficiência de conhecimentos. Ou, ainda, a incapacidade ou a inabilitação para exercer a profissão. Outros não admitem que o médico habilitado, legal e profissionalmente, possa ser considerado imperito, estando ele autorizado a exercer a profissão, uma vez que o Estado lhe outorgou a competência deste mandato. De fato, o erro médico, de causa pessoal, é sempre por imprudência ou negligência, jamais por imperícia".[9]

"Por imprudência médica registram-se os casos em que o profissional agiu sem a devida cautela, conduzindo seu ato pela inconsideração, leviandade, irreflexão e inoportunidade, tendo sempre seu caráter comissivo. A imprudência anda sempre com a negligência, como faces de uma mesma moeda: uma repousando sobre a outra".[9]

"Por negligência médica, entende-se o ato lesivo ao paciente, consignado pela indolência, inércia e passividade do profissional que o assiste pode-se configurar em várias situações, entre elas as seguintes: o abandono do paciente sem justa causa e sem acordo prévio; a omissão de tratamento necessário e imprescindível; a letra indecifrável no prontuário ou no receituário, capaz de criar condições que prejudiquem o paciente; o esquecimento de corpo estranho em cirurgias, quando isto constitui prova de descaso ou desatenção, e não uma consequência face ao tumulto e ao desespero de uma cirurgia; a negligência do médico pelo fato das coisas, quando por descuido deixa de certificar-se das condições dos seus instrumentais de trabalho, tendo em conta a teoria objetiva da guarda da coisa inanimada; deixar de comparecer a plantão em horário preestabelecido, salvo por motivo desculpável".[9]

O Código de Ética Médica apresenta normas que consubstanciam o processo ético-disciplinar, que apura a responsabilidade ética do médico. Essa apuração é feita sob a égide do Código de Processo Ético-Profissional para os Conselhos de Medicina, ratificado pela Resolução CFM Nº 2.023/2013.[10]

O processo ético-disciplinar, ao apurar a responsabilidade ética do médico, está protegido por relativo sigilo, pois só têm acesso ao mesmo as partes interessadas, seus procuradores legalmente constituídos e peritos indicados pelas partes. O processo ético-disciplinar pode ser requisitado por autoridade competente para integrar os autos do processo civil ou criminal.

Se condenado processo ético-disciplinar, o médico poderá recorrer ao Conselho Federal ou à Justiça Comum, porém a Justiça Comum não tem competência para julgar a questão de mérito, ou seja, da infração ética, restando ao mesmo apenas a possibilidade para apreciar se houve estrita obediência à tramitação legal do processo, tendo sido oferecida ampla oportunidade de defesa e obediência às formas e prazos da lei.

RESPONSABILIDADE CIVIL

Atualmente os pacientes, mesmo que provenientes de camadas sociais menos afortunadas, têm pleno conhecimento de que têm direitos. Observa-se também certa mudança no comportamento dos enfermos e seus familiares em relação aos médicos, que embora vistos como benfeitores, não são mais acatados e reverenciados como outrora foram. Por esse motivo os pacientes têm cada vez mais procurado exercer seu direito quando entendem que houve descumprimento pelo médico da relação contratual.[11]

A responsabilidade civil do médico está fundamentada nos seguintes artigos do Código Civil:[12]

"Art. 186 – Aquele que, por ação ou omissão voluntária, negligência ou imprudência, violar direito e causar dano a outrem, ainda que exclusivamente moral, comete ato ilícito."

Art. 927 – Aquele que, por ato ilícito (arts. 186 e 187), causar dano a outrem, fica obrigado a repará-lo.

Art. 949 – No caso de lesão ou outra ofensa à saúde, o ofensor indenizará o ofendido das despesas do tratamento e dos lucros cessantes até o fim da convalescença, além de algum outro prejuízo que o ofendido prove haver sofrido.

Art. 950 – Se da ofensa resultar defeito pelo qual o ofendido não possa exercer o seu ofício ou profissão, ou se lhe diminua a capacidade de trabalho, a indenização, além das despesas do tratamento e lucros cessantes até o fim da convalescença, incluirá pensão correspondente à importância do trabalho para que se inabilitasse, ou da depreciação que ele sofreu.

Art. 951 – O disposto nos arts. 948, 949 e 950 aplica-se ainda no caso de indenização devida por aquele que, no exercício de atividade profissional, por negligência, imprudência ou imperícia, causar a morte do paciente, agravar-lhe o mal, causar-lhe lesão ou inabilitá-lo para o trabalho."

A medida da indenização é feita a partir da avaliação dos danos, sejam eles materiais ou morais. A indenização do dano moral, como o sofrimento físico ou moral do paciente, o dano estético e também a morte de menor que não exercia atividade econômica, tem-se constituído em objeto de responsabilidade civil do médico.

Deve-se ter em mente que, no sistema Jurídico Brasileiro, a culpa não é presumida cabendo ao autor ao pleitear qualquer indenização o ônus de provar a culpa do médico. Nem mesmo o Código de Defesa do Consumidor,[13] que consagra a teoria da responsabilidade sem culpa, fugiu à regra. O tema é enfocado no artigo 14:

§ 4º – A responsabilidade pessoal dos profissionais liberais será apurada mediante a verificação da culpa.

RESPONSABILIDADE PENAL

Assim como o médico pode ser responsabilizado civilmente, ele também está sujeito a responder criminalmente pelos seus atos. A responsabilidade criminal ou penal está fundamentada nos seguintes artigos:

Art. 18 – Diz-se o crime: (...); – culposo, quando o agente deu causa ao resultado por imprudência, negligência ou imperícia.

O ato profissional do médico poderá ser tipificado como um delito culposo, visto que a própria atividade deste profissional tem como objetivo maior a vida ou a busca dela e, não, o inverso – a morte. Há, outrossim, a necessidade desta culpa ser provada, pois vigora em nosso direito a máxima do direito romano *"in dúbio, pró-réu"*.[14]

O delito culposo se dá quando o agente age sem o zelo necessário, ou não dispensa a atenção ou diligência devida, agindo sem a cautela necessária e, não percebe o resultado que poderia prever, ou, por levianamente que esse resultado não se concretizaria ou que poderia evitá-lo.[14]

Art. 61 – São circunstâncias que sempre agravam a pena, quando não constituem ou qualificam o crime: (...) II – ter o agente cometido o crime: (...); g) com abuso de poder ou violação de dever inerente a cargo, ofício, ministério ou profissão.

As penas aplicáveis em caso de crime culposo podem ser privativas da liberdade ou restritivas de direito.

Art. 121- Matar alguém: Pena – detenção de seis a vinte anos. (...).

§3º – Se o homicídio for culposo: Pena – detenção, de um a três anos.

§4º – No homicídio culposo a pena é aumentada de um terço, se o crime resultar de inobservância de regra técnica de profissão, arte ou ofício, ou se o agente deixar de prestar imediatamente o socorro à vítima, não procura diminuir as consequências do seu ato, ou foge para evitar prisão em flagrante.

Art. 129 – Ofender a integridade corporal ou a saúde de outrem: Pena – detenção, de três meses a um ano.

§1º – se resulta:
- I – Incapacidade para ocupações habituais, por mais de trinta dias;
- II – Perigo de vida;
- III – Debilidade permanente de membro, sentido ou função;
- IV – Aceleração de parto; Pena – reclusão, de um a cinco anos.

§2º – se resulta:
- I – Incapacidade permanente para o trabalho;
- II – Enfermidade incurável;
- III- Perda ou inutilização de membro, sentido ou função;
- IV – Deformidade permanente;
- V – Aborto; Pena – reclusão, de dois a oito anos.

§ 3º – Se resulta morte e as circunstâncias evidenciam que o agente não quis o resultado, nem assumiu o risco de produzi-lo; Pena – reclusão, de quatro a doze anos.

§ 6º – Se a lesão for culposa: Pena – detenção, de dois meses a um ano.

§ 7º – Aumenta-se a pena de um terço, se ocorrer qualquer das hipóteses do art. 121, parágrafo 4o.

§ 8º – Aplica-se à lesão culposa o disposto no parágrafo 5º do art. 121.

Art. 133 – Abandonar pessoa que está sob seu cuidado, guarda, vigilância ou autoridade, e, por qualquer motivo, incapaz de defender-se dos riscos resultantes do abandono: Pena – detenção, de seis meses a três anos.

§ 2º – Se resultar a morte: Pena – reclusão, de quatro a doze anos.

Art. 135 – Deixar de prestar assistência, quando é possível fazê-lo sem risco pessoal, a criança abandonada ou extraviada, ou a pessoa inválida ou ferida, ao desamparo ou em grave e iminente perigo; ou não pedir, nesses casos, o auxílio de autoridade pública: Pena – detenção, de um a seis meses, ou multa.

Parágrafo Único – A pena é aumentada de metade, se da omissão resulta lesão corporal de natureza grave, e triplicada, se resultar a morte.

Lei 7.209/84

Art. 43 – As penas restritivas de direito são:
- I – Prestação de serviços à comunidade;
- II – Interdição temporária de direitos;
- III – Limitação dos fins de semana.

Art. 44 – As penas restritivas de direito são autônomas e substituem as privativas de liberdade quando:
- I – Aplicada pena privativa de liberdade inferior a um ano ou se o crime for culposo;
- II – O réu não for reincidente;
- III – A culpabilidade, os antecedentes, a conduta social e a personalidade do condenado, bem como os motivos e as circunstâncias indicarem que essa substituição seja suficiente.

Parágrafo único – Nos crimes culposos e pena privativa da liberdade aplicada, igual ou superior a um ano, pode ser substituída por uma pena restritiva de direitos e multa ou por duas penas restritivas de direitos, exequíveis simultaneamente.

Art. 47 – As penas de interdição temporária de direitos são:
- II – Proibição do exercício de profissão, atividade ou ofício que dependam da habilitação especial, de licença ou autorização do Poder Público;

Art. 56 – As penas de interdição, previstas nos incisos I e II do artigo 47, aplicam-se para todo o crime cometido no exercício de profissão, atividade, ofício, cargo ou função, sempre que houver violação dos deveres que lhes são inerentes.

A aplicação pelo juiz, ao médico, culpado da morte de seu paciente, de pena restritiva de direito com a proibição do exercício de sua profissão, impediria o mesmo de exercê-la, pois ao ser flagrado desrespeitando a proibição a pena poderia ser convertida em privativa de liberdade.

PARALISIA FACIAL – ASPECTOS MÉDICO-LEGAIS

A lesão do nervo facial pode ser causada por traumas ou durante cirurgias otológicas, plásticas ou da glândula parótida.

A seguir uma análise sucinta em diversas eventualidades em que ocorre ou pode ocorrer lesão do nervo facial com a apresentação de jurisprudência relativa a cada eventualidade

Paralisia do Nervo Facial Causada por Trauma

Têm sido descritas lesões do nervo facial causadas por ferimentos por armas branca e de fogo, agressões, quedas, acidentes do trabalho, acidentes automobilísticos entre outros.

As lesões do nervo facial causadas por acidentes têm sido causas de demandas jurídicas quando o tratamento da lesão da qual resultou a paralisia não foi feito de modo a atender as boas práticas médicas, ou seja, não foram tomadas as providências para que médicos especialistas fizessem a reparação cirúrgica para tentar resolver ou minimizar a lesão, desde que tratamento cirúrgico fosse possível de ser realizado.

Nessa linha existem alguns julgados, como o que é apresentado a seguir.

■ **Apelação cível nº 0113277-44.2007.8.26.0100 TJSP**[15]

"Ação indenizatória" – Ação objetivando a condenação da ré em danos morais e materiais, derivados da má prestação de serviço hospitalar, culminando em danos anatômicos, estéticos e funcionais na face da autora – Descabimento – Ausência de provas concretas acerca da má prestação de serviço – Apelo desprovido.

A autora-apelante fundou seu pleito de indenização por danos morais e materiais nos seguintes fatos: sofreu acidente, em 1996, do qual resultou ferimento em sua face. No Hospital, administrado pela ré, o ferimento foi suturado com cinco pontos. Ocorre que alguns dias depois houve deformação na região do nariz e da boca. (...) A autora ainda sofre com dores na região. Entende que a ré não prestou adequadamente os serviços médicos. (...)

A principal tese debatida nos autos consiste nos danos estéticos e funcionais constatados na autora após alguns dias do atendimento respectivo. (...)

Sem embargo, a própria sentença reconheceu que a perícia foi inconclusiva quanto à atribuição de culpa da ré. (...)

Bem por isso, embora indiscutível o padecimento da autora, não restou caracterizada adequadamente o liame causal entre a conduta adotada pelo hospital e o resultado lesivo respectivo.

Ainda é de se esclarecer que, em laudo, foi descrito que a autora apresenta assimetria discreta ao sorrir, sem incontinência oral ou assimetria estática.

Ora bem. Com base em tais provas, documental e pericial, não há como atribuir à ré a responsabilidade pelos fatos narrados nos autos, notadamente porque, não há prova, sequer, de haver sido a ré que atendeu a autora na oportunidade do acidente.

Por esses fundamentos, deve a sentença ser mantida integralmente. Eis que, com escusas pela reiteração, não há prova do nexo causal e não há prova de que a equipe médica que atendeu a autora tenha sido negligente ou imperita. Não há, portanto, como afirmar que o hospital agiu com negligência, Isto posto, nega-se provimento ao apelo, nos termos do presente voto condutor do acórdão.(...)"

Paralisia do Nervo Facial Causada por Cirurgia para Tratamento de Trauma Decorrente de Acidente

Também tem sido descrita lesão do nervo facial originado durante cirurgia para tratamento de lesões ocorridas em acidentes causadas por arma branca, arma de fogo, agressões, quedas, acidentes do trabalho, acidentes automobilísticos entre outros.

As lesões do nervo facial, ocorridas durante cirurgia para tratamento de lesões da face causadas por acidentes, têm sido causa de demandas jurídicas, quando o tratamento da lesão causou a paralisia facial e não foi realizado de modo a atender as boas práticas médicas, ou seja, não foram tomadas as providências para que médicos especialistas usassem os requisitos técnicos para tentar resolver ou minimizar a lesão, desde que tratamento cirúrgico fosse passível de ser realizado.

Nessa linha existem alguns julgados, como o que é apresentado a seguir.

■ Apelação cível nº 0023419-79.2006.8.26.0506 TJSP[16]

"Ação Ordinária de Danos Materiais, Morais e Estéticos" – Apelo do autor – Pretendida Imputação de culpa ao corréu, pois devidamente comprovado no feito que houve seccionamento de um ramo do nervo facial no ato cirúrgico, infecção e assimetria facial atribuídas à imperícia e negligência do cirurgião que realizou o procedimento e majoração da verba fixada a título de danos morais e estéticos – Inocorrência – Não restou devidamente comprovado no feito de que as sequelas sofridas pelo apelante-autor pudessem ser atribuídas à imperícia, negligência ou imprudência do cirurgião. Mérito – Não restou demonstrado o nexo de causalidade entre a ação ou omissão do funcionário público com as sequelas sofridas pelo autor-apelante – Recurso do Autor Improvido e Recurso do Hospital e Reexame Necessário Provido. (...)

Pelo que se depreende dos autos, o apelante-autor, no dia 04.11.2000, ao jogar futebol, sofreu uma pancada no queixo, que resultou em uma fratura, tendo sido atendido na mesma data em sua cidade pelo cirurgião-dentista, que recolocou a fratura com splint em acrílico, sendo encaminhado para procedimento adequado, onde foi atendido no dia 06.11.2000.

No atendimento do dia 06.11.2000 foram tiradas radiografias do rosto e foi imobilizada a boca para evitar-se o agravamento da lesão e em seguida foi encaminhado ao Setor Especializado de Cabeça e Pescoço no dia 08.11.2000, onde foram confeccionadas novas radiografias e no dia 09.11.200 foi submetido à cirurgia realizada pelo corréu e sua equipe, com diagnóstico pré e pós-operatório de fratura em corpo D e subcondiliana esquerda, para fixação das fraturas.

Após o referido procedimento cirúrgico, o apelante-autor apresentou sequelas/traumas que foram secreção do ouvido esquerdo, paralisia facial do lado esquerdo, entortamento da boca e perda óssea com reabsorção do côndilo mandibular esquerdo, hipoplasia mandibular secundária e instabilidades articular e oclusal.

Nestes termos, pela leitura atenta de todos os fatos narrados e todas as provas produzidas no presente feito, observa-se que inexiste uma prova contundente de que houve erro médico praticado pelo corréu, concluindo-se que os danos relatados pelo apelante-autor têm causalidade com a fratura sofrida e não com o procedimento cirúrgico. (...)

Nesta ordem de ideias, conclui-se que não restou devidamente comprovado no feito que houve seccionamento de um ramo do nervo facial no ato cirúrgico, infecção e assimetria facial que pudessem ser atribuídas à imperícia, negligência ou imprudência do cirurgião.

Em suma, não se nega que houve traumas após a realização da cirurgia, porém não há comprovação de que o médico ou sua equipe tenham contribuído para a produção deste resultado, sendo certo, inclusive, que, por toda literatura médica apresentada, existia a chance de todas as sequelas ocorridas com o paciente acontecerem por reação de seu próprio organismo, principalmente a reabsorção do côndilo mandibular. (...)"

Paralisia do Nervo Facial Durante Cirurgias Otológicas

As cirurgias otológicas são procedimentos que potencialmente podem produzir algum grau de lesão transitória ou definitiva ao nervo facial ipsolateral ao lado operado. Procedimentos mais simples, como timpanotomia para colocação de tubo de ventilação ou miringoplastia, dificilmente causam lesão a este nervo, no entanto, procedimentos mais complexos, como timpanoplastias com ou sem reconstrução da cadeia ossicular, estapedotomias, estapedectomias, timpanomastoidectomias, mastoidectomias, cirurgias para colocação de implante coclear, cirurgias para exérese de tumores, como paragangliomas e schwannomas, têm maior chance de produzirem lesão do nervo facial.

Para se prevenir de ser considerado culpado em processos ético-profissionais, cíveis ou mesmo penal, o profissional tem que estar muito bem preparado para realizar esses procedimentos, nunca se olvidando que o treinamento para a realização de cirurgias otológicas demanda tempo, com uma grande curva de aprendizado.

Além disso, é fundamental que antes da realização das cirurgias, o médico tenha em mãos todos os exames relacionados com o diagnóstico e com a programação cirúrgica, em especial os de imagem tomografia computadorizada e/ou ressonância magnética para que possa minimizar o risco de lesão do nervo facial.

Também é importante que o cirurgião explique muito bem ao paciente que, além dos benefícios da cirurgia, existem riscos, inclusive o de paralisia facial pós-operatória, e o paciente deve assinar o termo de ciência e consentimento antes de realizar o procedimento.

Algumas doenças, como o colesteatoma de orelha média e tumores, como os paragangliomas timpânicos e jugulares e os schwannomas do nervo facial e do nervo vestibulococlear, por si só já provocam lesão do nervo facial, ou podem estar na iminência de provocarem quando da realização da cirurgia, ou ainda, envolvem o nervo a ponto de ser impossível que se remova a doença e se resolva a doença do paciente sem que haja algum grau de alteração na função do nervo após o procedimento.

O nervo facial pode estar deiscente em sua porção timpânica em cerca de 50% dos pacientes, o que aumenta o risco de lesão sobre o mesmo, além de poder estar envolvido por doenças otológicas, ou seja, a própria evolução da doença pode vir a causar lesão do nervo facial, com consequente alteração de sua função e paralisia em possíveis diferentes graus.

Também é fundamental que seja realizada a monitoração eletrofisiológica intraoperatória do nervo facial, pois, embora não subs-

Capítulo 43 ■ Aspectos Médico-Legais na Paralisia Facial

titua o conhecimento anatômico e não interfira na experiência, destreza e técnica do cirurgião, a monitoração colabora e muito para a localização precoce do nervo e a identificação de sua funcionalidade antes e depois do procedimento, favorecendo a identificação imediata de alguma alteração, o que possibilita a precoce intervenção e terapia se necessária.

Nessa linha existem alguns julgados, como o que é apresentado a seguir.

■ Apelação cível nº 279.707-4/2-00 TJSP[17]

"RESPONSABILIDADE CIVIL" – Indenização por ato ilícito – Procedência parcial do pedido – Erro médico no ato cirúrgico – Inocorrência – Circunstância que afasta a pretensão recursal da autora – Reconhecimento, contudo, da culpa do profissional pela demora no encaminhamento da paciente ao tratamento de recuperação da paralisia facial pós-operatória – Conduta que agravou o quadro clínico da autora – Responsabilidade civil do médico pelo insucesso do procedimento não recomendado que adotasse – Reparação devida – Redução do "quantum" indenizatório – Necessidade – Fixação em quantia superior ao que se tem aplicado em casos análogos – Mitigação do dano estético alegado – Sentença parcialmente reformada – Apelo do corréu provido em parte e desprovido o da autora. (...)

Trata-se de recursos de apelação interpostos contra a r. sentença que, em ação indenizatória, julgou parcialmente procedente o pedido para condenar o corréu (médico) ao pagamento da quantia de R$ 150.000,00 (cento e cinquenta mil reais) a título de ressarcimento pelos danos moral e estético sofridos pela autora, não por erro médico na cirurgia propriamente dita, mas sim pela demora do profissional em propiciar à paciente o tratamento de recuperação da paralisia facial pós-cirúrgica.

Com efeito, não resta dúvida de que o tratamento médico é entendido como contrato de meio e não de fim.

Porém, nesta condição, deve o profissional se valer de todos os recursos disponíveis, de sorte a evitar ou minimizar os riscos inerentes ao próprio procedimento Ao retardar determinada intervenção, encaminhamento do paciente ao tratamento devido ou à avaliação profissional recomendada na eventualidade de insucesso do procedimento não recomendado adotado, aquele que deu causa deve responder pelos danos decorrentes desta conduta.

Destarte, tal qual reconhecido na r. sentença apelada e consignado nos trabalhos técnicos realizados, sou pelo reconhecimento da culpa do médico pelos danos sofridos pela autora, em razão da demora do seu direcionamento ao especialista recomendado.

Outrossim, em que pese concordar com a r. sentença em relação à responsabilidade do médico, discordo quanto ao valor da indenização.(...)

Com efeito, assim como o eminente Revisor, Des. Álvaro Passos, e tal como reconhecido na r. sentença recorrida, entendo que, constatada a lesão do nervo facial, acarretando paralisia no rosto da autora, a demora do médico réu em realizar uma cirurgia reparadora, ou, ainda, encaminhar a autora para um especialista em otoneurologia contribuiu para o agravamento de seu quadro clínico.

Em assim procedendo, deve ser responsabilizado pelo dano decorrente de seu ato.

Nesse sentido, o doutor Magistrado sentenciante, arrimado na prova pericial, bem destacou que "entendo ter havido imprudência do médico réu. Na verdade, restou incontroverso o fato de que a cirurgia para remoção do tumor colesteatoma, realizada no dia 06/07/95, causou lesão do nervo facial da autora, isto é, paralisia facial, o que, aliás, é muito pouco comum na grande parte das intervenções cirúrgicas, aproximadamente 1,3%, segundo declarou o perito. Logo, deveria o médico ter tomado, de imediato, ou ao menos, no menor tempo possível, todas as providências necessárias para solução desse problema, qual seja, a paralisia facial.(...)"

Paralisia do Nervo Facial Durante Cirurgia Plástica

Nessa linha existem alguns julgados, como o que é apresentado a seguir.

■ Apelação 0116408.58-2006.8.26-0004 TJSP[18]

Responsabilidade civil. Indenizatória por danos materiais e morais parcialmente procedentes. Inocorrência de violação ao art. 131 do Código de Processo Civil. Decadência. Não configuração. Erro médico. Cirurgia plástica. Insucesso na cirurgia, com o desenvolvimento no pós-operatório de paralisia facial periférica à direita, em razão de lesão do nervo facial, além de cicatrizes vultosas aparentes em região cervical e ressecção (mutilação) de parte dos lóbulos dos ouvidos, o que não havia sido acertado entre a paciente e o cirurgião. Relação inserta no âmbito do direito do consumidor. Inversão do ônus da prova que opera em favor do consumidor. Obrigação de resultado que impõe ao profissional da medicina, em casos de insucesso da cirurgia, presunção de culpa, competindo-lhe ilidi-la com a inversão do ônus da prova. Trabalho de natureza estética embelezadora. Aquele que se submete a procedimento cirúrgico está interessado diretamente no resultado. Precedentes do E. STJ e deste C. Tribunal. Cirurgia malsucedida. Surgimento de obrigação indenizatória pelo resultado não alcançado. Decisão definitiva proferida pelo Conselho Federal de Medicina CFM. Réu que não possui registro de especialidade no CREMESP, tendo toda sua formação em angiologia e cirurgia vascular, áreas distantes da cirurgia plástica estética. Imperícia. Configuração. Manutenção do valor fixado a título de danos morais e materiais. Verbas honorária e pericial. Manutenção. Sentença integralmente mantida. Aplicação do art. 252 do Regimento Interno deste Tribunal. "Recurso desprovido."

Paralisia do Nervo Facial Durante Cirurgias da Glândula Parótida

Nessa linha existem alguns julgados, como o que é apresentado a seguir.

■ Apelação cível Nº 1.0145.02.015949-0/001 TJMG[19]

"EMENTA: APELAÇÃO – AÇÃO DE INDENIZAÇÃO POR DANOS MATERIAIS E MORAIS – ERRO MÉDICO – CONDUTA CULPOSA DO MÉDICO NÃO DEMONSTRADA – AUSÊNCIA DO DEVER DE INDENIZAR – SENTENÇA MANTIDA." Na obrigação de meio, o credor (lesado, paciente) deverá provar a conduta ilícita do obrigado, isto é, que o devedor (agente, médico) não agiu com atenção, diligência e cuidados adequados na execução do contrato. Se a perícia oficial, assim como a prova testemunhal, for conclusiva no sentido de que a lesão experimentada pela vítima é intercorrência muitas vezes inevitável no tipo de cirurgia realizado, não se tendo observado negligência, imperícia ou imprudência por parte do médico, impossível atribuir-lhe a culpa pelo evento danoso. Não são as decisões judiciais formulário de respostas, apto a sanar as dúvidas da parte, desservindo ao escopo de encontrar soluções para as inúmeras perguntas elaboradas pela apelante em sua peça. (...)

Revelam os autos que (...) ajuizou ação de indenização contra (...), alegando ter sido vítima de erro médico cometido pelo réu, porquanto, ao ser submetida à cirurgia para retirada de tumor na parótida direita, teve o nervo facial lesionado, por ato do requerido, acarretando paralisia facial, não realizando o especialista, ainda, o devido encaminhamento da paciente a tratamento adequado, motivando o ajuizamento de demanda, para se vir reparada dos prejuízos morais e materiais experimentados.(...)

Assim, o médico somente está obrigado a indenizar o paciente quando este comprovar, além dos danos e do nexo causal, que o primeiro agiu com imprudência, negligência ou imperícia.(...)

A questão da culpa do médico, portanto, merece acurada análise, situação que não dispensa o auxílio de trabalho técnico pericial, (...)

Apresentou conclusões suficientemente claras no sentido da inexistência de conduta culposa do médico,(...) "Não houve erro médico. O Réu não agiu com negligência, imprudência ou imperícia".

O técnico esclareceu, ainda, a correção do diagnóstico e do procedimento cirúrgico adotado pelo especialista, que atingiu a finalidade esperada, qual seja, a retirada total do tumor na parótida direita da autora, acrescentando a necessidade de manipulação do ramo do nervo facial, durante a cirurgia, e a possível paralisia transitória ou temporária decorrente do procedimento.

Dessa forma, ainda que insistindo a apelante na afirmação de lesão do nervo, o que não foi comprovado, pelo que elucidou o perito médico, não houve culpa do apelado por quaisquer das formas previstas, quais sejam, negligência, imperícia ou imprudência, porquanto, pelo que constatado, a própria circunstância em que realizada a cirurgia admitia a possibilidade de manejo do nervo e consequente paralisia facial, como efetivamente ocorreu.

Ademais, constatada a infrequência da autora às seções de fisioterapia, recomendadas pelo cirurgião, tendo buscado, precocemente, como afirmado pelo perito, a realização de nova intervenção cirúrgica, obstando, de qualquer forma," a possibilidade de recuperação clínica do nervo facial comprometido "(...)

O certo é que a requerente, além de não realizar o tratamento fisioterápico recomendado, f. 99, não aguardou a normal recuperação do nervo da face, o que, segundo todos os depoimentos colhidos nestes autos, poderia ocorrer dentro do período de um ano, tendo procurado novo cirurgião e efetivado nova intervenção, em quatro meses após a primeira.(...)

(...) embora tenha ocorrido um dano transitório para a apelante, fato incontestável, tal não se verificou em razão de conduta equivocada do médico, que não agiu com imprudência, imperícia ou negligência, sendo incabível a modificação do *decisum* monocrático, perfeitamente coerente com a hipótese dos autos."

JUDICIALIZAÇÃO PARA OBTER MATERIAL NECESSÁRIO PARA A MONITORAÇÃO DO NERVO FACIAL DURANTE CIRURGIA

Nessa linha existem alguns julgados, como os que são apresentados a seguir.

Apelação Cível nº 0003580-92.2012.8.19.0202 TJRJ[20]

EMENTA "Relação de consumo." Procedimento comum ordinário. Contrato particular. Plano de saúde. Tumor facial. Necessidade de intervenção cirúrgica. Paciente com 70 anos de idade. Autorização negada pela operadora de saúde. Plano anterior à vigência da Lei nº 9.654/98. Não obrigatoriedade de custeio do procedimento e materiais prescritos. Pretensão indenizatória e obrigação de fazer, essa concedida em sede de tutela antecipada. Sentença de procedência parcial. Indenização arbitrada em R$ 3.000,00. Apelação da Autora. Flagrante abusivo das cláusulas limitativas do contrato de plano de saúde. Desvio do objeto do contrato e desequilíbrio das prestações ajustadas. Consumidor em manifesta desigualdade. Dor, sofrimento e humilhação impostos ao paciente já debelado pela doença. Recusa ilegítima. Postura contrária à boa-fé objetiva e à dignidade da pessoa humana. Dano moral caracterizado. Indenização estimada em quantia diminuta, aumentada para R$ 10.000,00. Princípios da proporcionalidade e razoabilidade. Correção da forma de atualização da verba remuneratória. Confirmação dos efeitos da tutela de mérito concedida antecipadamente. Recurso provido, a teor do § 1º-A do artigo 557 do Código de Processo Civil. (...)

Decisão: "(...) Diante do exposto, presentes os requisitos legais, mormente a possibilidade de ocorrência de dano irreparável, nos termos do artigo 273, inciso I, do Código de Processo Civil e do artigo 84, § 30 da Lei 8078/90, DEFIRO O PEDIDO DE ANTECIPAÇÃO DE PARA DETERMINAR QUE A RÉ AUTORIZE IMEDIATA INTERNAÇÃO DA AUTORA com a liberação de todos os procedimentos elencados pelo médico que a assiste, especialmente a Monitoração do nervo facial transoperatório e Hemostático SURGIDRY, a ser realizado preferencialmente no hospital (credenciado à ré), e todos aqueles que se fizerem necessários inerentes à cirurgia da autora, arcando com tais custos, sob pena de multa diária de R$ 500,00 (quinhentos reais) limitada a trinta dias/multa."

REEMBOLSO DOS GASTOS APÓS CIRURGIA EM QUE FOI NEGADO O *KIT* DE MONITORAMENTO DE NERVO FACIAL ANTES DA CIRURGIA

Processo: ACJ 20130111011868 DF 0101186-43.2013.8.07.0001[21]

Turma Recursal dos Juizados Especiais Cíveis e Criminais do DF.

EMENTA "JUIZADO ESPECIAL CÍVEL. CIVIL E PROCESSUAL CIVIL. AÇÃO COMINATÓRIA. PLANO DE SAÚDE. PROCEDIMENTO CIRÚRGICO. COBERTURA DE MATERIAL ESPECIAL. *KIT* DE MONITORAMENTO DO NERVO FACIAL. CIRURGIA JÁ REALIZADA. UTILIZAÇÃO DO *KIT* GARANTIDA POR LIMINAR. PEDIDO DE MANUTENÇÃO DA OBRIGAÇÃO DE NÃO COBRAR O MATERIAL UTILIZADO. DANO MORAL CONFIGURADO. SOFRIMENTO DESNECESSÁRIO. INDENIZAÇÃO. SENTENÇA MANTIDA. RECURSO DESPROVIDO."

REFERÊNCIAS BIBLIOGRÁFICAS

1. Posso IP, Costa DSP, Corradini V. Responsabilidade Ética e Legal na Anestesia Regional. In: Carneiro AF, Valverde Filho J, Auler Junior JOC et al. *Anestesia Regional*. 1. ed. Manoleu. São Paulo. 2010. p.765-767.
2. Posso IP, Lima OS. Responsabilidade Ética e Legal do Anestesiologista. In: Cangiani LM et al. *Tratado de Anestesiologia*. 7ª ed. Atheneu. Rio de Janeiro. 2011. p.61-63.
3. Alcântara HR. *Normas legais e éticas para os profissionais da medicina*. São Paulo: Ed. LTR, 1984.
4. Kfoury Neto M. *Responsabilidade civil do médico*. 8ª ed. São Paulo: Revista dos Tribunais, 2013. 580p.
5. Panasco WL. *A Responsabilidade civil, penal e ética dos médicos*. 2. ed. Rio de Janeiro: Forense, 1984.
6. Bloise WA. *Responsabilidade civil e o dano médico*. Legislação, jurisprudência, seguros e o dano médico. Rio de Janeiro: Forense, 1987.
7. França GV. *Direito médico*. 12. ed. Rio de Janeiro, Forense, 2015. 817p.
8. Conselho Federal de Medicina – Código de Ética Médica. Brasília, 2009.
9. França GV. *Comentários ao Código de Ética Médica*. Rio de Janeiro: 6. ed. Guanabara Koogan. 2010.
10. Conselho Federal de Medicina – Código de Processo Ético-Profissional para os Conselhos de Medicina. Brasília, 2013.
11. Gauderer EC. *Os Direitos do paciente: Um manual de sobrevivência*. 2ª ed., Rio de Janeiro: Ed. Record,1991.
12. Brasil. Código Civil Brasileiro. 2002.
13. Brasil. Código de Defesa do Consumidor. 1990.
14. Jesus DE. Código Penal Anotado. 22ª ed., São Paulo: Ed. Saraiva, 2014.
15. Apelação Cível nº 0113277-44.2007.8.26.0100 TJSP
16. Apelação Cível nº 0023419-79.2006.8.26.0506 TJSP
17. Apelação Cível nº 279.707-4/2-00 TJSP
18. Apelação 0116408.58-2006.8.26-0004 TJSP
19. Apelação Cível Nº 1.0145.02.015949-0/001 TJMG
20. Apelação Cível nº 0003580-92.2012.8.19.0202 TJRJ
21. Processo ACJ 20130111011868 DF 0101186-43.2013.8.07.0001

44 Monitoração Intraoperatória do Nervo Facial

Raquel Salomone ▪ Adauri Bueno de Camargo

INTRODUÇÃO

A monitoração neurofisiológica intraoperatória (MNIO) é um dos procedimentos médicos com maior expansão nas três últimas décadas. Descrita na literatura médica pela primeira vez, em 1898, sua crescente utilização deve-se principalmente às diversas comprovações científicas da diminuição da morbidade cirúrgica e à introdução de novas técnicas de estudo neurofisiológicas – como análise sistemática de registros de unidades motoras, potenciais evocados somatossensoriais, na década de 1970 e motores, na de 1980. Além disso, a MNIO facilitou a formação de médicos capacitados.

Pelo pronto reconhecimento de indicadores neurofisiológicos que apontam para a possibilidade de lesão neural, a MNIO tem como objetivo diminuir a incidência de lesões funcionais do sistema nervoso (central/periférico) causadas principalmente por traumas mecânicos e isquemias durante o ato cirúrgico, possibilitando ao cirurgião a mudança de estratégia antes que a perturbação neurofisiológica progrida e torne-se um dano neural permanente. Essa "identificação precoce" é feita por meio da análise de diferentes categorias de sinais bioelétricos, como atividade espontânea (muscular, eletroencefalográfica), atividade estimulada da via (estudo de potencial evocado: somatossensitivo, motor, auditivo, visual) e/ou eletromiografia estimulada (EMG-E).

A monitoração intraoperatória do nervo facial (MNIONF) iniciou-se de forma discreta, rara e dificultosa, efetuada apenas pela identificação visual de movimentos faciais relatados no intraoperatório por um auxiliar, e evoluiu para a condição de rotina indispensável nos dias de hoje, após Delgado, na década de 1980, estabelecer o uso da eletromiografia de varredura livre (EMG-VL). Como exemplo dessa evolução, Hammersschlag relata uma diminuição substancial de casos de paralisia facial periférica (PFP) em cirurgias do ângulo pontocerebelar (de 14,5 para 3,6%) após a introdução da MNIONF.

A MNIO também tem um caráter documental na cirurgia. Permite registrar situações diagnósticas neurofisiológicas pré-operatórias, tanto clínicas como subclínicas, e também alterações no decorrer da cirurgia. Por isso, a MNIONF tornou-se importante na defesa jurídica do cirurgião. Nos Estados Unidos, por exemplo, em função de as lesões iatrogênicas do nervo facial representarem a segunda maior causa de processos contra otorrinolaringologistas (ORL), cerca de 66% dos ORLs utilizam a MNIONF em procedimentos otológicos, inclusive os considerados de baixo risco de PFP, como timpanoplastias e estapedectomias.

INDICAÇÕES

A MNIO pode ser utilizada em todas as cirurgias com morbidades que envolvam alguma estrutura monitorável do sistema nervoso, abrangendo, assim, quase todas as áreas cirúrgicas da medicina.

Especificamente, a MNIONF está indicada para qualquer procedimento cirúrgico que envolva direta ou indiretamente o nervo facial. Principalmente nos casos de tumores do ângulo pontocerebelar (como schwannomas vestibulares e meningiomas), tumores do forame jugular, implantes coclear e de tronco cerebral, neurectomia vestibular, além de tumores no ouvido médio de grande extensão com acometimento do canal auditivo interno e/ou ponta da pirâmide petrosa. Em todos estes casos, a MNIONF já se faz indispensável.

Pode-se utilizar também a MNIONF em cirurgias de menor risco de acometimento do nervo facial, como timpanoplastias e estapedectomias, e até mesmo na colocação de tubo de ventilação. No entanto, apesar de contribuir com a segurança do procedimento, a sua relação custo/benefício ainda encontra-se em situação questionável.

TÉCNICA E INSTRUMENTAÇÃO

Recomenda-se que a MNIONF seja multimodal, em que são analisadas várias conformações de respostas neurais no intraoperatório. Para isso, utilizam-se alguns tipos de testes neurofisiológicos associados, como eletromiografia de varredura livre (EMG-VL), eletromiografia estimulada (EMG-E), potencial evocado motor (PEM), trem de quatro estímulos (train of four – TOF), eletroencefalografia (EEG) e, em alguns casos, potencial evocado somatossensitivo (PESS) e potencial evocado auditivo (PEA). Quanto mais completa for a MNIONF, mais segurança ela traz. Neste capítulo, vamos discutir os três testes mais utilizados na MNIONF: EMG-VL, EMG-E e PEM.

Eletromiografia (EMG)

Introduzida no intraoperatório pela primeira vez, na década de 1960, como um meio para avaliar a função do nervo facial durante uma cirurgia exploratória de parótida, a EMG registra, em formas gráficas e sonoras, ondas que representam a atividade da musculatura-alvo da porção somática do nervo eferente, bem como a integridade funcional dos ramos dos nervos, individualmente.

Eletromiografia de Varredura Livre (EMG-VL)

A EMG-VL registra os potenciais de ação, tanto de fibras musculares isoladas como das unidades motoras, decorrentes da perturbação do estado de repouso do nervo ou do músculo estudado. Esta avaliação deve ser feita não apenas visualmente, mas também a associando à resposta sonora gerada por esses potenciais.

Na MNIONF, a EMG-VL deve ser registrada de forma contínua durante toda a cirurgia. Para isso, compartilhamos a ideia de que se deve utilizar um mínimo de quatro pares de eletrodos monopolares de agulha (quatro canais), locados nos músculos frontal, orbicular do olho e orbicular da boca (lábios superior e inferior) a uma distância mínima de 1,5 cm, na camada subdérmica ou intramuscular, evitando os vasos calibrosos e regiões de pele alterada.

Eletromiografia Estimulada (EMG-E)

A EMG-E avalia o potencial de ação muscular composto desencadeado por um estímulo elétrico aplicado pelo cirurgião diretamente no nervo. Deve ser utilizada em momentos específicos da cirurgia, como em situações de necessidade de mapeamento do campo cirúrgico, dúvida na localização ou na identificação de determinada estrutura e/ou necessidade de verificação da integridade funcional de um segmento do nervo.

Na MNIONF, a EMG-E é obtida pela utilização de uma sonda de estimulação de mão (*probe*), podendo esta ser de diversos tipos (tripolar, bipolar coaxial, bipolar em paralelo e monopolar), diversas formas (lápis, bola, gancho) e fabricadas com diversos materiais (aço, titânio, plástico). A escolha do tipo e formato varia de acordo com a experiência, objetivo e preferência do cirurgião. A estimulação monopolar permite que a corrente elétrica se espalhe nos tecidos entre os polos de estimulação, uma vez que o polo contrário ao da ponta da sonda estimuladora esteja distante. Esta forma de estimulação, quando usada com correntes de maior intensidade, permite a detecção mais rápida do nervo que se quer identificar; porém, é de localização menos seletiva. Uma vez localizado o nervo-alvo, é possível melhorar a especificidade da estimulação diminuindo-se progressivamente a intensidade da amperagem. A estimulação bipolar limita a propagação da corrente pelos tecidos, por causa da proximidade dos dois polos da sonda estimuladora. Este tipo de estimulação é preferido quando há necessidade de identificar um nervo ou determinar se esse nervo é funcionante.

Sempre que a EMG-E for utilizada, é importante eliminar falhas técnicas que podem passar despercebidas e comprometer a eficiência, seletividade e acurácia. Qualquer tipo de fluido do campo de estimulação permitirá que a corrente elétrica se dissipe pelo líquido – em direção a estruturas subjacentes e não apenas sob o estimulador monopolar – ou provoque uma ligação direta entre os polos de estimulação bipolar, causando um bloqueio na estimulação.

Potencial Evocado Motor (PEM)

O PEM tem um papel importante na MNIO desde 1980, quando a estimulação por múltiplos pulsos foi utilizada para aperfeiçoar a técnica. É o único teste que avalia toda a via do nervo facial, desde o córtex e primeiro neurônio, passando pelo núcleo no tronco cerebral, até a parte muscular periférica.

Na MNIONF, o PEM do território muscular do nervo facial (PEM-F) é realizado com a ativação transcraniana do córtex motor ou do trato corticobulbar (TCB) – mais facilmente por meio de eletrodos locados em C3 ou C4 e polarizados em Cz (Sistema Internacional 10-20) – e registrado por eletrodos inseridos nos músculos-alvo. O PEM deve fazer parte de um protocolo de monitoração que inclua também a EMG-VL e a EMG-E.

No estudo do PEM durante a MNIONF, é utilizada a estimulação anódica do hemisfério cortical contralateral. Os parâmetros de estimulação devem ser ajustados com critério a fim de se evitar a despolarização direta do nervo facial pós-nuclear (periférico), o que ocasionaria falsos-negativos.

AVALIAÇÃO DAS RESPOSTAS INTRAOPERATÓRIAS

Durante a EMG, dois tipos de respostas são identificados: miotônica e neurotônicas. As respostas miotônicas são descargas de unidades motoras caracterizadas por frequências baixas, sustentadas e relativamente regulares, que alertam principalmente para a hipnose insuficiente do paciente. Já as neurotônicas são caracterizadas por frequências altas (50-300 Hz), disparos irregulares, e podem ser causadas por compressão, tração ou traumatismo do nervo. Respostas neurotônicas únicas, não repetitivas, subsequentes ao estímulo e geradoras de um som semelhante a uma explosão em surtos são chamadas de *burst*. Descargas repetitivas, potenciais em série não subsequentes ao estímulo e geradoras de um som semelhante ao estouro de pipocas e/ou de bombardeiros são chamadas de *trains*. Apesar de muitos estudos tentarem correlacionar as respostas neurotônicas com o prognóstico da função neural, apenas as chamadas *A-trains* – início súbito, irregular, de amplitude alta (100-200 mV), frequência alta (60-210 Hz) e duração maior que 10 segundos – são altamente preditivas de disfunção do nervo no pós-operatório. Alguns autores referem que descargas do tipo *burst* indicam apenas proximidade ao nervo.

Outra maneira de avaliar o prognóstico do nervo é estimulando-o em sua porção proximal no pré-operatório e comparando o resultado encontrado ao de novos estímulos durante e ao término da cirurgia. Para alguns autores, respostas obtidas com estímulos de 0,05 mA ao final da cirurgia estão associadas a um bom prognóstico; estímulos variando entre 0,05 e 0,3 mA correlacionam-se a certo grau de paralisia; e ausência de resposta a estímulos maiores do que 0,3 mA corrobora mau prognóstico.

Além disso, em um ambiente eletricamente hostil como é a sala cirúrgica, há a necessidade de se distinguir as verdadeiras atividades neurais da atividade elétrica de fundo que representa ruídos elétricos e/ou outras formas de interferência elétrica. Assim, ressaltamos a importância de se ter presente um médico experiente e capaz de interpretar essas respostas.

Quanto à interpretação do PEM de músculos do território do nervo facial por estimulação transcraniana do trato corticobulbar, a observação da técnica é fundamental. Respostas obtidas antes ou no momento da incisão cirúrgica que possam ser consideradas como parâmetros preditivos de disfunção facial motora devem ser adquiridos no limiar motor. É necessário haver a demonstração de que estas respostas ocorrem por estimulação do TCB e não da porção "periférica" pós-nuclear (intra, trans ou extracraniana), quando são causadas por dispersão da corrente aplicada ao escalpo. Admite-se que respostas polifásicas e de latência superior a 11 ms sejam geradas por estimulação do TCB. Alguns autores defendem que o "aumento do limiar de estímulo do PEM-F" indicaria paresia facial no pós-operatório. Contudo, a literatura ainda não apresenta estudos definitivos, quanto à interpretação segura e não subjetiva da variação dos PEM-F no período transoperatório, para serem utilizados como parâmetros preditivos e seguros. A referida subjetividade ocorre por causa do grande número de vieses de análise quando se consideram as variações anestésicas (como a combinação de drogas, dosagem balanceada, tempo de anestesia), as variações técnicas (como a locação dos eletrodos de estimulação e intensidade de corrente em combinação com demais parâmetros de estimulação – duração de pulso, frequência e número de estímulos por trem), bem como sua intercorrelação com eventual aumento de limiar de estimulação direta intracirúrgica da porção pós-nuclear (periférica) do nervo facial.

BIBLIOGRAFIA

Ashram YA, Yingling D. Intraoperative facial nerve monitoring. In: Jun Kimura, ed. *Handbook of Clinical Neurophysiology*. Philadelphia: Elsevier; 2006:371-382.

Bento R, Miniti A, Marone SAM. *Tratado de Otologia*. São Paulo: Edusp; 1998.

Bento RF, Salomone R, Hausen M et al. Partial Lesions of the Intratemporal Segment of the Facial Nerve: Graft *versus* Partial Reconstruction. *Annals Otol Rhinol Laryngol* 2008;117(9):665-669.

Bento RF, Voegls RL, Sennes LU et al. *Otorrinolaringologia baseada em sinais e sintomas*. 1. ed. São Paulo: Fundação Otorrinolaringologia; 2011.

Carneiro FA, Carneiro AP, Vaz CJN et al. Projeto diretrizes: Eletroneuromiografia e Potenciais Evocados. Disponível em: http://projetodiretrizes.org.br/projeto_diretrizes/045.pdf. Acessado em 10 de maio de 2008.

De Seta E, Bertoli GA, De Seta D et al. Intraoperative monitoring of facial nerve: a new video-based system. Proceedings of the XI Facial Nerve Symposium, Roma, Italy. Firenze: SEE Editrice; 2009:25-29

Delgado TE, Buchheit SG, Rosenholtz HR. Intraoperative monitoring of facial muscle evoked responses obtained by intracanal stimulation of facial nerve: A more accurate technique for facial nerve dissection. *Neurosurgery* 1979;4:418-421.

Dong MM, Liveson JA. *Laboratory Reference for Clinical Neurophysiology*. Philadelphia: Davis Company; 1983.

Edward A. Commonly tested nerves of the head and upper cervical region. In: Jun Kimura, ed. *Handbook of Clinical Neurophysiology*. Philadelphia: Elsevier; 2006:527-550.

Greenberg JS, Manolidis S, Stewart MG. Facial nerve monitoring in chronic ear surgery: US practice patterns. *Otolaryngol Head Neck Surg* 2002;126:108-114.

Haines S, Torres E. Intraoperative facial nerve monitoring during decompressive surgery for hemifacial spasm. *J Neurosurg* 1991;74:254-258.

Hammersschlag PE, Cohen NL. Intraoperative monitoring of facial nerve function in cerebellopontine angle surgery. *Otolaryngol Head Neck Surg* 1990;103:681-684.

Kimura J. *Electrodiagnosis in Disease of Nerve and Muscle: Principles and Practice ed*. New York: Oxford University Press; 2001.

Moller AR, Jannetta P. Monitoring facial EMG during microvascular decompression operations for hemifacial spasm. *J Neurosurg* 1987;66:681-685.

Nobrega JAM, Manzano GM. *Manual de Eletroneuromiografia e Potenciais Evocados Cerebrais para a Prática Clínica*. São Paulo: Atheneu; 2007.

Prass RL, Luders H. Constant-current *versus* constant-voltage stimulation. *J Neurosurg* 1985;62:622-623.

Sanna M, Khrais T, Mancini F et al. *The facial Nerve in temporal bone and Lateral Skull base Microsurgery*. Stuttgart: Thieme; 2006.

Silverstein H, Rosenberg S. Intraoperative facial nerve monitoring. *Otolaringol Clin North Am* 1991;24(3):709-725.

Vellutini EAS. *Tratamento cirúrgico do neurinoma do acústico. Fatores prognósticos na preservação da função motora do nervo facial*. São Paulo: Universidade de São Paulo; 1994.

Wiet RJ. Iatrogenic facial injury. *Otol Neurotol* 2004; 25: 818-825.

45

Espasmo Hemifacial

Mônica Santoro Haddad ▪ Rubens Gisbert Cury

INTRODUÇÃO

O espasmo hemifacial (EH) é um distúrbio do movimento caracterizado pela contração involuntária tônica e clônica da musculatura inervada pelo nervo facial (VII par) unilateral (Fig. 45-1).

Descrita inicialmente por Gowers, em 1888, esta doença ocorre tanto em homens, quanto em mulheres, embora seja mais frequente em mulheres de meia-idade e idosas. Geralmente, o EH é uma afecção primária, atribuída à compressão vascular do nervo facial em sua emergência no tronco cerebral. Essa relação neurovascular pode estar presente em cerca de 25% da população, sugerindo que a compressão por si é insuficiente para ocasionar o EH. O diagnóstico é fundamentado na história clínica e no exame neurológico, suportados pela ressonância magnética do encéfalo realizada para excluir causas secundárias, principalmente quando outros nervos cranianos são envolvidos.

O estudo eletrofisiológico pode fornecer dados fisiológicos desta síndrome, além de ser útil quando a terapia intervencionista (cirúrgica) é escolhida pela monitoração perioperatória da condução nervosa.

EPIDEMIOLOGIA

O EH geralmente acomete indivíduos na faixa etária entre 40 e 50 anos. Há poucos dados na literatura sobre sua incidência e prevalência. Estudo americano mostrou incidência anual de 0,78:100.000 casos em mulheres e 0,74:100.000 casos em homens. A prevalência foi de 14,5:100.000 mulheres e 7,4:100.000 homens, indicando maior acometimento da doença em mulheres. A prevalência do EH parece ser mais comum na população asiática que na caucasiana.

O EH é tido como afecção esporádica, embora casos familiares fossem descritos, sugerindo que alguns pacientes podem estar predispostos geneticamente a desenvolver EH. Nesses casos, o segundo lado da face pode ser acometido anos mais tarde.

CARACTERÍSTICAS CLÍNICAS

No EH a contração involuntária da musculatura ocular pode interferir com a visão e levar a um comprometimento social importante dos pacientes. Na maioria dos casos, os sintomas iniciais são espasmos intermitentes da pálpebra que podem chegar ao fechamento forçado do olho. Gradualmente, esse espasmo acomete o restante da musculatura facial, ipsolateralmente, levando a contrações simultâneas dos andares superior e inferior da face, observadas também na eletroneuromiografia (ENMG). Os espasmos podem ser precipitados por hiperventilação e, em algumas circunstâncias, ser prolongados, levando a contrações quase contínuas.

Em uma série de 158 pacientes com EH, o início dos sintomas foi secundário à contração do orbicular dos olhos em 90%, sendo o restante iniciado no andar inferior da face e região perioral. EH bilateral é raro, sendo relatado em 0,6 a 5% dos casos. Quando é bilateral, a segunda hemiface é acometida após longo período e geralmente os movimentos são assíncronos entre os lados.

Os espasmos faciais são espontâneos e podem persistir durante o sono. Os sintomas frequentemente são agravados pelo estresse, fadiga, ansiedade e movimentos voluntários na face. Relaxamento, ingestão de álcool, tocar a área afetada e atividade física foram associados à melhora dos sintomas em alguns casos.

Embora o EH seja na maior parte das vezes monossintomático, em alguns casos ele pode vir acompanhado por *tinnitus*, secundário à contração do músculo estapédio, ou por dor neuropática, com as características da neuralgia do trigêmeo, combinação conhecida como *tic douloureux*. Um estudo mostrou que 13% dos pacientes com EH queixavam-se de baixa acuidade auditiva, uni ou bilateral, sem relação com a gravidade dos sintomas. O EH é doença crônica, com resolução espontânea em menos de 10% dos casos.

ETIOLOGIA

A etiologia do EH vem sendo investigada há vários anos, principalmente após 1947, quando Campbell e Keedy propuseram que anormalidades vasculares na fossa posterior estariam associadas à doença. Algumas hipóteses apontam o EH como sendo consequência de lesão subclínica do nervo, crônica, a despeito da ausência, no estudo eletrofisiológico, de bloqueio de condução e de sinais de denervação muscular. Diferentes estudos mostraram compressão vascular na emergência do nervo VII na ponte. A compressão pode ser secundá-

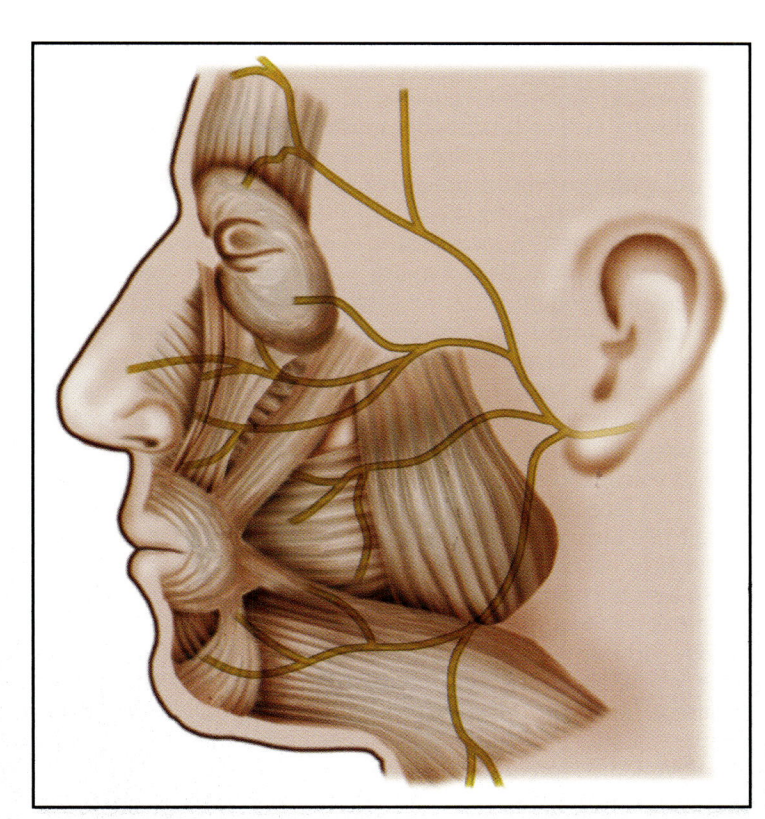

Fig. 45-1. Território inervado pelo nervo facial.

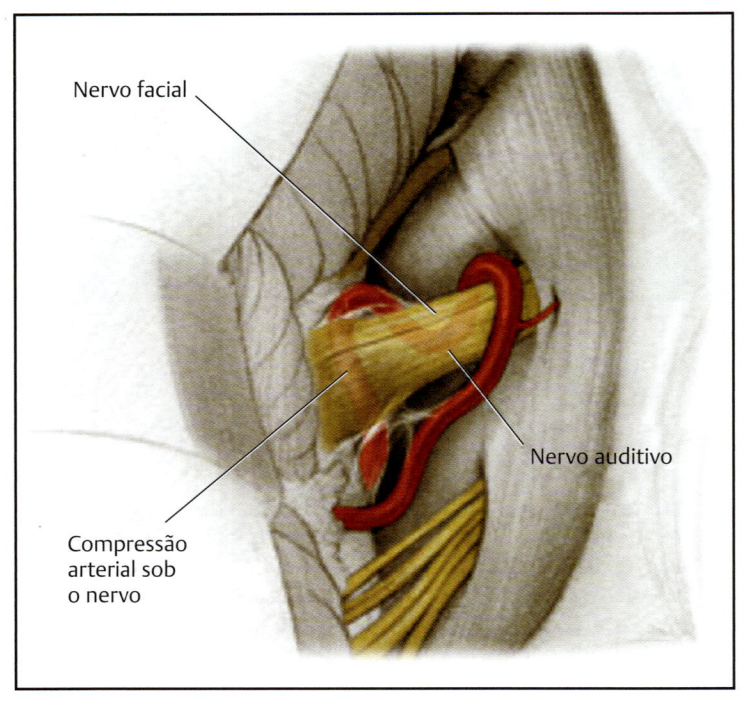

Fig. 45-2. Desenho esquemático detalhando o contato do nervo facial com a artéria.

ria a vaso normal ou mesmo vasos com aterosclerose importante ou ectasia vascular intracraniana (Fig. 45-2).

A hipertensão arterial foi apontada como possível fator de risco para ocorrência de EH, pois a aterosclerose poderia levar à ectasia vascular e, consequentemente, compressão do nervo facial. Por outro lado, a compressão da face lateral do bulbo por vaso ectasiado poderia levar à hipertensão. Entretanto, a relação de causa e efeito entre hipertensão e EH não foi estabelecida.

Consistente com a hipótese de compressão vascular, muitos pacientes voltam a melhorar após a descompressão cirúrgica pelo acesso via fossa posterior. Em um estudo com 34 pacientes com EH, a angiorressonância mostrou alterações vasculares em 88% dos pacientes, e todas essas alterações eram ipsolaterais ao espasmo. Somente 25% dos controles apresentavam alterações na angiorressonância. Em raros casos, entretanto, existem algumas evidências de que os neurônios motores do nervo facial estejam hiperativos no EH essencial. Possivelmente, uma irritação extrínseca do nervo na fossa posterior gera uma corrente antidrômica que culmina em mudanças excitatórias na origem do nervo facial, levando à despolarização espontânea do nervo. Tumores intracranianos, como meningioma e lipoma levando aos EHs, são raros, mas foram relatados.

Estudos eletrofisiológicos que suportam a teoria de lesão crônica do nervo mostram prováveis áreas de desmielinização na condução nervosa. Regiões vizinhas às áreas de desmielinização se tornariam hiperexcitáveis, acarretando potenciais de ação espontâneos. Apesar de inúmeros estudos, ainda não está claro se o disparo neuronal ocorre na região da compressão ou no corpo do neurônio motor. O reflexo de piscamento é realizado durante a ENMG e avalia o ramo oftálmico do nervo craniano V (nervo trigêmeo), o nervo facial e os núcleos do tronco encefálico relacionados com esses nervos. Este reflexo é obtido após aplicação de estímulo no nervo supraorbital e registrado com eletrodos de superfície posicionados sobre os músculos orbiculares dos olhos. Duas respostas são obtidas, uma precoce ipsolateral e uma tardia contralateral, denominadas R1 e R2, respectivamente. O fato da resposta R2 ser superior em relação à obtida no lado contralateral suporta o conceito de hiperexcitabilidade neuronal na gênese do EH.

Outras alterações no estudo eletrofisiológico em pacientes com EH incluem autoexcitação e propagação lateral da excitação. Excitação ectópica de axônios mostra pequenos disparos na eletromiografia, às vezes, repetitivos. Ativação simultânea (sincinesia) de musculaturas subjacentes é comum na propagação lateral. A atividade sincinética pode acarretar movimentos sutis ou mesmo contrações, envolvendo toda a hemiface.

ESPASMO HEMIFACIAL PÓS-PARALÍTICO

Tanto no EH essencial como no pós-paralítico (iniciado após paralisia do nervo facial), há evidência de hiperexcitabilidade neuronal e sincinesias. Entretanto, algumas diferenças podem ser observadas no estudo eletrofisiológico e nos dados da história. No EH primário não há relato prévio de paralisia facial, trauma, ou fraqueza nos músculos inervados por esse nervo. Estudo com 214 pacientes com EH essencial ou pós-paralítico não mostrou alterações em relação ao gênero, a idade de início, o lado afetado ou a frequência de casos familiares. Sessenta e cinco por cento dos pacientes com EH essencial apresentavam contrações perioculares isoladas antes de desenvolver propriamente o EH, e 72% dos pacientes com EH pós-paralítico referiam envolvimento simultâneo dos andares superior e inferior da face no início do quadro, incluindo o músculo platisma.

No estudo eletrofisiológico algumas diferenças podem ser observadas. Em pacientes com história de paralisia facial há redução do componente de potencial de ação muscular. Nota-se também que o reflexo R2, evocado pela estimulação supraorbitária do nervo supraorbitário, é maior no lado afetado nos pacientes com EH essencial. Isto não é observado no EH pós-paralítico. Neste, o reflexo R2 é maior no lado não afetado, em comparação ao lado afetado.

Há, também, pequena diferença em relação à sincinesia (tanto a espontânea como a evocada por estimulação do nervo supraorbitário), o marco da propagação lateral. No EH essencial, acredita-se que ela seja gerada na região da desmielinização, enquanto na pós-paralítica, ela deve ser originada em ramos axonais aberrantes, resultados da reinervação anormal após a lesão.

Em relação ao reflexo de piscamento após a estimulação do nervo supraorbitário, observa-se que há resposta alterada nos pacientes com EH essencial, porém não é presente e constante em todos os casos; já no EH pós-paralítico, ela está sempre presente, se a mesma for secundária à reinervação aberrante. Tais observações ajudam na diferenciação entre esses dois tipos de EH, o que é de suma importância, haja vista seus diferentes tratamentos.

DIAGNÓSTICO DIFERENCIAL

Movimentos involuntários faciais são comuns na população em geral. Espasmos faciais são muitas vezes atribuídos ao estresse ou ansiedade, e o diagnóstico de EH pode ser adiado. Discinesia tardia, miocimia (movimentos ondulantes dos músculos faciais), tiques, distonia em face e movimentos psicogênicos devem ser diferenciados de EH, pois o diagnóstico precoce preciso é necessário para escolher o tratamento adequado (Quadro 45-1).

Miocimia facial é manifestada clinicamente por movimentos sutis da musculatura facial, rápidos e estereotipados, mas que, frequentemente, podem variar de intensidade e de lado acometido. Pode haver sintomas premonitórios. Tiques podem ser parcialmente suprimidos. Pacientes com síndrome de Tourette apresentam tiques vocais e motores, e muitas vezes alternam a região acometida. No blefaroespasmo temos contrações simultânea e involuntária dos músculos orbiculares dos olhos, bilateralmente. A musculatura frontal e os corrugadores podem estar acometidos. Movimentos coreiformes na face são irregulares, migram de uma musculatura para outra e não são repetitivos. O exame clínico pode revelar movimentos coreicos em outra parte do corpo.

A distonia oromandibular refere-se a contrações sustentadas e repetidas no andar inferior da face, acometendo língua, mandíbula, lábios e faringe. Distonia de fechamento da boca é a mais comum e pode estar associada ao bruxismo. Ao contrário do que ocorre no EH, a musculatura ocular não está envolvida. Pacientes expostos a neurolépticos, como o haloperidol, por longo período, podem desenvolver movimentos coreiformes na face, tronco e membros, designados discinesia tardia. Casos de pacientes com crise epiléptica focal motora envolvendo a musculatura relacionada com o nervo facial unilateral foram relatados, e o eletroencefalograma deve ser solicitado quando houver essa suspeita.

Capítulo 45 ■ Espasmo Hemifacial

Quadro 45-1. Diagnóstico Diferencial dos Movimentos na Face

	Espasmo hemifacial	Miocimia facial	Espasmo facial psicogênico	Blefarospasmo e síndrome de Meige	Tique	Discinesia tardia
Contração	Tônica ou clônica dos músculos inervados pelo nervo facial	Movimento ondulatório da musculatura facial	Contrações sem padrão alteram com manobras de distração	Contração distônica bilateral dos orbiculares dos olhos. Síndrome de Meige associa-se à distonia do andar inferior da face e platisma	Movimentos estereotipados da musculatura facial, podendo ser suprimidos temporariamente	Movimentos geralmente coreiformes, podendo acometer musculatura não inervada pelo nervo facial
Local do envolvimento	Geralmente unilateral	Comumente envolve as pálpebras	Face e qualquer outra região do corpo	Bilateral	Comumente envolve a face e outras regiões do corpo	Região orofacial-lingual, podendo envolver os membros
Fatores agravantes e de alívio	Aumenta em movimentos espontâneos da face, estresse, fadiga. Pode persistir durante o sono	Aumenta com o estresse, ansiedade e fadiga	Aumenta com o estresse, ansiedade e fadiga. Pode aliviar com o placebo	Aumenta com o estresse, ansiedade e fadiga. Melhora com o sono	Aumenta com o estresse e ansiedade	Aumenta com o estresse, ansiedade e fadiga

Movimentos psicogênicos na face podem ser confundidos com EH e levar ao tratamento errôneo desses casos. Estudo com 210 pacientes com suspeita de EH mostrou que 2,4% dos casos eram psicogênicos. Contrações psicogênicas variam na intensidade e na frequência, principalmente quando realizadas manobras distratórias. Há pacientes que podem apresentar ambas as etiologias, EH e movimento psicogênico associado, o que pode ser um desafio diagnóstico. Outro diagnóstico diferencial raro é o espasmo hemimastigatório que consiste na contração unilateral da musculatura mastigatória inervada pelo ramo motor do nervo trigêmeo, culminando em contrações dos músculos masseter e temporal, geralmente dolorosas. Mais raramente, podemos identificar contrações da musculatura ocular após a abertura da boca, resultado de regeneração nervosa aberrante secundária à lesão prévia do nervo facial.

INVESTIGAÇÃO COMPLEMENTAR

Pacientes com sintomas atípicos, como parestesias na face e fraqueza, devem ser submetidos à ressonância e angiorressonância cerebral (Fig. 45-3), com o objetivo de afastar causas secundárias de EH. Avaliando o custo-benefício, em casos com EH típicos, a investigação com neuroimagem não é necessária, visto que há rara associação a tumores cerebrais nesses casos. Entretanto, é importante realizar sempre o exame neurológico de forma cuidadosa em todos os pacientes com EH para descartar sinais focais além dos espasmos.

TRATAMENTO

Medicamentoso

Vários estudos avaliam que a eficácia dos medicamentos no alívio dos sintomas do EH é transitória (carbamazepina, anticolinérgicos, baclofeno, clonazepam e haloperidol). Contudo, esses estudos possuem casuística com poucos pacientes e resultados limitados. Recentemente, a gabapentina foi administrada em 23 pacientes com EH, dos quais 16 (69,6%) obtiveram graus variáveis de alívio sintomático. Estudos futuros, controlados, são necessários para avaliar o real benefício de medicamentos orais no manejo do EH.

Toxina Botulínica

O tratamento mais comumente utilizado para EH ou movimentos involuntários envolvendo contrações musculares na face após paralisia do nervo facial é a toxina botulínica. Ela inibe a liberação de acetilcolina na junção sináptica, causando denervação química e perda da atividade neuronal local. Há sete subtipos de toxina botulínica imunologicamente diferentes que atuam em distintas proteínas neurossecretoras. Consequentemente, a potência e a duração do efeito das toxinas podem variar. A toxina botulínica é aplicada no subcutâneo adjacente à musculatura do músculo orbicular do olho e dos outros músculos da face envolvidos no EH (Fig. 45-4). Há importante alívio em ambas as síndromes, embora muitas vezes não haja alívio completo, e a hiperexcitabilidade neuronal ainda possa ser observada. Estudos apontam melhora em 75-100% dos pacientes após a aplicação da toxina. O efeito local da mesma tem duração de cerca de 3 meses, podendo apresentar benefício até 6 meses após a aplicação. Os dados da literatura indicam ótima eficácia e tolerabilidade com o uso da toxina. Efeitos adversos incluem sensação de ressecamento ocular, ptose palpebral, fraqueza facial, diplopia e lacrimejamento excessivo. Ajuste da dosagem e local de aplicação podem melhorar tais eventos adversos. As aplicações subsequentes são bem toleradas, e o efeito benéfico tem duração de anos, sendo incomum o desenvolvimento de imunorresistência à toxina botulínica, fazendo dela o tratamento de escolha para EH.

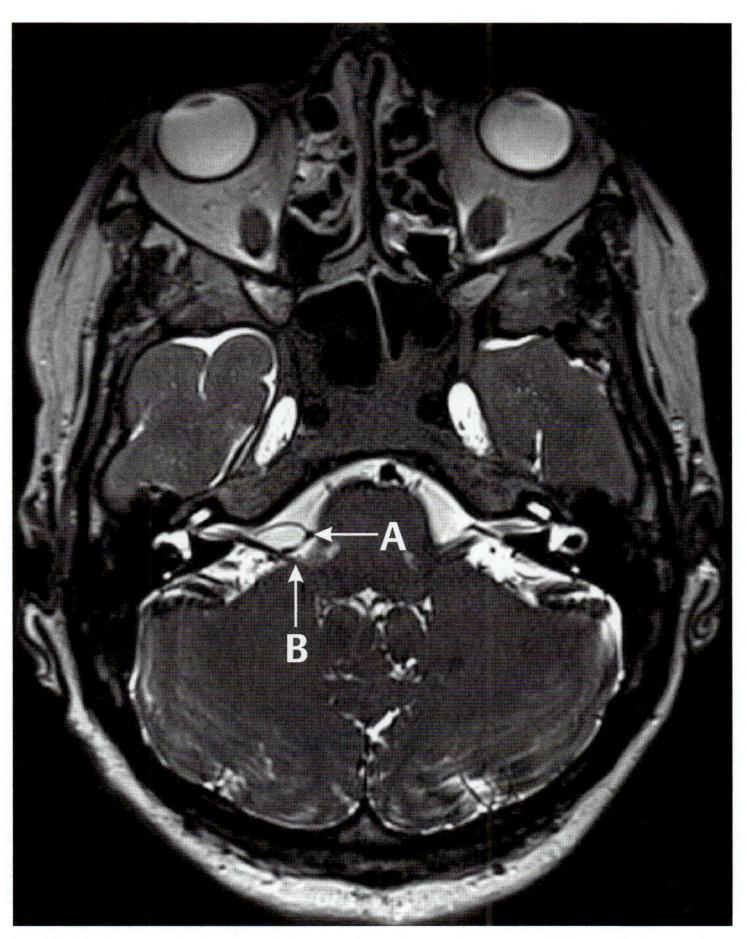

Fig. 45-3. Ressonância magnética mostrando um *loop* da artéria cerebelar posterior inferior (seta A) comprimindo o nervo facial (seta B) em sua emergência no tronco cerebral.

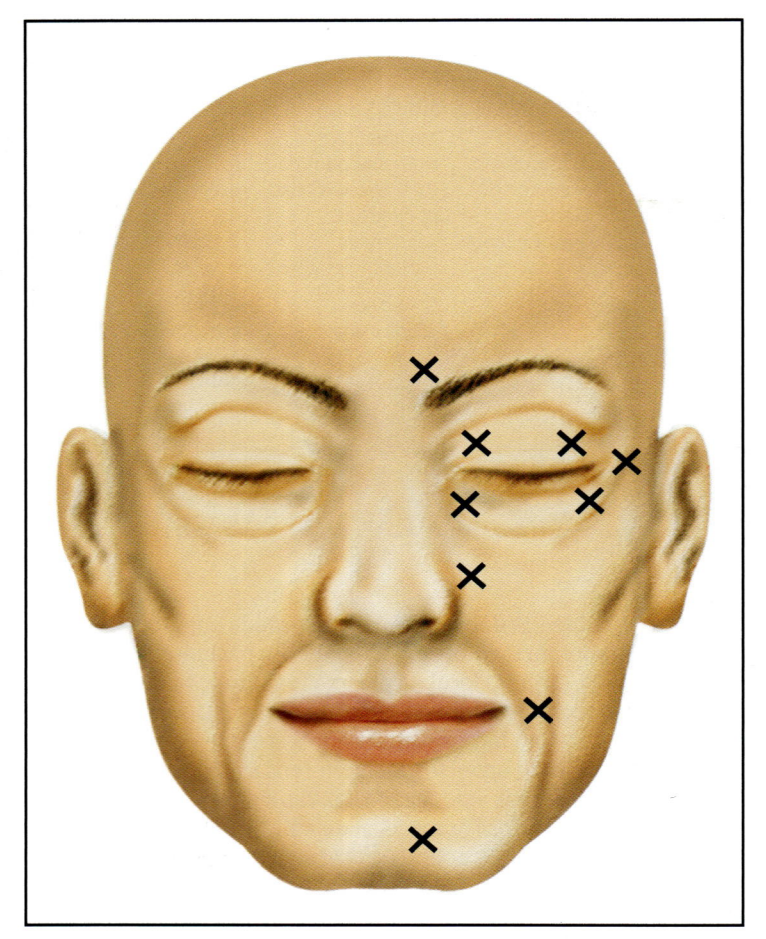

Fig. 45-4. Principais pontos de aplicação da toxina botulínica em pacientes com espasmo hemifacial.

Tratamento Cirúrgico

Embora a maioria dos neurologistas opte inicialmente pelo tratamento com toxina botulínica, o tratamento cirúrgico pode ser a primeira opção. A compressão do nervo VII por vaso aberrante pode ser evitada pela colocação de tecido protetor entre o nervo e o vaso. A monitoração intraoperatória da musculatura facial e da porção proximal do nervo facial mostrou a presença de sincinesias, e a descompressão microvascular do nervo facial no ângulo cerebelopontino provou ser bastante eficaz no alívio dos sintomas, atingindo 90% de melhora em algumas séries de pacientes com EH. Entretanto, alguns trabalhos mostraram recorrência em até 20% dos pacientes operados. O procedimento cirúrgico pode levar a complicações, como neuralgia dos nervos trigêmeo ou glossofaríngeo, fístula liquórica ou perda auditiva. É descrito que 7 a 26% dos pacientes apresentam comprometimento auditivo em algumas séries de casos. Outras complicações, como paralisia de nervos cranianos inferiores e infecções do sistema nervoso central, são incomuns. Contudo, as complicações perioperatórias reduziram bastante nos últimos anos por causa da monitoração eletrofisiológica intraoperatória. Em revisão recente de 4.415 casos cirúrgicos de descompressão microvascular para EH, neuralgia do trigêmeo e do glossofaríngeo, 21 (0,87%) pacientes apresentaram lesão cerebelar, 48 (1,98%) demonstraram perda auditiva e em 59 (2,44%) foi diagnosticada fístula liquórica.

Neurocirurgias extracranianas envolvendo secção periférica do tronco do nervo facial ou dos seus ramos, ressecção do músculo orbicular dos olhos e corrugador dos supercílios, injeção de álcool ou fenol no nervo ou punção percutânea do nervo facial pelo forame estilomastóideo foram testadas no passado e são pouco utilizadas hoje em dia.

BIBLIOGRAFIA

Ababneh OH, Cetinkaya A, Kulwin DR. Long-term efficacy and safety of botulinum toxin A injections to treat blepharospasm and hemifacial spasm. *Clin Experiment Ophthalmol* 2014;42:254-61.

Angibaud G, Moreau MS, Rascol O et al. Treatment of hemifacial spasm with botulinum toxin. Value of preinjection electromyography abnormalities for predicting postinjection lower facial paresis. *Eur Neurol* 1995;35:43-5.

Colosimo C, Bologna M, Lamberti S et al. A comparative study of primary and secondary hemifacial spasm. *Arch Neurol*. 2006;63:441-4.

Daniele O, Caravaglios G, Marchini C et al. Gabapentin in the treatment of hemifacial spasm. *Acta Neurol Scand* 2001:104:110-2.

Espay AJ, Schmithorst VJ, Szaflarski JP. Chronic isolated hemifacial spasm as a manifestation of epilepsia partialis continua. *Epilepsy Behav* 2008;12:332-336.

Fernández-Conejero I, Ulkatan S, Sen C et al. Intra-operative neurophysiology during microvascular decompression for hemifacial spasm. *Clin Neurophysiol* 2012;123:78-83.

Fernández-Conejero I, Ulkatan S, Sen C et al. Intra-operative neurophysiology during microvascular decompression for hemifacial spasm. *Clin Neurophysiol* 2012;123:78-83.

Girard N, Poncet M, Caces F et al. Three-dimensional MRI of hemifacial spasm with surgical correlation. *Neuroradiol* 1997;39:46-51.

Jost WH, Kohl A. Botulinum toxin: evidence-based medicine criteria in blepharospasm and hemifacial spasm. *J Neurol* 2001;248 (Suppl 1):21-4.

Kenney C, Jankovic J. Botulinum toxin in the treatment of blepharospasm and hemifacial spasm. *J Neural Transm* 2008;115:585-91.

Manca D, Muñoz E, Pastor P et al. Enhanced gain of blink reflex responses to ipsilateral supraorbital nerve afferent inputs in patients with facial nerve palsy. *Clin Neurophysiol* 2001;112:153-6.

McLaughlin MR, Janetta PJ, Clyde BL et al. Microvascular decompression of cranial nerves: lessons learned after 4400 operations. *J Neurosurg* 1999;90:1-8.

Miller LE, Miller VM. Safety and effectiveness of microvascular decompression for treatment of hemifacial spasm: a systematic review. *Br J Neurosurg* 2012;26:438-44.

Sindou MP. Microvascular decompression for primary hemifacial spasm. Importance of intraoperative neurophysiological monitoring. *Acta Neurochir Wien*. 2005;147:1019-26.

Tan EK, Jankovic J. Hemifacial spasm and hypertension: how strong is the association? *Mov Disord*. 2000;15:363-5.

Tan EK, Jankovic J. Psychogenic hemifacial spasm. *J Neuropsychiatry Clin Neurosci* 2001;13:380-4.

Tan NC, Chan LL, Tan EK. Hemifacial spasm and involuntary facial movements. *J Assoc Physicians* 2002;95:493-500.

Thenganatt MA, Fahn S. Botulinum toxin for the treatment of movement disorders. *Curr Neurol Neurosci Rep* 2012;12:399-409.

Valls-Solé J. Electrodiagnostic studies of the facial nerve in peripheral facial palsy and hemifacial spasm. *Muscle Nerve* 2007;36:14-20.

Valls-Solé J. Facial nerve palsy and hemifacial spasm. *Handb Clin Neurol* 2013;115:367-80.

Wang A, Jankovic J. Hemifacial spasm: clinical findings and treatment. *Muscle Nerve* 1998;21:1740-7.

Yaltho TC, Jankovic J. The many faces of hemifacial spasm: differential diagnosis of unilateral facial spasms. *Mov Disord* 2011;26:1582-92.

Índice Remissivo

Números acompanhados pela letra *f* indicam figuras

A

Abertura da janela óssea, 134f
Acesso(s)
    alternativos para o nervo facial intratemporal proximal, 137
    ao lobo profundo, 129f
    mastóideo translabiríntico, 131
Achatamento bilateral do osso frontal, 224
Acidente vascular cerebral, 117
Actina, 26
Acupuntura, 238, 239
Adactilia, 225
Adenocarcinoma na glândula parótida, 61f
Adenoma pleomórfico da parótida, 64f
Adesivo tecidual fibrínico, 149
Agenesia
    do conduto auditivo externo, 56, 56f
    do nervo facial, 56, 57f
Alça fibrosa para o tendão digástrico intermediário, 24
Alimentação, 208
Alteração(ões)
    congênitas do nervo facial, 56
    de extremidades, 225
    do palato, 224
Amplitude, 48
Análise
    do *walking track*, 30
    em modelos animais
        funcional, 30
        histológica, 29
    morfológica quantitativa de fibras nervosas, 29
Anencefalia, 78
Anomalia(s)
    anatômica do trajeto do canal facial, 78
    cardíaca congênita, 78
    do trajeto, 77
Anti-inflamatórios, 73
Aplasia, 77
    nuclear
        congênita, 224
        infantil, 223
Aquecimento da musculatura, 207
Arco(s)
    branquiais
        componentes, 10f
            musculares, 11f
        nervos, 10f
        constituição, 10f
    hióideo, 9
Áreas da face, 180f
Areteu, 2
Atonia palpebral, 174
Audiometria, 38
Aulo Cornélio Celso, 2
Aumento da pressão na orelha média, 88
Aura, 137
Automatismos, 137
Avaliação
    clínica
        da paralisia facial periférica, 35
        dos movimentos voluntários, 192
        durante o repouso, 192
        miofuncional, 189
    da musculatura em repouso, 189, 192
    da simetria em movimento, 189
    das respostas intraoperatórias, 264
    das sincinesias, 192
    do movimento
        de pálpebras, 31
        de vibrissas, 30
    do segmento intraósseo, 49
    dos resultados, 124
    eletromiográfica de superfície (EMG), 193
    eletroneurofisiológica da paralisia facial periférica, 47
    em movimento/função da musculatura facial, 190
    fonoaudiológica, 189
    funcional, 189
    miofuncional na fase
        de reinervação após a regeneração do nervo facial e avaliação eletromiográfica, 196
        flácida e da avaliação eletromiográfica, 193
Avicena, 3
Axônio, 17, 26
    em regeneração, 26

B

Bico-sorriso
    aberto, 207
    fechado, 207
Biofeedback eletromiográfico, 217, 220
    na reabilitação da paralisia facial periférica, 216
Blefarospasmo essencial, 117
Bochechas, 207

Borrelia japônica, 91
Borreliose, 91
Botox, 178
Botulismo, 102
Braquidactilia, 225

C

Cabeça, 35
Camadas germinativas, formação, 9
Canal
   de Falópio, 133, 143
      intratemporal, formação, 14
   do nervo facial, 55f
   facial, deiscência óssea congênita, 78
   ósseo do nervo facial, 14
Cantoplastia, 172
   medial, 175
Caxumba, 107
Células de Schwann, 17, 18, 26
Células-tronco
   de polpa dentária de dente decíduo, 241
   multipotentes do estroma mesenquimal na regeneração do nervo facial, 241
   na regeneração do nervo facial, 241
   pluripotentes induzidas, 242
Cirurgia
   do ouvido
      congênito, 112
      externo, 112
   do paraganglioma jugulotimpânico, 249
   do schwannoma vestibular, 247
Cisterna do ângulo pontocerebelar, 54
Cisto(s)
   dermoides, 96
   epidermoide, 61
Classificação de Seddon, 144f
Clostridium botulinum, 102
Coaptação
   microcirúrgica terminolateral terminoterminal, 169
   neural, 143, 147
Colesteatoma congênito, 61, 61f, 104
Complexo de CHARGE, 225
Compressão direta, 104
Conduto auditivo interno (CAI), 54
Cones de crescimento, 26
Conflito neurovascular, 59, 118
Contração(ões)
   de uma musculatura hipotônica, 218
   dos músculos da mímica, 169
   facial muscular inervada pelo trigêmeo, 219
Contratura muscular, 177, 211
Corda do tímpano, formação, 13
Corno
   maior do osso hioide, 24
   menor do osso hioide, 24
Corpo
   celular
      após a lesão do nervo, 25f
      modificações presentes no, 25
   do neurônio, 17
   do osso hioide, 24
   geniculado, 22
      lateral, 22
   mamilares, 22
Craniectomia, 140
Craniotomia, 140

Creatina quinase, 102
Creatinofosfoquinase, 102
Crista neural
   formação, 9, 9f, 10f

D

Decussação das pirâmides, 22
Degeneração
   axonal, 144f
   neural, 25
   Walleriana, 27
Degradação da mielina, 27
Deiscência
   do nervo facial direito, 57f
   óssea congênita do canal facial, 78
Método fotográfico de El-Naggar, 44f
Descompressão
   cirúrgica, 172
   do nervo facial, 74
Diabetes melito, 99
Diplegia facial congênita, 223
Displasia, 77
   fibrosa, 103
Dissecção retrógrada do nervo facial, 128
Distonias faciais, 117
Distúrbios da junção neuromuscular, 101
Doença(s)
   de Albers-Schönberg, 38
   de Lyme, 58, 59f
   de Van Buchem, 105
   do músculo, 102
   genéticas, 101
   musculares e da placa motora, 101
   ósseas, 103
Dolicoectasia vertebrobasilar, 118
Drogas antivirais, 73

E

E-face, 45
Ectrópio paralítico, 174
Eletromiografia, 49, 263
   com agulha, 50, 50f
   de varredura livre, 263
   estimulada, 263
   evocada (EEMG), 47
Eletroneurografia (ENG), 47, 48
Eletroneuromiografia, 30, 113, 124
Eletroneuronografia (ENOG), 47, 48
Embolização pré-operatória, 118
Eminência piramidal, 132
Emocionalidade, 169
Encéfalo primitivo, formação, 12
Encurtamento palpebral, 172
Endoneuro, 18, 143
Enxaqueca, 118
   de apresentação atípica, 118
Enxertos transfaciais de nervo, 167, 172
Epilepsia do lobo temporal, 137
Epineuro, 18, 143
Escala
   de Burres-Fisch, 43
   de classificação, paralisia facial periférica, 41
   de Glasgow, 43
   de House-Brackmann, 41, 113
   de Nottingham, 43, 44f
   de Sunnybrook, 41, 42q

Índice Remissivo

de Sydney, 42, 42q
de Yanagihara, 42, 43q
Esclerose múltipla, 63f
Esclerosteose, 104
Espasmo hemifacial, 117, 177, 267
    pós-paralítico, 268
Espectro
    disruptivo em face e membros, 226
    facioauriculovertebral, 226
Espontaneidade, 169
Estação
    de chegada/saída, 13
    de passagem, 13
Estágio pericanalicular, 131
Estapedotomia, 112
Estimulação
    magnética transcraniana, 49
    miofuncional
        na fase de sequelas, 211
        na fase flácida, 205, 207
        orofacial, 212, 217
Estudo de condução nervosa, 48
Exercícios de contração muscular voluntária, 228
Expressões faciais, 123, 223
    na escala de Yanagihara, 43f
Extensão perineural, 61

F

Face chorosa assimétrica, 79
Fácies
    de máscara, 224
    miopática, 102
Facograma, 43, 45
Fala, 190
Fascículo, 26
Fator neurotrófico, 27
Ferimentos corto-contusos da face, 85
Fibra(s)
    motoras, 21, 54
    nervosa, 17
    parassimpáticas, 21
    sensitivas especiais, 21
    sensitivas, 18
    simpáticas, 18
    somáticas gerais l, 21
Fibroma condromixoide, 96
Filamentos intermediários, 17
Filopódios, 26
Fim da fase flácida, 208
Flácida, 177
Flóculo do cerebelo, 22
Forame
    estilomastóideo, 23, 127
    meatal, 133
Fratura(s)
    extralabirínticas, 81
    longitudinais, 81
    mistas, 83
    no osso petroso, 81
    parciais, 83
    timpanolabirínticas, 83
    translabirínticas, 83
    transversas, 83
Função do órgão-alvo, 30
Fusão das falange, 225

G

Galeno, 2
Gânglio geniculado, 22
    evolução, 13f
    formação, 13
Gastrulação, 9
géis biocondutores, 242, 243
Glândula parótida, 23
Glomo jugulotimpânico, 62
Gracilis, 162
Grande dorsal, 164
Grau da paralisia, 73

H

Haemophilus influenza, 89
Hemangioma do nervo facial, 60, 60f, 95
Herpes simplex, 107
Herpes-zóster, 107
    ótico, 90
Hipertelorismo, 224
Hipoplasia
    dentária, 224
    do nervo facial, 56
HIV, 92
Homeopatia, 238

I

Implante coclear, 112
Incisão retroauricular, 129
Infantiler kernschwund, 224
Infarto
    de artéria
        cerebral média (ACM), 117
        pontina, 117
    lacunar, 117
Inflamação, 88
Infundíbulo, 22
Invasão bacteriana, 88
Ixodes dammini, 91

L

Lábio(s), 190, 193, 196, 207, 214
    inferior, 184
    pequenos, 224
    superior, 184
Lagoftalmo paralítico, 171
Lágrimas de crocodilo, 177
Lamelipódio, 26
Latência, 48
Lesão(ões)
    centrais, 24
    do labirinto
        causadas por fraturas parciais, 83
        por fraturas transversas, 83
        sem fraturas labirínticas, 83
    do lobo temporal, 137
    do nervo facial, 254
        de acordo com o tipo de cirurgia, 111
    do tronco cerebral, 63
    iatrogênica do nervo facial continua, 111
    labirínticas, 83
    neural, 89
    no axônio proximal e distal, 26
    no forame estilomastóideo, 24
    no gânglio geniculado, 24
    no local, 25

parotídeas, 64
por arma de fogo, 83
por projétil de arma de fogo, 85
por retração isquêmica, 136
Linfoma, 63f
Língua, 190, 224
Linhas de expressão na testa, 189
Lobo temporal, 22

M

Malformação(ões)
    do conduto auditivo externo, 56
    do nervo facial nas síndromes, 78
    do nervo facial, 77
    venosa do nervo facial, 60
Máscara de Agamenon, 2
Massagens tonificadoras, 228
Mastigação, 190
Mastoidectomia, 86, 111
Mastoidite aguda coalescente, 89
Medicamentos
    oculares, 74
    teratogênicos, 38
Medicina(s)
    alternativas e complementares (MAC), 237
    integrativa, 237
    tradicional, 237
        chinesa, 238
Meningiomas, 96
Método fotográfico El-Naggar, 43
Miastenia grave, 101
Microangiopatia, 99
Microfilamentos, 17
Micrognatia, 224
Microssomia hemifacial, 38, 226
Microtúbulos, 17, 26
Mielina, 18
Mímica facial, 123
Miopatias, 102
Modelos para o estudo do nervo facial
    animais, 29
    experimentais, 29
Mola de Morel-Fatio e Lalardrie, 172
Mononucleose, 92
Movimentos voluntários, 192
Musculatura da face, formação, 11
Músculo(s)
    da mímica, 167
    digástrico, 24, 24f
    estilo-hióideo, 24f
    externo-hióideo, 24f
    hioglosso, 24f
    milo-hióideo, 24f
    tíreo-hióide, 24f
Músculos da face, 178f
Mycobacterium tuberculosis, 91

N

Nanoconduítes, 242
Nanotubos de carbono, 243
Nariz, 190, 193, 196, 206, 214, 224
Nervo(s), 17
    abducente, 22
    acessório, 22
    auricular maior, 154
    corda do tímpano, 22

    cranianos, aparecimento, 9
    do segundo arco branquial, 9
    doadores, 154
    facial, 9, 35
        anatomia, 21, 54, 55f, 127
        comorbidades vasculares e centrais, 117
        constituição, 19
        descompressão, 74
        descrição dos achados intraoperatórios, 113
        diagnóstico por imagem, 53
        dissecção retrógrada, 128
        e intermédio, 22
        embriologia, 9
        extracraniano, 23, 24f, 127f
        extratemporal, formação, 15
        fibras motoras, 54
        formação, 13
        hemangioma, 60, 95
        hipoplasia, 56
        histologia, 19
        histopatologia, 19
        intracraniano, 21
            intraósseo, 22, 23f
        modelos
            animais, 29
            experimentais, 29
        monitoração intraoperatória, 263
        monitorização, 128
        no ramo bucal, ramo marginal, segmento extratemporal, 127
        no segmento extracraniano, 53
        pesquisas na regeneração, 240
        porção
            mastóidea, 54
            timpânica, 54
        preservação na cirurgia do
            paraganglioma jugulotimpânico, 249
            schwannoma vestibular, 247
        processos inflamatórios, 58
        ramos, 24
        reconstrução, 123
        terapia gênica na regeneração, 244
        VII nervo craniano, 22f
    glossofaríngeo, 22
    hipoglosso, 22
    intermédio ou de Wrisberg, formação, 14
    monofascicular, 18
    oculomotor (III), 22
    para o músculo estapédio, 22, 38
    periféricos, 99
    petroso
        maior, 22
        superficial maior, 38
    sural, 155
    trigêmeo (V), 22
    troclear (IV), 22
    vago (, 22
    vestibulococlear, 22
Neurite facial, 58f
Neurocondução, 48
Neuromas traumáticos, 96
Neurorrafia hipoglosso-facial, 157
Neurulação, 9

O

Obrigação, 257
Obtenção do enxerto neural, 153

Olhos, 190, 193, 196, 206, 214
Oliva, 22
Onda
  F, 49
  M, 49
Osteíte, 88
Otalgia paroxística, 119
Otite
  externa maligna, 87
  média
    aguda, 87
    crônica, 87
    tuberculosa, 91
Otocisto, 12f
  formação, 12, 12f
Otoscopia, 91
Ouvidos, 224

P

Paraganglioma(s), 96
  jugular, 62f
  jugulotimpânico, 62f
Paralisia(s)
  central, 35, 70
  congênita tipo Heller, 79
  do lábio inferior unilateral congênita, 38
  do nervo facial
    causada por cirurgia para tratamento de trauma decorrente de acidente, 260
    causada por trauma, 259
    durante cirurgia plástica, 261
    durante cirurgias da glândula parótida, 261
    durante cirurgias otológicas, 260
  facial(is)
    apoio psicológico, 231
    aspectos médico-legais, 257, 259
    bilateral, 38
      primeira descrição, 4
    bucal com menos de 12 meses de duração, 168
    congênita, 77, 223
      adquiridas no nascimento (traumáticas), 77
    de Bell, 58, 69, 99, 107
      antecedentes pessoais e familiares, 71
      associada à gestação, 107
      avaliação clínica, 70
      diagnóstico, 72
        etiológico, 72
      etiologia, 69, 71
      evolução clínica, 71
      exames
        otorrinolaringológicos, 72
        subsidiários, 72
      fisiopatologia, 69
      história clínica, 70
      prognóstico, 72
      tratamento, 73
        clínico, 73
    de etiologia infecciosa, 87
      diagnóstico, 89
    de etiologia neoplásica, 95
    de etiologia vascular, 117
    estratégias de tratamento, 123, 124
    etiologias, 38
    gravidade clínica, 113
    história, 1
  iatrogênica
    prognóstico, 114
    tratamento, 113
  periférica, 1, 36f, 87, 189, 215f, 216f
    da história egípcia, 1
    de etiologia metabólica, 99
    fase flácida na, 205
    futuro do tratamento, 241
    iatrogênica, 111
    prevenção, 112
    recorrentes, 118
    tempo de início, 113
    tratamentos alternativos e complementares para, 233
    traumática, 81
      classificação, 81
      epidemiologia, 81
      fisiopatologia das fraturas do osso temporal, 81
  oculofacial congênita, 223
  periférica, 35, 70
  uni ou bilateral do par V, 224
Paresia congênita unilateral do lábio inferior, 79
Pedículo pituitário, 22
Pedúnculo
  cerebelar médio, 22
  cerebral, 22
Pegadas, 30
Peitoral menor, 164
Perda auditiva, 95
Perineuro, 143
Perodactilia, 225
Pescoço, 35, 224
Peso do músculo, 30, 31f
Pirâmide, 22
Placoide
  acústico facial, 13, 13f
  epibranquial, 14f
  epifaríngeo, 14f
  ótico, formação, 12
Plexo coroide do 4º ventrículo, 22
Polidactilia, 225
Ponte, 22
Poro acústico, 54
Potencial
  antidrômico, 49
  de ação muscular composto (CMAP), 48
  evocado motor (PEM), 264
Pregas epicânticas proeminente, 224
Processo(s)
  cocleariforme, 132
  estiloide, 24
  inflamatórios do nervo facial, 58
  neoplásicos, 59
Protrusão e retração labial, 206f
Pseudomonas aeruginosa, 87

Q

Quarta semana de gestação, 9
Quiasma óptico, 22

R

Radioterapia, 253
Rafe mediana do músculo milo-hióideo, 24
Raízes ventrais do 1º nervo espinhal, 22
Ramo
  auricular, 24
  bucal, 24
  cervical, 24

marginal, 24
temporal, 24
zigomático, 24
Rastreamento retrógrado de axônios em regeneração, 30
Razi, 3, 4
Reabilitação
   fonoaudiológica, 221
   não cirúrgica, 201
Reanimação
   da face, 165f
      com retalhos funcionais livres, 165
      com transplantes musculares, 161
   das paralisias faciais de longa duração, 169
   palpebral na paralisia facial, 171
Recuperação
   nervosa, fatores prognósticos, 123
   parcial dos movimentos, 211
Rede de actina, 26
Reflexo
   do estapédio, 38
   do piscamento, 49
Regeneração
   axonal, 145f
   do sistema nervoso periférico, 25, 26
   neural, 25, 211
Região pré-ganglionar, 133
Reinervação, 49
   dos transplantes musculares, 169
Reparo(s)
   cirúrgicos do nervo facial, 145
   direto do nervo facial, 172
Responsabilidade, 257
   civil, 258
   ética, 257
   penal, 259
Ressecção do tendão cantal medial, 174
Ressonância magnética, 53
Retalho(s)
   do músculo temporal, 161
   locais, 161
   microcirúrgicos, 162
   tarsal, 175
Retração
   cicatricial, 174
   labial, 193
Rima nasolabial, 189
Rombencéfalo, formação, 12
Rubéola, 107

S

Saída do tronco do nervo facial, 24
Sarcoidose, 58
Schwannoma(s), 95
   do nervo facial, 59
   vestibular, 63, 63f, 111
Segmentação do tubo neural, 12f
Segmento(s)
   cisternal e intracanalicular do nervo facial, 53
   intratemporais do nervo facial, 53
   mastóideo do canal do facial, 78
Sequência de Möebius, 223, 224, 227
Sífilis, 92
Simetria do mento, 189
Sincinesia(s), 177, 185, 211
   avaliação, 192
   identificar, 214
   presentes na fase de sequelas, 220

Sindactilia, 225
Síndrome(s)
   CHARGE, 38, 56f
   da lágrima de crocodilo (de Bogorad), 78, 185
   de Baggio-Yoshinari, 91
   de Bogorad, 185
   de Cayler, 79
   de Churg-Strauss, 119
   de DiGeorge, 38, 78
   de distrofia miotônica de Steinert, 226
   de Down, 79
   de Goldenhar, 38, 78, 226
   de Guillain-Barré, 92
   de Heerfordt, 118
   de Landouzy-Deje-Rine, 102
   de McCune-Albright, 78
   de Meige, 117
   de Melkersson Rosenthal, 38, 109, 118
   de Möebius, 38, 56f, 78, 223
   de Pierre Robin, 78
   de Poland, 38, 78, 225
   de Ramsay Hunt, 58, 58f, 91
   de Treacher Collins, 78
   de von Recklinghausen (neurofibromatose) com schwannomas no nervo facial, 78
   do cromossomo desaparecido, 78
   miastênica de Eaton-Lambert, 101
   velocardiofacial, 38
Somitos, formação, 11, 11f
Substância perfurada
   anterior, 22
   posterior, 22
Substituição nervosa, 169, 172
Sulco na cápsula ótica, 14f
Suprimento sanguíneo do nervo, 18
Suspensão palpebral, 172
Sutura
   epineural, 149, 150f
   fascicular, 149
   funicular, 150f
   perineural, 149
   química, 244

T

Tabari, 3, 4
Tarsorrafia, 172
Território
   bucal, 184
   cervical, 185
   frontal, 183
   orbitário, 184
Testa, 190, 193, 196, 206, 214
Teste(s)
   de estimulação máxima (MST), 47
   de excitabilidade nervosa (NET), 47
   de Schirmer (nervo petroso superficial maior), 38
   do fluxo salivar, 39
   do paladar, 38
   laboratoriais, 39
Timpanoplastia, 112
Timpanotomia posterior, 131
Tomografia computadorizada, 54
Topodiagnóstico, 38
Tórax, 224
Toxina botulínica, 269
   em paralisia facial, 177

Índice Remissivo

Trabalho miofuncional, 216
Trajeto
   do nervo, 14
   intratemporal do nervo, 15
Transferência
   de nervo, 157
   hipoglosso-facial, 157
      clássica, 157
      resultados, 159
      técnicas alternativas, 158
   massetérico-facial, 159
Transposição nervosa, 172
Tratamento
   miofuncional orofacial, 201
   oromiofuncional, 228
Trato
   oftálmico, 22
   óptico, 22
Tratografia, 53
Trauma(s)
   de parto, 85
   do osso temporal, 57
Treponema pallidum, 92
Tronco do nervo facial extratemporal, 128
Túber cinéreo, 22
Tuberculose, 91
   de osso temporal, 91

Tubo
   endoneural, 18
   neural, formação, 9
Tubulização, 149
Tumores
   do ângulo pontocerebelar, 63
   do nervo facial (TNF), 95
   metastáticos, 96

V
Variação anatômica no curso do canal facial, 78
Ventre anterior do músculo digástrico, 162
Vesícula ótica formação, 12
Via(s)
   de acesso ao nervo facial, 127, 133
   fossa média, 133
   mastóidea, 129
   retrossigmóidea, 139
VII par craniano, formação, 13
Vírus
   da rubéola, 107
   Epstein-Barr (EBV), 92

W
Walking track, 31f